A Practical Approach to
Obstetric Anesthesia
（2nd Edition）

产科麻醉学
（原书第 2 版）

原著 [美] Curtis L. Baysinger

[美] Brenda A. Bucklin

[美] David R. Gambling

主译 陈新忠 黄绍强

中国科学技术出版社
·北 京·

图书在版编目（CIP）数据

产科麻醉学：原书第2版 / (美) 柯蒂斯·L. 贝辛格 (Curtis L. Baysinger), (美) 布伦达·A. 巴克林 (Brenda A. Bucklin), (美) 大卫·R. 甘布林 (David R. Gambling)原著;陈新忠，黄绍强主译. — 北京：中国科学技术出版社, 2020.1

ISBN 978-7-5046-8350-2

Ⅰ.①产… Ⅱ.①柯… ②布… ③大… ④陈… ⑤黄… Ⅲ.①产科外科手术—麻醉学 Ⅳ.①R719

中国版本图书馆CIP数据核字(2019)第178546号

著作权合同登记号：01-2019-3846

策划编辑　王久红　焦健姿
责任编辑　黄维佳
装帧设计　佳木水轩
责任校对　龚利霞
责任印制　李晓霖

出　　版	中国科学技术出版社
发　　行	中国科学技术出版社有限公司发行部
地　　址	北京市海淀区中关村南大街16号
邮　　编	100081
发行电话	010-62173865
传　　真	010-62179148
网　　址	http://www.cspbooks.com.cn

开　　本	889mm×1194mm　1/16
字　　数	1160千字
印　　张	41.75
版　　次	2020年1月第1版
印　　次	2020年1月第1次印刷
印　　刷	北京威远印刷有限公司
书　　号	ISBN 978-7-5046-8350-2 / R·2427
定　　价	298.00元

Copyright Notice 版权声明

内容提要 ABSTRACT

本书引进自 Wolters Kluwer 出版社，由 40 余位国际知名产科麻醉专家共同编写，是一本介于手册和百科全书之间的理论与实践结合的较系统全面的产科麻醉学著作。全书共 6 篇 33 章，主要围绕妊娠生理和妊娠期药理问题、围生期（产前、产时和产后）麻醉问题、妊娠合并相关疾病麻醉问题展开，详细讲解了常规和复杂产妇的麻醉管理原则及麻醉生理学和药理学相关知识，既包含了产科麻醉每个专题的所有细节，又详细阐述了相关问题的最新进展，同时还介绍了国际上各个学会的产科麻醉相关指南。本书内容实用，讲解细致，既可作为广大妇产科医师的案头工具书，又可为经验丰富的临床医师和刚接触产科麻醉的住院医师提供指导。

译者名单 Translators List

主　审　姚尚龙　徐铭军

主　译　陈新忠　黄绍强

副主译　闵　苏　钱小伟

译校者（以姓氏笔画为序）

丁志刚　首都医科大学附属北京妇产医院

王婷婷　复旦大学附属妇产科医院

王路阳　浙江大学医学院附属妇产科医院

白　云　浙江大学医学院附属妇产科医院

白云波　首都医科大学附属北京妇产医院

吉嘉炜　首都医科大学附属北京妇产医院

朱佳骏　浙江大学医学院附属妇产科医院

汤莹莹　浙江大学医学院附属妇产科医院

孙　申　复旦大学附属妇产科医院

孙丽洪　浙江大学医学院附属妇产科医院

纪宇东　华中科技大学同济医学院附属协和医院

李　波　华中科技大学同济医学院附属协和医院

李　想　首都医科大学附属北京妇产医院

李尚坤　重庆医科大学附属第一医院

李瑞萍　首都医科大学附属北京妇产医院

杨美娟　浙江大学医学院附属妇产科医院

邸绘婷　浙江大学医学院附属妇产科医院

闵　苏　重庆医科大学附属第一医院

宋丽敏　华中科技大学同济医学院附属协和医院

陈　林　华中科技大学同济医学院附属协和医院

陈新忠　浙江大学医学院附属妇产科医院

林　云　华中科技大学同济医学院附属协和医院

封　英　浙江大学医学院附属妇产科医院

律　峰　重庆医科大学附属第一医院

饶婉宜　浙江大学医学院附属妇产科医院

姚尚龙　华中科技大学同济医学院附属协和医院

袁燕平　复旦大学附属妇产科医院

耿炜莲　复旦大学附属妇产科医院

耿桂启　复旦大学附属妇产科医院

聂玉艳　复旦大学附属妇产科医院

贾璐文　首都医科大学附属北京妇产医院

夏海发　华中科技大学同济医学院附属协和医院

钱小伟　浙江大学医学院附属妇产科医院

徐铭军　首都医科大学附属北京妇产医院

郭飞鹤　浙江大学医学院附属妇产科医院

郭媛媛　重庆医科大学附属第一医院

唐　旻　华中科技大学同济医学院附属协和医院

黄绍强　复旦大学附属妇产科医院

彭丽桦　重庆医科大学附属第一医院

焦　静　复旦大学附属妇产科医院

赫金鑫　首都医科大学附属北京妇产医院

黎　平　重庆医科大学附属第一医院

魏　珂　重庆医科大学附属第一医院

译者前言 Foreword by Translators

在麻醉学各亚专业中,产科麻醉是非常特殊又非常重要的一支。一方面,女性怀孕后身体会发生很多生理变化,麻醉医师必须熟悉这些变化对麻醉的影响;另一方面,与其他外科手术麻醉不同,产科麻醉需同时面对母婴两条生命,而母婴健康和安全是反映一个国家和地区卫生状况的基本指标,其重要性更是不言而喻。此外,产科麻醉也是广大基层医院麻醉医师日常工作的主要内容之一。实际上,产科麻醉学是真正意义的多学科专业,不仅涵盖麻醉学,同时也包括了产科学、围生医学、危重医学等。因此,不断规范产科麻醉临床实践、不断传播产科麻醉新知识、新技术和新理念、努力提高产科麻醉医师专业水平是一项重要的持续性工作。

产科麻醉学的工具书市面上已有不少,包括大部头的《Chestnut 产科麻醉学:理论与实践》,以及译者之前参与翻译的如临床手册一样简明实用的《临床麻醉学指南:产科麻醉》,为什么这次又选择翻译这本《产科麻醉学》(*A Practical Approach to Obstetric Anesthesia*)呢?因为这是一本兼具临床手册和百科全书特质的实用参考书,涵盖了产科麻醉各个专题的几乎所有细节,但对每个认识点的来龙去脉及相关文献并未着墨太多,而是把关注重点放在如何根据这些认识点做好临床实践上。每一章的"要点"和"临床要点"都是精华所在,也是本书的特色,有助于读者快速掌握书中内容。为此,译者组织了国内多家著名妇产科专科医院和综合性医院的专家共同翻译了本书。期望这本书的中文翻译版有助于产科麻醉各级医务人员更新专业知识、提高技术水平,为保障母婴安全贡献一分力量。

作为从事产科麻醉的医师,深感麻醉工作者不同于常人的艰辛,尤其是产科麻醉同时面对母婴两个生命,肩上的责任重大。然而,既然选择了这个职业,就要为之付出,为之奋斗。古人云:"学不贯今古,识不通天人,才不近仙,心不近佛者,断不可为医。"这是一个非常高的要求,所以我们要不断努力,再努力!

衷心感谢本书的所有译者,正是他们严谨的工作态度和深厚的专业素养才使这本译著得以顺利圆满地呈现给大家。感谢华中科技大学附属协和医院姚尚龙教授和首都医科大学附属北京妇产医院徐铭军教授承担了本书的主审工作。作为国内产科麻醉领域的权威,他们的指导令本书增色添彩不少。感谢中国科学技术出版社的大力支持!

由于译者水平所限,加之中外语言表达习惯有所差别,书中可能存在一些疏漏或不足之处,敬请各位同道批评指正,以便再版时修订。

Foreword by Authors 原书前言

　　市面上一直都不缺少产科麻醉学著作，从入门手册到百科全书，门类品种很多。但一直以来，还没有一本产科麻醉学著作能够兼具入门手册和百科全书的特质，同时又做到理论与实践紧密结合，较系统全面地详细讲解常规和复杂产妇的麻醉管理原则，以及麻醉生理学和药理学相关知识，为经验丰富的临床医师和刚接触产科麻醉的住院医师提供指导。《产科麻醉学》回顾整理并阐述与产科麻醉实践相关的最新知识，笔者认为这本著作弥补了以往著作无法兼具简（入门手册）与全（百科全书）的特质，是一本系统阐述临床真正所需的产科麻醉学著作。

　　本书为广大读者提供了易于遵循的阅读指导，全书共分 6 篇 33 章，涉及药理学和生理学、产前注意事项、分娩镇痛与产科麻醉、产后问题、疾病状况和国家机构相关指南等内容，在每章起始都会简要概括本章要点，文中适当位置会列出相关临床要点，章末还附有相关参考文献，并对其中有重要参考意义的文献添加了底色，以突出重要性、提高可读性。

　　在此衷心感谢为此书的编著付出艰辛努力的 40 位著者及出版社的工作人员。正是他们的帮助和辛勤工作，这本著作才得以顺利出版。

Contents
目 录

第一篇
药理学与生理学

I. Pharmacology and Physiology

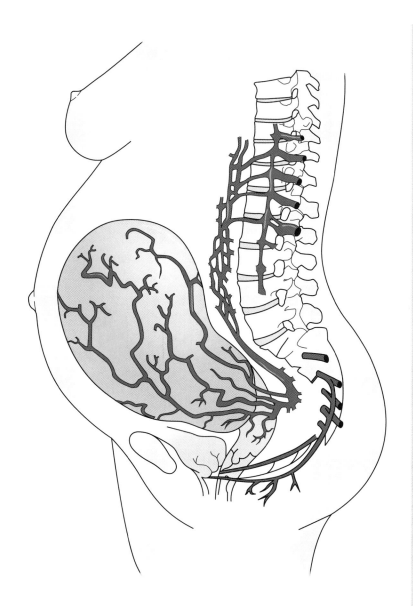

A Practical Approach to
Obstetric Anesthesia
2nd Edition

产科麻醉学
原书第 2 版

第1章　妊娠期的生理变化
Physiologic Changes of Pregnancy

Rachel M. Kacmar，Andrea J. Traynor　著

邱绘婷　译

陈新忠　校

要点 Keypoint

- 在妊娠 16～20 周时，增大的子宫导致仰卧位时静脉回流和心排血量减少，发生主动脉腔静脉受压。
- 产妇子宫扩张和耗氧量增加导致功能残气量减少，对缺氧耐受性较差。
- 产妇孕酮水平增加导致食管括约肌松弛，胃内容物反流误吸的风险增大。
- 妊娠期肾血流量增加使肾小球滤过率增高，这导致肌酐清除率增加，血尿素氮（BUN）和肌酐水平降低（足月时正常值为 5～6mg/L）。
- 整个妊娠期疼痛耐受性增强，激素水平的改变使麻醉药需求降低，最低肺泡有效浓度大约降低 30%。

正常情况下，妊娠期各器官系统发生显著的生理改变以满足不断生长的子宫、胎儿和胎盘的代谢需要。这些改变对产妇麻醉管理有着很大影响，因此了解这些生理变化对产科麻醉医师至关重要。此外，这些生理变化对已合并疾病的病理生理也会产生显著影响。

本章作者详细介绍妊娠期系统性生理变化，以及这些变化对麻醉产生的影响。本章每一节将讨论这些生理变化对已合并的相关疾病的影响。

一、心血管系统

1. 中心血流动力学变化　妊娠会导致母体血流动力学发生显著的适应性变化。

(1) 血容量

① 妊娠期血容量增加[1, 2]（表 1–1）。其增加在妊娠早期开始，妊娠中期增加迅速，在妊娠 34 周时达到顶峰并且保持稳定。血浆容量的增加多于红细胞的增加，导致"妊娠期生理性贫血"，足月孕妇血红蛋白正常水平为 116g/L[3]。如果发生缺铁性贫血则会更低。

② 在产后 6 周，血容量恢复到孕前水平。

表 1-1 妊娠期血容量变化及影响

参　数	变化百分数或实际值
血容量	+45
血浆容量	+55
红细胞容积	+30
血红蛋白	11.6
血细胞比容	35.5

(2) 心排血量[4]（表 1-2）

① 心排血量从妊娠 10 周开始增加，到妊娠 32 周达到顶峰，比基础状态增加 40% ~ 50%。

② 妊娠期心排血量增加是搏出量和心率增加的结果。足月时心率最高比产前高 10 ~ 20/min。在分娩过程中，心搏量急剧增加，而心率略有加快，以致在第二产程中心排血量额外增加高达 40%。

③ 刚分娩后产妇的心排血量可能会比产前增加高达 75%。

④ 产后 2 周心排血量恢复到孕前水平。

表 1-2 妊娠期较非妊娠期血流动力学变化

参　数	变化百分数
心排血量（CO）	+50
搏出量（SV）	+25
心率（HR）	+15
左心室舒张末期容积（LVEDV）	增加
左心室收缩末期容积（LVESV）	不变
射血分数（EF）	增加
肺毛细血管楔压（PCWP）	不变
中心静脉压（CVP）	不变
体循环血管阻力（SVR）	−20

引自 Clark SL，Cotton DB，Lee W，et al. Central hemodynamic assessment of normal term pregnancy.*Am J Obstet Gynecol*. 1989;161: 1439-1442.

(3) 体循环血管阻力：以下几种机制导致体循环血管阻力降低[5]。

① 胎盘循环阻力与母体体循环阻力呈现平行关系。由于胎盘循环阻力较小，因此胎盘床起着降低后负荷的作用。

② 孕酮作用于血管平滑肌使血管扩张。

③ 妊娠期血浆前列腺环素（一种强效的血管扩张药）水平增加。

④ 血管黏滞度是后负荷的决定性因素，妊娠期稀释性贫血改善了血流流变学[1]，使后负荷降低。

(4) 心肌收缩能力

① 妊娠期左心室舒张末期容积增加而收缩末期容积不变，因此射血分数增加[6]。

② 随着妊娠进展，妊娠晚期左心室增厚可达 23%[7]。

③ 左心室周径缩短率增加提示心肌收缩能力增强。心率增快和体循环阻力下降可能是导致心肌收缩力增强的原因。但如果以左心室做功指数为测量指标，心肌内在收缩能力没有发生明显变化。

④ 妊娠期心率逐步增快，至足月时达到峰值，比基础状态快 10 ～ 20/min，分娩引起的疼痛和应激反应可使心率进一步增快。

2. 心电图变化和心律失常

(1) 孕足月时由于妊娠子宫使膈肌上移，从而导致心脏向左移位使心电图发生改变。以下几种心电图表现在妊娠期均属正常[8]。

① QRS 轴向任何方向的偏移。

② 在妊娠早期 QRS 轴轻微右移。

③ 在末期由于左侧膈肌进行性抬高导致的 QRS 轴轻微左移。

④ Ⅲ 导联：轻微的 Q-T 波倒置。

⑤ 短暂的 ST-T 波改变非常常见。

(2) 由于孕妇处于高动力状态，常见功能性杂音[9]，并可能有发生快速性心律失常的可能（尤其是室上性的）。妊娠期最常见的心律失常是房性和室性异位心律和窦性心动过速[10]。孕妇往往更加关注自己的心率、心率的变化和逸搏。妊娠引起心律失常的机制包括以下内容。

① 心脏离子通道传导的改变。

② 心脏体积的增大（心房牵张、舒张末期容量增大、左心室肥厚）。

③ 自主神经张力改变。

④ 内分泌的改变。

3. 主动脉、腔静脉受压

(1) 仰卧位时增大的子宫将下腔静脉压向脊柱（在妊娠 16 ～ 20 周表现最为明显），将导致静脉回流减少。尽管侧支循环部分代偿（如奇静脉系），但总的静脉回心血量下降，进而心排血量减少。

(2) 增大的子宫压迫主动脉并通过类似于主动脉阻断的机制使手臂测量的血压升高。由于髂内动脉从压迫点的远端发出，而子宫动脉属于髂内动脉的分支。因此，尽管表面上产妇血压升高而实际上子宫胎盘的血流灌注减少。妊娠期有 15% ～ 20% 的孕妇发生明显的髂内动脉受压，但在许多非足月的产妇中不表现明显的临床症状。

(3) 最近的一项研究评估了剖宫产术前足月产妇主动脉腔静脉受压最小化所需的倾斜程度。左倾 15°时心排血量和脉压值最高，相当于 90° 左侧位，明显高于 0° 和 7.5° 的左倾位，这说明左倾 15° 足以改善心排血量[11]。

(4) 因此，所有妊娠 20 周以上的产妇应避免仰卧位，尤其是足月产妇，对于那些要做椎管内麻醉的产妇也是一样的。

临床要点 仰卧位时增大的子宫引起主动脉腔静脉受压，使静脉回流减少、心排血量降低和严重的低血压。所以当产妇需要仰卧位时，需要将产妇向左侧倾斜 15°。评估产妇左倾最有效的方法之一是从产妇床头的角度看见子宫向左侧明显倾斜或移位。

二、呼吸系统

1. 动脉血气

(1) 孕酮使呼吸中枢敏感化，从而对二氧化碳的反应增强[12]。潮气量（主要原因）和呼吸频率（略微增快 1 ～ 2/min）增加导致妊娠期每分通气量增大。最近的研究表明，妊娠引起呼吸调节中枢、酸碱平衡、代谢率和脑血流的改变是导致孕妇过度通气的主要原因[13]。这可解释为什么孕妇 $PaCO_2$ 通常为 30 ～ 32mmHg（表 1-3）。然而由于尿内碳酸氢盐排泄增加（妊娠期通常为 20mmHg），pH 得以部分校正，通常为 7.41 ～ 7.44[14]。

(2) 过度通气使肺泡二氧化碳浓度降低，为了维持肺泡气体压力的稳定，PaO_2 通常会代偿性增加（PaO_2 通常达到 103 ～ 107mmHg）。

表 1-3 妊娠期血气分析

	非妊娠	妊娠分期		
		早 期	中 期	晚 期
pH	7.40	7.41 ～ 7.44	7.41 ～ 7.44	7.41 ～ 7.44
PaO_2（mmHg）	100	107	105	103
$PaCO_2$（mmHg）	40	30 ～ 32	30 ～ 32	30 ～ 32
[HCO_3^-]（mmol/L）	24	21	20	20

2. 肺容积、肺容量和呼吸力学[8]（表 1-4）

(1) 以下解剖学变化是正常妊娠期间呼吸力学改变的主要原因[15]。

① 相对于非妊娠期，增大的子宫使腹腔容积增加，从而使膈肌上移。

② 胸廓前后径的增加导致胸壁呼吸运动减弱。

表 1-4 与非妊娠妇女相比足月孕妇呼吸生理的变化

肺容积	变化百分数（%）	肺容量	变化百分数（%）
补吸气量（IRV）	+5	深吸气量（IC）	+15
潮气量（TV）	+45	功能残气量（FRC）	-20
补呼气量（ERV）	-25	肺容量（VC）	0
残气量（RV）	-25	肺总量（TLC）	-5

肺通气量	变化百分数（%）	呼吸力学	变化百分数（%）
分钟通气量（MV）	+45	肺阻力	-50
肺泡通气量（AV）	+45	1 秒用力呼气量（FEV$_1$）	0
呼吸频率（RR）	0	1 秒率（FEV$_1$/FVC）	0
无效腔（DS）	+45	闭合容量（CC）	0
		流量容积环	0

3. 妊娠期低氧血症的发生机制 [16]

(1) 耗氧量：见表 1-5。

① 增大的子宫、胎盘，以及胎儿的高代谢需求，使整个妊娠期耗氧量增加。妊娠足月时的耗氧量比妊娠前增加 40% ～ 60%[17]。

② 呼吸暂停时（如麻醉诱导或子痫发作）氧饱和度下降速度更快。肺容量降低增强了该效应。在一项研究中，通过实验模型检测快速序贯诱导后孕妇的呼吸生理学变化，作者发现孕妇对缺氧的耐受性明显下降[18]。研究发现，排氮达 99% 后，

表 1-5　妊娠期耗氧量增加的因素

妊娠期耗氧量增加 40% ～ 60% 的原因
• 代谢需求增加的原因
－ 胎儿
－ 子宫
－ 胎盘
• 呼吸做功增加
• 心脏做功增加

孕妇和非孕妇氧饱和度下降至 90% 的时间分别为 4min 和 7min25s。另外，孕妇和非孕妇氧饱和度从 90% 下降至 40% 的时间分别为 35s 和 45s。由于雌激素和孕酮水平升高，孕妇的低氧通气反应增强。

③ 胎儿血红蛋白的 P50 大约为 18mmHg，能为胎儿提供有效的携氧能力（母体血红蛋白的释放），另一方面，胎儿血红蛋白不与 2, 3- 二磷酸甘油酸相互作用，这也有利于从母体血红蛋白中获取氧气。因此，胎儿能有效地从母体血液中提取最大的氧气。

(2) 功能残气量减少。妊娠期膈肌上移导致基底肺泡不张增加。功能残气量基本上代表了在呼吸暂停期间可获得的氧储备。因此，功能残气量减少缩短了低氧耐受的时间。

> **临床要点**　由于功能残气量减少和耗氧量增加，产妇的氧饱和度迅速下降。产妇在全身麻醉和气管插管前，预充氧是很有必要的，将有助于缓解严重的血氧饱和度下降。

(3) 与久坐或站立相比，由于膈肌进一步上移和基底肺泡不张增加，仰卧位时功能残气量显著降低。此外，仰卧位时功能残气量超过闭合容量，导致小气道关闭，通气 / 血流值（V/Q）失调加重，进而使血氧饱和度下降。

(4) 仰卧位时心排血量减少会引起混合静脉血氧饱和度下降，从而降低动脉血氧饱和度。适当的子宫左倾位有助于保持足够的静脉回流和心排血量。

4. 上呼吸道变化　见第 10 章。

5. 镇痛不足对孕妇呼吸的影响

(1) 宫缩时镇痛不足使孕妇过度通气。对于未给镇痛药的孕妇，分钟通气量在第一产程时较孕前增加140%，在第二产程时增加200%[19, 20]。因此孕妇$PaCO_2$可降低至$10 \sim 15mmHg$，这种极端的低碳酸血症可能导致孕妇通气不足。

(2) 耗氧量增加（孕妇通气量增加一倍时耗氧量增加50%）[19]。因此，在宫缩间歇期可能发生严重的低氧血症。孕妇血乳酸值增加表明在分娩过程中实际氧需求量大于耗氧量。虽然妊娠期低氧通气反应增强，但在不补充氧气的情况下很难满足氧消耗的增加。

6. 氧的运输

(1) 孕妇血液溶解氧轻度增加并不能增加胎儿氧供。

(2) 然而，母体氧离曲线右移增加了胎儿氧供[21]。妊娠足月时孕妇的P50从26mmHg增加至30mmHg。

(3) 正如前面所提到的，因为胎儿血红蛋白P50为18mmHg，氧亲和力的提高增强了胎儿从母体血红蛋白摄取氧的能力。

三、血液系统

正常的妊娠过程伴随着血液系统发生多种改变（表1-6），麻醉医师应该熟知这些变化，以便在查看孕妇的化验报告时能够发现哪些指标是正常的，哪些是异常的。

1. 稀释性贫血

(1) 妊娠期红细胞总量增加，而血浆容量增加更多，因此产生妊娠期稀释性贫血。

(2) 饮食中铁补充不足时，产妇的血红蛋白水平通常为$90 \sim 100g/L$[3]。

(3) 血红蛋白水平大于130g/L提示血液浓缩，可能是先兆子痫的征兆。

2. 血小板计数和功能

(1) 对于大多数临产妇而言，血小板计数通常会保持不变或出现中等程度的下降。一些研究显示妊娠期血小板的消耗会增加。然而，其他的研究发现妊娠期血小板的生成和周转反而增加。

(2) 少数临产妇会发生妊娠期血小板减少[血小板$(90 \sim 100) \times 10^9/L$]。这是一种生理现象[22]，产后血小板数量会自然恢复正常，不会并发血小板功能异常或者临床出血。

3. 凝血因子

(1) 正常的妊娠过程伴随凝血和纤维蛋白溶解系统发生复杂变化（表1-6）。

(2) 尽管生理性的促凝血改变有助于减少产时血液丢失，但也使妊娠期和产后血栓栓塞的风险增加了6倍[23]。

(3) 这些变化导致产妇凝血效能增加而纤维蛋白溶解作用受损[24]。

(4) 在整个妊娠期间及足月临产时，纤维蛋白原水平通常大于4000mg/L。如果纤维蛋白原水平少于$2000 \sim 2500mg/L$，应怀疑有病理学改变。

(5) 传统的实验室检查指标如凝血酶原时间和部分活化凝血活酶时间并不能准确反映产妇的高凝状态。这是因为这些检查结果通常只是轻微降低或仍在正常范围内。然而，校正自动凝血酶描记法（CAT）能够显示妊娠期内源性促凝物的增加[25]。CAT 能够检测蛋白 S 的水平和活性，妊娠期 S 蛋白的水平通常发生显著性降低。CAT 还能够显示妊娠期纤溶酶原激活物抑制药 –1，凝血酶抗凝血酶复合物和组织因子途径抑制物是增加的。妊娠期抗凝血酶和 C 蛋白的水平保持不变。尚不清楚血栓栓塞性疾病是否与这些改变有关。

表 1-6　正常妊娠的血液学变化

参　数	变化方向	达到峰值或最低值的时间
血容量	增加	34～36 周
红细胞总量	增加	足月
铁蛋白	降低	28～32 周
平均红细胞容积	增加	24～28 周
白细胞计数	不变或增加	足月
血小板计数	不变或降低	32～36 周（最低值）
凝血因子Ⅶ、Ⅷ、Ⅹ、Ⅻ	增加	足月
纤维蛋白原	增加	足月
凝血因子Ⅸ *	不变	—
凝血因子Ⅺ *	降低（62%）	足月
C 蛋白	不变	—
S 蛋白	降低（40%～50%）	12 周
抗凝血酶Ⅲ	不变	—
血管性血友病因子	增加	足月

*. 研究冲突数量与方向变化

引自 Douglas MJ, Ballem P.Blood disorders.In:Gambling DR, Douglas MJ, McKay RSF, eds. *Obstetric Anesthesia and Uncommon Disorders.* 2nd ed. Cambridge, United Kingdom: Cambridge University Press;2008;294.

> **临床要点**　妊娠期可能有高纤维蛋白原血症。血清纤维蛋白原减少，尤其是低于 **2000mg/L** 时，可能增加严重的产后出血的发生概率。在这种情况下，应早期考虑使用新鲜冰冻血浆（FFP）或冷沉淀来增加凝血因子。

4. 白细胞和免疫功能

(1) 妊娠期血白细胞计数逐渐升高，从 6×10^9/L 增加至（$9 \sim 11$）$\times 10^9$/L。主要是多形核白细胞增加，而淋巴细胞、嗜酸性粒细胞和嗜碱性粒细胞计数下降，单核细胞计数不变。分娩时白细胞进一步增加，产后第一天可达到 15×10^9/L。

(2) 妊娠期多形核白细胞功能受损，这可能是妊娠期感染的发生概率和严重程度增加，以及一些患有自身免疫性疾病的妇女妊娠后症状减轻的原因[26]。受损的免疫反应可能是生物进化的结果，目的是防止母体细胞攻击胎儿组织。

(3) 然而，自身抗体的产生在怀孕期间是不变的。血清免疫球蛋白（A、G 和 M）在怀孕期间无变化，但某些病毒（如麻疹、甲型流感和单纯疱疹病毒）的体液抗体滴度会降低。

四、胃肠道系统

1. 胃的位置和胃受压　随着子宫增大，子宫向头侧挤压腹部，包括胃。这不仅影响食管下括约肌（LES）和膈肌（见后文）之间的相互作用，也导致胃内压力增大。

2. 食管下括约肌功能　孕酮和雌激素能松弛 LES[27]，使正常状态下阻止胃食管反流的屏障压降低。增大的子宫使胃抬高旋转，减弱了食管通过膈肌进入胃时的"钳夹瓣"样作用，使抗反流屏障进一步削弱。所有这些改变增加了胃内容物反流误吸的风险，也使误吸后肺损伤的程度加重。在妊娠 36 周的时候，LES 的张力达到最低点，并在产后 4 周恢复到妊娠前水平。

3. 胃酸分泌

(1) 胎盘产生异位胃泌素，这可能增加胃液的容量和酸度。然而，一些研究表明妊娠期血浆胃泌素的水平发生下降或保持不变，导致胃酸分泌减少，在妊娠 20 ~ 30 周时达到最低水平[28]。

(2) 一些关于胃液容量和酸度的研究表明[29, 30]，在行择期手术的非妊娠妇女和行剖宫产的孕妇中，pH < 2.5（80%）和胃液体积 > 25ml（50%）的比例均没有明显差别。两组孕妇中，低 pH 且高胃液体积的孕妇数目也相同（40% ~ 50%）。对妊娠 15 周的妇女进行同样的调查也得到类似的结果[30]。

4. 胃排空

(1) 超声显像研究和对乙酰氨基酚吸收研究均表明妊娠期胃排空保持不变[31, 32]。

(2) 然而疼痛性宫缩开始后，胃排空减慢[33]。胃肠外给予阿片类镇痛药也会导致胃排空减慢。

(3) 分娩期椎管内镇痛不影响胃排空，除非辅助使用芬太尼或其他阿片类[34]。硬膜外芬太尼剂量大于 100μg 时会明显影响胃排空。鞘内 25μg 的芬太尼也会使胃排空减慢[35]。硬膜外小剂量芬太尼（即 2μg/ml）不会引起临产妇胃排空发生明显变化[34, 36]。

(4) 服用清亮液体似乎有助于胃排空，目前美国麻醉医师协会（ASA）建议不存在其他危险因素（如病态肥胖症、糖尿病、困难气道）的产妇分娩时可以口服清饮[37]。胃排空在产后 18h 恢复至孕前水平[32]。

五、肝功能

1. 血浆雌激素和孕酮水平增加　妊娠期血浆雌激素和孕酮水平增高，使肝脏解剖、生理和功能发生可逆性改变。如果孕妇患有肝脏疾病，那么妊娠引起的雌激素水平增高可能会对孕妇肝脏疾病产生不利影响。虽然蜘蛛痣和肝掌是肝脏疾病的表现，但是一些健康孕妇雌激素水平增高时也会出现这些症状。实际上，正常妊娠中出现毛细血管扩张的比例可高达 60%[38]。

2. **肝血流**　正常妊娠中肝脏体积保持不变，尽管存在生理性的血容量和心排血量增加，肝血流量通常不会发生变化。实际上，妊娠期肝血流量占心排血量的比值下降35%[39]。由于分布容积增大，因此依赖肝血流量的药物清除率下降。

3. **内脏、肝门和食管静脉压力增加**　足月孕妇内脏、肝门和食管静脉压力增加，其中60%的健康孕妇出现食管静脉曲张并在产后消退[39]。

4. **血浆白蛋白浓度**　由于血浆容量增加，血浆白蛋白浓度可下降60%，导致妊娠中期血浆总蛋白水平下降20%[40]。肝功能检测的其他改变见表1-7[39, 41]。

表 1-7　正常妊娠的肝功能检测

检测指标	妊娠影响	达最大效应的妊娠分期
白蛋白	↓ 20% ～ 60%	中期
α- 和 β- 球蛋白	轻微 ↑	晚期
γ- 球蛋白	无到轻微 ↓	晚期
血浆铜蓝蛋白	↑	晚期
转铁蛋白	↑	晚期
胆红素	无	—
碱性磷酸酶（ALP）	2 ～ 4 倍 ↑	晚期
γ- 谷氨酰转移酶（GGTP）	↓	晚期
乳酸脱氢酶（LDH）	无或轻微 ↑	晚期
AST 和 ALT	无	—
5'- 核苷酸酶	无或轻微 ↑	中期
胆汁酸	—	—
三酰甘油和胆固醇	2 ～ 3 倍 ↑	晚期

↓. 下降；↑. 上升

引自 Paech MJ，Scott K. Liver and renal disease. In:Gambling DR，Douglas MJ，McKay RSF，eds. *Obstetric Anesthesia and Uncommon Disorders*. 2nd ed. Cambridge，United Kingdom: Cambridge University Press; 2008:249-257; Bacq Y，Zarka O，Brechot JF，et al. Liver function tests in normal pregnancy: a prospective study of 103 pregnant women and 103 matched controls. *Hepatology*. 1996;23:1030-1034.

六、肾脏

1. 解剖 / 肾血流的改变

(1) 妊娠期卵巢分泌的松弛肽介导了肾脏血管的舒张。早孕末期激素水平的变化，主要是孕酮的作用导致了肾盂和输尿管的扩张。在妊娠末期由于增大的子宫的压迫会造成输尿管进一步扩张[42]。

(2) 妊娠时肾脏增大，主要是肾血流增加75%。产后6个月，肾脏体积恢复正常。肾脏血流增加的主要原因是由于肾脏入球和出球动脉阻力下降所致[43]。

2. 肾小球滤过率的改变 / 肾功能检测

(1) 妊娠中期：肾小球滤过率（GFR）从 100ml/min 增加到 150ml/min，肌酐清除率增加，血尿素氮（BUN）和肌酐（足月时正常值为 5 ~ 6mg/L）下降。因此，妊娠期间，尿素氮和肌酐如果发生轻微升高（8 ~ 10mg/L）往往提示肾功能可能出现受损。

(2) 尿蛋白轻微增加：GFR 增加，近端肾小管重吸收减少，以及可能发生的肾小球滤过膜静电电荷改变，是导致尿蛋白轻微增加的可能原因 [43]。

(3) 肾小管对葡萄糖的重吸收下降，肾排泄增加，会导致一些孕妇发生妊娠期糖尿病 [44]。

(4) 肾小管对碳酸氢盐的重吸收下降。对孕妇而言，增大的潮气量和增快的呼吸频率容易导致呼吸性的碱血症，而肾小管对碳酸氢盐的重吸收下降，可以代偿性改善碱血症 [45]。

(5) 妊娠期肾脏合成维生素 D、促红细胞生成素和肾素增加 [39]。

> **临床要点** 在妊娠期间肾血流量增加，这与肾小球滤过率和肌酐清除率增高有关。妊娠期间血浆肌酐浓度降低。在非妊娠妇女肌酐正常浓度为 8 ~ 10mg/L，但这个范围在妊娠期通常提示有病理改变。

七、内分泌

1. 甲状腺功能

(1) 妊娠期滤泡增生和血管增生是导致甲状腺增大的常见原因 [8]。

(2) 从妊娠早期开始直至分娩，由于雌激素诱导甲状腺结合球蛋白的增加使总的 T_3 和 T_4 水平增加 50%。妊娠期游离 T_3 和 T_4 水平保持不变。

(3) 妊娠早期促甲状腺素（TSH）水平下降，但随后恢复至非妊娠状态水平并持续至整个妊娠过程。

(4) 研究表明反映甲状腺功能的某些指标在妊娠不同阶段呈现特异性变化，如果怀疑孕妇患有甲状腺疾病，应咨询内分泌专家的意见 [46, 47]。

(5) 筛查研究发现有 1.7% 的孕妇存在亚临床的甲状腺功能亢进。这些孕妇的 TSH 水平发生下降而 T_4 水平保持正常。未见不良妊娠后果 [48]。

2. 胰腺功能和糖代谢

(1) 孕妇对胰岛素的敏感性减低。胎盘催乳素是导致这种现象的主要原因。尽管妊娠期存在高胰岛素反应，孕妇食用糖类后的血糖水平仍高于非妊娠妇女。

(2) 妊娠晚期，孕妇的空腹血糖水平低于非妊娠妇女。这种改变是由于胎儿胎盘共同消耗了大量葡萄糖。这种相对的低血糖状态加重了空腹低胰岛素血症和饥饿后酮血症。

3. 垂体功能

(1) 催乳素：正常妊娠会刺激腺垂体催乳素细胞增生 [49]，妊娠引起胎盘分泌催乳素和多巴胺，从而引起神经内分泌发生改变，催乳素分泌增加导致高催乳素血症[50]。

(2) 催产素：垂体后叶催产素的存储量增加 30% 左右。这主要是由于催产素分泌减少，在分娩时和分娩后立即大量释放催产素。此外，妊娠后期催产素对应激反应会降低，这可能是预防早产的一种保护性措施[51]。

八、肌肉骨骼系统

妊娠时期母体的中轴骨骼呈现明显改变且所受压力增大。

1. 腰椎前凸　妊娠时子宫增大导致腰椎前凸，以稳定重心。严重的腰椎前凸会牵拉大腿的股外皮神经，导致异常性股痛（大腿前外侧区域轻度的感觉丧失）。腰椎前凸还可能伴随颈部前曲和双肩下沉，严重时引起臂丛神经病变[8]。除了使孕妇弯腰困难外，腰椎前凸还会使棘突间距离缩小，可能影响椎管内麻醉操作。

2. 关节活动度　妊娠时期的关节活动度有一定的增加，尤其在骶髂关节、骶尾部、耻骨联合部等处，以利于胎儿的娩出。妊娠 30 周时耻骨联合增宽。骶髂关节疼痛在孕妇中很常见，主要由于坐骨神经痛引起，这是麻醉前访视要特别注意的一点。这些改变均是耻骨松弛素、孕酮，以及妊娠期机械性压力的继发效应引起的[8]。

九、中枢神经系统

1. 吸入麻醉药和最低肺泡有效浓度

(1) 以最低肺泡有效浓度作为监测指标，孕妇对常用的吸入麻醉药的需要量比非妊娠状态降低 30%[52]。其可能机制如下。

① 血浆内啡肽水平增加[53]。

② 孕酮水平增加（妊娠晚期升高达到 10 ～ 20 倍），孕酮对中枢神经系统有抑制作用[54]。

(2) 适合非妊娠妇女的吸入麻醉药浓度用于孕妇时其效能会增强。例如，剖宫产手术实施椎管内麻醉时，辅助吸入氧化亚氮的浓度达 50% 即可使孕妇意识消失。

(3) 孕妇对静脉诱导药物和镇静药也有类似的敏感性增加现象[55]。

2. 椎管内麻醉　足月妊娠时局部麻醉药的需要量减少 25% ～ 40%。这一变化与以下两种机制有关。

(1) 机械变化：增大的子宫压迫下腔静脉导致硬膜外静脉丛扩张[56, 57]。这使硬膜外腔容量和每节段的脑脊液容量减少。因此，硬膜外或者鞘内给予同样剂量的局部麻醉药时，麻醉节段扩散更为广泛。

(2) 生化变化：早孕末期孕妇对局部麻醉药需要量就会减少，这远在硬膜外静脉发生显著扩张之前。这一现象提示可能存在某种生化或激素机制。

① 孕酮：将雄兔长期暴露于孕酮后，在体外实验中阻滞其迷走神经传导所需局部麻醉药的浓度降低[58]。

a. 短期暴露于孕酮的雄兔的迷走神经会出现这一效应[59]。

b. 这提示长期暴露于孕酮引起神经膜蛋白通道的改变导致对局部麻醉药的敏感性增强。

② β- 内啡肽：循环内 β- 内啡肽的增加和脊髓内激活的 κ 阿片受体增加使妊娠期和分娩期疼痛的耐受性增强[60]。

> **临床要点** 孕妇对麻醉药需求降低，最低肺泡有效浓度减少约 30%，同时对镇痛药的需要量也减少了。

十、妊娠期的生理变化对麻醉的影响

1. 分钟通气量增加及功能残气量减少 这些改变对麻醉管理有明显影响。全身麻醉时应调整通气以维持 $PaCO_2$ 在 30mmHg 水平。由于分钟通气量的增加和功能残气量的减少使肺泡内吸入麻醉药浓度的上升速度增快，从而麻醉诱导的速度增快。因此孕妇吸入麻醉药浓度时应控制在 MAC 正常值的 60% ～ 85% 的水平。

2. 低氧血症 呼吸暂停时孕妇出现低氧血症的速度比非妊娠妇女要快得多，原因在于孕妇的功能残气量减少而氧耗增加。

3. 主动脉、腔静脉受压 使子宫左倾位（≥ 15°）或完全左侧卧位可以较好地改善子宫对动静脉的压迫。对于椎管内阻滞行分娩镇痛或剖宫产的足月孕妇，这一点尤为需要。

4. 上呼吸道变化

(1) 上呼吸的黏膜脆性增加和血管增生对气道管理有重要意义。

① 喉镜窥视时容易引起黏膜损伤，损伤后发生大量出血的风险增加。

② 孕妇通常需要较小的气管导管，通常为 6.0 ～ 6.5mm。

③ 先兆子痫孕妇的血管增生和黏膜充血会更加严重。

(2) 除非有绝对的需要，应避免经鼻气管插管或放置鼻胃管，因为可能会引起严重的鼻出血。

(3) 妊娠期 Mallampati 气道分级增加，而分娩期和严重先兆子痫的孕妇更为严重[61]。这些改变会加重产妇气管插管的难度。

5. 气管内插管

(1) 妊娠时行气管插管通常比较困难，气管插管前应先充分去氮给氧，使用 100% 氧气和压迫环状软骨快速诱导，避免胃内容物的反流误吸。

(2) 定位对于成功插管至关重要。许多孕妇的乳房增大，并在仰卧位时向头倾斜动，可能干扰喉镜的放置。床向下倾斜，去除胸罩等衣物，使用短喉镜柄等方法通常是有用的。

6. 肌肉松弛药的使用

(1) 尽管血浆胆碱酯酶下降 25%，使用正常剂量的琥珀胆碱能使插管更容易（1 ～ 1.5mg/kg）。

(2) 孕妇对氨基甾体类肌松药（如罗库溴铵和维库溴铵等）敏感性增高，应使用标准或略微减少的剂量。

(3) 孕妇对阿曲库铵的敏感性保持不变。

(4) 如果剖宫产或子宫切除术中使用短效的非去极化神经肌肉阻滞药维持肌松状态，应使用外周神经刺激器指导用药。

7. 出血时的输血策略

(1) 妊娠期血容量增加，出现稀释性贫血，因此计算输血量时必须作相应的校正。如果剖宫产手术中存在进行性出血且血流动力学不稳定考虑输血时，可通过计算失血量的百分比来指导输血（即全身血容量 15%～20%，全身血容量用 95ml/kg 而非 75ml/kg 来估计）。如果是双胎妊娠，则用 105ml/kg 来估计全身血容量。

(2) 产妇具有高纤维蛋白原血症，所以建议在较低值时就输注冷沉淀或血浆（即血纤维蛋白原水平 < 2000mg/L 时，并持续失血）[62]。

8. 蛛网膜下隙及硬膜外腔的用药剂量

(1) 孕妇腰麻时局麻药的需要量减少 25%。硬膜外小剂量用药时，孕妇的需要量少于非妊娠妇女[63]。

(2) 与非妊娠妇女相比，孕妇腰麻的起效更快，维持时间更长。有研究表明，硬膜外大剂量用药时则并非如此。

9. 发病率和死亡率　大部分的发病率和死亡率发生在气道管理时，尤其是在全身麻醉苏醒期和麻醉后早期[64]。死亡可以发生在硬膜外或腰麻诱导期后，由于麻醉平面过高上升过快导致的呼吸抑制或严重的心血管抑制[65, 66]。

参 考 文 献

[1] Scott DE. Anemia in pregnancy. *Obstet Gynecol Annu.* 1972;1:219–244.

[2] Ueland K. Maternal cardiovascular dynamics. VII. Intrapartum blood volume changes. *Am J Obstet Gynecol.* 1976;126: 671–677.

[3] Recommendations to prevent and control iron deficiency in the United States. Centers for Disease Control and Prevention. *MMWR Recomm Rep.* 1998;47:1–29.

[4] Clark SL, Cotton DB, Lee W, et al. Central hemodynamic assessment of normal term pregnancy. *Am J Obstet Gynecol.* 1989;161:1439–1442.

[5] Clapp JF III, Capeless E. Cardiovascular function before, during, and after the first and subsequent pregnancies. *Am J Cardiol.* 1997;80:1469–1473.

[6] Kametas NA, McAuliffe F, Hancock J, et al. Maternal left ventricular mass and diastolic function during pregnancy. *Ultrasound Obstet Gynecol.* 2001;18:460–466.

[7] Schannwell CM, Zimmermann T, Schneppenheim M, et al. Left ventricular hypertrophy and diastolic dysfunction in healthy pregnant women. *Cardiology.* 2002;97:73–78.

[8] Gaiser R. Physiologic changes of pregnancy. In: Chestnut DH, Wong CA, Tsen LC, et al, eds. *Chestnut's Obstetric Anesthesia: Principles and Practice.* 5th ed. Philadelphia, PA: Elsevier Science, Mosby; 2014:15–36.

[9] Cutforth R, MacDonald CB. Heart sounds and murmurs in pregnancy. *Am Heart J.* 1966;71:741–747.

[10] Shotan A, Ostrzega E, Mehra A, et al. Incidence of arrhythmias in normal pregnancy and relation to palpitations, dizziness, and syncope. *Am J Cardiol.* 1997;79:1061–1064.

[11] Lee SW, Khaw KS, Ngan Kee WD, et al. Haemodynamic effects from aortocaval compression at different angles of lateral tilt in non-labouring term pregnant women. *Br J Anaesth.* 2012;109:950–956.

[12] Lyons HA, Antonio R. The sensitivity of the respiratory center in pregnancy and after the administration of progesterone. *Trans Assoc Am Physicians.* 1959;72:173–180.

[13] Jensen D, Duffin J, Lam YM, et al. Physiological mechanisms of hyperventilation during human pregnancy. *Respir Physiol Neurobiol.* 2008;161:76–86.

[14] Lim VS, Katz AI, Lindheimer MD. Acid-base regulation

in pregnancy. *Am J Physiol.* 1976;231:1764–1769.

[15] Conklin KA. Maternal physiological adaptations during gestation, labor and the puerperium. *Semin Anesth.* 1991;10:221–234.

[16] Crapo RO. Normal cardiopulmonary physiology during pregnancy. *Clin Obstet Gynecol.* 1996;39:3–16.

[17] Prowse CM, Gaensler EA. Respiratory and acid-base changes during pregnancy. *Anesthesiology.* 1965;26:381–392.

[18] McClelland SH, Bogod DG, Hardman JG. Apnoea in pregnancy: an investigation using physiological modelling. *Anaesthesia.* 2008;63:264–269.

[19] Hagerdal M, Morgan CW, Sumner AE, et al. Minute ventilation and oxygen consumption during labor with epidural analgesia. *Anesthesiology.* 1983;59:425–427.

[20] Spätling L, Fallenstein F, Huch A, et al. The variability of cardiopulmonary adaptation to pregnancy at rest and during exercise. *Br J Obstet Gynaecol.* 1992;99(suppl 8):1–40.

[21] Kambam JR, Handte RE, Brown WU, et al. Effect of normal and preeclamptic pregnancies on the oxyhemoglobin dissociation curve. *Anesthesiology.* 1986;65:426–427.

[22] Burrows RF, Kelton JG. Incidentally detected thrombocytopenia in healthy mothers and their infants. *N Engl J Med.* 1988;319:142–145.

[23] Franchini M. Haemostasis and pregnancy. *Thromb Haemost.* 2006;95:401–413.

[24] Lockwood CJ. Pregnancy-associated changes in the hemostatic system. *Clin Obstet Gynecol.* 2006;49:836–843.

[25] Rosenkranz A, Hiden M, Leschnik B, et al. Calibrated automated thrombin generation in normal uncomplicated pregnancy. *Thromb Haemost.* 2008;99:331–337.

[26] Stirrat GM. Pregnancy and immunity. *BMJ.* 1994;308:1385–1386.

[27] Shah S, Nathan L, Singh R, et al. E2 and not P4 increases NO release from NANC nerves of the gastrointestinal tract: implications in pregnancy. *Am J Physiol Regul Integr Comp Physiol.* 2001;280:R1546–R1554.

[28] Murray FA, Erskine JP, Fielding J. Gastric secretion in pregnancy. *J Obstet Gynaecol Br Emp.* 1957;64:373–381.

[29] Cohen SE, Jasson J, Talafre ML, et al. Does metoclopramide decrease the volume of gastric contents in patients undergoing cesarean section? *Anesthesiology.* 1984;61:604–607.

[30] Wyner J, Cohen SE. Gastric volume in early pregnancy: effect of metoclopramide. *Anesthesiology.* 1982;57:209–212.

[31] Wong CA, McCarthy RJ, Fitzgerald PC, et al. Gastric emptying of water in obese pregnant women at term. *Anesth Analg.* 2007;105:751–755.

[32] Whitehead EM, Smith M, Dean Y, et al. An evaluation of gastric emptying times in pregnancy and the puerperium.

Anaesthesia. 1993;48:53–57.

[33] Carp H, Jayaram A, Stoll M. Ultrasound examination of the stomach contents of parturients. *Anesth Analg.* 1992;74:683–687.

[34] Porter JS, Bonello E, Reynolds F. The influence of epidural administration of fentanyl infusion on gastric emptying in labour. *Anaesthesia.* 1997;52:1151–1156.

[35] Kelly MC, Carabine UA, Hill DA, et al. A comparison of the effect of intrathecal and extradural fentanyl on gastric emptying in laboring women. *Anesth Analg.* 1997;85:834–838.

[36] Zimmermann DL, Breen TW, Fick G. Adding fentanyl 0.0002% to epidural bupivacaine 0.125% does not delay gastric emptying in laboring parturients. *Anesth Analg.* 1996;82:612–616.

[37] American Society of Anesthesiologists. Practice guidelines for obstetric anesthesia: an updated report by the American Society of Anesthesiologists Task Force on Obstetric Anesthesia. *Anesthesiology.* 2007;106:843–863.

[38] Angel Garcia AL. Effect of pregnancy on pre-existing liver disease physiological changes during pregnancy. *Ann Hepatol.* 2006;5:184–186.

[39] Paech MJ, Scott K. Liver and renal disease. In: Gambling DR, Douglas MJ, McKay RSF, eds. *Obstetric Anesthesia and Uncommon Disorders.* 2nd ed. Cambridge, United Kingdom: Cambridge University Press; 2008:249–257.

[40] Carter J. Liver function in normal pregnancy. *Aust N Z J Obstet Gynaecol.* 1990;30:296–302.

[41] Bacq Y, Zarka O, Bréchot JF, et al. Liver function tests in normal pregnancy: a prospective study of 103 pregnant women and 103 matched controls. *Hepatology.* 1996;23:1030–1034.

[42] Jeyabalan A, Lain KY. Anatomic and functional changes of the upper urinary tract during pregnancy. *Urol Clin North Am.* 2007;34:1–6.

[43] Jeyabalan A, Conrad KP. Renal function during normal pregnancy and preeclampsia. *Front Biosci.* 2007;12:2425–2437.

[44] Klein P, Polidori D, Twito O, et al. Impaired decline in renal threshold for glucose during pregnancy—a possible novel mechanism for gestational diabetes mellitus. *Diabetes Metab Res Rev.* 2014;30:140–145.

[45] Dafnis E, Sabatini S. The effect of pregnancy on renal function: physiology and pathophysiology. *Am J Med Sci.* 1992;303:184–205.

[46] Marwaha RK, Chopra S, Gopalakrishnan S, et al. Establishment of reference range for thyroid hormones in normal pregnant Indian women. *BJOG.* 2008;115:602–606.

[47] Soldin OP, Tractenberg RE, Hollowell JG, et al. Trimester-specific changes in maternal thyroid hormone, thyrotropin,

and thyroglobulin concentrations during gestation: trends and associations across trimesters in iodine sufficiency. *Thyroid.* 2004;14:1084–1090.

[48] Casey BM, Dashe JS, Wells CE, et al. Subclinical hyperthyroidism and pregnancy outcomes. *Obstet Gynecol.* 2006;107: 337–341.

[49] Scheithauer BW, Sano T, Kovacs KT, et al. The pituitary gland in pregnancy: a clinicopathologic and immunohistochemical study of 69 cases. *Mayo Clin Proc.* 1990;65:461–474.

[50] Grattan DR, Steyn FJ, Kokay IC, et al. Pregnancy-induced adaptation in the neuroendocrine control of prolactin secretion. *J Neuroendocrinol.* 2008;20:497–507.

[51] Russell JA, Brunton PJ. Neuroactive steroids attenuate oxytocin stress responses in late pregnancy. *Neuroscience.* 2006;138:879–889.

[52] Chan MT, Mainland P, Gin T. Minimum alveolar concentration of halothane and enflurane are decreased in early pregnancy. *Anesthesiology.* 1996;85:782–786.

[53] Abboud TK, Sarkis F, Hung TT, et al. Effects of epidural anesthesia during labor on maternal plasma beta-endorphin levels. *Anesthesiology.* 1983;59:1–5.

[54] Datta S, Hurley RJ, Naulty JS, et al. Plasma and cerebrospinal fluid progesterone concentrations in pregnant and nonpregnant women. *Anesth Analg.* 1986;65:950–954.

[55] Christensen JH, Andreasen F, Jansen JA. Pharmacokinetics of thiopental in caesarian section. *Acta Anaesthesiol Scand.* 1981;25:174–179.

[56] Igarashi T, Hirabayashi Y, Shimizu R, et al. The fiberscopic findings of the epidural space in pregnant women. *Anesthesiology.* 2000;92:1631–1636.

[57] Kerr MG. The mechanical effects of the gravid uterus in late pregnancy. *J Obstet Gynaecol Br Commonw.* 1965;72:513–529.

[58] Flanagan HL, Datta S, Lambert DH, et al. Effect of pregnancy on bupivacaine-induced conduction blockade in the isolated rabbit vagus nerve. *Anesth Analg.* 1987;66: 123–126.

[59] Bader AM, Datta S, Moller RA, et al. Acute progesterone treatment has no effect on bupivacaine-induced conduction blockade in the isolated rabbit vagus nerve. *Anesth Analg.* 1990;71:545–548.

[60] Ohel I, Walfisch A, Shitenberg D, et al. A rise in pain threshold during labor: a prospective clinical trial. *Pain.* 2007;132(suppl 1):S104–S108.

[61] Kodali BS, Chandrasekhar S, Bulich LN, et al. Airway changes during labor and delivery. *Anesthesiology.* 2008;108: 357–362.

[62] Cortet M, Deneux-Th araux C, Dupont C, et al. Association between fibrinogen level and severity of postpartum haemorrhage: secondary analysis of a prospective trial. *Br J Anaesth.* 2012;108:984–989.

[63] Abouleish EI. Postpartum tubal ligation requires more bupivacaine for spinal anesthesia than does cesarean section. *Anesth Analg.* 1986;65:897–900.

[64] Mhyre JM, Riesner MN, Polley LS, et al. A series of anesthesia-related maternal deaths in Michigan, 1985-2003. *Anesthesiology.* 2007;106:1096–1104.

[65] Hawkins JL, Chang J, Palmer SK, et al. Anesthesia-related maternal mortality in the United States 1979-2002. *Obstetr Gynecol.* 2011;117:69–74.

[66] D'Angelo R, Smiley RM, Riley ET, et al. Serious complications related to obstetric anesthesia: the serious complication repository project of the Society for Obstetric Anesthesia and Perinatology. *Anesthesiology.* 2014;120: 1505–1512.

第2章 子宫胎盘的解剖、血流、呼吸气体交换、药物转运及致畸性

Uteroplacental Anatomy, Blood Flow, Respiratory Gas Exchange, Drug Transfer, and Teratogenicity

Curtis L. Baysinger，Barton Staat 著

耿炜莲 译

聂玉艳 黄绍强 校

要点 Keypoint

- 胎盘的生长依赖于母体循环对胎儿生长代谢需要所做的改变。
- 母体提供给子宫的血液首先源自子宫动脉，其次是卵巢动脉，并最终分支成螺旋动脉。这些血流流经绒毛间隙实现了母体与胎儿间气体、营养物质及代谢产物的交换。
- 孕早期胎盘与胎儿的顺利生长取决于母体螺旋动脉的重构，它使得母体的胎盘循环转换成一个血管最大化扩张的低阻力、高流量的血液循环系统。
- 增加子宫血流的因素很少，因此，临床医师应尽量避免进行降低子宫血流的干预。
- 氧气与二氧化碳的交换主要取决于子宫的血流，因此，必须强调需要维持充分的子宫灌注以保证足够的气体交换。
- 胎儿的代偿机制使得胎儿可以耐受长时间子宫血流的下降而不会引起胎儿明显的长期损伤。
- 大多数药物从母体到胎儿都是沿浓度梯度扩散通过胎盘，反之亦然。母体 – 胎儿间浓度梯度增加、母体蛋白结合减少 / 胎儿增加、较小的分子量、低电离化程度及高脂溶性都会增加母体至胎儿的药物转运。
- 麻醉药并非致畸剂。一些怀疑有弱致畸性的药物可能需要广泛的临床应用经验来确认。

　　母体与胎儿循环之间通过胎盘进行营养物质、气体及代谢产物的交换，这是胎儿生长的必需条件。胎盘也影响了用于母体的药物向胎儿的转运。孕期由于胎儿生长发育的需要子宫血流逐渐增加，胎盘也随之生长。子宫血流是母体 – 胎儿成功实现气体交换的最重要的决定因素之一。母体与胎儿之间的药物转运取决于子宫灌注、母体药物浓度、胎盘解剖结构、药物的蛋白结合、扩散的膜性屏障及胎儿的血药浓度。高达 60% 的女性在孕期服用处方药[1]，因此，了解妊娠期用药的安全性非常重要。美国妇产科医师协会（ACOG）认为麻醉药物用于妊娠妇女是安全的。

一、解剖

了解供应妊娠子宫的母体血管解剖结构、胎盘的宏观及微观解剖（图 2-1），以及胎盘至胎儿的血流，有助于理解子宫胎盘循环的生理功能、胎盘的气体交换，以及药物通过胎盘转运的过程。

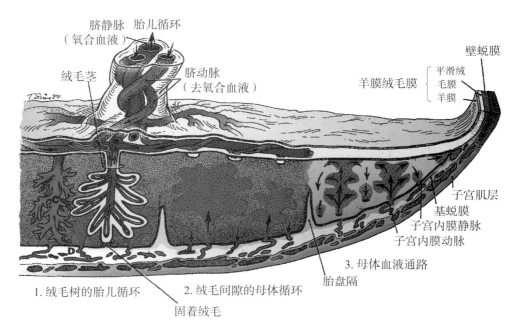

▲ 图 2-1　足月胎盘的截面示意

1. 丛密绒毛膜（C）和基蜕膜（D）之间的关系及胎儿胎盘循环；2. 母体胎盘循环，母体血液以漏斗状喷射入绒毛膜间隙，母体血液和胎儿血液流经绒毛周围时进行交换；3. 流入的动脉血推动静脉血流入散布于整个基蜕膜表面的子宫内膜静脉；需注意的是，脐动脉携带去氧合的血液到达胎盘而脐静脉携带氧合血液到达胎儿；同时要注意的是胎盘（蜕膜）隔将每个胎盘小叶彼此分开；每个胎盘小叶包含 2 个或以上的绒毛干及其多个分支（引自 Cunningham G, Leveno KJ, Bloom SL, et al. *Williams Obstetrics*. 23rd ed. New York, NY:McGraw-Hill; 2010. ）

1. 解剖与生理变化　母体在孕期所产生的解剖与生理学的改变都是为了确保子宫获得充足的血流。子宫的血流来源于两条路径。

（1）子宫动脉是妊娠子宫获得血流的主要来源。子宫动脉是髂内动脉的分支。流经子宫血管的血流特点是低阻力高流量。整个孕期子宫血流都是增加的。孕晚期子宫血流量高达 20% 心排血量[2]。足月时每根子宫动脉的血流量能达到每分钟 225 ～ 375ml[3]。

> **临床要点**　足月时子宫血流量高达心排血量的 20%，这使治疗产妇出血的紧迫性大大增加。

（2）除子宫动脉以外，卵巢动脉提供子宫高达 15% 的血流。卵巢动脉起源于主动脉，穿过骨盆漏斗韧带之后，通过子宫卵巢韧带到达子宫。

（3）子宫和卵巢的血管在子宫底处吻合，其吻合为胎盘提供高流量低阻力的血液循环。

(4) 子宫动脉和卵巢动脉终结于螺旋动脉，供给绒毛间隙。这些动脉浸浴着胎盘胎儿面的末梢绒毛。

2. 人类胎盘 胎盘除了连接母体与胎儿之外，还具有很多功能。胎儿的生长依赖于胎盘所具有的呼吸、内分泌及肾脏的功能，同时，通过胎盘来转运营养物质及代谢产物。值得一提的是，胎盘这些功能并不是通过混合母体和胎儿的血液来实现的。从孕早期子宫内环境相对缺氧到足月时高度血管化，胎盘经历了诸多变化。整个孕期胎盘的生长与胎儿的生长密切相关，足月时直径可达到 16 ～ 19cm，重量达 500g[4]。

(1) 从宏观上来说，足月的胎盘包括绒毛膜面即胎儿面，以及母体面即基底面，后者与母亲的子宫内膜相连接。哺乳动物的胎盘根据母体与胎儿血流之间层次的不同分为三种类型：血绒毛膜胎盘、内皮绒毛膜胎盘及上皮绒毛膜胎盘[4]。

① 人类胎盘是血绒毛膜胎盘（母体血流与绒毛膜滋养层直接接触）。

② 胎盘的母体基底面与胎儿绒毛膜面是分离的。当胎儿的绒毛树进入绒毛膜面时，正是在两面胎盘相隔处，母体螺旋动脉用血包绕着胎儿绒毛树[5]。

(2) 从微观上来说，胚囊（胚胎前体）植入子宫内膜时胎盘即开始形成。

① 绒毛在妊娠的前三个月生成，是胎盘胎儿面的功能单位。妊娠滋养细胞侵入母体的子宫内膜，增殖成手指状的突起。这些突起被称为初期绒毛。

② 初期绒毛通过血管新生不断分支，生成下一级的绒毛。绒毛分支形成了密集的毛细血管网，降低了血管的阻力，同时增加了营养物质及代谢产物的交换面积[6]。

③ 螺旋动脉接收来自母体子宫动脉和卵巢动脉的血液，为包括末梢绒毛在内的绒毛间隙提供血液[6]。

④ 绒毛膜将母体和胎儿的血液分离开，包括合体滋养细胞、绒毛间质和胎儿毛细血管内皮。胎儿和母体正是通过绒毛膜实现气体、营养物质和药物的交换[6]。

3. 胎儿循环 胎儿循环开始于胎儿髂内动脉分支的一对脐动脉。这些动脉将去氧合的血液从胎儿带回胎盘。

(1) 脐动脉分支成为更小的脐毛细血管，营养胎盘绒毛。

(2) 胎儿血液流经末梢绒毛后，通过单独的一条脐静脉离开胎盘。

(3) 脐静脉到达胎儿，穿过胎儿肝脏汇入肝静脉。

(4) 脐静脉和肝静脉流入静脉导管，后者汇入右心房。

(5) 氧合血液通过卵圆孔从右心房到达左心房，进入胎儿血液循环。

二、子宫胎盘循环

1. 胎盘循环的建立 母体与胎儿循环的成功建立需要胎儿滋养层成功侵袭蜕膜层；伴随着血管壁肌肉组织消失，母体螺旋动脉重建；以及母体的血流转换成高容量、低阻力的系统[7]。

(1) 低氧刺激胎盘的血管生成是通过活化低氧诱导因子 –1α 实现的，后者可激活血管内皮生长因子（vascular endothelial growth factor，VEGF）和内皮型一氧化氮合成酶（endothelial nitric oxide synthetase，

eNOS）。这使得滋养层侵袭成功。血管再生成功需要相对缺氧，因为高氧环境使滋养层内生成氧自由基，氧自由基被认为能干扰血管生成[8]。

(2) 螺旋动脉重建发生于受精卵着床的早期。

① 螺旋动脉的重建失败是一种解剖缺陷，常见于子痫前期产妇。

② 孕早期绒毛膜间隙高于正常的氧合被认为是主要的病理因素，导致血流量的下降和血管再生的失败[8]。

临床要点　母体动脉重建之后为绒毛间隙提供血液是胎儿生长发育的必要条件。血管重建失败是子痫前期的主要病理特征。

---

2. 子宫血流　足月时子宫血流（uterine blood flow，UBF）每分钟约 700ml，其中 70% ～ 90% 流经绒毛膜间隙，其余的提供子宫肌层的代谢需要[9]（图 2–2）。

(1) 足月时子宫动脉血管床的血管舒张已达到最大化，因没有自身调节功能而不能进一步被扩张[10]。分娩时子宫收缩和脐带压迫会引起子宫血流间歇性的中断；这可能是大多数正常分娩时发生胎儿窘迫最可能的机制。子宫血流取决于压力差 / 阻力的关系。

$$UBF =（子宫动脉压力—子宫静脉压力）÷ 子宫血管阻力$$

(2) 引起子宫血流下降的因素[11]。

① 分娩时规律宫缩和子宫张力异常增高是引起子宫血流下降的原因。胎盘早剥、子宫收缩过速和 α 肾上腺素能活性过强（常由于母体内源性儿茶酚胺过多）都可导致子宫张力异常增高。

② 母体的低血压常常因为交感神经阻滞、主动脉下腔静脉压迫、心排血量减少、母体相对血容量不足（同样可能出现在椎管内镇痛 / 麻醉时），以及出血和体位不当。

③ 母体的严重高血压［慢性的、药物诱发的（如可卡因）］可引起胎盘早剥；慢性高血压随时间延长可引起子宫血管异常，逐渐引起子宫血流的下降。

④ 外源性的血管收缩药物（大多是 α 肾上腺素能药物）可减少子宫血流；但是这些药物通常用于治疗椎管内镇痛 / 麻醉引起的低血压。

⑤ 局麻药误入血管时可引起子宫血流下降。

⑥ 椎管内阻滞后由于母亲疼痛的缓解引起子宫张力的增高。这可能与内源性的交感活性下降有关。虽然椎管内镇痛时母体肾上腺素水平下降，但去甲肾上腺素水平趋向于维持正常，最终反而可能导致相对的 α 肾上腺素能活性的增加。

临床要点　椎管内镇痛起效时子宫张力增加引起胎心率的变化，原因可能是母体儿茶酚胺水平的变化。

---

(3) 引起子宫血流增加的因素很少[11]。降血压药（如肼屈嗪）治疗慢性高血压时可增加血流。分娩时实施椎管内镇痛会增加子宫血流，尤其是子痫前期的产妇。但这些及其他措施都没有临床应用价值[11]。

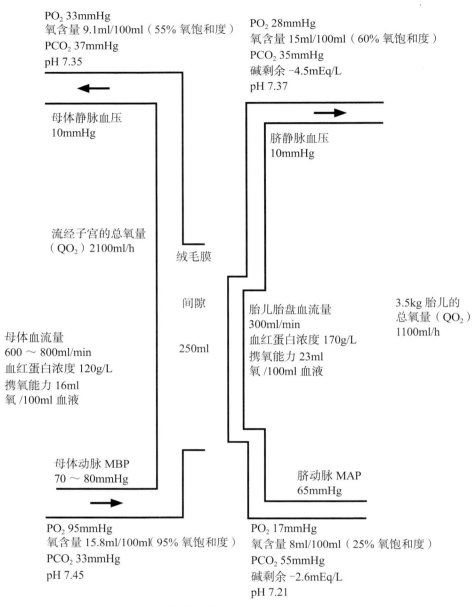

1.0kg 子宫的总氧量（QO₂）900ml/h

PO₂ 33mmHg
氧含量 9.1ml/100ml（55% 氧饱和度）
PCO₂ 37mmHg
pH 7.35

PO₂ 28mmHg
氧含量 15ml/100ml（60% 氧饱和度）
PCO₂ 35mmHg
碱剩余 -4.5mEq/L
pH 7.37

母体静脉血压
10mmHg

脐静脉血压
10mmHg

流经子宫的总氧量
（QO₂）2100ml/h

绒毛膜

间隙

250ml

胎儿胎盘血流量
300ml/min
血红蛋白浓度 170g/L
携氧能力 23ml
氧 /100ml 血液

3.5kg 胎儿的
总氧量（QO₂）
1100ml/h

母体血流量
600 ～ 800ml/min
血红蛋白浓度 120g/L
携氧能力 16ml
氧 /100ml 血液

母体动脉 MBP
70 ～ 80mmHg

脐动脉 MAP
65mmHg

PO₂ 95mmHg
氧含量 15.8ml/100ml（95% 氧饱和度）
PCO₂ 33mmHg
pH 7.45

PO₂ 17mmHg
氧含量 8ml/100ml（25% 氧饱和度）
PCO₂ 55mmHg
碱剩余 -2.6mEq/L
pH 7.21

0.45kg 胎盘的总氧量（QO₂）90ml/h

▲ 图 2-2　子宫胎盘血流和气体交换

图中显示了择期剖宫产产妇的母体和脐带血的血气数值、pH、碱剩余（BE）和氧含量（CO₂），也显示了平均动脉压（MAP）、耗氧量，以及流经子宫、胎盘、胎儿的氧量（QO₂）（引自 Ramanathan S, Gandhi S, Arismendy J, et al. Oxygen transfer from mother to fetus during cesarean section under epidural anesthesia. *Anesth Analg.* 1982;61:576-581；Crawford JS. *Placental Physiology in Principles and Practice of Obstetric Anesthesia.* 5th ed. Boston, MA: Blackwell Science; 1985:101-131.）

(4) 由于卵巢动脉也贡献血流，基于子宫动脉血流测得的子宫胎盘血流参数并不能准确反映总的血流[12]。

① 绒毛间的血流近似于临床相关的胎盘血流。在动物实验中，通过静脉注射可追踪的化合物后根据 Fick 方程可计算血流量。该方法需收集从子宫流出的全部静脉血流，在人类研究中是无法实现的。临床研究曾用静脉注射微量 ¹³³Xe 并计算经子宫的放射性衰变或者使用放射性标记的白蛋白来测绒毛间的血流[12]。

② 通过多普勒超声测量骨盆边缘子宫动脉的血流（近离开髂动脉处）是最有价值的评估子宫血流的方法。血流的计算公式如下。

$$Q = V_{RBC} \times A \text{ where } V_{RBC} = (\Delta f / f_0) \times (c/2 \times \cos\theta)$$

其中，Q 指总血流，V_{RBC} 指红细胞的速率，Δf 指声波频率中多普勒频移，f_0 指初始的声波频率，c 指组织中声波的速率，θ 指探头与动脉轴线间的角度。由于结果取决于 θ 角的准确测量，因此通过多普勒波形（与 θ 角无关）获得的指数（收缩 / 舒张、搏动指数、阻力指数）可以用来评估血管阻力[12]。

3. 脐血流　根据多普勒超声的测量，足月时脐血流接近 100 ～ 120ml/（kg·min）（图 2-2）。

(1) 除了脐血管最近端部分，胎儿胎盘循环并不受全身交感神经的支配。因此胎儿血流调节由循环内激素作用和局部自身调节决定，后者是由一氧化氮和乙酰胆碱代谢介导实现[13]。

(2) 胎儿循环中低氧引起血管收缩可能是由于内皮细胞释放一氧化氮减少，并且这种收缩可导致胎儿循环血流的重新分配，这与肺的低氧性肺血管收缩非常类似[14]。

(3) 多普勒超声通过测量红细胞速率后使用上述公式可评估脐动脉血流。在产科疾病中（胎儿宫内生长受限、子痫前期）随时间变化着的搏动指数、阻力指数和收缩 / 舒张可用来评估胎儿动脉阻力，这些参数有利于确定最佳的分娩时间[15]。

三、呼吸气体的交换

胎儿需氧量高于成人 [8ml/（min·kg）： 4ml/（min·kg）]。由于胎盘只有 30% 的表面积可用于气体交换，且扩散需通过的膜较厚，因此胎盘的气体交换效率低于肺。大约 20% 子宫动脉血流和 40% 子宫动脉的氧从气体交换中分流出去，用于提供胎盘和子宫组织的代谢所需；这种分流是稳定的，即使母体血压和氧饱和度在一个很大的范围内变化[16]。母体与胎儿循环的交换极有可能是同时发生的，因此，母体静脉与脐静脉的 PO_2 和 PCO_2 是接近平衡的[17]。图 2-2 中呼吸气体数值与其他文献中的数值不一致，可能在于图 2-2 中的数值来源于进行择期剖宫产手术的产妇，而其他的数值来源于临产和阴道分娩的产妇，后者反映了分娩应激。

> **临床要点**　产程延长时，随着时间变化，胎儿宫内环境进行性下降。

1. 氧的转运

(1) 尽管存在氧扩散的屏障，氧输送最主要的决定因素是母体血流。因此，增加母体 PaO_2 对增加胎儿 PaO_2 几乎没有作用（图 2-3）[18]。正常的胎盘在血流量下降 50% 时仍会代偿而不会出现胎儿氧转运的下降[17]。

(2) 胎儿血红蛋白浓度高（胎儿每 100ml 含 17g 血红蛋白而母体为 12g）且其与氧结合的能力高于母体（胎儿血红蛋白 P50 是 18mmHg 而成人为 27mmHg）[19]，因此胎儿血液含氧量高。

(3) 酸中毒使血红蛋白与氧结合下降（Bohr 效应）。当胎儿二氧化碳向母体扩散时，造成母体相对的

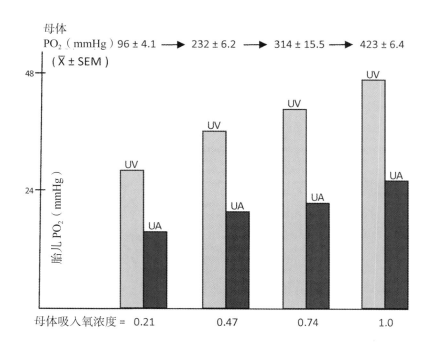

▲ 图 2-3 母体吸入不同浓度氧时脐动脉和脐静脉的 PO_2

增加母体氧分压不会显著增加胎儿的 PO_2（引自 Ramanathan S, Gandhi S, Arismendy J, et al. Oxygen transfer from mother to fetus during cesarean section under epidural anesthesia. *Anesth Analg.* 1982;61:576-581.）

酸中毒，母体血红蛋白更容易释放氧。胎儿血红蛋白发生与母体相反的情况，常被称为"双重 Bohr 效应"[11]。但是，这样的效应实际上只增加 8% 的氧转运[20]。

(4) 胎儿对低氧的代偿措施。

① 胎儿的氧储备只有 42ml；但是，不可逆的胎儿脑损伤并不是发生在氧储备耗竭之后的 2min 内而是近 10min 后，因为胎儿的代偿机制将心脏输出的血液重新分布至重要器官。除非在脐带脱垂或是整个胎盘急性剥离的情况下，否则很少会出现整个胎盘血流的停止[21]。

② 胎儿释放血管加压素使血流重新分布至重要器官（如脑、心脏、胎盘）[22]。少量子宫血流急性减少（10%）时，胎儿体内儿茶酚胺增加，有利于胎儿血流重新分布（图 2-4）[22]。

③ 当子宫血流大幅减少 30% ～ 35% 时，胎儿血压增高，胎心率下降[22]。

④ 仅在氧供下降 40% 后胎儿耗氧量才会下降[21]。通过使某些器官转换为无氧代谢，胎儿氧耗可降低 50%[22]。

⑤ 当子宫血流下降时，胎儿的氧摄取效率增高[19]。

2. 二氧化碳的转运 二氧化碳的转运主要依赖于母体的血流。因此，影响二氧化碳转运的因素与影响氧转运的因素类似。二氧化碳的扩散系数是氧的 20 倍。胎儿和母体之间的浓度梯度是二氧化碳扩散的主要决定因素（混合胎儿血液中胎儿二氧化碳的分压为 40mmHg 而母体动脉血中二氧化碳分压为 28mmHg）[2]。

(1) 虽然二氧化碳的转运形式可以为碳酸、碳酸氢根离子、碳酸根离子，但主要的还是依赖于血液中

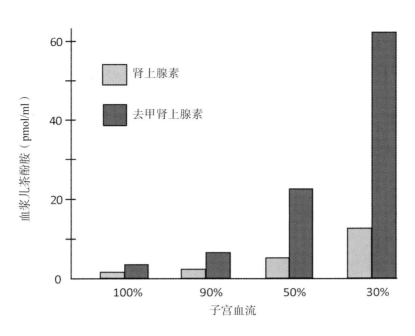

▲ 图 2-4　子宫血流下降后胎儿儿茶酚胺水平增加

子宫血流下降 10% 时增加了交感神经的反应（引自 Ramanathan S. Respiratory function of the placenta. In: *Obstetric Anesthesia*. Philadelphia, PA: Lea and Febiger; 1988:24-38.）

溶解的二氧化碳的扩散，后者与碳酸氢根离子（由于带电荷，不易通过）和碳酸酐酶的活性处于动态平衡中 [23]。

　　(2) 母亲脱氧血红蛋白与二氧化碳的亲和力差，其水平增加有利于二氧化碳的转运，且随着气体交换的进行，胎儿氧合血红蛋白水平升高（Haldane 效应）。这一效应占二氧化碳转运的 45%[16]。

　　(3) 子宫收缩时，二氧化碳蓄积引起 pH 下降和呼吸性酸中毒。正常胎盘会在子宫松弛时恢复。脐带受压引起子宫血流急性短暂的下降时，溶解的二氧化碳会有类似的升高。然而，若氧供继续受累，胎儿的耗氧量会降低，并且开始无氧代谢，造成代谢性酸中毒，胎儿乳酸水平上升且伴随着碳酸氢根离子下降 [19]。

> **临床要点**　胎盘进行氧和二氧化碳的交换是流量依赖性的；当子宫血流下降时，增加母体的 PaO_2 或母体过度通气都不会明显改变胎儿氧合或减轻酸中毒。

四、营养物质 / 药物的转运

1. 交换机制　胎儿与母体之间营养物质、代谢产物及药物的交换机制有以下四种 [24]。

(1) 整体流动指水和部分溶解于水的物质依赖于静水压和渗透压梯度扩散。水的移动取决于依赖

Na$^+$/K$^+$–ATP 酶泵活性的溶质浓度。这一过程在缺血时可能会受损。

(2) 扩散指溶质在膜两侧有浓度梯度并且交换是沿浓度梯度的。大多母体应用的药物通过胎盘屏障即是此方式。易化扩散是利用另一种物质转运形成的浓度梯度完成的（见下文中提到的葡萄糖扩散机制）。

(3) 转运蛋白介导的转运取决于膜结合蛋白，它帮助转运的物质跨过质膜，且速度比单纯扩散快。这种转运机制可以逆浓度梯度进行。

(4) 胞饮作用是发生于细胞膜上的一种机制，即诱捕被转运的分子，形成囊泡，然后再释放分子至胎儿循环中。这一机制不太可能参与药物或营养物质通过胎盘的转运。

2. 药物的转运 药物根据其渗透性被分为扩散 / 转运受限或是流量受限。高渗透性的药物受到胎盘血流量的限制而渗透性差的药物则很少依赖于胎盘血流转运。对分娩时同一时点获得的母胎血液样本测量胎儿与母体血浆浓度比（F/M）可用来评估麻醉药从母体向胎儿的转运。与之相对，人体胎盘双侧灌注模型可使胎儿和母体循环进行独立灌注。对任一方向（母体到胎儿）药物稳态清除率的测定，可用来评估某些麻醉药的胎盘转运[23]。

临床要点 在长时间应用某一药物时，该药物的 F/M 无法完整反映其在胎儿体内的蓄积。

（1）扩散的影响因素：由于大多数药物都是以扩散形式通过胎盘的，因此影响扩散的因素决定了药物从母体进入胎儿的程度，这些影响因素有药物经胎盘的浓度梯度，胎盘屏障的渗透性和扩散距离[5]。

① 药物的浓度梯度

a. 母体动脉血中游离药物浓度、胎儿循环中的游离药物浓度及母体和胎儿胎盘循环的血流量是首要决定因素[5]。

b. 母体和胎儿的药物结合蛋白影响着胎盘屏障两侧游离的药物量，母体药物结合蛋白量增加减慢药物的转运；而胎儿中药物结合蛋白量增加则促进药物的转运。因为妊娠过程中母体白蛋白浓度下降，胎儿血浆蛋白浓度增加，所以在不同孕周游离药物的浓度可能受到影响[5]。

② 胎盘通透性的影响因素：胎盘通透性取决于胎盘屏障的特点以及所转运物质的特点。

a. 分子量：大分子量的分子（> 1000Da）不太可能通过扩散的方式穿过绒毛膜进入胎儿循环。但是，低分子量的分子（< 500Da）却可以轻易通过扩散的方式通过胎盘，而中分子量的药物通过胎盘是不完全的[25]。

b. 脂溶性：高脂溶性药物可以自由地通过胎盘，而脂溶性差的药物却不可以[25]。

c. 离子化 / 电荷

i. 药物的电离特性取决于 Henderson–Hasselbalch 方程。

$$pH = pK_a + log[碱]/[酸]$$

ii. 离子化程度高的药物如肌松药及其拮抗药、肝素均不能通过胎盘[26]。

iii. 胎儿血浆 pH 影响转运速率是因为混合胎儿血浆 pH 与母体血浆相比约低 0.1 个 pH 单位。胎儿酸血症有利于弱碱性药物（如局麻药和阿片类）的转运，因此胎儿宫内窘迫时更易出现碱性药物的蓄积[5]。

d. 药物的空间结构（如空间位阻）也会影响到药物的转运。与球形分子相比较，线性分子更加不容易通过胎盘[5]。

(2) 从临床应用来说，最好把容易通过胎盘的药物和不能通过胎盘的药物区分开（表 2-1）。

> **临床要点**　很多药物容易通过胎盘；药物对胎儿的影响通常是可预期的，并且通常与对母体的影响类似。

3. 营养物质的转运

(1) 葡萄糖是通过沿浓度梯度扩散从母体到胎儿转运的，且依靠葡萄糖转运蛋白。其转运调节是通过一条复杂的信号通路进行，此信号通路依赖于雷帕霉素靶蛋白复合物（mechanistic target of rapamycin complex，mTORC）的激活[27]。

(2) 氨基酸转运依赖扩散和与 Na^+/K^+–ATP 酶泵相关的主动转运系统[27]。

(3) 脂肪酸通过扩散转运至胎儿；但与游离脂肪酸结合的蛋白参与主动转运系统[27]。

五、致畸性

美国妇产科医师学会提出，一般人群中 3% 的活产婴儿有严重的先天性异常，4.5% 的儿童在 5 岁时表现出出生缺陷[28]。大多数先天畸形的病因尚未可知。根据致畸性的六个基本原则（见下文）判断药物是否会引起功能或结构的异常。对于药物致畸性的认识是非常重要的，因为近 60% 妇女在孕期服用除维生素以外的药物[28]。出生缺陷包括畸形、变形和功能缺失。

1. 出生缺陷的分类

(1) 畸形指在生长发育过程中由于内在的异常引起正常发育的改变。

(2) 变形指受到异常机械作用力而发生变化，否则将是正常的胎儿。

(3) 功能缺失是由于正常的生长发育过程遭到破坏而引起。

2. 先天性畸形的病因

(1) 未知因素：占 65% ～ 75%。

(2) 基因因素：占 15% ～ 25%。

表 2-1　胎盘的药物转运

易通过胎盘的药物	不易通过胎盘的药物
• 麻醉药	• 麻醉药
静脉诱导药物	格隆溴铵
吸入麻醉药	肌松药
阿片类	去氧肾上腺素
苯二氮䓬类	抗胆碱酯酶药
麻黄碱	• 肝素
除氯普鲁卡因外的局麻药	• 低分子肝素
阿托品	• 格列本脲
• 昂丹司琼	• 二甲双胍
• 华法林	• 硝酸甘油
• 索他洛尔	• 拉贝洛尔
• 普萘洛尔	• 艾司洛尔
• 美托洛尔	
• 阿替洛尔	
• 甲基多巴	
• 肼屈嗪	
• 可乐定	
• 右美托咪定	
• 酚苄明	
• 硝普钠	

(3) 环境因素：占 10%。环境因素包括药物、化学物质，以及包括电离辐射在内的物理因素和其他。处方药只引起很小一部分的先天性畸形 [29]。

3. 致畸原则 致畸六原则是对致畸物的生物合理性认知的基础 [28]。

(1) 遗传易感性指器官对于特定致畸物固有的抗性或易感性，与胎儿的基因型及不良环境因素相互作用的方式有关。母、胎的因素可能均起作用。遗传的特性会增加敏感性。影响遗传易感性的因素如下。

① 暴露的剂量。

② 剂量阈值。

③ 药物 / 化学物质的药动学和代谢。

④ 妊娠相关的生理变化。

⑤ 相关物质的胎盘转运 [30]。

(2) 暴露的时机也是判断是否会影响到胎儿的重要因素。

① 妊娠 2 ~ 5 周被认为其影响是"全或无"。在此期间被暴露，要么引起自然流产，要么对胎儿无害。孕早期任何一个细胞都是全能的。当一个细胞被损害时，另外一个未被损害的细胞会取而代之，但是如果损害的细胞数量过多则会引起流产。

② 妊娠 5 ~ 10 周是器官形成的重要时期。此时大多器官正在发育，是致畸的相当有限的时间窗。

③ 妊娠 10 周后，胎儿的大多数器官开始生长及分化，暴露于致畸剂可能会影响其生长及分化 [31]。

(3) 致畸的机制：致畸物以特殊的方式作用于生长发育中的细胞和组织，引起发育异常。当一种物质被怀疑是致畸剂时，有必要询问该药物引起特定的畸形是否有生物学的合理性。

(4) 表现：如前文所述，致畸物与明确的、特定的畸形有关。不正常的生长发育表现为死亡、畸形、生长的迟缓和功能缺陷。

(5) 致畸物的影响取决于作用时机、剂量及相互作用。

① 药物。很多违禁药物和酒精已知是致畸剂 [29]。

② 化学物质。

③ 感染：已知很多感染会引起先天异常。常见的是 TORCH 感染。TORCH 包括弓形虫、风疹病毒、巨细胞病毒、单纯疱疹病毒，以及包括水痘病毒在内的其他病原体。

④ 母体的疾病如最常见的糖尿病也会引起先天性异常。糖尿病控制不佳增加胎儿先天心脏缺陷和骶骨发育不全的风险。

(6) 剂量的影响：随着剂量的增加，异常发育的表现在频率和程度上都增加。当剂量低于其阈值时不会出现畸形。但这个阈值的剂量通常是根据动物模型推断而来的。如果引起动物出生缺陷的剂量低于人类最大治疗剂量的 10 倍，则被怀疑有高的致畸风险。如果动物中致畸剂量大于人类最大治疗剂量的 100 倍则为低致畸风险 [32]。

4. 药物的致畸性 自 1975 年以来，美国食品药物管理局（FDA）已经要求根据引起出生缺陷的可能性将所有药物进行分类。2014 年 12 月，美国 FDA 修正了孕期药物的使用准则。这一变化是对以前的字母分类系统多年来广受批评所作出的回应 [33]。老的字母分类系统（A、B、C、D 和 X）有严重的弊端：与其他国家颁布的标准缺乏一致性 [34]；大多数食品药品供应商认为该分类过于简单；许多人误认为这是一个等级分类系统而高估了药物的致畸风险，低估了药物给孕产妇所带来的益处[36]。过去 20 年被批准使用的大多数药物，由于对其致畸作用知识的缺乏，临床医生的决策制定过程被进一步复杂化，因为很多药物之前并没有要求披露其致畸性[35]。事实上，如果异常的发生概率很低的话，药物可能需要经过很多年的使用来确认其致畸的风险。

(1) 表 2-2 概述了 FDA 最新发布的药品标注要求。

(2) 表 2-3 列出女性孕前或孕期可能会用的药物及其公认的致畸潜能[36~41]。因为对给定药物的致畸性认识会随着信息更新而发生改变，所以使用所提及的网络查阅会提供有关特殊药物的最新信息。

(3) 实际上，非产科手术使用的所有麻醉药都不会增加胎儿缺陷的风险。美国妇产科医师学会（ACOG）并不认为麻醉药物具有致畸性[37]。

表 2-2　美国食品药物管理局对处方药和生物制品孕期和哺乳期使用的标注要求

分　期	说明书和标注要求
孕　期	必须标注孕期的剂量，并且披露其对于生长发育中的胎儿已知的潜在风险
	必须披露孕期可使用药物现有的注册情况
	分为三个副标题
	风险概述
	临床注意事项
	数据
哺乳期	必须披露哺乳期母亲使用该药物的已知现有数据（母乳中的含量，对胎儿潜在的影响）
	分为三个副标题
	风险概述
	临床注意事项
	数据
备孕期	必须披露已知的关于妊娠实验、避孕和不孕相关的信息

2015 年 6 月对人类处方药和生物制品标注的有效分类

表 2-3　孕期常用药物所致的先天性畸形

药　物	致畸的表现
酒精	生长受限；面部异常包括鼻梁扁平、朝天鼻、薄上唇、低位耳；中枢神经系统功能障碍包括小头畸形、精神发育迟缓
氨基糖苷类	早孕期的耳毒性
血管紧张素转化酶抑制药（如卡托普利、依那普利）	肾发育不良，导致羊水过少和肺发育不良

续　表

药　物	致畸的表现
抗惊厥药（如丙戊酸、卡马西平、苯妥英钠）	增加神经管缺陷、胎儿乙内酰脲综合征（小头畸形、发育迟缓、面部畸形）的风险
阿司匹林	出生前动脉导管过早关闭
β受体拮抗药（如阿替洛尔、美托洛尔、拉贝洛尔）	在孕早期使用增加胎儿生长受限的风险；可能减慢胎心率
可卡因	腹裂，小头畸形，生长受限，死胎，胎盘早剥发生率高
糖皮质激素（如泼尼松、泼尼松龙）	小幅增加唇裂和腭裂的风险
地高辛	未知
红霉素	未知
氟喹诺酮类（如环丙沙星）	未知，但可能对骨和软骨有影响
肝素和低分子肝素	不能通过胎盘
肼屈嗪	未知
锂	心脏畸形（Ebstein 综合征）
甲基多巴	未知
甲硝唑	未知
呋喃妥因	葡萄糖 -6- 磷酸脱氢酶缺乏症患者发生溶血性贫血
吩噻嗪类（如氯丙嗪、异丙嗪）	未知
伪麻黄碱	孕早期使用增加腹裂的风险
青霉素类和头孢菌素类	未知
磺胺类 / 甲氧苄啶	如果没有其他可替代药物，可以在孕早期使用；之后使用是安全的
四环素	变色牙，牙釉质发育不全，抑制骨生长
华法林	精神发育迟缓，鼻发育不全，眼部异常
昂丹司琼	未知

临床要点　大多数的孕期用药包括麻醉药都不是致畸剂。一个药物在确定其致畸风险之前必须要有广泛使用的历史。最近认为麻醉药物的使用与中枢神经系统的细胞凋亡有关，其对于人类的意义有待于确认（见第 6 章　孕期的非产科手术）。

参 考 文 献

[1] Brent RL. Environmental causes of human congenital malformations: the pediatrician's role in dealing with these complex clinical problems caused by a multiplicity of environmental and genetic factors. *Pediatrics*. 2004;113: 957–968.

[2] Asśali NS, Nuwayhid B, Zugaib M. Control of the uteroplacental circulation in health and disease. *Eur J Obstet Gynecol Reprod Biol*. 1978;8:43–55.

[3] Clapp JF III, Capeless E. Cardiovascular function before, during, and after the first and subsequent pregnancies. *Am J Cardiol*. 1997;80:1469–1473.

[4] Cross JC. Placental function in development and disease. *Reprod Fertil Dev*. 2006;18:71–76.

[5] Syme M, Paxton JW, Keelan JA. Drug transfer and metabolism by the human placenta. *Clin Pharmacokinet*. 2004;43:487–514.

[6] Kingdom J, Huppertz B, Seaward G, et al. Development of the placental villous tree and its consequences for fetal growth. *Eur J Obstet Gynecol Reprod Biol*. 2000;92: 35–43.

[7] Kaufmann P, Hans-George F. Placental development. In: Polin RA, Fox WW, Abman SH, eds. *Fetal and Neonatal Physiology*. 3rd ed. Philadelphia, PA: W.B. Saunders; 2004:85–96.

[8] Krause BJ, Hanson MA, Casanello P. Role of nitric oxide in placental vascular development and function. *Placenta*. 2011;32:797–805.

[9] Konje JC, Kaufmann P, Bell SC, et al. A longitudinal study of quantitative uterine blood flow with use of color power angiography in appropriate for gestational age pregnancies. *Am J Obstet Gynecol*. 2001;185:608–613.

[10] Laird MR, Faber JJ, Binder ND. Maternal placental blood flow is reduced in proportion to reduction in uterine driving pressure. *Pediatr Res*. 1994;36:102–110.

[11] Zakowski MI, Ramanathan S. Uteroplacental circulation and respiratory gas exchange. In: Suresh MS, Segal S, Preston RL, et al, eds. *Shnider and Levinson's Anesthesia for Obstetrics*. 5th ed. Philadelphia, PA: Wolters Kluwer; 2013:19–45.

[12] Urban G, Vergani P, Ghidini A, et al. State of the art: non-invasive ultrasound assessment of the uteroplacental circulation. *Semin Perinatol*. 2007;31:232–239.

[13] Sastry BV. Human placental cholinergic system. *Biochem Pharmacol*. 1997;53:1577–1586.

[14] Ramasubramanian R, Johnson RF, Downing JW, et al. Hypoxemic fetoplacental vasoconstriction: a graduated response to reduced oxygen conditions in the human placenta. *Anesth Analg*. 2006;103:439–442.

[15] Tuuli M, Odibo AO. The role of serum markers and uterine artery Doppler in identifying at-risk pregnancies. *Clin Perinatol*. 2011;38:1–19.

[16] Wilkening RB, Meschia G. Fetal oxygen uptake, oxygenation, and acid-base balance as a function of uterine blood flow. *Am J Physiol*. 1983;244:H749–H755.

[17] Crawford JS. Placental physiology. In: Crawford JS, ed. *Principles and Practice of Obstetric Anesthesia*. 5th ed. Boston, MA: Blackwell Science; 1984:101–131.

[18] Ramanathan S, Gandhi S, Arismendy J, et al. Oxygen transfer from mother to fetus during cesarean section under epidural anesthesia. *Anesth Analg*. 1982;61:576–581.

[19] Parer JT. Uteroplacental physiology and exchange. In: Parer JT, ed. *Handbook of Fetal Heart Rate Monitoring*. 2nd ed. Philadelphia, PA: W.B. Saunders; 1997:22–43.

[20] Hill EP, Power GG, Longo LD. A mathematical model of carbon dioxide transfer in the placenta and its interaction with oxygen. *Am J Physiol*. 1973;224:283–299.

[21] Myers RE. Two patterns of perinatal brain damage and their conditions of occurrence. *Am J Obstet Gynecol*. 1972;112:246–276.

[22] Gu W, Jones CT, Parer JT. Metabolic and cardiovascular effects on fetal sheep of sustained reduction of uterine blood flow. *J Physiol*. 1985;368:109–129.

[23] Zakowski MI, Geller A. The placenta: anatomy, physiology, and transfer of drugs. In: Chestnut DH, Wong CA, Tsen LC, et al, eds. *Chestnut's Obstetric Anesthesia: Principles and Practice*. 5th ed. Philadelphia, PA: Elsevier Mosby; 2014:55–74.

[24] Myllynen P, Pasanen M, Pelkonen O. Human placenta: a human organ for developmental toxicology research and biomonitoring. *Placenta*. 2005;26:361–371.

[25] Pacifici GM, Nottoli R. Placental transfer of drugs administered to the mother. *Clin Pharmacokinet*. 1995;28: 235–269.

[26] Ní Mhuireachtaigh R, O'Gorman DA. Anesthesia in pregnant patients for nonobstetric surgery. *J Clin Anesth*. 2006;18:60–66.

[27] Larqué E, Ruiz-Palacios M, Koletzko B. Placental regulation of fetal nutrient supply. *Curr Opin Clin Nutr Metab Care*. 2013;16:292–297.

[28] Niebyl JR, Simpson JL. Drugs and environmental agents in pregnancy and lactation: embryology, teratology, epidemiology. In: Gabbe SG, ed. *Obstetrics: Normal and*

Problem Pregnancies. 5th ed. Philadelphia, PA: Elsevier Science; 2007:184–214.

[29] Adam MP, Polifka JE, Friedman JM. Evolving knowledge of the teratogenicity of medications in human pregnancy. *Am J Med Genet C Semin Med Genet.* 2011;157C:175–182.

[30] Gedeon C, Koren G. Designing pregnancy centered medications: drugs which do not cross the human placenta. *Placenta.* 2006;27:861–868.

[31] Cragan JD, Friedman JM, Holmes LB, et al. Ensuring the safe and effective use of medications during pregnancy: planning and prevention through preconception care. *Matern Child Health J.* 2006;10:S129–S135.

[32] Brent RL, Fawcett LB. Developmental toxicology, drugs, and fetal teratogenesis. In: Hobbins JC, ed. *Clinical Obstetrics: The Mother and Fetus.* 3rd ed. Oxford, United Kingdom: Blackwell Science; 2007:217–291.

[33] U.S. Food and Drug Administration. Content and format of labeling for human prescription drug and biological products; requirements for pregnancy and lactation labeling. https://www.federalregister.gov/articles/2014/12/04/2014-28241/content-and-format-of-labeling-for-human-prescription-drug-and-biological-products-requirements-for. Accessed July 30, 2015.

[34] Merlob P, Stahl B. Classification of drugs for teratogenic risk: an anachronistic way of counseling. *Teratology.* 2002;66:61–62.

[35] Bianca S. Drug use during pregnancy: are risk classifications more dangerous than the drugs? *Lancet.* 2003;362:329.

[36] Cheek TG, Baird E. Anesthesia for nonobstetric surgery: maternal and fetal considerations. *Clin Obstet Gynecol.* 2009;52:535–545.

[37] American College of Obstetricians and Gynecologists. ACOG educational bulletin. Teratology. Number 236. *Int J Gynaecol Obstet.* 1997;57:319–326.

[38] Reproductive Toxicology Center. Reprotox. http://www.reprotox.org/. Accessed July 30, 2015.

[39] TERIS (Teratogen Information System), University of Washington. Clinical tetralogy web: a resource guide for clinicians. http://depts.washington.edu/terisweb/teris/. Accessed July 30, 2015.

[40] Organization for Teratology Information Specialists. Welcome to MotherToBaby. http://www.mothertobaby.org/. Accessed July 30, 2015.

[41] American College of Obstetricians and Gynecologists. WEBTREATS: teratology/toxicology. http://www.acog.org/About-ACOG/ACOG-Departments/Resource-Center/WEBTREATS-Teratology-Toxicology. Accessed July 30, 2015.

第3章　局部麻醉药与毒性

Local Anesthetics and Toxicity

Jennifer Hofer，Barbara M. Scavone　著

李　想　译

徐铭军　校

要点 Keypoint

- 脂溶性、pKa 和蛋白结合力都决定了局部麻醉药的临床特征。
- 任何特定的局部麻醉药的 pKa 在一定程度上决定了它的起效速度，pKa 越接近生理 pH 的药物分子解离度越低，比具有较高 pKa 的类似分子起效更快。
- 脂溶性的增加有利于局部麻醉药分子进入细胞膜，增加局部麻醉药效能。
- 适度的脂溶性有助于局部麻醉药离开结合位点，但具有高度脂溶性的药物（如丁哌卡因）更能与结合位点持续结合并增加作用时间。
- 妊娠可以改变神经阻滞效果、毒性反应和局部麻醉药的药动学。
- 局部麻醉药全身毒性的预防包括：①注射前频繁回抽；②小剂量缓慢追加；③总量限制；④试验剂量的应用。
- 脂肪乳剂疗法可降低由局麻药过量所导致的惊厥和心血管毒性的发病率和死亡率。
- 严重局麻药中毒的治疗包括脂肪乳剂（20%）疗法。

局部麻醉药是一类局部应用后能可逆地阻滞神经传导的药物。

一、化学结构

1. **临床常用的局部麻醉药**　均具有相似的化学结构：一个亲脂性芳族环，以亲水性叔胺或季胺封端，中间由烷基链相连（图 3-1）[1]。

2. **酯 / 酰胺类局部麻醉药**　酯类局部麻醉药的烷基链为酯键，常用的酯类局部麻醉药包括普鲁卡因、氯普鲁卡因、丁卡因和可卡因（表 3-1）。酰胺类局部麻醉药的烷基链为酰胺键。常见的酰胺类局部麻醉药包括利多卡因、丁哌卡因、罗哌卡因和甲哌卡因。

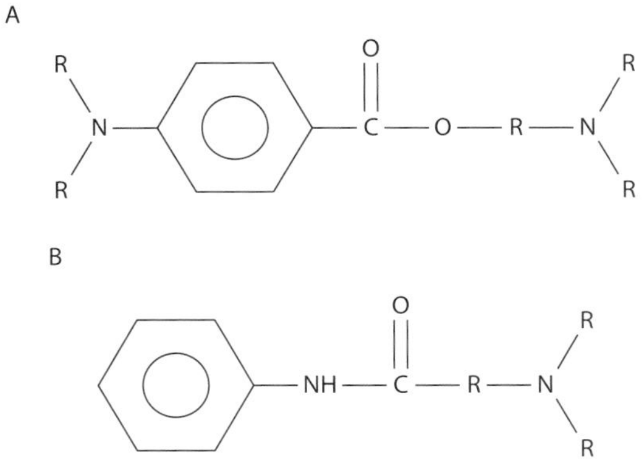

▲ 图 3-1　局部麻醉化学结构

常用局部麻醉药结构为芳香环 - 烷基链 - 氨基；烷基链可以使（A）酯键或（B）酰胺键；各种 R 基团可以位于芳香环和（或）末端的氨基上

表 3-1　常用局部麻醉药及其理化性质

	药物名称	pKa	脂溶性	蛋白结合率
酯　类	普鲁卡因	8.9	—	—
	氯普鲁卡因	8.7	—	—
	丁卡因	8.5	++	++
酰胺类	利多卡因	7.8	++	++
	丁哌卡因	8.1	++++	+++
	罗哌卡因	8.1	+++	+++
	甲哌卡因	7.6	++	++

通常 pKa 越小起效越快，但氯普鲁卡因是个例外，它的 pKa 很大但起效很快；脂溶性增大则作用强度增加，作用时间延长

　　3. 立体化学结构　除利多卡因以外的酰胺类局部麻醉药具有手性中心，丁哌卡因的左旋异构体（左旋丁哌卡因，目前不在美国上市）比其外消旋混合物（在临床实践中常用）或其右旋形式具有更大的血管收缩作用和更低的毒性 [2]。罗哌卡因只有左旋体形式。

二、作用机制

　　脂溶性、pKa 和蛋白结合能力都决定了局麻药的临床表现临床效能。局麻药通过可逆地结合电压门控钠通道的细胞内部分而作用于钠通道，阻断神经纤维上动作电位的产生。

　　1. 局部麻醉药进入细胞　只有不带电荷的局麻药分子能进入细胞和（或）穿过细胞膜 [3]。

　　(1) 常用的局部麻醉药呈弱碱性，pKa 大于生理 pH（弱碱是指能够接受质子的分子，pKa 指 50% 的分子质子化时的 pH）。

　　(2) 当局麻药处于生理 pH 水平时，超过 50% 的分子氨基末端质子化。由于它们以离子形式存在，其所带电荷导致这些分子不能进入或穿过细胞膜。

(3) 为增加其可溶性，市场上销售的局麻药通常是水溶性盐（通常为盐酸盐）。因此，大多数制剂是酸性的，并且进一步增加了分子结构的离子化程度。

(4) 局麻药的 pKa 决定其起效时间，因为 pKa 越接近生理 pH 的分子离子化越少，因此比 pKa 大的类似分子起效更快。

(5) 常用局部麻醉药结构为芳香环 – 烷基链 – 氨基。烷基链可以使（A）酯键或（B）酰胺键。各种 R 基团可以位于芳香环和（或）末端的氨基上。局部麻醉药的亲脂性可促进其进入细胞膜。因此，脂溶性越高，局部麻醉药的效力越强[3]。

(6) 蛋白结合的增加阻碍了注射部位的吸收，从而降低了局部麻醉药的血液水平[4]。

> **临床要点**　局部麻醉药的临床效能取决于它的脂溶性、pKa 和蛋白结合特性。

2. 局部麻醉药与 Na^+ 通道结合

(1) 局部麻醉药分子进入细胞膜后，以带电荷的离子化形式从细胞内侧进入电压门控钠通道，并可逆地与其内孔上的特殊位点结合[5]。

(2) 处于激活或失活状态（即与去极化相关的状态）的钠通道比静息状态下更容易被结合。结合后导致时相阻滞（有时称为使用依赖性或频率依赖性阻滞）：阻滞随反复去极化而增强，局部麻醉药结合随反复去极化而增多。

(3) 结合会干扰激活钠通道所必需的构象变化，并因此阻止产生动作电位所必需的 Na^+ 通过[3]。

3. 局部麻醉药从结合部位解离

(1) 局部麻醉药从结合位点的解离涉及分子大小、电荷和亲脂性之间的复杂相互作用。

(2) 小分子局部麻醉药比大分子局部麻醉药更能快速地从钠通道结合位点解离。中度脂溶性有助于局部麻醉药从结合位点解离，但高亲脂性局部麻醉药（如丁哌卡因）有利于持续结合并增加作用时间[6]。

4. 局部麻醉对其他膜结合蛋白的影响
除 Na^+ 通道外，局部麻醉药还作用于其他多种膜结合蛋白，特别是在硬膜外麻醉和脊麻中更明显并可能会影响其麻醉效果。这些蛋白质包括环磷腺苷、环磷鸟苷、钠钾 ATP 酶，钙镁 ATP 酶和 K^+ 通道[3]。

三、分离阻滞

1. **生理学基础**　并非所有的感觉神经和运动神经都被局部麻醉药均匀阻断。分离阻滞是指观察到的不同类型的神经对局麻药所致的传导阻滞表现出不同的敏感性（即温度的连续消失）。

(1) 表 3–2 列出了人类不同类型的神经纤维及轴径，有无髓鞘形成，以及每种类型神经的功能。髓鞘的存在和较大尺寸的神经可产生更快的传递速度。大直径的有髓纤维（如 A 纤维）主要涉及感觉和运动功能。神经传递速度对这些功能至关重要。小直径的无髓鞘 C 纤维具有较慢的传导速度和传递感觉功能（如疼痛、体温和自主神经功能）。

(2) 是否存在髓鞘可区分中枢和外周神经系统中的神经。因为髓鞘存在促进动作电位传导的郎飞结

（Ranvier节点），有髓鞘轴突对局部麻醉阻滞比无髓鞘轴突更敏感。无髓鞘纤维则需要更多的局部麻醉药才能产生相似程度的神经阻滞效果。

（3）一般来说，细纤维对局麻药的作用比粗纤维更敏感。例如，局部麻醉药会导致温度感觉丧失的有序进行，其次是本体感觉、运动功能、感觉和轻触感。这可能不是轴索大小本身所导致的，但可能反映了这样的事实：粗纤维的郎飞结（Ranvier）之间的距离比细纤维更长。当节点之间的距离较长时，在被阻滞前需要暴露于局麻药的长度就长一些[6]。

（4）轴径与神经细胞的不同功能。根据轴径而变化的阻滞效果实际上反映了不同功能的神经之间的解剖学和生理学差异，例如离子通道密度和门控的差异，是否有髓鞘的差异，钠钾ATP酶和其他离子泵密度的差别等[7]。

（5）神经纤维在神经干中的所处位置不同，其传导阻滞特性也有差异。

（6）时相阻滞提示基线放电频率高的神经纤维对阻滞更为敏感。交感神经节前血管运动纤维因其基线放电频率高且有收缩血管的功能，所以对时相阻滞更敏感。同样，感觉神经与运动神经相比放电频率更高，因此时相阻滞表现可能更明显。

表 3-2　外周神经纤维分类

纤维类型	功　能	轴　径	髓　鞘	传导速度	对局部麻醉药的敏感性
Aα	运动、本体感觉	最大	有	最快	+
Aβ	触觉、压力、本体感觉	↓	有	↓	++
Aγ	肌梭	↓	有	↓	++
Aδ	疼痛、触觉、温度觉	↓	有	↓	+++
B	自主神经节前纤维	↓	有	↓	++++
C	疼痛、温度觉、交感神经节后纤维	↓	无	↓	+++
		最小		最小	

局部麻醉药的敏感性随神经纤维的轴径、有无髓鞘、神经功能及基础放电频率的不同而变化，这种特性称为分离阻滞

临床要点　分离阻滞是指已观察到的不同类型的神经对局部麻醉药导致的传导阻滞表现出不同的敏感性（即温度感觉、本体感觉、运动功能、剧烈疼痛和轻触觉的连续消失）对局部麻醉导致的传导阻滞的趋势。

2. 分离阻滞的临床意义

（1）腰麻及硬膜外麻醉时，尽管交感神经阻滞往往不全，但其阻滞平面较感觉阻滞平面要高几个皮节[8-10]。

（2）在腰麻和硬膜外麻醉期间感觉阻滞平面高于运动阻滞平面。低浓度局部麻醉药的硬膜外分娩镇痛可以用于分娩镇痛且对产妇分娩进程影响很小[11]。

(3) A 纤维与锐痛和快痛有关，对局部麻醉药比 C 纤维更敏感，C 纤维与烧灼或慢痛有关 [7]。

(4) 低温感觉神经比痛觉神经更易被阻滞 [12, 13]。分离阻滞的程度取决于局部麻醉药和体积的浓度。使用较低浓度和较大体积的局麻药会产生更好的感觉阻滞效果，对运动影响较小。

(5) 评估局部镇痛或麻醉期间感觉阻滞是否充分应使用与温度感觉相反的痛觉水平。

四、辅助药物

为获得不同的临床麻醉效果，局部麻醉药可与辅助药物联合使用。

1. 碳酸氢盐　常用的局部麻醉药多为弱碱，因为弱碱性的 pKa 高于生理 pH，所以多以离子形式存在。向局部麻醉药溶液中加入碳酸氢盐（1mEq/ml）（8.4%）可将局麻药的 pH 调节至接近 pKa，并增加脂溶性形式与质子化形式的比例。从而减少局麻药离子化，促进药物进入细胞，缩短起效时间。

2. 肾上腺素　肾上腺素是增加局部麻醉活性的重要辅助药物。除了强化局部麻醉的镇痛作用外，肾上腺素还能延长阻滞时间并减少局部麻醉药的全身吸收。肾上腺素加入硬膜外给药后局部麻醉药中可加速药物起效并延长其镇痛时间。肾上腺素与可乐定相似，可通过激动脊髓中的 α_2- 肾上腺受体产生镇痛作用。肾上腺素在用作硬膜外分娩镇痛的辅助药物时虽然可以减少丁哌卡因的使用量 [14]，但它可能会增加运动阻滞。肾上腺素还可引起血管收缩，从而减少药物从鞘内和硬膜外腔进入血液循环 [15]。肾上腺素可以降低硬膜外使用利多卡因和丁哌卡因时的血清平均峰浓度，可降低局部麻醉药中毒的可能性 [16]。鞘内注射肾上腺素的常用剂量是 50 ～ 200μg，而硬膜外腔的局部麻醉药的常用剂量是 1 ～ 5μg/ml。

3. 去氧肾上腺素　由于使用后短暂神经综合征的发生率增加，故去氧肾上腺素不能用作血管收缩药 [17]。

4. 阿片类　阿片类与局部麻醉药通常在椎管内或硬膜外麻醉中联合使用。与局部麻醉药物有协同作用但无毒性。

> **临床要点**　在利多卡因中加入肾上腺素，可提高局部麻醉药比重、延长阻滞时间、减少局部麻醉药全身吸收。

五、妊娠对局部麻醉作用的影响

妊娠使局部麻醉药的作用增强。妊娠可改变局部麻醉药作用效果、毒性反应和药动学。与非妊娠妇女相比，孕妇通常需要较小剂量的局部麻醉药即可达到相似的阻滞效果。长效酰胺局部麻醉药（如丁哌卡因）对于分娩镇痛更有益。因为与其他局部麻醉药相比，它们对运动神经的阻滞更小。例如，鞘内注射丁哌卡因后，孕妇的运动神经阻滞 ED_{50} 低于非妊娠者，分别为 3.96 和 4.14[18]。这种影响可能早在妊娠中期就已经很明显可以观察到了 [19, 20]。尽管这些差异是由于硬膜外静脉怒张引起的局部麻醉药扩散增快所致，但单凭此并不能解释孕早期孕妇与足月孕妇在椎管内镇痛中局部麻醉药扩散情况大致一样的现象。

1. 1992—2002 年椎管内麻醉平面过高占妊娠患者麻醉相关死亡原因的 16%[21]。

2. 怀孕期间镇痛平面上移是由于多种因素所造成的（机械及非机械因素）。

(1) 压迫下腔静脉：增大的子宫压迫下腔静脉，导致硬膜外静脉扩张，椎管容积减小 [20]。因此，等剂量局部麻醉药可使孕妇的阻滞平面高于非妊娠患者 [18]。

(2) 非机械因素（妊娠对神经阻滞的影响）：妊娠增加了对利多卡因阻滞的中枢神经敏感性 [22]。动物的体外实验发现妊娠动物对丁哌卡因和利多卡因传导阻滞的敏感性增加 [23-25]，单凭解剖学差异不能解释这些现象，可能与孕激素和其他激素有关，激素影响细胞膜兴奋性，增加了神经鞘的通透性，增强了内源性阿片样物质的镇痛作用 [18, 19, 26]。

3. 妊娠时脑脊液 pH 增大而 PCO_2 降低，这些生理性变化有利于非离子形式的局部麻醉药分子弥散通过神经细胞膜。但是尚不清楚是否与镇痛平面上移有关。

4. 麻醉药用量恢复至正常水平的时间尚不清楚。但是产后 36 ～ 48h 内行输卵管结扎手术时，每一阻滞节段所需蛛网膜下隙丁哌卡因的用量比剖宫产术多 [27]。

临床要点   由于机械和激素影响，等剂量局部麻醉药使孕妇的阻滞平面高于非妊娠患者。

六、药动学

要了解局部麻醉药的药动学需要了解注射部位吸收、分布和清除的规律。

1. 全身吸收

(1) 与吸收相关的动力学变量参数包括神经周围注射后达到的最大血液浓度（C_{max}）及达到 C_{max} 所需的时间。

(2) 全身吸收与注射部位的局部血流灌注和组织结合情况相关。在硬膜外间隙这类血管丰富的部位药物吸收药快于外周神经和皮下等部位。而硬膜外隙的穿刺点水平不影响药物的吸收 [4, 28]。血管收缩药可降低 C_{max} 并延长平均吸收时间，这种效应在血管丰富的硬膜外腔表现得更为明显 [16]。局部麻醉药与局部脂肪组织（取决于药物的亲脂性）或蛋白（取决于药物蛋白结合强度）结合将减慢其吸收 [4, 29]。

(3) 吸收呈双相，即吸收相对较快的水相和吸收较慢的脂肪相。

2. 分布容积   分布容积取决于血浆和血细胞与药物结合的能力。丁哌卡因这类蛋白结合多的药物其分布体积较小。由于血浆蛋白结合的差异，所以对映体具有不同的分布容积。与外消旋丁哌卡因相比，左旋丁哌卡因的蛋白结合率更高、分布容积更小 [30]。

3. 清除

(1) 酯类麻醉药被血浆酯酶水解，包括假胆碱酯酶、红细胞和肝细胞酯酶。水解过程在母体和胎儿中均只需几分钟 [4, 29]。可卡因是一个例外，一是考虑到其血管收缩的作用故一般不用于产科麻醉，二是因为可卡因在肝脏内的代谢很慢。

(2) 酰胺类局部麻醉药的几乎仅在肝脏中清除。

① 利多卡因：利多卡因肝脏清除率较高（首关效应为 70% ～ 75%），因此，利多卡因的清除主要取

决于肝血流灌注及蛋白结合，而硬膜外可以降低肝血流灌注。限制影响肝脏血流灌注的其他因素（例如挥发性麻醉药、充血性心力衰竭、血容量降低）可减少利多卡因的清除率。

② 相反，丁哌卡因和罗哌卡因的肝脏清除率中等（首关效应 < 50%），因此其清除更依赖于游离药物浓度和内在的酶活性[4]。

③ 肾功能或心功能不全的患者的局部麻醉药清除率较低，在重复给药或连续输注局部麻醉药物时注意减量。尿毒症可导致高动力性循环，使丁哌卡因及罗哌卡因的血浆浓度迅速增加[29, 31]。

4. 消除　药物的消除被持续的吸收所抵消，因此硬膜外给药比静脉内所测的血清半衰期更长[32]。因为硬膜外给药后消除比吸收更快，所以平均滞留时间（药物分子在体内存在的时间）可能比消除半衰期更有意义。

5. 酰胺蛋白结合　丁哌卡因、罗哌卡因和左旋丁哌卡因的酰胺与 α_1- 酸性糖蛋白高度结合[33]。

6. 局部麻醉药持续输注　丁哌卡因或罗哌卡因硬膜外连续输注期间，随着时间的推移，药物的血清药物浓度缓慢上升[34, 35]。这种血清药物浓度增加被术后患者的 α_1- 酸性糖蛋白浓度增加所抵消，导致蛋白质结合增加，游离药物分子浓度保持不变[36, 37]。

7. 妊娠对药动学的影响　妊娠期间，丁哌卡因和罗哌卡因的分布容积降低；然而，清除率也下降，因此血清消除半衰期和平均停留时间不变[33, 38]。因此，局部麻醉药意外注入孕妇血管后，血清药物峰值增加，而消除保持正常。

8. 时间生物学　昼夜神经内分泌或其他外在因素可能会影响患者对疼痛的敏感性。在一项研究中曾观察到，与晚间（傍晚及夜间）相比，白天（上午和下午）罗哌卡因在硬膜外麻醉中的作用时间可延长 20%～28%[39]，最近的一项研究中指出，其分娩镇痛的峰值效应在上午 2 时—5 时 59 分。一些学者认为产生这些差异的原因可能是时间生物学的作用，也有可能是因为麻醉医生及护士的更换所引起的[40]。

七、局部麻醉药迅速通过胎盘[38]

1. 虽然胎儿的总药物浓度低于母体，但胎儿的 α_1- 酸性糖蛋白浓度较低，因此胎儿和母体的游离药物浓度大致相当[4, 41]。

2. 当胎儿酸中毒时，胎儿体内局部麻醉药离子化相对增多而不能透过胎盘，最终导致胎儿药物蓄积（表 3-3）。

表 3-3　局部麻醉药中毒的早期和晚期表现

阶　段	临床表现	中枢神经系统	心血管系统
极早期	无特殊	嘴里有金属味，口周麻木	无
早　期	兴奋型	兴奋、意识模糊，肌肉颤动，癫痫	高血压，心动过速
晚　期	抑制型	嗜睡，反应迟钝，昏迷，窒息	低血压，心脏传导阻滞，心动过缓，心搏停止，室性心律失常，尖端扭转型室性心动过速

局部麻醉药中毒的症状和体征随血药浓度的升高而进展

八、全身毒性反应

神经阻滞时局部麻醉药意外注入血管或者局部吸收过多，导致血浆中局部麻醉药浓度升高而引起全身毒性反应。大多数情况下，心血管毒性比产生中枢神经系统毒性所需的局部麻醉药剂量更大。妊娠期间由于硬膜外腔血管扩张，行硬膜外麻醉时易发生局部麻醉药意外注入血管，并可能迅速出现惊厥。相反，局部吸收过多所致的局部麻醉药毒性反应常在 20 ~ 30min 后延迟发作，但其血药浓度升高较直接注入血管的持续时间长[42]。

1. **发病率** 近几年来临产妇局部麻醉药中毒的发生率及死亡率有所下降[42, 43]。然而，LAST 几十年来仍一直被公认为是孕产妇死亡的重要潜在原因之一[44]。孕产妇死亡的原因可能是由于美国食品药品管理局（FDA）的建议孕妇使用丁哌卡因的浓度不得高于 0.5%，以及提高了硬膜外麻醉时对局部麻醉药中毒及安全处理措施（如给药前抽吸、少量多次给药、限制给药总量）有关。据估计目前硬膜外麻醉相关 LAST 的发生率为 0.010% ~ 0.013%[45, 46]。

2. **体征和症状** 随着中枢神经系统（CNS）和心血管系统中血清浓度的增加，LAST 的典型体征和症状随着血药浓度的升高而进展。

(1) 中枢神经系统毒性是由于大脑神经被局部麻醉药阻滞，抑制性神经元更易受到局部麻醉药阻滞的影响。首先患者表现为口周麻木、耳鸣或头晕。因为中枢神经系统毒性最初是兴奋性反应，表现为肌肉抽搐、惊厥，甚至全身强直痉挛发作。在更高浓度的局部麻醉药阻滞下甚至发生脑干和心脏呼吸中枢抑制，最终导致循环衰竭，呼吸停止而死亡[47]。局部麻醉药所导致的惊厥的倾向与其阻滞神经传导的强度大致呈正比，因此等效剂量的不同种类局部麻醉药可导致相似程度的惊厥。但是左旋丁哌卡因导致惊厥的可能性较小。

① 使中枢神经系统毒性风险增加的因素包括酸中毒、血管收缩和蛋白质结合减少。

② 降低中枢神经系统毒性风险的因素包括药物（如苯二氮䓬类、巴比妥类），以及在局部麻醉药中加入肾上腺素可减少局部麻醉药的全身吸收。

③ 估计表明，硬膜外注射 CNS 毒性的发生率约 3/10 000。

(2) 心血管系统毒性是局部麻醉药对心肌本身的直接影响及中枢神经系统的间接影响。总的来说，产生心血管毒性的局部麻醉药剂量远比中枢神经系统毒性大。所有局部麻醉药均通过剂量依赖性钠通道阻断心脏传导系统。

① 局部麻醉药亚惊厥剂量导致心肌轻度抑制，表现为心肌收缩力减弱、心率加快、心脏传导功能受到轻度抑制[48, 49]。

② 心率、心肌收缩力、心排血量，以及通过中枢交感神经系统介导的平均动脉压增加，预示着惊厥[48, 50]。随着中枢神经系统进一步被抑制，交感神经系统兴奋性减低，对心脏的间接影响变为抑制。

③ 随着剂量增加，局部麻醉药直接导致剂量依赖的心肌抑制，与神经阻滞强度呈正比。但是由于罗哌卡因比丁哌卡因的亲脂性低，因此罗哌卡因产生的负性肌力作用也较小[48, 51-53]。

④ 局部麻醉药可影响心脏传导功能，引起 QRS 延长和心律失常，如心室颤动。局部麻醉药所致心律

失常的危险程度与其药物强度无明显关系，但是与其构象有关[48, 54]。

临床要点　总的来说，产生心血管毒性比 CNS 需要更大剂量的局部麻醉药。

---

a. 利多卡因引起的室性心律失常比外消旋丁哌卡因或罗哌卡因少见[55-57]。利多卡因与心肌钠离子通道可快速结合，同时也可快速解离（即"快进快出"），所以它不在心肌细胞内蓄积。丁哌卡因为"快进慢出"型，与静息或失活的钠离子通道具有更强的结合力，容易在心肌细胞内蓄积[58]。

b. 与罗哌卡因相比，消旋丁哌卡因引起室性心律失常的可能性更高[49, 52, 57, 59]，其强度高于罗哌卡因。测量 20ml 局部麻醉药用于硬膜外分娩镇痛的中位有效浓度（局部麻醉药中位浓度或 MLAC，反映其 ED_{50}）的研究显示罗哌卡因与丁哌卡因的效能比为 0.6[60, 61]。相似的研究检测椎管内分娩镇痛所需的局部麻醉药的中位剂量（MLAD）显示两种药物之间的小能比为 0.65[62]。其他作者质疑使用 MLAC 研究比较局部麻醉药效能的有效性，认为单独测量 ED_{50} 意义不大，因为 ED_{50} 不同的药物可能其剂量 – 反应曲线可能在 ED_{95} 范围内重叠，而 ED_{95} 更具有临床意义[63]。Van de Velde 等[64] 最近测定了椎管内注射丁哌卡因和罗哌卡因合并舒芬太尼用于分娩镇痛的量效关系，发现罗哌卡因的 ED_{95} 为 4.8mg，外消旋丁哌卡因的 ED_{95} 为 3.3mg（$P < 0.05$），两者比率为 0.69。

c. 尽管存在各种争议，但一些作者仍认为罗哌卡因比消旋丁哌卡因的心脏毒性更小[42, 65]，比较两种药物的等效剂量的研究表明罗哌卡因对 QRS 的影响较小，所导致的心律失常较少[52, 66]。罗哌卡因所致犬中毒后抢救失败率仅有 10%，而丁哌卡因所致犬中毒后抢救失败率高达 50%，该结果无统计学上差异，原因可能是样本数较少[67]。

d. 有产科病例报告及文献报道指出存在椎管内罗哌卡因给药后心搏骤停的病例[68-70]。罗哌卡因的毒性作用通常出现在硬膜外注药后的 3 ～ 5min，持续时间为 3 ～ 15min（$t_{1/2}$ 为 5 ～ 7min）[68, 70]。然而，也有相关文献报道罗哌卡因起效 60min 后出现毒性作用的表现[69]。

e. 左旋丁哌卡因的中枢毒性和心脏毒性比消旋丁哌卡因小，但是目前美国没有左旋丁哌卡因[54]。

f. 与其他药物相比，丁哌卡因的 CV/CNS 毒性比偏低[71]，这表明丁哌卡因导致中枢神经系统中毒与心血管系统中毒之间的剂量差距更小[72]。

3. 并发症对毒性的影响　并发症会增加局部麻醉药全身毒性（LAST）的可能。高龄、心力衰竭、缺血性心脏病、心脏传导异常、肝脏疾病、代谢（线粒体）疾病、低血浆蛋白浓度和酸中毒（代酸或呼酸），都会增加患者 LAST 的可能。患者存在心功能不全及左心室射血分数显著降低时，血管内局部麻醉药的循环时间延长，患者更容易发生局部麻醉药中毒[73]。

4. 妊娠对毒性的影响　妊娠可能会增加局部麻醉药中毒的易感性。

早期研究表明妊娠绵羊较非妊娠绵羊更易发生丁哌卡因中毒，但该研究采用非盲法且样本量较小[74]。最近研究又发现妊娠绵羊和非妊娠绵羊发生丁哌卡因或罗哌卡因中毒的情况无明显区别[75]。同一组研究者发现丁哌卡因、罗哌卡因及左旋丁哌卡因导致妊娠绵羊惊厥的剂量低于使非妊娠绵羊惊厥的剂量；然而，局部麻醉药导致低血压、呼吸暂停及循环衰竭的剂量并不受妊娠影响[76]。

5. 局部麻醉药中毒的预防　近几十年临床实践中的许多安全措施的使用使局部麻醉药中毒的发生率

有所降低，包括注药前频繁回抽、小剂量缓慢追加麻醉药、总量限制及硬膜外试验剂量的使用[42]。

(1) 追加剂量使血药峰值降低，从而降低了毒性反应强度，并且使麻醉医生有机会尽早发现毒性反应[77]。

(2) 目前推荐的局部麻醉药最大剂量详见表 3-4。但请读者注意，这些推荐剂量可能不是以循证医学为基础，并且安全剂量受注射部位、年龄、伴随疾病及妊娠等因素的影响[29]。

(3) 试验剂量用于检测是否有血管内注射。最常用的试验剂量包括 15μg 肾上腺素，这将使患者的心率在注射后 40 ~ 60s 内至少增加 10/min[78]。虽然对此种方法在孕妇中的敏感性及特异性有所质疑，但专家仍推荐使用[79, 80]。此外小剂量局部麻醉药自身（丁哌卡因 25mg，利多卡因 100mg，氯普鲁卡因 100mg）也可产生轻微的神经症状，如头晕、口周麻木和耳鸣[42]。有人描述注射 1ml 空气入血管后用胎儿心脏多普勒监测仪可在孕妇心前区听见水车轮样杂音[81]。

表 3-4 局部麻醉药单次最大推荐剂量

药物名称	单独使用（mg）	单独使用（mg/kg）	含有肾上腺素（mg）	含有肾上腺素（mg/kg）
普鲁卡因	400	5.7	N/A	N/A
氯普鲁卡因	800	11	1000	14
利多卡因	300	3 ~ 4	500	6 ~ 7
丁哌卡因	175	2 ~ 3	225	3
罗哌卡因	200	3	N/A	N/A
甲哌卡因	300	3 ~ 4	500	6 ~ 7

以上为体重 70kg 健康成年患者硬膜外麻醉的局部麻醉药单次使用最大剂量；安全剂量受年龄、合并疾病及妊娠与否的影响；N/A. 不使用

临床要点 注射前反复抽吸硬膜外导管、小剂量缓慢追加、总量限制及使用硬膜外试验剂量，可降低 LAST 的风险。

6. 治疗

(1) 脂肪乳快速治疗法可降低由局部麻醉药过量所导致的惊厥和心血管毒性的发病率和死亡率[82]。McCutchen 和 Gerancher[83] 在观察到了疑似由丁哌卡因中毒所导致的以抽搐和心血管毒性反应的早期征兆为表现的全身毒性中毒反应（LAST）后给予脂肪乳，从而阻止了循环系统的完全衰竭。因此，麻醉医生必须做好准备以快速应对 LAST。

(2) 由于低氧血症和（或）酸中毒可加重丁哌卡因的中枢神经毒性和心脏毒性，因此抢救初期必须注意气道管理，充分给氧及维持通气[84, 85]。通气的目的是维持正常的 $PaCO_2$ 而不是过低的 $PaCO_2$[78]。

(3) 无论是否合用肌肉松弛药，采用小剂量苯二氮䓬类和（或）巴比妥类均有助于起到管理，同时可减轻惊厥所导致的酸中毒。

(4) 目前资料支持使用胺碘酮来治疗丁哌卡因导致的严重室性心律失常[78]。丁哌卡因所导致的严重心律失常的 10 头猪中，注射胺碘酮抢救后有 9 头存活，而溴苄胺抢救后只存活了 4 头，对照组存活 6 头[86]。

可能由于样本量太小，这些结果之间的差异并没有统计学意义 [31, 87]。

(5) 脂质乳剂已成功用于预防和治疗丁哌卡因所导致的循环衰竭，可能是因为亲脂性丁哌卡因分区与脂肪乳剂相溶（所谓的"脂质隔离"假说）[88-90]。另外，脂肪乳剂可使与心肌细胞结合的局部麻醉药迅速解离，从而恢复心肌对脂肪酸的氧化利用生成 ATP[31, 71, 91-93]。

① 一些临床病例报告阐述了脂肪乳剂在人类患者 LAST 中的成功应用，其中包括一名产妇 [94-96]。然而也有一些在接受脂肪乳剂治疗后依旧发生了因丁哌卡因所导致心搏骤停的案例。这个情况证明了 LAST 发生后对患者长时间监测的重要性 [97]。

② 脂肪乳剂治疗局部麻醉药中毒的最佳时机仍未有统一意见。目前的建议包括立即停止给予局部麻醉药，给氧和控制呼吸以纠正酸中毒，并给予苯二氮䓬类以抑制癫痫发作 [72, 98]。然而，病例报告支持在中枢神经系统毒性首次出现时尽早给予脂肪乳剂，以防止病情进展至心血管系统衰竭 [96, 98, 99]，这表明当在 LAST 过程中尽早给予脂肪乳剂可改善精神状态、兴奋或癫痫发作（Weinberg[100] 解释说，因为脂质不是大脑的能量来源，所以通过输注脂肪乳剂从而逆转神经症状的现象并不是大脑直接代谢脂肪乳剂的结果，从而得出此现象支持脂质隔离假说的结论）。

③ 脂质乳剂治疗 LAST 的用法见图 3-2。麻醉医生应确保在给予局部麻醉药的部位使用脂肪乳剂。

美国区域麻醉和疼痛医学学会
局部麻醉药毒性处理流程

LAST 的治疗药物不同于其他心搏骤停病例

- ☐ 紧急求助
- ☐ 初始处理
  - ☐ 呼吸道管理：纯氧通气
  - ☐ 控制抽搐：首选苯二氮䓬类；避免对血流动力学不稳定的患者使用丙泊酚
  - ☐ 联系附近有心肺转流条件的机构
- ☐ 心律失常的管理
  - ☐ 需要基础生命支持
  - ☐ 避免使用血管加压素、钙通道阻滞药、β 受体拮抗药或其他局部麻醉药
  - ☐ 降低肾上腺素剂量至＜ 1μg/kg
- ☐ 20% 脂肪乳剂疗法的推荐用法（以 70kg 成年人为标准）
  - ☐ 冲击剂量以 1.5ml/kg，静脉内注射超过 1min（约 100ml）
  - ☐ 以 0.25lml/（kg·min）持续输注（约 18ml/min）
  - ☐ 对顽固性心血管虚脱者的患者重复给予 1 ～ 2 次冲击剂量
  - ☐ 如持续低血压，可将输注速度加倍至 0.5ml/（kg·min）
  - ☐ 在循环稳定后应持续输注至少 10min
  - ☐ 推荐剂量上限：开始 30min 脂肪乳剂不超过 10ml/kg
- ☐ 可向在 www.lipidrescue.org 上发布 LAST 病例并向该网站上报不良事件

······

LAST 治疗流程——事前准备

强烈建议那些使用局部麻醉药（LA）易产生局部麻醉全身毒性（LAST）的患者制定治疗此并发症的计划。推荐制作局部麻醉毒性试剂盒并制定使用说明。

LAST 治疗流程——降低风险（敏感）

* 使用可获得预期阻滞强度与实践的最低剂量 LA。

* 局部麻醉药的血药浓度受注射部位和剂量的影响。可以增加 LAST 可能性的因素包括：高龄、心力衰竭、缺血性心脏病、传导异常、代谢性疾病（例如线粒体疾病）、肝脏疾病、低蛋白血症、酸中毒及使用阻滞钠通道的药物的患者。严重心功能不全的患者，尤其是射血分数极低的患者对 LAST 更为敏感，并且由于循环时间延长，更易于"堆积"注射（LA 浓度升高）。

* 考虑使用药理学标志物和（或）试验剂量，如 5μg/ml 的肾上腺素。了解确定血管内注射"试验剂量"的预期反应、起效、持续时间和限制。

* 每次注射前回抽观察是否有回血。

* 分次注射，注射间隔询问患者是否存在中毒症状并观察体征。

LAST 治疗流程——发现症状（警惕）

* 采用 ASA 标准监测。

* 注射期间及注射完成后均应对患者保持监测，因 LAST 可能延迟至 30min 甚至更久发生。

* 经常与患者沟通，询问其是否出现毒性症状。

* 如果患者在使用 LA 后出现精神状态、神经系统症状或循环不稳定的改变应考虑 LAST 的发生。

* 中枢神经系统体征（可能是轻微、非典型或缺如）
  △兴奋（躁动、多语、肌肉痉挛、抽搐）
  △抑制（嗜睡、迟钝、昏迷或呼吸暂停）
  △非特异性（金属味、口周麻木、复视、耳鸣、头晕）

* 心血管症状（有时是严重 LAST 的唯一表现）
  △最初可能是高动力状态（高血压，心动过速，室性心律失常），然后出现
  - 进行性低血压
  - 传导阻滞、心动过缓或心搏停止
  - 室性心律失常（室性心动过速、尖端扭转型室性心动过速、心室颤动）

* 虽然镇静能降低癫痫发作的风险，但即使轻度镇静也可能降低患者对 LAST 相关症状的表达。

LAST 治疗流程——治疗

* 液体输注用于治疗 LAST 是有争议的。先采用 ACLS 治疗 LAST 等到失败后再采用 LE 治疗是不合理的治疗手段，因为 LE 用于 LAST 的早期治疗可预防严重心血管事件，仅少数患者会出现 LAST 进展加重。最合理的方法是根据临床严重程度和进展速度来实施脂肪乳剂治疗。

* 有实验室证据表明肾上腺素可影响 LAST 复苏，降低 LE 复苏的效果。因此，建议避免使用高剂量肾上腺素，使用较小剂量（如＜ 1μg/kg）用于治疗低血压。

* 心血管不稳定时应避免使用异丙酚。异丙酚可抑制循环系统，且其脂质含量太低，输注无益。

* LAST 任何症状出现后推荐延长监测时间，可延长监测（＞ 12h），因为局部麻醉药导致的心血管系统抑制可持续或再发于治疗后。

美国区域麻醉协会（ARSA）授予从业者依据本专家共识重新制作流程操作的权利，作为对患者在接收潜在毒性剂量的局部麻醉药情况下的处理参考。但发表该专家共识需得到 ASRA 的许可。

ASRA 这份关于局部麻醉药毒性反应的专家共识发表在官方出版的《区域麻醉和疼痛医学》，可从网址 www.rap.morg. 下载

Neal JM，Bernards CM，Butterworth JF，Di Gregorio G，Drasner K，Hejtmanck MR，Mulroy MF，Rosenquist RW，Weinberg GL. ASRA practice advisory on local anesthetic systemic toxicity.*Reg Anesth Pain Med*2010;35:152-161.

▲ 图 3-2　局部麻醉全身毒性反应的处理流程

此份美国区域麻醉和疼痛医学学会局部麻醉药的毒性处理流程可从 http://www.asra.com/checklist-for-local-anesthetic-toxicity-treatment-1-18-12.pdf. 下载

(6) 拟交感神经药：肾上腺素和血管加压素在恢复血流动力学中的作用是有争议的[73, 78, 100-103]。美国心脏协会高级心脏生命支持（ACLS）指南要求使用加压素及肾上腺素。虽然这些是 ACLS 中的一线药物，但心搏骤停的病因是多样的，而在治疗来自 LAST 的心搏骤停时，肾上腺素和（或）加压素的作用可能非常有限。

① 对于兔子模型自主循环的恢复来说，中高剂量的肾上腺素是必须使用的药物；然而，这些动物随后便出现血流动力学的恶化[103]。

② 在一个比较仅使用脂质乳剂与低剂量肾上腺素复合脂肪乳剂在心血管毒性反应中的治疗效果的啮齿动物模型中，仅在单独使用脂肪乳剂组中出现了延迟但持续的自主循环反应。加入低剂量肾上腺素（10μg/kg）可以加速恢复自主循环，但当加入高剂量肾上腺素（> 10μg/kg）时，复苏过程受损，可能是由于高乳酸血症导致的心力衰竭延迟。

③ 结论是大剂量肾上腺素可能会损害局部麻醉药引起的心搏骤停的恢复进程；然而，较小剂量的肾上腺素与脂肪乳剂可以通过增加冠状动脉灌注压和增加全身血管阻力来加速早期复苏，而不会对长期恢复产生不利影响。该结论反映在 2012 年美国学会出版的 LAST 治疗清单中的区域麻醉和疼痛医学[15, 100]。

(7) 严重局部麻醉剂毒性的治疗包括脂肪乳剂（20%）疗法[104]。

九、其他不良反应

1. 神经毒性　如果长期高浓度使用，所有局部麻醉药都会表现出神经毒性[105-107]。

(1) 在 20 世纪 90 年代，有几例报道描述了微导管技术连续鞘内注射 5% 重比重利多卡因而出现马尾综合征[108, 109]，据推测可能是局部麻醉药从微导管注入导致马尾周围局部麻醉药浓度升高，进而导致神经损伤。

(2) 区域麻醉后的严重的神经损伤很少见，而且神经损伤的最常见原因并不是局部麻醉药的神经毒性，而是与创伤或其他原因有关。Auroy 进行的大规模调查显示神经损伤其实很少发生，但是在腰麻中的发生率比硬膜外麻醉高，利多卡因比其他局部麻醉药的发生率高[46, 110]。此处应注意一点，Auroy 的调查并不是随即研究。

2. 短暂性神经症状综合征（TNS）　该综合征是指腰麻消失后出现的臀部疼痛，同时放射至双下肢而后几天内恢复。该报道的发生率在 0% ～ 37%[47]。最近的一项 Meta 分析显示利多卡因产生 TNS 的可能性比丁哌卡因、丙胺卡因或普鲁卡因高 4 倍；并且其发生率不随利多卡因的剂量、浓度或渗透压所改变，在使用脑脊液稀释后其发生率不减少，同时也不受葡萄糖影响[111-115]。丁卡因中加入去氧肾上腺素可导致 TNS 发生率增加[17]。虽然该综合征称作短暂性神经综合征，但是它似乎与神经功能异常无关，不能代表局部麻醉药引起的神经毒性[111, 116]，TNS 在孕妇中较少发生[117]。

3. 背痛　多发生于硬膜外注射氯普鲁卡因后，特别是防腐剂中含有乙二胺四乙酸（EDTA）和（或）大量使用时更易发生[118]。

4. 肌肉毒性　包括新药罗哌卡因在内均具有肌肉毒性[119]。局部麻醉药意外肌内注射时会使细胞内钙浓度失调时从而引起骨骼肌损伤。

5. 变态反应 对局部麻醉药的变态反应确有发生，但非常罕见。

(1) 过敏症专家认为，局部麻醉药变态反应的报道中由免疫系统介导的不足 1%，这些病例中绝大多数是肾上腺素反应、血管迷走神经反应，全身毒性反应等[120]。一项对 177 例曾有局部麻醉药不良反应的患者进行的研究表明，患者接受过敏试验 [皮肤点刺、皮内和皮下激发试验，以及放射免疫测定，来检测免疫球蛋白 E（IgE）]，其中只有 3 人激发试验呈阳性，且均不是有 IgE 介导的[121]。

(2) 酯类局部麻醉药水解产生的苯氨基苯甲酸（PABA）为常见的已知变应原，因此对酯类局部麻醉药过敏比酰胺类更常见。酯类局部麻醉药存在交叉过敏，因此患者只要对其中一种酯类局部麻醉药过敏，则同时也应该避免使用其他酯类局部麻醉药。酰胺类局部麻醉药之间及与酯类局部麻醉药之间不存在交叉过敏现象。防腐剂中的对羟基苯甲酸酯和亚硫酸盐也可引起过敏[120]。

(3) 曾有局部麻醉药"过敏史"的产科患者应尽可能早到过敏症专科进行过敏咨询并进行过敏物检测试验。

> **临床要点** 大部分有关局部麻醉药变态反应的报道实际上是肾上腺素反应、血管迷走神经反应或全身毒性反应。

参 考 文 献

[1] Catterall WA, Mackie K. Local anesthetics. In: Brunton LL, Chabner BA, Knollmann BC, eds. *Goodman and Gilman's The Pharmacological Basis of Therapeutics.* 12th ed. New York, NY: The McGraw-Hill; 2011:565–582.

[2] Groban L. Central nervous system and cardiac effects from long-acting amide local anesthetic toxicity in the intact animal model. *Reg Anesth Pain Med.* 2003;28 :3–11.

[3] Butterworth JF IV, Strichartz GR. Molecular mechanisms of local anesthesia: a review. *Anesthesiology.* 1990;72: 711–734.

[4] Tucker GT. Pharmacokinetics of local anaesthetics. *Br J Anaesth.* 1986;58:717–731.

[5] Catterall WA. From ionic currents to molecular mechanisms: the structure and function of voltage-gated sodium channels. *Neuron.* 2000;26:13–25.

[6] Lin Y, Liu S. Local anesthetics. In: Barash PG, Cullen BF, Stoelting RK, et al, eds. *Handbook of Clinical Anesthesia.* 7th ed. Philadelphia, PA: Lippincott Williams & Wilkins; 2013:310–324.

[7] Huang JH, Th alhammer JG, Raymond SA, et al. Susceptibility to lidocaine of impulses in different somatosensory afferent fibers of rat sciatic nerve. *J Pharmacol Exp Ther.* 1997;282:802–811.

[8] Cook PR, Malmqvist LA, Bengtsson M, et al. Vagal and sympathetic activity during spinal analgesia. *Acta Anaesthesiol Scand.* 1990;34:271–275.

[9] Malmqvist LA, Bengtsson M, Björnsson G, et al. Sympathetic activity and haemodynamic variables during spinal analgesia in man. *Acta Anaesthesiol Scand.* 1987;31: 467–473.

[10] Chamberlain DP, Chamberlain BD. Changes in the skin temperature of the trunk and their relationship to sympathetic blockade during spinal anesthesia. *Anesthesiology.* 1986;65: 139–143.

[11] Chestnut DH, Laszewski LJ, Pollack KL, et al. Continuous epidural infusion of 0.0625% bupivacaine-0.0002% fentanyl during the second stage of labor. *Anesthesiology.* 1990;72:613–618.

[12] Brull SJ, Greene NM. Time-courses of zones of differential sensory blockade during spinal anesthesia with hyperbaric tetracaine or bupivacaine. *Anesth Analg.* 1989;69:342–347.

[13] Brull SJ, Greene NM. Zones of differential sensory block during extradural anaesthesia. *Br J Anaesth.* 1991;66: 651–655.

[14] Polley LS, Columb MO, Naughton NN, et al. Effect of epidural epinephrine on the minimum local analgesic concentration of epidural bupivacaine in labor. *Anesthesiology.*

2002;96:1123–1128.

[15] Neal JM. Effects of epinephrine in local anesthetics on the central and peripheral nervous systems: neurotoxicity and neural blood flow. *Reg Anesth Pain* Med. 2003;28: 124–134.

[16] Burm AG, van Kleef JW, Gladines MP, et al. Epidural anesthesia with lidocaine and bupivacaine: effects of epinephrine on the plasma concentration profiles. *Anesth Analg*. 1986;65:1281–1284.

[17] Sakura S, Sumi M, Sakaguchi Y, et al. The addition of phenylephrine contributes to the development of transient neurologic symptoms after spinal anesthesia with 0.5% tetracaine. *Anesthesiology*. 1997;87:771–778.

[18] Zhan Q, Huang S, Geng G, et al. Comparison of relative potency of intrathecal bupivacaine for motor block in pregnant versus non-pregnant women. *Int J Obstet Anesth*. 2011;20:219–223.

[19] Hirabayashi Y, Shimizu R, Saitoh K, et al. Cerebrospinal fluid progesterone in pregnant women. *Br J Anaesth*. 1995;75:683–687.

[20] Lee GY, Kim CH, Chung RK, et al. Spread of subarachnoid sensory block with hyperbaric bupivacaine in second trimester of pregnancy. *J Clin Anesth*. 2009;21:482–485.

[21] Hawkins JL, Chang J, Palmer SK, et al. Anesthesia-related maternal mortality in the United States: 1979-2002. *Obstet Gynecol*. 2011;117:69–74.

[22] Butterworth JF IV, Walker FO, Lysak SZ. Pregnancy increases median nerve susceptibility to lidocaine. *Anesthesiology*. 1990;72:962–965.

[23] Flanagan HL, Datta S, Lambert DH, et al. Effect of pregnancy on bupivacaine-induced conduction blockade in the isolated rabbit vagus nerve. *Anesth Analg*. 1987;66:123–126.

[24] Popitz-Bergez FA, Leeson S, Th alhammer JG, et al. Intraneural lidocaine uptake compared with analgesic differences between pregnant and nonpregnant rats. *Reg Anesth*. 1997;22:363–371.

[25] Datta S, Lambert DH, Gregus J, et al. Differential sensitivities of mammalian nerve fibers during pregnancy. *Anesth Analg*. 1983;62:1070–1072.

[26] Hocking G, Wildsmith JA. Intrathecal drug spread. *Br J Anaesth*. 2004;93:568–578.

[27] Abouleish EI. Postpartum tubal ligation requires more bupivacaine for spinal anesthesia than does cesarean section. *Anesth Analg*. 1986;65:897–900.

[28] Mayumi T, Dohi S, Takahashi T. Plasma concentrations of lidocaine associated with cervical, thoracic, and lumbar epidural anesthesia. *Anesth Analg*. 1983;62:578–580.

[29] Rosenberg PH, Veering BT, Urmey WF. Maximum recommended doses of local anesthetics: a multifactorial concept. *Reg Anesth Pain Med*. 2004;29:564–575.

[30] Burm AG, van der Meer AD, van Kleef JW, et al. Pharmacokinetics of the enantiomers of bupivacaine following intravenous administration of the racemate. *Br J Clin Pharmacol*. 1994;38:125–129.

[31] Dillane D, Finucane BT. Local anesthetic systemic toxicity. *Can J Anaesth*. 2010;57:368–380.

[32] Burm AG, Vermeulen NP, van Kleef JW, et al. Pharmacokinetics of lignocaine and bupivacaine in surgical patients following epidural administration. Simul-taneous investigation of absorption and disposition kinetics using stable isotopes. *Clin Pharmacokinet*. 1987;13:191–203.

[33] Thomas JM, Schug SA. Recent advances in the pharmaco-kinetics of local anaesthetics. Long-acting amide enantiomers and continuous infusions. *Clin Pharmacokinet*. 1999;36: 67–83.

[34] Richter O, Klein K, Abel J, et al. The kinetics of bupivacaine (Carbostesin) plasma concentrations during epidural anesthesia following intraoperative bolus injection and subsequent continuous infusion. *Int J Clin Pharmacol Ther Toxicol*. 1984;22:611–617.

[35] Emanuelsson BM, Zaric D, Nydahl PA, et al. Pharmaco-kinetics of ropivacaine and bupivacaine during 21 hours of continuous epidural infusion in healthy male volunteers. *Anesth Analg*. 1995;81:1163–1168.

[36] Erichsen CJ, Sjövall J, Kehlet H, et al. Pharmacokinetics and analgesic effect of ropivacaine during continuous epidural infusion for postoperative pain relief. *Anesthesiology*. 1996;84:834–842.

[37] Burm AG, Stienstra R, Brouwer RP, et al. Epidural infusion of ropivacaine for postoperative analgesia after major orthopedic surgery: pharmacokinetic evaluation. *Anesthesiology*. 2000;93:395–403.

[38] Santos AC, Arthur GR, Lehning EJ, et al. Comparative pharmacokinetics of ropivacaine and bupivacaine in nonpregnant and pregnant ewes. *Anesth Analg*, 1997;85: 87–93.

[39] Debon R, Chassard D, Duflo F, et al. Chronobiology of epidural ropivacaine: variations in the duration of action related to the hour of administration. *Anesthesiology*. 2002;96:542–545.

[40] Shafer SL, Lemmer B, Boselli E, et al. Pitfalls in chronobio-logy: a suggested analysis using intrathecal bupivacaine analgesia as an example. *Anesth Analg*. 2010;111:980–998.

[41] Simpson D, Curran MP, Oldfield V, et al. Ropivacaine: a review of its use in regional anaesthesia and acute pain management. *Drugs*. 2005;65:2675–2717.

[42] Mulroy MF. Systemic toxicity and cardiotoxicity from local anesthetics: incidence and preventive measures. *Reg Anesth Pain Med*. 2002;27:556–561.

[43] Hawkins JL, Koonin LM, Palmer SK, et al. Anesthesia-related

deaths during obstetric delivery in the United States, 1979-1990. *Anesthesiology*. 1997;86:277–284.

[44] Bern S, Weinberg G. Local anesthetic toxicity and lipid resuscitation in pregnancy. *Curr Opin Anaesthesiol*. 2011;24:262–267.

[45] Brown DL, Ransom DM, Hall JA, et al. Regional anesthesia and local anesthetic-induced systemic toxicity: seizure frequency and accompanying cardiovascular changes. *Anesth Analg*. 1995;81:321–328.

[46] Auroy Y, Narchi P, Messiah A, et al. Serious complications related to regional anesthesia: results of a prospective survey in France. *Anesthesiology*. 1997;87:479–486.

[47] Faccenda KA, Finucane BT. Complications of regional anaesthesia incidence and prevention. *Drug Saf*. 2001;24: 413–442.

[48] Mather LE, Copeland SE, Ladd LA. Acute toxicity of local anesthetics: underlying pharmacokinetic and pharmacodynamic concepts. *Reg Anesth Pain Med*. 2005;30:553–566.

[49] Knudsen K, Beckman Suurküla M, Blomberg S, et al. Central nervous and cardiovascular effects of i.v. infusions of ropivacaine, bupivacaine and placebo in volunteers. *Br J Anaesth*. 1997;78:507–514.

[50] Rutten AJ, Nancarrow C, Mather LE, et al. Hemodynamic and central nervous system effects of intravenous bolus doses of lidocaine, bupivacaine, and ropivacaine in sheep. *Anesth Analg*. 1989;69:291–299.

[51] Chang DH, Ladd LA, Copeland S, et al. Direct cardiac effects of intracoronary bupivacaine, levobupivacaine and ropivacaine in the sheep. *Br J Pharmacol*. 2001;132: 649–658.

[52] Reiz S, Häggmark S, Johansson G, et al. Cardiotoxicity of ropivacaine—a new amide local anaesthetic agent. *Acta Anaesthesiol Scand*. 1989;33:93–98.

[53] Graf BM. The cardiotoxicity of local anesthetics: the place of ropivacaine. *Curr Top Med Chem*. 2001;1:207–214.

[54] Nau C, Strichartz GR. Drug chirality in anesthesia. *Anesthesiology*. 2002;97:497–502.

[55] Moller R, Covino BG. Cardiac electrophysiologic properties of bupivacaine and lidocaine compared with those of ropivacaine, a new amide local anesthetic. *Anesthesiology*. 1990;72:322–329.

[56] Nancarrow C, Rutten AJ, Runciman WB, et al. Myocardial and cerebral drug concentrations and the mechanisms of death after fatal intravenous doses of lidocaine, bupivacaine, and ropivacaine in the sheep. *Anesth Analg*. 1989;69:276–283.

[57] Feldman HS, Arthur GR, Covino BG. Comparative systemic toxicity of convulsant and supraconvulsant doses of intravenous ropivacaine, bupivacaine, and lidocaine in

the conscious dog. *Anesth Analg*. 1989;69:794–801.

[58] Clarkson CW, Hondeghem LM. Mechanism for bupivacaine depression of cardiac conduction: fast block of sodium channels during the action potential with slow recovery from block during diastole. *Anesthesiology*. 1985;62: 396–405.

[59] Morrison SG, Dominguez JJ, Frascarolo P, et al. A comparison of the electrocardiographic cardiotoxic effects of racemic bupivacaine, levobupivacaine, and ropivacaine in anesthetized swine. *Anesth Analg*. 2000;90:1308–1314.

[60] Polley LS, Columb MO, Naughton NN, et al. Relative analgesic potencies of ropivacaine and bupivacaine for epidural analgesia in labor: implications for therapeutic indexes. *Anesthesiology*. 1999;90:944–950.

[61] Capogna G, Celleno D, Fusco P, et al. Relative potencies of bupivacaine and ropivacaine for analgesia in labour. *Br J Anaesth*. 1999;82:371–373.

[62] Camorcia M, Capogna G, Columb MO. Minimum local analgesic doses of ropivacaine, levobupivacaine, and bupivacaine for intrathecal labor analgesia. *Anesthesiology*. 2005;102:646–650.

[63] D'Angelo R, James RL. Is ropivacaine less potent than bupivacaine? *Anesthesiology*. 1999;90:941–943.

[64] Van de Velde M, Dreelinck R, Dubois J, et al. Determination of the full dose-response relation of intrathecal bupivacaine, levobupivacaine, and ropivacaine, combined with sufentanil, for labor analgesia. *Anesthesiology*. 2007;106:149–156.

[65] Stienstra R. The place of ropivacaine in anesthesia. *Acta Anaesthesiol Belg*. 2003;54:141–148.

[66] Dony P, Dewinde V, Vanderick B, et al. The comparative toxicity of ropivacaine and bupivacaine at equipotent doses in rats. *Anesth Analg*. 2000;91:1489–1492.

[67] Groban L, Deal DD, Vernon JC, et al. Cardiac resuscitation after incremental overdosage with lidocaine, bupivacaine, levobupivacaine, and ropivacaine in anesthetized dogs. *Anesth Analg*. 2001;92:37–43.

[68] Yoshida M, Matsuda H, Fukuda I, et al. Sudden cardiac arrest during cesarean section due to epidural anaesthesia using ropivacaine: a case report. *Arch Gynecol Obstet*. 2008;277:91–94.

[69] Chazalon P, Tourtier JP, Villevielle T, et al. Ropivacaine-induced cardiac arrest after peripheral nerve block: successful resuscitation. *Anesthesiology*. 2003;99:1449–1451.

[70] Klein SM, Pierce T, Rubin Y, et al. Successful resuscitation after ropivacaine-induced ventricular fibrillation. *Anesth Analg*. 2003;97:901–903.

[71] Butterworth JF IV. Models and mechanisms of local anesthetic cardiac toxicity: a review. *Reg Anesth Pain Med*. 2010;35:167–176.

[72] Neal JM, Bernards CM, Butterworth JF, et al. ASRA

practice advisory on local anesthetic systemic toxicity. *Reg Anesth Pain Med.* 2010;35:152–161.

[73] Neal JM, Mulroy MF, Weinberg GL, et al. American Society of Regional Anesthesia and Pain Medicine checklist for managing local anesthetic systemic toxicity: 2012 *version. Reg Anesth Pain Med.* 2012;37:16–18.

[74] Morishima HO, Pedersen H, Finster M, et al. Bupivacaine toxicity in pregnant and nonpregnant ewes. *Anesthesiology.* 1985;63:134–139.

[75] Santos AC, Arthur GR, Wlody D, et al. Comparative systemic toxicity of ropivacaine and bupivacaine in nonpregnant and pregnant ewes. *Anesthesiology.* 1995;82:734–740.

[76] Santos AC, DeArmas PI. Systemic toxicity of levobupivacaine, bupivacaine, and ropivacaine during continuous intravenous infusion to nonpregnant and pregnant ewes. *Anesthesiology.* 2001;95:1256–1264.

[77] Mulroy MF. Local anesthetics: helpful science, but don't forget the basic clinical safety steps. *Reg Anesth Pain Med.* 2005;30:513–515.

[78] Weinberg GL. Current concepts in resuscitation of patients with local anesthetic cardiac toxicity. *Reg Anesth Pain Med.* 2002;27:568–575.

[79] Birnbach DJ, Chestnut DH. The epidural test dose in obstetric patients: has it outlived its usefulness? *Anesth Analg.* 1999;88:971–972.

[80] Guay J. The epidural test dose: a review. *Anesth Analg.* 2006;102:921–929.

[81] Leighton BL, Norris MC, DeSimone CA, et al. The air test as a clinically useful indicator of intravenously placed epidural catheters. *Anesthesiology.* 1990;73:610–613.

[82] Feldman HS, Arthur GR, Pitkanen M, et al. Treatment of acute systemic toxicity after the rapid intravenous injection of ropivacaine and bupivacaine in the conscious dog. *Anesth Analg.* 1991;73:373–384.

[83] McCutchen T, Gerancher JC. Early intralipid therapy may have prevented bupivacaine-associated cardiac arrest. *Reg Anesth Pain Med.* 2008;33:178–180.

[84] Sage DJ, Feldman HS, Arthur GR, et al. Influence of lidocaine and bupivacaine on isolated guinea pig atria in the presence of acidosis and hypoxia. *Anesth Analg.* 1984;63:1–7.

[85] Heavner JE, Dryden CF Jr, Sanghani V, et al. Severe hypoxia enhances central nervous system and cardiovascular toxicity of bupivacaine in lightly anesthetized pigs. *Anesthesiology.* 1992;77:142–147.

[86] Haasio J, Pitkänen MT, Kyttä J, et al. Treatment of bupivacaine-induced cardiac arrhythmias in hypoxic and hypercarbic pigs with amiodarone or bretylium. *Reg Anesth.* 1990;15:174–179.

[87] Corcoran W, Butterworth J, Weller RS, et al. Local anesthetic-induced cardiac toxicity: a survey of contemporary practice strategies among academic anesthesiology departments. *Anesth Analg.* 2006;103:1322–1326.

[88] Weinberg GL, VadeBoncouer T, Ramaraju GA, et al. Pretreatment or resuscitation with a lipid infusion shifts the doseresponse to bupivacaine-induced asystole in rats. *Anesthesiology.* 1998;88:1071–1075.

[89] Weinberg GL, Ripper R, Murphy P, et al. Lipid infusion accelerates removal of bupivacaine and recovery from bupivacaine toxicity in the isolated rat heart. *Reg Anesth Pain Med.* 2006;31:296–303.

[90] Weinberg G, Ripper R, Feinstein DL, et al. Lipid emulsion infusion rescues dogs from bupivacaine-induced cardiac toxicity. *Reg Anesth Pain Med.* 2003;28:198–202.

[91] Picard J, Meek T. Lipid emulsion to treat overdose of local anaesthetic: the gift of the glob. *Anaesthesia.* 2006;61:107–109.

[92] Shi K, Xia Y, Wang Q, et al. The effect of lipid emulsion on pharmacokinetics and tissue distribution of bupivacaine in rats. *Anesth Analg.* 2013;116:804–809.

[93] Kuo I, Akpa BS. Validity of the lipid sink as a mechanism for the reversal of local anesthetic systemic toxicity: a physiologically based pharmacokinetic model study. *Anesthesiology.* 2013;118:1350–1361.

[94] Rosenblatt MA, Abel M, Fischer GW, et al. Successful use of a 20% lipid emulsion to resuscitate a patient after a presumed bupivacaine-related cardiac arrest. *Anesthesiology.* 2006;105:217–218.

[95] Litz RJ, Popp M, Stehr SN, et al. Successful resuscitation of a patient with ropivacaine-induced asystole after axillary plexus block using lipid infusion. *Anaesthesia.* 2006;61:800–801.

[96] Spence AG. Lipid reversal of central nervous system symptoms of bupivacaine toxicity. *Anesthesiology.* 2007;107:516–517.

[97] Marwick PC, Levin AI, Coetzee AR. Recurrence of cardiotoxicity after lipid rescue from bupivacaine-induced cardiac arrest. *Anesth Analg.* 2009;108:1344–1346.

[98] Wolfe JW, Butterworth JF. Local anesthetic systemic toxicity: update on mechanisms and treatment. *Curr Opin Anaesthesiol.* 2011;24:561–566.

[99] Litz RJ, Roessel T, Heller AR, et al. Reversal of central nervous system and cardiac toxicity after local anesthetic intoxication by lipid emulsion injection. *Anesth Analg.* 2008;106:1575–1577.

[100] Weinberg GL. Treatment of local anesthetic systemic toxicity (LAST). *Reg Anesth Pain Med.* 2010;35:188–193.

[101] Di Gregorio G, Schwartz D, Ripper R, et al. Lipid emulsion is superior to vasopressin in a rodent model of resuscitation

from toxin-induced cardiac arrest. *Crit Care Med.* 2009;37: 993–999.

[102] Hiller DB, Gregorio GD, Ripper R, et al. Epinephrine impairs lipid resuscitation from bupivacaine overdose: a threshold effect. *Anesthesiology.* 2009;111:498–505.

[103] Harvey M, Cave G, Prince G, et al. Epinephrine injection in lipid-based resuscitation from bupivacaine-induced cardiac arrest: transient circulatory return in rabbits. *Anesth Analg.* 2010;111:791–796.

[104] Long WB, Rosenblum S, Grady IP. Successful resuscitation of bupivacaine-induced cardiac arrest using cardiopulmonary bypass. *Anesth Analg.* 1989;69:403–406.

[105] Li DF, Bahar M, Cole G, et al. Neurological toxicity of the subarachnoid infusion of bupivacaine, lignocaine or 2-chloroprocaine in the rat. *Br J Anaesth.* 1985;57:424–429.

[106] Lambert LA, Lambert DH, Strichartz GR. Irreversible conduction block in isolated nerve by high concentrations of local anesthetics. *Anesthesiology.* 1994;80:1082–1093.

[107] Kanai Y, Katsuki H, Takasaki M. Lidocaine disrupts axonal membrane of rat sciatic nerve in vitro. *Anesth Analg.* 2000;91:944–948.

[108] Rigler ML, Drasner K, Krejcie TC, et al. Cauda equina syndrome after continuous spinal anesthesia. *Anesth Analg.* 1991;72:275–281.

[109] Schell RM, Brauer FS, Cole DJ, et al. Persistent sacral nerve root deficits after continuous spinal anaesthesia. *Can J Anaesth.* 1991;38:908–911.

[110] Auroy Y, Benhamou D, Bargues L, et al. Major complica-tions of regional anesthesia in France: The SOS Regional Anesthesia Hotline Service. *Anesthesiology.* 2002;97:1274–1280.

[111] Zaric D, Christiansen C, Pace NL, et al. Transient neurologic symptoms (TNS) following spinal anaesthesia with lidocaine versus other local anaesthetics. *Cochrane Database Syst Rev.* 2005;(4):CD003006.

[112] Hampl KF, Schneider MC, Pargger H, et al. A similar incidence of transient neurologic symptoms after spinal anesthesia with 2% and 5% lidocaine. *Anesth Analg.* 1996; 83:1051–1054.

[113] Pollock JE, Liu SS, Neal JM, et al. Dilution of spinal lidocaine does not alter the incidence of transient neurologic symptoms. *Anesthesiology.* 1999;90:445–450.

[114] Tong D, Wong J, Chung F, et al. Prospective study on incidence and functional impact of transient neurologic symptoms associated with 1% versus 5% hyperbaric lidocaine in short urologic procedures. *Anesthesiology.* 2003;98:485–494.

[115] Hampl KF, Schneider MC, Thorin D, et al. Hyperosmolarity does not contribute to transient radicular irritation after spinal anesthesia with hyperbaric 5% lidocaine. *Reg Anesth.* 1995;20:363–368.

[116] Pollock JE, Burkhead D, Neal JM, et al. Spinal nerve function in five volunteers experiencing transient neurologic symptoms after lidocaine subarachnoid anesthesia. *Anesth Analg.* 2000;90:658–665.

[117] Wong CA, Slavenas P. The incidence of transient radicular irritation after spinal anesthesia in obstetric patients. *Reg Anesth Pain Med.* 1999;24:55–58.

[118] Stevens RA, Urmey WF, Urquhart BL, et al. Back pain after epidural anesthesia with chloroprocaine. *Anesthesiology.* 1993;78:492–497.

[119] Zink W, Seif C, Bohl JR, et al. The acute myotoxic effects of bupivacaine and ropivacaine after continuous peripheral nerve blockades. *Anesth Analg.* 2003;97:1173–1179.

[120] Finucane BT. Allergies to local anesthetics—the real truth. *Can J Anaesth.* 2003;50:869–874.

[121] Gall H, Kaufmann R, Kalveram CM. Adverse reactions to local anesthetics: analysis of 197 cases. *J Allergy Clin Immunol.* 1996;97:933–937.

第4章 产科药物
Obstetric Medications

Ruchira Patel，Mrinalini Balki 著

林 云 唐 旻 译

姚尚龙 校

要 点 Keypoint

- 肾上腺素能、钙通道阻滞药，或者非甾体抗炎药（NSAIDs）常用于短期延长妊娠（至48h），为产前使用皮质类固醇治疗或转运至三级医疗中心提供时间。
- 硫酸镁主要用于预防和治疗重度子痫前期的癫痫发作及早产胎儿（＜32周）的神经保护，但其在子宫抑制中的作用有限。
- 缩宫素是治疗子宫收缩乏力所导致产后出血的首选用药，其次是麦角新碱和前列腺素；目前推荐多种药物联合治疗。
- 常见的子宫收缩药不良反应有缩宫素导致低血压，麦角新碱导致高血压，卡波前列腺素导致支气管痉挛。

子宫由三层组织构成：浆膜、子宫肌层和子宫内膜。妊娠期间，在雌激素的影响下，子宫肌层中的平滑肌增生和肥大，子宫平均重量由30～60g增长至750～1000g。子宫肌层平滑肌细胞通过间隙连接互相连接。在妊娠后期，子宫不规则收缩增加，子宫肌层的间隙连接数目增加直至分娩开始。分娩过程中在电活动的引导下，这些间隙连接可以同步子宫肌层的收缩。细胞去极化作用导致细胞内钙离子浓度的升高和子宫平滑肌收缩。

在分娩前，激素水平的改变对子宫肌层的收缩力有重要作用，并影响产程。在妊娠最后三个月，雌激素/黄体酮升高，缩宫素受体的数量和敏感性也升高。因此，缩宫素对子宫的收缩作用明显增强。

药物可以影响子宫的收缩力。子宫收缩抑制药可以防止早产；子宫收缩药可以诱发和增强分娩，以及促进胎盘的娩出，预防产后出血（PPH）。

一、子宫收缩抑制药

早产是指妊娠＜37周的分娩。在全世界范围内，早产是新生儿死亡率和患病率的首要原因。子宫收

缩抑制药主要用于短期延长有早产先兆孕妇的妊娠。应用子宫收缩抑制药以改善围产期预后的基本原则是：① 给母体使用皮质类固醇以促进胎儿肺成熟；② 给母体使用抗生素以预防新生儿 B 族链球菌感染；③ 为处理导致早产的潜在原因争取时间；④ 为孕妇转运至三级医疗中心争取时间，从而为未成熟新生儿提供包括新生儿监护室在内的更好医疗。

子宫收缩抑制药最常用于先兆早产的情况，也可用于其他产科情况。

1. 拟 β 肾上腺素能药物

(1) 药物：① 特布他林；② 利托君；③ 沙丁胺醇。

(2) 适应证

① 早产：对于推迟 48h 分娩可获益的孕妇，可以使用拟 β 肾上腺素能药物延长妊娠[1]。一项 Cochrane 数据库系统综述表明：与安慰剂组相比，应用拟 β 肾上腺素能药物治疗可以减少 48h 内分娩（RR 0.68，95%CI 0.53 ～ 0.88）和 7d 内分娩（RR 0.80，95%CI 0.65 ～ 0.98）的孕妇数量，但并不减少妊娠不足 37 周的孕妇分娩数量（RR 0.95，95%CI 0.88 ～ 1.03）[2]。使用拟 β 类药物与减少新生儿呼吸窘迫综合征发生有关，但不影响新生儿死亡率[1]。数据不足以证明各类拟 β 肾上腺素能药物之间的差异。在美国，特布他林是最常用的子宫收缩抑制药，但利托君在加拿大和美国已不再使用。由于存在孕妇严重的心脏毒性，美国食品药品管理局（FDA）已经发出警示，特布他林注射液不能用于长时间的子宫收缩抑制（推迟分娩不能超过 48 ～ 72h）[3]。一项评估利托君在早产中应用的系统回顾研究指出，静脉使用利托君的有效性有限，而且不支持口服利托君[4]。

② 子宫张力过高：在因缩宫素所导致子宫张力过高和胎儿窘迫的情况下，使用 β 受体激动药可以快速有效地产生子宫松弛作用。许多临床医生也是首选此类药物。在实施椎管内麻醉（CSE）后，儿茶酚胺（主要是肾上腺素）水平迅速下降，导致缩宫素的肌强直作用显著增强。去甲肾上腺素的作用导致子宫收缩。在这些情况下可以考虑使用 β 受体激动药。

(3) 作用机制：β 受体激动药产生子宫松弛作用是通过与 $β_2$ 受体结合并增加细胞内腺苷酸环化酶，引起细胞内环腺苷酸水平升高，蛋白激酶活化和细胞内蛋白质磷酸化，进一步减少细胞内钙离子浓度，从而影响肌球蛋白轻链激酶活性，最终降低子宫肌层收缩性（图 4-1）。

(4) 给药方法 / 剂量

① 特布他林可以通过静脉内（IV）和皮下（SC）给药。常用给药方法是每 20 ～ 30min 静脉注射 0.25mg，最多 4 次，至子宫收缩抑制，再每 3 ～ 4 小时皮下注射 0.25mg。对于快速治疗子宫张力过高，特布他林可以 2.5 ～ 5μg/min 速率静脉注射，剂量以 2.5 ～ 5μg/min 增加，最大量 25μg/min。注射速率根据子宫抑制情况和孕妇不良反应来调节。特布他林 0.25μg 静脉或皮下注射 1 ～ 2 次通常可有效治疗子宫张力过高。

② 沙丁胺醇 100μg 静脉注射或特布他林 250μg 静脉注射 1 ～ 2 次，可以有效抑制子宫过度刺激。

③ 利托君以 50μg/min 速率静脉注射，每隔 10min 增加 50μg/min，直至产生子宫抑制作用。常用注射速率为 150μg/min，最大注射速率为 350μg/min。利托君也可每 3 ～ 8 小时肌内注射 10mg，使用 12 ～ 48h。停止静脉或肌内注射后，可以每 2 小时口服利托君 10mg，使用 24h，再每 4 ～ 6 小时口服 10 ～ 20mg，每天最大剂量为 120mg。

(5) 毒性作用 / 不良反应（表 4-1）

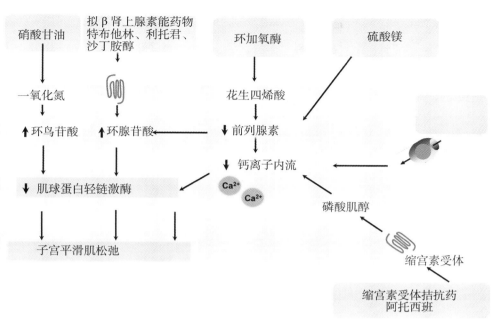

▲ **图 4-1 子宫收缩抑制药作用机制**

子宫收缩抑制药通过多种途径来降低细胞内钙离子浓度，从而引起子宫平滑肌松弛

表 4-1 β 肾上腺素能受体效应

器 官	β_1	β_2
• 子宫平滑肌	—	松弛
• 心血管系统		
血管	—	舒张
心率	增加	—
心排血量	增加	—
• 呼吸系统		
支气管平滑肌	—	松弛
支气管分泌	—	增加
• 中枢神经系统	未知	刺激
• 消化道系统	未知	松弛
• 内分泌系统		
胰腺细胞	—	胰岛素分泌
肝脏 / 骨骼细胞	—	肝糖分解
脂肪细胞	脂类分解	糖异生
肾脏	肾素释放	—

① 孕妇心肺系统不良反应主要有：β_1 受体激动引起的心动过速、心律失常和需氧量增加导致的心肌缺血等。合并严重心脏病的孕妇应谨慎使用该类药物。

② β_2 受体激动药可以导致高血糖和低血钾。该类药物严禁用于未控制的糖尿病孕妇。

③ 孕期使用 β 受体激动药引起的肺水肿少见但很严重，包含有多种病因：妊娠期间生理性血容量增加，β_2 受体引起的肺毛细血管通透性增加，β_1 受体引起的左侧心力衰竭，尤其是已存在心脏疾病的孕妇[5]。

④ 使用拟 β 肾上腺素能药物导致的中枢神经系统症状有震颤、头痛和神经过敏等。

⑤ 该类药物可以通过胎盘引起胎儿心动过速和低血糖。

(6) 麻醉注意事项

① 由于孕妇体内药物半衰期延长（最长至 90min），在停止使用该类药物后仍可能发生心血管不良反应，尤其是心动过速和低血压。因此，可以引起心动过速的麻醉药物应该避免使用，严重的心动过速应该使用 β 受体拮抗药治疗。可以根据心率使用麻黄碱或去氧肾上腺素来处理低血压。

② 在行椎管内麻醉前应避免大量输液，降低此类孕妇发生肺水肿的风险。应仔细计算输液量，并使用血管加压素维持正常血压。

③ 避免过度通气。过度通气会导致呼吸性碱中毒，使钾向细胞内转运进一步加重低血钾。

④ 该类药物会增加低血压和心动过速风险，因此对于有大出血倾向的孕妇应谨慎使用。这些不良反应会影响孕妇对大出血的代偿作用，并混淆临床症状。

⑤ 禁止用于心动过速类型的心脏病、控制不佳的甲状腺功能亢进症、可能恶化代谢作用的糖尿病孕妇。

⑥ 长时间使用该类药物会导致 β 受体脱敏和快速抗药反应。

临床要点 β 受体激动药的心血管不良反应可以持续至停药后 1h 以上。因此在紧急麻醉和分娩过程中需要处理严重的母体心动过速。

---

2. 钙通道阻滞药

(1) 硝苯地平是最常用的钙通道阻滞药。根据生理作用，钙通道阻滞药主要分为两大类：① 二氢吡啶，主要为血管舒张药；② 非二氢吡啶，降低血管通透性。硝苯地平属于短效二氢吡啶，是孕妇常作用的钙通道阻滞药。

(2) 适应证

① 防止早产、延长妊娠的子宫抑制药。一项 Cochrane 数据库系统综述和 Meta 分析研究中指出，与安慰剂或不给予药物处理相比，使用钙通道阻滞药可以减少 48h 内分娩的风险（RR 0.30，95%CI 0.21 ~ 0.43），但与其他子宫抑制药（如 β 受体激动药、硝酸甘油、非甾体抗炎药、硫酸镁、催产素受体拮抗药）相比无显著减少。但钙通道阻滞药比 β 受体激动药在防止早产、新生儿预后和母体不良反应方面更有优势[6]。相关安全性、孕妇可接受性、给药途径、新生儿预后改善等方面均表明在抑制急性早产硝苯地平优于其他子宫抑制药[6]。

② 急性高血压时降血压治疗。相较于其他钙通道阻滞药，硝苯地平对心脏传导系统影响小。硝苯地

平可以舒张体循环和肺循环血管，在停药后作用即消失且没有快速抗药反应 [7]。

(3) 作用机制：钙通道阻滞药直接阻止钙离子通过细胞膜上的 L 型钙通道进入细胞。抑制细胞内肌浆网的钙离子释放。这些作用导致细胞内游离的钙离子减少，抑制钙依赖性肌球蛋白轻链激酶磷酸化，舒张血管和松弛子宫平滑肌（表 4-1）。

(4) 给药方法 / 剂量

① 硝苯地平起始剂量 20 ～ 30mg 口服，每 4 ～ 6 小时 10 ～ 20mg，每天最大剂量 180mg。防止早产可以使用到 72h。

② 长效硝苯地平缓释片治疗妊娠高血压，每天 30 ～ 90mg。

(5) 毒性作用 / 不良反应

① 硝苯地平引起的外周血管扩张导致外周血管阻力降低，引发恶心、面部潮红、头痛、头晕和心悸等症状。

② 对于无潜在心力衰竭因素的孕妇，使用硝苯地平会使机体代偿性地增快心率和增加心搏量，从而增加心排血量来维持正常的血压 [8]。

③ 有报道表明使用硝苯地平导致严重低血压，并引起胎儿不良反应 [9, 10]。

(6) 麻醉注意事项

① 手术期间会发生不同程度的低血压。

② 联合使用吸入麻醉药时可产生心脏传导异常。

③ 同时使用钙通道阻滞药和硫酸镁会发生协同效应，抑制肌肉收缩，孕妇呼吸肌乏力导致呼吸抑制 [11]。

④ 宫缩乏力时会引起难治性产后出血。因为缩宫素和前列腺素激动药都通过钙通道发挥作用，这两种药物对于治疗近期使用钙通道阻滞药孕妇因宫缩乏力导致的出血效果有限 [12]。

> **临床要点**　钙通道阻滞药影响缩宫素和前列腺素激动药作用，联合镁剂治疗对抑制钙离子活性产生协同作用，从而增加产科出血风险。

3. 硫酸镁

(1) 适应证

① 预防和治疗子痫发作：硫酸镁的主要适应证是预防重度子痫前期患者的子痫发作 [13]。Magpie 研究表明，相较于安慰剂，给予硫酸镁子痫前期患者子痫发作风险可以降低 58%[14]。为防止子痫发作而需治疗的重度子痫前期患者数量为 63（95%CI 38 ～ 181），非重度子痫前期患者数量为 109（95%CI 72 ～ 225）。美国妇产科学会（ACOG）[15] 指出，对子痫和重度子痫前期患者使用硫酸镁，而对于无症状和妊娠高血压综合征的轻微子痫前期患者不使用硫酸镁。硫酸镁通常持续使用至产后 24h。

② 胎儿神经发育：有早产风险的孕妇在产前经过硫酸镁治疗可以改善早产胎儿的神经发育 [16, 17]。有早产风险的孕妇经过镁剂治疗后可以减少胎儿脑性瘫痪的风险（RR 0.68，95%CI 0.54 ～ 0.87），为防止胎

儿脑性瘫痪而需治疗的孕妇数量为 63（95%CI 43 ~ 155）。两项大型随机对照研究进一步支持产前使用镁剂治疗可以预防早产儿的神经发育缺陷[18, 19]。

③ 抑制宫缩延长妊娠：硫酸镁可以抑制子宫收缩，作用分娩抑制药物预防早产。大量研究显示与安慰剂相比，硫酸镁并没有明显的预防早产作用。最近的一项 Cochrane 数据库综述表明硫酸镁在延缓分娩或预防早产方面没有明显作用，作用分娩抑制药对新生儿和孕妇预后无明显改善，与胎儿、新生儿死亡率增加有一定相关性[20]。美国妇产科学会（ACOG）仍然支持妊娠 24 ~ 34 周有早产倾向的患者在 48h 内短期使用镁剂，同时给予皮质类固醇治疗[21]。

> **临床要点** 镁剂可以显著改善早产儿肺和神经发育，因此镁剂常被用于子痫前期患者的预防早产和治疗早产。

(2) 作用机制

① 硫酸镁通过阻滞 N- 甲基 -D- 天冬氨酸（NMDA）受体和直接舒张脑血管来产生抗痉挛作用。

② 硫酸镁与钙离子竞争肌浆网上的结合位点，从而减少细胞内钙离子水平。它可以使浆膜超极化，抑制肌球蛋白轻链激酶活性，降低子宫肌层收缩力（图 4-1）。

③ 硫酸镁增加由血管内皮细胞产生的前列环素（PGI_2），使平滑肌舒张和扩大。

(3) 给药方法 / 剂量

① 对于早产和胎儿神经保护，硫酸镁初始剂量 4 ~ 6g 静脉滴注，时间超过 20min，随后在短期内（不超过 48h）每小时输液 1 ~ 2g。

② 对于预防和治疗子痫，硫酸镁给药方法同上，治疗时间持续至产后 24h。

(4) 毒性作用 / 不良反应

① 血浆镁浓度升高会产生不同程度的不良反应（表 4-2）。当患者血浆镁浓度升高至腱反射消失时，会出现严重的不良反应。因此，使用硫酸镁期间需要严密监测腱反射。

② 除非母体出现毒性作用，胎儿一般不会出现严重的心肺不良反应。

③ 由于硫酸镁可以延长妊娠，产后出血的风险也随之增加。

④ 镁通过肾脏排泄，因此肾功能不全的患者更常出现毒性反应。

表 4-2 不同血浆镁浓度产生的效应

血浆浓度（mEq/L）	效 应
1.5 ~ 2.0	生理浓度
1.4 ~ 9.0	治疗浓度
5.0 ~ 10.0	心电图改变（如 P-Q 间歇延长，QRS 波增宽）
10	腱反射消失
15	窦房结阻滞和房室传导阻滞，呼吸抑制
25	心搏骤停

⑤ 如果出现镁中毒反应，立即停止输注镁，静脉缓慢注射 10% 氯化钙 10ml 或 10% 葡萄糖酸钙 30ml。

(5) 麻醉注意事项

① 镁剂会导致全身肌无力的风险增加，因此严禁用于重症肌无力的孕妇。

② 镁剂会增加肌松药的敏感性。应避免在使用琥珀酰胆碱前使用去肌颤剂量的非去极化肌松药。琥珀酰胆碱的插管剂量不需要改变，但要减少非去极化肌松药的维持剂量。

③ 镁剂可以降低全身血管阻力，因此在椎管内麻醉或出血时会出现显著性低血压。

④ 镁剂会抑制血小板功能；降低吸入麻醉药物的最低肺泡浓度；增加阿片类的镇痛作用。

⑤ 镁中毒会导致呼吸抑制和心搏骤停（表 4-2）。

4. 环加氧酶（前列腺素合成酶）抑制药

(1) 药物：① 吲哚美辛；② 舒林酸；③ 酮咯酸。

(2) 适应证：该类药物治疗早产可以抑制子宫收缩延长妊娠。

① 环加氧酶（COX），也称作前列腺素 - 内过氧化物合物，主要有两种亚型：COX-1 合成保护性前列腺素，主要作用是维持胃黏膜完整性、肾功能和血小板聚集；COX-2 主要在炎症反应过程中产生，由 COX-2 合成的前列腺素在分娩过程中诱发子宫收缩发挥重要作用[22]。非甾体抗炎药（如吲哚美辛）可以抑制前列腺素的生成，从而治疗早产延长妊娠。

② 吲哚美辛是最常用于治疗早产的非甾体抗炎药。一项 Cochrane 数据库综述表明：与安慰剂组相比，使用吲哚美辛治疗可以不减少妊娠不足 37 周的孕妇分娩数量（RR 0.21，95%CI 0.07 ～ 0.62），增加胎龄 [加权均数差（WMD）3.53 周，95%CI 1.13 ～ 5.92] 和出生体重（WMD 716g，95%CI 426 ～ 1007）。与其他的子宫抑制药物相比，环加氧酶抑制药因孕妇不良反应需要中断用药和治疗的情况较少发生，但新生儿预后方面无明显差异[23]。

③ 有数据显示可以使用选择性 COX-2 抑制药（如尼美舒利[24]、塞来昔布[25]、罗非考昔[26, 27]）治疗早产。但是由于严重的心血管风险和胎儿不良反应，这些药物标签上标注有黑框警示[28]。

(3) 作用机制

① 非甾体抗炎药抑制环加氧酶（前列腺素合成酶），减少由花生四烯酸生成的前列腺素（图 4-1）。不同的非甾体抗炎药的抑制程度不同，有非选择性抑制环加氧酶（COX）和选择性抑制 COX-2。子宫平滑肌兴奋药前列腺素 E_2 和前列腺素 $F_{2\alpha}$ 合成减少。

② 吲哚美辛是非选择性 COX 抑制药。

(4) 给药方法 / 剂量

① 吲哚美辛负荷剂量 50 ～ 100mg，口服或直肠给药，随后每 4 ～ 6 小时 25 ～ 50mg。

② 由于存在严重的胎儿不良反应风险，该类药物只能在妊娠 32 周前使用，并且使用时间应限于 48 ～ 72h。

(5) 毒性作用 / 不良反应

① 孕妇的胃肠道不良反应有恶心、食管反流、胃炎和呕吐。

② 由于抑制了血栓烷 A_2，可能发生血小板功能障碍。

③ 由于抑制了前列腺素 E_2 和 I_2 活性导致肾灌注下降，肾功能不全患者的肾功能可能会进一步恶化。

④ 心血管不良反应（如心肌梗死、卒中等）的发生风险增高。

临床要点 孕妇的不良反应通常比较轻微，但是存在严重的胎儿不良反应（如动脉导管早闭、坏死性肠炎、羊水过少等）风险限制了该类药物的使用。

（6）麻醉注意事项

① 对麻醉管理无明显影响。

② 血小板抑制作用是可逆和短暂的。因此，椎管内麻醉是非禁忌的。

5. 硝酸甘油

(1) 适应证：硝酸甘油用途广泛，可以产生快速、显著和短效的子宫松弛作用，如① 胎头嵌顿；② 双胎第二个胎儿的取出；③ 手工剥离胎盘；④ 子宫内翻；⑤ 外倒转术；⑥ 子痫前期；⑦ 强直性子宫收缩。

(2) 作用机制

① 硝酸甘油转化成一氧化氮，激活鸟苷酸环化酶增加环磷鸟苷（cGMP）浓度，从而抑制钙离子内流，松弛平滑肌（图 4-1）。

② 低剂量的硝酸甘油扩张静脉作用多于动脉，从而降低前负荷；高剂量的硝酸甘油也扩张动脉，从而降低后负荷。

(3) 给药方法 / 剂量

① 产科用药时，硝酸甘油通过静脉给药途径起始剂量为 50μg，随后再追加最多 4 次 50μg 剂量。通过舌下喷雾途径硝酸甘油剂量为每次 400μg。

② 非产科用药（通常用于治疗心脏病）时，硝酸甘油舌下含服剂量 0.3 ~ 0.6mg，随后静脉注射 5 ~ 15μg/min。

③ 有报道显示剂量超过 1500μg 没有出现明显不良反应。

(4) 毒性作用 / 不良反应

① 虽然硝酸甘油舒张子宫平滑肌作用多于血管平滑肌，但仍可引起短暂的低血压和反射性心动过速。

② 孕妇可出现头痛和晕眩。

③ 没有文献报道对胎儿存在不良反应。

临床要点 由于具有快速、短效和对孕妇血流动力学影响较小的特点，硝酸甘油尤其适用于治疗子宫平滑肌过度兴奋。

（5）麻醉注意事项

① 硝酸甘油半衰期短。对于一些需要持续作用的情况（如治疗高血压等），硝酸甘油需要增加剂量或持续给药。

② 硝酸甘油心血管作用会引起短暂的低血压和心动过速，因此需监测血流动力学。

③ 有报道指出硝酸甘油持续输注和对孕妇加大剂量会引起组织缺氧，可能是由于肺血管舒张和对低氧致肺血管收缩保护性反射迟钝所致[29]。

6. 缩宫素拮抗药（阿托西班）

(1) 适应证：该类药物治疗早产可以抑制子宫收缩延长妊娠。

① 缩宫素拮抗药阿托西班一般认为优于其他子宫收缩抑制药。一项 Cochrane 数据库综述显示对于防止 48h 内早产，阿托西班与 β 受体激动药治疗效果相当（RR 0.89；95%CI 0.66 ～ 1.22）。对于延长妊娠和改善新生儿预后，阿托西班与安慰剂、拟 β 类药物或钙通道阻滞药效果相当[30]。

② 与 β 受体激动药相比，阿托西班因孕妇不良反应需要中断用药和治疗的风险较低[30]。有一项研究指出，阿托西班会增加妊娠＜ 28 周的早产并增加婴儿死亡率（至出生后 12 个月），提示对于妊娠＜ 28 周的孕妇应谨慎使用。这项研究的结论得出可能是由于随机纳入了更多的妊娠＜ 26 周使用阿托西班的孕妇和小样本量[30]。

③ 虽然阿托西班在欧洲广泛使用，但考虑到对于妊娠＜ 28 周胎儿的药物安全性，美国食品药品管理局（FDA）拒绝批准阿托西班作为子宫抑制药物使用[31]。

(2) 作用机制：阿托西班竞争性拮抗子宫肌层细胞和蜕膜细胞的缩宫素受体（图 4-1）。

(3) 给药方法 / 剂量：阿托西班起始剂为 6.75mg 静脉注射，随后经静脉持续输注 300μg/min，持续 3h，100μg/min 至 45h。

(4) 毒性作用 / 不良反应

① 阿托西班无显著孕妇不良反应，其总体发生率较已报道其他子宫抑制药的不良反应明显减少[32]。输注阿托西班不会影响子宫肌层细胞对缩宫素的敏感性。因此，阿托西班常作为钙通道阻滞药之后的二线用药。

② 阿托西班基本不通过胎盘，对胎儿无影响。

(5) 麻醉注意事项：暂无与麻醉药物相互作用的报道。

二、子宫收缩药

产后出血是全球孕妇死亡的主要原因，其发生为 5%。产后出血的病因主要有四种：宫缩乏力；胎盘等附属物残留；阴道、子宫颈或子宫损伤；凝血障碍。宫缩乏力是造成产后出血最常见的原因。准确而及时地使用子宫收缩药可以显著地降低出血的发生率和死亡率。该类药物的其他应用包括发动和增强分娩，以及终止妊娠等。

1. 缩宫素　缩宫素是一种由下丘脑产生、垂体后叶脉冲式分泌的激素。其人工合成化合物催产素是已知的最强效子宫收缩药。与缩宫素相比，催产素有较少的抗利尿激素（ADH）相关的不良反应（如水中毒）。

(1) 适应证

① 发动和增强分娩：合成的缩宫素可以发动分娩并产生周期性子宫收缩。随着孕期的增长，子宫对缩宫素的反应性也增高，主要是由于子宫肌层缩宫素结合位点的增多[33]。妊娠期间雌激素水平升高也会增加缩宫素受体的密度和结合能力并且加强子宫对缩宫素的敏感性[34]。妊娠 34 周至分娩前，子宫肌层对

缩宫素敏感性无明显改变，但自然分娩开始后，子宫对缩宫素敏感性迅速提高[35]。

②宫缩乏力和促进第三产程：缩宫素是预防和治疗产后出血的一线用药。一项 Cochrane 数据库综述显示：相较于安慰剂，预防性使用缩宫素可以降低失血量＞ 500ml 的风险（RR 0.53；95%CI 0.38 ～ 0.74），减少治疗性子宫收缩药的需求（RR 0.56；95%CI 0.36 ～ 0.87）[36]。有研究证明，采用在胎盘娩出前预防性使用缩宫素等方法促进第三产程，可以减少产生出血发生率超过 60%[36]。

③子宫收缩应激试验：在妊娠晚期实施子宫收缩应激试验（CST），判断胎儿对宫缩的耐受情况。通过静脉给予缩宫素诱发子宫收缩。当 10min 内有 3 次宫缩时开始监测胎儿是否有任何宫内窘迫症状。子宫收缩应激试验阳性提示胎儿缺氧死亡风险高，是自然分娩的禁忌证。子宫收缩应激试验现在已经很少应用。目前有很多其他方法来监测胎儿宫内情况，如无应激反应和生理学测量方法等。

(2) 作用机制：缩宫素激活子宫 G 蛋白偶联缩宫素受体，增加细胞内钙离子（通过三磷酸肌醇）和前列腺素合成（通过二酰甘油），引起子宫平滑肌收缩（图 4-2）。

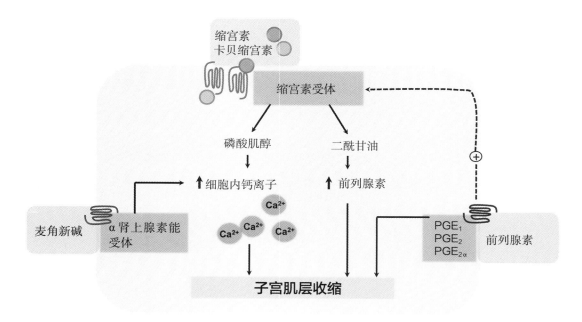

▲ 图 4-2　子宫收缩药作用机制

子宫收缩药通过多种途径来增加细胞内钙离子浓度，从而引起子宫平滑肌收缩；PGE_1. 前列腺素 E_1；PGE_2. 前列腺素 E_2；$PGF_{2\alpha}$. 前列腺素 $F_{2\alpha}$

(3) 给药方法 / 剂量

①用于发动和增强分娩、子宫收缩应激试验，缩宫素一般静脉输注 1 ～ 2U/min，最大可至 32U/min。

②预防性给予缩宫素用于促进第三产程可减少宫缩乏力和产后出血的发生。使用小负荷剂量的缩宫素即可提供充分的子宫收缩力，对于择期剖宫产孕妇缩宫素的 ED_{90} 为 0.35U（95%CI 0.18 ～ 0.52），对于自然分娩孕妇缩宫素的 ED_{90} 为 2.99U（95%CI 2.32 ～ 3.67）[37, 38]。随后，将 20 ～ 40U 稀释于 1L 等张液中，持续静脉输注 2 ～ 6h。治疗产后出血时，可静脉缓慢单次注射缩宫素 5U。缩宫素多通过持续静脉输注途径给药以减少血流动力学不良反应。

> **临床要点**　对于行择期、多次剖宫产术后的孕妇，小剂量缩宫素可提供充分的子宫收缩力；对于自然分娩的孕妇所需要的缩宫素剂量则明显较大。

(4) 毒性作用 / 不良反应

① 孕妇不良反应：显著的低血压、心动过速、水中毒、低钠血症（如输注剂量过大或合并输注低渗性液体）、面部潮红、恶心、呕吐、心肌缺血症状等。

② 血流动力学不良反应常见于快速单次注射缩宫素，如低血压常见于单次静脉注射 5～10U 缩宫素。对于有心脏病及血流动力学不稳定患者应谨慎使用缩宫素。已有 3 例病例报道孕妇因静脉单次注射 10U 缩宫素而引起循环衰竭死亡 [39]。

③ 有报道指出使用缩宫素后，胎儿会出现缺氧 [40]、高胆红素血症 [41] 和肾出血 [42] 等不良反应。

(5) 麻醉注意事项

① 使用缩宫素发动和增强分娩会引起子宫强直收缩，对胎儿心率产生不利影响 [43]。

② 对使用缩宫素孕妇实施椎管内麻醉后，常会发生子宫收缩张力过高和胎儿心动过缓 [43]。子宫强直收缩时应停止输注缩宫素，可以静脉使用特布他林或硝酸甘油来松弛子宫。

③ 缩宫素的血管舒张效应可以产生显著的低血压，尤其是低血容量患者单次给药后。

2. 卡贝缩宫素

(1) 适应证：治疗子宫收缩乏力以促进第三产程，减少产后出血。

① 卡贝缩宫素是一种长效的类缩宫素衍生物，其半衰期为 40min，而缩宫素半衰期为 4～10min。加拿大妇产科学会指南指出：对于具有产后出血单风险因素的择期剖宫产和自然分娩孕妇，使用卡贝缩宫素 100μg 优于缩宫素 [44]。

② 一项 2009 年的系统综述指出：无论分娩采用的是自然分娩或剖宫产方式，卡贝缩宫素的预防产后出血效果并不优于目前使用的其他子宫收缩药物 [45]。根据最近的一项 Cochrane 数据库综述，相比于缩宫素，卡贝缩宫素可以显著减少剖宫产术后额外子宫收缩药物的使用（RR 0.62，95%CI 0.44～0.88）和降低产后出血的风险（RR 0.55，95%CI 0.31～0.95）。但这项研究的局限性在于样本量小和偏倚风险，需要进一步的证据来证实这些结论 [46]。一项关于使用剂量的研究表明，在行剖宫产术孕妇使用卡贝缩宫素 ED_{90} 为 14.8μg（95%CI 13.7～15.8），少于推荐剂量的 20% [47]。另一项研究表明有分娩骤停的孕妇使用卡贝缩宫素 ED_{90} 为 120.5μg（95%CI 110.9～130.2；99%CI 107.8～133.2），使用大剂量卡贝缩宫素时节律异常发生率升高 [48]。这些研究无法确定在这类患者中卡贝缩宫素的有效性。因此，还需要更多的研究来确定卡贝缩宫素的正确剂量、有效性和不良反应。

> **临床要点**　目前没有充分的证据证实使用卡贝缩宫素优于缩宫素。在美国尚不能使用卡贝缩宫素。

（2）作用机制：卡贝缩宫素是子宫平滑肌缩宫素受体激动药，通过增加细胞内钙离子，引起子宫收缩（图 4-2）。

(3) 给药方法 / 剂量：卡贝缩宫素可以静脉单次给药 100μg，注射时间不短于 1min；或肌内注射 100μg。

(4) 毒性作用 / 不良反应

① 卡贝缩宫素的血流动力学不良反应与缩宫素类似[49]。

② 卡贝缩宫素可能引起：头痛、手震颤、头晕、面部潮红、呼吸急促、心动过速、腹痛、恶心和呕吐、口腔内有金属味、皮肤瘙痒、背痛、温热感、寒战、出汗等[50]。

(5) 麻醉注意事项：与缩宫素类似。

3. 麦角生物碱（麦角新碱或甲基麦角新碱） 甲基麦角新碱是最常用的麦角生物碱，相较于麦角新碱，它对外周血管收缩作用更小。甲基麦角新碱可以增加子宫肌张力，是治疗子宫收缩乏力和产后出血的二线药物。一项 Cochrane 数据库综述指出，在第三产程时，相较于不使用子宫收缩药物，使用麦角生物碱可以显著减少产后出血至少 500ml（RR 0.38，95%CI 0.21 ～ 0.69），并减少使用子宫收缩药治疗用药（RR 0.25，95%CI 0.10 ～ 0.66），但麦角生物碱会增加高血压和产后疼痛的风险，尤其是静脉使用时[51]。

(1) 适应证：治疗子宫收缩乏力以促进第三产程，减少产后出血。

(2) 作用机制

① 部分激动 α 肾上腺素能受体、多巴胺能受体和 5- 羟色胺能受体。

② α 肾上腺素能受体在促进子宫收缩过程中发挥最重要的作用（图 4-2）。

(3) 给药方法 / 剂量

① 甲基麦角新碱可以肌内注射或缓慢静脉内注射，剂量 0.2 ～ 0.25mg；只能经肌内注射于 15min 后重复给药。

② 如需增加剂量，每 2 ～ 4 小时可重复给药 0.2 ～ 0.25mg。

③ 静脉内给药需谨慎，其会增加严重不良反应风险。

临床要点 在使用缩宫素增强分娩效果不佳时可考虑联合使用甲基麦角新碱，以预防产后出血。

---

(4) 毒性作用 / 不良反应

① 甲基麦角新碱可以引起严重的外周血管收缩和高血压，也可以引起肺动脉压升高、肺水肿、脑出血和肾损伤。

② 20% 的患者会出现恶心呕吐。

③ 静脉内注射可能会引起冠状动脉痉挛导致心绞痛和心肌抽血导致心搏骤停。

(5) 麻醉注意事项

① 慢性高血压、子痫前期、外周血管病变和缺血性心脏病患者应避免使用麦角生物碱。

② 可以使用血管舒张药来处理高血压；使用止吐药来处理恶心、呕吐。

4. 前列腺素（$F_{2\alpha}$、E_1 和 E_2 类似物）

(1) 药物：① 卡波前列腺素（15- 甲基 $PGF_{2\alpha}$）；② 米索前列醇（PGE_1）；③ 地诺前列醇（PGE_2）。

(2) 适应证

① 发动分娩

a. 在北美，发动分娩是产程最常使用的一种方法。当孕妇宫颈未成熟时使用米索前列醇和地诺前列醇可以发动分娩。大多数孕妇仅使用这两种药即可发动分娩，从而不必使用缩宫素。

b. 一项 Cochrane 数据库综述指出，使用地诺前列醇 12 ~ 24h 后可以改善宫颈未成熟情况（RR 0.41，95%CI 0.27 ~ 0.65），减少剖宫产率（RR 0.91，95%CI 0.81 ~ 1.02），降低 24h 内经阴道自然分娩失败率（RR 0.32，95%CI 0.02 ~ 4.83）[52]。

c. 米索前列醇已取代地诺前列醇用于促进宫颈成熟和发动分娩[53]。美国妇产科学会（ACOG）指出米索前列醇在促进宫颈成熟和（或）发动分娩方面更安全有效[54]。但是米索前列醇不推荐用于处于晚期妊娠期的有剖宫产史孕妇，因为有子宫破裂的风险[55]。

② 治疗子宫收缩乏力

a. 与传统的子宫收缩药（缩宫素、麦角新碱）相比，米索前列醇对于促进第三产程有效性较低，严重的产后出血风险较高（RR 1.33，95%CI 1.16 ~ 1.52）[56]。

b. 卡波前列腺素是最常用于治疗子宫乏力的前列腺素，特别是在缩宫素和麦角新碱后使用。它也是目前唯一可以不通过肠道给药的前列腺素。

(3) 作用机制

① 前列腺素可以溶解宫颈胶原蛋白束，增加黏膜下层水含量，促进宫颈成熟，提高缩宫素发动分娩成功率[57]。

② 前列腺素可以增加子宫肌层细胞钙离子浓度，引起子宫收缩（图 4-2），从而发动分娩，预防产后子宫收缩乏力和产后出血。

(4) 给药方法 / 剂量

① 米索前列醇（塞特泰克）可以通过阴道、直肠或口服给药来发动分娩，剂量为 50 ~ 400μg（根据妊娠周数），每 4 小时可重复给药，最大给药次数为 6 次。

② 米索前列醇可以通过舌下含服、口服、阴道或直肠给药来预防和治疗产后出血，剂量为 600 ~ 1000μg。

③ 地诺前列酮 10mg 插入后穹可用来发动分娩。12h 后可以更换，并在分娩开始后取出。

④ 卡波前列腺素（欣母沛）肌内注射或子宫平滑肌内注射 250μg 可治疗子宫收缩乏力，每 15 分钟可重复给药，至总药量达 2mg。

(5) 毒性作用 / 不良反应

① 所有前列腺素类药物都可引起恶心、呕吐、腹泻、颤抖和发热。

② 卡波前列腺素（15- 甲基 $PGF_{2\alpha}$）会导致全身和肺血管阻力增加，还可引起支气管痉挛和通气 – 血流比例失调引起的低氧血症[58]。

③ 另一方面，PGE_2 降低体循环血管阻力和血压，增加心排血量，舒张胃食管括约肌，可能增加被动反流的风险。

④ 米索前列醇（PGE_1）用于发动分娩时可以引起子宫过度刺激，但对孕妇血流动力学影响较小。

临床要点　卡波前列腺素对于可疑有呼吸道痉挛病史的患者应谨慎使用。

(6) 麻醉注意事项

① 对有剖宫产史患者使用前列腺素来发动分娩会增加子宫破裂风险。

② 在反应性呼吸道疾病的患者中使用卡波前列腺素需谨慎；该药不能用于患有心脏疾病或肺动脉高压的患者。

③ 使用卡波前列腺素时可能需要联合使用止吐药和止泻药。

参 考 文 献

[1] American College of Obstetricians and Gynecologists, Committee on Practice Bulletins–Obstetrics. ACOG Practice Bulletin no. 127: management of preterm labor. *Obstet Gynecol*. 2012;119:1308–1317.

[2] Neilson JP, West HM, Dowswell T. Betamimetics for inhibiting preterm labour. *Cochrane Database Syst Rev*. 2014;(2):CD004352.

[3] U.S. Food and Drug Administration. FDA Drug Safety Communication: New warnings against use of terbutaline to treat preterm labor. http://www.fda.gov/Drugs/DrugSafety/ucm243539.htm. Accessed January 26, 2015.

[4] Yaju Y, Nakayama T. Effectiveness and safety of ritodrine hydrochloride for the treatment of preterm labour: a systematic review. *Pharmacoepidemiol Drug Saf*. 2006; 15:813–822.

[5] Lamont RF. The pathophysiology of pulmonary oedema with the use of beta-agonists. *BJOG*. 2000;107:439–444.

[6] Flenady V, Wojcieszek AM, Papatsonis DN, et al. Calcium channel blockers for inhibiting preterm labour and birth. *Cochrane Database Syst Rev*. 2014;(6):CD002255.

[7] Smith P, Anthony J, Johanson R. Nifedipine in pregnancy. *BJOG*. 2000;107:299–307.

[8] Cornette J, Duvekot J, Roos-Hesselink J, et al. Maternal and fetal haemodynamic effects of nifedipine in normotensive pregnant women. *BJOG*. 2011;118:510–540.

[9] van Veen AJ, Pelinck MJ, van Pampus MG, et al. Severe hypotension and fetal death due to tocolysis with nifedipine. *BJOG*. 2005;112:509–510.

[10] Impey L. Severe hypotension and fetal distress following sublingual administration of nifedipine to a patient with severe pregnancy induced hypertension at 33 weeks. *Br J Obstet Gynaecol*. 1993;100:959–961.

[11] Feldman S, Karalliedde L. Drug interactions with neuromuscular blockers. *Drug Saf*. 1996;15:261–273.

[12] Csapo AI, Puri CP, Tarro S, et al. Deactivation of the uterus during normal and premature labor by the calcium antagonist nicardipine. *Am J Obstet Gynecol*. 1982;142:483–491.

[13] Duley L, Gülmezoglu AM, Henderson-Smart DJ. Magnesium sulphate and other anticonvulsants for women with preeclampsia. *Cochrane Database Syst Rev*. 2003;(2):CD000025.

[14] Altman D, Carroli G, Duley L, et al. Do women with pre-eclampsia, and their babies, benefit from magnesium sulphate? The Magpie Trial: a randomised placebo-controlled trial. *Lancet*. 2002;359:1877–1890.

[15] American College of Obstetricians and Gynecologists. Hypertension in pregnancy. Report of the American College of Obstetricians and Gynecologists' Task Force on Hypertension in Pregnancy. *Obstet Gynecol*. 2013;122:1122–1131.

[16] Doyle LW, Crowther CA, Middleton P, et al. Magnesium sulphate for women at risk of preterm birth for neuroprotection of the fetus. *Cochrane Database Syst Rev*. 2009;(1):CD004661.

[17] Doyle LW, Crowther CA, Middleton P, et al. Antenatal magnesium sulfate and neurologic outcome in preterm infants: a systematic review. *Obstet Gynecol*. 2009;113:1327–1333.

[18] Rouse DJ, Hirtz DG, Thom E, et al. A randomized, controlled trial of magnesium sulfate for the prevention of cerebral palsy. *N Engl J Med*. 2008;359:895–905.

[19] Marret S, Marpeau L, Follet-Bouhamed C, et al. Effect of magnesium sulphate on mortality and neurologic morbidity of the very-preterm newborn (of less than 33 weeks) with two-year neurological outcome: results of the prospective PREMAG trial. *Gynecol Obstet Fertil*. 2008;36:278–288.

[20] Crowther CA, Hiller JE, Doyle LW. Magnesium sulphate

for preventing preterm birth in threatened preterm labour. *Cochrane Database Syst Rev.* 2002;(4):CD001060.

[21] American College of Obstetricians and Gynecologists Committee on Obstetric Practice Society for Maternal-Fetal Medicine. Committee Opinion No. 573: magnesium sulfate use in obstetrics. *Obstet Gynecol.* 2013;122:727–728.

[22] Vane JR, Bakhle YS, Botting RM. Cyclooxygenases 1 and 2. *Annu Rev Pharmacol Toxicol.* 1998;38:97–120.

[23] King J, Flenady V, Cole S, et al. Cyclo-oxygenase (COX) inhibitors for treating preterm labour. *Cochrane Database Syst Rev.* 2005;(2):CD001992.

[24] Locatelli A, Vergani P, Bellini P, et al. Can a cyclo-oxygenase type-2 selective tocolytic agent avoid the fetal side effects of indomethacin? *BJOG.* 2001;108:325–326.

[25] Stika CS, Gross GA, Leguizamon G, et al. A prospective randomized safety trial of celecoxib for treatment of preterm labor. *Am J Obstet Gynecol.* 2002;187:653–660.

[26] McWhorter J, Carlan SJ, OLeary TD, et al. Rofecoxib versus magnesium sulfate to arrest preterm labor: a randomized trial. *Obstet Gynecol.* 2004;103:923–930.

[27] Groom KM, Shennan AH, Jones BA, et al. TOCOX—a randomised, double-blind, placebo-controlled trial of rofecoxib (a COX-2-specific prostaglandin inhibitor) for the prevention of preterm delivery in women at high risk. *BJOG.* 2005;112:725–730.

[28] Loudon JA, Groom KM, Bennett PR. Prostaglandin inhibitors in preterm labour. *Best Pract Res Clin Obstet Gynaecol.* 2003;17:731–744.

[29] Saroa R, Sachan S, Palta S, et al. Obstetric use of nitrogly-cerin: anesthetic implications. *Saudi J Anaesth.* 2013;7: 350–352.

[30] Flenady V, Reinebrant HE, Liley HG, et al. Oxytocin receptor antagonists for inhibiting preterm labour. *Cochrane Database Syst Rev.* 2014;(6):CD004452.

[31] Romero R, Sibai BM, Sanchez-Ramos L, et al. An oxytocin receptor antagonist (atosiban) in the treatment of preterm labor: a randomized, double-blind, placebo-controlled trial with tocolytic rescue. *Am J Obstet Gynecol.* 2000;182:1173–1183.

[32] Gyetvai K, Hannah ME, Hodnett ED, et al. Tocolytics for preterm labor: a systematic review. *Obstet Gynecol.* 1999;94:869–877.

[33] Fuchs AR, Fuchs F, Husslein P, et al. Oxytocin receptors in the human uterus during pregnancy and parturition. *Am J Obstet Gynecol.* 1984;150:734–741.

[34] Zeeman GG, Khan-Dawood FS, Dawood MY. Oxytocin and its receptor in pregnancy and parturition: current concepts and clinical implications. *Obstet Gynecol.* 1997; 89:873–883.

[35] Calderyro-Barcia R, Sereno JA. The response of human uterus to oxytocin throughout pregnancy. In: Caldeyro-Barcia R, Heller H, eds. *Oxytocin.* London, United Kingdom: Pergamon Press; 1959:177–202.

[36] Westhoff G, Cotter AM, Tolosa JE. Prophylactic oxytocin for the third stage of labour to prevent postpartum haemor-rhage. *Cochrane Database Syst Rev.* 2013;(10):CD001808.

[37] Carvalho JC, Balki M, Kingdom J, et al. Oxytocin requirements at elective cesarean delivery: a dose-finding study. *Obstet Gynecol.* 2004;104:1005–1010.

[38] Balki M, Ronayne M, Davies S, et al. Minimum oxytocin dose requirement after cesarean delivery for labor arrest. *Obstet Gynecol.* 2006;107:45–50.

[39] Balki M, Tsen L. Oxytocin protocols for cesarean delivery. *Int Anesthesiology Clin.* 2014;52:48–66.

[40] Simpson KR, James DC. Effects of oxytocin-induced uterine hyperstimulation during labor on fetal oxygen status and fetal heart rate patterns. *Am J Obstet Gynecol.* 2008;199:34.e1–e5.

[41] Beazley JM, Alderman B. Neonatal hyperbilirubinaemia following the use of oxytocin in labour. *Br J Obstet Gynaecol.* 1975;82:265–271.

[42] Schoenfeld A, Buckman G, Nissenkorn I, et al. Retinal hemorrhages in the newborn following labor induced by oxytocin or dinoprostone. *Arch Ophthalmol.* 1985;103: 932–934.

[43] Tsen LC, Balki M. Oxytocin protocols during caesarean delivery: time to acknowledge the risk/benefit ratio. *Int J Obstet Anesth.* 2010;19:243–245.

[44] Leduc D, Senikas V, Lalonde AB, et al. Active management of the third stage of labour: prevention and treatment of postpartum hemorrhage. *J Obstet Gynaecol Can.* 2009; 235:980–993.

[45] Peters NC, Duvekot J. Carbetocin for the prevention of postpartum hemorrhage: a systematic review. *Obstet Gynecol Surv.* 2009;64:129–135.

[46] Su LL, Chong YS, Samuel M. Carbetocin for preventing postpartum haemorrhage. *Cochrane Database Syst Rev.* 2012;(2):CD005457.

[47] Khan M, Balki M, Ahmed I, et al. Carbetocin at elective cesarean delivery: a sequential allocation trial to determine the minimum effective dose. *Can J Anaesth.* 2014;61: 242–248.

[48] Nguyen-Lu N, Carvalho JC, Farine D, et al. Carbetocin at cesarean delivery for labour arrest: a sequential allocation trial to determine the effective dose. *Can J Anaesth.* 2015;62:866–874.

[49] Moertl MG, Friedrich S, Kraschl J, et al. Haemodynamic effects of carbetocin and oxytocin given as intravenous bolus on women undergoing caesarean delivery: a randomized trial. *BJOG.* 2011;118:1349–1356.

[50] Su LL, Chong YS, Samuel M. Oxytocin agonists for preventing postpartum haemorrhage. *Cochrane Database Syst Rev.* 2007;(3):CD005457.

[51] Liabsuetrakul T, Choobun T, Peeyananjarassri K, et al. Prophylactic use of ergot alkaloids in the third stage of labor. *Cochrane Database Syst Rev.* 2007;(2):CD005456.

[52] Thomas J, Fairclough A, Kavanagh J, et al. Vaginal prostaglandin (PGE2 and PGF2 α) for induction of labour at term. *Cochrane Database Syst Rev.* 2014;(6):CD003101.

[53] Hofmeyr GJ, Gülmezoglu AM, Pileggi C. Vaginal misoprostol for cervical ripening and induction of labour. *Cochrane Database Syst Rev.* 2010;(10):CD000941.

[54] American College of Obstetricians and Gynecologists Committee on Practice Bulletins—Obstetrics. ACOG Practice Bulletin No. 107: induction of labor. *Obstet Gynecol.* 2009;114:386–397.

[55] American College of Obstetricians and Gynecologists Committee on Practice Bulletins—Obstetrics. ACOG Practice Bulletin No. 115: vaginal birth after previous cesarean delivery. *Obstet Gynecol.* 2010;116:450–463.

[56] Tunçalp Ö, Hofmeyr GJ, Gülmezoglu AM. Prostaglandins for preventing postpartum haemorrhage. *Cochrane Database Syst Rev.* 2012;(8):CD000494.

[57] Keirse MJ. Natural prostaglandins for induction of labor and preinduction cervical ripening. *Clin Obstet Gynecol.* 2006;49:609–626.

[58] Hankins G, Berryman G, Scott R, et al. Maternal arterial desaturation with 15-methyl prostaglandin F2 alpha for uterine atony. *Obstet Gynecol.* 1988;3:367–370.

第二篇
产前注意事项

II. Antepartum Considerations

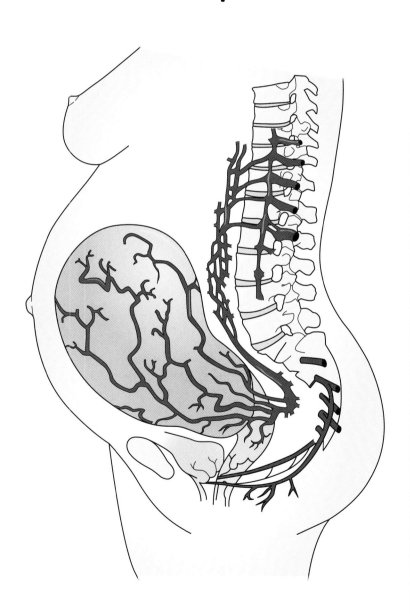

A Practical Approach to
Obstetric Anesthesia
2nd Edition

产科麻醉学
原书第 2 版

第5章 产科麻醉的伦理和法律问题
Ethical and Legal Considerations in Obstetric Anesthesia

M. Joanne Douglas，William J. Sullivan 著

彭丽桦 译

闵 苏 校

要点 Keypoint

- **伦理学** 伦理学是医疗服务不可缺少的重要部分。麻醉医师和患者可能对最佳治疗方案产生分歧，从而产生伦理难题。在做出医学或伦理学决策前，应该综合考虑所有因素。
- **知情同意** 知情同意首先要求患者知情，才能表示同意。知情同意在法律上保护了女性的自主权。同意是一个过程，仅有书面同意是不够的。女性有表示同意、撤销同意、拒绝同意或委托他人代理知情同意的权利。法律上，女性无行为能力时，将失去此权利，但仍然需要从其他渠道取得知情同意。
- **沟通** 良好的沟通是伦理和知情同意不能或缺的部分之一。
- **法律** 知情同意在法律上保护了患者的自主权。首先患者必须被完全告知，然后对拟定的治疗方案表示同意。未取得知情同意而实施医疗行为通常被认为是对患者的伤害。未充分告知患者医疗信息则被认为是医疗疏忽。患者必须具备表达知情同意的法律行为能力。即使患者在法律上无行为能力，知情同意仍然需要，除非是急诊手术或无法定代表可代理同意的权利。
- **母亲自主权和胎儿受益原则** 有时，母亲和她的胎儿的利益可能冲突，导致临床医师面临两难境地。但大多数情况下，无论从法律上或伦理上考虑，母亲的自主权应得到尊重。

一、伦理学介绍

1. 西方国家有关医疗服务的伦理决策的制定应该基于以下四个基本伦理学原则。

(1) 自主权原则（患者的选择权）。

(2) 无害原则（不对患者造成伤害）。

(3) 有利原则（避免伤害，消除伤害）。

(4) 公平原则根据每一位患者的病情公平，同质化处理[1]。

2. 记住并不是所有的医疗问题都是伦理问题。比如在进行硬膜外穿刺时选择 16G 还是 19G 的穿刺针，这是一个单纯的医疗技术问题。

3. 有关医疗问题的。伦理决策并非空中楼阁。了解实际情况非常重要，并且需要收集好所有的信息后才能确定哪些实际情况是相关的。这些情况不但是指患者的病情也包括可能影响决策的社会、心理和文化因素。伦理难题常常是因为当事人不了解所有的实际情况，但一旦掌握了充分的信息，这样的难题一般可迎刃而解。

4. 评估实际情况时需要提出的问题。

(1) 拟定的治疗方案将会有什么样的效果？

(2) 如果不采取治疗会有什么后果？

(3) 有没有拟定治疗方案的替代方案？

(4) 拟定治疗方案、替代治疗方案和不采取治疗的风险和收益？

(5) 患者想要的结果是什么？（这是进行决策前需要考虑的非医学问题）

(6) 针对这个病例的其他需要考虑的问题？

5. Jonsen 等 [2] 认为应该按照"医学问题""患者喜好（自主权）""生活质量（治疗或不治疗）""背景特点（如宗教信仰、医疗资源分配等因素）"诸类标题将实际情况进行阐明。

6. 了解实际情况后可以明确可选择的治疗方案。当运用伦理原则筛选这些方案时，可能发现其中一种治疗方案与这些原则一致，从而避免选择难题。比如孕妇选择硬膜外阻滞作为分娩镇痛的方式（体现自主权），这也是推荐的治疗方案（有利原则和无害原则），因此未形成伦理难题（只要体现公平性的伦理原则是正确的）。

7. 但是伦理原则可能互相冲突。如果需要遵从多个伦理原则，在选择遵守其中一条时，那么可能与其他的原则发生冲突，而出现伦理难题。例如一个正在分娩中的产妇非常疼痛，医师想要缓解她的疼痛（有利原则），而产妇拒绝（自主原则），无论遵从哪种治疗方案，都会否定另一种原则。因此在处理此类伦理难题时，临床医师的挑战在于选择遵从哪一项伦理原则。

8. 在伦理决策中应该遵循证据确凿原则。如法律学者 Beauchamp 和 Childress 所述 [1]，这一原则披露了更强的法律义务，即基于这些事实上的"最强的权利原则"应该被遵循。除此之外，法律还强调了自主权的重要性。"每个心智健全的成年人都有对自身身体处的置权，外科医师在未征得患者同意的情况下对其实施手术是一种侵犯人身的犯罪，并将被起诉对患者造成的伤害" [3]。

二、知情同意

1. 背景

(1) 知情同意强调并从法律上保障了患者的自主权，如孕妇在被充分告知后，可以选择（最好在征求麻醉医师的意见后）其想要的治疗方案。这一法律原则包括了两个独立的部分。第一部分是表示同意的前提。

(2) 患者表示同意必须是：① 自愿；② 同意该医疗操作及进行该操作的医师；③ 患者必须在法律上具备行为能力。

(3) 应避免无行为能力的患者对医疗服务表示同意，如缺乏相关知识、智力障碍、精神疾病或精神状态不稳定等。有权利表示同意的产妇必须理解以下内容：① 拟定治疗方案的性质和目的；② 拟定治疗方案所针对的疾病；③ 治疗方案的风险和收益；④ 同意或不同意该治疗方案的后果；⑤ 适用于该产妇病情的治疗方案，除非有明确相反的司法解释，否则该产妇有表示或撤销同意的权利。

> **临床要点**　尽管某些产妇可能无法理解较为复杂的医疗程序，但这并不妨碍她理解简单的医疗技术并表示同意。的确，有的产妇在宫缩来临时没有法律能力表示知情同意，但在宫缩间隔期间则有知情同意的能力。

(4) 患者表示同意前必须被知情。临床医师有责任做出以下事宜：① 提供有关拟定治疗的全部信息。② 采取合理的解释措施确保产妇理解治疗方案。③ 让产妇充分知情。a. 医疗计划的步骤；b. 为什么要实施拟定的医疗方案；c. 拟定医疗方案的效益和风险；d. 其他替代方案的效益和风险。④ 最后，麻醉医师应该记录这些谈话，包括产妇表达的各种顾虑和回应这些顾虑所提供的信息。

> **临床要点**　产妇应该有机会考虑她的选择并提出问题，如果对她的理解能力有顾虑，应该让其用自己的语言重复这些医疗信息。

2. 分娩期间的产妇能否表示知情同意

(1) 有的学者质疑分娩期间，处于剧烈疼痛的产妇能否理解医疗信息，并表示知情同意[4]。因为不仅疼痛可能影响产妇的理解能力，同样的，镇痛药物，如阿片类药物，例如吗啡，在缓解疼痛的同时，也可能干扰产妇的判断能力。但 Pattee 等[5] 研究发现此类分娩中的产妇的判断能力并未受到预防性使用的阿片类药物、焦虑或疼痛程度的影响。在另外两项研究中也发现，产妇能表达知情同意[6, 7]。在后者的研究中，超过 90% 的产妇认为她们已经接收到了足够的信息来做出决定，并对过程表示满意[7]。

(2) 另外的研究则评估了产妇在参与知情讨论会时，是否能回忆有关医疗方案的风险。这些产妇被要求在沟通 24h 后[8]、产后 1d[9]、产后 36 ~ 48h[10]、产后 5 ~ 7 个月[11] 回忆相关风险。她们根据产妇回忆的风险数量来评估知情同意的质量。结果显示和非分娩患者相比，知情同意质量无显著统计学差异[8, 11]。

> **临床要点**　患者可能无法完全回忆知情同意相关的信息，但不代表患者当时未能理解这些信息[12]。

3. 默示同意

这一同意方式发生于患者语言或者行动表示同意时。在病历中应当记录患者如何表达的默示同意。

> **临床要点**　默示同意仅代表患者同意，但患者未被知情。

4. 医疗信息陈述和风险

(1) 理想状态是，在孕妇因分娩入院前，医师就应该提供有关产科麻醉 / 镇痛的信息并获得知情同意，但这种情况极为少见。反而许多孕妇不会寻求有关分娩镇痛的麻醉方式或手术相关信息，可能因为她们认为不需要麻醉[13]。

(2) 向患者陈述医疗信息的方式包括：① 口头陈述（应由实施该医疗操作 / 技术的医务人员提供，如果由其他人进行陈述，在知情同意不完善时，仍应由实施该医疗操作的医务人员负责）。② 书面陈述。③ 口头加书面陈述

(3) 类似于非产科患者[14]，与仅接受口头陈述相比，通过口头联合书面的方式陈述麻醉的选择方式、风险、步骤等，被陈述的女性更能掌握这些信息[9, 11]，Smedstad 和 Beilby[15] 指出，尽管书面陈述有助于临床医师和患者之间的交流，但并没有消除讨论的必要性。

(4) 一般来说，患者有权利对以下信息知情：① 尽管不严重但常见的风险（比如头痛）。② 不常见但非常严重的风险（比如死亡、永久瘫痪）[16]。

(5) 对临床医师的挑战是，上述两种极端的医疗信息需要多大程度对患者进行公开，因为法律并没有明确规定。

① 在少数案例中，取决于一个理智的临床医师怎样对患者进行陈述。

② 在大多数情况下，取决于一个理智的患者想得到什么信息。

③ 在某些情况下，取决于一个理智的患者在当时的情况下，想要知道什么信息[17, 18]。

④ 临床医师应该充分认识到患者的自主权并给予最大限度的法律保护。

(6) 有研究表明：① 大部分的分娩的产妇想要知道有关区域阻滞麻醉[6, 19-21] 和全身麻醉的风险[22]。② 但很多麻醉医师未能和患者讨论这些重大风险[23, 24]。③ 陈述这些风险的方法之一就是陈述类似的案例，让患者更容易理解[16, 20]。

5. 知情同意讨论会的目的

(1) 知情同意讨论：① 全面提供有关拟定治疗方案的信息；② 对患者表示尊重并承认患者的自主权；③ 满足知情同意这一程序的伦理和法律要求；④ 有助于麻醉医师和患者建立医疗关系并促进对话[25]。

(2) 在一个有关产科医疗服务的 40 项重要条目的研究中[40]，孕妇将"希望医生使用能让我理解的方式和我沟通"作为第二重要的一项（第一项是分娩出一个健康的宝宝）[26]。

6. 隐瞒信息

(1) 有的临床医师对产妇陈述太多的医学信息会造成产妇焦虑，反而不利于产妇选择合适的治疗方案[27]。

(2) 有的学者甚至认为只有在患者询问时才提供相关医疗信息[28, 29]，但值得注意的是，在这种情况下，医师可能未取得患者的知情同意并违法。

7. 拒绝被知情

(1) 产妇拒绝被知情在法律上是可以接受的，因为这是产妇所行使的自主权。

(2) 临床医师必须确定这一拒绝是自愿的。

(3) 比如一个处于分娩剧痛的产妇可能根本不想听有关区域阻滞麻醉的任何信息，她可能直接说"快做麻醉"。

(4) 产妇拒绝被知情不意味着麻醉医师没有义务提供医疗信息。

(5) 如果产妇拒绝被知情，应该有文书记录，包括产妇拒绝的理由，以便于区分该产妇是真的拒绝还是会发生意见的变化。

(6) 产妇拒绝接受医疗信息不代表麻醉医师可以拒绝提供医疗服务，如果该麻醉医师是唯一在场的医师并拒绝提供医疗服务，这很有可能被起诉并承担法律责任。

三、其他有关知情同意的问题

1. 知情同意的代理

(1) 产妇可能授权她的丈夫或者伴侣进行知情同意。

(2) 这种代理是可以接受的，因为产妇在实施自主权。

(3) 这种代理必须是真实且自愿[12]，为了确定自愿性，应在其他家属成员不在场时再次确认。

2. 拒绝 / 撤销同意

(1) 不能因为患者拒绝知情同意而认为其缺乏法律行为能力。

(2) 在同意某治疗方案后，产妇可能改变想法而撤销知情同意。

(3) 产妇可能拒绝临床医师认为非常重要的治疗措施，比如正处于分娩痛的产妇拒绝安置硬膜外镇痛导管[30]，或者需要剖宫产的产妇拒绝区域阻滞麻醉。

① 在未取得产妇同意（如果产妇无行为能力，在未取得其法定代理人同意）的情况下，根据法律规定，是对产妇的侵权和侵害，并可能判定医师赔偿产妇。

② 在未取得知情同意而实施医疗操作（除非在紧急情况下，无人可以表示同意），可认定临床医师存在民事侵权行为并被判定赔偿。

③ 忽略同意不是免责的理由。

④ 从产妇利益最大化出发也不是免责的理由。

> **临床要点**　根据自主权的原则，只要不和法律相冲突，应该充分尊重产妇的选择权。

(4) 临床医师可能会强调治疗方案对产妇和其胎儿的潜在利益。但如果临床医师认为替代治疗方案会对孕妇和（或）她的胎儿造成更大的风险，而产妇仍然拒绝的情况下，临床医师必须尊重产妇的选择。

> **临床要点**　讨论必须被充分记录下来，如果临床医师因为自身的道德标准，无法尊重产妇的选择时，他们有责任将产妇推荐给能尊重其意见的医师。

(5) Simon 等[31] 描述了两例患者因为针头恐惧症拒绝任何穿刺操作或急诊剖宫产。两名产妇的气道评估均无异常，但均要求在全身麻醉诱导前不能进行任何的穿刺操作。采用了七氟烷吸入诱导后，待产妇睡去，建立了静脉通道、麻醉和手术进行顺利。在这两个案例中，尽管建立静脉通道后进行麻醉诱导更安全，但产妇的意愿，即意识消失前不要进行穿刺操作的选择被尊重了。

3. 从无完全行为能力产妇获取知情同意

(1) 如果产妇无完全行为能力，那么她们表示同意的法律效能就成为一个问题。

(2) 大多数国家的司法体系认为，无完全行为能力的产妇表示同意的法律效能取决于她们对问题的理解能力而非年龄。真正的问题在于无完全行为能力的产妇是否能够成熟到理解拟定的治疗方案，以及同意或者拒绝该治疗方案的后果。

(3) 在某些司法体系中，成文法规定年龄也是产妇能够表示同意的影响因素之一。

4. 书面同意

(1) 依赖于产妇入院时取得的一般书面知情同意可能会有潜在风险。它可能（或可能没有）充分覆盖医疗的所有知情同意，并有很大的可能性无法提供麻醉知情同意相关的知情信息。在过去，麻醉知情同意被认为是外科知情同意的一部分（理由是没有麻醉就无法进行手术），但现在，观念已经转变为需要单独的麻醉知情同意程序了 [32]。

> **临床要点** 许多医院现在坚持单独的书面麻醉 / 镇痛知情同意书 [33]，但是，签署了知情同意书不等同于患者表示了知情同意。

(2) 正如 Meisel 和 Kuczewski 指出 [34]，"可能最根本也最普遍的法律奇事在于，当患者签署了同意书之后就视为取得了知情同意。但法律裁定永远以事实为基础，许多法官也在不停地提醒那些永远只相信这个法律奇事的医师"。

5. 分娩计划——Ulysses 指令

(1) 入院时，有的产妇会带来关于她们将会或不会接受的治疗方案的书面文件。但这些文书不能省略从产妇获取知情同意的必需程序。对麻醉医师的挑战在于当产妇拒绝分娩镇痛，但随着时间推移，即使她改变了主意，仍然不能对其进行医疗操作（叫作 Ulysses 指令或合约）[35]。即在分娩过程中，麻醉医师有时会面临两难境地，例如产妇从一开始拒绝镇痛到后来同意，但在另一个层面，她曾经说："即使我改变了主意，我仍然是表示拒绝的。"

(2) 这是伦理学难题：① 自主性（尊重她的指令）；② 有利和无害原则（实施镇痛）。

(3) 有的临床医师正是选择了有利原则 [36, 37]。Scott[37] 认为 "之所以产妇拒绝实施镇痛，是因为这一分娩计划是在产妇没有感受到疼痛时制定的，但当孕妇感受到剧烈疼痛并表示同意镇痛时，应该对其进行镇痛治疗"。但 Thornton 和 Moore[38] 认为 "考虑产妇的即刻需求（而忽略分娩计划）是对其长远选择的不尊重"。

(4) 伦理决策的法律后果尚不清楚，但对产妇实施镇痛可能会构成民事过错行为，因为其违背了 Ulysses 指令这一原则。

> **临床要点** 理想情况下，分娩前麻醉医师能有机会审阅分娩计划，并和孕妇讨论各种方案的选择 [36]，这种模式可能会改变分娩计划。

6. 免于知情同意

(1) 紧急情况：通常会危及生命[39]。

① 如果产妇无法表示或者撤销知情同意，并且无法定代理人，则治疗可以进行。前提是该治疗方案可以挽救产妇的生命并且时间紧迫。

② 如果该治疗方案可以推迟，以便取得产妇本人或其法定代理人的知情同意，那么该治疗方案必须被推迟。方便产妇或医师不是实施医疗操作的理由。

(2) 放弃知情同意：挑战在于放弃人是否真正表示了对知情权利的拒绝。从伦理上或法律上，一个产妇可以放弃知情同意的权利，这些是对其自主权的尊重。但重要的是确保产妇是自愿拒绝被知情，这样的讨论应该被记录在案。

> **临床要点**　临床医师必须理解患者自主权的重要性，以至于除非有法律上的例外，否则必须从患者处获取知情同意。

(3) 知情同意可能并非来自于产妇本人，但一定出自有法定代理权利的代理人。不同司法体系中对法定代理人的规定不同。比如有的司法体系中（尽管有法定亲属），法定代理权利可能出自产妇预先的指定，有时又来源于法院认定。

四、医疗过失：法律解读

1. 医疗过失是指医务人员未严格遵循医疗技术操作规范，对患者造成伤害。

2. 确定医疗过失，必须满足以下要点。

(1) 责任（通常是指定的）。

(2) 违反标准医疗操作原则。在大多数司法体系中，医疗操作标准是指在该专业具有职业操守的职业人都遵循的原则。因此临床医师应该熟悉在其职业中法律规定的医疗操作原则。

(3) 伤害（患者受到伤害）。

(4) 因果关系（伤害是由于医务人员违反医疗原则造成的）。

五、知情同意：法律解读

未能取得患者的知情同意

(1) 首先，未能取得患者的知情同意而进行操作。患者只有在确定未给予知情同意后才能胜诉。医师是否遵循医疗操作原则并不重要，即使未对患者造成伤害也需要进行民事赔偿。

(2) 其次，患者未被充分知情，患者要确立医师存在医疗过失，必须满足以下方面。

① 责任：通常是固定的。

② 大多数司法体系中，让患者知情的医疗标准可以是一个心智健全的患者想了解的信息，也可以是一

个称职的临床医师给患者提供的信息，或者一个心智健全的患者，处于当时的病情时想要了解的信息[1, 39]。

③ 伤害（患者受到了伤害）。

④ 因果关系（如果患者在充分知情后仍然同意该医疗操作，则无因果关系）。

六、产科麻醉专有的诉讼

1. 美国麻醉医师协会总结出的与产科相关的已处理索赔计划发现如下几点[40]。

(1) 从 1990 年以来未按照标准进行医疗操作导致的索赔逐年下降。

(2) 新生儿死亡或脑损伤相关的诉讼与急诊分娩未能及时提供麻醉医疗服务、产科医师与麻醉医师沟通不良有关。

(3) 母亲术后并发症和死亡率与未能及时识别及处理意外事件，如高平面阻滞麻醉，未按照标准操作有关。

2. Metzner 等建议在医疗中遵循以下原则以减少诉讼的发生[41]。

(1) 麻醉医师应和患者进行良好的医患沟通，包括知情同意和足够时间的随访。

(2) 在紧急医疗时刻遵循相关医学指南，产科医师和麻醉医师保持良好的医疗沟通。

(3) 早期诊断和治疗麻醉相关并发症（比如高平面阻滞、困难插管）。

(4) 注意治疗产妇疾病，如出血。

3. 尽管已处理的诉讼报告并未讨论在这些索赔案例中的知情同意问题，但一项来自英国的报告发现，约 10% 的索赔诉讼与区域阻滞操作缺乏知情同意有关（产科和非产科患者）[42]。

七、信息公开和道歉

> **临床要点** 如果患者有被告知可能会出现的风险的权利（知情同意），那么患者在道义上就有被告知医疗过错的具体信息的权利。

1. 尽管很多临床医师由于担心医疗诉讼而不愿意报告不良事件，但诚实报告在法律上是有优势的[18, 43]。根据 Beauchamp 和 Childress 两人所述[1]，"不报告不良事件在伦理上是站不住脚的"。有的医院现在已经有针对曝光医疗不良事件的政策，有的甚至强制要求报告严重不良事件[44]。

> **临床要点** 临床医师必须熟悉执业范围内的法律。美国麻醉医师协会总结了报告医疗不良事件的所有要点[18]。

2. 当对别人造成伤害时进行道歉是公认的有道德的回应，尽管有研究表明道歉可以减少诉讼[45]和索赔的金额[43]，但还是有很多临床医师不愿意对患者道歉，因为害怕法庭会据此认定为医师在承认自己的过失。为了减少担心，一些国家制定了道歉立法，使得道歉不作为诉讼中的证据[44]。

临床要点　临床医师需要知道在其执业范围是否存在相关立法，以及其在保护道歉上的立法程度。有的立法仅保护表示同情的表达，有的仅保护道歉者承认过失。临床医师也需要确认这样的保护是部分性的还是完全性的。

临床要点　良好的沟通非常重要[44]。表达对某事件的歉意而不是直接承认对事件负责是恰当的，除非事实清楚。

3. 道歉必须真诚。即使不存在医疗疏忽，患者也可能出现不良结局，在确定为医疗错误之前，这是一个不良事件。"疏忽""大意""我的错"这些词语是不恰当的，大多数情况下，只有在法庭查明事实时才有作用。

八、母亲自主性和胎儿受益原则

1. 有时孕妇对治疗所做的医疗决定（尤其是拒绝接受医师的建议时），在医师的眼里，可能会对胎儿造成不必要的伤害，但考虑到孕妇的行为能力充分，无论从伦理上还是法律上，孕妇的自主决策绝对不能被推翻[46]。

2. 有学者认为，如果这些医学决定确实对胎儿不利，法律要求母亲更改医疗决定（产科强制干预）的法理"可能对产妇的身体完整性，自主性和隐私带来广泛且不可接受的侵害"[47]，因此英国[48]和加拿大[49]的法律明确规定，不管对胎儿造成什么样的风险，只要孕妇具备法定行为能力，其意见都应该被尊重。在美国，大部分情况下，产妇的自主权都得到了法律承认，除了某些特殊情况[50]。哥伦比亚地区上诉法院的意见是："我们强调，只有在非常特殊和极端情况下，法院才能推翻患者的自主选择，而代替患者做出重大的手术决策，如剖宫产手术"[51]，法院进一步表述："我们仍然疑惑是否有这样的非常特殊和紧急的情况，需要违背一个人的意愿，并对其身体造成严重的伤害，如剖宫产手术。"[51]

3. 在这些非常罕见的情况下，当决定推翻产妇的决定时，仍然需要取得其知情同意。这种情况通常需要法庭的指令，允许其进行侵入性操作。

临床要点　如果麻醉医师参与医疗操作，法庭的指令必须足够宽以涵盖麻醉护理，这一点非常重要。否则，如果没有法律意义上的知情同意，麻醉医师可能会承担侵权责任。

九、总结

必须充分尊重患者的自主权，这是临床医师的伦理职责，这一点非常重要。法律要求和伦理职责督促我们必须完善知情同意。临床医师若未取得患者的知情同意，可能会承担伤害赔偿责任。任何时候都不能脱离实际盲目地做出伦理或医学决策。

参 考 文 献

[1] Beauchamp TL, Childress JF. *Principles of Biomedical Ethics*. 7th ed. Oxford, United Kingdom: Oxford University Press; 2013.

[2] Jonsen AR, Siegler M, Winslade WJ. *Clinical Ethics*. 6th ed. New York, NY: McGraw-Hill Companies, Inc.; 2006.

[3] *Schloendorffv Society of New York Hospital*, 105, NE 92 (NY 1914).

[4] Black JD, Cyna AM. Issues of consent for regional analgesia in labour: a survey of obstetric anaesthetists. *Anaesth Intensive Care*. 2006;34:254–260.

[5] Pattee C, Ballantyne M, Milne B. Epidural analgesia for labour and delivery: informed consent issues. *Can J Anaesth*. 1997;44:918–923.

[6] Jackson A, Henry R, Avery N, et al. Informed consent for labour epidurals: what labouring women want to know. *Can J Anesth*. 2000;47:1068–1073.

[7] Jackson GNB, Sensky T, Reide P, et al. The capacity to consent to epidural analgesia in labour. *Int J Obstet Anesth*. 2011;20:269–270.

[8] Affleck PJ, Waisel DB, Cusick MJ, et al. Recall of risks following labor epidural analgesia. *J Clin Anesth*. 1998;10:141–144.

[9] White LA, Gorton P, Wee MYK, et al. Written information about epidural analgesia for women in labour: did it improve knowledge? *Int J Obstet Anesth*. 2003;12:93–97.

[10] Swan HD, Borshoff DC. Informed consent—recall of risk information following epidural analgesia in labour. *Anaesth Intens Care*. 1994;22:139–141.

[11] Gerancher JC, Grice SC, Dewan DM, et al. An evaluation of informed consent prior to epidural analgesia for labor and delivery. *Int J Obstet Anesth*. 2000;9:168–173.

[12] Hoehner PJ. Ethical aspects of informed consent in obstetric anesthesia—new challenges and solutions. *J Clin Anesth*. 2003;15:587–600.

[13] Fortescue C, Wee MYK, Malhotra S, et al. Is preparation for emergency obstetric anaesthesia adequate? A maternal questionnaire survey. *Int J Obstet Anesth*. 2007;16:336–340.

[14] Straessle R, Gilliard N, Frascarolo P, et al. Is a pre-anaesthetic information form really useful? *Acta Anaesthesiol Scand*. 2011;55:517–523.

[15] Smedstad KG, Beilby W. Informed consent for epidural analgesia in labour. *Can J Anesth*. 2000;47:1055–1059.

[16] Jenkins K, Baker AB. Consent and anaesthetic risk. *Anaesthesia*. 2003;58:962–984.

[17] DiGiovanni LM. Ethical issues in obstetrics. *Obstet Gynecol Clin N Am*. 2010;37:345–357.

[18] American Society of Anesthesiologists. *ASA Committee on Professional Liability. Manual on Professional Liability*. Park Ridge, IL: American Society of Anesthesio-logists; 2010.

[19] Kelly GD, Blunt C, Moore PAS, et al. Consent for regional anaesthesia in the United Kingdom: what is material risk? *Int J Obstet Anesth*. 2004;13:71–74.

[20] Bethune L, Harper N, Lucas DN, et al. Complications of obstetric regional analgesia: how much information is enough? *Int J Obstet Anesth*. 2004;13:30–34.

[21] Plaat F, McGlennan A. Women in the 21st century deserve more information: disclosure of material risk in obstetric anaesthesia. *Int J Obstet Anesth*. 2004;13:69–70.

[22] Jackson GNB, Robinson PN, Lucas DN, et al. What mothers know, and want to know, about the complications of general anaesthesia. *Acta Anaesthesiol Scand*. 2012;56:585–588.

[23] Zollo RA, Lurie SJ, Epstein R, et al. Patterns of communication during the preanesthesia visit. *Anesthesiology*. 2009;111:971–978.

[24] Broaddus BM, Chandrasekhar S. Informed consent in obstetric anesthesia. *Anesth Analg*. 2011;112:912–915.

[25] Waisel DB. Let the patient drive the informed consent process: ignore legal requirements. *Anesth Analg*. 2011;113:13–15.

[26] Drew NC, Salmon P, Webb L. Mothers', midwives' and obstetricians' views on the features of obstetric care which influence satisfaction with childbirth. *Br J Obstet Gynaecol*. 1989;96:1084–1088.

[27] Slusarenko P, Noble WH. Epidural anaesthesia: concerns regarding informed consent. *Can Anaesth Soc J*. 1985;32:681–682.

[28] Lanigan C, Reynolds F. Risk information supplied by obstetric anaesthetists in Britain and Ireland to mothers awaiting elective caesarean section. *Int J Obstet Anesth*.

1995;4:7–13.

[29] Epstein RM, Korones DN, Quill TE. Withholding information from patients—when less is more. *N Engl J Med*. 2010;362:380–381.

[30] Weiniger CF, Elchalal U, Sprung CL, et al. Holy consent—a dilemma for medical staff when maternal consent is withheld for emergency caesarean section. *Int J Obstet Anesth*. 2006;15:145–148.

[31] Simon GR, Wilkins CJ, Smith I. Sevoflurane induction for emergency caesarean section: two case reports in women with needle phobia. *Int J Obstet Anesth*. 2002;11:296–300.

[32] Marco AP. Informed consent for surgical anesthesia care: has the time come for separate consent? *Anesth Analg*. 2010;110:280–282.

[33] Marcucci C, Seagull FJ, Loreck D, et al. Capacity to give surgical consent does not imply capacity to give anesthesia consent: implications for anesthesiologists. *Anesth Analg*. 2010;110:596–600.

[34] Meisel A, Kuczewski M. Legal and ethical myths about informed consent. *Arch Intern Med*. 1996;156:2521–2526.

[35] Brooks H, Sullivan WJ. The importance of patient autonomy at birth. *Int J Obstet Anesth*. 2002;11:196–203.

[36] Burcher P. The Ulysses contract in obstetrics: a woman's choices before and during labour. *J Med Ethics*. 2013;39: 27–30.

[37] Scott WE. Ethics in obstetric anaesthesia. *Anaesthesia*. 1996;51:717–718.

[38] Thornton J, Moore M. Women who request epidural analgesia in labour should always be given it: opposer. *Int J Obstet Anesth*. 1995;4:41–43.

[39] American College of Obstetricians and Gynecologists Committee on Ethics. ACOG Committee Opinion No. 439: informed consent. *Obstet Gynecol*. 2009;114:401–408.

[40] Davies JM, Posner KL, Lee LA, et al. Liability associated with obstetric anesthesia: a closed claims analysis. *Anesthesiology*. 2009;110:131–139.

[41] Metzner J, Posner KL, Lam MS, et al. Closed claims' analysis. *Best Pract Res Clin Anaesthesiol*. 2011;25: 263–276.

[42] Szypula K, Ashpole KJ, Bogod D, et al. Litigation related to regional anaesthesia: an analysis of claims against the NHS in England 1995-2007. *Anaesthesia*. 2010;65: 443–452.

[43] Hall MA, Bobinski MA, Orentlicher D. *Health Care Law and Ethics*. 7th ed. New York, NY: Wolters Kluwer; 2007:284–285.

[44] Frenkel DN, Liebman CB. Words that heal. *Ann Intern Med*. 2004;140:482–483.

[45] Van Dusen V, Spies A. Professional apology: dilemma or opportunity? *Am J Pharm Educ*. 2003;67(4):3.

[46] American College of Obstetricians and Gynecologists Committee on Ethics. ACOG Committee Opinion No. 321: maternal decision making, ethics, and the law. *Obstet Gynecol*. 2005;106:1127–1137.

[47] *Dobson v Dobson*, 2 SCR 753 (1999).

[48] *Re MB*. 2 FCR 541 (1997).

[49] *Winnipeg Child and Family Service v DFG*, 3 SCR 925 (1997).

[50] *Pemberton v Tallahassee*, 66 F Supp. 2d, 1247 (ND Fla 1999).

[51] *Re AC*, 573 A 2d, 1235 (DC App 1990).

第6章 孕期非产科手术
Nonobstetric Surgery during Pregnancy

Joy L. Hawkins，Debnath Chatterjee 著

钱小伟 译

陈新忠 校

要点 Keypoint

- 目前世界范围内已经顺利开展了各种各样的孕期非产科手术，并且母婴结局良好。成功的关键是有一个良好的围术期团队，包括产科医师、外科医师、麻醉科医师、新生儿科医师及护师。
- 妊娠期的生理变化将改变术前和术中的麻醉技术，但妊娠期间需要避免使用某些麻醉药。某些麻醉药已被证明在任何妊娠周龄对胎儿均有致畸作用。
- 应在术前和术后进行胎心监护，术中胎心监护还可提供手术定位和心肺管理的有用信息，并可能对胎儿的存活及预后有重要影响。
- 推荐术中和术后使用下肢气囊加压装置及术后早期下床活动来预防下肢深静脉血栓形成。优化术后镇痛是早期下床活动的关键。

一、与妊娠有关的发病率和麻醉问题

对大多数麻醉医师而言，发现一个"常规"手术的患者是孕妇时往往内心充满焦虑。约 2% 的孕妇会在妊娠期间接受非产科手术，仅美国一年就有超过 80 000 例该类手术的麻醉。随着微创手术如腹腔镜手术的开展，孕期非产科手术的数量还在不断增加。大多数手术都是为了治疗育龄期常见的疾病如外伤、卵巢囊肿、阑尾炎、胆石症、乳腺肿块和宫颈功能不全等。然而，孕妇有时仍然有需要进行开颅术、体外循环（CPB）和肝移植等大手术，并且母婴结局均良好[1]。即便如此，无论是训练有素的临床医师还是患者及家属均对孕期使用麻醉药物进行手术表示担忧。例如，在 1995 年一项晚期堕胎案件中，一位医生做了错误的证词陈述，他指出"在手术开始前对母亲进行的麻醉通常可能会导致胎儿死亡"。随着这种错误信息的传播，妊娠的患者需要手术时可能会有极度的焦虑。一项研究发现孕妇在事先不知道妊娠的情况下服用了非致畸药物，发生严重先天性畸形的风险是 25%，而不是实际的整体风险 3%[2]。麻醉医师如何去会诊一位即将接受手术和麻醉的孕妇？我们如何给她提供一些关于麻醉可能对胎儿有哪些影响的循

证医学信息呢?

> **临床要点**　孕期进行非产科手术是常见的，但是通常情况下母婴结局和预后良好。

对该类患者进行麻醉前，麻醉医师应该熟悉妊娠期产妇的生理变化。因此，在制定麻醉计划时应考虑以下几个方面。

1. 产妇的生理改变（见第 1 章）　生理变化几乎涉及每一个器官系统，但对于麻醉管理来说需要重视以下几个器官系统的改变。

(1) 呼吸系统：孕妇的氧耗量会因为代谢需求增加而增高，功能残气量（FRC）减少，分钟通气量增加导致动脉血二氧化碳分压降低，黏膜血管增多导致出血可能性加大，以及困难气管插管可能性增加。

(2) 心血管系统：血容量和心排血量增加（最大约在妊娠 28 周）、血浆容量增加引起稀释性贫血，在仰卧位时主动脉下腔静脉受压，以及血管反应性下降（尽管压力感受器敏感性增加）。

(3) 胃肠道系统：胃容量、pH 和胃排空可能没有变化，但胃食管括约肌张力通常减小，孕妇通常描述有胃食管反流症状。

(4) 中枢神经系统：局部麻醉药需要量和吸入麻醉药最低有效肺泡药物浓度（MAC）均下降 25% ～ 40%。

> **临床要点**　与麻醉相关的生理改变是 FRC 下降，仰卧位时主动脉下腔静脉受压，胃食管括约肌张力通常减少，以及麻醉药需要量减少。困难气管插管可能性增加。

2. 胎儿氧合的维持　维持良好的子宫胎盘灌注和足够的母体氧合是保证胎儿良好氧合的关键。对妊娠期间实施任何麻醉而言，维持良好的子宫胎盘灌注和足够的母体氧合都是至关重要的。麻醉医师必须时刻关注外科手术对产妇心排血量、氧输送量和子宫胎盘血流量的影响。总的原则是避免母体缺氧和低血压。

3. 早产的防治　早产是胎儿死亡的最常见原因，是围术期临床医师面临的最棘手的问题。麻醉本身可能并不会引起早产，但是孕妇自身的疾病和孕期非产科手术可能会导致早产。不幸的是，目前还没有可靠的方法预防或治疗早产。大多数研究结果表明，即使进行手术的时间距离分娩较久，孕期曾经接受过非产科手术的孕妇的分娩发动时间通常会早于正常孕妇，并且其新生儿体重低于正常[3]。

二、麻醉药的致畸作用

由于麻醉药的致畸作用尚未在人类身上得到绝对的证实（表 6-1）。对医师和患者而言，其中有一个重要的问题是，由于伦理学的原因任何类型的药物在上市前后均不能在孕妇身上进行安全性检测实验[4]。孕妇和她们的医师很难得到足够的信息来确定大多数药物是否有可能致畸的风险。麻醉药中通常最受关注的是氧化亚氮和苯二氮䓬类。在动物研究中，如果不结合使用卤化剂（抗交感神经药），氧化亚氮会增

表 6-1 导致畸形的因素

ACE 抑制药	锂
酒精	水银
雄激素	苯妥英钠
抗甲状腺药	辐射（> 0.5Gy）
卡马西平	链霉素 / 卡那霉素
化学治疗药物	四环素
可卡因	沙利度胺
香豆素	三甲双酮
己烯雌酚	丙戊酸
铅	维生素 A 衍生物

ACE. 血管紧张素转化酶［引自 Buhimschi CS, Weiner CP. *Medications in pregnancy and lactation (Parts 1 and 2)*. *Obstet Gynecol*. 2009;113: 166-188，417-432.］

加肾上腺素能张力，促进子宫血管收缩，从而减少子宫血流量[5]。这可能是引起小型动物实验中的流产和先天畸形的原因。值得注意的是，氧化亚氮广泛使用于临床并且没有对人类妊娠产生不良影响[6]。

20 世纪 70 年代曾报道过苯二氮䓬类的使用可能与口腔裂畸形的发生有一定的关系，但后来的病例对照研究和前瞻性研究未能证明口腔裂畸形与孕期使用苯二氮䓬类之间有明显相关性[7-9]。苯二氮䓬类甚至被推荐用于治疗难治性妊娠剧吐[10]。长期以来，阿片类、静脉诱导药和局部麻醉药被认为可以安全应用于孕妇。一项 Meta 分析研究表明，在手术室工作的怀孕的医护人员长期暴露于麻醉药仅仅会轻微增加流产的风险[11]。吸烟孕妇或在放射科工作的怀孕的医护人员发生胎儿畸形的潜在风险远高于暴露于微量麻醉药物的孕妇。

然而，N- 甲基 -D- 天冬氨酸（NMDA）受体拮抗药（例如，氯胺酮、氧化亚氮）和 γ- 氨基丁酸（$GABA_A$）受体激动药（如地西泮、静脉诱导药、挥发性麻醉药）的动物实验结果引起了广泛关注[12, 13]。目前使用的麻醉药是通过这些机制中的一种发挥作用。在动物实验中，胎儿或新生儿接触这些药物会导致广泛的神经凋亡退行性病变和持久性记忆 / 学习功能障碍。例如，接受 6h 全身麻醉（使用咪达唑仑、氧化亚氮和异氟醚）的 7 日龄大鼠（相当于人类 0—6 个月的年龄）会发生记忆和学习障碍、神经凋亡退行性病变和海马突触功能缺损[14]。但对人类而言，妊娠最后 3 个月到出生后 3 岁以内暴露于该类麻醉药物对人类学习记忆的影响尚不清楚。广泛的神经凋亡退行性病变和持久性记忆 / 学习障碍是否是麻醉药的直接作用引起的，还是由于人类手术通常不会出现的因素（如过长时间的过高剂量麻醉药暴露、动物实验通常发生的缺氧、呼吸性酸中毒或饥饿）间接引起的呢？目前，没有足够的证据显示我们需要改变临床麻醉用药，毕竟我们基本的临床目标是尽力减轻手术过程中的疼痛和压力[15, 16]。

临床要点 当前没有麻醉药被证实具有明确致畸作用，包括氧化亚氮和苯二氮䓬类。但是，麻醉药对发育中的大脑的神经毒性的影响引起了广泛关注，是目前研究的热点。

三、术前计划和咨询

术前评估应该包括以下几点：如果孕妇的妊娠状态不确定或者在患者要求的情况下，应该进行相应的妊娠检查；告知麻醉药和方法可能对胎儿和妊娠产生影响（或者没有影响）的风险；告知其早产的症状和妊娠 24 周后任何时间内需要子宫移位的可能（表 6-2 和表 6-3）。

表 6-2　妊娠＜ 24 周的孕妇麻醉管理原则

如果可能的话，推迟手术直到妊娠中期或产后
要求产科医师进行术前评估
术前会诊（见正文）
至少需要使用非颗粒抗酸药来预防误吸
监测并保持氧饱和度、血压、动脉血 CO_2 和血糖处于正常范围
使用区域麻醉进行术后镇痛
记录手术前后胎儿心率变化

表 6-3　妊娠＞ 24 周的孕妇麻醉管理原则

如果可能的话，推迟手术到产后
术前会诊（见正文）
从产科医师那里获取咨询意见并探讨围术期子宫收缩药的使用
使用吸入麻醉药
围术期采用子宫左倾体位
监测并保持氧饱和度、血压、动脉血 CO_2 和血糖处于正常范围
术中行胎儿监护（可行时）优化宫内环境或在手术前后检查胎心音
术后监测子宫收缩和胎心率
使用区域麻醉进行术后镇痛

　　强制性妊娠检查是有争议的，同时引发了医学和伦理问题 [17]。任何年龄在 12—50 岁的女性患者都应该在麻醉记录单上记录她的末次月经时间。妊娠如果超过 3 周，应该进行相应的妊娠检查。如果手术可以推迟到妊娠中期，发生致畸和流产的风险较小。此外，孕中期和孕晚期发生早产的风险也较小。

　　临床要点　强制性妊娠检查是有争议的，但是我们应该随时做好为孕妇提供相应检查的准备。

　　术前可以适当用药减轻孕妇的焦虑或疼痛，因为母体紧张或疼痛导致血浆儿茶酚胺浓度升高可能会降低子宫血流量。由麻醉医师的判断和患者的意愿来决定是否使用苯二氮䓬类如咪达唑仑。为了更好地预防误吸，可以术前使用抗酸药复合甲氧氯普胺和（或）H_2 受体拮抗药。与产科主管医师共同探讨围术期患者的安胎策略。吲哚美辛（口服或栓剂）、硝苯地平、硫酸镁均是围术期最常用的安胎药物。其中，吲哚美辛对麻醉药的药理特性影响不大，但硝苯地平可能导致低血压的发生。硫酸镁可加强非去极化肌松药的作用并降低血管反应性，在急性失血时或低血容量时可能会发生难治性低血压。

四、术中麻醉管理

没有证据表明任何麻醉技术优于另一种麻醉技术，术中重点需要关注的是如何较好地维持母体子宫胎盘灌注和氧合。一项小样本研究发现，与全身麻醉相比，椎管内麻醉下行附件手术的孕妇发生早产的概率更高[18]。然而，目前仍没有较大样本量的研究表明，手术类型、麻醉方式、接受手术孕妇的孕龄、手术时长、估计手术失血量或麻醉时长会影响妊娠结局。围术期监测应包括血压、脉搏血氧饱和度、呼气末 CO_2 浓度和体温。由于怀孕期间分钟通气量增加，孕妇动脉血二氧化碳分压约下降 10mmHg，因此术中呼气末 CO_2 浓度的维持应得到相应调整和修正。由于母体代谢需求增加并且 FRC 减少，因此在呼吸暂停或通气不足的情况下，更容易迅速发生动脉血氧饱和度的下降。长时间手术应该定期检查血糖浓度，确保血糖在正常范围内。

> **临床要点**　没有确切证据表明麻醉影响妊娠结局。围术期麻醉的关键在于确保母体的氧合、灌注、完善的镇痛和早期下床活动。

在不干扰手术视野或手术创面的情况下，麻醉医师可以进行间歇或连续的胎儿监护，以确保胎儿的安全。这可能如同手术前后检查胎儿心音 [胎心率（FHR）] 一样简单或者采取较为复杂一点的整个手术期连续 FHR 监测。监测 FHR 应当仅仅是一个医学问题，而不是法律意义上强制规定必须要进行的监测。麻醉医师应该根据实施 FHR 监测是否会影响麻醉管理来决定是否要进行 FHR 监测。美国妇产科学会（ACOG）和麻醉医师协会（ASA）发布了针对"孕期非产科手术"的声明中指出"应该根据具体情况决定是否使用 FHR 监测，如果需要 FHR 监测，应当根据胎龄、手术类型和 FHR 监测是否容易实施来权衡"。总而言之，每一个孕期非产科手术都需要一个完善的团队（包括麻醉、产科护理、外科、儿科和护理）最大限度地保证孕妇和胎儿的安全[19]。至少，在手术前应进行产科会诊，以记录胎儿术前的健康状况，并和孕妇详细说明如果围术期需要进行产科检查或治疗，孕妇需要配合医师去产科病区进行相应的检查或治疗。

> **临床要点**　麻醉医师术前会诊的一个重要内容是应该和产科医师讨论决定是否需要进行胎儿监护。

当进行连续 FHR 监测时，由于手术干扰或接触不良等原因，在全身麻醉或镇静时可能会出现某一时间点存在短暂的胎心缺失现象，但应当避免胎儿心动过缓的发生。胎心减速可能预示麻醉医师需要增加产妇的氧合，提高产妇的血压，向左侧推移子宫，改变手术切入部位，或者需要开始安胎治疗。FHR 监测可以帮助麻醉医师在发生低血压、CPB 期间或涉及大量体液转移的情况时，准确评估子宫胎盘血流灌注。如果母亲在区域麻醉时是清醒的，那么在手术过程中听到胎儿的心音是非常令她安心的一件事。然而，在急诊或腹部外科手术中进行 FHR 监测可能是不切实际的。尚未有明确证据证明 FHR 监测可以明显改善胎儿预后和结局。在缺少分娩专家在场的情形下，非专业人员可能会误读胎儿心率的变化从而导致不必要的早产的发生[20]。ACOG 支持任何妊娠期非产科手术术前邀请产科医师进行会诊，但是应该根据具体情况决定是否需要进行术中 FHR 监测[19]。

实施全麻时，应充分去氮给氧，环状软骨加压下快速顺序诱导并避免发生母体缺氧。我们必须要牢记孕妇气道黏膜可能存在水肿并且血管分布更密集，这可能导致喉镜显露会更加困难一些。在孕早期，虽然常用剂量的氯胺酮是安全的，但是大剂量氯胺酮（2mg/kg）可引起子宫张力过高。妊娠期间 MAC 通常下降 25% ～ 40%，因此应保持吸入麻醉药的 MAC 值低于 2.0，防止母体心排血量发生下降。麻醉医师根据具体情况选择使用氧化亚氮。如果使用肌肉松弛拮抗药，建议缓慢注射以防止乙酰胆碱的急性增加，从而引起子宫收缩。

区域麻醉技术在早期妊娠中有减少静脉或吸入麻醉药使用的优势。如果不使用镇静药物，应该行连续胎儿监护以确保 FHR 不发生明显变化。使用足够的液体扩容，子宫左倾体位和升血压药（去氧肾上腺素或麻黄碱）防止椎管内麻醉引起的低血压。与非妊娠患者相比，妊娠期椎管内麻醉的局麻药需要量约减少 1/3。区域麻醉能提供较好的术后镇痛，降低产妇镇静药物使用，从而使① 患者能报告早产症状；② 维持良好的 FHR；③ 早期下床活动，减少血栓栓塞并发症的风险。

五、术后护理

术后应继续监测 FHR 和子宫收缩情况。必须尽早积极治疗早产。在康复病房可能需要继续监测 FHR 和子宫收缩并在外科康复区或 ICU（重症监护病房）提供专业护理。静脉注射止痛药物可能会降低 FHR，因此应尽可能地采用椎管内或外周神经阻滞技术进行术后镇痛。妊娠患者血栓栓塞的危险性较高，应尽快进行积极的术后镇痛使患者能早期下床活动。

如果不能早期下床活动，应考虑预防性使用抗凝药物。维持母体氧合和子宫左倾体位。如果胎儿超过 23 孕周应及时通知新生儿科，以便于孕妇可以咨询是否有早产发生的风险。

> **临床要点**　术后管理的关键包括持续监测胎心率和子宫收缩情况并积极预防血栓形成。

六、特殊情况

1. **创伤**　创伤是导致产妇死亡的主要原因。血流动力学不稳定，胎盘早剥，或产妇死亡均是导致胎儿死亡的重要原因[21]。应尽早在急诊室进行超声检查，以确定胎儿是否存活。如果妊娠≥ 23 周，应该进行连续胎儿监测。母亲应该接受所有需要的诊断和检查以便得到最完善和及时的治疗，尽可能地保护胎儿。< 5rad 的辐射照射（例如，头部计算机断层扫描的辐射是< 1rad）不会增加胎儿发生畸形的风险[22]。超声和磁共振成像（MRI）无电离辐射，在必要时可以选择使用。在急性创伤时，哪些情况下需要行急诊剖宫产仍然不十分明确，但出现以下几种情况时需要行急诊剖宫产：① 母亲生命体征平稳伴有胎儿宫内窘迫；② 创伤性子宫破裂；③ 需要进腹腔手术修复妊娠子宫；④ 母亲不能挽救但是胎儿是存活的。如果胎儿不能存活或死亡，重点挽救母亲，改善母体的全身情况。相比剖腹产手术而言，母体更能较好地耐

受阴道分娩。

2. 神经外科手术 妊娠期间有时可能需要进行诸如动脉瘤夹闭术或动静脉畸形（AVM）修复等神经外科手术[23]。目前，各种麻醉方法都已经成功应用于妊娠期神经外科手术。在可预见会发生低血压、大量体液转移或大量失血的情况下，进行胎儿监护可能是有利的。如果孕妇的心排血量出现下降，此时积极利尿可能会降低子宫胎盘灌注。在动物实验中，高剂量甘露醇会导致胎儿脱水，但是临床上可能并不一定会发生类似的现象。过度通气可能是必要的，但会减少母体的心排血量和降低胎儿氧气的输送（孕妇血红蛋白氧解离曲线左移）。急性颅内动脉瘤的血管内治疗已经成功应用于妊娠期间手术，避免了开颅手术[24]。介入放射治疗术中应使用胎儿防护装置。

3. 需要体外循环的心脏手术 心脏手术已经在妊娠期间成功进行。血容量和心排血量生理性增加在妊娠 28 ~ 30 周达到高峰，伴有狭窄性瓣膜病变或肺动脉高压的孕妇可能在此时容易发生心功能失代偿。产后会出现另一高危时期，分娩后由于腹主动脉下腔静脉压迫的解除和子宫胎盘自体血的输注使心排血量达到高峰。有严重心脏症状的孕妇在各项治疗措施不能缓解症状的情况下，心脏手术可能对孕妇和胎儿更加有利。如果可能的话，手术应尽量推迟到孕中期，此时致畸的主要风险（例如，心脏药物、X 线和胎盘低灌注或胎儿缺氧）更小，发生早产的风险也较小。在接近足月的孕妇中，剖宫产和瓣膜置换术已经可以同时成功完成。如果产妇同意，可以进行该类联合手术。目前的研究显示该类手术孕妇死亡率与非妊娠患者相似，但是胎儿的死亡率可能会较高[25]。

妊娠 24 周后，监测胎儿并保持子宫左倾体位可以保证较好的胎盘灌注。体外循环的最佳压力和流量尚不清楚，但动物研究表明，妊娠期较高的灌注压力和流量可能有助于维持较好的子宫胎盘灌注和胎儿氧合。胎心监测是反映胎盘灌注的一个非常敏感的措施，可用于优化灌注压力和流量。胎儿心动过缓通常发生在体外循环开始的时候，之后通常会缓慢恢复到稍低于正常水平，很少或没有胎心率搏动间隔的变化。低温已成功应用，虽然有人主张常温下行体外循环术。优化术中及术后母体情况是保证胎儿良好结局的最佳途径[26]。

> **临床要点** 在保证充分的子宫胎盘灌注的情况下，在妊娠期进行一些复杂的外科手术是安全的。

4. 腹腔镜手术 妊娠期发生严重腹痛通常会给诊断带来挑战，腹腔镜作为微创手术可以用于该类患者手术，同时又可以避免开腹手术给孕妇带来的创伤。可以在腹腔镜下进行的外科手术包括胆囊切除术和阑尾切除术。有趣的是，与非妊娠患者类似，微创手术对妊娠患者的预后是有利的，但是开腹手术和腹腔镜手术对胎儿预后的影响并没有明显差异[3]。近期一项羊的动物研究表明，CO_2 气腹不会引起胎儿发生显著的缺氧或血流动力学改变，但可能会引起胎儿发生呼吸性酸中毒。虽然调整母体呼气末二氧化碳到正常水平可以使胎儿体内 CO_2 浓度在稍后得到不完全的纠正[27]，但这是否对发育中的大脑有影响尚不清楚。最近，针对早产动物的研究表明，气腹引起的高碳酸血症和酸中毒可导致长时间的胎儿缺氧和心血管抑制，甚至在停止腹腔充气之后仍然可能会发生[28]。因此，应该尽可能将腹腔内压力和手术时间（即充气时间）降至最低。其他技术和方式也可采用，如在胆道造影时使用胎儿防护装置，采用气动加压袜和左倾体位等[29]。

5. 胎儿手术 胎儿外科手术是一门迅速发展的手术类型。产前成像领域的进展和微创外科技术的不断改进改变了胎儿手术的方式。在妊娠期的不同阶段正在进行的大量不同类型的胎儿手术挽救了胎儿的生命或防止了胎儿器官的不可逆损伤（表 6-4）。母体的安全是首要的，母亲和胎儿的风险必须与胎儿的利益相平衡。

表 6-4 常用胎儿手术

胎儿畸形	胎儿手术方式
双胎输血综合征	羊水抽吸 选择性胎儿镜激光光凝
双胎动脉反向灌注综合征	超声引导射频消融 胎儿镜脐带凝固
膀胱出口梗阻	膀胱羊膜腔分流
羊膜带综合征	胎儿镜激光
主动脉瓣狭窄伴有左心发育不良综合征	主动脉瓣球囊扩张
肺囊性腺瘤样畸形	胸腔羊膜腔分流 开放式胎儿肺叶切除 宫外手术之肺叶切除
先天性膈疝	胎儿镜气管腔内闭塞 宫外手术之 ECMO
骶尾部畸胎瘤	宫外手术之畸胎瘤切除
淋巴水囊瘤	宫外手术之建立气道
颈部畸胎瘤	宫外手术之建立气道
脊髓脊膜膨出	妊娠中期胎儿开放修复术

微创介入治疗是目前最常用的胎儿手术措施，包括超声引导和胎儿镜下手术。胎儿镜下手术通常需要超声引导下经皮置入套管针通过子宫进入羊膜腔，然后通过套管针置入胎儿镜进行可视化和预定的手术。胎盘的位置决定了手术的方式，胎儿监测通常仅限于多普勒超声间歇测量 FHR。手术技术和仪器的发展已经改变了麻醉管理模式，更多的胎儿手术需要在局部麻醉或椎管内麻醉复合镇静下实施[30]。

胎儿口咽或颈部较大肿块切除术通常需要进行宫外手术保证胎儿出生时的安全气道。胎儿宫外手术的指征也在不断发展，现在主要包括胎儿纵隔或肺大肿块切除术，保留子宫胎盘循环的体外膜肺（ECMO）插管等手术通常也需要行宫外手术[31]。和剖宫产手术不同，胎儿宫外手术的中心原则是控制子宫肌肉张力以保持正常的子宫胎盘循环灌注。将产妇的血压维持在 90% 的基础血压范围内可以保证充足的子宫胎盘血流灌注和胎儿氧合。为了防止子宫收缩和胎盘早剥，可以采用羊膜腔灌注和仅部分娩出胎儿行宫外手术以便较好地维持子宫容积。通常情况下，需要在气管插管全麻下进行胎儿宫外手术，使用高剂量吸入麻醉药（2～3MAC）可以保证足够的子宫松弛。术前放置硬膜外导管用于术后镇痛。连续胎儿监护包括胎儿超声心动图及胎儿脉搏血氧饱和度对胎儿宫外手术是至关重要的[32]。胎儿心动过缓是胎儿窘迫的重要标志，需引起注意和及时治疗。胎儿宫内窘迫的常见原因包括机械性压迫或脐带扭曲、胎盘剥离、子宫收缩、胎儿低血容量及母体低血压。在部分娩出胎儿下行宫外手术时，肌内注射鸡尾酒合剂包括芬太尼、维库溴铵和阿托品进行胎儿镇痛和防止胎儿体动。不论哪种类型的宫外手术，首要的任务是通过直接喉镜行气管插管确保胎儿气道安全。对于气道结构变形或压迫的胎儿，可能需要进行软和（或）硬支气管镜检查或气管造口术。宫外手术需要 ECMO 时，允许在有胎盘血流灌注的情况下置入动脉和静脉导管以便 ECMO 的使用。晚期妊娠合并胎儿持续纵隔压迫的大胸部肿块时可采用宫外手术切除肿块[33]。在夹闭脐带和完成宫外手术之前，应该降低吸入麻醉药浓度使子宫张力恢复正常，娩出胎儿后再夹闭和剪断脐带。胎盘娩出后，通过给予催产素和外科医师手动子宫按摩来增强子宫收缩。提前准备好血制品和其他类型的缩宫药。术前应该准备一个单独的团队包括麻醉医师、外科医师、新生儿科医师和护师完成新生儿复苏和在必要时完成新生儿手术。

> **临床要点** 宫外胎儿手术的首要原则是降低子宫张力并保持充足的子宫胎盘灌注。

妊娠中期开放式胎儿手术的适应证包括脊髓脊膜膨出闭合术和切除妊娠早期即引起肺水肿的胸内病灶[34]。该类手术围术期主要关注点与宫外胎儿手术相似，但是又有一些区别。在修复特定的胎儿缺陷后，在缝合子宫之前需要将胎儿重新放置入子宫腔内。使用硫酸镁、吲哚美辛和硝苯地平等措施积极进行保胎治疗。为了减少产妇急性肺水肿发生，术中需要严格限制静脉液体的输注[35]。胎膜早破和早产是开放式胎儿手术术后常见的并发症[36]。虽然开放式胎儿手术和胎儿宫外手术的手术切口通常不选择子宫下段，但是增加了子宫破裂的风险。因此，在此次和所有以后妊娠分娩发动之前需要进行剖宫产术娩出胎儿。

> **临床要点** 尽管使用各种方式积极保胎，如何处理和预防早产仍然是开放式胎儿手术术后一个令产科医师感到棘手的问题。

七、总结

总之，妊娠期可能需要进行各类非产科手术。麻醉医师术前应积极安抚孕妇并告知麻醉药和技术本身不会对胎儿或妊娠产生明显危害。术后预防早产是目前最受关注的问题，我们需要做好围术期的各项监测和保胎治疗。术后无镇静作用的有效镇痛有助于早产的早期诊断和治疗，并有助于孕妇早期下床活动，从而预防血栓栓塞并发症的发生。

参 考 文 献

[1] Reitman E, Flood P. Anaesthetic considerations for non-obstetric surgery during pregnancy. *Br J Anaesth*. 2011; 107(suppl 1):i72–i78.

[2] Koren G, Bologa M, Long D, et al. Perception of teratogenic risk by pregnant women exposed to drugs and chemicals during the first trimester. *Am J Obstet Gynecol*. 1989;160:1190–1194.

[3] Chohan L, Kilpatrick C. Laparoscopy in pregnancy: a literature review. *J Clin Obstet Gynecol*. 2009;52:557–569.

[4] Lo WY, Friedman JM. Teratogenicity of recently introduced medications in human pregnancy. *Obstet Gynecol*. 2002;100: 465–473.

[5] Mazze RI, Fujinaga M, Baden JM. Halothane prevents nitrous oxide teratogenicity in Sprague-Dawley rats; folinic acid does not. *Teratology*. 1988;38:121–127.

[6] Mazze RI, Källén B. Reproductive outcome after anesthesia and operation during pregnancy: a registry study of 5405 cases. *Am J Obstet Gynecol*. 1989;161:1178–1185.

[7] Rosenberg L, Mitchell AA, Parsells JL, et al. Lack of relation of oral clefts to diazepam use during pregnancy. *N Engl J Med*. 1983;309:1282–1285.

[8] Shiono PH, Mills JL. Oral clefts and diazepam use during pregnancy. *N Engl J Med*. 1984;311:919–920.

[9] Dolovich LR, Addis A, Vaillancourt JM, et al. Benzodiazepine use in pregnancy and major malformations or oral cleft: meta-analysis of cohort and case-control studies. *BMJ*. 1997;317:839–843.

[10] Buhimschi CS, Weiner CP. Medications in pregnancy and lactation (Parts 1 and 2). *Obstet Gynecol*. 2009;113:166–188 and 417–432.

[11] Boivin JF. Risk of spontaneous abortion in women occupationally exposed to anaesthetic gases: a meta-analysis. *Occup Environ Med*. 1997;54:541–548.

[12] Ikonomidou C, Bosch F, Miksa M, et al. Blockade of NMDA receptors and apoptotic neurodegeneration in the developing brain. *Science*. 1999;283:70–74.

[13] Ikonomidou C, Bittigau P, Ishimaru MJ, et al. Ethanol-induced apoptotic neurodegeneration and fetal alcohol syndrome. *Science*. 2000;287:1056–1060.

[14] Jevtovic-Todorovic V, Hartman RE, Izumi Y, et al. Early exposure to common anesthetic agents causes widespread neurodegeneration in the developing rat brain and persistent learning deficits. *J Neurosci*. 2003;23:876–882.

[15] Olney JW, Young C, Wozniak DF, et al. Anesthesia-induced developmental neuroapoptosis: does it happen in humans? *Anesthesiology*. 2004;101:273–275.

[16] Jevtovic-Todorovic V, Absalom AR, Blomgren K, et al. Anaesthetic neurotoxicity and neuroplasticity: an expert group report and statement based on the BJA Salzburg Seminar. *Br J Anaesth*. 2013;111:143–151.

[17] Palmer SK, Van Norman GA, Jackson SL. Routine pregnancy testing before elective anesthesia is not an American Society of Anesthesiologists standard. *Anesth Analg*. 2009;108:1715–1716.

[18] Hong JY. Adnexal mass surgery and anesthesia during pregnancy: a 10-year retrospective review. *Int J Obstet Anesth*. 2006;15:212–216.

[19] American College of Obstetricians and Gynecologists Committee on Obstetric Practice. ACOG Committee Opinion No. 474: nonobstetric surgery during pregnancy. *Obstet Gynecol*. 2011;117:420–421. http://www.asahq.org. Accessed 9/22/15.

[20] Immer-Bansi A, Immer FF, Henle S, et al. Unnecessary emergency caesarean section due to silent CTG during anaesthesia? *Br J Anaesth*. 2001;87:791–793.

[21] Brown HL. Trauma in pregnancy. *Obstet Gynecol*. 2009; 114:147–160.

[22] Baysinger CL. Imaging during pregnancy. *Anesth Analg*. 2010;110:863–867.

[23] Wang LP, Paech MJ. Neuroanesthesia for the pregnant woman. *Anesth Analg*. 2008;107:193–200.

[24] Piotin M, de Souza Filho CB, Kothimbakam R, et al. Endovascular treatment of acutely ruptured intracranial aneurysms in pregnancy. *Am J Obstet Gynecol*. 2001; 185:1261–1262.

[25] Khandelwal M, Rasanen J, Ludormirski A, et al. Evaluation of fetal and uterine hemodynamics during maternal cardiopulmonary bypass. *Obstet Gynecol*. 1996;88:667–671.

[26] John AS, Gurley F, Schaff HV, et al. Cardiopulmonary bypass during pregnancy. *Ann Th oracic Surg*. 2011;91: 1191–1197.

[27] Reynolds JD, Booth JV, de la Fuente S, et al. A review of laparoscopy for non-obstetric-related surgery during pregnancy. *Curr Surg*. 2003;60:164–173.

[28] Uemura K, McClaine RJ, de la Fuente SG, et al. Maternal insufflation during the second trimester equivalent produces hypercapnia, acidosis, and prolonged hypoxia in fetal sheep. *Anesthesiology*. 2004;101:1332–1338.

[29] Pearl J, Price R, Richardson W, et al. The Society of American Gastrointestinal Endoscopic Surgeons (SAGES) guidelines for diagnosis, treatment, and use of laparoscopy for surgical problems during pregnancy. *Surg Endosc*.

2011;25:3479–3492. doi:10.1007/s00464-011-1927-3.

[30] Lin EE, Tran KM. Anesthesia for fetal surgery. *Semin Pediatr Surg*. 2013;22:50–55.

[31] Marwan A, Crombleholme TM. The EXIT procedure: principles, pitfalls, and progress. *Semin Pediatr Surg*. 2006;15:107–115.

[32] Rychik J, Tian Z, Cohen MS, et al. Acute cardiovascular effects of fetal surgery in the human. *Circulation*. 2004;110: 1549–1556.

[33] Cass DL, Olutoye OO, Cassady CI, et al. EXIT-to-resection for fetuses with large lung masses and persistent mediastinal compression near birth. *J Ped Surg*. 2013; 48:138–144.

[34] Adzick NS, Thom EA, Spong CY, et al. A randomized trial of prenatal versus postnatal repair of myelomeningocele. *N Engl J Med*. 2011;364:993–1004.

[35] Ferschl M, Ball R, Lee H, et al. Anesthesia for in utero repair of myelomeningocele. *Anesthesiology*. 2013;118: 1211–1223.

[36] Golombeck K, Ball RH, Lee H, et al. Maternal morbidity after maternal-fetal surgery. *Am J Obstet Gynecol*. 2006; 194:834–839.

第三篇
分　娩

III. Labor and Delivery

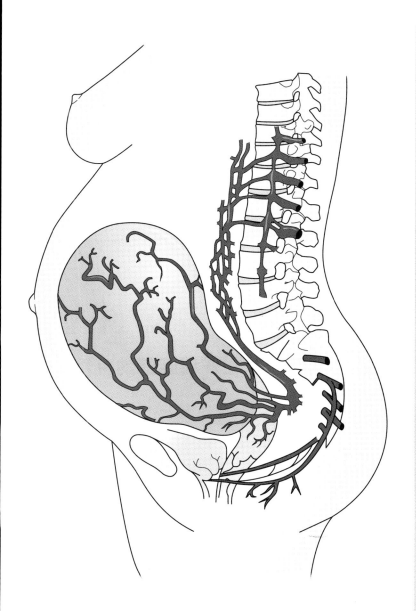

A Practical Approach to
Obstetric Anesthesia
2nd Edition

产科麻醉学

原书第 2 版

第 15 章　多胎妊娠和臀先露的麻醉

第 16 章　产科急症

第 17 章　新生儿复苏

第7章　胎儿评估和监护
Fetal Assessment and Monitoring

Michael G. Richardson，Mary DiMiceli-Zsigmond，David R. Gambling　著

聂玉艳　译

耿炜莲　黄绍强　校

要点 Keypoint

- 产前和产时胎儿监护的目标是改善新生儿预后，即降低新生儿死亡率和神经系统疾病的发病率。
- 电子胎儿监护的应用知识让产科麻醉医师能预料到问题并与产科医师或围产专家有效地沟通。
- 产前胎儿监护的生理基础是胎儿依赖于持续充分的氧供。它是通过母体到胎儿循环一系列的氧传递步骤实现的。任何影响氧传递的过程都可能引起胎儿缺氧和酸中毒。
- 电子胎儿监护（electronic fetal monitoring，EFM）阳性预测价值低，且对于如何判读一种胎心率（fetal heart rate，FHR）图形，解读者个体之间变异相当大。
- 其他形式的产前监测包括无应激试验、宫缩应激试验、生物物理评分及脐动脉多普勒血流速度测量。这些有助于诊断胎儿畸形、监护胎儿健康和确定分娩的最佳时间。
- 近年来，新的关注点集中在定义的标准化、对 EFM 结果的判读、干预措施和潜在的生理基础，以期增强胎儿监护的安全性和有效性，从而进一步改善新生儿预后。
- 产程中连续的 EFM 可减少新生儿惊厥发作，但在脑瘫的发生率或胎儿死亡率方面无差异。然而连续的 EFM 与剖宫产和器械助产的增加相关。
- 理解某种治疗方法和麻醉技术是如何直接或间接地影响胎儿生理状态是非常重要的，这将反过来影响对 EFM 结果合理解读及恰当处理的能力。

产前和产时胎儿监护的目标是改善新生儿预后，即降低新生儿死亡率和神经系统疾病发病率[1-5]。其前提是胎儿监护能发现胎儿氧合及酸碱状态异常的征象，允许适时的介入干预措施，要么增加胎儿氧供，要么在增加氧供无效的情况下娩出胎儿[3]。尽管胎儿监护技术自出现以来 50 年期间已经有所改进，但是对电子胎儿监护（electronic fetal monitoring，EFM）结果的统一分类和解读是滞后的，因此异常胎儿监护的阳性预测值（positive predictive value，PPV）仍然是低的，而新生儿死亡率和神经系统疾病发病率得到改善的证据尚不足[6-8]，即使剖宫产率显著增加。当这种监护手段普遍应用而不是在有指征时使用（即在胎儿缺氧风险低或低发生率的情况下），异常结果的假阳性率是高的[9, 10]。这应该引起关注，因为异常的

监护结果经常促使紧急的手术分娩。反过来讲，这可能导致不必要的手术，继而潜在地增加母婴疾病发病率。为了提高胎儿监护的有效性和安全性，从而改善新生儿预后，近年来，在定义的标准化、EFM 结果的判读及临床干预等方面做出很多努力。

虽然产前监护有其局限性，但依然被广泛推荐 [1-4]，用来监测胎儿生长发育和健康状况，尤其在复杂妊娠的情况下，这也是对继续妊娠还是娩出胎儿进行风险评估的可行方法。同样，为了监测胎儿氧合及酸碱状态，自发分娩和引产期间及剖宫产前的麻醉诱导期间，产时胎儿监护在美国常规使用 [2-5, 11]。因为 EFM 及其他监护技术的使用如此普遍，所以从有助于患者照护、促进母婴健康的目的出发，产科麻醉医生有必要熟悉胎儿监护。

一、胎儿监护的生理基础

产前胎儿监护的潜在生理基础是胎儿依赖于由供氧途径获得足够的氧供，供氧途径涉及氧转运的诸多步骤 [12]。主要包括：空气 / 环境 → 母体肺 → 母体血液 → 母体全身循环 → 子宫动脉血流 → 子宫螺旋动脉 / 绒毛间隙 → 母体 – 胎儿气体转运 → 胎儿脐带灌注 → 胎儿生命器官。

供给胎儿的阶梯式氧运输出现明显障碍会迅速引起胎儿缺氧和酸中毒，从而引起神经系统和心血管系统的改变，若未纠正最终可能导致胎儿死亡。胎儿对低氧血症和酸中毒的反应包括羊水量的减少、生物物理学指标的降低（活动、张力、呼吸、需要自主神经系统完好才能维持的正常胎心率变异消失及胎心率基线改变）[3, 13]。胎儿监护旨在发现这些征象，这些征象是胎儿对缺氧的"心血管防卫"的适应性反应 [14]：心率降低和非重要功能（活动）减弱降低了心肌和全身的氧耗，有助于保护氧储备且使灌注转向重要器官（心、脑和肾上腺）。与氧供不足引起急性胎儿心血管反应相对，较小程度的慢性子宫胎盘功能不全可能会引起胎儿生长受限（fetal growth restriction，FGR）和肾脏灌注降低及羊水减少（胎儿尿量降低引起）[13, 15]。因此产前胎儿监护可间接地提示急性或慢性胎儿缺氧或酸中毒。需要注意的是产前胎儿健康状况的监测可受下列情况影响：母亲用药（如 β 受体拮抗药、皮质类固醇、阿片类）、吸食毒品及烟草、胎儿睡眠 – 觉醒周期、孕周，以及胎儿的并发症及异常。

二、电子胎儿监护

1. 电子胎心率（fetal heart rate，FHR）监护是胎儿评估的一项基本技术。它是产前检查（无应激试验、催产素应激试验）的重要组成部分且分娩期间用于监护胎儿。尽管 1906 年就首次报道了胎儿心电图 [16]，但直到 19 世纪 60 年代 EFM 才用于临床，自此后 EFM 作为产科临床中的一种筛查工具被日益广泛接受 [10]。

2. 现代监护仪能接收几种信号输入，包括一个或两个 FHR 输入通道，一个记录宫缩，另一个可接收胎儿或母亲心电图（ECG）信号输入。最常见的 FHR 信号输入是通过一个外置于产妇腹部且对准胎心的无创多普勒探头传输。或者也可通过一个胎儿头皮电极（fetal scalp electrode，FSE）——一个能插入头皮表面皮肤的螺旋形 ECG 电极，可提供直接的 ECG 信号输入。对 EFM 的解读需要确定此时间内的胎儿监测图形与子宫收缩的时间关系；因此大多数监护仪会配一个外置的分娩力计。这种无创的压力传感器仪能显示出宫缩的时间和频率，而不能显示宫缩的力量。或者可插入一个宫内压力管（intrauterine pressure catheter，IUPC）定量评估子宫收缩力，产科医师可以用其评估分娩收缩力是否足够，从而精确地滴定催产素输注。内置监护仪器（FSE 和 IUPC）仅限于胎膜破裂的妇女使用。使用 FSE 需是单胎头位的胎儿。使用内置监护设备有子宫穿孔、宫内感染及胎盘早剥等风险，但非常少见。

三、电子胎儿监护的解读

1. 对 EFM 的解读是主观的且赖于当时所处临床情况，这可能会导致不同观察者之间及同一观察者不同情况下解读的可靠性都比较差[8]。

2. 1997 年第一次关于 EFM 标准的共识定义了 FHR 的特点，其目的是促进胎儿窘迫的循证医学管理，有利于进行胎儿评估和干预的研究[17]。

3. 2008 年提出了 EFM 解读方案和干预措施，阐明和修订了有关术语[18]。这些指南的作者推荐使用 EFM 的三级分类系统且对每一种 EFM 类别建议了应对干预措施。

4. 提高 EFM 可靠性的方法（如降低假阳性率）由于下列原因可能并不理想。

(1) EFM 在低患"病"率的人群中继续用作"筛查试验"。

(2) 某些变量与当时所处的临床情况密切相关。

(3) 一直依赖于人为解读[8, 10]。

5. 近期提高诊断能力的努力主要集中于对两类 EFM 基于循证医学的干预措施反应研究[19-24] 和对这些干预措施其潜在的病理生理学原理的进一步整合[12, 25, 26]。

四、产前胎儿监护

1. 目的和原则

(1) 产前监护在产程开始前实施，有两个主要目的：诊断胎儿异常情况和监护胎儿健康状况以确定最佳分娩时机[3]。后者关系到胎儿死亡的预防，主要通过识别那些可能存在一定程度子宫胎盘循环不良的胎儿，从而在进行性低氧血症和酸中毒导致胎儿死亡之前进行干预[1]。

(2) 在约 1/3 的绒毛血管闭塞后，胎儿监护试验开始出现轻微的异常。

(3) 一旦 60% ～ 70% 的绒毛血管受累，多普勒超声监测脐动脉（umbilical artery，UA）舒张末流速（end diastolic velocity，EDV）可能缺失或者反向，导致胎儿低氧血症和（或）酸血症风险增加[13]。

(4) 产前评估方法包括：① 母体感知的胎动；② 无应激试验（nonstress test，NST）；③ 宫缩应激试验（contraction stress test，CST）；④ 生物物理学评估（biophysical profile，BPP）和修正的 BPP；⑤ UA 多普勒血流速度测量。

(5) 美国妇产科医师协会（ACOG）目前推荐产前胎儿监护适用于宫内胎儿死亡风险增加的妊娠，不管风险增加是因为母亲先前就有的疾病还是妊娠的并发症（表 7–1）[1]。

(6) 个体化的风险评估决定了治疗方法的选择。必须认识到假阳性试验结果会使医源性早产的风险增加。

表 7-1 因胎儿缺氧增加围生期患病风险且产前胎儿监护可能有益的情况

- **产科既往史**
  - 妊娠高血压性疾病（妊娠期高血压、子痫前期、子痫）
  - 胎盘早剥
  - 胎儿发育迟缓
  - 死产
- **母亲基础疾病**
  - 慢性高血压
  - 妊娠前糖尿病
  - 自身免疫性疾病
  - 血液高凝性疾病（血栓形成、血红蛋白病）
  - 先天性心脏病
  - 慢性肾病
  - 甲状腺功能亢进症（控制不佳）
  - 高龄
  - 病态肥胖
- **当前妊娠相关疾病**
  - 妊娠高血压性疾病（妊娠高血压、子痫前期、子痫）
  - 需胰岛素治疗的妊娠期糖尿病
  - 胎停史
  - 单绒多胎妊娠
  - 胎儿发育迟缓
  - 晚期或过期妊娠（＞42周）
  - 怀疑羊水过少／羊水过多
  - 慢性（稳定的）胎盘早剥
  - 胎动减少
  - 同种免疫（中至重度）
  - 血清学筛查异常（无确定的胎儿畸形，hCG或甲胎蛋白超过平均值的2.0倍）
  - 未足月胎膜早破或早产
  - 妊娠期间交通意外
  - 阴道出血
  - 妊娠期胆汁淤积症
  - 辅助生殖技术

hCG. 人绒毛膜促性腺激素（引自 American College of Obstetricians and Gynecologists. ACOG Practice Bulletin No. 145: antepartum fetal surveillance. *Obstet Gynecol*. 2014;124:182-192；Liston R，Sawchuck D，Young D. Fetal health surveillance: antepartum and intrapartum consensus guideline. *J Obstet Gynaecol Can*. 2007;29:S3-S56. ）

2. 超声筛查

(1) 通常在妊娠 16 ～ 20 周行超声筛查，有时在妊娠前 3 个月[27]，其目的是：① 明确胎儿数量；② 估计胎龄；③ 确定胎盘位置；④ 评估胎儿解剖以发现任何畸形或问题。

(2) 有益于提高：① 胎龄的评估，以降低过期妊娠的风险；② 发现异倍体（如唐氏综合征）；③ 诊断多胎妊娠；④ 发现先天畸形[27]。

3. 母亲监测胎动　不需要任何技术，适用于所有妇女，建议有不良围产结局风险因素的所有妊娠妇女在妊娠 26 ～ 32 周开始实施[3]。

(1) 无危险因素的健康妇女在孕晚期可通过了解胎动的意义而从中受益，当感觉到胎儿活动减少时应数胎动次数[3]。

(2) 最佳的数胎动方案还不确定（胎动次数；数胎动持续时间），因此目前有若干方案在使用[1]。

4. NST　用 EFM 来评估 FHR 短暂加速，后者会伴有酸中毒或神经系统抑制引起的胎儿自主运动。

(1) 若 20min 内胎儿出现两次或两次以上的加速 [增加 ≥ 15/min（beats per minute），持续时间 ≥ 15s]，则 NST 归类为有反应型（即可放心的）。

(2) 若 40min 内少于 2 次加速，则 NST 归类为无反应型。

(3) 若无胎动，可用 1 ～ 2s 的声音刺激以唤醒处于睡眠中的胎儿诱发 FHR 加速，从而预测胎儿健康状况。

(4) NST 依赖于完好的胎儿自主神经系统——交感神经传出增加导致 FHR 加速，伴随着胎动产生。这些神经通路直到妊娠 28 周才成熟。28 周之前 50% 的 NST 可能是无反应型，32 周之前 15% 为无反应型。这是因为胎儿自主神经系统还未成熟。

(5) 视为 NST 有反应的更低阈值(增加 ≥ 10/min，持续时间 ≥ 10s) 似乎可以保留正常试验的预测值。除了 NST 结果反应型 / 无反应型的分类外，也要评估 EFM 的其他基本参数（基础心率、变异、减速）。

(6) 如果出现子宫收缩，那么 NST 技术上就是一个自发的 CST，尽管宫缩可能还不够频繁不足以作为一个正式的 CST。

(7) 尽管反应型的 NST 确定胎儿健康状况是可靠的，即阴性预测值(negative predictive value，NPV) 高，但是 55% ～ 90% 的时间里无反应型的 NST 预测胎儿缺氧 / 酸中毒是错误的[28-31]。

(8) 异常的结果提示需采用渐进的方法作进一步的胎儿评估，一般是做 CST 或 BPP。根据临床情况，行宫内复苏，或者甚至加速胎儿娩出可能是有指征的。

5. CST　也称为催产素激惹试验（oxytocin challenge test，OCT），于 1972 年第一次被提出。

(1) 这个试验是给胎儿一个生理的应激，胎儿的反应可能反映了胎儿胎盘呼吸储备程度[32]。

(2) 子宫收缩通常会减少子宫灌注和胎儿氧供，这样子宫胎盘储备减少的胎儿就会发生足以引起胎儿代偿性生理参数改变的缺氧和（或）窒息[3]。

(3) CST 应该在 NST 之后进行。在 CST 期间，患者置于侧卧位，持续的 EFM，且静脉（IV）滴注催产素以产生足够的子宫收缩（10min 内至少产生 3 个宫缩，且每个持续时间 ≥ 40s ）。

(4) 实施 CST 时，与使用外源性的催产素相比，乳头刺激（孕妇隔着衣服用手指快速轻柔地摩擦一侧乳头 2min，然后停 5min ）能等效甚至更有效地诱发足够的子宫收缩。

(5) CST 结果分类如下。

① 阴性：正常 FHR 基线率且无晚期减速或明显的变异减速。

② 阳性：在＞ 50% 的诱导宫缩中出现晚期 FHR 减速（即使宫缩频率＜ 3/10min）。

③ 可能可疑：间断的晚期减速，或明显的 FHR 变异减速。

④ 可疑：FHR 减速发生频率超过 2/10min，或持续＞ 90s。

⑤ 不满意：有效宫缩频率＜ 3/10min，或无法解释的胎心宫缩描计图。

(6) 跟 NST 一样，对于围产儿发病率 CST 有很好的阴性预测值，但阳性预测值低（8.7% ～ 14.9%）。

(7) CST 已经被新的方法取代（如生物物理变量评估和血流测量），但仍旧用于许多高风险的胎儿——早产、过期妊娠、子宫胎盘疾病、生长受限。

(8) 禁忌证仅仅包括保胎和妊娠＜ 24 周，即使结果异常也不干预。

6. 生物物理学评估 BPP 结合 NST 和超声检查来评估胎儿当前健康状况。

(1) 至少 30min 的超声检查评估胎儿行为（胎动、张力、呼吸运动）和测量羊水量。

(2) BPP 是一个发现急性或慢性胎儿缺氧的敏感方法。

(3) 5 项评估指标中每项符合标准（表 7-2）为 2 分，不符合标准为 0 分。计算出的总分：8 ～ 10 分为正常，6 分为可疑，≤ 4 分为异常。

(4) 胎儿对缺氧的适应性反应包括调整血流，减少胎儿肾脏血供而转向大脑和心脏。结果就是肾脏血流量和尿量降低，导致评估羊水量时出现羊水过少 [3]。

(5) 超声用来测量子宫四个象限的羊水量并计算出羊水指数（amniotic fluid index，AFI），也可以测量最大羊水暗区的垂直径（maximal vertical pocket，MVP）。

(6) 羊水过少定义为 AFI ＜ 5cm 或 MVP ＜ 2cm。两种方法在预测不良预后方面似乎是等效的，使用 AFI 与剖宫产和引产率的增加有关，但并未改善围生期结局。

表 7-2 生物物理学评估

生物物理参数	正 常	异 常	
NST	有反应	无反应	
呼吸运动	30min 内≥ 1 次，持续＞ 20s	30min 内无持续＞ 20s 的呼吸	
胎动	30min 内≥ 3 次间断的躯干 / 肢体活动	＜ 3 次躯干 / 肢体活动	
张力	≥ 1 次肢体伸展然后回归屈曲或手摊开和合拢	仅伸展，慢伸展，部分屈曲，无运动	
羊水量	≥ 1 处羊水暗区，垂直径≥ 2cm	无羊水暗区，＜ 2cm	

NST. 无应激试验

(7) "改良的 BPP（modified BPP，mBPP）"仅由胎儿缺氧 / 酸血症的短期指标（NST）和长期胎盘功能不全的指标（AFI）组成，更简单且便于快速实施。在识别胎儿受损方面的有效性与 BPP 相似。

(8) BPP 和 mBPP 的阴性预测值均＞ 99%（每 1000 例 BPP 或 mBPP 确定为阴性的结果中死产仅为

0.8)[15]。进行性降低的 BPP 评分与脐静脉(umbilical vein，UV)pH 测得的胎儿酸血症直接相关。BPP 8 ～ 10 分与胎儿酸血症无关，6 分为可疑，0 ～ 4 分与胎儿酸血症高度相关[33-35]。

(9) BPP 评分与围生儿发病率（由 5 个结局指标测得）呈负相关。

① 胎心减速促使产科手术干预。

② 5min Apgar 评分＜ 7。

③ UV pH ＜ 7.20。

④ 胎儿宫内发育迟缓（fetal growth restriction，FGR）（低于孕周的 10%）。

⑤ 入新生儿重症监护病房（the neonatal intensive care unit ，NICU）。

(10) 围生儿死亡率（总死亡率和用主要的胎儿畸形校正的死亡率）与未干预的 BPP 评分成反指数关系[33]。

(11) BPP 结果必须根据临床情况来解读。

① 首先，应在有指征（表 7-1）且合适的孕周（对大多数有危险因素的患者应不早于 32 周）进行。

② 在指征是非持续性的（如胎动减少的一次偶然事件）且测试可放心的情况下，重复此监护试验是没有必要的。

③ 若促使进行试验的风险因素持续存在，而试验结果是可放心的，那么此监护试验一般每周重复一次，当然高风险情况下可以监测得更频繁。

④ 异常的结果需要结合临床情况考虑。一旦母亲的临床情况得到纠正，与之相关的异常检查结果经常恢复正常。

⑤ 异常的 BPP 结果通常会促使进一步的评估，以降低基于一次假阳性结果导致的不必要的早产风险。

⑥ 多种良性因素会产生假阳性结果，如胎儿睡眠中、低血糖、仰卧位综合征，以及母亲应用了阿片类和镇静药。

7. 多普勒超声测速法　这是一项无创评估技术，可与其他胎儿监护方式联合使用，尤其是在怀疑 FGR 时。

(1) 正常妊娠时滋养层细胞侵入母亲螺旋动脉中层，将其转变为高流量低阻力血流[3]。与此同时，绒毛的发育（生长和分化）降低了胎儿循环通过胎盘的阻力[13]。因此，在妊娠早期母亲子宫动脉和胎儿脐动脉血流都增加且在整个正常妊娠期间持续增加。它们以高的舒张期血流为特征，通常用多普勒超声血流测速的指标来对其进行评估，这些指标如下。

① 收缩 - 舒张比值（systolic-to-diastolic ratio，S/D）：收缩期频移与舒张期频移的比值；一般用来评估胎儿 UA 血流。

② 搏动指数（pulsatility index，PI）：收缩期和舒张期频移之差除以平均频移；一般用来评估母亲子宫动脉血流和胎儿大脑中动脉（middle cerebral artery，MCA）血流。

③ 阻力指数（resistance index，RI）：收缩期和舒张期频移之差除以收缩期频移；最常用来评估 MCA 血流。

(2) 许多情况（如高血压性疾病、糖尿病、胶原血管疾病、慢性胎盘早剥、胎盘梗死、薄胎盘或轮状胎盘）可能干扰正常胎盘血管的生成，从而危及气体交换和营养输送。

(3) 胎盘功能障碍与高血管阻力和子宫胎盘功能不全有关，即减少了流向胎儿的血流，增加发育迟缓的风险。阻力的增加减少舒张期血流的程度较收缩期大，使得三个多普勒指数值全都增加。

(4) 用胎儿 MCA、UV、静脉导管（ductus venosus，DV）、下腔静脉、降主动脉和肾动脉的多普勒血流速度测量参数对胎儿评估的有效性正在研究中。虽然改善预后的证据尚不足，但有些机构正在利用这些监护方式中的几种联合超声解剖测量和 BPP 来指导对发育迟缓早产儿的管理。

(5) UA 多普勒超声速度测量是对高风险妊娠最常用的多普勒监测，尤其是那些有子宫胎盘功能不全风险者[15]。它也用来区分是发育受限还是天生小胎儿。

(6) 在胎盘功能不全和 FGR 病程进展中，一旦 1/3 的胎盘血管受到疾病影响，UA 的 S/D 值就持续升高，当一半的胎儿绒毛受累后，UA 血流就变成搏动性（表现为舒张末血流缺失或逆向）[13, 36]。舒张末期逆向血流预示进入 NICU 率和围生期死亡率[37-39] 升高，以及长期神经系统并发症增加[40]。

(7) 胎儿对胎盘血管功能障碍的反应是一个可以预测的进程。

① 在 UA 多普勒检查出现异常之前，UV 和 DV 血流量就降低了——增加了 DV 从肝脏的分流量和葡萄糖 - 胰岛素代谢的相关改变，导致胎儿腹围减小，这在估算的胎儿体重降至第 10 百分位以下之前就可观察到。

② 随之 UA 多普勒指数下降，营养物质和氧的慢性剥夺，导致 FHR 重要事件（更高的基线、更低的变异、获得反应性延迟）的亚临床延迟。

③ MCA S/D 的增加反映了胎儿中枢神经系统（central nervous system，CNS）代偿性的自主调节——使脑灌注增加。一旦观察到 EDV 降低或缺失，BPP 在 2～3d 内就会出现异常。

④ 生物物理学参数按照其对进行性酸中毒的相对敏感度顺序依次受到影响。

a. FHR 变异降低。

b. 胎儿呼吸降低。

c. 羊水量减少。

d. 最后胎动减少和张力降低。

> **临床要点**　舒张期血流速度的消失和逆向与胎儿低氧血症和酸中毒有关，且与围生儿死亡率增加相关[41-43]。

(8) 在一项纳入 18 个研究（随机和非随机研究）涉及超过 10 000 例高危妊娠的 Meta 分析中，多普勒超声的使用使围生儿死亡率下降 29%[44]。

(9) 与此相反，一项针对低风险妊娠中 UA 多普勒作为筛查试验的系统综述，纳入了 5 个研究超过 14 000 名妇女，其结果并没有显示多普勒检查的任何益处[45]。

(10) 早孕周分娩的决定需要权衡胎儿健康和分娩之间利弊。

① 对早发型 FGR（＜ 34 周）的处理强调安全地延长妊娠（预防因早产引起患病和死亡）。

② 对迟发型 FGR 的处理强调明确诊断以预防死产。

五、产时胎儿监护

1. 生理

(1) 分娩期间子宫胎盘灌注因宫缩而间断地减少，引起重复性缺氧[14]。

(2) 正常的母体、子宫胎盘及胎儿的生理给胎儿氧合一个宽的安全范围，因此分娩宫缩时胎儿循环氧供减少通常能被很好地耐受。

(3) 与未经历过产程的新生儿相比，经历产程后出生的新生儿显示有轻度的脐带血酸碱异常（碱剩余正常的轻度呼吸性酸中毒），这种异常无不良影响。

(4) 存在更大程度的子宫胎盘功能不全时，宫缩会引起越来越严重的气体交换障碍，导致胎儿窒息和代谢性酸中毒。若此类情况变得严重，可能导致新生儿缺氧缺血性脑病。

(5) 产时监护的目标就是发现潜在的胎儿缺氧性 / 酸碱失代偿，以便早期干预，首先改善气体交换，然后若有必要，娩出胎儿。

2. 产时电子胎儿监护——术语和解读

(1) 如前所述，尽管无证据表明对长期预后有益，产时 EFM 仍常规实施，这是基于分娩期 EFM 的变化出现在胎儿潜在的神经损伤之前，使得能适时介入干预，从而减轻神经损伤。

(2) 由美国国立儿童健康与人类发展研究所（National Institute of Child Health and Human Development，NICHD）、ACOG 和母胎医学会发起的 2008 年共识研讨会关于 EFM 术语、分类方案及标准的产时管理的建议，被广泛采用（ACOG、妇女健康和产科新生儿护理协会、美国护士助产士协会），具体如下[2, 18, 46]。

① 子宫活动：EFM 的解读与子宫活动相关，子宫活动有下列几种情况。

a. 正常：平均超过 30min 的时间窗内，每 10 分钟内 ≤ 5 次收缩。

b. 宫缩过频（以前为"子宫过度刺激"）：平均超过 30min 的时间窗内，10min 内 > 5 次收缩。

② FHR 的特征包含五个特定的元素：基线胎心率、变异、加速、减速和分娩期图形或趋势的变化，如下。

a. 基线胎心率为 10min 内的平均 FHR，取 5/min 的整数倍，须除外加速、减速或显著变异。

 i. 正常：110 ～ 160/min。

 ii. 心动过速：> 160/min。心动过速可能是由于母亲发热、应用药物，胎儿心律失常或胎儿窒息引起。

 iii. 心动过缓：< 110/min。胎儿心动过缓可能是由胎儿心脏传导缺陷、母体用药、子宫胎盘功能不全、母亲低体温引起，或者是正常变异。

b. 基线变异定义为 FHR 的波动，并且用 FHR 图形上每个波从波谷到波峰的振幅来直观表示。基线变异的准确确定需要 10min 的时间窗，须无加速或减速。

 i. 正常或中度变异：振幅范围在 6 ～ 25/min（图 7-1）。

 ii. 缺失：无可见的振幅变化（图 7-2）。

 iii. 极小：振幅范围 ≤ 5/min（图 7-3）。

 iv. 显著：振幅范围 > 25/min。

c. 出现正常或者适度变异可很好地预测胎儿无代谢性酸中毒。仅有极小变异或变异缺失并不能确定为缺氧或代谢性酸中毒引起的胎儿窘迫，因为在胎儿睡眠周期内、母亲使用麻醉性镇痛药物或者用镁剂治疗子痫前期时都可见基线变异减少。

> **临床要点**　存在减速或者潜在胎儿窘迫的其他征象时（如绒毛膜羊膜炎、胎粪污染），极小变异或者变异缺失预示着并发或者即将发生低氧血症和代谢性酸中毒。

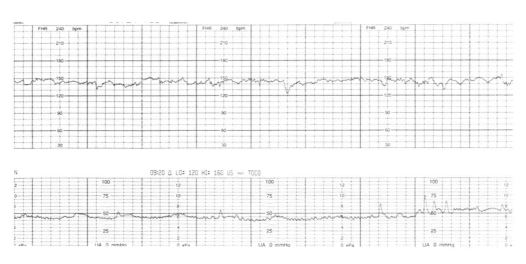

▲ 图 7-1　正常或中度变异

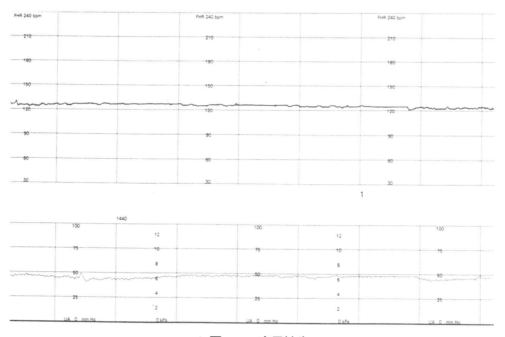

▲ 图 7-2　变异缺失

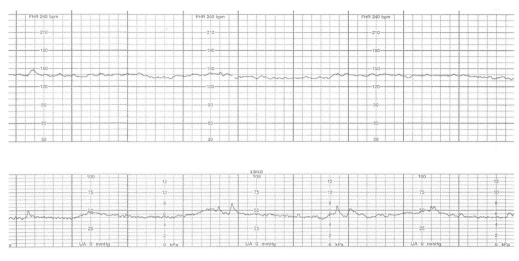

▲ 图 7-3 极小变异

d. 加速是 FHR 升高 ≥ 15/min（≥ 32 孕周）或 10/min（＜ 32 孕周），其发生突然，从开始加速到峰值 ≤ 30s，且持续 ≥ 15s。FHR 增加超过 10min 导致基线的变化（图 7-4）。加速可能出现在胎动、子宫收缩或骨盆检查时对胎儿的推拉 / 刺激期间。

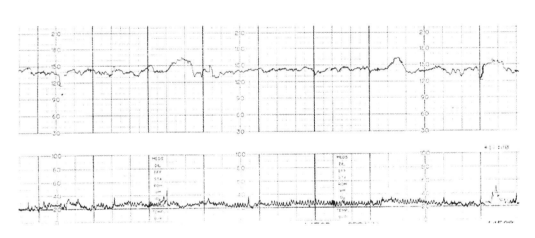

▲ 图 7-4 显著变异

临床要点 胎儿加速的出现确认了胎儿无酸中毒或低氧，为胎儿健康提供了可靠的保证。

e. 减速为 FHR 的下降，分为早期减速、晚期减速和变异减速（表 7-3），包括了 FHR 降低的最低点与宫缩峰值的相互关系。

ⅰ. 早期减速表现为 FHR 逐渐下降，其最低点对应宫缩强度峰值，随后逐渐对称性地回到基线（图 7-5）。早期减速被认为是由于胎头压迫引起，且与胎儿缺氧、酸中毒或低 Apgar 评分无关。

ⅱ. 晚期减速也表现为 FHR 逐渐下降，但其最低点出现在宫缩峰值之后，在宫缩停止后回到基线（图 7-6）。晚期减速通常表明子宫胎盘功能不全。

表 7-3 减速的分类

减速类型	形 状	开 始	开始到最低点	与宫缩的关系	减速程度	持续时间
早期	对称	逐渐	≥ 30s	FHR 最低点对应宫缩峰值	变化	变化
晚期	对称	逐渐	≥ 30s	FHR 最低点在宫缩峰值之后	变化（通常在基线下 10 ～ 20/min）	变化
变异	非对称	突然	< 30s	变化	≥ 15/min	≥ 15s，< 2min

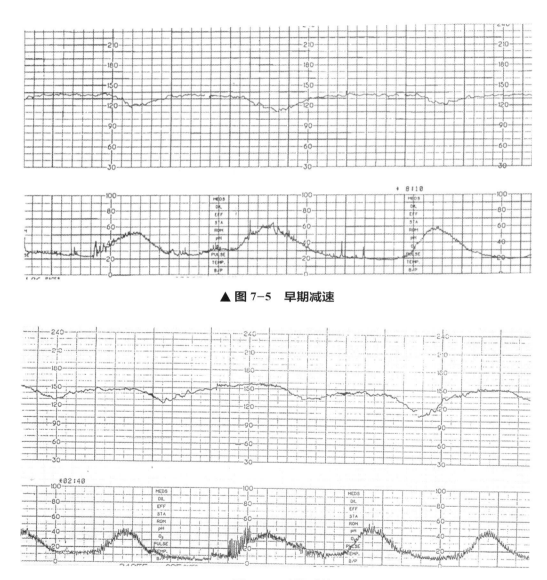

▲ 图 7-5 早期减速

▲ 图 7-6 晚期减速

ⅲ. 变异减速显示为 FHR 突然降低≥ 15/min，通常在 30s 内达到最低点，持续 15s 或更长时间，但短于 2min。它们经常立即出现在一个轻微的 FHR 加速之后，而在减速之后也往往立即出现 FHR 轻微加速，形成"肩"部（图 7-7）。其发生可能是由于 UV 与动脉相比阻塞速率不同[26]。然而有人质疑此机制，将这些变化至少部分归咎于正在发生胎儿酸中毒和低血压[47]。

ⅳ. 延长减速持续时间 > 2min，但 < 10min（图 7-8），而减速持续 ≥ 10min 被认为是基线的改变。下列情况可能会延长减速：未纠正的母体低血压、母亲仰卧位、子宫过度刺激（图 7-9）、脐带脱垂、脐带缠绕、子宫破裂或胎盘早剥。若 20min 时间内有 ≥ 50% 的宫缩伴有减速，则减速也被认为是反复发生的，若 < 50% 的宫缩伴有减速则为间歇性的。

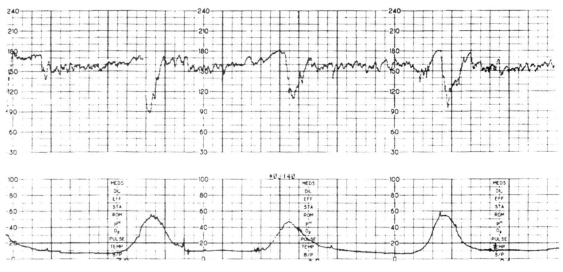

▲ 图 7-7　变异减速

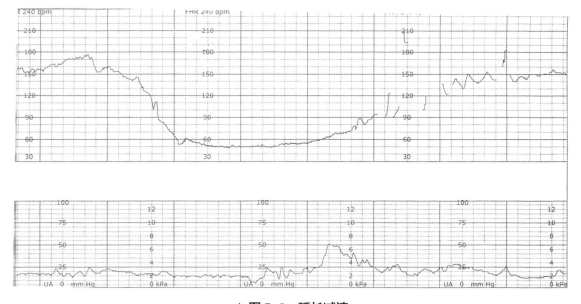

▲ 图 7-8　延长减速

f. 正弦型图是特有的，被定义为一个光滑的类似正弦起伏波形，有每分钟 3 ~ 5 个的周期性频率，振幅为 5 ~ 15/min，其持续时间 ≥ 20min。单独出现时被认为是异常的，强烈预示胎儿缺氧[19]。

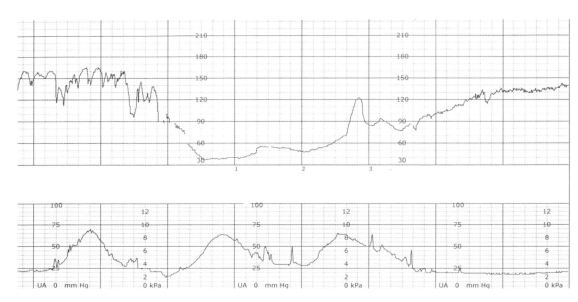

▲ 图 7-9　子宫过度刺激引起的延长减速

　　3. 电子胎儿监护图形分类　2008 年 NICHD 的共识促成了一个以证据为基础的、管理异常结果的标准路径。得到 ACOG 认可的 EFM 三级分类系统将 EFM 图形根据表 7-4 列出的具体特征出现与否进行了分类。I 类图形为正常图形且高度预示胎儿酸碱状态正常，而 III 类图形高度预示胎儿酸碱状态异常。遗憾的是，大部分的 EFM 异常图形被归为 II 类，在预测胎儿酸碱状态方面的可靠性是不确定的[23]。尽管尝试对 II 类图形的管理方案进行标准化[20]，但是由于缺乏统一意见，临床实施仍有很多变化[47]。Parer 和 Ikeda[21] 研发了另一个五级分类系统，根据胎儿发生酸血症的潜在风险把所有可能的 FHR 图形分为五类，每类用颜色编码（绿色、蓝色、黄色、橙色、红色）指示风险的不断升级，即从"无酸血症"到"有证据的实际或即将发生的严重胎儿窒息"。虽然复杂，但五级分类系统在临床专家和电脑的分析结果之间显示出很强的一致性[22]。对这些分类和处理原则也有持批评态度的人，他们提出了其他替代的方法[47, 48]。

表 7-4　胎心监护图形的三级解读系统

分　类	I	II	III
FHR 基线	110 ~ 160/min	• 无基线变异缺失的心动过缓 • 心动过速	基线变异缺失且合并下列任何一种： • 反复发生的晚期减速 • 反复发生的变异减速 • 心动过缓 • 正弦图形
FHR 基线变异	中度	• 极小变异 • 变异缺失，但不伴有反复发生的减速 • 显著变异	
减速 　晚期或变异 　早期	• 无 • 有或无	• 合并极小或中度基线变异的复发性变异 • 延长减速 ≥ 2min 但 < 10min • 复发性晚期减速伴中度基线变异 • 伴其他特征的变异减速（如"过冲"或"肩"形图）	
加速	有或无	• 刺激胎儿后无加速	

FHR. 胎心率

另外，即使国家指南之间也有差别[4, 49]。有人认为目前被广泛采用的术语（尤其用于减速的术语）与胎儿对宫缩期短暂缺氧进行代偿的已知生理无关，因此认为这些术语混乱且无益[26]。他们建议应将注意力从描述这些术语转移到更好地从生理学上去理解和识别那些表明胎儿进行性失代偿的 EFM 图形改变。

4. 异常电子胎儿监护图形的管理和宫内复苏　提示胎儿失代偿的临床证据最终由产科医师解读，并且应迅速采取措施增加胎儿氧供来减轻胎儿缺氧 / 酸中毒。如果知道病因，这些补救措施应针对造成这些紊乱的病理生理基础（如母体低血压或者低氧血症、子宫收缩过速、脐带脱垂）。宫内复苏的标准干预为迅速提高胎儿氧供，且针对母胎氧转运级联的每一步（表 7-5）[12]。

表 7-5　胎心率图形不佳的干预措施

• 临产的患者改为左侧卧位
• 静脉补液
• 吸氧
• 若需要，给予母亲血流动力学支持（如去氧肾上腺素或麻黄碱）
• 若适用，停止宫缩药（如催产素）
• 若适用且安全，抑制子宫收缩（如特布他林或舌下含服硝酸甘油）
• 盆腔检查以确定宫颈扩张度、胎位和无脐带脱垂
• 放置内置监护仪（如胎儿头皮电极，宫内压力管）
• 变异减速时行羊膜腔灌注

(1) 增加母体肺泡氧张力

① 高流量面罩吸氧以增加吸入氧分压。

② 确保足够的通气：提醒有意识的患者呼吸；若怀疑阿片类引起的通气不足应用纳洛酮；必要时辅助 / 控制呼吸（如高平面的脊麻阻滞；镁剂中毒）。

(2) 确保母亲体循环的氧摄取

① 利用常见的指标（母体血压、心率、精神状态）评估心排血量是否足够。

② 增加心排血量：静脉补液；血管活性药物（麻黄碱、去氧肾上腺素）；子宫移位（减轻下腔静脉阻塞，增加左心室前负荷）。

(3) 增加子宫灌注：子宫灌注与灌注压（子宫动脉压减子宫静脉压）成正比，与阻力成反比。

① 增加子宫动脉压

a. 子宫倾斜 45° 或更多以减轻对主动脉的压迫[50, 51]。

b. 应用 α 受体激动药（如去氧肾上腺素）。

c. 静脉补液。

② 降低子宫静脉压：子宫移位以减轻腔静脉阻塞。

③ 降低子宫灌注阻力

a. 停止使用催产素。

b. 应用宫缩抑制药（如特布他林）。

> **临床要点**　EFM 的急性改变可能源自麻醉药物及分娩镇痛，如果后者引起母体低血压或低氧血症的话。因此产科麻醉医师应做好准备在宫内复苏时迅速开始或协助开始针对麻醉因素的调查。

（4）产科医师可选择人工阴道检查以评估有无脐带脱垂或迅速胎儿下降（这也是 EFM 急性改变的原因），并尝试胎儿头皮刺激。加速反应（≥ 15/min 且持续≥ 15min）对胎儿无酸中毒有预测价值。在脐带脱垂的情况下，手工托举以预防脐带进一步脱出且便于安全转运至手术室（ operating room，OR）行剖宫产。怀疑脐带受压导致的反复的显著变异减速也可以实施羊膜腔灌洗。参与复苏的同时，麻醉医师也必须迅速开始准备为急诊手术分娩（产钳辅助阴道分娩或紧急剖宫产）实施麻醉。理想的情况下，应建立一项制度，当Ⅲ类 EFM 一旦出现就立即通知麻醉医师，为安全实施急诊麻醉赢得足够的时间。

5. 间断听诊胎心　在 20 世纪 60 年代 EFM 出现之后，其作为产时胎儿评估的主要方法最终代替了 FHR 的间断听诊（ intermittent auscultation，IA）。至 21 世纪早期，调查显示在美国和加拿大分娩的大部分产妇产程中都接受了持续的 EFM[3, 11]，这个惯例现在已经确立，虽然"无强有力证据支持"[5]。与 FHR 间断听诊相比，近几十年的研究没有显示出 EFM 明确的益处[2, 3, 5]。产时持续 EFM 导致更多的产科干预（器械助产阴道分娩和剖宫产），似乎降低了新生儿惊厥的发生率，但没有改善长期预后（如死亡率、脑瘫）[52]。低风险妊娠妇女在临产入院就行 EFM 没有显示获益[53]。尽管 ACOG 在这个问题上保持沉默[2]，但是几家专业学会反对这样做[3, 5]。

六、药物和麻醉对胎儿监护的影响

1. 母体用药　母亲应用包括麻醉药在内的特定药物及麻醉干预的心血管效应都可能引起 FHR 基线改变和变异，EFM 的改变可能促使产科干预（表 7-6）。孕期和分娩期用于母亲的药物包括以下几种。

表 7-6　特殊情况

临床场景	临床处理
子痫发作期间胎儿心动过缓	继续观察；开始尝试宫内复苏；避免剖宫产
宫内生长受限 / 重度子痫前期	硬膜外局麻药滴注避免母体低血压和继发的 FHR 不佳
非产科手术	如可能，术中胎儿监护（> 18 孕周）；母亲左倾位使子宫移开下腔静脉；吸氧；静脉输液；手术期间常出现变异消失，通常为母体用药的反应；快速处理术中出血；避免分娩，因为宫内复苏较宫外更有效
心脏手术	如可能，避免心肺转流；若不可避免，用高压高流量泵，如可能，转流用常温，低温常发生心动过缓；保持左侧倾斜位，维持正常血压和足够的氧合

（1）CNS 抑制药：阿片类、苯二氮䓬类、巴比妥类和吩噻嗪类可降低 FHR 变异。静脉应用哌替啶和布托啡诺后，也会出现 FHR 变异消失，伴有或不伴有减速发生率增加[54-56]。一项双盲随机对照研究显示，尽管使用瑞芬太尼患者自控镇痛（patient-controlled analgesia，PCA）时异常的 FHR 也会出现，但是与之

相比，哌替啶 PCA 可引起更多的减速和变异的降低 [57]。与哌替啶或芬太尼 PCA 相比，瑞芬太尼 PCA 造成母亲镇静和去饱和增加，但没有增加胎儿的不良反应 [58]。

(2) 皮质类固醇：多个研究显示，用来促进早产儿肺成熟的倍他米松（而不是地塞米松）对 FHR 和 FHR 变异有双相作用。在使用的第 1 天平均 FHR 降低，然后在第 2 天和第 3 天 FHR 升高。FHR 变异在第 1 天增加，随后降低 [59]。FHR 基线降低被认为反映了皮质类固醇引起的胎儿高血压，伴随着压力感受器介导的迷走神经传出增加和交感神经传出的反射性抑制。已知的 FHR 基线和其变异之间的相反关系可以解释所观察到的 FHR 变异增加。促性腺激素受体的激活引起胎动减少也可能是一个原因。

(3) 硫酸镁：子痫前期的妇女使用硫酸镁预防子痫可降低 FHR 基线和减少变异，但对新生儿的预后无不良影响 [60]。相似的发现在一项包括 34 名血压正常、尚未临产的患者进行的随机试验中也得到证实，峰效应出现在应用负荷剂量并开始持续输注后 3h[61]。

(4) 心血管药物：β 受体拮抗药可通过胎盘进入胎儿体内，长期应用与严重胎儿不良反应有关，如胎儿心动过缓、低血糖和 FGR[62-64]。另一方面，钙通道阻滞药和腺苷已被用于产妇，对胎儿无不良反应 [65]。曾有文献记录妊娠期使用胺碘酮有胎儿不良反应，其可引起胎儿甲状腺功能减退、发育迟缓和早熟 [64]。

(5) 特布他林：当Ⅲ类 EFM 伴有可疑的子宫收缩过速时，经常给予宫缩抑制药特布他林。在一个对比两种皮下剂量（250μg 和 500μg）对 EFM 影响的研究中，较大剂量特布他林在 20min 和 40min 时引起了 FHR 基线显著增加（与基线相比分别增加 6/min 和 10/min）[66]。较小剂量对 EFM 影响不大。

2. 区域麻醉

(1) 椎管内镇痛从三方面影响 EFM。

① 母体低血压是椎管内分娩镇痛的一个常见并发症，并且能导致子宫胎盘灌注降低，胎儿低氧血症和胎心率减速。

② 椎管内镇痛（尤其是脊麻镇痛技术）起效后不久，即使在没有母体低血压的情况下也可能出现 FHR 减速 [67-70]。一项纳入 24 个研究超过 3500 名产妇的系统综述表明胎儿心动过缓风险增加（OR 1.8；95%CI 1.0 ～ 3.1）[71]，这被认为是由于快速镇痛使产妇循环中儿茶酚胺突然失衡，引起子宫张力过高所致 [72, 73]。

③ 最后，加入局麻药中的阿片类很容易进入母体循环，但对 EFM 并无影响 [74]。同样地，硬膜外可乐定能迅速再分布进入母体，然后进入胎儿循环，可乐定已经被证明与稀释的丁哌卡因联合可降低 FHR 基线 [75]。

> **临床要点**　椎管内镇痛应缓慢而谨慎地实施，尤其是对有子宫胎盘功能不全风险因素的产妇，以避免引起 FHR 异常和潜在的急诊剖宫产。在必须实施快速手术分娩之前，对低血压和子宫过度活跃及时治疗会纠正大部分的胎儿心动过缓（表 7-5）[70]。

(2) 宫旁阻滞：宫旁阻滞是一项相对简单的技术，在第一产程能提供有效但短时的镇痛 [76, 77]。然而，因为其时效短、对第二产程镇痛无效，持续椎管内镇痛技术随时可用，以及担心胎儿心动过缓，宫旁阻滞已不受欢迎。用来解释胎儿心动过缓的假设包括局麻药被邻近的子宫动脉摄取且快速转运至胎儿，导致因局部血管痉挛或机械作用而使子宫动脉血流减少[76]。健康经产妇中胎儿心动过缓的发生率较最初报道的要低[77-79]。宫旁阻滞后胎儿心动过缓的发生率与单次脊麻镇痛相当，且可通过有经验的产科医师用稀释的局麻药行表浅注射使其降到最低[77]。

3. 全身麻醉

(1) 如椎管内麻醉一样，全身麻醉减少了产妇的交感神经传出，可能引起母体低血压、胎儿氧供减少和 EFM 变化。CNS 抑制性的全麻药和阿片类通过胎盘，抑制胎儿 CNS，减少胎动和改变 EFM 图形，尤其是降低变异。

(2) 新斯的明，常规用来拮抗神经肌肉阻滞的乙酰胆碱酯酶抑制药，是一个带正电荷的季胺，可通过胎盘。应用新斯的明时通常使用格隆溴铵预防其强的毒蕈碱受体激动作用（心动过缓或窦性停搏），曾报道两者能引起显著的胎儿心动过缓。阿托品是能通过胎盘的脂溶性叔胺类药物，联合使用阿托品代替格隆溴铵可以预防这种医源性的并发症[80]。

> **临床要点** 如果在非产科手术时应用 EFM，心率变异消失是很常见的。术中心动过缓可能是由于心排血量及子宫血流量的短暂下降。这通常能够通过改善心功能和优化液体管理而克服。

参 考 文 献

[1] American College of Obstetricians and Gynecologists. ACOG Practice Bulletin No. 145: antepartum fetal surveillance. *Obstet Gynecol.* 2014;124:182–192.

[2] American College of Obstetricians and Gynecologists. ACOG Practice Bulletin No. 106: intrapartum fetal heart rate monitoring: nomenclature, interpretation, and general management principles. *Obstet Gynecol.* 2009;114:192–202.

[3] Liston R, Sawchuck D, Young D. Fetal health surveillance: antepartum and intrapartum consensus guideline. *J Obstet Gynaecol Can.* 2007;29:S3–S56.

[4] National Collaborating Centre for Women's and Children's Health. *Intrapartum Care: Care of Healthy Women and Their Babies During Childbirth, Clinical Guideline 190.* London, United Kingdom: National Institute for Health and Care Excellence; 2014.

[5] Royal Australian and New Zealand College of Obstetricians and Gynaecologists. *Intrapartum Fetal Surveillance, Clinical Guideline.* 3rd ed. Victoria, Australia: The Royal Australian and New Zealand College of Obstetricians and Gynaecologists; 2014.

[6] Clark SL, Hankins GD. Temporal and demographic trends in cerebral palsy—fact and fiction. *Am J Obstet Gynecol.* 2003;188:628–633.

[7] Graham EM, Ruis KA, Hartman AL, et al. A systematic review of the role of intrapartum hypoxia-ischemia in the causation of neonatal encephalopathy. *Am J Obstet Gynecol.* 2008;199:587–595.

[8] Costantine MM, Saade GR. The first cesarean: role of "fetal distress" diagnosis. *Semin Perinatol.* 2012;36:379–383.

[9] Grimes DA, Schulz KF. Uses and abuses of screening tests. *Lancet.* 2002;359:881–884.

[10] Grimes DA, Peipert JF. Electronic fetal monitoring as a public health screening program: the arithmetic of failure. *Obstet Gynecol.* 2010;116:1397–1400.

[11] Declercq ER, Sakala C, Corry MP, Applebaum S. Listening to Mothers II: report of the Second National U.S. Survey of Women's Childbearing Experiences: conducted January–February 2006 for Childbirth Connection by Harris Interactive in partnership with Lamaze International. *J Perinat Educ.* 2007;16:15–17. doi:10.1624/105812407X244778.

[12] Miller DA, Miller LA. Electronic fetal heart rate monitoring: applying principles of patient safety. *Am J Obstet Gynecol.* 2012;206:278–283.

[13] Baschat AA. Fetal growth restriction—from observation to intervention. *J Perinat Med.* 2010;38:239–246.

[14] Fletcher AJ, Gardner DS, Edwards CM, et al. Development

of the ovine fetal cardiovascular defense to hypoxemia towards full term. *Am J Physiol Heart Circ Physiol.* 2006;291:H3023–H3034.

[15] Th ompson JL, Kuller JA, Rhee EH. Antenatal surveillance of fetal growth restriction. *Obstet Gynecol Surv.* 2012;67: 554–565.

[16] Sureau C. Historical perspectives: forgotten past, unpredictable future. *Baillieres Clin Obstet Gynaecol.* 1996;10:167–184.

[17] National Institute of Child Health and Human Development Research Planning Workshop. Electronic fetal heart rate monitoring: research guidelines for interpretation. National Institute of Child Health and Human Development Research Planning Workshop. *Am J Obstet Gynecol.* 1997;177:1385–1390.

[18] Macones GA, Hankins GD, Spong CY, et al. The 2008 National Institute of Child Health and Human Development Workshop report on electronic fetal monitoring: update on definitions, interpretation, and research guidelines. *Obstet Gynecol.* 2008;112:661–666.

[19] American College of Obstetricians and Gynecologists. ACOG Practice Bulletin No. 116: management of intrapartum fetal heart rate tracings. *Obstet Gynecol.* 2010;116:1232–1240.

[20] Clark SL, Nageotte MP, Garite TJ, et al. Intrapartum management of category II fetal heart rate tracings: towards standardization of care. *Am J Obstet Gynecol.* 2013;209:89–97.

[21] Parer JT, Ikeda T. A framework for standardized management of intrapartum fetal heart rate patterns. *Am J Obstet Gynecol.* 2007;197:26.e1–26.e6.

[22] Parer JT, Hamilton EF. Comparison of 5 experts and computer analysis in rule-based fetal heart rate interpretation. *Am J Obstet Gynecol.* 2010;203:451.e1–451.e7.

[23] Coletta J, Murphy E, Rubeo Z, et al. The 5-tier system of assessing fetal heart rate tracings is superior to the 3-tier system in identifying fetal acidemia. *Am J Obstet Gynecol.* 2012;206:226.e1–226.e5.

[24] Sadaka A, Furuhashi M, Minami H, et al. Observation on validity of the five-tier system for fetal heart rate pattern interpretation proposed by Japan Society of Obstetricians and Gynecologists. *J Matern Fetal Neonatal Med.* 2011; 24:1465–1469.

[25] Garite TJ, Simpson KR. Intrauterine resuscitation during labor. *Clin Obstet Gynecol.* 2011;54:28–39.

[26] Westgate JA, Wibbens B, Bennet L, et al. The intrapartum deceleration in center stage: a physiologic approach to the interpretation of fetal heart rate changes in labor. *Am J Obstet Gynecol.* 2007;197:236.e1–236.e11.

[27] Reddy UM, Filly RA, Copel JA. Prenatal imaging: ultrasonography and magnetic resonance imaging. *Obstet Gynecol.* 2008;112:145–157.

[28] Clark SL, Sabey P, Jolley K. Nonstress testing with acoustic stimulation and amniotic fluid volume assessment: 5973 tests without unexpected fetal death. *Am J Obstet Gynecol.* 1989;160:694–697.

[29] Miller DA, Rabello YA, Paul RH. The modified biophysical profile: antepartum testing in the 1990s. *Am J Obstet Gynecol.* 1996;174:812–817.

[30] Freeman RK, Anderson G, Dorchester W. A prospective multi-institutional study of antepartum fetal heart rate monitoring. I. Risk of perinatal mortality and morbidity according to antepartum fetal heart rate test results. *Am J Obstet Gynecol.* 1982;143:771–777.

[31] Devoe LD. Antenatal fetal assessment: contraction stress test, nonstress test, vibroacoustic stimulation, amniotic fluid volume, biophysical profile, and modified biophysical profile—an overview. *Semin Perinatol.* 2008;32:247–252.

[32] Ray M, Freeman R, Pine S, et al. Clinical experience with the oxytocin challenge test. *Am J Obstet Gynecol.* 1972; 114:1–9.

[33] Manning FA, Harman CR, Morrison I, et al. Fetal assessment based on fetal biophysical profile scoring. IV. An analysis of perinatal morbidity and mortality. *Am J Obstet Gynecol.* 1990;162:703–709.

[34] Manning FA, Snijders R, Harman CR, et al. Fetal biophysical profile score. VI. Correlation with antepartum umbilical venous fetal pH. *Am J Obstet Gynecol.* 1993; 169:755–763.

[35] Vintzileos AM, Nochimson DJ, Guzman ER, et al. Intrapartum electronic fetal heart rate monitoring versus intermittent auscultation: a meta-analysis. *Obstet Gynecol.* 1995;85:149–155.

[36] Morrow RJ, Adamson SL, Bull SB, et al. Effect of placental embolization on the umbilical arterial velocity waveform in fetal sheep. *Am J Obstet Gynecol.* 1989;161: 1055–1060.

[37] Mandruzzato GP, Bogatti P, Fischer L, et al. The clinical significance of absent or reverse end-diastolic flow in the fetal aorta and umbilical artery. *Ultrasound Obstet Gynecol.* 1991;1:192–196.

[38] Karsdorp VH, van Vugt JM, van Geijn HP, et al. Clinical significance of absent or reversed end diastolic velocity waveforms in umbilical artery. *Lancet.* 1994;344:1664–1668.

[39] Vasconcelos RP, Brazil Frota Aragão JR, Costa Carvalho FH, et al. Differences in neonatal outcome in fetuses with absent versus reverse end-diastolic flow in umbilical artery Doppler. *Fetal Diagn Ther.* 2010;28:160–166.

[40] Valcamonico A, Danti L, Frusca T, et al. Absent end-diastolic velocity in umbilical artery: risk of neonatal morbidity and brain damage. *Am J Obstet Gynecol.*

1994;170:796–801.

[41] Trudinger BJ, Cook CM, Giles WB, et al. Fetal umbilical artery velocity waveforms and subsequent neonatal outcome. *Br J Obstet Gynaecol.* 1991;98:378–384.

[42] Yoon BH, Romero R, Roh CR, et al. Relationship between the fetal biophysical profile score, umbilical artery Doppler velocimetry, and fetal blood acid-base status determined by cordocentesis. *Am J Obstet Gynecol.* 1993;169:1586–1594.

[43] Soregaroli M, Bonera R, Danti L, et al. Prognostic role of umbilical artery Doppler velocimetry in growth-restricted fetuses. *J Matern Fetal Neonatal Med.* 2002;11:199–203.

[44] Alfirevic Z, Stampalija T, Gyte GM. Fetal and umbilical Doppler ultrasound in high-risk pregnancies. *Cochrane Database Syst Rev.* 2010;(1):CD007529.

[45] Bricker L, Neilson JP. Routine Doppler ultrasound in pregnancy. *Cochrane Database Syst Rev.* 2000;(2):CD001450.

[46] Hankins GD, Miller DA. A review of the 2008 NICHD Research Planning Workshop: recommendations for fetal heart rate terminology and interpretation. *Clin Obstet Gynecol.* 2011;54:3–7.

[47] Sholapurkar SL. Critical evaluation of American categorization of fetal heart rate (FHR) decelerations and three tier classification—shortcomings, contradictions, remedies and need for debate. *Open J Obstet Gynecol.* 2013;3:362–370.

[48] Ugwumadu A. Are we (mis)guided by current guidelines on intrapartum fetal heart rate monitoring? Case for a more physiological approach to interpretation. *BJOG.* 2014;121:1063–1070.

[49] Hill JB, Chauhan SP, Magann EF, et al. Intrapartum fetal surveillance: review of three national guidelines. *Am J Perinatol.* 2012;29:539–550.

[50] Higuchi H, Takagi S, Zhang K, et al. Effect of lateral tilt angle on the volume of the abdominal aorta and inferior vena cava in pregnant and nonpregnant women determined by magnetic resonance imaging. *Anesthesiology.* 2015;122:286–293.

[51] Palmer CM. Tilting at aortocaval compression. *Anesthesiology.* 2015;122:231–232.

[52] Alfirevic Z, Devane D, Gyte GM. Continuous cardiotocography (CTG) as a form of electronic fetal monitoring (EFM) for fetal assessment during labour. *Cochrane Database Syst Rev.* 2013;(5):CD006066.

[53] Devane D, Lalor JG, Daly S, et al. Cardiotocography versus intermittent auscultation of fetal heart on admission to labour ward for assessment of fetal wellbeing. *Cochrane Database Syst Rev.* 2012;(2):CD005122.

[54] Hill JB, Alexander JM, Sharma SK, et al. A comparison of the effects of epidural and meperidine analgesia during labor on fetal heart rate. *Obstet Gynecol.* 2003;102:333–337.

[55] Sekhavat L, Behdad S. The effects of meperidine analgesia during labor on fetal heart rate. *Int J Biomed Sci.* 2009;5:59–62.

[56] Nelson KE, Eisenach JC. Intravenous butorphanol, meperidine, and their combination relieve pain and distress in women in labor. *Anesthesiology.* 2005;102:1008–1013.

[57] Evron S, Glezerman M, Sadan O, et al. Remifentanil: a novel systemic analgesic for labor pain. *Anesth Analg.* 2005;100:233–238.

[58] Douma MR, Verwey RA, Kam-Endtz CE, et al. Obstetric analgesia: a comparison of patient-controlled meperidine, remifentanil, and fentanyl in labour. *Br J Anaesth.* 2010;104:209–215.

[59] Verdurmen KM, Renckens J, van Laar JO, et al. The influence of corticosteroids on fetal heart rate variability: a systematic review of the literature. *Obstet Gynecol Surv.* 2013;68:811–824.

[60] Duffy CR, Odibo AO, Roehl KA, et al. Effect of magnesium sulfate on fetal heart rate patterns in the second stage of labor. *Obstet Gynecol.* 2012;119:1129–1136.

[61] Hallak M, Martinez-Poyer J, Kruger ML, et al. The effect of magnesium sulfate on fetal heart rate parameters: a randomized, placebo-controlled trial. *Am J Obstet Gynecol.* 1999;181:1122–1127.

[62] Robins K, Lyons G. Supraventricular tachycardia in pregnancy. *Br J Anaesth.* 2004;92:140–143.

[63] Chen RJ, Huang SC, Chow SN. Paroxysmal supraventricular tachycardia during pregnancy and postpartum period. *Int J Gynaecol Obstet.* 1994;44:279–280.

[64] Gowda RM, Khan IA, Mehta NJ, et al. Cardiac arrhythmias in pregnancy: clinical and therapeutic considerations. *Int J Cardiol.* 2003;88:129–133.

[65] Elkayam U, Goodwin TM. Adenosine therapy for supraventricular tachycardia during pregnancy. *Am J Cardiol.* 1995;75:521–523.

[66] Abdelhak Y, Roque H, Young BK. Terbutaline: effects on the fetal heart at term. *J Perinat Med.* 2011;40:69–71.

[67] Clarke VT, Smiley RM, Finster M. Uterine hyperactivity after intrathecal injection of fentanyl for analgesia during labor: a cause of fetal bradycardia? *Anesthesiology.* 1994;81:1083.

[68] Gaiser RR, McHugh M, Cheek TG, et al. Predicting prolonged fetal heart rate deceleration following intrathecal fentanyl/bupivacaine. *Int J Obstet Anesth.* 2005;14:208–211.

[69] Patel NP, El-Wahab N, Fernando R, et al. Fetal effects of combined spinal-epidural vs epidural labour analgesia: a

prospective, randomised double-blind study. *Anaesthesia.* 2014;69:458–467.

[70] Gambling DR, Bender M, Faron S, et al. Prophylactic intravenous ephedrine to minimize fetal bradycardia after combined spinal-epidural analgesia: a randomized controlled study. *Can J Anesth.* 2015;62:1201–1208. doi:10.1007/s12630-015-0450-8.

[71] Mardirosoff C, Dumont L, Boulvain M, et al. Fetal bradycardia due to intrathecal opioids for labour analgesia: a systematic review. *BJOG.* 2002;109:274–281.

[72] Abrão KC, Francisco RP, Miyadahira S, et al. Elevation of uterine basal tone and fetal heart rate abnormalities after labor analgesia: a randomized controlled trial. *Obstet Gynecol.* 2009;113:41–47.

[73] Van de Velde M, Teunkens A, Hanssens M, et al. Intrathecal sufentanil and fetal heart rate abnormalities: a double-blind, double placebo-controlled trial comparing two forms of combined spinal epidural analgesia with epidural analgesia in labor. *Anesth Analg.* 2004;98:1153–1159.

[74] St. Amant MS, Koffel B, Malinow AM. The effects of epidural opioids on fetal heart rate variability when coadministered with 0.25% bupivacaine for labor analgesia. *Am J Perinatol.* 1998;15:351–356.

[75] Cigarini I, Kaba A, Bonnet F, et al. Epidural clonidine combined with bupivacaine for analgesia in labor. Effects on mother and neonate. *Reg Anesth.* 1995;20:113–120.

[76] Rosen MA. Paracervical block for labor analgesia: a brief historic review. *Am J Obstet Gynecol.* 2002;186: S127–S130.

[77] Junttila EK, Karjalainen PK, Ohtonen PP, et al. A comparison of paracervical block with single-shot spinal for labour analgesia in multiparous women: a randomised controlled trial. *Int J Obstet Anesth.* 2009;18:15–21.

[78] LeFevre ML. Fetal heart rate pattern and postparacervical fetal bradycardia. *Obstet Gynecol.* 1984;64:343–346.

[79] Palomäki O, Huhtala H, Kirkinen P. A comparative study of the safety of 0.25% levobupivacaine and 0.25% racemic bupivacaine for paracervical block in the first stage of labor. *Acta Obstet Gynecol Scand.* 2005;84:956–961.

[80] Clark RB, Brown MA, Lattin DL. Neostigmine, atropine, and glycopyrrolate: does neostigmine cross the placenta? *Anesthesiology.* 1996;84:450–452.

第8章 母体感染及发热

Maternal Infection and Fever

Rebecca D. Minehart，William Camann，Scott Segal 著

丁志刚 译

徐铭军 校

要点 Keypoint

- 无论母体发热的原因是什么，但可以明确的是过高的母体温度会对新生儿结局带来不良影响。
- 各种类型的多个研究都证实在接受硬膜外分娩镇痛的产妇中容易出现发热。
- 跟感染性发热不同，目前没有明确证据表明硬膜外相关发热的效应与新生儿脑损伤有关。
- 在产后，麻醉医师必须随时准备好为可能的宫缩无力及出血提供治疗，这种情况在阴道分娩或合并有绒毛膜羊膜炎的剖宫产（cesarean delivery，CD）后均可能发生。
- 如果流感并发症严重，必须保证有个体化的对症支持治疗，由于存在母体脱水的可能性，需要仔细关注椎管内麻醉下的血管内容量状态。
- 只要没有证据表明存在凝血功能障碍，椎管内麻醉可用于肝炎产妇。然而，如果产妇存在严重的肝脏疾病，需要考虑其对局麻药代谢的影响，因为酰胺类局麻药需要在肝脏进行生物转化。
- 对 HIV 产妇实施椎管内麻醉最大的顾虑之一在于这些产妇是否处于感染并发症风险增加的状态，安全地实施椎管内麻醉要求标准化严格操作及仔细避免针刺损伤。
- 假如在穿刺部位没有活动性的疱疹病变，针对继发性或复发的单纯疱疹感染产妇实施椎管内麻醉是安全的。
- 水痘 - 带状疱疹感染的产妇可能会给疼痛管理带来挑战，因为带状疱疹导致的疼痛难以控制，需要仔细评估所有可提供的适宜镇痛模式。
- 国际拯救败血症运动指南号召对于任何可疑的败血症患者在收治 1h 内给予高剂量静脉抗生素。
- 勤洗手；避免佩戴首饰；以及使用无菌手套（作为洗手的进一步补充，而非可以替代洗手）和一次性口罩、帽子可以降低工作区域的微生物污染，但并不能直接减少医院感染。

人体温度由下丘脑精细调节，通常波动于 36.5 ～ 38.0℃（ ±0.5℃）。发热定义为体温超过 38.0℃，通常由内源性致热原导致，继发于下丘脑体温设定点上调[1]。发热可能是感染性的，也可能是非感染性的，增加了诊断难度。

一、孕期发热

1. 临床背景　发热会增加基础代谢率、心脏做功及氧耗。胎儿温度比母体核心温度略高 0.5℃ [2]。许多危险因素都可以增加母体发热的易感性，比如初产妇、破膜超过 24h，以及潜伏期延长 [3]。母体发热会增加围生期死亡率（感染相关或其他因素）、新生儿败血症病情评估，以及新生儿中枢神经系统（central nervous system，CNS）并发症 [4-7]。

2. 新生儿结局　新生儿在产时暴露于高热是有害的。最初观察到的是间接效应。在接受硬膜外分娩镇痛的产妇中，针对新生儿败血症的评估增加了 4 倍，引发了许多顾虑 [8]。幸运的是，在接受评估的新生儿中，并没有明确的败血症记录 [8, 9]。其他一些中心，并没有仅仅根据母体温度就对新生儿进行败血症评估，因此在接受硬膜外分娩镇痛的产妇中并没有发现这一现象的增加 [10]。更直接的影响在于，初期的新生儿状态可能受到伤害，如增加新生儿复苏需求、新生儿重症监护住院需求以及新生儿惊厥 [5, 6]。更让人担心的是，胎儿和新生儿大脑可能会因为母体产时发热受到损害。Impey 等 [11] 报道在暴露于母体发热甚至是低热（> 37.5℃）的足月新生儿中，新生儿脑病的风险增加了 10 倍。一项纳入了 8299 例孕产妇的前瞻性队列研究中，作者研究了母体产时发热、新生儿酸中毒及新生儿脑病风险之间的关系，结果发现是相关的 [12]。在过去半个多世纪，人们认识到发热与脑瘫之间存在关联，而近期的分析表明这种风险可能会增加 2 ~ 9 倍 [13, 14]。出生时正常的新生儿，长期可能出现较低的学龄期智力评分 [15] 及可能出现自闭症 [16]。无论母体发热的原因是什么，但可以明确的是过高的母体温度会对新生儿结局带来不良影响。

> **临床要点**　母体发热会增加围生期死亡率（感染相关或其他因素）、新生儿败血症病情评估，以及新生儿中枢神经系统并发症。

二、产妇非感染性发热

1. 非感染性发热与硬膜外镇痛　与非妊娠患者及非待产中的孕期妇女不同，在待产妇女中，硬膜外镇痛与平均母体核心温度逐渐增加有关 [17, 18]。更重要的是，Coetzl 等 [19] 的研究结论认为大多数接受硬膜外镇痛的产妇并不会出现发热。在 99 例初产妇中，仅有 22% 的产妇出现发热，且最大幅度的体温增加出现在硬膜外操作后 1h。早期的研究显示，非发热产妇的体温平均值缓慢增加，这个可能存在统计方面的误差。各种类型的多个研究都证实在接受硬膜外分娩镇痛的产妇中容易出现发热。不仅仅包括容易存在选择性偏倚的观察性研究（纳入受试者与拒绝硬膜外镇痛的受试者之间存在基线差异），还包括自然试验（在此状态下，硬膜外镇痛的受试者迅速可得）及随机对照试验（randomized controlled trial，RCT）。所有研究都发现接受硬膜外镇痛的产妇发热概率增加 4 倍甚至更多 [7]。接下来的研究证实硬膜外操作差异并不能改变硬膜外相关发热的发生率，比如药物间歇输注对照持续输注，腰硬联合（combined spinal-epidural，

CSE）对照单纯硬膜外技术，暴露于硬膜外镇痛的时长，是否全身使用阿片类，或者腰麻对照硬膜外技术[20-23]。

> **临床要点**　研究证实硬膜外操作差异并不能改变硬膜外相关发热的发生率，比如药物间歇输注对照持续输注，腰硬联合（combined spinal-epidural，CSE）对照单纯硬膜外技术，暴露于硬膜外镇痛的时长，是否全身使用阿片类，或者腰麻对照硬膜外技术。

2. 机制

(1) 体温增加的机制尚未完全弄清。以前，影响体温调节的因素包括周围环境温度、出汗减少或过度通气减少。然而，由于体温的逐渐增加被认为存在统计学相关的误差，现有的机制只能解释 20% ~ 30% 产妇的发热原因。最有可能的机制是非感染性（无菌性）炎症，接下来的章节将会进行讨论。

(2) 炎性标志物。研究者在接受硬膜外镇痛后发热或无发热的产妇中评估了炎性标志物的表达。Goetzl 等[24] 证实在接受硬膜外镇痛且出现发热的产妇体内及其胎儿脐带血内炎性细胞因子（IL-6、IL-8）的表达增加。那些会逐渐出现发热的产妇，其炎性细胞因子的基线水平更高，且随着暴露于硬膜外镇痛的时间延长而增加。

(3) 研究一致观察到了胎盘炎症，但这是非感染性的。在大型的队列研究中，对主动选择硬膜外镇痛的产妇进行胎盘病理分析，发热产妇中均观察到有胎盘炎症表现[25, 26]。更重要的是，除个别病例外，细菌培养及细菌 DNA 筛查结果均不能证实有感染存在[27]。相似的，在一项 RCT 研究中，预防性地应用广谱抗生素并不能改变胎盘炎症或母体发热的情况[28]。

(4) 抗炎症药物能减少硬膜外相关发热现象。Goetzl 等[29] 将接受硬膜外镇痛的产妇随机分为两组，一组接受高剂量甲泼尼龙，一组接受安慰剂。研究结果表明糖皮质激素治疗可预防发热，增加母体和胎儿 IL-6 表达水平，但代价是近 10% 的新生儿出现菌血症。硬膜外应用糖皮质激素也观察到类似效应[30]，但应用较弱的抗炎药物时没有此效应。预防性应用对乙酰氨基酚也不能预防母体发热[31]。

跟感染性发热不同，目前没有明确证据表明硬膜外相关发热的效应与新生儿脑损伤有关。然而，因为存在相似的病理生理过程，且在实验模型中一致观察到母体炎症可导致新生儿脑损伤，所以我们仍需不断作出努力去阐明调节这些效应的机制及潜在途径。

> **临床要点**　硬膜外相关发热的病理生理过程与感染过程很可能相似。因为在实验模型中一致观察到母体炎症可导致新生儿脑损伤，所以我们仍需不断作出努力去阐明调节这些效应的机制及潜在途径。

三、产妇感染性发热原因

产妇感染的总体发生率大约为 3%，但在某些群体中，可能更高。即使目前孕产妇死亡率和并发症发病率在逐年降低，但感染因素仍然是导致产妇直接死亡（产科因素）的重要因素之一，也是导致产妇间接死亡（产妇本身合并的医疗状况）的潜在因素之一 [32]。

1. 绒毛膜羊膜炎　母体产时发热的最常见病因是绒毛膜羊膜炎 [33]。绒毛膜羊膜炎或急性羊膜腔内感染与母体或胎儿死亡率和并发症发病率增加相关。据调查，足月妊娠中绒毛膜羊膜炎的总体发生率为 0.5% ～ 10.5% [34]。在大多数病例中，在破膜后，细菌通过宫颈上行进入胎儿及羊膜腔内。在个别病例中，细菌通过母体循环跨越胎盘进入羊膜腔内。

（1）病因：绒毛膜羊膜炎通常来源于多种微生物感染，但在大多数情况下，存在于生殖道的细菌往往是最常见的感染来源。虽然类杆菌、B 组链球菌及大肠埃希菌是从羊水里分离到的最常见的细菌种类 [34]，但念珠菌也可以导致这类感染 [35]。在有临床表现的绒毛膜羊膜炎中，7.5% ～ 12% 的病例存在母体菌血症 [36, 37]。与此相反，近期一项研究发现，临床诊断的绒毛膜羊膜炎中，有显著一部分实际上是胎盘的非感染性炎症，可能是通过硬膜外镇痛导致的 [38]。

（2）诊断：诊断通常基于临床表现，如母体温度＞ 37.8℃或 38℃、母体和（或）胎儿心动过速、子宫压痛、羊水异味，以及其他广义感染的症状或体征。然而，临床表现有可能与实验室诊断依据不一致。针对超过 500 例经病理证实的绒毛膜羊膜炎病例的回顾分析发现，仅有 10% 的患者有腹部压痛，仅有 1% 的患者有羊水异味 [39]。绒毛膜羊膜炎可导致：① 早产；② 产后出血；③ 产后感染；④ 败血症，甚至孕产妇或新生儿死亡 [1, 26]。

除上述并发症之外，针对绒毛膜羊膜炎是否会影响宫缩强度和增加剖宫产风险，仍然存在一些争议。Satin 等 [40] 在一项纳入 66 例合并有绒毛膜羊膜炎的孕产妇病例研究中，得出结论认为"绒毛膜羊膜炎对产程的影响可划分为两种临床表现。如果诊断于待产发作之前，并不会增加剖宫产概率；然而如果诊断于缩宫素刺激之后可能会带来产程异常，增加难产而导致的剖宫产概率"。

（3）新生儿并发症：针对绒毛膜羊膜炎的羊膜腔内细菌感染的病理生理过程仍然存在一些争议，认为胎膜的感染可能不是起因而是羊膜腔内感染的结局 [41]。然而，仍然可能会导致显著的新生儿不良结局，包括：① 败血症。② 肺炎 / 新生儿肺损伤。绒毛膜羊膜炎和新生儿肺损伤之间的关系非常复杂。在早产儿中，受感染的羊水中检测到炎性细胞因子表达增加，这会刺激表面活性物质生成，从而减少急性呼吸窘迫综合征（acute respiratory distress syndrome，ARDS）的发生率 [42]。然而，有研究证据表明由于炎性介质表达增加，暴露于绒毛膜羊膜炎的新生儿慢性肺部疾病的发生率增加 [43]。③ 脑瘫，针对当前已发表证据，系统评价回顾分析了绒毛膜羊膜炎和脑瘫之间的关系，揭示如果母体有绒毛膜羊膜炎的临床表现，早产和足月新生儿发生脑瘫的风险增加 1.9 ～ 4.7 倍 [13, 44]。④ 脑膜炎，甚至新生儿死亡 [45]。

> **临床要点**　尽管针对绒毛膜羊膜炎的羊膜腔内细菌感染的病理生理过程仍然存在一些争议，认为胎膜感染可能不是起因而是羊膜腔内感染的结局；然而，仍然可能会导致显著的新生儿不良结局。

（4）治疗：绒毛膜羊膜炎的治疗包括：合适的抗生素和尽快分娩，尽管后者仍然存在争议，一些研究发现分娩前绒毛膜羊膜炎的病程与新生儿结局关联很弱 [36, 46]。然而，不能因为害怕会干扰新生儿败血症病情评估而延误给予抗生素 [47]。

(5) 椎管内麻醉和抗生素治疗：没有证据表明椎管内麻醉禁忌用于合并有绒毛膜羊膜炎的产妇，除非产妇有明确败血症。对于那些可疑存在早期败血症表现的产妇，直到给予合适抗生素治疗后，才考虑是否给予椎管内麻醉，这样做更谨慎，结局也证明没有给产妇带来额外损害[48]。产前和产时抗生素治疗可以降低母体并发症发病率（如缩短住院时间，缩短发热时间，降低产后体温峰值）和新生儿并发症发病率（如降低败血症发生概率，缩短住院时间）。

(6) 并发症：产后，麻醉医师必须随时准备好为可能的宫缩无力及出血提供治疗，这种情况在阴道分娩或合并有绒毛膜羊膜炎的剖宫产后均可能发生。

2. 呼吸道感染：肺炎

(1) 孕期风险：呼吸道感染在妊娠期较常见，但通常不会导致相应并发症。妊娠期间呼吸道的生理改变(见第1章)使妊娠期妇女容易发生较严重的呼吸道感染及母体低氧[49]。孕期肺炎的发生率并没有增加，但在50%的病例中，孕期肺炎先于上呼吸道感染出现。

(2) 病原：在41%～60%的社区获得性肺炎病例中，病原体并不相同；但可能的病原体包括：① 肺炎链球菌；② 流感嗜血杆菌；③ 流感病毒（见下一节）；④ 带状疱疹。

(3) 症状和诊断：肺炎的特征包括① 发热；② 呼吸困难；③ 胸痛；④ 咳嗽；⑤ 僵硬；⑥ 寒战。

尽管肺部检查相对不敏感或特异性不高，但存在可疑肺炎时，也必须进行胸部放射学检查。

(4) 处理：处理包括抗生素治疗、必要时入院进行胎儿监测以及给氧治疗。当母体动脉氧分压低于65mmHg，或脉搏氧饱和度低于90%，会出现胎儿氧合下降；母体的氧合状况应当达到或超过上述指标[50]。多达10%的肺炎产妇需要入住重症监护室（intensive care unit，ICU）以改善呼吸状况。

(5) 麻醉管理：尽管目前提倡硬膜外分娩镇痛用于肺炎产妇以减少产妇氧耗，但一定要谨慎避免过高平面的运动阻滞，否则会进一步损害呼吸动力。剖宫产时，椎管内麻醉的感觉阻滞平面可能需要达到T_2。椎管内麻醉可能带来过高的麻醉平面和潜在的呼吸功能损害，这种风险在衡量实施椎管内麻醉或全麻时必须加以考虑；妊娠期间由于氧耗增加和功能残气量降低，正常产妇已经处于容易低氧的风险之中，而前述风险让肺炎产妇会更迅速地出现氧饱和度下降。重要的是，如果考虑实施椎管内麻醉，对于可疑细菌性肺炎的产妇在给予麻醉前要进行充分静脉抗生素治疗。

> **临床要点** 对于肺炎患者，椎管内麻醉可能带来过高的麻醉平面和潜在的呼吸功能损害，这种风险在衡量实施椎管内麻醉或全麻时必须加以考虑；由于妊娠期氧耗增加和功能残气量降低，前述风险会带来更为迅速的氧饱和度下降。

3. 呼吸道感染：流感

(1) 传播及临床表现：甲型流感病毒和乙型流感病毒是引起人类流感的两种主要病原体。流感病毒主要通过呼吸道分泌物传播，感染后常见表现有发热、肌肉酸痛、头痛、乏力、干咳、咽痛和鼻炎。

(2) 严重并发症：流感的严重并发症包括① 原发的病毒性肺炎；② 继发的细菌性肺炎；③ 其他少见的并发症，如脑病、横贯性脊髓炎、肌炎、心肌炎、心包炎、Reye综合征（罕见）。

(3) 疫苗接种：由于妊娠期间的心血管、呼吸系统及免疫系统的改变，孕产妇流感并发症明显增多。

因此，目前鼓励孕产妇在流感季节前接种疫苗。目前有两种形式的疫苗：一种是灭活的流感疫苗，通常是肌内注射（intramuscularly，IM）；一种是活的减毒疫苗（live attenuated influenza vaccine，LAIV），通常是鼻腔喷雾给药，常用于儿童。目前的研究数据表明在妊娠期应用灭活疫苗是安全的[51]。妊娠 20 周后，胎儿得到被动保护，且母体疫苗接种能减少胎儿死亡事件[52]。如果出现严重的流感并发症，必须在个体化基础上给予支持治疗，重点关注椎管内麻醉后孕产妇血管内容量状态，因为可能存在脱水。妊娠期积极应用抗病毒药证实是有利的，且能减少并发症[53]。

4. 尿路感染

(1) 临床背景：尿路感染（urinary tract infection，UTI）是孕产妇最常见的细菌感染疾病。感染状态涵盖从无症状的尿道细菌定植到急性肾盂肾炎。一篇已发表综述统计了 1999—2000 年的妊娠相关住院事件[54]，发现最常见的住院病因是泌尿生殖系统并发症。这些并发症可导致早产及显著的母体并发症发病率及死亡率[55]。由于孕酮浓度升高会导致输尿管平滑肌松弛及增大的妊娠子宫会引起输尿管部分梗阻，因此妊娠妇女应在妊娠早期筛查无症状性菌尿症。如果存在菌尿，目前的科学共识和国家预防工作小组都强烈建议应该进行治疗以预防肾盂肾炎，否则会使 25%～30% 的病例复杂化[56]。

(2) 常见的急性肾盂肾炎症状：① 急性发热；② 畏寒；③ 侧腹部疼痛；④ 菌尿或可能的菌血症。

大肠埃希菌是培养中最常见的病原体，但也会遇到其他革兰阴性杆菌和 B 组链球菌。

(3) 治疗：治疗包括适度的静脉抗生素应用和补液。也有可能出现其他器官系统的功能障碍需要处理，包括：① 肾功能不全，可发生于高达 20% 的被感染妇女（根据具体情况，进行合适的药物剂量调整）；② ARDS；③ 感染性休克。

针对出现后两者并发症的妇女，必须早期监测，积极主动治疗以优化呼吸和血流动力学参数。治疗措施可能包括气管插管、机械通气、容量复苏、有创监测及血管活性药物应用。

> **临床要点** 尿路感染是孕产妇最常见的细菌感染疾病。感染状态涵盖从无症状的尿道细菌定植到急性肾盂肾炎。

5. 产后感染（子宫内膜炎）

(1) 临床背景：产后感染的来源包括生殖道、尿道、乳腺、呼吸道，以及剖宫产后的伤口部位。乳腺和宫内感染最常见[34]。

(2) 产后宫内感染是产后发热最常见的原因；是指蜕膜感染侵袭至子宫肌层和子宫旁组织，通常称为子宫内膜炎；感染实际涉及子宫周围各种组织；该疾病常见的术语名称有子宫肌内膜炎、子宫内膜及宫旁组织炎或子宫炎合并盆腔蜂窝织炎。

① 诊断通常基于以下临床表现：a. 发热；b. 下腹痛或子宫压痛；c. 萎靡不振；d. 有恶臭的恶露；e. 持续阴道出血。

② 危险因素：子宫炎的发病率随分娩方式而异，但剖宫产后的发生率至少高出 10 倍。破膜时间过长、产程延长、早产或前次剖宫产史也是该疾病的危险因素[57]。预防性抗生素应用可降低所有剖宫产后妇女发生产后伤口或子宫感染的风险[58]。

③ 治疗：大多数活跃的感染涉及多菌种，对广谱抗生素反应良好；庆大霉素加克林霉素是最有效的治疗方案[59]。患者某些情况下需要手术干预；然而，麻醉的风险涉及因为持续阴道出血和（或）菌血症带来的血流动力学不稳定。对于潜在的菌血症病例，在血流动力学和呼吸状态不会因为椎管内阻滞受到明显损害的情况下，谨慎的做法是在实施麻醉前给予适当的静脉抗生素治疗。

④ 其他潜在的并发症包括：a. 脓肿；b. 腹膜炎；c. 感染性血栓性静脉炎；d. 再次妊娠时子宫破裂的风险[60]。

6. B 型链球菌 B 型溶血性链球菌（group B β–hemolytic streptococcus，GBS），或无乳链球菌是在某些妇女胃肠道或下生殖道中发现的共生有机体。在 20 世纪 70 年代，它被公认为是导致美国新生儿和围生期感染最常见的病原体，大约与 5% 的足月新生儿死亡事件有关（在早产儿中高达 25%），在存活的婴儿中会带来显著的神经系统并发症发病率。1992 年，美国妇产科医师学会（American College of Obstetricians and Gynecologists，ACOG）推荐所有妇女在妊娠 35 ～ 37 周时应接受 GBS 筛查，以更明确地反映分娩时的 GBS 病原体携带状态，以及决定是否需要在分娩前给予抗生素治疗，这样做可以显著降低新生儿感染概率。2010 年，疾病预防控制中心更新（同时接下来 ACOG 也再次强调）了关于 GBS 筛查和预防的指南，其中包括了更多更准确的筛查方法和更积极的抗生素治疗方案[61]。

7. 巨细胞病毒 妊娠期巨细胞病毒（cytomegalovirus，CMV）感染可能表现为是一种短暂的、自限性的、流感样的疾病，或可能是无症状的。妊娠期间，原发感染的 CMV 患病率为 0.7% ～ 4%，而复发感染可高达 13.5%[62]。尽管母体感染 CMV 可能表现轻微且无后遗症，但先天性 CMV 感染是导致资源富裕国家儿童先天性听力丧失及神经发育障碍最常见的原因之一[62]。CMV 感染也是艾滋病指标的一种体现形式，常与其他艾滋病相关疾病一起出现。尽管没有针对母体或胎儿 CMV 感染的治疗方法，但推荐在 HIV 感染患者中进行 CMV 预防。因为大多数 CMV 疾病是良性的，因此美国、英国和澳大利亚的指南均不推荐在妊娠期进行常规筛查（尽管某些欧洲国家确实会进行筛查）。纳入多个研究的 Meta 分析表明，卫生和行为干预有一些预防母体血清学转换的作用，但不能长期持续。此外，系统评价提示目前没有充分证据表明可以推荐使用超免疫球蛋白或抗病毒药物[62]。目前仍然没有合格的 CMV 疫苗。

8. 肝炎

(1) 急性肝炎

① 感染原因：急性病毒性肝炎是妊娠妇女最严重的感染之一，也是导致该人群黄疸最常见的原因。肝炎虽然也有其他各种较为少见的病原体诱因（如 CMV、EB 病毒、风疹病毒、单纯疱疹病毒）。然而，最常见的病原体是肝炎病毒家族（A、B、C、D、E 和 G）[63]。这些病毒对肝细胞有特殊的亲和力，可以通过多种途径进行传播。

② 传播：甲型和戊型肝炎是经过粪口途径传播，通常都有自限性。乙肝、丙肝和丁肝是通过体液传播，且能发展为慢性携带状态。庚型肝炎病毒常见于自愿献血供体体内，可通过血液传播。

③ 诊断：尽管有时候急性疾病表现轻微呈亚临床状态（包括 70% 的乙肝病毒感染），但某些急病病例也会临床表现明显，且少数（0.5%）可进展为急性重型肝炎。急性病毒性肝炎的表现包括发热、不适、上腹部或右上腹部疼痛。厌食和恶心也常见，可能还会伴有黄疸和肝大。急性感染时，肝脏转氨酶显著高于基线水平。急性病毒性肝炎的诊断依赖于血清学检验[64]。

> **临床要点**　急性病毒性肝炎是孕期妇女最严重的感染之一，也是导致该人群黄疸最常见的原因。

(2) 慢性肝炎

① 筛查的重要性：慢性肝炎可以出现合并多种并发症的多系统功能障碍，如肝硬化、肝衰竭、肝细胞癌，甚至死亡。肝炎病毒携带状态或有慢性肝炎病史的产妇应进行完善的检查（包括体检和实验室辅助检查，以及肝功能测试）来评估疾病的严重状态。甲肝和乙肝目前都有可用的特异性疫苗和免疫球蛋白。所有孕妇都应进行乙肝筛查（疾病预防控制中心和 ACOG[65] 均推荐），因为垂直传播可导致新生儿肝炎。乙肝免疫球蛋白和抗病毒治疗药物拉米夫定在减少垂直传播方面有一定作用。

② 新生儿传播：基于上述考虑，应该采取新生儿免疫预防手段以减轻新生儿感染。如果没有采取预防措施，当母亲是乙肝表面抗原阳性时，新生儿感染的风险是 10% ～ 20%。如果母亲是乙肝病毒核心成分 e 抗原阳性，新生儿感染的风险大约是 85%[65]。乙肝的母婴传播（如垂直传播）依然是值得关注的公共卫生问题。

(3) 麻醉关注点：麻醉的关注点通常包括肝炎的评估及肝炎的严重程度，无论是急性还是慢性。在有严重肝功能障碍的情况下，应当评估产妇的凝血功能状态。椎管内麻醉前应当进行凝血因子的补充或置换。

① 椎管内麻醉：只要没有证据表明存在凝血功能障碍，可实施椎管内麻醉。然而，如果产妇存在严重的肝脏疾病，需要考虑其对局麻药代谢的影响，因为酰胺类局麻药需要在肝脏进行生物转化。重症患者肝血流量减少，且肝功能变差。这可能会导致酰胺类局麻药血药浓度明显升高，降解率降低。肝病时，肝脏假性胆碱酯酶的浓度也可能降低。这可能会降低氯普鲁卡因和其他酯类局麻药的清除率。

理论上，与正常妊娠相比，合并有门脉高压和食管静脉曲张的产妇硬膜外静脉丛充盈更明显，可能会增加血管内置管、局麻药扩散更广或硬膜外血肿的风险。与常规硬膜外用药相比，针对此类患者，专家一般推荐要谨慎给药[64]。理论上，腰麻可能更佳，因为局麻药用量更小。然而，也有人会担心在低血容量状态下腰麻导致的快速交感神经阻滞会带来血流动力学不稳定。

> **临床要点**　在有严重肝功能障碍的情况下，应当评估产妇的凝血功能状态。椎管内麻醉前应当进行凝血因子的补充或置换。

② 全麻：对于合并有凝血功能障碍、严重出血或脐带脱垂的产妇，有时需要全麻。此时，麻醉药的分布和代谢都可能发生改变，需要纳入考虑。当存在心血管循环功能受损和（或）腹水时可考虑采用有创监测评估血管内容量。快速顺序诱导可有多种诱导药物选择，但必须考虑患者当时的血流动力学状态。尽管肝病可能影响假性胆碱酯酶浓度及延长琥珀胆碱代谢，但这并非主要临床关注点。由于潜在的阿片类药物清除延迟，故应该谨慎给药。最后，重要的是全麻期间应该避免缺氧和减少肝脏血流量以免进一步加重肝功能损害[64]。（见第 27 章，肝脏疾病的麻醉关注点，以获取进一步信息）

9. 人类免疫缺陷病毒（HIV）

(1) 临床背景：21 世纪早期，新发感染 HIV 增加数量最快的人群是育龄期妇女，但幸运的是，根据最近的数据报道，2009—2013年妇女感染率有所下降[66]。由于针对HIV个体的看护治疗标准的快速发展，相关的网站（adisinfo.nih.gov）应运而生（上一次于2015年4月8日登录），关心此类患者的人群可登录此网站获取相关信息。在没有接受抗反转录病毒治疗的妇女中，宫内发生HIV母婴传播的概率约为30%。据估计，在非母乳婴儿中，70%的垂直传播发生于待产和分娩时[67]。许多妇女会在待产时接受抗反转录病毒治疗以减少这种风险，而病毒负荷高的妇女通常接受剖宫产。这种策略在大概99%的病例中都可以成功预防垂直传播[68, 69]。

（2）全身表现：随着高效抗反转录病毒疗法（highly active antiretroviral therapy，HAART）的广泛使用，HIV及其随之进展的艾滋病不再主要表现为机会性感染，但仍然可涉及多个系统。麻醉关注点通常包括仔细评估所有受累的器官系统。可能会出现呼吸系统、胃肠道系统、血液系统、心血管系统、内分泌系统和（或）泌尿系统异常。此外，导致产妇HIV感染的状态（最常见的就是药物滥用）可能会使麻醉和产科管理复杂化。根据$CD4^+$细胞计数或HIV-1 RNA水平可判断疾病进展状态，可能有助于预测术后死亡率，尽管在HAART治疗中，这种推测关系可能不太准确[70]。

① 神经系统疾病：在原发HIV感染中，神经系统受累常发生于早期[71]。初始感染时，患者可能会抱怨头痛、畏光和眶后疼痛。也可观察到认知或情感障碍。此外，一些病例可并发脑膜脑炎和脑神经及周围神经病变。其他患者可能无症状，但仍然会有脑脊液异常。在感染潜伏期，患者可能出现脱髓鞘神经病变，类似于吉兰-巴雷综合征；这通常考虑为自身免疫性疾病的本质表现。静脉免疫球蛋白或血浆置换通常治疗有效。几乎所有患者在HIV感染晚期都会表现为神经系统的显著退化。这些并发症包括脑膜炎、弥散性脑病、局灶性脑病、脊髓病、周围神经病变、艾滋病痴呆复合征、炎性肌病与自主神经病变[72]。

② 肺部并发症：肺部并发症并非是由HIV直接导致，而是来源于相应的机会性感染。最常见的感染病原体是耶氏肺孢子菌（以前认为是卡氏肺孢子菌）。这种真菌导致的肺炎其临床表现类似于成人呼吸窘迫综合征（如严重的低氧血症和胸片上弥散性的肺间质浸润）。以前，呼吸衰竭通常需要插管且几乎总是致命；而随着ICU医疗护理技术的发展，尽管死亡率仍高，但已降低到50%左右，同时肺孢子菌感染的死亡率约为10%[73, 74]。其他肺部疾病包括潜伏性结核（tuberculosis，TB）复发、细菌感染（如肺炎链球菌、流感嗜血杆菌）和其他真菌感染（例如曲霉菌、隐球菌、球孢子菌）。

③ 胃肠道受累：肠道中大量淋巴样组织有助于病毒复制。几乎所有的HIV感染患者在疾病期间都抱怨胃肠道功能紊乱，如食管炎、严重腹泻或肝胆疾病。多种病原体可导致这些现象，包括单纯疱疹病毒、白色念珠菌、巨细胞病毒、禽分枝杆菌、结核杆菌和隐孢子虫。HAART治疗毒性也可能导致胃肠道不适[75]。

④ 血液系统紊乱：血液系统紊乱来自于外周细胞的HIV感染和抗反转录病毒治疗药物产生的血液系统毒性。细胞减少（最常见是白细胞减少）是最常见的血液系统异常，也可表现为贫血或血小板减少。HAART已经成功地预防或逆转了许多这类并发症[76]。

⑤ 心血管系统疾病：尽管对此类患者，心血管系统疾病总体并不常见，但在多达50%的患者体内可发现心肌的淋巴细胞浸润[77]。心包炎最常见，其他的还包括肺动脉高压、局灶性心肌炎和感染性心内膜炎。

⑥ 内分泌紊乱：内分泌紊乱来自于内分泌组织的 HIV 感染、机会性感染或抗反转录病毒治疗[78]。尸检时常见有垂体、肾上腺和甲状腺受累，但临床表现罕见。其他的紊乱包括有抗反转录病毒治疗（如蛋白酶抑制药，喷他脒）带来的低血糖或高血糖。

⑦ 肾脏疾病：败血症、脱水和药物毒性都可为这些患者带来急性肾衰和慢性肾功能不全的风险。此外，HIV 感染患者可因为 HIV 相关免疫复合物肾病而出现肾衰竭。在 HAART 治疗期间，随着时间推移，抗反转录病毒药物治疗可导致肾毒性，这点可能比 HIV 感染的直接影响更常见[79]。

(3) 麻醉关注点

① 椎管内麻醉

a. 感染风险：对于 HIV 感染患者实施椎管内麻醉的最大顾虑是担心这类患者是否存在感染并发症发生概率增加的风险。尽管目前没有证据表明这类患者存在相关并发症增加的风险，但严格的无菌操作是必须强调的。美国区域麻醉协会（American Society of Regional Anesthesia，ASRA）强调椎管内麻醉操作要谨慎仔细[80]，除此之外，美国麻醉医师协会（American Society of Anesthesiologists，ASA）感染控制委员会推荐要仔细操作避免针刺损伤[81]。其他一些关注点包括留心椎管内麻醉在那些将来有可能出现神经功能缺失的患者身上的实施。虽然中枢神经系统受累往往发生于 HIV 感染早期，并且与椎管内麻醉相关的神经功能缺失可能不是暂时性的，但这不应该是考虑实施椎管内麻醉时的一个顾虑。

> **临床要点**　尽管目前没有证据表明这类患者存在感染并发症增加的风险，但严格的无菌操作是必须强调的。

b. 硬脊膜穿破后头痛及硬膜外注射自体血：尽管目前腰麻大多采用笔尖式腰穿针，但偶尔在尝试硬膜外置管时会出现意外的硬脊膜穿破，仍然会发生硬脊膜穿破后头痛（postdural puncture headache，PDPH）。如果 HIV 感染产妇发生了 PDPH，在非手术治疗无效的情况下，可考虑实施硬膜外注射自体血。目前只有少数此类病例报道，所有病例都是在 HAART 治疗之前，但是并没有观察到由于硬膜外注射自体血而带来的神经并发症[82]。

② 全麻：全麻时，抗反转录病毒药物可通过影响细胞色素酶 P_{450} 改变麻醉药效应（如咪达唑仑和芬太尼）。对于长期接受抗反转录病毒治疗的患者，依托咪酯、阿曲库铵、瑞芬太尼和地氟醚可作为备选，因为这些药物的代谢不依赖于细胞色素 P_{450} 系统[83]。其他一些全麻关注点可能尚未知或限于理论，如健康个体全麻后免疫功能的暂时性抑制，某些患者咽喉部淋巴组织增生带来的插管困难，以及病原体通过气管插管进入肺深部的潜在可能性。发生产后出血时，马来酸甲基麦角新碱（Methergine）应该避免在那些接受 CYP3A4 酶抑制药（如蛋白酶抑制药和非核苷酸反转录酶抑制药）的产妇身上使用，因为在这些产妇中报道出现了过度的血管收缩反应[84]。前列腺素与缩宫素被认为相对安全。

10. 单纯疱疹病毒（herpes simplex virus，HSV-1 和 HSV-2）　单纯疱疹病毒主要有两种：HSV-1 型和 HSV-2 型。它们主要会导致非生殖器病变（如龈口炎、角膜结膜炎）和生殖器病变；HSV-1 型与非生殖器病变相关，而 HSV-2 型与生殖器病变更密切，虽然目前两者的交叉越来越多[85]。该病毒可通过受感染的体液直接接触传播（如口腔或生殖系统分泌物）。HSV 感染有两种形式：原发和继发（或复发）。

(1) 原发生殖器 HSV 感染：患者可表现有发热、肌痛、头痛、生殖器病损及短暂的病毒血症。然而，许多患者可能无症状且无伴随病损；这些因素导致原发性单纯疱疹病毒感染诊断相对困难。然而，在这种情况下，胎儿垂直传播的风险非常高[86]。由于可能存在病毒血症，理论上有单纯疱疹病毒通过椎管内麻醉向中枢神经系统播散的顾虑。针对伴有单纯疱疹病毒感染的产妇实施硬膜外和腰麻的最大样本量研究报道显示并没有永久的神经后遗症，但几乎所有的病例都不是原发感染[87]。

(2) 继发或复发 HSV 感染：继发或复发 HSV 感染在妊娠期最常见。目前的共识是，如果在穿刺部位没有活动病损，椎管内麻醉是安全的。继发感染期间，孕产妇体内的抗体可预防病毒血症的复发，降低了椎管内麻醉的风险。目前主要关注点是在有活动生殖器病损或有无症状的阴道内病毒脱落状态下，阴道分娩时母婴之间的 HSV 垂直传播。为了减少生殖器活动病损状态下的垂直传播概率，推荐进行剖宫产[88]。HSV 感染时，新生儿死亡率较高，尤其是在播散性疾病中[21]。阿昔洛韦或伐昔洛韦的防治已可安全用于妊娠期，纳入多个随机对照试验的 Meta 分析显示其可减少活动病灶及剖宫产需求[89]。硬膜外或蛛网膜下隙给予阿片类（尤其是吗啡）与 HSV-1 型病毒在口周和胸区的复发有关[90, 91]。以前提出的机制认为是瘙痒导致了面部的抓挠，但目前认为阿片药物的结合导致了三叉神经核的免疫激活是其主要机制[92]。目前没有发现阿片类与 HSV-2 的复发存在类似关联。

> **临床要点** 硬膜外或蛛网膜下隙给予阿片类（尤其是吗啡）与 HSV-1 型病毒在孕产妇口周和胸部的复发有关。

11. 其他感染

(1) 莱姆病：莱姆病螺旋体的 12 个菌株可导致莱姆病，这是美国最常见的媒介传播感染。它是通过鹿蜱（肩胛扁虱）和西部黑腿蜱（太平洋硬蜱）的叮咬进行传播。莱姆病的常见表现为"牛眼"样皮疹（游走性红斑），逐渐从最初的叮咬部位向周围扩散，可伴有发热、乏力、疲劳、肌肉痛、关节痛和头痛。有些产妇可无症状；然而，其他一些产妇可能会经历更严重的心脏和神经系统并发症。母体感染后的胎儿风险很大程度上目前未知，且似乎很低，因为没有先天性传播的证据[93]。母体感染莱姆病时，抗菌治疗是必需的，尽管多西环素作为一线药物在妊娠期禁忌使用，头孢呋辛或阿莫西林是首选替代品[93]。莱姆病产妇的麻醉关注点在于疾病的严重程度，尤其是有心脏和神经系统受累时。如果有中枢或外周神经系统受累的征象，最好避免椎管内麻醉操作，尽管有文献报道在受感染产妇身上成功实施了蛛网膜下隙麻醉的个案报道。

(2) 李斯特菌：单核细胞增生性李斯特菌是一种革兰阳性杆菌，可导致李斯特菌病。李斯特菌病在非妊娠人群中罕见，孕期感染概率增加约 20 倍[94]。李斯特菌可在制冷的温度下存活，因此可在许多用于冷藏的即食食品中传播[95]。因此通常建议妊娠期避免食用此类食品。李斯特菌病的常见症状体征包括发热、头痛、肌痛和胃肠道症状（包括腹泻）。偶尔，严重的母体并发症（如死亡）可继发于李斯特菌感染，但主要与潜在的免疫功能受损有关。胎儿和新生儿感染可以非常严重，死亡率大约为 20%[96]。必须及时给予抗菌治疗以提高胎儿存活率。

(3) 细小病毒 B19：细小病毒 B19 是导致传染性红斑（又称第五病）和血红蛋白病患者发生短暂再生障

碍性危象的病原体。主要是通过手口接触和呼吸道分泌物传播。症状包括发热、喉痛、网状皮疹和外周关节病，后两者常发生于初期感染后数周。感染产妇可能表现轻微，即使是免疫功能受损的产妇[97]。胎儿感染细小病毒 B_{19} 可导致胎儿水肿 [由于心肌炎和（或）贫血] 或流产，尤其是母体感染发生于妊娠 20 周内。有时可能需要胎儿宫内输血。

(4) 梅毒：梅毒是由梅毒螺旋体导致的感染，通常通过性接触传播。随着 HIV 感染的增加及静脉注射药物的滥用，梅毒的感染率在增加。80% 感染的女性发生在育龄期。妊娠并不改变梅毒的进展，但是梅毒可以通过母体传染给胎儿，导致宫内生长受限、早产、新生儿死亡和先天性感染[98]。孕检时血清学的检测及青霉素的使用，使母 - 胎传染率由 70% ～ 100% 下降到 1% ～ 2%[99]。针对梅毒感染产妇，麻醉方面并无特殊，除非是中枢神经系统或主动脉受累的严重晚期产妇。然而，感染梅毒的产妇，通常很少接受优质的产前护理，而且很可能是可卡因滥用者[100]。

(5) 结核病：尽管美国结核病的发病率整体在降低，但是在一些偏远地区或者非美国本土出生的人群中，结核病依然是个麻烦的问题[101, 102]。结核病主要通过飞沫（通常由咳嗽产生）进入呼吸系统而传播。虽然妊娠并不改变结核病的进展，但是活动期的结核及新的多重耐药结核分枝杆菌出现，给产妇、新生儿及护理人员带来了一系列的问题[102]。在一些边远地区，结核菌素皮肤试验（PPD）已成为孕检的常规筛查项目。PPD 阳性的产妇需进一步完善胸部 X 线片的检查。活动期的疾病需要记录在案。妊娠期的活动性结核病需要接受一线药物的治疗，包括异烟肼、利福平和（或）乙胺丁醇[103]。这些药物对胎儿来说都是安全的，但是异烟肼与妊娠期肝炎患病率增加有关，因此，必须定期检测肝功能。胎盘、子宫或者生殖道等肺外结核与母体及胎儿的发病率增高相关，并增加先天性或新生儿结核病的发病率[104]。应对活动性结核，护理人员需要采取一些额外的预防措施，例如将患病产妇置于负压层流房间，相应的暴露人员应佩戴特殊的 N95 呼吸面罩。

(6) 带状疱疹：水痘 - 带状疱疹病毒（VZV）是疱疹病毒系列之一。它有两种疾病形态：水痘，又称鸡痘，是一种伴随发热的全身系统性疾病，可见广泛的发痒性水疱；带状疱疹，是潜伏在感觉神经节的病毒的再次激活，表现为单侧分布的暴发性疼痛水疱。原发的水痘可以合并脑炎或者肺炎（20% ～ 25% 的原发感染者为成人），且偶尔会迅速发展成呼吸衰竭。一旦发生水痘性肺炎，必须使用阿昔洛韦静脉制剂。以前，水痘性肺炎在产妇身上的致死率为 36% ～ 41%。然而，随着阿昔洛韦等抗病毒药的早期应用及对疾病认识的加深，母体的死亡率已经下降到 13% ～ 14%[105]。在暴露于病毒的 96h 以内应用水痘 - 带状疱疹免疫球蛋白（VZIG），可缩短新生儿或产妇水痘的自然病程。如果在分娩时感染急性原发性水痘，最佳的麻醉方式尚存在争议。因为，在出现皮肤损害的 2 周以内，都有可能会发生病毒血症，所以一些学者建议避免实施椎管内麻醉。然而，鉴于对水痘性肺炎高风险的担忧，一些学者建议在应用 VZIG 以后实施椎管内麻醉[88]，已经有相应的个案报道，实施腰麻以后未发现不良后果[106]。对原发或复发的带状疱疹感染者实施椎管内麻醉时，腰麻或硬膜外针应该避开皮损区域。带状疱疹患者的疼痛管理是一个巨大挑战，带状疱疹疼痛很难控制，需要多模式镇痛。

临床要点　对原发或复发的带状疱疹感染者实施椎管内麻醉时，腰麻或硬膜外针应该避开皮损区域。

(7) 新兴传染病和生化恐怖主义：新兴传染病的出现及潜在的生化恐怖主义迫使我们必须制定出相应的预案，包括疫苗或治疗药物，其对母体或胎儿的影响并不清楚。例如严重急性呼吸综合征（SARS）、猴痘、天花及炭疽在内的疾病，对产妇产生了巨大的威胁[107]。许多针对潜在生化恐怖事件的疫苗或药物，都被美国食品药品管理局（FDA）列为 B-X 级别。尽管限制胎儿暴露于治疗药物的本质是为了避免畸形，但是保护母亲的生命安全就是保护胎儿本身。

① SARS：病原体为冠状病毒，最初的治疗药物为利巴韦林和糖皮质激素，然而这些药物的有效性尚待研究。此外，由于之前产妇应用的限制及一些不良结局的影响，SARS 治疗药物在产妇的应用需格外注意[107]。

② 猴痘：美国于 2003 年初次暴发猴痘，其间再次引进天花疫苗，这可能与早产和胎儿、新生儿死亡相关。天花疫苗在孕妇或者 28d 以内计划怀孕的妇女中禁止使用，然而，鉴于非洲地区猴痘的高致死率及天花疫苗的高效性，权威建议暴露于猴痘病毒的产妇接种疫苗[107]。天花相关疾病的危险高于产妇接种疫苗对胎儿造成的影响，因此，同样建议产妇接种疫苗。

③ 炭疽：在 2001 年炭疽暴发期间，环丙沙星作为暴露于炭疽芽孢杆菌的无症状产妇的预防性治疗药物。尽管动物实验表明氟喹诺酮与关节和软骨畸形相关，但人体上似乎没有太大风险，而且相对耐青霉素炭疽芽孢杆菌导致的产妇治疗不足而言，其获益还是很高的。

> **临床要点** 新兴传染病（如 SARS、猴痘、天花）的出现及潜在的生化恐怖主义（如炭疽）迫使我们必须制定出相应的预案，包括疫苗或治疗药物，其对母体或胎儿的影响并不清楚。

四、败血症和感染性休克

败血症是世界范围内可预防的孕产妇死亡的主要原因之一[108]。在一般人群中，感染性休克或器官灌注失调与败血症相关，其发病率和死亡率分别为 25% 和 50%。虽然研究数量很少，但研究结果强调了这些疾病的严重性，以往研究报道的死亡率更高（间接反映了现代重症监护对于败血症治疗的成功）。其中一个研究，在 11 年来报道了 18 例感染性休克[109]。最常见的病因是肾盂肾炎，其次是绒毛膜羊膜炎、子宫内膜炎和中毒性休克综合征。作者报道了 5 例致死病例中的 4 例，有 28% 的死亡率与轻至中度的心肌梗死相关。大多数产科患者可能比一般人群更注重自身的健康状况，败血症病死率目前约为 6%[110]，但由于高病死率，感染性休克对于产妇而言应始终认为是威胁生命的情势[109]。

1. 常见顾虑 全身炎症反应综合征（SIRS）、败血症、严重败血症和感染性休克被认为具有共同的病理生理学特征,是病情依次逐渐恶化的一个过程[111]。

(1) SIRS：其定义为存在两个或更多的以下临床感染症状：体温 ≥ 38℃ 或 ≤ 36℃，脉搏 ≥ 90/min，呼吸 ≥ 20/min，$PaCO_2$ < 32mmHg，白细胞计数 ≥ 120×10⁹/L 或 ≤ 4×10⁹/L 或 > 10% 未成熟中性粒细胞。当满足 SIRS 的诊断标准且存在可疑的或确定的感染时，便可以诊断为败血症了。严重败血症伴随至少一个器官系统的功能障碍。

（2）感染性休克：无论采取何种液体治疗方案，当败血症合并低血压（收缩压≤ 90mmHg）时便可以诊断。低血压可能导致广泛的组织损伤、低灌注和多系统器官衰竭。大多数感染性休克的产妇与细菌感染有关，无论是革兰染色阴性还是阳性的各种需氧或厌氧菌。常见的致病菌包括大肠埃希菌、A 和 B 族链球菌、克雷伯菌和金黄色葡萄球菌[111]。当发生感染性休克时，免疫效应细胞释放多种介质（例如内毒素、肿瘤坏死因子、白细胞介素、环加氧酶代谢产物、组织因子、凝血酶），可引起机体广泛的炎症和凝血反应[112]。所有的器官都可能受累，但很显然，广泛的炎症和凝血功能紊乱常导致微血栓和器官衰竭。最常见的变化见于心血管、呼吸、血液和代谢系统。

2. 治疗　在感染性的情况下，必须尽早采取积极的治疗策略来降低母婴发病率。除非败血症来源于妊娠本身，这种情况下需要在胎儿尚存活时分娩，否则 ACOG 不建议分娩[113]。虽然胎儿的健康是一个重要的考虑因素，但是母亲的治疗是第一要务。治疗的首要目标是使用广谱抗生素控制所有潜在感染的同时，最大限度维持血流动力学、血容量和组织氧供的稳定。尽管未在妊娠患者中进行评估，大多数权威人士推荐与非妊娠患者使用相同的治疗方法，包括相应的败血症生存指南（表 8-1）[114-116]。麻醉医师可能会被要求帮助照顾这些危重患者，包括气道和呼吸机管理、流体和血流动力学支持，以及实施有创性监测。

> **临床要点**　国际败血症生存委员会的指南要求，对任何怀疑败血症的患者应该在 1h 以内给予大剂量的静脉抗生素治疗。

3. 麻醉管理　当分娩成为必须时，椎管内麻醉可能不是个明智的选择，因为患者常常合并血流动力学、呼吸系统及凝血系统的异常。当实施全身麻

表 8-1　感染性休克的治疗（败血症生存指南）

- 广谱抗生素，依据细菌培养结果进行调整
- 血流动力学调控目标
  - 妊娠患者，维持子宫血供
  - 使用晶体（偶尔胶体）扩张血容量，避免羟乙基淀粉
  - 有创性监测
  - CVP 8 ～ 12mmHg
  - MAP 65mmHg
  - 尿量≥ 0.5ml/（kg·h）
  - 混合静脉氧饱和度≥ 65%
  - 去甲肾上腺素为一线药物；不足时加用肾上腺素或血管加压素
- 肺保护通气策略
  - 低潮气量与吸气平台压
  - PEEP
  - 复张通气
  - 头侧抬高
  - 避免应用神经肌肉阻滞药
  - 适当的镇静与撤机计划
  - 适当的患者可考虑俯卧位
- DVT 和应激性溃疡的预防
- 肠内营养
- 适当的血糖控制（＜ 1800mg/L）
- 除非发生肾上腺功能不全，否则避免糖皮质激素的应用

CVP. 中心静脉压；MAP. 平均动脉压；PEEP. 呼气末正压；DVT. 深静脉血栓［引自 Dellinger RP, Levy MM, Rhodes A, et al. Surviving sepsis campaign: international guidelines for management of severe sepsis and septic shock: 2012. *Crit Care Med*. 2013;41(2):580-637.］

醉时，选择对心血管系统有支持作用的诱导药，如依托咪酯或氯胺酮是非常重要的。这些麻醉药不会延误分娩的时机，避免了对胎儿进一步的影响。此外，如果怀疑严重的腹腔感染，最好避免使用琥珀胆碱，因为这种情况下它可能引起高钾血症[117]。高达40%的妊娠感染性休克患者可能需要手术治疗[109]。

五、发热产妇的椎管内麻醉

相对全麻而言，椎管内麻醉降低了死亡率和严重并发症的概率，因而在产科中应用的更广。如需对严重感染的患者行全身麻醉，应考虑血流动力学不稳定、气道不畅和电解质异常（前文讨论的）的风险。发热产妇的椎管内麻醉面临一些特殊问题。

1. **风险** 对发热产妇行椎管内麻醉时，可能有感染方面的担忧。然而，在大多数情况下，当使用适当的抗生素后，这些技术是安全的。Carp和Bailey的一篇经典论文中提到，在对大肠埃希菌菌血症的大鼠行硬膜穿刺前注射单次剂量的庆大霉素，似乎能消除感染的风险[118]。然而，我们并不清楚这个研究能否应用于发热产科患者。大多数脊髓或硬膜外感染似乎与外科手术、感染性病原体的血源性播散、导管放置时间过长、免疫状态受损和（或）不严格的无菌技术有关，但许多病例都是原发性感染。硬膜外脓肿形成的发生率在行椎管内麻醉产妇中是未知的，主要是由于病例过于罕见且缺乏集中的报道。虽然，来源于英国[119]和美国[120]的两个大样本前瞻性研究表明，硬膜外脓肿的风险在1：300 000～1：60 000，鉴于其罕见性，其置信区间相对较大。脊髓或硬膜外脓肿最常见的病原体是金黄色葡萄球菌（50%）、各种链球菌（15%）和革兰阴性杆菌（15%～20%）[121]。源自麻醉医师鼻咽或皮肤的培养菌，与一些病例报道有关。

2. **静脉应用抗生素** 在可能发生菌血症的发热产妇中，实施椎管内麻醉前，适当静脉应用抗生素是合理的[122]。然而，抗生素的剂量和使用时机依然是未知的。此外，目前还没有相应的指南围绕最高体温、白细胞计数或其他临床症状，给出椎管内麻醉的禁忌证。在合并脓性败血病的女性患者中，出于对循环、呼吸和凝血系统的关注，可能会阻碍椎管内麻醉的实施，但依然需要权衡相应的风险和获益给出个体化治疗。

3. **无菌技术** 理想化的区域阻滞无菌技术是存在争议的（见第10章）。使用同中心静脉置管等同的最大化无菌预防技术是有争议的。洗手、摘掉首饰、使用无菌手套（作为洗手后的进一步补充而不是替代）、新面罩和帽子已被证实能减少工作区微生物污染的发生率，但不直接减少院内感染率。ASRA共识[80]和ASA特别工作组报告[122]承认这些预防措施的重要性。

参 考 文 献

[1] Kuczkowski KM, Reisner LS. Anesthetic management of the parturient with fever and infection. *J Clin Anesth.* 2003;15:478–488.

[2] Macaulay JH, Bond K, Steer PJ. Epidural analgesia in labor and fetal hyperthermia. *Obstet Gynecol.* 1992;80: 665–669.

[3] Herbst A, Wølner-Hanssen P, Ingemarsson I. Risk factors for fever in labor. *Obstet Gynecol.* 1995;86:790–794.

[4] Petrova A, Demissie K, Rhoads GG, et al. Association of maternal fever during labor with neonatal and infant morbidity and mortality. *Obstet Gynecol.* 2001;98:20–27.

[5] Lieberman E, Eichenwald E, Mathur G, et al. Intrapartum

fever and unexplained seizures in term infants. *Pediatrics.* 2000;106:983–988.

[6] Lieberman E, Lang J, Richardson DK, et al. Intrapartum maternal fever and neonatal outcome. *Pediatrics.* 2000; 105:8–13.

[7] Segal S. Labor epidural analgesia and maternal fever. *Anesth Analg.* 2010;111:1467–1475.

[8] Lieberman E, Lang JM, Frigoletto F, et al. Epidural analgesia, intrapartum fever, and neonatal sepsis evaluation. *Pediatrics.* 1997;99:415–419.

[9] Philip J, Alexander JM, Sharma SK, et al. Epidural analgesia during labor and maternal fever. *Anesthesiology.* 1999;90:1271–1275.

[10] Kaul B, Vallejo M, Ramanathan S, et al. Epidural labor analgesia and neonatal sepsis evaluation rate: a quality improvement study. *Anesth Analg.* 2001;93:986–990.

[11] Impey L, Greenwood C, MacQuillan K, et al. Fever in labour and neonatal encephalopathy: a prospective cohort study. *BJOG.* 2001;108:594–597.

[12] Impey LW, Greenwood CE, Black RS, et al. The relationship between intrapartum maternal fever and neonatal acidosis as risk factors for neonatal encephalopathy. *Am J Obstet Gynecol.* 2008;198:49.e41–e46.

[13] Wu YW, Escobar GJ, Grether JK, et al. Chorioamnionitis and cerebral palsy in term and near-term infants. *JAMA.* 2003;290:2677–2684.

[14] Wu YW, Colford JM Jr. Chorioamnionitis as a risk factor for cerebral palsy: a meta-analysis. *JAMA.* 2000;284: 1417–1424.

[15] Dammann O, Drescher J, Veelken N. Maternal fever at birth and non-verbal intelligence at age 9 years in preterm infants. *Dev Med Child Neurol.* 2003;45:148–151.

[16] Zerbo O, Iosif AM, Walker C, et al. Is maternal influenza or fever during pregnancy associated with autism or developmental delays? Results from the CHARGE (Childhood Autism Risks from Genetics and Environment) study. *J Autism Dev Disord.* 2013;43:25–33.

[17] Camann WR, Hortvet LA, Hughes N, et al. Maternal temperature regulation during extradural analgesia for labour. *Br J Anaesth.* 1991;67:565–568.

[18] Fusi L, Steer PJ, Maresh MJ, et al. Maternal pyrexia associated with the use of epidural analgesia in labour. *Lancet.* 1989;1:1250–1252.

[19] Goetzl L, Rivers J, Zighelboim I, et al. Intrapartum epidural analgesia and maternal temperature regulation. *Obstet Gynecol.* 2007;109:687–690.

[20] Mantha VR, Vallejo MC, Ramesh V, et al. Maternal and cord serum cytokine changes with continuous and intermittent labor epidural analgesia: a randomized study. *Scientific World Journal.* 2012;2012:607938.

[21] Mantha VR, Vallejo MC, Ramesh V, et al. The incidence of maternal fever during labor is less with intermittent than with continuous epidural analgesia: a randomized controlled trial. *Int J Obstet Anesth.* 2008;17:123–129.

[22] Tian F, Wang K, Hu J, et al. Continuous spinal anesthesia with sufentanil in labor analgesia can induce maternal febrile responses in puerperas. *Int J Clin Exp Med.* 2013;6:334–341.

[23] Wong CA, Scavone BM, Peaceman AM, et al. The risk of cesarean delivery with neuraxial analgesia given early versus late in labor. *N Engl J Med.* 2005;352:655–665.

[24] Goetzl L, Evans T, Rivers J, et al. Elevated maternal and fetal serum interleukin-6 levels are associated with epidural fever. *Am J Obstet Gynecol.* 2002;187:834–838.

[25] Dashe JS, Rogers BB, McIntire DD, et al. Epidural analgesia and intrapartum fever: placental findings. *Obstet Gynecol.* 1999;93:341–344.

[26] Vallejo MC, Kaul B, Adler LJ, et al. Chorioamnionitis, not epidural analgesia, is associated with maternal fever during labour. *Can J Anaesth.* 2001;48:1122–1126.

[27] Riley LE, Celi AC, Onderdonk AB, et al. Association of epidural-related fever and noninfectious inflammation in term labor. *Obstet Gynecol.* 2011;117:588–595.

[28] Sharma SK, Rogers BB, Alexander JM, et al. A randomized trial of the effects of antibiotic prophylaxis on epidural-related fever in labor. *Anesth Analg.* 2014;118:604–610.

[29] Goetzl L, Zighelboim I, Badell M, et al. Maternal corticosteroids to prevent intrauterine exposure to hyperthermia and inflammation: a randomized, double-blind, placebo-controlled trial. *Am J Obstet Gynecol.* 2006;195:1031–1037.

[30] Wang LZ, Hu XX, Liu X, et al. Influence of epidural dexamethasone on maternal temperature and serum cytokine concentration after labor epidural analgesia. *Int J Gynaecol Obstet.* 2011;113:40–43.

[31] Goetzl L, Rivers J, Evans T, et al. Prophylactic acetaminophen does not prevent epidural fever in nulliparous women: a double-blind placebo-controlled trial. *J Perinatol.* 2004;24: 471–475.

[32] Knight M, Kurinczuk J. Introduction and methodology. In: Knight M, Kenyon S, Brocklehurst P, et al., eds. *Saving Lives, Improving Mothers' Care: Lessons Learned to Inform Future Maternity Care from the UK and Ireland Confidential Enquiries into Maternal Deaths and Morbidity 2009-2012.* Oxford, United Kingdom: National Perinatal Epidemiology Unit, University of Oxford; 2014:1–8.

[33] Newton ER. Chorioamnionitis and intraamniotic infection. *Clin Obstet Gynecol.* 1993;36:795–808.

[34] Duff P, Gibbs RS, Sweet RL. Maternal and fetal infections. In: Creasy RK, Resnik R, Iams JD, et al., eds. *Maternal-Fetal Medicine: Principles and Practice.* 6th ed. Philadelphia, PA: Saunders-Elsevier; 2009:739–796.

[35] Qureshi F, Jacques SM, Bendon RW, et al. Candida funisitis: a clinicopathologic study of 32 cases. *Pediatr Dev Pathol*. 1998;1:118–124.

[36] Gibbs RS, Castillo MS, Rodgers PJ. Management of acute chorioamnionitis. *Am J Obstet Gynecol*. 1980;136:709–713.

[37] Yoder PR, Gibbs RS, Blanco JD, et al. A prospective, controlled study of maternal and perinatal outcome after intra-amniotic infection at term. *Am J Obstet Gynecol*. 1983;145:695–701.

[38] Roberts DJ, Celi AC, Riley LE, et al. Acute histologic chorioamnionitis at term: nearly always noninfectious. *PLoS One*. 2012;7:e31819.

[39] Goodman EJ, DeHorta E, Taguiam JM. Safety of spinal and epidural anesthesia in parturients with chorioamnionitis. *Reg Anesth*. 1996;21:436–441.

[40] Satin AJ, Maberry MC, Leveno KJ, et al. Chorioamnionitis: a harbinger of dystocia. *Obstet Gynecol*. 1992;79:913–915.

[41] Kim MJ, Romero R, Gervasi MT, et al. Widespread microbial invasion of the chorioamniotic membranes is a consequence and not a cause of intra-amniotic infection. *Lab Invest*. 2009;89:924–936.

[42] Shimoya K, Taniguchi T, Matsuzaki N, et al. Chorioamnionitis decreased incidence of respiratory distress syndrome by elevating fetal interleukin-6 serum concentration. *Hum Reprod*. 2000;15:2234–2240.

[43] Van Marter LJ, Dammann O, Allred EN, et al. Chorioamnionitis, mechanical ventilation, and postnatal sepsis as modulators of chronic lung disease in preterm infants. *J Pediatr*. 2002;140:171–176.

[44] Wu YW. Systematic review of chorioamnionitis and cerebral palsy. *Ment Retard Dev Disabil Res Rev*. 2002;8:25–29.

[45] Alexander JM, McIntire DM, Leveno KJ. Chorioamnionitis and the prognosis for term infants. *Obstet Gynecol*. 1999;94:274–278.

[46] Rouse DJ, Landon M, Leveno KJ, et al. The Maternal-Fetal Medicine Units cesarean registry: chorioamnionitis at term and its duration-relationship to outcomes. *Am J Obstet Gynecol*. 2004;191:211–216.

[47] Sarkar SS, Bhagat I, Bhatt-Mehta V, et al. Does maternal intrapartum antibiotic treatment prolong the incubation time required for blood cultures to become positive for infants with early-onset sepsis? *Am J Perinatol*. 2015; 32:357–362.

[48] Bader AM, Gilbertson L, Kirz L, et al. Regional anesthesia in women with chorioamnionitis. *Reg Anesth*. 1992;17:84–86.

[49] Brito V, Niederman MS. Pneumonia complicating pregnancy. *Clin Chest Med*. 2011;32:121–132.

[50] Benedetti TJ, Valle R, Ledger WJ. Antepartum pneumonia in pregnancy. *Am J Obstet Gynecol*. 1982;144:413–417.

[51] Fiore AE, Shay DK, Broder K, et al. Prevention and control of seasonal influenza with vaccines: recommendations of the Advisory Committee on Immunization Practices (ACIP). *MMWR Recomm Rep*. 2009;58(RR-8):1–52.

[52] Haberg SE, Trogstad L, Gunnes N, et al. Risk of fetal death after pandemic influenza virus infection or vaccination. *N Engl J Med*. 2013;368:333–340.

[53] Hansen C, Desai S, Bredfeldt C, et al. A large, population-based study of 2009 pandemic influenza A virus subtype H1N1 infection diagnosis during pregnancy and outcomes for mothers and neonates. *J Infect Dis*. 2012;206:1260–1268.

[54] Bacak SJ, Callaghan WM, Dietz PM, et al. Pregnancy-associated hospitalizations in the United States, 1999–2000. *Am J Obstet Gynecol*. 2005;192:592–597.

[55] Hill JB, Sheffield JS, McIntire DD, et al. Acute pyelonephritis in pregnancy. *Obstet Gynecol*. 2005;105:18–23.

[56] Smaill F, Vazquez JC. Antibiotics for asymptomatic bacteriuria in pregnancy. *Cochrane Database Syst Rev*. 2007;(2):CD000490.

[57] Chaim W, Bashiri A, Bar-David J, et al. Prevalence and clinical significance of postpartum endometritis and wound infection. *Infect Dis Obstet Gynecol*. 2000;8: 77–82.

[58] Smaill FM, Grivell RM. Antibiotic prophylaxis versus no prophylaxis for preventing infection after cesarean section. *Cochrane Database Syst Rev*. 2014;(10):CD007482.

[59] Mackeen AD, Packard RE, Ota E, et al. Antibiotic regimens for postpartum endometritis. *Cochrane Database Syst Rev*. 2015;(2):CD001067.

[60] Shipp TD, Zelop C, Cohen A, et al. Post-cesarean delivery fever and uterine rupture in a subsequent trial of labor. *Obstet Gynecol*. 2003;101:136–139.

[61] Verani JR, McGee L, Schrag SJ; Division of Bacterial Diseases, National Center for Immunization and Respiratory Diseases, Centers for Disease Control and Prevention. Prevention of perinatal group B streptococcal disease—revised guidelines from CDC, 2010. *MMWR Recomm Rep*. 2010;59(RR-10):1–36.

[62] Hamilton ST, van Zuylen W, Shand A, et al. Prevention of congenital cytomegalovirus complications by maternal and neonatal treatments: a systematic review. *Rev Med Virol*. 2014;24:420–433.

[63] Rac MW, Sheffield JS. Prevention and management of viral hepatitis in pregnancy. *Obstet Gynecol Clin North Am*. 2014;41:573–592.

[64] Wax DB, Beilin Y, Frolich M. Liver disease. In: Chestnut DH, Wong CA, Tsen LC, et al., eds. *Chestnut's Obstetric Anesthesia: Principles and Practice*. 5th ed. Philadelphia, PA: Elsevier; 2014:1068–1080.

[65] American College of Obstetricians and Gynecologists. ACOG Practice Bulletin No. 86: viral hepatitis in pregnancy. *Obstet Gynecol*. 2007;110:941–956.

[66] Centers for Disease Control and Prevention. HIV surveillance report, vol. 25. http://www.cdc.gov/hiv/library/reports/surveillance/2013/surveillance_Report_vol_25.html. Accessed March 10, 2015.

[67] De Cock KM, Fowler MG, Mercier E, et al. Prevention of mother-to-child HIV transmission in resource-poor countries: translating research into policy and practice. *JAMA*. 2000;283:1175–1182.

[68] Centers for Disease Control and Prevention. HIV among pregnant women, infants, and children. http://www.cdc.gov/hiv/risk/gender/pregnantwomen/facts/index.html. Accessed March 10, 2015.

[69] Siegfried N, van der Merwe L, Brocklehurst P, et al. Antiretrovirals for reducing the risk of mother-to-child transmission of HIV infection. *Cochrane Database Syst Rev*. 2011;(7):CD003510.

[70] King JT Jr, Perkal MF, Rosenthal RA, et al. Th irty-day postoperative mortality among individuals with HIV infection receiving antiretroviral therapy and procedure-matched, uninfected comparators. *JAMA Surg*. 2015;150:343–351. doi: 10.1001/jamasurg.2014.2257.

[71] Michaels J, Sharer LR, Epstein LG. Human immunodeficiency virus type 1 (HIV-1) infection of the nervous system: a review. *Immunodefic Rev*. 1988;1:71–104.

[72] Spudich S, Gonzalez-Scarano F. HIV-1-related central nervous system disease: current issues in pathogenesis, diagnosis, and treatment. *Cold Spring Harb Perspect Med*. 2012;2:a007120.

[73] Miller RF, Huang L, Walzer PD. Pneumocystis pneumonia associated with human immunodeficiency virus. *Clin Chest Med*. 2013;34:229–241.

[74] Miller RF, Allen E, Copas A, et al. Improved survival for HIV infected patients with severe *Pneumocystis jirovecii* pneumonia is independent of highly active antiretroviral therapy. *Thorax*. 2006;61:716–721.

[75] Al Anazi AR. Gastrointestinal opportunistic infections in human immunodeficiency virus disease. *Saudi J Gastroenterol*. 2009;15:95–99.

[76] Choi SY, Kim I, Kim NJ, et al. Hematological manifestations of human immunodeficiency virus infection and the effect of highly active antiretroviral therapy on cytopenia. *Korean J Hematol*. 2011;46:253–257.

[77] Cheitlin M. Cardiovascular complications of HIV infection. In: Sande M, Volberding P, eds. *The Medical Management of AIDS*. 5th ed. Philadelphia, PA: WB Saunders; 1999:275–284.

[78] Kibirige D, Ssekitoleko R. Endocrine and metabolic abnormalities among HIV-infected patients: a current review. *Int J STD AIDS*. 2013;24:603–611.

[79] Rosenberg AZ, Naicker S, Winkler CA, et al. HIV-associated nephropathies: epidemiology, pathology, mechanisms and treatment. *Nat Rev Nephrol*. 2015;11:150–160.

[80] Hebl JR. The importance and implications of aseptic techniques during regional anesthesia. *Reg Anesth Pain Med*. 2006;31:311–323.

[81] American Society of Anesthesiologists Committee on Occupational Health Task Force on Infection Control. Recommendations for infection control for the practice of anesthesiology (third edition). https://www.asahq.org/~/media/sites/asahq/files/public/resources/asa committees/recommendations-for-infection-control-for-the-practice-of-anesthesiology-%281%29.pdf?la=en. Accessed March 10, 2015.

[82] Tom DJ, Gulevich SJ, Shapiro HM, et al. Epidural blood patch in the HIV-positive patient. Review of clinical experience. San Diego HIV Neurobehavioral Research Center. *Anesthesiology*. 1992;76:943–947.

[83] Evron S, Glezerman M, Harow E, et al. Human immunodeficiency virus: anesthetic and obstetric considerations. *Anesth Analg*. 2004;98:503–511.

[84] Panel on Treatment of HIV-Infected Pregnant Women and Prevention of Perinatal Transmission. Recommendations for use of antiretroviral drugs in pregnant HIV-1-infected women for maternal health and interventions to reduce perinatal HIV transmission in the United States. http://aidsinfo.nih.gov/contentfiles/lvguidelines/PerinatalGL.pdf. *Accessed March* 10, 2015.

[85] Roberts CM, Pfister JR, Spear SJ. Increasing proportion of herpes simplex virus type 1 as a cause of genital herpes infection in college students. *Sex Transm Dis*. 2003;30:797–800.

[86] Brown ZA, Vontver LA, Benedetti J, et al. Effects on infants of a first episode of genital herpes during pregnancy. *N Engl J Med*. 1987;317:1246–1251.

[87] Bader AM, Camann WR, Datta S. Anesthesia for cesarean delivery in patients with herpes simplex virus type-2 infections. *Reg Anesth*. 1990;15:261–263.

[88] Brown ZA, Wald A, Morrow RA, et al. Effect of serologic status and cesarean delivery on transmission rates of herpes simplex virus from mother to infant. *JAMA*. 2003;289:203–209.

[89] Hollier LM, Wendel GD. Th ird trimester antiviral prophylaxis for preventing maternal genital herpes simplex virus (HSV) recurrences and neonatal infection. *Cochrane Database Syst Rev*. 2008;(1):CD004946.

[90] Davies PW, Vallejo MC, Shannon KT, et al. Oral herpes simplex reactivation after intrathecal morphine: a prospective randomized trial in an obstetric population. *Anesth Analg*. 2005;100:1472–1476.

[91] Boyle RK. Herpes simplex labialis after epidural or parenteral morphine: a randomized prospective trial in an Australian obstetric population. *Anaesth Intensive Care*. 1995;23:433–437.

[92] Bauchat JR. Focused review: neuraxial morphine and oral

herpes reactivation in the obstetric population. *Anesth Analg.* 2010;111:1238–1241.

[93] Shapiro ED. Clinical practice. Lyme disease. *N Engl J Med.* 2014;370:1724–1731.

[94] Gellin BG, Broome CV, Bibb WF, et al. The epidemiology of listeriosis in the United States—1986. Listeriosis Study Group. *Am J Epidemiol.* 1991;133:392–401.

[95] Ramaswamy V, Cresence VM, Rejitha JS, et al. Listeria— review of epidemiology and pathogenesis. *J Microbiol Immunol Infect.* 2007;40:4–13.

[96] Allerberger F, Huhulescu S. Pregnancy related listeriosis: treatment and control. *Expert Rev Anti Infect Ther.* 2015;13:395–403.

[97] Crane J, Mundle W, Boucoiran I, et al. Parvovirus B19 infection in pregnancy. *J Obstet Gynaecol Can.* 2014;36: 1107–1116.

[98] Qin J, Yang T, Xiao S, et al. Reported estimates of adverse pregnancy outcomes among women with and without syphilis: a systematic review and meta-analysis. *PLoS One.* 2014;9:e102203.

[99] Hook EW III, Marra CM. Acquired syphilis in adults. *N Engl J Med.* 1992;326:1060–1069.

[100] Nanda D, Feldman J, Delke I, et al. Syphilis among parturients at an inner city hospital: association with cocaine use and implications for congenital syphilis rates. *N Y State J Med.* 1990;90:488–490.

[101] Mathad JS, Gupta A. Tuberculosis in pregnant and postpartum women: epidemiology, management, and research gaps. *Clin Infect Dis.* 2012;55:1532–1549.

[102] Laibl VR, Sheffield JS. Tuberculosis in pregnancy. *Clin Perinatol.* 2005;32:739–747.

[103] Loto OM, Awowole I. Tuberculosis in pregnancy: a review. *J Preg.* 2012;2012:379271.

[104] Jana N, Vasishta K, Saha SC, et al. Obstetrical outcomes among women with extrapulmonary tuberculosis. *N Engl J Med.* 1999;341:645–649.

[105] Harger JH, Ernest JM, Th urnau GR, et al. Risk factors and outcome of varicella-zoster virus pneumonia in pregnant women. *J Infect Dis.* 2002;185:422–427.

[106] Brown NW, Parsons AP, Kam PC. Anaesthetic considerations in a parturient with varicella presenting for caesarean section. *Anaesthesia.* 2003;58:1092–1095.

[107] Cono J, Cragan JD, Jamieson DJ, et al. Prophylaxis and treatment of pregnant women for emerging infections and bioterrorism emergencies. *Emerg Infect Dis.* 2006;12: 1631–1637.

[108] Maharaj D. Puerperal pyrexia: a review. Part I. *Obstet Gynecol Surv.* 2007;62:393–399.

[109] Mabie WC, Barton JR, Sibai B. Septic shock in pregnancy. *Obstet Gynecol.* 1997;90:553–561.

[110] Timezguid N, Das V, Hamdi A, et al. Maternal sepsis during pregnancy or the postpartum period requiring intensive care admission. *Int J Obstet Anesth.* 2012;21: 51–55.

[111] Martin SR, Foley MR. Intensive care in obstetrics: an evidence-based review. *Am J Obstet Gynecol.* 2006;195: 673–689.

[112] Nduka OO, Parrillo JE. The pathophysiology of septic shock. *Crit Care Clin.* 2009;25:677–702.

[113] American College of Obstetricians and Gynecologists. ACOG Technical Bulletin: septic shock. Number 204. *Int J Gynaecol Obstet.* 1995;50:71–79.

[114] Cantwell R, Clutton-Brock T, Cooper G, et al. Saving Mothers' Lives: reviewing maternal deaths to make motherhood safer: 2006-2008. The Eighth Report of the Confidential Enquiries into Maternal Deaths in the United Kingdom. *BJOG.* 2011;118(suppl 1):1–203.

[115] Dellinger RP, Levy MM, Rhodes A, et al. Surviving sepsis campaign: international guidelines for management of severe sepsis and septic shock: 2012. *Crit Care Med.* 2013;41:580–637.

[116] Lucas DN, Robinson PN, Nel MR. Sepsis in obstetrics and the role of the anaesthetist. *Int J Obstet Anesth.* 2012; 21:56–67.

[117] Kohlschutter B, Baur H, Roth F. Suxamethonium-induced hyperkalaemia in patients with severe intra-abdominal infections. *Br J Anaesth.* 1976;48:557–562.

[118] Carp H, Bailey S. The association between meningitis and dural puncture in bacteremic rats. *Anesthesiology.* 1992; 76:739–742.

[119] Cook TM, Counsell D, Wildsmith JA. Major complications of central neuraxial block: report on the Th ird National Audit Project of the Royal College of Anaesthetists. *Br J Anaesth.* 2009;102:179–190.

[120] D'Angelo R, Smiley RM, Riley ET, et al. Serious complications related to obstetric anesthesia: the serious complication repository project of the Society for Obstetric Anesthesia and Perinatology. *Anesthesiology.* 2014;120: 1505–1512.

[121] Schroeder TH, Krueger WA, Neeser E, et al. Spinal epidural abscess—a rare complication after epidural analgesia for labour and delivery. *Br J Anaesth.* 2004;92: 896–898.

[122] American Society of Anesthesiologists Task Force on Infectious Complications Associated with Neuraxial Techniques. Practice advisory for the prevention, diagnosis, and management of infectious complications associated with neuraxial techniques: a report by the American Society of Anesthesiologists Task Force on Infectious Complications Associated with Neuraxial Techniques. *Anesthesiology.* 2010;112:530–545.

第 9 章　非椎管内镇痛技术
Non-neuraxial Analgesic Techniques

Wint Mon，Roshan Fernando，Geraldine O'Sullivan　著

焦　静　译

耿桂启　黄绍强　校

要 点 Keypoint

- 大多数女性根据她们对分娩疼痛的期望选择缓解疼痛的方法。
- 孕妇应能够获得最佳研究的结果来了解药物和非药物镇痛方法的有效性和可能不良反应。
- 应该给分娩女性提供一个平静舒缓的环境来改善分娩体验。
- 腰骶部按摩已被证明可减少分娩时的背痛。
- 尽管目前没有证据支持催眠在分娩镇痛中的作用，但其已成为近年来流行的缓解疼痛的方法。
- 针灸已被证明在临产和分娩过程中可减轻疼痛强度。
- 使用吸入麻醉药镇痛时，产妇保持清醒防止胃内容物的反流和误吸至关重要。
- 不建议在分娩过程中使用镇静抗焦虑药，因为它们很容易地透过胎盘对母亲和新生儿造成明显的不良反应。
- 全身性阿片类药物可通过护士间歇性静脉注射或肌内注射的形式给药，或患者自控静脉镇痛方式给药（PCA）。
- 瑞芬太尼起效和消退快，适用于治疗周期性的宫缩痛。然而在使用瑞芬太尼时，连续脉搏血氧监测和一对一护理是必不可少的。

　　许多女性在分娩时经历严重的疼痛。当今有许多方式可用来缓解分娩疼痛，这些方式可以细分为椎管内和非椎管内镇痛技术。大多数女性采用多种方式来应对分娩疼痛。椎管内镇痛技术缓解疼痛最有效，并且母亲和婴儿的全身反应最小。然而，有些女性更愿意使用侵入性较小的技术来缓解疼痛。

　　许多女性根据她们对分娩和分娩疼痛的期望选择分娩镇痛方式[1]。Hodnett[2] 进行的一项系统综述关注了女性对产时镇痛相关分娩体验的看法。有四个因素被认为是女性分娩体验最重要的，即：① 个人期望；② 护理人员的支持；③ 护理人员与患者关系的质量；④ 参与决策。因此，产科医护人员与产妇讨论她们对分娩及分娩疼痛的期望并向她们提供所有有证据支持的分娩镇痛方法非常重要。在本章中，作者描述了分娩镇痛的非药物镇痛方法和非椎管内药物镇痛方法及其使用的当前证据。

一、分娩镇痛的非药物方法

1. 产前健康教育

(1) 健康教育是产前保健的一个组成部分。分娩健康教育的范围从网上资源到教室形式讲习班，旨在向孕妇及其伴侣传授关于临产、分娩及新生儿护理知识。一项对 1996-2006 年发表的一些同行评审研究的系统调查发现，女性更喜欢小群体学习环境，她们可以互相交流，也可以与教育者进行交流，并将信息与个人情况联系起来 [3]。

(2) 产前课程涵盖了分娩疼痛、应对策略，以及孕妇可用的疼痛缓解方案。美国产科中心协会于 2004 年发表的美国第一份关于女性生育经验的调查表明，女性应该获得关于药物和非药物性镇痛措施有效性和可能副作用的最佳研究结果 [4]。Maimburg 等的一项随机试验发现 [5]，产前接受过健康教育的女性在分娩时要求硬膜外镇痛的可能性更小。然而她们仍然可能需要某种形式的胃肠外镇痛。

2. 分娩期间支持（分娩陪伴和导乐）

(1) 大多数女性在分娩时选择分娩陪伴。分娩陪伴可以是任何亲属或朋友。一些女性在分娩和临产时雇佣导乐。导乐起源于古希腊文字，意思是"女仆"，是一位非医护人员在产妇临产和分娩后提供支持。分娩陪伴和导乐不仅可以通过倾听和安慰给予产妇情感上的支持，还可以通过按摩和帮助改变体位提供身体上的支持。

(2) Hodnett 等 [6] 进行的一项 Cochrane 综述评估了连续性的一对一产时支持与常规护理两者效果的比较。分析纳入了 22 项试验涉及 15 288 名妇女。给予持续支持的产妇更可能进行自发的阴道分娩，并且较少使用产时分娩镇痛或报告不满意。此外，她们的产程更短，剖宫产或器械助产阴道分娩发生率更低。给予持续支持的产妇也可能更少使用椎管内镇痛，5 分钟 Apgar 评分低的婴儿也少。

3. 放松技术——音乐和呼吸锻炼

(1) 音乐：移动设备使用的增加使女性可以选择在分娩室听音乐。Hosseini 等 [7] 调查了音乐疗法对分娩疼痛和初产妇产程进展的影响。该研究显示音乐可显著降低疼痛评分。另一项随机试验也表明，分娩期间的音乐治疗可降低产后焦虑和疼痛并增加对分娩经历的满意度 [8]。

> **临床要点**　提供一个平静舒缓的分娩环境可改善女性的分娩经历，因此应鼓励产妇在分娩时播放她们选择的音乐。

(2) 呼吸锻炼：呼吸锻炼在产前学习班中被广泛讨论。深呼吸、"腹式"呼吸和拉玛泽呼吸是在临产和分娩过程中常用呼吸技术。一项关于呼吸和放松技术的对照试验系统评估了分娩疼痛管理的补充和替代疗法 [9]。产妇被随机分配到实验组即接受"呼吸自我暗示训练"（渐进性肌肉放松和集中缓慢呼吸），或者接受传统"精神预防性镇痛"的对照组。产妇的疼痛体验、器械助产率、催产素增加量和新生儿 Apgar 评分等方面，两组之间没有统计学差异。

> **临床要点**　虽然目前缺乏证据支持呼吸自我暗示训练用于分娩疼痛，但应该鼓励女性在分娩时使用呼吸和放松技术。

4. 补充治疗　补充医学已经在那些渴望避免药物或侵入性操作来缓解分娩疼痛的女性中普遍使用。Cochrane 协作网的补充医学领域将补充医学定义为"几个国家中常规医学领域之外的实践和理念"[10]。大多数补充治疗由经过培训的治疗师提供，并不是所有产科医院均有这些治疗师。

(1) 按摩和反射疗法

① 按摩通常用于放松紧张的软组织使个体平静。在分娩时，腰骶部按摩可用来缓解背部疼痛，轻微的腹部按摩可能有助于子宫收缩。已有许多理论来解释按摩减轻分娩疼痛的机制。其中之一就是疼痛的门控理论（图 9-1）[11]。也有人认为按摩可以减少皮质醇和去甲肾上腺素水平的释放[12]并增加血清素水平[13]。Smith 等[14] 的一个包含 6 项研究的系统综述评估了按摩对分娩疼痛的影响。与第一产程接受常规护理的产妇相比，按摩治疗组的疼痛评分降低（标准差 –0.82；95% CI–1.17 ～ –0.47；4 项试验；225 名女性）。

② 反射疗法是指对脚和手掌上的"反射"点施加压力的行为。反射疗法不仅用于缓解疼痛，还用于治疗妊娠期间的恶心、呕吐和疲劳。关于反射疗法用于分娩疼痛的研究相对较少。Dolatian 等[15] 进行了一项随机对照试验，将产妇随机分为三组：第一组在产程活跃期开始时接受 40min 的反射疗法，第二组在同一阶段接受相同时间的感情支持，第三组接受常规标准护理。反射疗法组的疼痛强度显著低于其他两组[15]。

> **临床要点**　目前的证据表明按摩在分娩过程中可用于缓解疼痛。需要进行更多的研究来评估分娩中反射疗法的有效性。

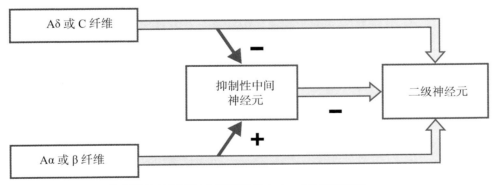

抑制性神经元可被大型感觉传入 Aα 或 β 纤维刺激。
抑制性神经元阻断了第二级神经元从而抑制疼痛。

▲ **图 9-1　疼痛的门控理论**

(2) 催眠

① 催眠是诱导一种深度放松状态，在这种状态下个人失去了自愿行动的力量并对建议高度敏感。这

种状态有时称为催眠恍惚，一旦处于这种状态，患者被给予治疗建议以鼓励行为改变或缓解症状。"催眠分娩"已成为近年来流行的趋势。催眠分娩课程教导女性自我催眠、放松和呼吸技巧，帮助管理与分娩相关的压力和疼痛。正电子放射断层扫描已经证实前扣带回是受催眠影响调控疼痛的部位之一[16]。

② 一项关于催眠的 Cochrane 综述中包括了 7 项试验共涉及 1213 名女性。7 项试验中有 6 项评估了产前催眠疗法。只有一次试验在分娩期间提供了催眠疗法。催眠组和对照组之间的主要结果没有统计学差异：使用药物缓解疼痛（平均 RR 0.63；95%CI 0.39 ～ 1.01；6 项研究；1032 名女性），自发性阴道分娩（平均 RR 1.35；95%CI 0.93 ～ 1.96；4 项研究；472 名女性），疼痛缓解满意度（RR 1.06；95%CI 0.94 ～ 1.20；1 项研究；264 名女性）[17]。在丹麦进行的一项大型随机对照单盲试验中（1222 名健康初产妇），也没有发现三组间（自我催眠组、放松组和常规护理组）使用硬膜外镇痛或疼痛体验有差异[18]。

> **临床要点** 根据目前证据，在分娩中不建议催眠作为一种有效缓解分娩疼痛的方法。

(3) 芳香疗法

① 芳香疗法是使用从植物材料（如根、叶、树皮、种子和花）蒸馏方式获得的精油的一种补充疗法。精油可以通过按摩和芳香扩散器或蒸发器使用。分娩中常用的两种精油是薰衣草和乳香。精油被认为可以增加人体自身的镇静、兴奋和放松。

② Smith 等[19] 进行的一项系统回顾包括两项试验（535 名妇女），评估了芳香疗法在分娩中的应用。研究发现主要结果如疼痛强度、助产阴道分娩、剖宫产率和新生儿进入重症监护病房在芳香疗法组和对照组之间无统计学差异。

> **临床要点** 目前没有有力证据支持芳香疗法在分娩疼痛管理中的有效性。

(4) 针灸与穴位按摩

① 针灸是指包括将各种类型的针头插入皮肤和皮下组织中称为穴位的特定点，以纠正体内能量不平衡的方式。它已经在中国使用了 2000 多年。对于穴位按摩，治疗师用他们的手和手指激活与针灸相同的穴位（图 9-2）。已经提出了一些理论来解释针灸和指压是如何工作的。有人提出针灸可能会改变对疼痛的感知[20]。其他理论认为针灸刺激内啡肽和阿片类物质的释放[21, 22]。产时针灸通常由专业针灸师施行。在德国和丹麦这样的国家广泛由助产士施行[23]。

② Chen 等[24] 回顾了中国大陆 10 年间（2002—2012）分娩中使用针灸的研究，包括 20 个随机对照试验和 2 个非随机对照试验。所有研究都发现针灸可显著缓解分娩疼痛[24]。Smith 等[25] 的一项 Cochrane 综述对 13 项试验包含 1986 名妇女进行了 Meta 分析，评估了针灸或穴位按摩对分娩疼痛的效果，其中 9 项试验研究了针灸，4 项试验研究了穴位按摩。与不接受干预的对照组相比，针灸组的疼痛强度降低（SMD -1.00；95%CI -1.33 ～ -0.67；一项试验；163 名女性）。另一项试验报告，与安慰剂对照组相比，针灸组疼痛缓解更令人满意（RR 2.38；95%CI 1.78 ～ 3.19；150 名女性）。一项试验发现针灸组与安慰剂对照组相比，镇痛药物的使用量减少（RR 0.72；95%CI 0.58 ～ 0.88；136 名妇女）。与安慰剂对照组相比

（SMD –0.55；95%CI –0.92 ～ –0.19；1 项试验；120 名女性）及联合对照组（安慰剂组和未治疗）相比（SMD –0.42；95%CI –0.65 ～ –0.18；2 项试验；322 名女性），穴位按摩组疼痛强度降低[25]。

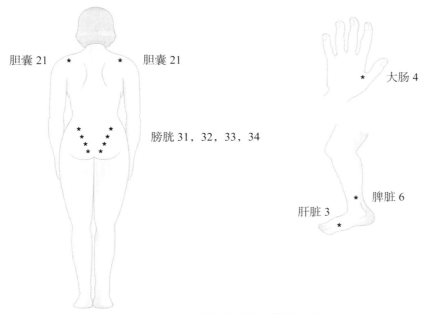

胆囊 21

胆囊 21

膀胱 31，32，33，34

大肠 4

脾脏 6

肝脏 3

▲ 图 9-2　缓解分娩疼痛的穴位按摩点

临床要点　目前的证据表明，针灸和穴位按摩可能对管理分娩疼痛有用。

---

5. 水疗

(1) 水疗是以沉浸在分娩池或浴缸中的形式广泛用于世界各地，在分娩中促进放松并减少疼痛和焦虑。对于没有产前或分娩并发症的女性，水疗被认为是安全的[26]。浸浴与健康成人神经内分泌反应的减少有关。在 34.5℃的中性温度下休息和锻炼期间，浸浴可以降低血浆去甲肾上腺素[27]和肾上腺素水平[28]。2007 年出版的《英国国家健康与临床优化研究院（NICE）指南》[29]建议，需每小时监测女性的体温和水温，以确保该女性舒适而不发热。水温不应高于 37.5℃。

(2) Nutter 等[30]在 2014 年发表了关于水中分娩的同行评议文献的综合分析，纳入了 38 项研究，其中包括 2 项随机对照试验和 36 项观察性研究。他们的总体结果发现，水中分娩与产妇对疼痛缓解的高满意度有关，也与会阴侧切和严重会阴撕裂发生率降低有关。在分娩时使用水浴和未使用水浴的产妇，新生儿死亡率较低和相似。另一篇综述包括 12 项试验（3243 名妇女）[31]，第一产程结果显示，与对照组相比，水浴组产妇使用硬膜外镇痛、脊麻和宫旁阻滞镇痛显著减少（478/1254 对比 529/1245，RR 0.90；95%CI 0.82 ～ 0.99；6 项试验），而辅助阴道分娩率（RR 0.86；95%CI 0.71 ～ 1.05；7 项试验）、剖宫产率（RR 1.21；95%CI 0.87 ～ 1.68；8 项试验）和会阴创伤或母体感染两组间无明显统计学差异，低于 7 分的 5 分钟 Apgar 评分（RR 1.58；95%CI 0.63 ～ 3.93；5 项试验）、新生儿 NICU 收治率（RR 1.06；95%CI 0.71 ～ 1.57；3 项试验）或新生儿感染率（RR 2.00；95%CI 0.50 ～ 7.94；5 项试验）两组也无明显统计学差异。然而，本综述中的一些结果存在相当大的异质性。作者建议进行进一步的研究。

6. 经皮神经电刺激

(1) 经皮神经电刺激（TENS）是一种通过电极给予频率和强度变化的低电压脉冲技术。对于第一产程中的疼痛，通常将电极放置在 T_{10}-L_1 棘突旁开 2cm（两侧中的任一侧）的皮肤上。将第二组电极放置在 S_2-S_4 皮肤区域以缓解第二产程的疼痛。TENS 的作用机制是基于疼痛的门控理论（图 9-1）[11]。也有报道，低频 TENS 可使 β- 内啡肽和脑啡肽明显增加 [32]。

(2) 一篇包括 14 项研究 1256 名女性的综述发现，尽管在穴位接受 TENS 治疗的女性很少报告严重疼痛（RR 0.41；95%CI 0.32 ～ 0.55），TENS 组与对照组的疼痛缓解满意度或疼痛评分差异并不大 [33]。在一篇包含 25 项研究的 Cochrane 综述中，Dowswell 等 [34] 报道 TENS 组与对照组疼痛评分的差异也不大。大多数使用过 TENS 的女性说她们会在未来的分娩中再次使用 [33]。

> **临床要点**　目前没有证据表明 TENS 在治疗分娩疼痛方面有任何有益的效果。

7. 注射无菌水

(1) 在腰骶部皮内注射无菌水是治疗分娩中背痛的一种简单技术（图 9-3）。注射约 0.1ml 无菌水形成小水疱。最佳的注射次数未知。作用机制也不清楚，可能是反刺激的一种形式，援引于疼痛门控理论。也有人提出它可能通过"生理性分散"发挥作用 [35]。

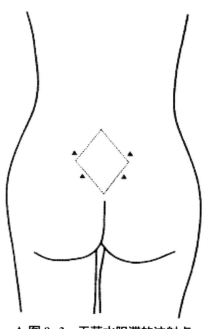

▲ **图 9-3　无菌水阻滞的注射点**

(2) Derry 等 [35] 进行了一项系统回顾，评估了 7 项使用皮内或皮下注射无菌水缓解分娩疼痛的随机双盲对照研究。所有研究均报道无菌注射组的疼痛减轻程度更大。然而由于未能显示疼痛强度或缓解的正态分布及使用了不同的疼痛量表，所以对现有研究的 Meta 分析被认为是不适当的。一项研究发现，疼痛评分降低超过 4/10cm 的产妇无菌水注射组（50% ～ 60%）明显多于安慰剂组（20% ～ 25%）。至于剖宫产率（RR 0.58；95%CI 0.33 ～ 1.02）、器械助产率（RR 1.31；95%CI 0.79 ～ 2.18）、补救性镇痛（RR 0.86；95%CI 0.44 ～ 1.69）、产程或 Apgar 评分，无菌水注射组和生理盐水组两组无明显统计学差别 [35]。

> **临床要点**　分娩活跃期不推荐注射无菌水。

二、分娩镇痛的非椎管内药物方法

1. 吸入麻醉药技术　吸入镇痛是指通过间歇吸入亚麻醉浓度的挥发性药物来提供镇痛。母亲应该保留喉部的自主反射从而避免胃内容物反流和误吸。这项技术首先由 John Snow 在 1853 年和 1857 年当维多利亚女王分娩其第八、第九个孩子时给予吸入三氯乙烷获得成功，后来得到广泛接受。多年来各种麻醉药都被使用过。氧化亚氮仍然是最常用于分娩镇痛的吸入性麻醉药。其他挥发性药物如七氟烷，也已被评估用于分娩。

吸入性药物可以很容易地透过胎盘，胎儿血液中的浓度很快与母体接近。但是这些药物几乎完全通过母亲的肺脏消除。未经处理的气体造成的环境污染可能非常严重。经常暴露于亚麻醉浓度挥发性气体的医护人员的职业风险仍未知。

（1）氧化亚氮

① 氧化亚氮镇痛是通过混合器装置或者预先混合的单缸圆筒将 50% 氧化亚氮 / 氧气混合给药。混合器装置或圆筒通常连接到需求阀门，该需求阀门又连接到面罩或吸嘴。只有当使用者通过吸嘴或面罩吸气施加负压时才打开阀门（表 9-1）。当装置不使用时，系统中没有任何流量。其在美国用于分娩镇痛的使用率为 1%（或更低），加拿大为 43%，英国为 62%[36]。美国的产科麻醉医生对氧化亚氮影响胎儿神经发育及其对环境的影响表示担忧 [36]。氧化亚氮可作用于多种类型的受体 [37]。它对 N- 甲基 -D- 天冬氨酸（NMDA）谷氨酸受体具有抑制作用，可激活多巴胺受体、α_1 和 α_2 肾上腺素能受体和阿片受体。常见的母体不良反应包括恶心、头晕、感觉异常和口干。对胎儿来说似乎是安全的。

表 9-1　间断吸入氧气 / 氧化亚氮混合物的建议

1. 在技术上指导女性并提供其合理的期望，例如氧化亚氮并不会消除疼痛，但可以提供一些镇痛和（或）缓解疼痛
2. 建议建立静脉通路、监测脉搏血氧饱和度及完全清除呼出气体
3. 氧化亚氮和阿片类必须特别谨慎地由经验丰富者给药，因为阿片类和氧化亚氮联合使用更容易使女性失去意识并无法保护自己的气道
4. 吸入应在下一次子宫收缩前 30s 开始（如果规律宫缩）或感觉到子宫收缩（如果不规律宫缩），并在子宫收缩开始消退时停止吸入
5. 患者应该缓慢深呼吸并专心于呼吸；护理人员应与患者保持对话
6. 应该在子宫收缩期间取下面罩或吸嘴并正常呼吸
7. 在第二产程期间，每次用力前应进行两到三次深呼吸
8. 产科医师应考虑使用局麻药进行会阴部阻滞或会阴部浸润提供额外镇痛

② Likis 等 [38] 的系统性综述评估了氧化亚氮用于分娩镇痛的情况。虽然作者纳入了 58 篇文献，但其

中只有 2 份高质量。其发现氧化亚氮在缓解分娩疼痛方面效果不如硬膜外镇痛。许多母亲报告有不愉快的不良反应，如恶心、呕吐、头晕和嗜睡。与其他形式分娩镇痛或无镇痛相比，使用氧化亚氮的母亲所生婴儿的 Apgar 评分并无统计学差异。另一篇关于使用吸入性药物进行分娩镇痛的综述纳入了 26 项随机对照研究涉及 2959 名女性[39]，结果发现在第一产程中氟烷衍生物对疼痛的缓解优于氧化亚氮，其疼痛评分更低。氧化亚氮组的恶心发生率高于氟烷衍生物组（RR 6.60；95%CI 1.85 ～ 23.52；2 项研究；98名女性）。与氧化亚氮组相比，安慰剂或未治疗组的疼痛缓解较小（平均 RR 0.06；95%CI 0.01 ～ 0.34；2 项研究；310 名女性）。然而氧化亚氮组与安慰剂组或不治疗组相比有更多不良反应，如恶心（RR 43.10；95%CI 2.63 ～ 706.74；1 项研究；509 名女性）、呕吐（RR 9.05；95%CI 1.18 ～ 69.32；2 项研究；619 名女性）、眩晕（RR 113.98；95%CI 7.09 ～ 1833.69；1 项研究；509 名女性）和嗜睡（RR 77.59；95%CI 4.80 ～ 1254.96；1 项研究；509 名女性）。

> **临床要点**　目前证据表明，与安慰剂相比尽管有令人不快的不良反应，氧化亚氮仍然是缓解疼痛的有效形式。氧化亚氮对胎儿神经发育和环境的潜在不利影响还需要进一步研究。

（2）吸入麻醉药：挥发性麻醉药也被研究用于分娩镇痛。与氧化亚氮相比，它们更有效地减少分娩时的疼痛强度[39]。然而这些药物并未得到广泛应用，其常规使用受到需要麻醉医师参与、对环境污染的担忧、潜在孕产妇失忆，以及保护性气道反射消失等限制。所有挥发性药物还会引起剂量依赖性子宫平滑肌松弛。

① 七氟烷：具有低血气分配系数（0.65），可快速起效与消退。与其他吸入麻醉药相比气味没那么令人不愉快。Yeo 等[40] 开展了一项包括 22 名分娩女性非盲的剂量递增研究。使用牛津微型蒸发器（OMV）自行控制七氟烷用量。每次子宫收缩后吸入浓度增加 0.2%，发生镇静时减少浓度。吸入浓度高于 0.8%时，疼痛缓解评分无明显增加而镇静持续加深，在七氟烷吸入浓度达到 1.2% 时存在过度镇静。作者的结论是分娩过程中最佳的七氟烷吸入浓度为 0.8%。同一研究小组发表了第二项研究，他们在 32 名分娩产妇中使用自我调控的 0.8% 吸入浓度七氟烷与氧化亚氮进行比较[41]。每个产妇随机使用两种开放标签三组序列（氧化亚氮 / 氧气—七氟烷—氧化亚氮 / 氧气或者七氟烷—氧化亚氮 / 氧气—七氟烷）。七氟烷的疼痛缓解评分 [中位数 67，四分位间距（IQR）为 55 ～ 74，范围（TR）为 33 ～ 100mm] 显著高于氧化亚氮 /氧气（中位数 51，IQR 为 40 ～ 69.5，TR 为 13 ～ 100mm，$P < 0.037$）。氧化亚氮 / 氧气恶心和呕吐更常见（RR 2.7；95%CI 1.3 ～ 5.7；$P=0.004$）。母亲或婴儿没有观察到其他不良反应。

② 恩氟烷：McGuinness 和 Rosen[42] 比较了在第一产程中使用 1% 恩氟烷与氧化亚氮的作用。恩氟烷组疼痛评分较低而嗜睡程度较高。近期没有任何评估恩氟烷用于分娩镇痛效果的研究。

③ 异氟烷：一项研究在 221 名分娩女性使用了 0.25% 异氟烷和 50% 氧化亚氮混合气体。研究发现单独使用氧化亚氮不能提供足够的镇痛效果。虽然没有发生产妇镇静，但接受全身镇痛并复合吸入混合气体的产妇，其新生儿出生 5h 内复苏的需求更高[43]。

④ 地氟烷：80 名健康产妇分别吸入 1% ～ 4.5% 的地氟烷与含 30% ～ 60% 氧化亚氮 / 氧气，结果显示两组镇痛评分相似，然而，地氟烷组的遗忘发生率更高（23% 比 0；$P < 0.05$）[44]。

> **临床要点**　七氟烷可能是用于吸入镇痛最好的挥发性药物，因为它起效和消除均迅速，并且对气道的刺激性也较小。然而像其他挥发性药物一样，其使用受到特殊设备和需要训练有素人员及可能引起子宫平滑肌松弛的限制。

2. 非阿片类镇痛药与镇静药　非阿片类镇痛药和镇静药已被用于分娩早期以缓解轻中度疼痛。由于产妇镇静和新生儿抑制，镇静药目前使用较少。

（1）对乙酰氨基酚

① 对乙酰氨基酚是治疗轻微疼痛和发热的一线药物。它在多模式镇痛中也起重要作用。对乙酰氨基酚是环加氧酶 COX-1 和 COX-2 受体的弱抑制药。口服和直肠给药可在 40min 内产生镇痛作用，1h 后可产生最大效果。然而口服给药的生物利用度为 63% ~ 89%，直肠给药为 24% ~ 98%。静脉注射对乙酰氨基酚可改善生物利用度和起效时间。

② 一项包含 120 例低危分娩产妇的三盲随机安慰剂对照试验比较了静脉注射 1000mg 对乙酰氨基酚与静脉注射无菌水的效果[45]。与对照组相比，给药 15 和 30min 后对乙酰氨基酚组的视觉模拟评分（VAS）较低。60min 时补救药物的需求也较低（8/57，14% 对比 49/59，83.1%，$P < 0.001$）。两组间胎儿窘迫发生率或新生儿 Apgar 评分没有差异。另一项包括 102 例产妇的研究比较了对乙酰氨基酚与哌替啶的疗效，并报道仅在 15min 时，哌替啶组疼痛减轻更明显。不过对乙酰氨基酚组产妇没有发生任何不良反应，而哌替啶组为 64%[46]。总之，对乙酰氨基酚是一种可安全用于分娩镇痛的药物。然而，需要更多的研究来比较它与其他形式分娩镇痛的效果。

（2）氯胺酮

① 氯胺酮是一种苯环己哌啶衍生物，主要非竞争性拮抗 NMDA 受体。它可通过静脉给药或肌内注射。当静脉给药时，它在 30s 内起效并且持续 5 ~ 10min。如果肌内注射，则在 2 ~ 8min 内起效，持续时间为 10 ~ 20min。它通过肝脏代谢，活性代谢物由尿液排出。精神方面的不良反应使它的使用受限。它也可能导致心率和血压升高。因此，应避免用于子痫前期或高血压的产妇。

② 氯胺酮用于分娩镇痛的研究并不多。Joel 等[47]进行了一项双盲随机安慰剂对照试验，比较了静脉输注低剂量氯胺酮和生理盐水对照对分娩疼痛的影响。研究显示输注低剂量氯胺酮 [产程超过 30min 后给予 0.2mg/kg 负荷剂量，然后以 0.2mg/（kg·h）持续输注] 在分娩期间提供了可接受的镇痛。虽然母体血流动力学和胎儿心率没有显著临床变化，但氯胺酮组有 48.5% 的女性有短暂的轻微头晕。两组新生儿均成功进行母乳喂养。脐带血的 pH 为 7.1 ~ 7.2。总体而言，干预组产妇满意度明显较高[47]。需要进行更多的研究来比较氯胺酮与其他传统分娩镇痛方法的疗效。

（3）镇静药：镇静药如苯二氮䓬类、吩噻嗪类和巴比妥类，已用于分娩过程中作为辅助用药缓解疼痛和抗焦虑。这些药物大多数可很容易地穿过胎盘屏障并对母体和新生儿产生明显不良反应。通常不推荐使用它们。

① 苯二氮䓬类如地西泮、劳拉西泮和咪达唑仑已作为分娩镇痛的辅助用药。

a. 苯二氮䓬类通过与 γ- 氨基丁酸（GABA）受体上的特定位点结合起作用。咪达唑仑的消除半衰期最快，其次是劳拉西泮，然后是地西泮（分别为 1 ～ 4h、10 ～ 20h 和 20 ～ 45h）。它们很容易透过胎盘，对母、婴产生明显不良反应，如母体和新生儿呼吸抑制，以及新生儿低渗状态和体温调节受损。

b. McAuley 等[48] 将 50 例初产妇随机分为劳拉西泮（2mg）组或安慰剂组。哌替啶 100mg 按需给予。劳拉西泮组镇痛效果明显较好。然而，劳拉西泮组母亲所生的新生儿呼吸抑制发生率更高，该组母亲的遗忘发生率也更高。使用苯二氮䓬类的证据有限。一般不建议将它们作为分娩中缓解疼痛的辅助用药，但对分娩中严重惊恐发作的妇女有用。

② 吩噻嗪类（例如异丙嗪和氯丙嗪）过去曾用于分娩疼痛。它们是具有镇静、止吐和抗精神病作用的多巴胺拮抗药，可以很容易地透过胎盘。其不良反应很多，如轻度呼吸抑制、低血压和母亲的锥体外系运动，以及降低胎儿心率变异性。

③ 巴比妥类是主要作用于 GABA 受体引起镇静作用的麻醉药。它们曾用于分娩早期减轻焦虑，但很容易透过胎盘引起新生儿抑制。

> **临床要点** 对乙酰氨基酚和氯胺酮用于分娩镇痛尚未被充分评估。除非特别用途，否则应避免使用镇静药。

3. 阿片类镇痛药 全身性阿片类是世界范围内使用最广泛的分娩镇痛药。即使在硬膜外镇痛广泛应用的美国，阿片类也是产科人群常用的镇痛药[49]。它们作用于阿片受体 [μ 阿片（MOP）受体、κ 阿片（KOP）受体、δ 阿片（DOP）受体和痛敏肽 / 孤啡肽 FQ 肽（NOP）受体] 发挥镇痛作用。其主要优点是给药容易、成本低廉并且不需要专门的设备和人员。另一方面，其主要缺点包括镇痛不足和不良反应，如母亲的瘙痒、恶心、呕吐和镇静，以及通过胎盘快速转移至胎儿。新生儿的不良反应包括呼吸抑制和神经行为改变。全身性阿片类药物可以通过护士控制的间歇静脉或肌内注射形式给药或以静脉内患者自控镇痛（PCA）的形式给药。

(1) 护士控制的全身性阿片类给药：静脉注射和肌内注射是分娩时使用阿片类最常用的方法。肌内注射途径具有易于给药的优点，然而可能引起疼痛并且药物吸收不稳定，起效和持续时间取决于注射部位和局部血流量。静脉使用阿片类具有起效更快和滴定效果好的优点。然而静脉使用阿片类需要许多产科医师参与。

(2) 患者自控镇痛：近年来分娩镇痛中使用静脉 PCA 不断增加。与护士控制的间歇性推注相比，较小剂量和更频繁的给药方式使阿片类镇痛药可以提供更稳定的血浆药物浓度和更可靠的镇痛效果[50]。然而可能很难在子宫收缩时配合达到阿片类峰值效应。并且随着产程进展，其有效性可能降低。

(3) 阿片类镇痛药

① 哌替啶

a. 哌替啶是从苯哌啶衍生的合成阿片类。在英国没有医师监督的情况下，助产士可以合法使用哌替啶。它也是世界范围内最广泛使用和研究的阿片类镇痛药。肌内注射剂量为 50 ～ 100mg，每 4 小时重复一次。起效时间为 10 ～ 15min，达到峰值效应可能需要 45min。作用持续时间在 2 ～ 3h。它在肝脏代谢为去甲哌替啶，代谢产物仍具有活性。哌替啶和去甲哌替啶都比吗啡更易溶于脂质，并易于透过胎盘。

哌替啶有许多令人不愉快的不良反应，它可引起母亲的恶心、镇静、精神错乱、胃排空延迟和呼吸抑制。也可以减慢胎儿心率的变异性，并导致新生儿呼吸抑制。

b. 哌替啶与二醋吗啡比较：Wee 等 [51] 进行了一项双中心随机双盲对照试验比较了肌内注射二醋吗啡和哌替啶的分娩镇痛效果。二醋吗啡在 60min[VAS 的平均差（MD）为 1cm；95%CI 0.5 ～ 1.5] 和 3h 以上（MD 0.7cm；95%CI 0.3 ～ 1.1）提供了较好的缓解疼痛效果。然而，与哌替啶组相比，接受二醋吗啡的产妇平均产程延长了 82min（95%CI 39 ～ 124）。在新生儿结局方面没有显著的统计学差异 [51]。

c. 哌替啶与瑞芬太尼比较：Leong 等 [52] 系统回顾了比较瑞芬太尼和哌替啶用于分娩镇痛效果的研究。只有 3 项研究适合纳入 Meta 分析（233 例产妇）。结果发现瑞芬太尼 1h 后平均 VAS 评分比哌替啶降低 25mm（95%CI 19 ～ 31mm；$P < 0.001$）。但作者没有足够的数据来分析瑞芬太尼的不良反应 [52]。Douma 等 [53] 比较了在分娩过程中患者自控哌替啶、瑞芬太尼和芬太尼的效果。瑞芬太尼自控镇痛的疼痛评分下降幅度最大。但只有在 1h 才有显著统计学差异。哌替啶组产妇转为硬膜外镇痛者明显多。瑞芬太尼的整体满意度评分较高，但引发的镇静和瘙痒更多。在瑞芬太尼组和芬太尼组观察到更多的氧饱和度下降（$SaO_2 < 95\%$）。三组间的胎儿结局无显著统计学差异。

d. 正在英国进行的 RESPITE 试验比较了静脉使用瑞芬太尼 PCA 与肌内注射哌替啶。参与的产妇在分娩过程中随机分配为哌替啶注射组或瑞芬太尼 PCA 组。主要结果是随产程进展需要硬膜外镇痛的比例。

> **临床要点**　全身性使用的哌替啶是世界范围最广泛用于分娩镇痛的阿片类药物，尽管其提供的镇痛效果不佳且有明显的不良反应。

② 二醋吗啡

a. 二醋吗啡是一种合成的二乙酰化吗啡类似物。它是一种前体药物，被血浆、脑和肝脏中的酯酶水解成活性代谢物如 6- 单醋吗啡。后者负责大部分二醋吗啡的镇痛活性。二醋吗啡的效力是吗啡的两倍。它作用于 μ 阿片受体发挥镇痛作用，通常是通过肌内注射缓解分娩疼痛，剂量范围为 5 ～ 10mg，肌内注射后 5 ～ 10min 开始起效，持续大约 90min。它比吗啡脂溶性更高，易透过胎盘，当使用高剂量时，可能导致母亲的欣快和呼吸抑制，以及新生儿呼吸抑制。

b. Tuckey 等 [54] 在英国进行的一项调查报告指出，被调查医院中 84.4% 使用哌替啶，34.1% 使用二醋吗啡。73.7% 的医院联合使用预防性止吐药。McInnes 等 [55] 比较了二醋吗啡肌内注射和静脉 PCA，PCA 组二醋吗啡用量明显低于肌内注射组，然而 PCA 组对镇痛不满意者也更多，并且在分娩前更有可能退出试验。

> **临床要点**　需要进行更多的研究比较二醋吗啡与其他全身性阿片类的疗效和不良反应。

③ 吗啡

a. 吗啡是一种 μ 阿片受体激动药。现在很少用于分娩镇痛。它可每 4 小时静脉注射（0.05 ～ 0.1mg/kg）或肌内注射（0.1 ～ 0.2mg/kg）。如果静脉给药，起效时间为 2 ～ 3min，10 ～ 20min 时效应达到峰值。如果肌内注射，起效时间为 20 ～ 40min，1 ～ 2h 效应达到峰值。吗啡在肝脏代谢为无活性代谢产物吗啡 –3– 葡萄糖醛酸苷和活性代谢产物吗啡 –6– 葡萄糖醛酸苷。这两种代谢产物都由肾脏排泄，消除半衰期长达 4.5h。像许多其他阿片类一样，吗啡容易透过胎盘。新生儿的消除半衰期比成年人长得多。吗啡具有可预测的不良反应，如呼吸抑制、瘙痒、恶心和呕吐。新生儿也可能出现呼吸抑制。

b. Ullman 等[56] 的一项 Cochrane 综述包括 2 项试验，比较了静脉注射吗啡和静脉注射哌替啶。其中一项研究报道吗啡组对疼痛缓解的满意度低于哌替啶组（RR 0.87；95%CI 0.78 ～ 0.98）。第 2 项试验还报道，与哌替啶组相比，静脉吗啡组中的产妇更可能要求追加剂量镇痛。

> **临床要点**　目前没有证据支持分娩镇痛中使用吗啡。

④ 芬太尼

a. 芬太尼是一种苯哌啶衍生物，对 μ 阿片类受体具有高度选择性。已知它的效力是吗啡的 100 倍，是哌替啶的 800 倍。分娩过程中，当椎管内镇痛禁忌或不可用时，芬太尼通常以 PCA 的形式静脉给药。其起效时间为 2 ～ 4min，作用时间短（30 ～ 60min）。小剂量时，芬太尼进行快速再分布，但重复给药时，可能会蓄积。芬太尼被肝脏代谢为无活性的代谢产物并由肾脏排泄。其输注即时半衰期随着输注持续时间增加而增加。它很容易透过胎盘，并可能导致新生儿呼吸抑制。

b. Miyakoshi 等[57] 进行了一项回顾性研究，评估分娩过程中芬太尼 PCA 的效果。与未镇痛的产妇相比，接受芬太尼镇痛的产妇产程显著增加，催产素剂量的增大。不管分娩方式如何，新生儿结局（例如 1min 或 5min 的 Apgar 评分低于 7 分和脐动脉 pH < 7.20）在两组之间是相似的。对芬太尼自控镇痛满意的产妇中有 72%（48/67）表示"极好"或"好"。

> **临床要点**　目前证据表明芬太尼在分娩过程中可提供良好的镇痛作用。由于其输注即时半衰期随使用时间延长而增加，所以在长时间静脉输注停止后，母亲和婴儿都必须适当监测一段时期。

⑤ 瑞芬太尼

a. 瑞芬太尼是一种超短效的苯胺基哌啶衍生物。它选择性地作用于 μ 阿片受体，起效时间大约 1min。无论输注持续时间长短，它都被组织和血浆酯酶迅速水解成无活性的代谢产物，输注即时半衰期为 3min。由于起效和消除迅速，瑞芬太尼适用于治疗宫缩的周期性疼痛。当硬膜外镇痛禁忌或无法使用时，瑞芬太尼通常以 PCA 的形式给药。单次剂量范围从 20 ～ 40μg，锁定时间为 2 ～ 3min。图 9-4 举例描述了瑞芬太尼 PCA 给药方案。瑞芬太尼的快速消除降低了呼吸抑制的风险；然而，在接受瑞芬太尼 PCA 镇痛的产妇中，仍有发生呼吸暂停和心血管骤停的病例报道[58, 59]。对这些产妇进行密切的"一对一"助产护理非常重要，必须进行持续氧饱和度监测，并且必须提供可补充氧气的全套复苏设备。在下面的文字和表 9-2 和表 9-3[53, 60-79] 中描述了临床研究评估瑞芬太尼的镇痛效果和母婴结局。

NHS

题目	瑞芬太尼患者静脉自控镇痛用于分娩

伦敦大学附属医院（UCLH）指南

作　者	Dr J Mavridou，Specialist Registrar，UCLH Dr J Dick，Consultant，UCLH Dr A Stewart，Consultant，UCLH Dr R Bell，Consultant，UCLH
所有者／发起人	产科麻醉医师
综述时间	2016-12-04
负责人	Dr J Dick，顾问麻醉医师和临床导师，麻醉科，UCLH，伦敦
监督委员会	孕产妇服务临床指南委员会
目标受众	产科医师，产科麻醉医师，助产士
页数和附录	17 页包括 2 个附录
平等影响评估（EQIA）	不适用

适应证

- 血液疾病患者
- 血小板功能障碍——特发性血小板减少性紫癜，妊娠血小板减少性紫癜，Ehler-Danlos 综合征伴凝血障碍
- 凝血异常——Von Willebrands 病，血友病
- 患者正在接受抗凝血治疗——低分子肝素或肝素
- 无法进行硬膜外穿刺，如大的背部手术、Harrington 棒、局部脓毒症、脊髓病变、严重后凸畸形等

禁忌证

- 患者拒绝
- 已知对瑞芬太尼高敏感的患者
- **在过去 4h 内有其他阿片类药物使用的患者**
- 合并心脏或呼吸系统疾病的产妇。
- 伴有胎儿窘迫的高危妊娠（例如：严重的 PET）
- 多次妊娠
- 没有助产士提供"一对一"护理的患者
- 吸空气氧饱和度基线＜95% 的孕妇
- 妊娠不到 36 周

使用标准

- 一般情况下，任何给予瑞芬太尼 PCA 的女性，妊娠应该超过 36 周并且进入产程
- 如果瑞芬太尼用于孕周不足 36 周产妇，高年资产科医师必须在临床记录中记录胎儿的不能存活状态或者该病例需要使用瑞芬太尼的特殊原因；此外适当的时候（即胎儿可存活），还应该联系新生儿团队，并且必须获得他们的同意使用瑞芬太尼的计划；无论如何，高年资的主管产科医师也必须了解和同意使用

- 氧化亚氮不应该被常规另外使用
- 使用瑞芬太尼 PCA 时，必须连续监测 SpO_2 监测
- 如果氧饱和度降至 90% 以下，必须通过鼻吸以 2 ～ 4L/min 补充氧气
- PCA 使用过程中，必须记录瑞芬太尼 PCA 观察图表
- **助产士必须给予一对一护理**
- **我们建议对可存活的胎儿进行持续胎心监测**

瑞芬太尼 PCA 用于分娩中是一项特殊的镇痛技术，必须只能由产科麻醉医师设置，使用专用的 PCA 泵
- 含有瑞芬太尼 $40\mu g/ml$ 的注射器应使用带有防虹吸阀的最小容积延长管经专用静脉置管通路与患者相连
- 应在产妇的药物列表和产前记录中明确描述 PCA 计划；将 PCA 处方告知照顾该产妇的助产士、主管助产士和产科医师
- 单次剂量应设定为 1ml（$40\mu g$），锁定间隔时间为 3min；不应使用背景剂量

责任助产士的观察
- 应完成瑞芬太尼 PCA 观察表
- 每 30 分钟记录一次镇静评分(1- 完全清醒，2- 嗜睡，3- 闭眼可通过声音唤醒，4- 闭眼可通过身体刺激唤醒，5- 闭眼无法唤醒)
- 在启动 PCA 之前必须开始连续 SpO_2 监测并记录在观察表上
- 应每 30 分钟记录一次观察结果
- 助产士必须给予一对一护理，**在任何时候产妇不应单独留在分娩室**
- 胎心监护

氧疗的适应证
- 如果 $SpO_2 < 90\%$，则应通过鼻导管给予 2 ～ 4L/min 氧气，继续瑞芬太尼镇痛
- 如果吸氧后仍然 $SpO_2 < 90\%$，立即联系值班麻醉医师，并终止瑞芬太尼镇痛

其他需要联系值班麻醉医师的指征
- 镇静评分 4 或 5
- 呼吸频率低于 8/min

问题处理
镇痛无效：教育产妇在子宫收缩时配合使用单次注射剂量；不要使用大容量的 PCA "Y" 形连接器，因为这会延缓静脉输注剂量并因此延迟镇痛的起效；与责任麻醉医师讨论，可能需要额外使用氧化亚氮装置

母体发生低氧饱和度：这可很容易地通过给予氧气（通过鼻导管 2 ～ 4L/min）来治疗
- 如果发生更深的呼吸抑制，例如即使给予吸氧仍 $SpO_2 < 90\%$ 或者呼吸频率 < 8/min，也应暂时终止给药；鼓励患者深呼吸；保证患者获得补充氧气，并且通知麻醉医师降低 PCA 剂量
- 单次注射剂量应减少 $10\mu g$，并观察患者；如果呼吸抑制持续存在，应进一步减少单次剂量；紧急情况可使用纳洛酮
- 注意：已有报道严重呼吸抑制和发绀是继发于置管手臂静脉压力突然释放；因此，重要的是确保母亲的体位不会压迫置管手臂

镇静：瑞芬太尼 PCA 发生镇静过度不成问题；如发生，依上述减少瑞芬太尼的单次剂量或停止 PCA

恶心和呕吐：通常不会将其视为瑞芬太尼 PCA 的问题；如发生恶心或呕吐，可给予止吐药（赛克力嗪 50mg，肌内注射 / 静脉注射）

瘙痒：面部瘙痒症在最初 2h 被认为是一个问题；严重瘙痒可通过减少瑞芬太尼静脉注射剂量来处理，最糟的情况可以停止输注

▲ 图 9-4　瑞芬太尼患者自控镇痛用于分娩

表 9-2　瑞芬太尼用于分娩镇痛的研究

研究	瑞芬太尼 PCA 剂量	瑞芬太尼背景剂量	锁定时间(min)	对照组	氧化亚氮使用	瑞芬太尼使用后疼痛评分中位数或减少量	转椎管内镇痛
Volmanen 等 [63]	0.4µg/kg	无	1	氧化亚氮	无	减少 15mm	未报道
Douma 等 [53]	40µg	无	2	PCA 哌替啶 PCA 芬太尼	无	减少 32mm	未报道
Blair 等 [64]	40µg	无	2	PCA 哌替啶	有	中位数 64mm	20 例中 2 例
Blair 等 [65]	0.25～0.5µg/kg	0.025～0.05µg/(kg·min)	2	无	无	减少 30mm	21 例中 4 例
Volmanen 等 [66]	0.2～0.8µg/kg	无	1	无	无	减少 42mm	未报道
Thurlow 等 [67]	0.2µg/kg	无	3	肌内注射哌替啶	有	中位数 48mm	18 例中 7 例
Volikas 等 [68]	0.5µg/kg	无	2	无	无	减少 23mm	50 例中 7 例
Evron 等 [69]	0.27～0.93µg/kg	无	3	输注哌替啶	无	中位数 35	43 例中 4 例
Buehner 等 [70]	0.5～1µg/kg	无	1～2	无	无	94% 镇痛效果评价为好-极好	153 例中 9 例
Jost 等 [71]	20～55µg	50µg/h	1	无	无	减少 25mm	未报道
Balki 等 [72]	0.25～1µg/kg	0.025µg/(kg·min)(固定)	2	0.25µg/kg +0.025～0.1µg/(kg·min)(可变)	无	两组分别减少 56mm 和 41mm	20 例中 1 例
Tveit 等 [73]	0.15～1.05µg/kg	无	2	无	无	减少 47mm	41 例中 3 例
Ng 等 [74]	25～30µg	无	4	肌内注射哌替啶	无	减少 19mm	未报道
Volikas 和 Male [75]	0.5µg/kg	无	2	PCA 哌替啶	有	减少 25mm	9 例中 1 例
Stourac 等 [76]	20µg	无	2	硬膜外	无	减少 59mm	无
Douma 等 [77]	40µg	无	2	硬膜外	无	减少 38mm	无
Volmanen 等 [78]	0.3～0.7µg/kg	无	1	硬膜外	无	减少 25mm	未报道
Marwah 等 [79]	0.25µg/kg	无	2	PCA 芬太尼	无	减少 45mm	47 例中 3 例
Stocki 等 [62]	20～60µg/kg	无	2	硬膜外	无	减少 45mm	未报道

表 9-3 瑞芬太尼对母亲和新生儿的影响

研究	瑞芬太尼单次 PCA 剂量	母亲低氧饱和度	母亲镇静	1min 和 5min Apgar 评分
Volmanen 等[63]	0.4μg/kg	无（SaO₂ < 93%）全都给氧	与 N₂O 比较镇静评分增加	9，9
Douma 等[53]	40μg	50 例中 37 例（SaO₂ < 95%）50 例中 6 例给氧	轻至中度镇静	9，10
Blair 等[64]	40μg	同哌替啶	同哌替啶	8，9
Blair 等[65]	0.25 ~ 0.5μg/kg	21 例中 4 例（SaO₂ < 90%）	21 例中 2 例	8，9
Volmanen 等[66]	0.2 ~ 0.8μg/kg	17 例中 10 例（SaO₂ < 94%）	轻度镇静	8，10
Thurlow 等[67]	0.2μg/kg	18 例中 7 例（SaO₂ < 94%）	未报道	未报道
Volikas 等[68]	0.5μg/kg	无（SaO₂ < 93%）	轻度镇静	9，9
Evron 等[69]	0.27 ~ 0.93μg/kg	无（SaO₂ < 94%）	未报道	无人，< 7
Buehner 等[70]	0.5 ~ 1μg/kg	16%（SaO₂ < 90%）	轻至中度镇静	9，10
Jost 等[71]	20 ~ 55μg	无（SaO₂ < 93%）	中度镇静	未报道
Balki 等[72]	0.25 ~ 1μg/kg	10 例中 6 例	所有均轻度镇静	> 7
Tveit 等[73]	0.15 ~ 1.05μg/kg	无（SaO₂ < 91%）19 例中 11 例给氧	19 例中 9 例镇静评分 > 2	9，9
Ng 等[74]	25 ~ 30μg	无人报道	无人报道	8，9
Volikas 等[75]	0.5μg/kg	未报道	未报道	9，10
Stourac 等[76]	20μg	未报道	轻度镇静	9，9
Douma 等[77]	40μg	无（SaO₂ < 92%）	最小程度镇静	8，9
Volmanen 等[78]	0.3 ~ 0.7μg/kg	24 例中 13 例（SaO₂ < 94%）	24 例中 13 例	9，9
Marwah 等[79]	0.25μg/kg	47 例中 6 例（SaO₂ < 90%）47 例中 15 例给氧	47 例中 4 例	9，9
Stocki 等[62]	20 ~ 60μg/kg	19 例中 13 例（SaO₂ < 94%）全都给氧，没有呼吸暂停证据	19 例中 6 例镇静 1h	9，10

PCA. 患者自控镇痛；SaO₂. 动脉氧饱和度；N₂O. 氧化亚氮

b. 瑞芬太尼与其他全身性阿片类药物比较。Schnabel 等[60] 进行了一项 Meta 分析包括 12 项随机对照试验。与哌替啶组相比，接受瑞芬太尼 PCA 的产妇转硬膜外镇痛的比例明显较低，1h 的疼痛评分较低，而满意度评分更高。未报告发生严重的母胎不良反应。

c. 瑞芬太尼患者自控镇痛与硬膜外镇痛比较。Liu 等[61] 发表了一项包括 5 个随机对照试验的 Meta 分析比较瑞芬太尼 PCA 与硬膜外镇痛。作者报道与硬膜外组相比，瑞芬太尼 PCA 组 1h 和 2h 的疼痛评分高。两组间恶心、呕吐、瘙痒的发生率和脐动脉 pH 无统计学差异。Stocki 等[62] 进行的一项随机对照试验也报道瑞芬太尼 PCA 的分娩镇痛效果不如硬膜外镇痛。瑞芬太尼组的平均呼吸频率（18±4）低于硬膜外组（21±4）（$P=0.03$），瑞芬太尼组 SpO_2（96.8%±1.4%）也低于硬膜外组（98.4%±1.2%）（$P < 0.0001$）。此外，瑞芬太尼组中 5 名产妇发生了 9 次呼吸暂停事件。两组的 Apgar 评分和新生儿呼吸结局相似[62]。该试验强化了对瑞芬太尼 PCA 安全性问题的担忧。产科护士应接受适当的培训，以识别与瑞芬太尼使用相关的呼吸暂停和其他呼吸系统并发症。

⑥ 阿芬太尼

a. 阿芬太尼是合成的苯基哌啶衍生物，其结构与芬太尼类似，效能是芬太尼的 10%～20%。它与蛋白质高度结合，比芬太尼亲脂性低。作用起效时间为 1min，持续时间短于芬太尼。阿芬太尼经肝脏代谢通过尿液排出。输注 4h 后的输注即时半衰期为 60min。通常单次注射剂量为 10μg/kg。它不常用于分娩镇痛。

b. 将阿芬太尼 PCA 与芬太尼 PCA 进行比较时，芬太尼组的疼痛评分较低，但两组差异无统计学意义。两组的次要结果，如恶心、剖宫产率和纳洛酮使用率没有统计学差异[80]。

> **临床要点**　目前没有有力的证据支持分娩镇痛中常规使用阿芬太尼。

⑦ 舒芬太尼

a. 舒芬太尼也是合成的苯基哌啶衍生物。据报道其效能是芬太尼 6～10 倍，起效迅速作用时间短。尽管小部分药物在小肠中被代谢，但主要还是由肝脏代谢，通过尿液和粪便排出。其终末半衰期约为 2.5h。舒芬太尼主要用于椎管内镇痛，并不常用于分娩疼痛。单次注射剂量为 1～3μg/kg。

b. Camann 等[81] 比较了鞘内、硬膜外和静脉内使用舒芬太尼进行分娩镇痛的效果。24 名产妇在分娩活跃期分别于鞘内、硬膜外或静脉内给予舒芬太尼 10μg。镇痛持续时间中位数（IQR）鞘内组为 84（70～92）min，硬膜外组为 30（23～32）min，静脉组为 34（17～30）min（$P < 0.0001$）。鞘内组也表现出 VAS 评分迅速而显著下降。作者得出结论，硬膜外和静脉内给予 10μg 舒芬太尼并不能提供满意的镇痛效果。

> **临床要点**　目前证据支持可常规单独使用舒芬太尼用于分娩镇痛。

⑧ 磷酸可待因

a. 磷酸可待因是一种天然存在的阿片类药物，通常通过口服或肌内注射，剂量范围为每 6 小时 30～60mg。它仍是围生期一种常用镇痛药，尤其是在分娩早期和产后。妊娠期间可待因使用率为 5%～6%[82]。尽管它比吗啡效能更弱，但仍然可能使母亲和婴儿产生阿片相关不良反应，如嗜睡和呼吸抑制。

b. Nezvalová–Henriksen 等[83] 比较了妊娠期间使用可待因的 2666 例产妇与 65 316 例妊娠期间未使用阿片类产妇的妊娠结局。结果发现妊娠期间任何时候使用可待因都可增加计划性剖宫产率 [校正比值比（OR）1.4；95%CI 1.2～1.7；$P < 0.0001$]。第三产程的使用会增加急诊剖宫产率（校正 OR 1.5；95%CI 1.3～1.8；$P < 0.0001$）和产后出血（校正 OR 1.3；95%CI 1.1～1.5；$P < 0.0001$）。没有发现与其他不良妊娠结局有显著相关性[83]。由于有更有效的镇痛药可选择，因此不建议在分娩活跃期常规使用可待因。

c. 美国食品药品管理局（FDA）已经发布了关于哺乳妇女和幼儿使用可待因的安全警告。已有报道在扁桃体切除术和（或）腺样体切除术后使用可待因的儿童发生呼吸抑制和死亡的病例，已有证据显示这与可待因超速代谢转化为吗啡有关。此外，也有进食含高水平吗啡母乳的婴儿出现死亡的病例，这是因为他们的母亲是可待因的超速代谢者，携带特定的 CYP2D6 基因型。这种 CYP2D6 表型的流行率在不同的种族群体中差异很大。据估计，中国人、日本人和西班牙裔为 0.5% ~ 1%；高加索人是 1% ~ 10%；非洲裔美国人为 3%；北非、埃塞俄比亚和阿拉伯人的比例为 16% ~ 28%。超速代谢者体内将可待因转化为其活性代谢物吗啡，比其他人更迅速和完全。这种快速转化导致血清吗啡水平高于预期，从而引起过量症状甚至致命的呼吸抑制。因此，FDA 建议医务人员应在最短的时间内选择最低的有效剂量，并在开具含可待因药物的处方时向患者和护理人员告知这些风险和吗啡过量的症状[84]。

⑨ 曲马多

a. 曲马多是一种合成的可待因类似物，对所有阿片受体有弱激动作用，相对而言与 μ- 受体有 20 倍亲和力。已知它也可以抑制去甲肾上腺素的神经元再摄取，并增强血清素的释放。在分娩过程中可以通过口服、肌内注射或静脉注射，剂量范围为每 6 小时 50 ~ 100mg。它在肝脏中通过去甲基化代谢，消除半衰期为 4 ~ 6h。等效剂量时，曲马多比吗啡引起的呼吸系统和心血管抑制更少。曲马多可诱发惊厥，对有癫痫病史的患者应避免使用。

b. Shetty 等[85] 比较了在第一产程肌内注射曲马多和喷他佐辛的效果。65 名产妇分别注射喷他佐辛 30mg 和曲马多 1mg/kg。两组间的镇痛效果没有显著统计学差异。第一产程结束时，两种镇痛药物均已无效。然而，曲马多组中大多数产妇（55%）认为疼痛程度为严重，而喷他佐辛组大多数产妇（60%）认为疼痛程度为中度严重。两种药物给予的剂量都没有很多不良反应。另一项随机对照试验比较了肌内注射曲马多（100mg）和哌替啶（50mg）在分娩活跃期的镇痛效果。曲马多组第一产程（190min：140min，$P < 0.0001$）和第二产程（33min：25 min，$P=0.001$）时间均短于哌替啶组。两组间 10min 和 1h 的 VAS 评分无统计学差异。在第二产程哌替啶组的疼痛评分低于曲马多组（8：9；$P=0.009$）。哌替啶组恶心、呕吐发生率（35% ：15%；$P=0.003$）和嗜睡的发生率（80%：29%；$P < 0.0001$）明显更高。[86]

⑩ 羟考酮

a. 羟考酮是 μ 阿片受体激动药，越来越多地被用于治疗急性疼痛，可以口服或静脉给药。口服生物利用度为 60% ~ 87%。作用起效时间 15 ~ 30min，持续时间 4 ~ 6h，不过缓释制剂的镇痛作用可持续至 12h。药物大部分在肝脏代谢，其余则由肾脏排出。血浆半衰期为 3 ~ 5h。

b. Kokki 等[87] 进行了一项开放标记的研究，评估了第一产程中静脉注射羟考酮的母体药动学特性。研究发现母体血浆羟考酮浓度的半衰期中位数为 2.6h（1.8 ~ 2.8h）。脐血中的羟考酮浓度与分娩时母体血浆浓度相似。作者认为产妇静脉注射羟考酮的消除半衰期显著短于报道的未孕妇女消除半衰期，并且母体血浆羟考酮浓度与分娩时新生儿脐血羟考酮浓度正相关[87]。需要更多的研究来评估羟考酮用于分娩镇痛的疗效。

临床要点　目前的证据表明曲马多和羟考酮用于分娩镇痛并不明显优于其他全身性镇痛药。

⑪ 阿片受体部分激动药

a. 部分激动药是指虽然具有受体亲和力，在给予非常高剂量时，与完全激动药相比只产生次最大效应的药物。阿片受体部分激动药主要与 μ- 受体结合，激动后产生的内啡肽程度低于完全激动药。其镇痛作用有天花板效应，随着剂量增加可能会导致更大的阿片样不良反应。

b. 布托啡诺的效力是吗啡的 5 倍，用于分娩的剂量为 1 ~ 2mg，可通过静脉或肌内注射使用。大部分在肝脏中被代谢成无活性的代谢物并从尿液中排出。与阿片受体激动药一样，它也会引起不良反应，如瘙痒和呼吸抑制。Nelson 和 Eisenach[88] 比较了哌替啶和布托啡诺用于分娩镇痛的效果。随机分为 50mg 哌替啶组、1mg 布托啡诺组或 25mg 哌替啶加 0.5mg 布托啡诺组（每组 n=15）。总体而言，只有 29% 的产妇报告有临床意义的疼痛缓解，三组间无统计学差异。阿片类引起的不良反应发生率在三组间没有统计学差异。

c. 纳布啡是一种 κ 阿片受体激动药和 μ- 受体部分激动药，可通过肌内、静脉或皮下注射，剂量范围是每 4 ~ 6 小时 10 ~ 20mg。静脉注射的起效时间为 2 ~ 3min，如果使用肌内注射或皮下途径，则需要更长的时间起效，作用持续时间在 3 ~ 6h。该药在肝脏中被代谢成无活性化合物，然后经胆汁分泌从粪便排出。与吗啡相比，纳布啡较少引起呼吸抑制。Frank 等 [89] 比较了纳布啡 PCA（单次注射 3mg，锁定时间 10min）与哌替啶 PCA（单次注射 15mg，锁定时间 10min），结果发现前者在初产妇中镇痛效果更好，母亲镇静评分和以 Apgar 评分评估的新生儿结局两组间无差异。

临床要点　需要进行更多研究来确定纳布啡用于分娩镇痛的效果与不良反应。

三、总结

及时为产妇提供镇痛至关重要。作者描述了常见的非药物和非椎管内药物镇痛技术，并且引用了最新证据以支持其使用。椎管内镇痛为产妇提供了最有效的疼痛缓解方式。非椎管内技术的益处和风险应与那些有椎管内镇痛禁忌或更愿意使用非椎管内技术的产妇进行讨论。

参 考 文 献

[1] Lally JE, Murtagh MJ, Macphail S, et al. More in hope than expectation: a systematic review of women's expectations and experience of pain relief in labour. *BMC Med*. 2008;6:7.

[2] Hodnett ED. Pain and women's satisfaction with the experience of childbirth: a systematic review. *Am J Obstet Gynecol*. 2002;186:S160–S172.

[3] Nolan ML. Information giving and education in pregnancy:

a review of qualitative studies. *J Perinat Educ*. 2009;18: 21–30.

[4] Corry MP. Recommendations from Listening to Mothers: the first national U.S. survey of women's childbearing experiences. *Birth*. 2004;31:61–65.

[5] Maimburg RD, Vaeth M, Dürr J, et al. Randomised trial of structured antenatal training sessions to improve the birth process. *BJOG*. 2010;117:921–928.

[6] Hodnett ED, Gates S, Hofmeyr GJ, et al. Continuous support for women during childbirth. *Cochrane Database Syst Rev.* 2013;(7):CD003766.

[7] Hosseini SE, Bagheri M, Honarparvaran N. Investigating the effect of music on labor pain and progress in the active stage of first labor. *Eur Rev Med Pharmacol Sci.* 2013;17: 1479–1487.

[8] Simavli S, Kaygusuz I, Gumus I, et al. Effect of music therapy during vaginal delivery on postpartum pain relief and mental health. *J Affect Disord.* 2014;156:194–199.

[9] Smith CA, Collins CT, Cyna AM, et al. Complementary and alternative therapies for pain management in labour. *Cochrane Database Syst Rev.* 2006;(4):CD003521.

[10] Berman BM. Cochrane complementary medicine field. *About the Cochrane Collaboration (Fields).* 2006;(1): CE000052.

[11] Melzack R, Wall PD. Pain mechanisms: a new theory. *Science.* 1965;150:971–979.

[12] Field T. Pregnancy and labor massage. *Expert Rev Obstet Gynecol.* 2010;5:177–181.

[13] Field T. Massage therapy effects. *Am Psychol.* 1998; 53:1270–1281.

[14] Smith CA, Levett KM, Collins CT, et al. Massage, reflexology and other manual methods for pain management in labour. *Cochrane Database Syst Rev.* 2012;(2):CD009290.

[15] Dolatian M, Hasanpour A, Montazeri S, et al. The effect of reflexology on pain intensity and duration of labor on primiparas. *Iran Red Crescent Med J.* 2011;13:475–479.

[16] Faymonville ME, Laureys S, Degueldre C, et al. Neural mechanisms of antinociceptive effects of hypnosis. *Anesthesiology.* 2000;92:1257–1267.

[17] Madden K, Middleton P, Cyna AM, et al. Hypnosis for pain management during labour and childbirth. *Cochrane Database Syst Rev.* 2012;(11):CD009356.

[18] Werner A, Uldbjerg N, Zachariae R, et al. Self-hypnosis for coping with labour pain: a randomised controlled trial. *BJOG.* 2013;120:346–353.

[19] Smith CA, Collins CT, Crowther CA. Aromatherapy for pain management in labour. *Cochrane Database Syst Rev.* 2011;(7):CD009215.

[20] Stux G, Pomeranz B. *Basics of Acupuncture.* Berlin, Germany: Springer Verlag; 1995.

[21] Pomeranz B, Stux G. *Scientific Bases of Acupuncture.* Berlin, Germany: Springer Verlag; 1989.

[22] Ng LKY, Katims JJ, Lee MHM. Acupuncture: a neuromodulation technique for pain control. In: Arnoff GM, ed. *Evaluation and Treatment of Chronic Pain.* 2nd ed. Baltimore, MD: Williams & Wilkins; 1992:291–298.

[23] Carr D, Lythgoe J. Use of acupuncture during labour. *Pract Midwife.* 2014;17:10, 12–15.

[24] Chen Y, Zhang X, Fang Y, et al. Analyzing the study of using acupuncture in delivery in the past ten years in China. *Evid Based Complement Alternat Med.* 2014;2014: 672508.

[25] Smith CA, Collins CT, Crowther CA, et al. Acupuncture or acupressure for pain management in labour. *Cochrane Database Syst Rev.* 2011;(7):CD009232.

[26] Benfield RD, Herman J, Katz VL, et al. Hydrotherapy in labor. *Res Nurs Health.* 2001;24:57–67.

[27] Johansen LB, Pump B, Warberg J, et al. Preventing hemodilution abolishes natriuresis of water immersion in humans. *Am J Physiol.* 1998;275:R879–R888.

[28] Grossman E, Goldstein DS, Hoffman A, et al. Effects of water immersion on sympathoadrenal and dopa-dopamine systems in humans. *Am J Physiol.* 1992;262:R993–R999.

[29] National Institute for Health and Care Excellence. *Intrapartum Care: Care of Healthy Women and Their Babies during Childbirth.* London, United Kingdom: National Institute for Health and Care Excellence; 2007.

[30] Nutter E, Meyer S, Shaw-Battista J, et al. Waterbirth: an integrative analysis of peer-reviewed literature. *J Midwifery Womens Health.* 2014;59:286–319.

[31] Cluett ER, Burns E. Immersion in water in labour and birth. *Cochrane Database Syst Rev.* 2009;(2):CD000111.

[32] Clement-Jones V, McLoughlin L, Tomlin S, et al. Increased beta-endorphin but not met-enkephalin levels in human cerebrospinal fluid after acupuncture for recurrent pain. *Lancet.* 1980;2:946–949.

[33] Bedwell C, Dowswell T, Neilson JP, et al. The use of transcutaneous electrical nerve stimulation (TENS) for pain relief in labour: a review of the evidence. *Midwifery.* 2011;27:e141–e148.

[34] Dowswell T, Bedwell C, Lavender T, et al. Transcutaneous electrical nerve stimulation (TENS) for pain relief in labour. *Cochrane Database Syst Rev.* 2009;(2):CD007214.

[35] Derry S, Straube S, Moore RA, et al. Intracutaneous or subcutaneous sterile water injection compared with blinded controls for pain management in labour. *Cochrane Database Syst Rev.* 2012;(1):CD009107.

[36] King TL, Wong CA. Nitrous oxide for labor pain: is it a laughing matter? *Anesth Analg.* 2014;118:12–14.

[37] Maze MJ, Fujinaga M. Recent advances in understanding the actions and toxicity of nitrous oxide. *Anaesthesia.* 2000; 55:311–314.

[38] Likis FE, Andrews JC, Collins MR, et al. Nitrous oxide for the management of labor pain: a systematic review. *Anesth Analg.* 2014;118:153–167.

[39] Klomp T, van Poppel M, Jones L, et al. Inhaled analgesia for pain management in labour. *Cochrane Database Syst Rev.* 2012;(9):CD009351.

[40] Yeo ST, Holdcroft A, Yentis SM, et al. Analgesia with sevoflurane during labour: I. Determination of the optimum concentration. *Br J Anaesth*. 2007;98:105–109.

[41] Yeo ST, Holdcroft A, Yentis SM, et al. Analgesia with sevoflurane during labour: II. Sevoflurane compared with Entonox for labour analgesia. *Br J Anaesth*. 2007;98: 110–115.

[42] McGuinness C, Rosen M. Enflurane as an analgesic in labour. *Anaesthesia*. 1984;39:24–26.

[43] Ross JA, Tunstall ME. Simulated use of premixed 0.25% isoflurane in 50% nitrous oxide and 50% oxygen. *Br J Anaesth*. 2002;89:820–824.

[44] Abboud TK, Swart F, Zhu J, et al. Desflurane analgesia for vaginal delivery. *Acta Anaesthesiol Scand*. 1995;39: 259–261.

[45] Abd-El-Maeboud KH, Elbohoty AE, Mohammed WE, et al. Intravenous infusion of paracetamol for intrapartum analgesia. *J Obstet Gynaecol Res*. 2014;40:2152–2157.

[46] Elbohoty AE, Abd-Elrazek H, Abd-El-Gawad M, et al. Intravenous infusion of paracetamol versus intravenous pethidine as an intrapartum analgesic in the first stage of labor. *Int J Gynaecol Obstet*. 2012;118:7–10.

[47] Joel S, Joselyn A, Cherian VT, et al. Low-dose ketamine infusion for labor analgesia: a double-blind, randomized, placebo controlled clinical trial. *Saudi J Anaesth*. 2014;8: 6–10.

[48] McAuley DM, O'Neill MP, Moore J, et al. Lorazepam premedication for labour. *Br J Obstet Gynaecol*. 1982;89:149–154.

[49] Bucklin BA, Hawkins JL, Anderson JR, et al. Obstetric anesthesia workforce survey: twenty-year update. *Anesthesiology*. 2005;103:645–653.

[50] McIntosh DG, Rayburn WF. Patient-controlled analgesia in obstetrics and gynecology. *Obstet Gynecol*. 1991;78: 1129–1135.

[51] Wee MY, Tuckey JP, Thomas PW, et al. A comparison of intramuscular diamorphine and intramuscular pethidine for labour analgesia: a two-centre randomised blinded controlled trial. *BJOG*. 2014;121:447–456.

[52] Leong WL, Sng BL, Sia AT. A comparison between remifentanil and meperidine for labor analgesia: a systematic review. *Anesth Analg*. 2011;113:818–825.

[53] Douma MR, Verwey RA, Kam-Endtz CE, et al. Obstetric analgesia: a comparison of patient-controlled meperidine, remifentanil, and fentanyl in labour. *Br J Anaesth*. 2010; 104:209–215.

[54] Tuckey JP, Prout RE, Wee MY. Prescribing intramuscular opioids for labour analgesia in consultant-led maternity units: a survey of UK practice. *Int J Obstet Anesth*. 2008;17:3–8.

[55] McInnes RJ, Hillan E, Clark D, et al. Diamorphine for pain relief in labour: a randomised controlled trial comparing intramuscular injection and patient-controlled analgesia. *BJOG*. 2004;111:1081–1089.

[56] Ullman R, Smith LA, Burns E, et al. Parenteral opioids for maternal pain relief in labour. *Cochrane Database Syst Rev*. 2010;(9):CD007396.

[57] Miyakoshi K, Tanaka M, Morisaki H, et al. Perinatal outcomes: intravenous patient-controlled fentanyl versus no analgesia in labor. *J Obstet Gynaecol Res*. 2013;39: 783–789.

[58] Bonner JC, McClymont W. Respiratory arrest in an obstetric patient using remifentanil patient-controlled analgesia. *Anaesthesia*. 2012;67:538–540.

[59] Marr R, Hyams J, Bythell V. Cardiac arrest in an obstetric patient using remifentanil patient-controlled analgesia. *Anaesthesia*. 2013;68:283–287.

[60] Schnabel A, Hahn N, Broscheit J, et al. Remifentanil for labour analgesia: a meta-analysis of randomised controlled trials. *Eur J Anaesthesiol*. 2012;29:177–185.

[61] Liu ZQ, Chen XB, Li HB, et al. A comparison of remifentanil parturient-controlled intravenous analgesia with epidural analgesia: a meta-analysis of randomized controlled trials. *Anesth Analg*. 2014;118:598–603.

[62] Stocki D, Matot I, Einav S, et al. A randomized controlled trial of the efficacy and respiratory effects of patient-controlled intravenous remifentanil analgesia and patient-controlled epidural analgesia in laboring women. *Anesth Analg*. 2014;118:589–597.

[63] Volmanen P, Akural E, Raudaskoski T, et al. Comparison of remifentanil and nitrous oxide in labour analgesia. *Acta Anaesthesiol Scand*. 2005;49:453–458.

[64] Blair JM, Dobson GT, Hill DA, et al. Patient controlled analgesia for labour: a comparison of remifentanil with pethidine. *Anaesthesia*. 2005;60:22–27.

[65] Blair JM, Hill DA, Fee JP. Patient controlled analgesia for labour using remifentanil: a feasibility study. *Br J Anaesth*. 2001;87:415–420.

[66] Volmanen P, Akural EI, Raudaskoski T, et al. Remifentanil in obstetric analgesia: a dose-finding study. *Anesth Analg*. 2002;94:913–917.

[67] Thurlow JA, Laxton CH, Dick A, et al. Remifentanil by patient-controlled analgesia compared with intramuscular meperidine for pain relief in labour. *Br J Anaesth*. 2002; 88:374–378.

[68] Volikas I, Butwick A, Wilkinson C, et al. Maternal and neonatal side-effects of remifentanil patient-controlled analgesia in labour. *Br J Anaesth*. 2005;95:504–509.

[69] Evron S, Glezerman M, Sadan O, et al. Remifentanil: a novel systemic analgesic for labor pain. *Anesth Analg*.

2005;100:233–238.

[70] Buehner U, Broadbent JR, Chesterfield B. Remifentanil patient-controlled analgesia for labour: a complete audit cycle. *Anaesth Intensive Care.* 2011;39:666–670.

[71] Jost A, Ban B, Kamenik M. Modified patient-controlled remifentanil bolus delivery regimen for labour pain. *Anaesthesia.* 2013;68:245–252.

[72] Balki M, Kasodekar S, Dhumne S, et al. Remifentanil patient-controlled analgesia for labour: optimizing drug delivery regimens. *Can J Anaesth.* 2007;54:626–633.

[73] Tveit TO, Halvorsen A, Seiler S, et al. Efficacy and side effects of intravenous remifentanil patient-controlled analgesia used in a stepwise approach for labour: an observational study. *Int J Obstet Anaesth.* 2013;22:19–25.

[74] Ng TK, Cheng BC, Chan WS, et al. A double-blind randomised comparison of intravenous patient-controlled remifentanil with intramuscular pethidine for labour analgesia. *Anaesthesia.* 2011;66:796–801.

[75] Volikas I, Male D. A comparison of pethidine and remifentanil patient-controlled analgesia in labour. *Int J Obstet Anesth.* 2001;10:86–90.

[76] Stourac P, Suchomelova H, Stodulkova M, et al. Comparison of parturient-controlled remifentanil with epidural bupivacain and sufentanil for labour analgesia: randomised controlled trial. *Biomed Pap Med Fac Univ Palacky Olomouc Czech Repub.* 2014;158:227–232.

[77] Douma MR, Middledorp JM, Verwey RA, et al. A randomised comparison of intravenous remifentanil patient-controlled analgesia with epidural ropivacaine/sufentanil during labour. *Int J Obstet Anesth.* 2011;20:118–123.

[78] Volmanen P, Sarvela J, Akural EI, et al. Intravenous remifentanil vs. epidural levobupivacaine with fentanyl for pain relief in early labour: a randomised, controlled, double-blinded study. *Acta Anaesthesiol Scand.* 2008;52:249–255.

[79] Marwah R, Hassan S, Carvalho JC, et al. Remifentanil versus fentanyl for intravenous patient-controlled labour analgesia: an observational study. *Can J Anaesth.* 2012;59:

246–254.

[80] Morley-Forster PK, Reid DW, Vandeberghe H. A comparison of patient-controlled analgesia fentanyl and alfentanil for labour analgesia. *Can J Anaesth.* 2000;47:113–119.

[81] Camann WR, Denney RA, Holby ED, et al. A comparison of intrathecal, epidural, and intravenous sufentanil for labor analgesia. *Anesthesiology.* 1992;77:884–887.

[82] Palanisamy A, Bailey CR. Codeine in mothers and children: where are we now? *Anaesthesia.* 2014;69:655–660.

[83] Nezvalová-Henriksen K, Spigset O, Nordeng H. Effects of codeine on pregnancy outcome: results from a large population-based cohort study. *Eur J Clin Pharmacol.* 2011;67:1253–1261.

[84] U.S. Food and Drug Administration. Codeine product labeling changes. http://www.fda.gov/Safety/MedWatch/SafetyInformation/ucm356221.htm. Accessed July 25, 2015.

[85] Shetty J, Vishalakshi A, Pandey D. Labour analgesia when epidural is not a choice: tramadol versus pentazocine. *ISRN Obstet Gynecol.* 2014;2014:930349.

[86] Khooshideh M, Shahriari A. A comparison of tramadol and pethidine analgesia on the duration of labour: a randomised clinical trial. *Aust N Z J Obstet Gynaecol.* 2009;49:59–63.

[87] Kokki M, Franco MG, Raatikainen K, et al. Intravenous oxycodone for pain relief in the first stage of labour—maternal pharmacokinetics and neonatal exposure. *Basic Clin Pharmacol Toxicol.* 2012;111:182–188.

[88] Nelson KE, Eisenach JC. Intravenous butorphanol, meperidine, and their combination relieve pain and distress in women in labor. *Anesthesiology.* 2005;102:1008–1013.

[89] Frank M, McAteer EJ, Cattermole R, et al. Nalbuphine for obstetric analgesia. A comparison of nalbuphine with pethidine for pain relief in labour when administered by patient-controlled analgesia (PCA). *Anaesthesia.* 1987;42:697–703.

第10章 椎管内镇痛与局部麻醉药的选择

Choice of Neuraxial Analgesia and Local Anesthetics

Dominique Moffitt，Arvind Palanisamy 著

孙丽洪 译

陈新忠 校

要点 Keypoint

- 分娩痛是女性一生中可能遭受的最严重的疼痛。
- 分娩期镇痛是良好产科护理的重要组成部分。
- 妊娠期的解剖和生理变化增加了分娩期间椎管内麻醉实施的难度。
- 在没有椎管内麻醉禁忌证的前提下，产妇的请求即是分娩镇痛实施的适应证。
- 椎管内镇痛是最有效的分娩镇痛方式。
- 椎管内镇痛的选择由麻醉医师根据患者的病史和临床情况决定。
- 椎管内镇痛的目标是为产妇提供安全有效的镇痛，提高患者满意度，并对产科结局不产生任何负面影响。
- 分娩镇痛通常是安全的，严重并发症的发生率极低。

一、分娩痛的传入路径

1. 分娩痛的严重性 尽管存在显著的个体差异，分娩痛仍是导致绝大多数产妇严重不适的主要原因。美国每年约有 240 万产妇接受椎管内分娩镇痛[1]。分娩痛可能是女性一生中所经历过的最严重的疼痛。McGill 疼痛调查结果显示分娩痛远比骨折导致的疼痛严重，事实上接近于截肢的疼痛程度[2]。实施有效的分娩镇痛需要彻底了解分娩痛的传入路径。分娩期镇痛是良好产科护理的重要组成部分。

产程是指进行性的宫颈扩张增强伴随着胎儿在骨盆中下降的过程。减轻产程过程中的疼痛是产科麻醉实施中的重要环节。随着近几十年来椎管内麻醉技术的发展，目前在硬膜外使用低浓度的局部麻醉药

复合使用或不使用阿片类药物，还是使用较高浓度的局部麻醉药进行分娩镇痛仍然存在争议。尽管较高浓度的局麻药能够有效减轻分娩痛，但可能导致运动神经阻滞，对产程造成不良影响（如先露异常等）。完善的分娩镇痛是在为产妇提高良好的镇痛的同时，不影响产程和分娩。实现有效的分娩镇痛需要深入了解分娩痛的传入路径（图 10-1）。

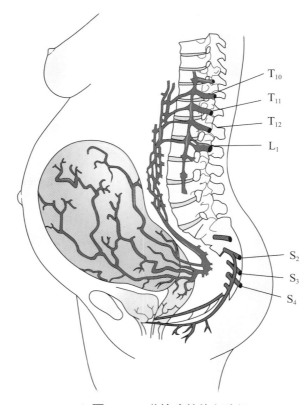

▲ **图 10-1 分娩痛的传入路径**

在第一产程，疼痛主要来自子宫以及子宫下段和子宫颈的伸展和扩张；伤害性刺激传入脊髓 T_{10}—T_{12} 和 L_1 节段；随着第二产程开始及后续的会阴扩张，躯体神经纤维从阴部神经传递伤害性刺激至脊髓 S_2—S_4 节段（改编自 Brown DL, Gottumukkala V. Spinal, epidural, and caudal anesthesia: anatomy, physiology, and technique.In: Chestnut DH, ed. *Obstetric Anesthesia: Principles and Practice, 3rd ed*. Philadelphia, PA: Elsevier Mosby; 2004:172. ）

2. **第一产程** 第一产程的疼痛本质上是内脏痛，由子宫收缩和子宫颈内口扩张引起。除了子宫收缩导致肌层缺血，引起缓激肽、5- 羟色胺、组胺等介质的释放之外，子宫下段收缩和宫颈扩张本身也可刺激机械性感受器。伤害性刺激经由与交感神经末梢伴行的感觉神经纤维传入，经宫颈旁区域以及盆腔和下腹丛进入腰交感神经丛。内脏伤害性感受器神经纤维通过 T_{10}-L_1 的神经后根将神经冲动传递至脊髓。

第一产程疼痛产生的解剖学基础提示，可以通过外周神经阻滞（硬膜外阻滞 T_{10}-L_1，腰部交感神经阻滞），或通过鞘内注射局麻药或阻断脊髓传递进行第一产程镇痛。

3. **第二产程** 第二产程中增加了额外的疼痛刺激。随着胎头下降，阴道、外阴发生扩张和短暂性缺血。这类躯体疼痛刺激通过阴部神经（S_2-S_4）的传入神经传递至脊髓。第二产程疼痛产生的解剖学基础提示，可通过骶管麻醉、阴部神经阻滞和（或）使硬膜外阻滞 T_{10}-S_4 进行第二产程镇痛。

4. **为第一产程和第二产程均能提供有效的镇痛** 来自第一和第二产程的疼痛信号在脊髓中进行整合，

进一步传递到脊髓上中枢，并最终投射到感觉皮质。为第一产程和第二产程均能提供有效的镇痛需要椎管内阻滞能完全覆盖 T_{10}-S_4 神经节段。

> **临床要点**　椎管内阻滞覆盖 T_{10}-S_4 神经节段为第一产程和第二产程均能提供有效的镇痛。

二、孕期的神经解剖学

关于腰椎解剖学的详细论述不在本章节的范围，但妊娠会引起脊柱解剖改变。解剖改变和生理变化贯穿整个孕程，增加分娩期实施椎管内镇痛的复杂性。

1. **椎间隙狭窄**　为维持重心稳定，产妇的腰椎前凸增大，导致腰椎解剖结构改变引起椎间隙减小，使椎管内麻醉的实施更加困难。

2. **骨盆的增宽和旋转**　妊娠期的激素效应和胎儿引起的机械力导致骨盆增宽，这意味以下几点。

(1) 当产妇处于侧卧位时，会导致头低位倾斜，促进鞘内注射的局麻药向头侧扩散。

(2) 与非妊娠患者相比，孕妇骨盆的正向旋转导致两髂骨上棘最高点之间连线与脊柱交叉点的位置较高（由 L_4 椎体或 L_4-L_5 间隙上升至 L_3-L_4 间隙），这可能导致估计穿刺点位置出现错误（如 L_2-L_3 而非 L_3-L_4 间隙）。

> **临床要点**　产妇骨盆的正向旋转导致两髂骨上棘最高点之间连线与脊柱交叉点的位置偏高，这可能导致估计穿刺点位置出现错误（如 L_2-L_3 而非 L_3-L_4 间隙）。

3. **胸部脊柱后凸顶点位置的提高**　在妊娠期，胸部脊柱后凸的顶点由 T_8-T_6 转移到更高的水平，这增加了仰卧位时高比重局麻向头侧扩张的可能性（图 10-2）。

4. **硬膜外静脉充血**　腔静脉的压迫和血管内血容量的增加导致硬膜外静脉充血，硬膜外穿刺时进入血管的可能性增加。

5. **黄韧带鉴别困难**　孕妇激素的改变(如水肿)可能使黄韧带难以鉴别，增加了意外刺破硬膜的危险。

> **临床要点**　孕妇激素的改变（如水肿）可能使黄韧带难以鉴别，增加了意外刺破硬膜的危险。

三、产程中的椎管内镇痛技术

1. **适应证**

(1) 产妇的请求：在过去二十几年，美国麻醉医师学会（ASA）和美国妇产科医师学会（ACOG）反复签署了一项共同声明，强调产妇请求镇痛本身即是实施椎管内镇痛的适应证。

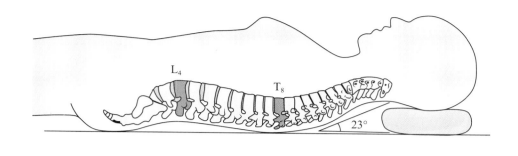

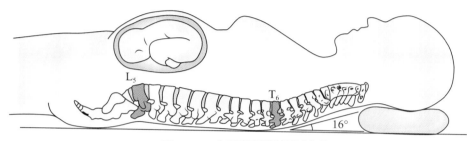

▲ 图 10-2 妊娠期脊柱解剖变化

改编自 Birnbach DJ, Datta S, Gatt SP, eds. *Textbook of Obstetric Anesthesia*. Philadelphia, PA: Churchill Livingstone; 2000:123.

① 对许多产妇而言，分娩可导致严重的疼痛，椎管内镇痛最初始的适应证即患者对镇痛的请求。我们没有任何理由任凭产妇经受严重的疼痛而不予处理。应在临床医师的看护下对产妇进行安全的镇痛[3]。目前，椎管内镇痛是分娩镇痛最有效的方式。

② ACOG 支持直接给予椎管内镇痛，而不需要等到分娩产程中的某个时点。

③ "ACOG 以前建议，初产妇的宫口开到 4～5cm，医师才开始实施硬膜外镇痛。然而，最近更多研究表明，椎管内镇痛不会增加剖宫产的概率。对非必要的剖宫产可能性的担忧不应该影响产妇在分娩过程中选择镇痛方式。"[4]

(2) 对手术分娩的估计，包括先露异常和多胎。

(3) 产科疾病（如先兆子痫、不安全的胎心监护图）使突发的、危险的或急诊的风险增加。

(4) 产妇合并一些情况（如：病态肥胖症、困难气道、高热）或吸入全麻的禁忌证。

(5) 产妇并存疾病（如：严重的心脏病或呼吸系统疾病），应避免分娩痛引起的生理干扰。

临床要点 椎管内镇痛最初始的适应证即患者对镇痛的请求。我们没有任何理由任凭产妇经受严重的疼痛而不予处理。应在临床医师的看护下对产妇进行安全的镇痛。

---

2. **禁忌证**（表 10-1）

(1) 绝对禁忌证：患者拒绝、不合作、凝血疾病未纠正、出血未控制、未纠正的低血容量、硬膜外穿刺部位感染、败血症及麻醉实施者未掌握该技术或没有经验。

(2) 相对禁忌证：颅内高压（避免硬脊膜意外穿破引发潜在危险）、局部麻醉药过敏、未处理的全身感染、存在严重的神经功能缺陷、无翻译在场的说外语者、有严重的胎儿窘迫、产妇有严重的心脏病（如

Eisenmenger 综合征）、骨骼结构异常及背部手术史。

3. 技术的合理选择　麻醉医师需要综合考虑产妇的并发症、产科因素，以及麻醉情况，选择合适的椎管内麻醉技术（硬膜外、腰硬联合或连续蛛网膜下隙麻醉）。

(1) 产妇的并发症：几乎很少有产妇只适合使用某种椎管内镇痛技术而不能使用其他两种。然而，下列情况可以优先选择传统的硬膜外镇痛技术。

① 严重的瓣膜性心脏病、未控制的高血压或其他心血管疾病，因其对中心血容量的快速变化耐受力较低（如肺动脉高压）。硬膜外镇痛对交感神经阻滞较轻并且缓慢，对该类产妇具有优势。

② 颅内占位性病变和其他中枢神经系统疾病

表 10-1　分娩期椎管内镇痛的禁忌证

绝对禁忌证	患者拒绝 患者不合作 出血未控制的低血容量者 穿刺部位皮肤或软组织感染 不合格或没有经验的麻醉医师 抗凝
相对禁忌证	占位性病变导致的颅压（ICP）升高 有局部麻醉药过敏史（考虑更换药物） 患者说外语且无翻译在场 严重的胎儿抑郁症 严重的母体心脏病（如 Eisenmenger 综合征） 活动性凝血疾病 未处理的全身感染 严重的神经缺陷史 骨骼异常

（如多发性硬化症）导致一些麻醉医师更加谨慎地避免选择腰麻，但是尚不清楚这种策略是否对产妇有利。

> **临床要点**　产妇的并发症、产科因素及麻醉情况将影响椎管内镇痛方式的选择。

(2) 产科因素

① 当存在有手术干预可能时（如胎儿的情况不太满意），一些麻醉医师倾向于选择传统的硬膜外麻醉方法，目的是能够确保硬膜外导管持续有效镇痛而避免使用全身麻醉。然而一项大型的回顾性研究证实，硬膜外置管作为腰硬联合麻醉中一部分使用时比单独运用更可靠[5]。最新的一项关于"腰硬联合与传统硬膜外置管的比较"的大样本随机对照试验更加证实了该结论[6]。

② 在分娩早期，对镇痛技术的选择是有争议的。但是，最近的证据更加支持选择腰硬联合麻醉，而非全身应用阿片类药物或传统的硬膜外镇痛，其原因是腰硬联合镇痛具有起效快的优点[7, 8]。椎管内分娩镇痛的目的是提供有效安全的镇痛，在提高患者满意度的同时，避免对产科结局造成不利影响。

③ 在活跃期时，腰硬联合镇痛的起效速度比传统的硬膜外稍快。一项随机对照试验比较了腰硬联合镇痛和传统硬膜外镇痛在 800 名产妇中的使用情况[6]。结果表明，腰硬联合镇痛的产妇在第一产程中疼痛评分更好，补救性镇痛药需要量更少。相比之下，最近的 Cochrane 系统评价得出结论认为，尽管腰硬联合的起效稍快，但在提供分娩镇痛方面与硬膜外镇痛相比无优势，总体母体满意度并无差异[9]。总的来说，当硬膜外腔注入大容量、低浓度的局部麻醉药时，硬膜外镇痛的起效时间可能仅比腰硬联合慢 5～10min。因此，腰硬联合镇痛并不具备明显优势。

④ 在早产，尤其是多胎产妇，腰硬联合技术因其快速的骶骨镇痛而常被优先选择[10]。

⑤ 腰硬联合镇痛便于下床活动。然而，注入低浓度局部麻醉药的硬膜外镇痛也能产生类似效果。因此，目前这种优势是非常小的。

⑥ 存在胎儿心率异常时可能导致麻醉医师选择传统硬膜外技术。这是由于考虑蛛网膜下隙（和腰硬联合）注入阿片类可能加重胎儿心率异常（如胎儿心动过缓）[11]。

最新的两篇研究论文详细论述了腰硬联合和标准硬膜外技术实施前后出现胎儿心率异常的现象[12, 13]。

> **临床要点**　在活跃期时，腰硬联合镇痛的起效速度比传统硬膜外镇痛稍快。但向硬膜外腔注入大容量低浓度的局部麻醉药时，这种差异很小。

(3) 麻醉相关因素

① 可预见性的困难气道需要早期留置硬膜外导管，以确保硬膜外置管有效。在分娩时尽早更换功能不佳的导管，而非等到紧急剖宫产时再更换。

② 尽早（如在产程启动或产妇要求之前）对双胎、先兆子痫、困难气道、肥胖症等产妇进行脊髓或硬膜外导管置管，可避免紧急情况下匆忙使用全身麻醉[14]。另外，预计有凝血方面疾病和血小板数减少（如 HELLP 综合征）的产妇则更需要进行早期置管。

③ 现代的腰硬联合技术使用笔尖样穿刺针，硬膜穿刺后头痛（PDPH）的发生率 < 1%。同时，腰硬联合技术也能够减少硬膜外针穿破硬膜的概率[5]。

④ 很少使用连续腰麻技术，因为其可能会增加 PDPH 发生的可能性。然而，在特别肥胖和要求麻醉缓慢起效的情况如严重的心脏疾病，该技术是有利的。由于留置蛛网膜下隙导管对产妇潜在的危险性限制了其应用。这些危险包括：将使用于硬膜外腔的局部麻醉药误注入蛛网膜下隙，导致呼吸停止和心血管严重抑制的风险性增加。因此，导管需要严格贴上标签，确保所有护理人员都知情。

> **临床要点**　尽早（如在产程启动或产妇要求之前）对双胎、先兆子痫、困难气道、肥胖症等产妇进行脊髓或硬膜外导管置管，可避免紧急情况下匆忙使用全身麻醉。蛛网膜下隙导管需严格贴上标签，确保所有医务人员都知情。

4. 准备（表 10-2）　充分的准备是椎管内穿刺能否成功的唯一的最重要因素。美国麻醉医师学会制定的产科应用椎管内麻醉的指南将在第 33 章中详细讨论[14]。总结如下。

表 10-2　预先准备程序

1. 麻醉前评估是为了获得患者既往的医疗 / 麻醉史，相关的身体检查（包括脊柱）和胎儿的健康状况
2. 告知硬膜外法或腰硬联合法的风险和优点后签署知情同意书
3. 对穿刺体位的要求和对抗酸药的潜在需要及禁食要求做出解释
4. 向产科的护理者针对产科问题进行确认和解释
5. 确认静脉通道和电源情况、氧气、监测设备和抢救设备 / 药物的有效性
6. 美国联合委员会推荐认可的"通用协议"表

(1) 评估和知情同意：认真了解所有产科及麻醉相关的病史、相关的体格检查（呼吸、心、肺

等，遵照美国麻醉医师学会"麻醉前评估实践操作建议"http：//anesthesiology.pubs.asahq.org/article.aspx?articleid=1933628），以及最后进食固体食物的时间。最近一项研究表明，在产程和分娩期间产妇的呼吸道发生明显改变。因此在进行麻醉之前，需要重新仔细地检查呼吸道情况[15]。在获得产妇签字同意前，应特别告知硬膜外穿刺的优点、潜在的不良反应和并发症（如感染、PDPH、神经损伤等）。尽早和产科医师商讨确定最终的镇痛方案。美国麻醉医师学会指南强调产科医师和麻醉医师之间合作交流的重要性："鉴于对麻醉或产科相关的重要的危险因素的认识，产科医师和麻醉医师应进行充分的沟通和交流。"在这期间，麻醉医师也有机会与分娩室护士或助产士建立交流，这些护士是产科系统中的一个重要组成部分。

(2) 预防误吸：硬膜外神经阻滞之后进食仅限于清澈的液体是预防误吸的重要措施。然而关于分娩期禁食一直存在争议，在椎管内镇痛时需要严格禁食或不需要严格禁食都鲜有证据支持。修订后的 ASA 产科麻醉指南也指出这种不确定性，但专家组建议在分娩活跃期时不要摄入固体食物[14]。对有额外的误吸危险因素的产妇（如病态肥胖、糖尿病、困难气道）或有手术分娩可能的产妇（如胎儿心率异常），需根据具体情况进行严格的禁食。

(3) 产程中血小板计数、血型和筛选：麻醉医师应根据产妇的病史、体格检查和临床表现决定是否需要测定血小板数量。对健康的临产妇，并非一定需要常规测定血小板数量。对无并发症的临产妇而言，经阴道分娩或手术分娩的常规血型交叉配型也并非必需。应该根据产妇的病史、可预见的出血和当地的政策决定是否需要测定血型及筛选或交叉配型。

(4) 静脉通道的建立：在硬膜外穿刺之前需建立明确的静脉通道。可依据临床麻醉指南预先或同时给予负荷静脉输液。不需要输注特定的液体容量，并不能有效地防止低血压。

(5) 监测：在硬膜外穿刺之前、期间或之后，确保产妇和胎儿安全对围分娩期产妇和胎儿的管理至关重要。

① 母体无创血压检测：建议将硬膜外穿刺之前测量的血压作为基础血压。在给予局部麻醉药之后，应至少每 5 分钟测量一次血压直至 20min 或血流动力学稳定。尽管最佳的血压测量频率还未确定，但在椎管内镇痛实施前后，定时测量血压是必需的。

② 胎儿监测：应监测胎儿心率的基础值，在椎管内镇痛后监测可能出现的胎儿心率异常。美国麻醉医师学会建议在椎管内镇痛实施之前和之后监测胎儿心率变化，但关于是否有必要在椎管内镇痛操作期间及之后连续监测胎儿心率，目前尚未有定论[14]。

③ 其他监测：心电图（ECG）和脉搏血氧饱和度的监测是非必需的。但在硬膜外镇痛开始和给予试验剂量期间，脉搏血氧饱和度能够监测产妇心率的变化情况。

(6) 体位：虽然坐位或侧卧位都可以进行硬膜外穿刺，但最终的体位选择取决于麻醉医师的习惯。坐位的优点包括对中线有更好的定位和产妇舒适度相对更高。相比之下，侧卧位对子宫胎盘的灌注影响更小并更有利于胎儿心率监测。一些证据表明在侧卧位时，无瓣膜的硬膜外静脉压力较低，故导管误置入血管内的概率较低[16]。然而，对于一些经常采取坐位硬膜外穿刺的麻醉医师而言，导管误置入血管的发生率并不高。导管误置入血管的发生率与硬膜外导管的类型有关。

(7) 复苏药物和设备：充分准备好复苏药物、血管加压药（如麻黄碱和肾上腺素）和气道管理设备是安全实施椎管内麻醉，以及处理椎管内麻醉并发症（如低血压、全身中毒、脊髓麻醉平面过高及呼吸抑制）所必需的。麻醉医师必须时刻做好准备处理这些并发症。

（8）联合委员会 2015 年国家患者安全管理指南：根据联合委员会的推荐，为了患者的安全，在操作之前需要确定产妇姓名、出生时间和拟采用的椎管内镇痛技术。（http//www.jointcommission.org/assets/1/6/2015_HAP_NPSG_ER.pdf; date accessed：April 30，2015）

> **临床要点**　充分的准备和准确的定位是椎管内镇痛技术成功实施的关键。

5. 操作技术的描述（表 10-3）

表 10-3　硬膜外镇痛技术的建议

①注意产妇的体位——坐位或侧卧位，取决于麻醉医师 / 患者的偏好

②建立监测——袖带测量无创血压、脉搏血氧饱和度监测产妇心率的变化 [a]，持续胎儿心率监测

③同时输注一瓶 500ml 的乳酸林格液 [a]

④用聚维酮碘或氯己定脱脂棉纱布恰当地消毒皮肤

⑤触摸脊柱以确定合适的腰椎间隙，然后用 1% 的利多卡因 3～5ml 做皮肤局部浸润麻醉

⑥用盐水或空气的阻力消失法鉴别是否到达硬膜外腔，再将带刻度的导管置入腔内 3～5cm 后，将穿刺针小心拔出

⑦将导管位置降低观察是否有脑脊液流出并用注射器回抽以确定导管不在脑脊液内；在子宫收缩后、保持语言交流和持续血流动力学监测的条件下，将 3ml 含 1：200 000 的肾上腺素 [b] 的 2% 利多卡因试验剂量注入硬膜外腔

⑧在试验剂量的反应为阴性之后，分次注入 0.08%～0.125% 丁哌卡因 2μg/ml 的芬太尼 10～20ml，每次 5ml 或者选择其他适合剂量的麻醉药以达到 T_{10} 的麻醉平面

⑨在给予试验剂量之后或者是给予大剂量的药物之后将导管安全地固定

⑩给药后 15min 内每 2～3 分钟测量一次血压。随后每 15 分钟测量一次血压，但胎儿心率则持续监护

⑪将患者置于适当体位以减轻对下腔静脉的压迫

⑫ 20min 后测试感觉阻滞平面，然后每 90 分钟继续监测痛觉消失平面和运动神经阻滞的强度；如果有怀疑，则重新放置导管

a. 有争议而并没有常规实施的；b. 医院之间实施可能有所不同

（1）硬膜外技术

① 硬膜外穿刺包：一个商品化的或自己准备的穿刺包都应具备所有硬膜外穿刺所需的材料。大多数可用的商品化的硬膜外穿刺包含有一根 17G 的硬膜外针（Tuohy 或 Weiss）、一根 19G 或 20G 的硬膜外导管、装有盐水和局部麻醉药的安瓿（通常为 1% 利多卡因和 1.5% 利多卡因加 1：200 000 的肾上腺素，分别用作局部浸润和实验剂量）、皮肤消毒剂（聚维酮碘或氯己定）、无菌铺单、纱布和透明敷料。

② 无菌预防措施：洗手、摘掉珠宝首饰和使用无菌手套是重要的无菌预防措施。一次性的新的口罩和帽子能够减少微生物污染的机会。美国区域麻醉协会（表 10-4）[17] 和美国麻醉医师学会产科麻醉特别委员会 [14] 均认可上述无菌预防措施的重要性，但关于是否需要穿无菌手术衣尚不明确。与聚维酮碘皮肤消毒液相比，含酒精的氯己定皮肤消毒液杀菌性能更佳 [17]。尽管氯己定液比聚维酮碘具有更快且更强的杀菌效果，但由于动物研究显示氯己定液具有神经毒性，因此氯己定皮肤消毒液未被美国食品药品管理局（FDA）批准用于椎管内麻醉之前皮肤消毒。尽管如此，氯己定消毒液仍被广泛用于椎管内麻醉之前皮肤消毒。

表 10-4　椎管内麻醉实施前重要的无菌操作内容

主要内容	次要内容
摘掉手表和珠宝 用以酒精为基础的消毒剂洗手 保护屏障（如帽子、口罩、无菌手套） 皮肤消毒剂的合理选择与使用 合理的无菌覆盖 无菌区域的维持 敷料的正确使用	如长时间置入导管需适当使用细菌过滤器 防止导管、针座、穿刺点的污染

引自 Hebl JR. The importance and implications of aseptic techniques during regional anesthesia. *Reg Anesth Pain Med.* 2006;31：311-323.

③ 腰椎穿刺间隙的确认：分娩镇痛的理想腰椎穿刺间隙通常是 L_{3-4} 或 L_{2-3}。传统观念认为髂嵴连线是 L_4 椎体或 L_{4-5}。然而，没有 X 线摄片指导下的间隙确认只是"猜测"，隐藏着错误的可能[18, 19]。对于解剖标识确认困难的患者，例如病态肥胖，存在间隙水平估计偏低的风险，最好选取能够容易定位的最低间隙。虽然未经随机对照试验证实，多数麻醉医师认为 L_{4-5} 间隙的穿刺难度高于 L_{4-5} 以上的间隙。

辅助超声检查可能有助于硬膜外穿刺操作。尤其是在肥胖的产妇，穿刺时皮下组织的压缩导致皮肤到硬膜外间隙的距离常常被低估。最近的一项研究评估了在正矢状面（PSO）平面与横向中位（TM）平面相对比的扫描，以确定 PSO 平面的扫描是否可更精确估计皮肤到硬膜外间隙的距离[20]。该研究得出结论：PSO 与 TM 两种平面扫描得出的估计值相当，对 TM 平面可见度差的患者，同时使用两个平面扫描做评估参考更有益处。

在无菌准备和铺巾后，在所选间隙给予通常剂量（1% 利多卡因 3 ～ 5ml）的局部麻醉药进行局部浸润麻醉，用硬膜外穿刺针刺破皮肤，持续进针直到针在棘间韧带固定。然后拔出针芯，并将无阻力（LOR）注射器与硬膜外针孔相接。

> **临床要点**　虽然未经随机对照试验证实，多数麻醉医师认为 L_{4-5} 间隙的穿刺难度高于 L_{4-5} 以上的间隙。辅助超声检查可能有助于硬膜外穿刺操作。

④ 方法

a. 阻力消失法：阻力消失法是鉴别穿刺针是否到达硬膜外腔的最常用的方法，该方法原理是基于针尖克服黄韧带的软组织阻力进入硬膜外腔时产生的一种突然"落空"的感觉。用特殊设计的塑料或玻璃无阻力注射器（注射器和活塞之间的摩擦力很小）连接在硬膜外针孔上。

ⅰ. 空气与盐水的对比：尽管麻醉医师的偏好是选择空气还是盐水进行阻力试验的主要因素，但逐渐增多的证据指出，在硬膜外腔用以盐水为基础的方法（即单独使用盐水或盐水混合空气）要优于单独使用空气法[21]。其优点包括：较好的触觉感受、降低"斑片状阻滞"的发生率、减少硬膜外静脉空气栓塞的风险及意外穿破硬膜引起的颅腔积气导致头痛的危险。一些麻醉医生在进行腰硬联合穿刺时倾向于选择单独使用空气，这样判断从穿刺针里流出清亮的液体只可能是脑脊液。若单独采用空气，切勿将 LOR 注射器中全部的空气推入硬膜外腔。

ⅱ. 间断与持续加压的对比：给注射器活塞"间断的"或"持续的"压力，是阻力消失试验的一个组成部分（图 10-3）。持续压力法的优点包括：更快鉴别硬膜外腔、减少硬脑膜刺破事件的发生率。间断压力法优点包括更好地控制穿刺针的前进（即两只手都在针上），同时也能降低硬脑膜刺破的发生率。

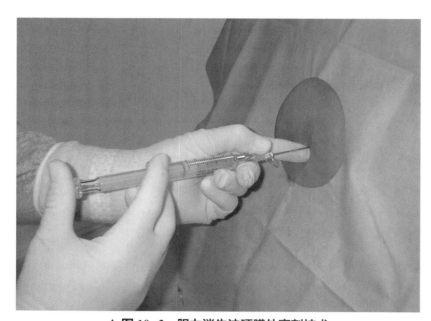

▲ 图 10-3 阻力消失法硬膜外穿刺技术

经许可转载，引自 Alex Pue, MD,Sharp Mary Birch Hospital for Women, San Diego, California.

Episure 注射器（图 10-4）是一种使用盐水的弹簧压力注射器新产品，在进入硬膜外腔时能够自动落空，它的优点是两只手都能够作用在穿刺针上，同时在活塞上伴随有持续的压力。最新发表的一项研究表明，与传统注射器相比，使用 Episure 注射器行硬膜外分娩镇痛的成功率无明显差异，但从硬膜外操作到置入导管的时间缩短了[22]。

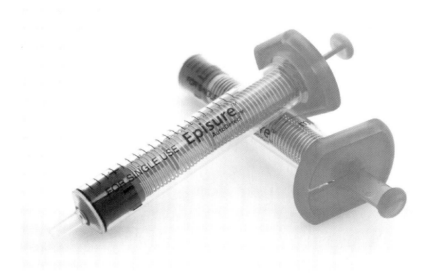

▲ 图 10-4 Episure 注射器

b. 穿刺针斜面的朝向：硬膜外穿刺针斜面通常朝向头端，能够直接帮助把导管置入所想要的位置（如在 T_{10}-L_2 节段附近）。不推荐将穿刺针的斜面与背部长轴平行穿刺（为降低硬脑膜穿破后 PDPH 发生率）。不推荐在硬膜外腔旋转穿刺针，因为这种操作有可能增加硬脑膜穿破的风险[23]。

⑤ 硬膜外导管

a. 材料：大多数导管是由聚酰胺（尼龙）制成的。大多数导管在远端的 20cm 每厘米做一个标记。金属丝强化的硬膜外导管更具有柔韧性，与质地硬的导管相比，可减少产科患者感觉异常和导管置入血管的发生率[24]。

b. 多孔与单孔导管的比较：有关多孔导管是否优于单孔导管的证据有限。理论上，由于使用多孔导管后局部麻醉药的分布更均匀，特别是在单次给药后，镇痛效果应更好[25]。但由于目前产科镇痛中使用大剂量、低浓度的局部麻醉药混合液，这个优势可能会被忽略。另外，局部麻醉药混合液中加用阿片类药物提供了更完善的节段性镇痛效果，进一步限制了多孔导管理论上的优势。使用多孔导管导致多种腔隙阻滞（如硬膜下、鞘内和血管内）的报道很少。

c. 导管置入的深度：增加硬膜外腔导管置入深度（≥ 6cm）会增加导管卷曲、误入血管和镇痛不满意（如单侧阻滞）的发生率。缩短导管置入深度（≤ 4cm）会增加导管脱出的可能性。较为合理的导管置入深度为 4 ～ 5cm[26]。

在一些病例中，在置入导管时可能出现导管内有血液或者患者有持续的感觉异常。当发生持续性感觉异常时，必须拔出导管再重新置入。然而，必须将导管和硬膜外针同时拔出。否则，只拔出导管容易导致导管被硬膜外针的斜面割断。若发生导管切断并且割断的导管一直保留在患者的背部，应该告知患者并请神经外科医师会诊。若无持续的神经系统症状，一般不需要通过手术取出导管。

如果回抽时发现导管误入血管，可将导管退出 0.5 ～ 1cm 直到回抽无血。如果导管的尖端在硬膜外腔还保留有足够的深度并且确定不在静脉里，应再次检查后安全固定。这种方法可以使 50% 的导管误入血管的情况避免重新进行穿刺置管。然而，在一些病例中，导管插入深度不够需要重新置管。

⑥ 试验剂量：应在固定导管之前给予试验剂量。关于试验剂量将在本章的后面详述。

> **临床要点**　当发生持续性感觉异常时，必须拔出导管再重新置入。

(2) 腰硬联合技术：腰硬联合技术（CSE）和传统的硬膜外技术类似，但也有不同。腰硬联合技术综合了蛛网膜下腔镇痛的优点（快速起效、较好的镇痛效果和骶部镇痛增强）和硬膜外镇痛的可持续性。

① "针内针"技术（图 10-5）：定位硬膜外腔的步骤如前所述。一旦 17G 的硬膜外穿刺针进入硬膜外腔，一根 25 ～ 27G 的笔尖式腰麻针通过硬膜外针置入，直至有明显突破感并有脑脊液（CSF）流出。确定有脑脊液流出后，固定腰麻针并注入局部麻醉药（如丁哌卡因 1.5 ～ 3mg）和（或）阿片类（如芬太尼 5 ～ 15µg）。

② "不同间隙"法：首先进行蛛网膜下隙穿刺进行鞘内镇痛，随后再进行硬膜外穿刺置管。这种方法适用于有剧烈疼痛的产妇，通常情况下产妇不能保持固定体位配合硬膜外穿刺操作。硬膜外穿刺点选择在腰麻穿刺点的上一个间隙。这种方法避免了硬膜外操作损伤神经和穿破硬脊膜的风险。然而，在腰麻

后已有感觉改变的患者身上进行硬膜外穿刺操作也有一定的危险（在置管前无法使用试验剂量）。

临床要点　不同间隙技术包括首先进行蛛网膜下隙穿刺进行鞘内镇痛，随后再进行硬膜外穿刺置管。这种方法适用于有剧烈疼痛的产妇，通常情况下产妇不能保持固定体位配合硬膜外穿刺操作。

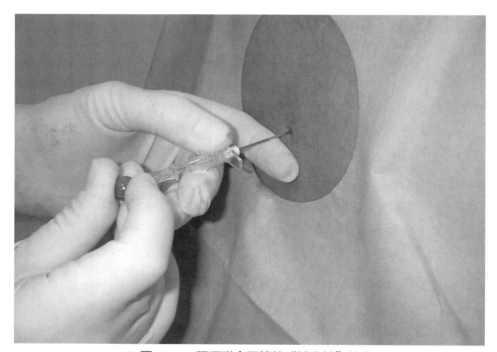

▲ **图 10-5　腰硬联合置管的"针内针"技术**

经许可转载，引自 Alex Pue, MD, Sharp Mary Birch Hospital for Women, San Diego, California.

③ 行腰硬联合镇痛时，回抽脑脊液可能并非必要。因为即使鞘内镇痛无效，尚可通过硬膜外导管提供完善的镇痛。脑脊液回抽失败最常见的原因是偏离中线，另一个原因是 27G 的腰麻针回抽 CSF 本身可能就存在困难。脑脊液回抽尝试可能会导致腰麻针退出蛛网膜下隙。

④ 鞘内用药：鞘内通常使用丁哌卡因 2 ～ 3mg（0.25% 丁哌卡因 1 ～ 1.2ml）复合芬太尼 5 ～ 15μg。镇痛起效快，一般在注药后几分钟内起效，能够持续 60 ～ 90min。丁哌卡因可延长有效镇痛的持续时间[27]。

以这种方式配制的芬太尼和丁哌卡因混合液是相对的低比重药物。如果镇痛不对称，调高疼痛侧（镇痛不完善侧）体位可改善镇痛效果。

⑤ 导管放置：在向蛛网膜下隙注药后立即将腰穿针拔出，并置入硬膜外导管，导管保留在硬膜外腔的深度一般为 4 ～ 5cm。

⑥ 固定导管：患者处于坐位时，将导管置入硬膜外腔 5cm，固定硬膜外导管[28]。在粘贴固定之前，将患者转换至侧卧位，随后在不调整导管位置的情况下固定粘贴导管。由于黄韧带对硬膜外导管有轻微的夹持作用，体位变化可使硬膜外导管被拉入皮下脂肪，有时达数厘米。

⑦ 并发症：与 CSE 技术相关的并发症类似于传统的硬膜外技术。

> **临床要点**　在粘贴固定硬膜外导管之前，将患者转换至侧卧位。由于黄韧带对硬膜外导管有轻微的夹持作用，体位变化可使硬膜外导管被拉入皮下脂肪，有时达数厘米。

（3）连续鞘内镇痛技术

① 该技术包括将硬膜外穿刺针穿破硬脊膜进入蛛网膜下隙并置入一根硬膜外导管。它通常是在硬膜外穿刺针意外刺破硬膜后而在蛛网膜下隙内置管。由于存在导管污染、永久性神经损伤和高位脊髓麻醉等风险，该技术并不常规使用。导管在鞘内插入的深度为 5cm。

② 必须仔细清晰标记"鞘内"导管。每次追加药物都必须严格遵守无菌技术。麻醉医师应该将"鞘内"导管的相关事项告知患者和助产士。可在患者的病房门上做一个标记以便告知同事，该患者进行了鞘内置管。

③ 使用的镇痛药与 CSE 镇痛中使用的药物类似（即丁哌卡因 1.25～2.5mg 复合芬太尼 15～25μg）。持续镇痛使用 0.08%～0.125% 丁哌卡因和 1～2μg/ml 芬太尼，注入速度为每小时 1～2ml。

④ 在注入任何药物前均应小心回抽观察导管内有无脑脊液，并排出注射器内的气泡，以减少颅腔内积气发生头痛的风险。同时也需记住，药物在到达蛛网膜下腔之前导管内有近 1ml 的无效腔。

⑤ 有研究报道在病态肥胖产妇或在已知有困难气道的患者进行鞘内置管。该方法能提供连续高质量的镇痛、较容易转换为外科手术所需的麻醉，以及 PDPH 的发生率相对较低。尽管该方法对这些患者也许是更合理的选择，但是在使用该方法时需要特别注意。因为，毕竟置入的导管确实是一根普通的硬膜外导管，如果不小心推注了大剂量局部麻醉药可能会导致灾难性的呼吸抑制。

⑥ 早在 20 世纪 90 年代，当时流行将一根 24～28G 的微细导管经细的腰穿针置入，进行持续蛛网膜下隙镇痛。虽然这种微细导管减少了 PDPH 发生风险。但有文献报道通过此类导管注入药物可引起局部麻醉药分布不均，导致该类导管从美国市场退出。一些最新的研究显示 28G 微细导管引起神经系统并发症的发生率＜1%，有可能使该 28G 微型导管重新引入未来的产科镇痛领域[29]。

⑦ 一种相对较新的方法是硬脊膜穿刺硬膜外（DPE）技术[30]，与 CSE 类似但不注射鞘内药物。该技术的优点是通过脑脊液流出来确认硬膜外穿刺针处于脊椎中线水平，同时可避免鞘内镇痛可能偶尔引起的胎儿不良后果。有研究表明硬膜外镇痛开始前的硬膜穿刺可促进镇痛浓度的丁哌卡因和芬太尼向骶部扩张蔓延、快速起效和双侧镇痛。然而，另一项研究表明该方法无益[31]。

> **临床要点**　持续蛛网膜下隙镇痛可能是一些特殊患者最合理的选择（如存在困难气道的病态肥胖患者）。但是在使用该方法时需要特别注意。因为，毕竟置入的导管确实是一根普通的硬膜外导管，如果不小心推注了大剂量局部麻醉药可能会导致灾难性的呼吸抑制。

6. 硬膜外试验剂量　给予"试验剂量"是为了鉴别硬膜外导管是在硬膜外腔还在血管内，以防止给予大剂量局部麻醉药后导致全脊髓麻醉或全身局麻药中毒反应。

硬膜外阻滞期间可能由于药物剂量计算错误或药物误入蛛网膜下隙注射导致全脊髓麻醉。ASA 产科麻醉责任索赔数据库分析发现，孕产妇死亡或脑损伤的最常见原因是椎管内麻醉高平面，80% 与硬膜外麻醉相关，20% 与腰麻相关[32]。

硬膜外穿刺时导管误入血管的发生率为 5% ～ 10%。由于使用分次给药并使用试验剂量，加入 15μg 肾上腺素以排除导管误置入静脉或蛛网膜下隙，局部麻醉毒性引起的不良事件减少。最新的 ASA 数据库审查没有发现局部麻醉药毒性反应的案例[32]。

(1) 理想的试验剂量必须对产妇和胎儿是安全的、可靠的，以及所给药物对于鉴别导管置入血管还是硬膜外腔具有高灵敏性和很好的阳性预测价值。

(2) 如果要应用大剂量高浓度的局部麻醉药（例如手术分娩准备、择期剖宫产的硬膜外麻醉，以及产后输卵管结扎需再使用硬膜外麻醉时），那么试验剂量是至关重要的。有些学者认为，当用中等容量的低浓度局部麻醉药时（如分娩镇痛），试验剂量是非必要的。

(3) 传统试验剂量通常由一种低剂量的局部麻醉药 [如 0.25% 丁哌卡因 3 ～ 5ml（7.5 ～ 12.5mg），或 1.5% 利多卡因（45 ～ 60mg），或 2% 的氯普鲁卡因（60mg）] 加 15μg 的肾上腺素组成。若注药 5min 内出现运动神经阻滞或注药 20 ～ 40s 内心率较基础值增加了 25 ～ 30/min，则认为试验剂量反应阳性，并分别作为导管置入蛛网膜下隙或血管内的判断依据[33]。

(4) 在不适合使用含肾上腺素的试验剂量的硬膜外麻醉时，也可使用"双试验剂量"法。两次试验剂量均使用单纯的 2% 利多卡因：给 40mg（2ml）鞘内试验剂量之后 5min 内给予 100mg（5ml）的静脉试验剂量。这个测试方法适用于因病情危急，需行紧急手术分娩而迫切需要有效的硬膜外置管。在每次给药后必须严密监测产妇情况以减少产妇和胎儿出现危险。

(5) 在分娩镇痛时使用试验剂量尚存在争议。

① 用于分娩镇痛的低浓度局麻药发生全身中毒的风险很低。然而，如果必须行剖宫产，则可能需要使用大剂量高浓度的局部麻醉药。

② 理论上，肾上腺素能引起子宫胎盘血流减少，然而在动物模型中，这种影响是短暂的且不会影响胎儿的健康。

③ 由于很难鉴别心动过速是由肾上腺素引起的还是由产妇宫缩疼痛引起的，故试验剂量的特异度降低。若要给予试验剂量，则应该在两次宫缩期之间进行。

④ 由于临产妇使用肾上腺素可引起不可预测的心率增快而使试验剂量的灵敏度下降。一些学者提倡在鉴别试验剂量的阳性反应时，应将给药后 2min 内最高心率与注药前的基础心率进行对比。阳性反应是指心率增加 10/min，而非传统的 25 ～ 30/min[34]。

⑤ 在腰硬联合麻醉时，许多麻醉医师选择立即开始硬膜外给予稀释的局麻药，而不使用试验剂量。这种情况下试验剂量的价值还不能确定。

临床要点 用于分娩镇痛的低浓度局麻药发生全身中毒的风险很低。因此，是否需要使用试验剂量尚存在争议。然而，如果需要改行剖宫产术，则可能需要使用大剂量高浓度的局部麻醉药，这会增加局麻药中毒的风险。

(6) 很多麻醉医师推荐给任何局部麻醉药都应常规分次给药，并经常询问患者是否存在局麻药中毒的主观症状（如耳鸣、口周麻木等）。然而，当给予低浓度局麻药时，可能不会出现上述症状。每次局麻药的使用都应该视作一次"试验剂量"。

(7) 建议改用其他试验剂量 [33]

① 当加入 5μg 的异丙肾上腺素做试验剂量呈阳性反应时，更容易引起心动过速，且对胎盘血流量几乎没有影响。然而目前仍缺乏异丙肾上腺素对人体神经毒性方面的研究。

② 将 FHR 多普勒探头放在产妇的心脏区域，经硬膜外导管注入一定量的空气（1 ~ 2ml），可用来检测硬膜外导管是否误入血管。然而，硬膜外使用空气可能会增加"斑块"或"斑点"样阻滞不全的发生。

③ 硬膜外推注芬太尼，观察是否会引起头晕等主观症状，可以作为判断硬膜外导管在血管内还是在硬膜外腔的依据。

④ 高比重的局部麻醉药能够更好地鉴别导管是否处于蛛网膜下隙。

(8) 一些特殊情况应慎用试验剂量。例如，接受 β 受体拮抗药治疗的合并有子痫前期和心脏瓣膜狭窄的产妇，使用试验剂量导致的心动过速会加大产妇发生意外的风险。

7. 局部麻醉药的选择

(1) 浓度和剂量的考虑：对分娩镇痛而言，理想的局部麻醉药应起效快、持续时间长、感觉 – 运动分离阻滞，并且对产妇和胎儿的生理影响小。尽管目前可用的局部麻醉药中没有一个具备上述全部特性，但是低浓度的丁哌卡因的应用最为普遍。

① 丁哌卡因：丁哌卡因是一种酰胺类局部麻醉药，近年来一直常用于硬膜外分娩镇痛。

a. 优点

ⅰ. 分离阻滞：低浓度丁哌卡因具有较好的运动和感觉分离阻滞效果。这可能是因为分娩镇痛使用的低浓度局麻药不阻滞 A–α 运动神经元。由于运动功能得到保障，很大程度上提高了产妇的满意度，丁哌卡因是无痛分娩的理想选择。

ⅱ. 作用持续时间长：在众多常用的局部麻醉药中，丁哌卡因的作用时间最长。单次硬膜外给予 0.25% 的丁哌卡因（8 ~ 10ml）可提供 90 ~ 120min 的镇痛时间。

ⅲ. 无快速耐药性：这使得患者可选择硬膜外自控镇痛（PCEA）持续反复给药。

ⅳ. 显著的安全特性：0.75% 的丁哌卡因由于心血管毒性大（见第 3 章），目前已经不被常规应用于产科麻醉。与单次给予高浓度丁哌卡因相比，经 PCEA/ 微量输液泵持续输注丁哌卡因的心血管毒性小，几乎没有发生产妇死亡的案例。

ⅴ. 有限的胎盘转运：丁哌卡因的脐静脉与母体静脉血比值（UV/MV）约为 0.3，是 UV/MV 最低的局麻药之一。尽管所有局麻药的血浆游离药物 UV/MV 都接近 1∶1，但由于母体血浆蛋白的广泛结合作用大大降低了产妇血浆中游离丁哌卡因的浓度，从而限制了丁哌卡因的胎盘转运。

b. 缺点

ⅰ. 起效慢：虽然达到完善镇痛的时间需要 10 ~ 20min，但是大剂量稀释的丁哌卡因复合亲脂的阿片类能够达到可接受的起效时间。

ⅱ. 心血管和神经毒性：尽管很少发生死亡，但是已有报道称注入大量高浓度的丁哌卡因可引起抽搐、血流动力学紊乱，甚至心搏骤停。由于丁哌卡因导致心血管毒性反应的浓度与导致中枢神经系统毒性反应的浓度的比值低于其他局麻药，这使得其具有潜在的危险性。

c. 浓度和剂量

ⅰ. 分娩镇痛一般在开始阶段使用间断注射 0.0625%～0.125% 的丁哌卡因（总量 12～20ml）。在第一产程，与芬太尼和肾上腺素联合使用时，0.04% 的丁哌卡因也是有效的[35]。虽然推荐使用大容量低浓度的局麻药，但丁哌卡因浓度有时也使用高达 0.25%（12ml）[14]。

ⅱ. 20ml 丁哌卡因的 ED_{50}（局部麻醉药的半数有效浓度）大约是 0.08%，合用芬太尼时可降低此值。然而，对一些患者（例如早产、产程进展不良）可能有必要增加丁哌卡因的浓度[36, 37]。

② 利多卡因：尽管利多卡因常用于手术和作为试验剂量使用，但它并不常规用于分娩镇痛的开始或维持，因其感觉 – 运动阻滞分离较差（如增加运动神经阻滞）、快速耐药性发生率较高、胎盘转运和离子障增加。

除了常规作为硬膜外试验剂量使用外，还可以利用其快速起效的优点应用于如下几种情况。

a. 鉴别无效的硬膜外置管：硬膜外使用不加肾上腺素的 2% 利多卡因（5～10ml），可帮助镇痛不足的患者快速确定皮肤的感觉阻滞平面。这有助于判断是否需要重新进行硬膜外穿刺置管。

b. 快速骶部镇痛的需求：利多卡因可用于快速控制第二产程期间的剧烈疼痛。给予小剂量不加肾上腺素的 0.5%～1% 利多卡因（5～10ml）并不产生明显的运动神经阻滞，否则可能干扰产妇的产程进展。

c. 器械分娩和会阴修补时的镇痛：此时可用加或不加肾上腺素的 1.5% 或 2% 的利多卡因（5～10ml）进行镇痛。加入肾上腺素的利多卡因能够产生更强且持续时间更长的镇痛效果。

③ 氯普鲁卡因（见第 3 章）：必须进行紧急的器械分娩或手术分娩时，氯普鲁卡因是可以选择使用的局麻药。氯普鲁卡因是酯类局麻药，血浆半衰期约为 30s，能被快速代谢。氯普鲁卡因是所有局麻药中毒性最小的。

a. 3% 的氯普鲁卡因（总剂量 20ml）用于快速起效的硬膜外麻醉，被广泛用于紧急的剖宫产。

b. 氯普鲁卡因不常用于分娩镇痛，因为它作用时间短且感觉运动神经分离效果差（即运动神经阻滞增加）。

c. 2%～3% 的氯普鲁卡因能够为大范围会阴修补提供有效的镇痛。

d. 氯普鲁卡因有可能会影响丁哌卡因复合或不复合阿片药物的麻醉效果，在硬膜外麻醉时这种影响小于外周神经阻滞（见第 3 章）[38]。

e. 有文献报道称，氯普鲁卡因导致的背部痉挛主要见于非产科手术。目前使用的无防腐剂制剂可减少这种不良反应的发生风险。

④ 罗哌卡因和左旋丁哌卡因（见第 3 章）

a. 对丁哌卡因的心脏毒性的担忧促进了纯左旋异构体局麻药如罗哌卡因和左旋丁哌卡因的研制。动物和人类试验表明，在相同和等效的浓度时，这两种局麻药的毒性更小。

b. 与丁哌卡因相比，注入 0.1%～0.2% 的罗哌卡因即可产生完善的镇痛。早期的研究证明罗哌卡因产生的运动神经阻滞程度明显低于相同浓度的丁哌卡因，这表明罗哌卡因的效能比丁哌卡因低约 40%[39]。

c. 在美国，目前左旋丁哌卡因的使用还没有商业化。然而，它所具有的镇痛特性本质上与外消旋体丁哌卡因相似。

d. 当需要大剂量高浓度的局麻药时（剖宫产手术麻醉），罗哌卡因可能比丁哌卡因更加安全。然而，利多卡因也同样有效且价格便宜，同时长久以来已经证实其使用的安全性。

e. 罗哌卡因和左旋丁哌卡因都比丁哌卡因昂贵。

> **临床要点**　用于分娩镇痛的理想局麻药应该具备起效快、镇痛持续时间长、感觉 – 运动神经阻滞分离，以及对母亲和胎儿的影响小。

(2) 分娩镇痛中辅助药的应用

① 阿片类：大量的动物和人类研究证实，阿片类与局部麻醉药之间有协同作用。阿片类通过直接作用于脊髓和脊髓上中枢的阿片类受体增强局麻药的作用，使阿片类成为分娩镇痛中的一个有效的辅助药。阿片类可使局麻药需要量下降 20% ～ 30%，从而降低了局麻药中毒和运动神经阻滞的发生率[36]。

亲酯类阿片类（如芬太尼、舒芬太尼和阿芬太尼）优于吗啡，因其起效快、不良反应（如瘙痒、恶心和呕吐）发生率低，以及具有节段性的镇痛效应。芬太尼一直是使用最广且被研究最多的辅助药物。也可使用舒芬太尼，其镇痛效能是芬太尼的 4 ～ 5 倍。两种药物在等效剂量下所产生的不良反应是相似的。尽管如此，芬太尼在临床应用中一直占主导地位（表 10-5）。

分娩镇痛中成功辅助使用哌替啶和布托啡诺也时有报道。

表 10-5　常用阿片类剂量

阿片类	硬膜外	鞘　内
芬太尼	10 ～ 25μg	50 ～ 100μg
吗　啡	0.1 ～ 0.2mg	2.0 ～ 3.0mg
舒芬太尼	2.5 ～ 15μg	25 ～ 50μg

② 肾上腺素：肾上腺素引起血管收缩可降低硬膜外局麻药和阿片类的清除和代谢，因此可延长其镇痛时间并提高镇痛效果。它也可能通过直接激动 α_2 受体增强镇痛效果。

肾上腺素用于分娩镇痛的主要缺点是可能增加运动阻滞强度和减慢分娩进程（全身吸收后激动 β_2 受体）。此外，由于产妇硬膜外导管置入血管或移位的发生率高，可能限制了肾上腺素常规应用于分娩镇痛。

> **临床要点**　肾上腺素用于分娩镇痛的主要缺点是可能增加运动阻滞强度和减慢分娩进程（全身吸收后激动 β_2 受体）。

③ 可乐定：可乐定单独使用可仅通过激动 α_2 受体产生适中的镇痛作用。然而，当其与局麻药 / 阿片

类联合使用时可延长镇痛时间。与肾上腺素不同，可乐定不增加运动阻滞强度。可乐定用于椎管内镇痛的主要缺点是镇静和血流动力学不稳定[40]。它被美国 FDA "黑盒子警告"并慎用于产科麻醉。

④ 新斯的明：新斯的明是一种抗胆碱酯酶药，通过增加脊髓内乙酰胆碱水平增强镇痛效果。尽管动物和非妊娠患者的研究结果比较理想，但最新研究表明 10μg 新斯的明鞘内使用并不增强分娩镇痛，反而还会导致严重呕吐。

8. 镇痛的维持 硬膜外持续分娩镇痛的常用方法包括间断单次注射、持续硬膜外输注（CEI）和设定或不设定背景输注的 PCEA。最新的持续分娩镇痛方法对传统 PCEA 做了一些改进，包括无患者控制的自动间断注射、背景剂量间断注射 PCEA 和计算机控制 PCEA。

(1) 间断给药

① 根据产妇出现疼痛或根据局麻药时效定时硬膜外单次推注局麻药（即"追加给药"），可以为产妇提供分娩镇痛。

② 以往通常通过硬膜外间断追加给药进行分娩镇痛，单次追加剂量约为丁哌卡因（0.25% ～ 0.5%）初始剂量的一半。该技术需要反复给予试验剂量，以排除导管是否移位到鞘内或静脉内。其主要缺点是不能即时提供有效镇痛导致产妇满意度下降、不可接受的深度运动阻滞、可能导致血流动力学不稳定，以及增加了麻醉医师的工作量。

③ 低剂量硬膜外间断追加给药由于总的局麻药使用量小，本质上是安全的。经常使用 0.0625% ～ 0.125% 丁哌卡因（5 ～ 10ml）复合 2μg/ml 芬太尼。虽然这个方法可以提供有效镇痛，但并非每次"追加给药"都是有效的，因为在器械辅助分娩时可能需要更高浓度的局麻药。

④ 一些证据支持使用程序化的输注泵按照预定时间间断给予局麻药（与传统的持续输注同等剂量的局麻药不同）。该方法的优点包括局麻药扩散更好和局麻药总量需更少[41]。

(2) 持续硬膜外输注

① 持续硬膜外输注（CEI）是通过一个输注泵持续输注低剂量的局麻药（含或不含阿片类）。与间断给药相比，CEI 的优势包括：镇痛平面更稳定、经硬膜外导管重复给药导致污染的风险降低、血流动力学更稳定及麻醉医师工作量降低。

② 程序设置的输注泵必须专用于硬膜外。输注导管必须贴标签并且最好使用彩色记号笔进行标记。确保没有其他注射通道，以避免医源性的事故（如将打算用于静脉注射的药物注入硬膜外腔）。

③ 合理的用药剂量包括以 10 ～ 15ml/h 的速度泵入 0.04% ～ 0.125% 丁哌卡因复合脂溶性的阿片类（1 ～ 2μg/ml 芬太尼或 0.5μg/ml 舒芬太尼）。

④ 应在规定的时间间隔（如 1 ～ 1.5h）对患者进行评估，以判断导管是否移位，以及镇痛是否足够。

⑤ 在第二产程、使用器械辅助分娩或行阴道修补时，可能需要硬膜外追加局麻药，特别是在使用低剂量局麻药维持分娩镇痛的情况下。

(3) 硬膜外自控镇痛

① 根据患者的需要使用程序设置的输注泵给予单次局麻药，类似于患者自控静脉输注阿片类 [患者自控镇痛（PCA）]。可以选择或不选择背景输注剂量（CEI）。

② 产妇 PCEA 可以根据自己的需要来确定给药剂量，排除了患者之间的个体差异性。当产妇能很好

自主地控制分娩过程中的疼痛时，也提供了心理上的安慰。

③ 与 CEI 相比，PCEA（即使在没有背景输注的情况下），可明显减少（约 20%）要求麻醉医师追加镇痛药物的需求。而且，它可减少药物使用总量并减少运动阻滞的发生率[42]。

④ PCEA 是否需要额外的背景输往是有争议的。背景输注的优点包括在整体上减少了产妇对镇痛药物的需求和硬膜外追加药物的次数。潜在的缺点包括可能会增加镇痛药物使用总量和发生运动阻滞的可能性。持续背景输注的相关价值尚不确定。

⑤ PCEA 的不足包括设置程序出错、费用、不适合使用的患者（如有认知功能障碍），以及非患者本人给药的情况。这些可能并存的不足并未降低患者选择使用 PECA 的热情，尤其是在北美地区。

⑥ 合理的用药剂量（丁哌卡因 / 阿片类）与 CEI 相似。单次按压给药剂量 3～10ml，锁定时间 10～20min，5～10ml/h 持续输注。目前文献报道的关于最佳的给药模式并不统一，只要患者每小时接受足够的丁哌卡因 / 阿片类进行镇痛，应该都是可行的。使用 0.125% 丁哌卡因复合 2μg/ml 芬太尼，以 6ml/h 的速度持续输注，单次按压给药剂量 5ml，锁定时间 15min。PCEA 的给药建议见表 10-6。

表 10-6　硬膜外镇痛患者自控（PCEA）给药的建议

麻醉溶液	输注速度 (ml/h)	剂量 (ml)	锁定时间 (min)	每小时最大 输注量 (ml)
丁哌卡因 0.125%	6	5	15	30
丁哌卡因 0.125%+2μg/ml 芬太尼	4～6	5	5	26
丁哌卡因 0.0625%+2μg/ml 芬太尼	10～15	5	10	45
丁哌卡因 0.08%+2μg/ml 芬太尼	10	5	15	30

临床要点　最新的持续分娩镇痛方法对传统 PCEA 做了一些改进，包括无患者控制的自动间断推注、背景剂量间断推注 PCEA 和计算机控制 PCEA。

⑦ 最新的进展是使用程序化间歇硬膜外注射（PIEB）来代替持续输注。据报道，这种技术的优点包括局麻药消耗量降低、产妇满意度提高、干预措施减少、运动阻滞发生率降低以及器械辅助分娩减少[41, 43]。2015 年产科麻醉和围产期（SOAP）会议指出 PIEB 并无明显优势。计算机控制下的 PCEA 是通过分析患者每小时镇痛药的需求量不断调整背景输注速率[44]。因此，需要更多更深入的研究来明确这些技术的优点。

(4) 连续鞘内镇痛法：无论是有意还是无意穿破硬膜后的鞘内置管，均可向鞘内持续输注麻醉药为整个产程提供有效镇痛。临床中使用 CSE 镇痛的经验也能被应用于分娩镇痛。

① 连续鞘内镇痛法（CSA）需要时刻注意的事项与 CEI 相似，尤其是要严格防止不小心将用于硬膜外腔的大剂量局部麻醉药或本应静脉注射的药物注入蛛网膜下隙。

② 推荐初始镇痛选择标准的 CSE 镇痛剂量（丁哌卡因 1～2.5mg 复合芬太尼 15～25μg）。

③ 为了维持镇痛但又要避免过度的感觉和运动阻滞，通常复合使用亲脂类的阿片类进行 CSA。推荐使用 0.08% ~ 0.125% 丁哌卡因复合 1 ~ 2μg/ml 芬太尼，以 1 ~ 1.5ml/h 的速度泵入。

④ 单次追加剂量通常使用 1 ~ 2mg 丁哌卡因复合芬太尼或舒芬太尼（50% 的 CSE 初始镇痛使用剂量）。追加不含阿片类的丁哌卡因容易产生过度感觉和运动阻滞。

⑤ 鞘内导管必须清晰标记，每一次加药严格注意保持无菌。

> **临床要点**　鞘内导管必须清晰标记，每一次加药严格注意保持无菌。

9. 经阴道分娩的镇痛　分娩第二产程的疼痛通过躯体神经纤维传递到 S_2-S_4 节段的脊髓。虽然大多数椎管内麻醉方法最终能够覆盖 S_2-S_4 节段，但是偶尔也可能需要增加骶部镇痛以利于阴道分娩。

(1) 自然阴道分娩

① 如果硬膜外已置管数小时，那么通过它持续输注（CEI）稀释的局麻药和阿片类通常能够满足分娩镇痛。然而，对最近已经给予充足局麻药后依然出现"骶部节段镇痛不足"的产妇，会阴神经阻滞可能对产妇有利。虽然尚无确切的证据，但坐位 / 半卧位行会阴神经阻滞可能起效更快同时减少麻醉向头端扩散。5 ~ 10ml 分娩镇痛局麻药混合液或 10ml 0.5% ~ 1% 利多卡因复合 100μg 芬太尼可以提供完善的阻滞。

② 在半坐位下经 PCEA 给予一定的需求剂量可以将镇痛延伸到骶部。

③ 与传统的硬膜外镇痛技术相比，在分娩早期 CSE 对骶尾部有良好的镇痛效果[30]。已有文献证实，在多胞胎早产的患者使用 CSE 镇痛，即使不使用硬膜外镇痛也是有效的。如 CEI 中所描述的追加给药在 CSE 也适用。

(2) 器械辅助下阴道分娩

① 真空吸引辅助分娩的镇痛管理一般类似于自然阴道分娩。

② 产钳助产分娩通常需要完善的骶部镇痛。在产妇坐位时给予 2% 的利多卡因 5 ~ 10ml（如果需要最大程度的阻滞可加入肾上腺素）、0.25% 丁哌卡因或 3% 氯普鲁卡因进行会阴神经阻滞均能够提供完善的镇痛，同时不会减弱产妇用力。

> **临床要点**　产钳助产分娩通常需要完善的骶部镇痛。在产妇坐位时给予 2% 的利多卡因 5 ~ 10ml（如果需要最大程度的阻滞可加入肾上腺素）、0.25% 丁哌卡因或 3% 氯普鲁卡因进行会阴神经阻滞均能够提供完善的镇痛，同时不会减弱产妇产力。

10. 分娩期间的步行活动（表 10-7）　一些产科医师和患者认为，在第一产程阶段进行步行活动可以缩短产程。虽然详细的研究并不支持这种观念，但是在使用椎管内镇痛的同时保证产妇在分娩产程中能够直立行走一直是一些医疗机构所希望达到的目标。

(1) 优点

① 令产妇感到满意和自在。即使不能步行，甚至根本没有步行的意愿，保留步行能力可能会改善产程和分娩体验。

表 10-7　椎管内镇痛同时进行步行活动的指南

1. 产科病房必须有指南和基本训练来指导步行活动。
2. 步行活动建立在胎儿健康并且产妇处于低风险的前提下。
3. 产妇步行必须由一个成人陪伴。
4. 在 CSE 或 PCEA 使用低剂量药物后（如丁哌卡因 0.04%～0.0625%），可以尝试进行步行活动，但是需要频繁追加药物的患者则不应该允许进行步行活动。
5. 使用标准测试来对运动阻滞的程度进行定量，包括过度屈膝和其他的本体感受器功能测试。
6. 在步行前要测量血压和胎儿心率。在步行时可用远距离遥控持续监测胎儿心率。
7. 使用便携式 PCEA 或 CEI 输注泵来维持步行期间的镇痛。
8. 应该对产妇的步行活动范围做一个详细的指导（例如：步行到浴室处、步行到椅子处、步行至产房的走廊处）。

②能通过重力作用促进胎儿娩出，减少难产的发生率。虽然此观念得到医护人员（尤其是助产士和导乐）的认可，但是随机对照研究并未证实该观念[45]。

③可能降低产妇深静脉血栓（DVT）的发生率。

(2) 缺点

①运动神经的轻微阻滞和本体感觉的减弱可能会影响产妇的感觉平衡。产妇跌倒的事件已有报道。

②试图步行可能加重直立性低血压。

③需要另外一个成年人陪伴产妇且增加了产房医务人员的工作量。

④可能需要更多的麻醉干预。

⑤可能增加医疗纠纷的风险。

临床要点　如果产妇在分娩期间步行活动，应对产妇的步行活动范围做详细的指导（如步行到浴室处、椅子处或在产房走廊内走动）。

四、不良反应与并发症

分娩镇痛一般是非常安全的，严重并发症（如局麻药中毒、感染、神经损伤、高位或全脊髓麻醉）十分罕见。较为常见的是较轻微的不良反应（如低血压、瘙痒）和并发症（如镇痛失败或阻滞不完全、PDPH），这使产科镇痛更加复杂。

1. **低血压**　低血压是指体循环收缩压 < 90mmHg 或比基础值下降 20%。

(1) 它是硬膜外镇痛中最常见的不良反应之一，其发生率在产妇中高达 80%。

(2) CSE 或硬膜外给予负荷剂量之后不久发生低血压的概率几乎相等[44]。

(3) 椎管内阻滞引起的交感神经阻滞可导致外周血管舒张、静脉血液淤滞和回心血量减少。这可导致产妇心排血量和血压下降。因为子宫胎盘灌注取决于母体血压水平，未纠正的低血压可降低子宫胎盘灌注，从而可能导致胎儿宫内窘迫。其他的症状还包括眩晕、胸闷和恶心等。

(4) 通过预先或即时扩容、避免主动脉及腔静脉受压、预防性使用血管加压素可以部分改善低血压的严重程度[46]。然而，这些措施中没有一种可以完全纠正低血压，包括补液量多达 30ml/kg 和麻黄碱使用剂量高达 30mg。大剂量的麻黄碱的使用还会引起反应性高血压。

(5) 低血压通常具有自限性，但是需要积极处理，尤其是当产妇低血压症状加重或胎儿出现宫内窘迫时。处理方式：积极扩容、改变子宫位置、静脉注射 20 ～ 40µg 去氧肾上腺素或 5 ～ 10mg 麻黄碱。

> **临床要点**　通过预先或即时扩容可以部分改善低血压的严重程度。然而，这些措施中没有一种可以完全纠正低血压，包括补液量多达 30ml/kg 和麻黄碱使用剂量高达 30mg。

2. 瘙痒的治疗　皮肤瘙痒是鞘内应用阿片类后一种常见的不良反应，但硬膜外应用阿片类则很少发生瘙痒。即使鞘内使用小剂量的亲脂性阿片类也会导致大多数患者发生不定程度的瘙痒，但是其发生率呈剂量相关性。而且瘙痒通常是自限性的（通常＜ 90min），一般不需要药物治疗。如果需要治疗，建议避免使用苯海拉明，因为其有镇静作用。虽然并没有得到明确支持，静脉给予 5 ～ 10mg 纳布啡或 8mg 昂丹司琼可有效地缓解瘙痒症状。昂丹司琼可能是通过占据被阿片类激动的 5-HT$_3$ 受体而发挥作用[47]。

3. 镇痛失败

(1) 硬膜外导管的位置不正确、正常置管后发生了导管移位或者是硬膜外的解剖结构改变（如脊柱侧凸、脊柱手术后）可能是导致分娩镇痛不完善的原因。以上因素均可抑制局麻药在硬膜外腔的扩散。

(2) "失败的硬膜外"包括单侧或不对称的阻滞、片状阻滞、部分节段阻滞无效或者完全无效。有 5% ～ 8% 的硬膜外镇痛会出现阻滞不全情况。有一些证据表明 CSE 几乎不会导致阻滞失败[5]。然而，最新的一项系统回顾和 Meta 分析表明，失败的硬膜外分娩镇痛转化为麻醉的风险随着追加药物剂量的增加而增加[48]。

(3) 对于不对称阻滞，可通过调整体位将阻滞不全侧置于较低位置之后注射药物来进行处理。如果导管插入深度＞ 5cm，可小心将导管拔出 1 ～ 3cm。较大容量（5 ～ 10ml）稀释的局麻药（如 0.0625% ～ 0.125% 丁哌卡因）推注可用于确保足够的扩散范围[49]。

(4) 部分节段阻滞无效的处理方法和处理不对称阻滞相同。或者，加入用生理盐水或较稀的局麻药稀释的芬太尼 50 ～ 100µg 有时可能也有效。

(5) 可以通过加入 5 ～ 10ml 的 2% 利多卡因（加或不加肾上腺素）来评估阻滞是否完全无效。如果 10 ～ 15min 后麻醉平面没有达到 T$_{10}$，则可能需要重新置入硬膜外导管。如无其他证据，则认为硬膜外导管可能被置入血管内。

(6) 在硬膜外穿刺成功后，重新出现疼痛可能有以下几个原因。

① 由于患者移动而导致导管的移位。

② 硬膜外持续给药中断。

③ 导管移位到硬膜外腔静脉内。

④ 疼痛刺激模式的改变（如膀胱充盈、胎儿下降对骶部的刺激、子宫破裂或胎盘剥脱）。

⑤ 骶部镇痛不足。

> **临床要点**　失败的硬膜外分娩镇痛转化为麻醉的风险随着追加药物剂量的增加而增加。

4. 意外的硬脑膜穿破（见第 19 章）　硬脑膜穿破的发生率为 1% ～ 8%[50]，它与麻醉医师的经验呈负相关。用 17G 硬膜外穿刺针刺破硬脑膜可导致 50% ～ 80% 的产妇出现严重的 PDPH。处理硬脑膜穿破的两个基本措施是行鞘内置管或重新选择一个间隙穿刺置管。然而，一项随机研究对比了这两种方法，结果发现鞘内置管转换为腰麻似乎并不影响 PDPH 的发生率或硬膜外血补丁的使用率[50]。每个案例都必须个体化（如置管困难）。

(1) 鞘内置管

① 优点

a. 镇痛可靠性高、镇痛效果好。

b. 无再穿破硬脑膜的危险。

c. 可以减少 PDPH 的发生率（有争议）。

② 缺点

a. 有发生脑膜炎的危险。

b. 增加了其他药物误入鞘内而引起医源性事故的可能。

(2) 重新选择间隙行硬膜外穿刺

① 优点

a. 不需要特别的预防措施。

b. 可预防性给予硬膜外血补丁。

② 缺点

a. 存在再次发生硬脑膜穿破的风险。

b. 硬膜外给药可增加局麻药经硬膜破裂口进入蛛网膜下隙的可能，应分次给药或减少药物用量。

c. 有将硬膜外导管置入鞘内的潜在风险。

5. 背部疼痛　超过 40% 的妇女在产后出现轻微的腰部疼痛，这种疼痛与选择使用椎管内或其他镇痛方法无关。早期的研究认为硬膜外镇痛与背部疼痛有关。目前看来存在一定的偏倚，因为该结论的得出仅依赖于产后的邮件问卷调查信息。而前瞻性的研究已发现，硬膜外镇痛与长期的产后背部疼痛之间并没有因果关系[51]。

6. 过度运动阻滞、硬膜下阻滞和高位 / 全脊髓阻滞　产科麻醉和围生期（SOAP）相关严重并发症项目报告显示，在 5 年内超过 257 000 例麻醉中最常见的严重并发症是高位阻滞、分娩时呼吸抑制和硬膜外导管意外置入蛛网膜下隙[52]。在该研究中，椎管内阻滞后全脊髓麻醉的发生率为 1/4336。高位阻滞的危险因素包括肥胖和脊髓麻醉失败后硬膜外麻醉。

(1) 目前硬膜外使用稀释的局麻药引起的运动阻滞较过去少见，但是多次给药时还是有可能引起运动阻滞。可通过减少或停止给药缓解运动阻滞。当使用 PCEA 时，可选择停止背景输注保留按需给药，以防止镇痛效果显著减弱。

(2) 硬膜下阻滞是由于导管被置入在硬膜与蛛网膜之间的间隙，虽然少见但也可能发生。它常常起效缓慢，阻滞不对称，可出现包括颈部皮肤在内的"片状阻滞"，伴有 Horner 综合征症状。躯体较低部位的运动神经未被阻滞有助于鉴别硬膜下阻滞和全脊髓麻醉。

除了镇痛无效外，硬膜下阻滞注射的局麻药可能会通过蛛网膜的破裂处导致高位 / 全脊髓麻醉。此时需进行紧急心肺复苏，同时拔除导管。

(3) 高位或全脊髓麻醉的发生可能是由于将硬膜外导管意外置入蛛网膜下隙或者是硬膜外导管移位至蛛网膜下隙。在每次推注局麻药之前回抽和给予试验剂量可最大程度降低高位或全脊髓麻醉的发生风险。高位或全脊髓麻醉的治疗包括呼吸和循环的支持。

7. 尿潴留 尿潴留是硬膜外镇痛期间常见的并发症，许多产房都常规对产妇进行导尿。但是，使用极低浓度的局部麻醉药溶液可减少导尿的需要。产后硬膜外阻滞效果消退之后出现的尿潴留，可能并非由麻醉引起的，而可能与产科因素有关[53]。

8. 产妇发热 随机研究表明，与没有使用硬膜外镇痛的产妇相比，使用硬膜外镇痛的产妇发生发热的概率明显增加。引起这种现象的确切机制目前尚未十分明确。可能的机制包括产热和散热机制之间的体温调节失衡、阿片类的抑制作用，以及炎症反应。目前认为炎症反应可是硬膜外镇痛的产妇发生发热的可能机制[54]。

9. 胎儿心率异常 有 6% ～ 8% 的胎心监护异常（如胎心基线减慢，胎心基线变异下降）与硬膜外和 CSE 有关。与传统硬膜外相比，CSE 更容易导致胎儿发生严重心动过缓，但通常并不需要行紧急剖宫产[11]。造成这种胎儿心率改变的机制目前尚不明确，可能与产妇体内儿茶酚胺水平变化导致子宫收缩增强和子宫血管短暂收缩有关。如果 CSE 或硬膜外镇痛后出现强直性子宫收缩或子宫速发收缩，且 FHR 有明显下降，则应立即舌下含服硝酸甘油。它应该容易在分娩和分娩车上使用，产科护士和助产士应熟知CSE 后因子宫收缩增强引起胎儿心动过缓的治疗方法。

10. 意外静脉内注射局麻药 产科硬膜外镇痛后全身局麻药毒性反应（局部麻醉药血浓度高）的发生率少于 1/250 000[25]。

(1) 如果导管移位到硬膜外静脉内或非常接近穿破的硬膜外静脉时，可能会发生意外的静脉内注射。使用金属丝加固且易弯曲的硬膜外导管，可降低血管内置管的发生率，并且理论上可减少导管向血管内的移位。

(2) 早期出现的症状与局麻药刺激中枢神经系统有关，包括头晕、耳鸣、口周麻木、烦躁不安或突然的全身不适。在注入局麻药时，麻醉医师应警惕这些症状。突然癫痫样抽搐和意识丧失是中枢神经系统中毒的晚期表现。

(3) 持续给予局麻药将导致心血管方面的毒性反应，表现为心律失常、低血压，最后引起心搏骤停。在产科常规使用的局麻药中丁哌卡因的心脏毒性最强。

(4) 治疗包括对呼吸和循环系统的支持治疗。可能需要心肺复苏（CPR）和高级心脏生命支持（ACLS）。最近有报道，在动物实验和临床研究中，静脉使用 20% 的脂类溶液（脂肪乳）1ml/kg，可以纠正局麻药的心血管毒性反应[55]。

11. 脑膜炎 脑膜炎是椎管内麻醉引起的最严重的神经并发症之一。虽然发生率较低，但已有文献报道了该严重并发症[56]。细菌性脑膜炎最为常见。SOAP 严重并发症数据库发现硬膜外脓肿或脑膜炎的发生率 1/62 866[52]。可能的感染源如下。

(1) 硬膜外穿刺的血液。

(2) 麻醉医师的口腔病菌。

(3) 阴道分娩。

(4) 人工取出胎盘。

(5) 菌血症。

发热、头痛、畏光、恶心、呕吐及颈强直是脑膜炎典型的症状。有时候可能被误诊为 PDPH，但是当这些症状同时伴随有精神错乱和（或）嗜睡时，必须考虑到脑膜炎[56]。对脑膜炎早期诊断和早期治疗有望能够使患者完全恢复。

12. 硬膜外血肿和脓肿　这些严重的并发症发生率是非常低的，约为 1/100 000。硬膜外血肿和脓肿的共同症状包括快速进展的神经功能障碍。硬膜外脓肿还可出现严重的后背疼痛、白细胞计数升高和发热。导致血肿的危险因素包括凝血功能障碍和反复硬膜外穿刺。而导致脓肿的危险因素与不严格的无菌操作有关。两者的治疗主要通过磁共振成像（MRI）快速诊断、神经外科的会诊，以及外科手术解除脊髓压迫。在血肿和脓肿没有脊髓压迫的情况下，神经外科的会诊后进行相应治疗是有必要的（见第 20 章）。

13. 神经功能障碍　分娩后出现神经功能障碍有很多原因，所有的这些功能障碍可能是与分娩同时发生或因为分娩引起的[57]。ASA[32] 封闭式索赔项目分析指出，在最近的审查中神经损伤索赔的发生率有所增加，且是产科麻醉中最常见的索赔原因。严重的神经损伤发生率为 1/35 923[52]。大多数产后神经系统并发症是由分娩期间的神经压迫引起的。麻醉医师和产科医师都应能够识别这些神经功能障碍的共同临床表现。最近的一项研究表明短暂的神经损伤是很普遍的现象，通常在一年内能够恢复[58]。这项研究发现神经损伤很少与硬膜外穿刺有直接的关系，其在产妇中的发生率为 1/4300（见第 20 章）。

参 考 文 献

[1]　Traynor AJ, Tran ZV, Aragon M, et al. Obstetric anesthesia workforce survey: 30-year update. *Anesth Analg*. In press.

[2]　Melzack R. The myth of painless childbirth (the John J. Bonica lecture). *Pain*. 1984;19:321–337.

[3]　American College of Obstetricians and Gynecologists. ACOG Committee Opinion No. 295: pain relief during labor. *Obstet Gynecol*. 2004;104:213.

[4]　American College of Obstetricians and Gynecologists. ACOG Committee Opinion No. 339: analgesia and cesarean delivery rates. *Obstet Gynecol*. 2006;107:1487–1488.

[5]　Pan PH, Bogard TD, Owen MD. Incidence and characteristics of failures in obstetric neuraxial analgesia and anesthesia: a retrospective analysis of 19,259 deliveries. *Int J Obstet Anesth*. 2004;13:227–233.

[6]　Gambling D, Berkowitz J, Farrell TR, et al. A randomized controlled comparison of epidural analgesia and combined spinal-epidural analgesia in a private practice setting: pain scores during first and second stages of labor and at delivery. *Anesth Analg*. 2013;116:636–643.

[7]　Wong CA, Scavone BM, Peaceman AM, et al. The risk of cesarean delivery with neuraxial analgesia given early versus late in labor. *N Engl J Med*. 2005;352:655–665.

[8]　Tsen LC, Thue B, Datta S, et al. Is combined spinal-epidural analgesia associated with more rapid cervical dilation in nulliparous patients when compared with conventional epidural analgesia? *Anesthesiology*. 1999;91: 920–925.

[9]　Simmons SW, Taghizadeh N, Dennis AT, et al. Combined

spinal-epidural versus epidural analgesia in labour. *Cochrane Database Syst Rev.* 2012;(10):CD003401.

[10] Abouleish A, Abouleish E, Camann W. Combined spinal-epidural analgesia in advanced labour. *Can J Anaesth.* 1994;41:575–578.

[11] Mardirosoff C, Dumont L, Boulvain M, et al. Fetal bradycardia due to intrathecal opioids for labour analgesia: a systematic review. *BJOG.* 2002;109:274–281.

[12] Patel NP, El-Wahab N, Fernando R, et al. Fetal effects of combined spinal-epidural vs epidural labour analgesia: a prospective, randomised double-blind study. *Anaesthesia.* 2014;69:458–467.

[13] Gambling DR, Bender M, Faron S, et al. Prophylactic intravenous ephedrine to minimize fetal bradycardia after combined spinal-epidural labour analgesia: a randomized controlled study. *Can J Anaesth.* 2015;62:1201–1208.

[14] American Society of Anesthesiologists Task Force on Obstetric Anesthesia. Practice guidelines for obstetric anesthesia: an updated report by the American Society of Anesthesiologists Task Force on Obstetric Anesthesia. *Anesthesiology.* 2007;106:843–863.

[15] Kodali BS, Chandrasekhar S, Bulich LN, et al. Airway changes during labor and delivery. *Anesthesiology.* 2008;108:357–362.

[16] Harney D, Moran CA, Whitty R, et al. Influence of posture on the incidence of vein cannulation during epidural catheter placement. *Eur J Anaesthesiol.* 2005;22:103–106.

[17] Hebl JR. The importance and implications of aseptic techniques during regional anesthesia. *Reg Anesth Pain Med.* 2006;31:311–323.

[18] Broadbent CR, Maxwell WB, Ferrie R, et al. Ability of anaesthetists to identify a marked lumbar interspace. *Anaesthesia.* 2000;55:1122–1126.

[19] Chakraverty R, Pynsent P, Isaacs K. Which spinal levels are identified by palpation of the iliac crests and the posterior superior iliac spines? *J Anat.* 2007;210:232–236.

[20] Sahota JS, Carvalho JC, Balki M, et al. Ultrasound estimates for midline epidural punctures in the obese parturient: paramedian sagittal oblique is comparable to transverse median plane. *Anesth Analg.* 2013;116:829–835.

[21] Shenouda PE, Cunningham BJ. Assessing the superiority of saline versus air for use in the epidural loss of resistance technique: a literature review. *Reg Anesth Pain Med.* 2003;28:48–53.

[22] Carabuena JM, Mitani AM, Liu X, et al. The learning curve associated with the epidural technique using the Episure AutoDetect™ versus conventional glass syringe: an open-label, randomized, controlled, crossover trial of experienced anesthesiologists in obstetric patients. *Anesth Analg.* 2013;116:145–154.

[23] Hollway TE, Telford RJ. Observations on deliberate dural puncture with a Tuohy needle: depth measurements. *Anaesthesia.* 1991;46:722–724.

[24] Jaime F, Mandell GL, Vallejo MC, et al. Uniport soft-tip, open-ended catheters versus multiport firm-tipped close-ended catheters for epidural labor analgesia: a quality assurance study. *J Clin Anesth.* 2000;12:89–93.

[25] Segal S, Eappen S, Datta S. Superiority of multi-orifice over single-orifice epidural catheters for labor analgesia and cesarean delivery. *J Clin Anesth.* 1997;9:109–112.

[26] Beilin Y, Bernstein HH, Zucker-Pinchoff B. The optimal distance that a multiorifice epidural catheter should be threaded into the epidural space. *Anesth Analg.* 1995;81:301–304.

[27] Campbell DC, Camann WR, Datta S. The addition of bupivacaine to intrathecal sufentanil for labor analgesia. *Anesth Analg.* 1995;81:305–309.

[28] Hamilton CL, Riley ET, Cohen SE. Changes in the position of epidural catheters associated with patient movement. *Anesthesiology.* 1997;86:778–784.

[29] Arkoosh VA, Palmer CM, Yun EM, et al. A randomized, double-masked, multicenter comparison of the safety of continuous intrathecal labor analgesia using a 28-gauge catheter versus continuous epidural labor analgesia. *Anesthesiology.* 2008;108:286–298.

[30] Cappiello E, O'Rourke N, Segal S, et al. A randomized trial of dural puncture epidural technique compared with the standard epidural technique for labor analgesia. *Anesth Analg.* 2008;107:1646–1651.

[31] Thomas JA, Pan PH, Harris LC, et al. Dural puncture with a 27-gauge Whitacre needle as part of a combined spinal-epidural technique does not improve labor epidural catheter function. *Anesthesiology.* 2005;103:1046–1051.

[32] Davies JM, Posner KL, Lee LA, et al. Liability associated with obstetric anesthesia: a closed claims analysis. *Anesthesiology.* 2009;110:131–139.

[33] Guay J. The epidural test dose: a review. *Anesth Analg.* 2006;102:921–929.

[34] Leighton BL, Norris MC, Sosis M, et al. Limitations of epinephrine as a marker of intravascular injection in laboring women. *Anesthesiology.* 1987;66:688–691.

[35] Breen TW, Shapiro T, Glass B, et al. Epidural anesthesia for labor in an ambulatory patient. *Anesth Analg.* 1993;77:919–924.

[36] Lyons G, Columb M, Hawthorne L, et al. Extradural pain relief in labour: bupivacaine sparing by extradural fentanyl is dose dependent. *Br J Anaesth.* 1997;78:493–497.

[37] Panni MK, Segal S. Local anesthetic requirements are greater in dystocia than in normal labor. *Anesthesiology.* 2003;98:957–963.

[38] Polley LS, Columb MO, Lyons G, et al. The effect of epidural fentanyl on the minimum local analgesic concentration of epidural chloroprocaine in labor. *Anesth Analg.* 1996;83:987–990.

[39] Polley LS, Columb MO, Naughton NN, et al. Relative analgesic potencies of ropivacaine and bupivacaine for epidural analgesia in labor: implications for therapeutic indexes. *Anesthesiology.* 1999;90:944–950.

[40] Roelants F, Lavand'homme PM, Mercier-Fuzier V. Epidural administration of neostigmine and clonidine to induce labor analgesia: evaluation of efficacy and local anesthetic-sparing effect. *Anesthesiology.* 2005;102:1205–1210.

[41] Wong CA, Ratliff JT, Sullivan JT, et al. A randomized comparison of programmed intermittent epidural bolus with continuous epidural infusion for labor analgesia. *Anesth Analg.* 2006;102:904–909.

[42] van der Vyver M, Halpern S, Joseph G. Patient-controlled epidural analgesia versus continuous infusion for labour analgesia: a meta-analysis. *Br J Anaesth.* 2002;89:459–465.

[43] Capogna G, Camorcia M, Stirparo S, et al. Programmed intermittent epidural bolus versus continuous epidural infusion for labor analgesia: the effects on maternal motor function and labor outcome. A randomized double-blind study in nulliparous women. *Anesth Analg.* 2011;113:826–831.

[44] Lim Y, Sia AT, Ocampo CE. Comparison of computer integrated patient controlled epidural analgesia vs. conventional patient controlled epidural analgesia for pain relief in labour. *Anaesthesia.* 2006;61:339–344.

[45] Vallejo MC, Firestone LL, Mandell GL, et al. Effect of epidural analgesia with ambulation on labor duration. *Anesthesiology.* 2001;95:857–861.

[46] Cyna AM, Andrew M, Emmett RS, et al. Techniques for preventing hypotension during spinal anaesthesia for caesarean section. *Cochrane Database Syst Rev.* 2006;(4): CD002251.

[47] Iatrou CA, Dragoumanis CK, Vogiatzaki TD, et al. Prophylactic intravenous ondansetron and dolasetron in intrathecal morphine-induced pruritus: a randomized, double-blinded, placebo-controlled study. *Anesth Analg.* 2005;101:1516–1520.

[48] Bauer ME, Kountanis JA, Tsen LC, et al. Risk factors for failed conversion of labor epidural analgesia to cesarean delivery anesthesia: a systematic review and meta-analysis of observational trials. *Int J Obstet Anesth.* 2012;21: 294–309.

[49] Beilin Y, Zahn J, Bernstein HH, et al. Treatment of incomplete analgesia after placement of an epidural catheter and administration of local anesthetic for women in labor. *Anesthesiology.* 1998;88:1502–1506.

[50] Russell IF. A prospective controlled study of continuous spinal analgesia versus repeat epidural analgesia after accidental dural puncture in labour. *Int J Obstet Anesth.* 2012;21:7–16.

[51] Howell CJ, Dean T, Lucking L, et al. Randomised study of long term outcome after epidural versus non-epidural analgesia during labour. *BMJ.* 2002;325:357.

[52] D'Angelo R, Smiley RM, Riley E, et al. Serious complications related to obstetric anesthesia: the Serious Complication Repository project of the Society for Obstetric Anesthesia and Perinatology. *Anesthesiology.* 2014;120:1505–1512.

[53] Liang CC, Wong SY, Tsay PT, et al. The effect of epidural analgesia on postpartum urinary retention in women who deliver vaginally. *Int J Obstet Anesth.* 2002;11:164–169.

[54] Goetzl L, Zighelboim I, Badell M, et al. Maternal corticosteroids to prevent intrauterine exposure to hyperthermia and inflammation: a randomized, double-blind, placebo-controlled trial. *Am J Obstet Gynecol.* 2006;195:1031–1037.

[55] Weinberg G. Lipid rescue resuscitation from local anaesthetic cardiac toxicity. *Toxicol Rev.* 2006;25:139–145.

[56] Baer ET. Post-dural puncture bacterial meningitis. *Anesthesiology.* 2006;105:381–393.

[57] Wong CA. Nerve injuries after neuraxial anesthesia and their medicolegal implications. *Best Pract Res Clin Obstet Gynaecol.* 2010;24:367–381.

[58] Ruppen W, Derry S, McQuay H, et al. Incidence of epidural hematoma, infection, and neurologic injury in obstetric patients with epidural analgesia/anesthesia. *Anesthesiology.* 2006;105:394–399.

第11章　超声和超声心动图技术在产科麻醉的应用

Ultrasound and Echocardiographic Techniques in Obstetric Anesthesia

Laurie A. Chalifoux，John T. Sullivan　著

黎　平　郭媛媛　译

闵　苏　校

要点 Keypoint

- 床旁超声的应用在产科患者越来越广泛。
- 聚焦心脏超声作为体格检查的有力补充手段，可用于评估低血压、呼吸困难和心搏骤停等多种临床情况。
- 肺超声比胸片能更加快速且敏感地监测肺水肿和气胸，便于指导患者诊治。
- 超声引导下椎管内阻滞可提高效率，且方便教学培训。
- 胃超声可用于定量评估胃容积和胃内容物，为非择期产科手术干预的时机提供决策依据。

一、概述

1. 超声技术的应用，提供了一种安全、无创的方法，可辅助诊断、治疗和一些临床操作，正快速改变着临床医学实践。

2. 费用的降低及便携性的提高，使床旁超声的应用越来越广。

3. 长期以来超声的使用都是安全的，即使在妊娠的前 3 个月也如此[1]。

4. 床旁超声两个必备的主要技能即图像的采集和判读。目前公认，床旁超声在定性评估以帮助尽快缩小鉴别诊断的范围是有价值的，而关于一些定量的评估是否恰当尚有较多争议[2]。

5. 超声测量已被广泛证明是准确和可重复的。然而应用床旁超声时，通常存在变化的临床环境、患者不配合、操作者的培训不足及疏忽等不理想的情况，从而使定量测量的有效性打了折扣。

6. 随着超声使用范围的拓宽，要对更多的操作者提供培训并确保超声检查的高质量，具有很多的

挑战。

7. 高质量床旁超声的要素包括采用结构性的方法进行检查，在医疗病历记录超声发现，存储图像和视频并坚持质量保证的流程[3]。

8. 大多数超声仪都有标准的功能按钮用以调节增益、扫描深度、冻结图像及进行基本测量。其他可用的功能按钮包括时间 – 运动图（M 型）、彩色多普勒和心脏测算。

9. 选择超声探头时，了解频率与图像间隔 / 深度的关系非常重要。越深的组织（深度超过 6cm，如腹腔和胸部）应采用低频的超声（2 ～ 5MHz），但会牺牲掉一部分图像质量。浅表组织（深度＜ 6cm，如胸膜、周围神经），则采用高频超声（5 ～ 8MHz）可获得较好的成像[4]。超声探头的选择应根据要成像的目标组织（表 11–1）。

表 11–1　超声扫描设备要求

检查类型	探头形状	频　率	设　置
心脏（FoCUS）	直线	低频（2 ～ 5MHz）相控阵 *	心脏
肺	直线 / 曲线	高频（5 ～ 8MHz）/ 低频（2 ～ 5MHz）	—
椎管	曲线	低频（2 ～ 5MHz）	—
视神经鞘	直线	高频（5 ～ 8MHz）	眼（低能量）
胃容积	曲线	低频（2 ～ 5MHz）	腹部
腹部（FAST）	曲线	低频（2 ～ 5MHz）	腹部
气道	直线	高频（5 ～ 8MHz）	—
股静脉	直线 / 曲线	高频（5 ～ 8MHz）/ 低频（2 ～ 5MHz）	血管

FAST. 腹部聚焦超声在创伤诊断中的应用；*. 相控阵技术的优势在于其采用单一的集成传感器，就能使用多种元件操控、聚焦和扫描超声束

临床要点　高质量床旁超声的要素包括采用结构性的方法进行检查，在医疗病历记录超声发现，存储图像和视频并坚持质量保障的流程。

二、聚焦心脏超声

1. 概述

(1) 对孕妇，特别是有并发症或危重症孕妇的血流动力学监测发展得非常快。

(2) 便捷技术的发展，有创监测结果有限的优势和可能的并发症[5]，使得应用超声技术进行血流动力学监测越来越广泛[6]。

(3) 心脏超声检查是特别适用于孕妇的诊断工具。

① 在孕期对胎儿进行超声检查，孕妇一般不会感到不适。

② 怀孕会引起母体解剖的改变，增大的子宫使心脏头向和侧向移位，心脏更加贴近胸壁，这有利于心脏超声检查。

③ 孕妇常常喜欢子宫左倾或左侧卧位，使胸骨旁和心尖切面更易获得。

④ 此外孕妇通常清醒且需要活动，使得有创监测不够理想。

(4) 聚焦心脏超声（FoCUS）即使用超声作为体格检查的补充用以解决特殊的临床问题[7]。

(5) 在临床医师可采用的床旁血流动力学监测技术中，FoCUS 具有独特的价值，可实时反复地提供大量解剖和生理的信息，便于观察血流动力学变化及对治疗的反应。

(6) FoCUS 技术涉及床旁图像采集和判读，需要经过特殊培训的临床医师来完成，这与大量超声心动图检查不同，其图像采集由超声医师（如技师）完成，图像的阅读由心脏超声医师（如专业的临床医师）完成。

(7) 尽管 FoCUS 操作者图像采集和阅图技术的专业性有所局限，但该技术把两者在床旁结合了起来。麻醉医师由于广泛使用超声技术进行血管穿刺、周围神经阻滞及经食管超声采集心脏超声图像并阅图，特别适合应用这项技术。

> **临床要点** FoCUS 可提供大量实时的解剖和生理信息，可反复观察血流动力学变化及对治疗的反应。

2. 技术

(1) 基本 FoCUS 检查切面：FoCUS 常常采用较多的经胸心脏超声切面（transthoracic echocardiography，TTE）。这些切面多能为孕妇的诊疗提供不同的启发和价值（图 11-1）。

① 肋下长轴（subcostal long axis，SLAX）。

② 肋下下腔静脉（subcostal inferior vena cava，SIVC）。

③ 胸骨旁长轴（parasternal long axis，PLAX）。

④ 胸骨旁短轴（parasternal short axis，PSAX）。

⑤ 心尖四腔心（Apical 4-chamber，A4CH）。

(2) 血管内容量

① 血管内容量评估是 FoCUS 的核心应用之一。

② 采用 PSAX、PLAX 和 A4CH 等 FoCUS 基本切面，很容易测定和比较左心室舒张末直径和（或）面积，以提示心脏充盈情况或前负荷。

③ 据报道，孕妇左心室舒张末直径的正常值为 3.0 ～ 5.6cm[8]。

④ 观察表明 SIVC 切面也可粗略反映血管内容量状态。

⑤ 定性来看，下腔静脉直径进行性缩窄甚至在自主呼吸吸气时塌陷超过 50%，与低血容量相关（图 11-2，表 11-2）。

⑥ 由于宫底部抬高，妊娠期获取 SIVC 切面具有一定挑战，这种测量方法在产后可能更为可靠。

⑦ 不管选择何种方法，在处理一些紧急的临床情况时，能快速地评估容量对指导治疗很有价值。

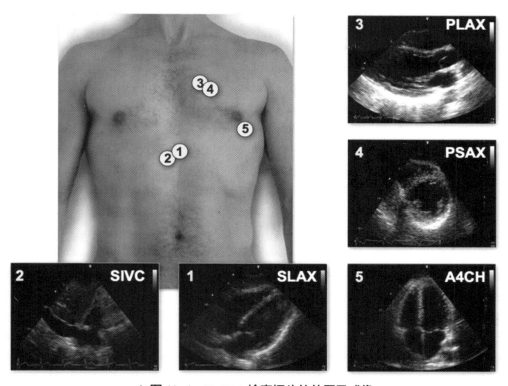

▲ 图 11-1　FoCUS 检查探头的放置及成像

引自 Via G，Hussain A，Wells M，et al. International evidence-based recommendations for focused cardiac ultrasound. *J Am Soc Echocardiogr*. 2014;27:683.e1-e33.

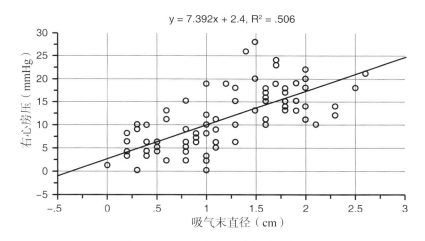

y = 7.392x + 2.4, R² = .506

▲ 图 11-2　IVC 直径和右心房压的关系

x 轴：IVC 直径；y 轴：右房压；右房压与吸气末下腔静脉直径呈线性回归；r=0.71；估计标准误 =4.8mmHg（引自 Kircher BJ，Himelman RB，Schiller NB. Noninvasive estimation of right atrial pressure from the inspiratory collapse of the inferior vena cava. *Am J Cardiol*. 1990;66:493-496.）

⑧ 定性评估高或者低心脏容量可指导临床医师进行液体管理、输注或利尿，连续的系列检查则有助于评价治疗的反应。

⑨ 右心室容量的定性评估可采用任何心脏切面来完成。

表 11-2 腔静脉缩窄预测右心房压 ≥ 10mmHg 的敏感性和特异性

塌陷（%）	敏感性（%）	特异性（%）
20	38	100
40	74	91
50	87	82
60	94	44
80	98	14

引自 Kircher BJ，Himelman RB，Schiller NB. Noninvasive estimation of right atrial pressure from the inspiratory collapse of the inferior vena cava. *Am J Cardiol*. 1990;66:493-496.

⑩ A4CH 切面能提供最佳的视角，对右心室和左心室各个室壁进行逐一比较。

⑪ 一些病理情况（急性栓塞，肺动脉高压，右侧心力衰竭）时，左右心室腔大小可变得差不多，心尖变平，正常的室间隔左向右凸可能变成摆动。

临床要点 在处理一些紧急的临床情况时，FoCUS 能进行快速地容量评估并对指导治疗很有价值。

---

(3) 收缩力

① 两心室的收缩功能可采用任何心脏切面进行定性地检查，对孕妇而言胸骨旁切面是最易获得的。

② 采用 PSAX 切面可快速地定性评估左心室向心收缩能力。

③ PLAX 切面可提供评价收缩力的另一种选择，包括使用射血分数以进行更多定量测定的机会。

(4) FoCUS 操作方案

① 为增加准确性并改善诊断能力，建议采用系统的方法进行 FoCUS 检查[3]。

② 尽管尚没有个体化的检查方案被证明具有诊断优势或与改善临床预后相关，但针对围生期已发展出几个特殊的操作方案和流程。

③ 两个被推荐的常用方案是经胸超声心动图评估 FoCUS（FoCUS assessed transthoracic echocardiography，FATE）和快速产科超声心动图扫描（rapid obstetric screening echocardiography，ROSE）[10]。

④ FATE 起先用于重症医学，但已发展为适用更广泛的临床情况[9]。

⑤ FATE 检查包括如下步骤：a. 排除明显的病理情况；b. 评估室壁厚度和心腔大小；c. 评估收缩力；d. 评估胸膜；e. 把这些发现与临床情况关联起来分析[9, 11]。

⑥ FATE 常用 4 个基本切面：SLAX，A4CH，PSAX 和 PLSX，采用基本的胸腔检查，使 FATE 相对简单易学[9, 11]。

⑦ ROSE 扫描是第一个发布的适用于孕妇的 FoCUS 方案。

⑧ ROSE 方案采用 PSAXPLAX、A4CH 和 A5CH 切面，包括定性和定量评估。心尖五腔心切面（图 11-1 未显示）是涵盖左心室流出道更靠前的四腔心扫描。

⑨ ROSE 方案也包括超声心动图一些更高级的定量测定，比如心排血量、室壁节段运动、瓣膜识别和被认为已超出基本 FoCUS 范围的舒张功能[3]。

3. 临床应用

(1) 低血压

① 无法解释的低血压在产科麻醉实践中很常见，考虑到椎管内麻醉和出血均可引起，诊断也很困难。

② 其他一些临床情况时，FoCUS 的使用已表明能快速缩小鉴别诊断的范围[12]，在一些低血压患者可减少不恰当的治疗 [如充血性心力衰竭（congestive heart failure，CHF）[13] 时给予液体治疗]。

③ 一项研究中，184 例未鉴别的非创伤低血压患者被随机分到早期和延迟的目标导向心脏超声（如FoCUS）两组。应用了 FoCUS 的临床医师能显著地缩小鉴别诊断范围（图 11-3），也最可能从鉴别诊断中选出正确的最终诊断[12]。

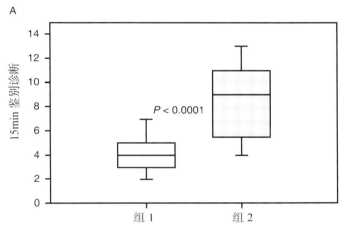

▲ 图 11-3　正确诊断的数量：采用或未用 FoCUS 检查的比较

显示了 15min 时组 1 和组 2 可能诊断的中位数，组 1 为 4，组 2 为 9（中位差 =5；95% 可信区间 4 ～ 6；Mann-Whitney U 检验，*P* < 0.0001 ）；30min 时，组 1 可能诊断中位数仍为 4，而组 2 则修正为 3（Mann-Whitney U 检验，*P*=0.4663）；这些结果验证了假设，对于急诊患者，目标导向超声检查有助于临床医师缩小非创伤无法解释的低血压的病因（引自 Jones AE，Tayal VS，Sullivan DM，et al. Randomized，controlled trial of immediate versus delayed goal-directed ultrasound to identify the cause of nontraumatic hypotension in emergency department patients. *Crit Care Med*. 2004;32:1703-1708. ）

④ 另一项随机对照临床试验中，240 例低血压或心动过速的患者，被随机分配在初级创伤评估时接受 FoCUS 组或在急诊科接受标准的初始治疗（无 FoCUS 检查）组[13]。结果采用了 FoCUS 的治疗组接受静脉输液更少，更快地转入手术室，有更高的 ICU 转入率（80% 与 67%，*P* = 0.04）。

⑤ 孕妇低血压的鉴别诊断很多，从出血到主动脉腔静脉受压到栓塞事件等。围生期独特的血流动力学也增加了一些少见心血管疾病的风险，如心肌病、心肌梗死和动脉夹层。

> **临床要点**　在一些临床情况下，FoCUS 的使用已表明能快速缩小鉴别诊断的范围，在一些低血压患者可减少不恰当的治疗 [如充血性心力衰竭（congestive heart failure，CHF）时给予液体治疗]。

(2) 呼吸困难

① 单一或复合的气短、气促、氧饱和度下降或听诊阳性发现等表现在妊娠期或刚生产后很常见。FoCUS 尤其是联合肺超声，有助于诊断和治疗。

② 对于气短、气促或肺水肿的孕妇，推荐将 FoCUS 作为一线诊断干预手段[14]。

③ 鉴别肺源性或心源性的病变有特殊的价值。定性地逐一评估左右心收缩功能和充盈容量，对排除一些与容量超负荷或心力衰竭的诊断很有用，或者有助于降低其他比如栓塞的可能性。

> **临床要点** 对于气短或肺水肿的孕妇，推荐将 FoCUS 作为一线诊断干预手段。

(3) 胸痛

① FoCUS 对于孕妇胸痛的诊断作用有限。联合体格检查，FoCUS 提供了一种快速筛查的工具，可识别一些罕见致命性的病因，比如心肌缺血或梗死、胸腔或心包积液、肺栓塞相关右心室劳损或主动脉夹层[15]。

② 当心电图（诊断金标准）不确定时，美国超声心动图协会将超声心动扫描技术作为一级推荐用以评价胸痛[16]。然而，室壁节段性运动异常的评估是一项高级的超声心动图技术，可能不属于 FoCUS 的范畴[3]。

> **临床要点** 当心电图（诊断金标准）不确定时，建议用超声心动图来评估胸痛。

(4) 心搏骤停

① 孕妇住院期间心搏骤停的发生率约为 1/12 000[17]，最常见病因是出血、心力衰竭、栓塞和脓毒症。

② 对于上述情况，FoCUS 具有潜在的诊断和治疗优势。

③ 没有证据表明，FoCUS 能探查潜在可逆转的心搏骤停的机械性病因（如严重的低血容量、栓塞、张力性气胸或心脏压塞）和证实心脏停顿，为未孕患者进行心搏骤停后复苏治疗提供支持。

④ 高级心脏生命支持(advanced cardiac life support, ACLS)胸外按压时，可尽快采用肋下四腔心切面，在暂停按压时以获得高质量的成像确认有无搏动。

⑤ 心搏骤停期间 FoCUS 的使用改变了治疗方案，比体格检查或超声心动图测定机械的心脏功能更加准确，可能进一步改善预后，但目前尚无证据支持[3]。

> **临床要点** 心搏骤停期间 FoCUS 的使用改变了治疗方案，比体格检查或超声心动图测定机械的心脏功能更加准确，可能有利于更好的预后，但在改善预后方面目前尚无证据支持。

(5) 子痫前期与其他 FoCUS 的可能应用

① FoCUS 在产科的应用仍处于发展阶段。已发表的文献遵循合理的证据模式[10]，有用以再指导治疗的病例报告[8]，以及高风险患者（如合并子痫前期）的观察性临床研究[18]。

② FoCUS 用于产科或其他学科，其最大的优势是可用以改善临床预后。

③ 子痫前期是 FoCUS 潜在应用的范畴。妊娠期高血压是母胎致死致残的重要病因，全世界受累孕妇

高达 10%[19]。由于高孕龄、使用辅助生殖技术的增加，妊娠期合并肥胖、糖尿病、代谢综合征和慢性高血压等[21]，妊娠期高血压在过去 10 年增加了 30%[20]。

④ 大多数由于高血压引起的母体死亡被认为是可以预防的[22]，这要求多学科合作努力方能改善预后[23]。

⑤ 据研究，合并子痫前期的孕产妇血流动力学尚有争议，可能是由疾病本身的异质性及研究设计、患者特征和有无治疗干预的不同所致。

⑥ 由于观察到子痫前期心血管动力学的个体差异，FoCUS 在这类人群的作用就在于非常适用于早期筛查和整个围生期的系列检查。

⑦ 肺水肿是入住 ICU 和子痫前期致死的主要原因[24]，若采用 FoCUS 精心监测并及时地干预治疗，或可减少其发生。

⑧ 心脏舒张功能异常，伴随着胶体渗透压降低和血管内静水压升高，可能是子痫前期时肺水肿的病因[24]。

⑨ 尽管 FoCUS 的应用范畴在不断拓展，存在舒张功能障碍高危患者的诊疗还需进一步探索。

⑩ 评估的另外一个重要部分是使用肺超声测量是否有肺水及其严重程度（见"呼吸困难"部分）。除了 FoCUS，临床医师还可采用这种相对简单的肺超声技术，在肺水肿致急性低氧血症前进一步精细化产时及产后液体管理[25]。

4. FoCUS 培训、认证和继续教育　最优的 FoCUS 技能培训应包括些什么尚无定论，这是个发展中的领域。美国超声心动图协会列出了优化的培训项目，应包括理论培训、人体超声成像实践和图像判读[7]。很多操作者通过辅导加实践的一些课程获得了这些技能。一个多学科合作的环境和确证有质量保证的教学项目可能是发展这项技能最好的保障。此文发表时，还没有关于 FoCUS 的官方认证。

> **临床要点**　大多数由于高血压引起的母体死亡被认为是可以预防的，要求多学科团队合作努力才能改善其预后。

三、肺超声

1. **概述**　肺超声检查操作相对简单并提供了一种敏感且特异的工具，用以诊断肺部病理情况包括胸腔积液、肺水肿和气胸[26]。

2. **技术**

(1) 高频直线型探头能优化肺部成像，尽管低频、曲线型探头也可提供足够好的成像[27]。

（2）探头应置于一个恰当的肋间隙上方并以之为中心，从头向尾部扫描。

(3) 若考虑肺水肿则应关注的解剖包括独立的肺实质（如仰卧位患者腋中线）[28]，若要诊断气胸则包括非独立的胸膜表面（如仰卧位患者锁骨中线）[29]。

(4) 几个厘米深度的成像即足以看清跨越皮下组织、胸膜和代表性的部分肺实质。

(5) M 型（时间 – 基线成像）可作为另一个有用的工具评估胸膜和肺实质以诊断气胸[29]。

(6) 肺成像聚焦在壁层 – 脏层胸膜交界处。探头应以肋间隙为中心，如此低回声的肋阴影会在侧边显示得较清楚。

(7) 正常的肺部超声发现包括高回声的胸膜和反射 "A 线"，在肺实质上可见与胸膜平行排列，且以固定间隙反复出现但回声强度逐渐下降（图 11–4）。

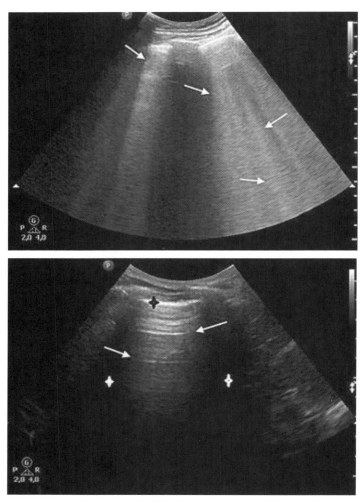

▲ 图 11-4 正常肺超声和肺水肿时异常肺超声

上图显示，多条前部汇合的 B 线（箭）提示严重的肺水肿；下图显示，正常肺超声，水平 A 线（箭），肋骨阴影（白星）和胸膜线（黑星）（引自 Zieleskiewicz L，Lagier D，Contargyris C，et al. Lung ultrasound-guided management of acute breathlessness during pregnancy. *Anaesthesia*. 2013;68:97-101.）

(8) 正常胸膜超声成像时的可移动性表明肺是可滑动的，具体而言是脏层胸膜相对壁层胸膜移动（放大功能可有助此检查）。

(9) M 型超声可显示线性肺超声信号作为 y 轴，时间可作为第二维 x 轴，可用于判断是否存在肺滑动。正常肺的图像常被形容为 "海滩征"，远离探头区域颗粒样 "沙" 表示肺实质，图像中部的 "海岸线" 表示胸膜，靠近探头的 "天空" 表示皮下组织。

(10) 气胸的超声图像被形容为 "条码征"，肺实质上的水平线表示肺无相对滑动[27]（图 11–5）。

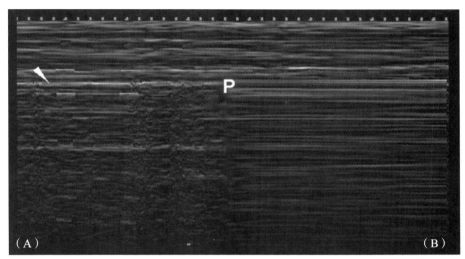

▲ 图 11-5　时间 - 运动（M 型）肺超声

A. 正常肺，箭头指示胸膜线，其下方为同一性质的颗粒样超声表现；B. 一例气胸，由于肺滑动减少而仅能看见水平线；P 为肺点，即正常肺组织和气胸的过渡界点（引自 Bouhemad B，Zhang M，Lu Q，et al. Clinical review: bedside lung ultrasound in critical care practice. *Crit Care*. 2007;11:205.）

（11）气胸的程度可通过测量从非独立到独立区域无滑动肺组织的范围来判定。此即所谓"肺点"[30]，大约就是空气填充的病理性胸膜腔和正常没有空气填充潜在的胸膜腔之间的界限。

（12）充满空气的正常肺组织超声波传导性差，以至于肺组织本身的超声成像质量欠佳。然而，肺水（肺泡外或肺泡内）超声成像呈垂直、低回声的"B 线"，或"彗星尾"，其即气 - 液界面下的阴影，从肺组织表面的胸膜延伸而来，贯穿整个超声成像（图 11-4）。在未孕的患者，这些线的数目和宽度与肺水程度成一定比例[31]。

（13）研究表明，在检测肺实变（肺水肿是孕妇最常见的）、胸腔积液和危重患者肺泡 - 间质综合征方面，肺超声成像较胸部听诊或放射线检查更加敏感（表 11-3）[32]。

（14）即便是接受有限培训的检查者，据报道其使用肺超声检查识别肺水肿也优于放射线检查[28]。

（15）研究发现，使用超声探查气胸也优于使用放射线检查，尤其是部分气胸[26]。

3. 应用

（1）肺超声在孕期最重要的应用包括用于寻找呼吸困难和低氧血症的病因。

（2）如前所述，肺超声检查可用于发现一些肺部的病理情况，当与 FoCUS 联合应用以确认心源性肺部病变时，尤其适用[33]。

（3）孕妇肺水肿常见病因包括合并心脏疾病（26%），安胎（26%），医源性液体超负荷（22%），子痫前期（18%），以及脓毒症（8%）[34]。

（4）床旁超声发现可结合临床表现，从而指导液体治疗、利尿药的使用和其他干预措施。

（5）在高危孕妇（如子痫前期），相较单纯听诊，超声检查能更早发现肺水肿[35]，后续系列检查还可用于观察治疗反应。

（6）临床上气胸少见，阻碍了许多医师提高使用超声进行准确诊断的能力。然而，尽管气胸的诊治常常要求非常紧急，超声的有效性（数分钟内做出诊断）[26]仍是毋庸置疑的。

表 11-3 听诊、胸片和肺超声诊断肺部疾患的敏感性和特异性

	听诊（%）	胸片（%）	肺超声（%）
胸腔积液			
敏感性	42	39	92
特异性	90	85	93
诊断准确率	61	47	93
肺实变			
敏感性	8	68	93
特异性	100	95	100
诊断准确率	36	75	97
肺泡 - 间质综合征			
敏感性	34	60	98
特异性	90	100	88
诊断准确率	55	72	95

引 自 Lichtenstein D，Goldstein I，Mourgeon E，et al. Comparative diagnostic performances of auscultation，chest radiography，and lung ultrasonography in acute respiratory distress syndrome. *Anesthesiology.* 2004;100:9-15.

> **临床要点** 肺超声检查可用于发现一些肺部的病理情况，当与 FoCUS 联合应用以确认心源性肺部病变时，尤其有用。

四、超声引导下椎管内麻醉

1. 概述

(1) 椎管内麻醉操作大多数依赖体表解剖标志引导。

(2) 超声应用已经出现在这一领域，其可能提供一些技术上的便利。

(3) 脊柱的骨性解剖会妨碍超声成像，特别是穿刺针置入的同时。周围神经阻滞时软组织居多，其超声成像通常没有问题。基于此，超声引导椎管内阻滞技术，多在穿刺时及其后采用序贯超声成像。

(4) 超声能提供的优势包括精确评估椎间隙、硬膜外间隙的深度并潜在地提高镇痛的成功率[36]。

2. 技术

(1) 脊柱超声要求采用低频探头以更好地获得深部的超声信号。

(2) 在应用该技术时，大多采用曲线（腹部）探头，它可以提供最佳成像质量并预设软件的明暗关系。患者坐位或者侧卧体位，探头纵向放置（矢状）或水平与轴向骨骼横切，均可成像。超声成像的体位即用于实施阻滞的体位（图 11-6）。

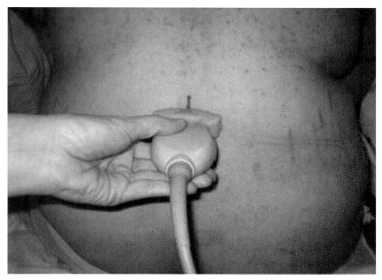

▲ 图 11-6　椎管内阻滞前超声探头水平放置位

引自 Balki M，Lee Y，Halpern S，et al. Ultrasound imaging of the lumbar spine in the transverse plane: the correlation between estimated and actual depth to the epidural space in obese parturients. *Anesth Analg*. 2009;108:1876-1881.

（3）尽量不过度压迫软组织。

（4）纵向放置探头以估计椎间隙的选择，相比依靠解剖进行定位的准确程度更高[36]。

（5）沿中线放置探头，骶管及其长度和融合节段可被轻易识别。

（6）向头侧移动探头可计数每一个腰椎间隙，直到目标间隙。尽管不是一定优于触摸，但通过减缓穿刺针以评估椎间隙的宽度，超声具有一定的优势。

（7）纵向放置探头以获得椎管骨骼的超声成像，依赖于探头与正中线的关系，有如下几种可识别的模式[37]。

① 旁正中成像时，低回声"手指"常提示横突的阴影（图 11-7）。

② 将探头朝中线移动，关节突之间的区域即可见并呈"驼峰"状（图 11-8）。

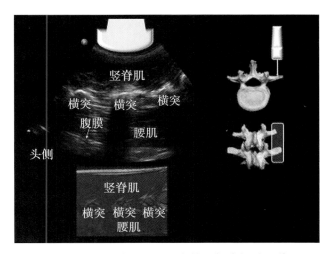

▲ 图 11-7　横突上方垂直放置超声探头显像

横突上方可见低回声"手指"状阴影

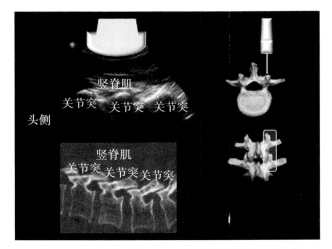

▲ 图 11-8　关节突间上方垂直放置超声探头显像

关节突间呈"驼峰"状

③ 若此时将探头朝向正中线并成一定角度，关节突表面即从"驼峰"变成"锯齿"状（图 11-9）。此切面也可看到"后复合物"包括黄韧带和硬脊膜，识别最宽的椎间隙并标记其中点在相应皮肤上，以引导穿刺针置入。

(8) 相对骨性纵轴旋转探头 90° 至水平位，棘突表现为最表浅的低回声阴影，将其置于图像的中央。

① 移动探头到椎间隙的中央，即可见"飞蝙蝠"征（图 11-10）。放置探头获得对称的"蝙蝠耳"以使角度最小很有价值。

② 在这个切面，"后复合物"结构很易识别，硬膜外间隙的深度也很容易通过测量皮肤到黄韧带的距离而获得（图 11-11 和图 11-12）。

③ 在皮肤上标记中线，中线和中间高度标记的交点可协助定位穿刺点。

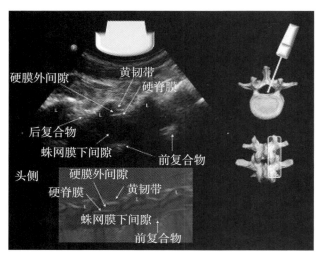

▲ 图 11-9　关节突间上方与正中线呈角垂直放置超声探头显像

关节突间表面呈"锯齿"状，"后复合物"黄韧带和硬脊膜也可看见

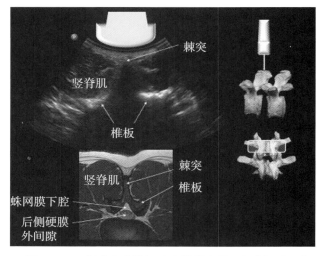

▲ 图 11-10　棘突上方椎间隙中线横向放置超声探头显像

可见"飞蝙蝠征"

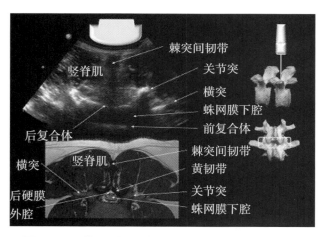

▲ 图 11-11　椎间隙上方椎间隙中线横向放置超声探头显像

可见由硬脊膜和黄韧带构成的后复合物

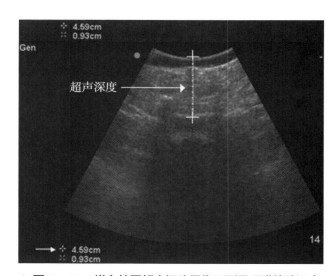

▲ 图 11-12　横向放置超声探头显像可测量硬膜外腔深度

探头横向置于椎间隙处，识别黄韧带，则可测量从皮肤到硬膜外腔的深度

(9) 实时超声引导下蛛网膜下隙或硬膜外腔穿刺是可行的，并且有利于实时观察穿刺针和各组织结构的关系[38]。然而与周围神经阻滞不同，硬膜外麻醉技术通常需要两只手（腰麻情况类似只是程度较轻），以及椎管内结构较深和周围骨骼的遮挡，这种技术的应用受到限制。

3. 应用

(1) 自 2001 年以来，超声引导下硬膜外腔阻滞和蛛网膜下隙阻滞在产科麻醉中的应用越来越广泛[39, 40]。

(2) 当超声用于穿刺前定位时，首先的优势是能更精确地定位椎间隙、脊柱中线和硬膜外腔深度。随后的研究表明还可以提高穿刺的效率（减少重新穿刺和硬膜外阻滞失败的概率），但不一定能减少并发症的发生率（例如意外穿破硬脊膜）[36]。

(3) 如果能熟练掌握超声下椎管内阻滞技术，对肥胖的产妇或脊柱畸形的患者是非常有益的。

(4) 超声对椎管内麻醉的教学及提高硬膜外阻滞的成功率都是非常有益的（表 11-4）[41]。

表 11-4　超声与非超声引导下硬膜外镇痛的操作结果对比

数据点	超声与非超声对比（P）	超声与非超声对比有无显著统计学差异
硬膜外穿刺次数	< 0.01	有
硬膜外穿刺失败	< 0.02	
硬膜外腔深度（cm）	0.02	
曾有硬膜外穿刺失败史	0.05	无
其他人干预	0.2	
意外穿破硬脊膜	0.5	
硬膜外穿刺后头痛	0.5	
硬膜外血补丁	0.98	
追加药量	0.63	
自然产	0.93	
剖腹产	0.99	
阴道助产	0.5	

引自 Vallejo MC，Phelps AL，Singh S，et al. Ultrasound decreases the failed labor epidural rate in resident trainees. *Int J Obstet Anesth*. 2010;19:373-378.

(5) 与根据解剖标识定位椎间隙的方法相比，超声下定位椎间隙更为精确[42]。并且超声测量的硬膜外腔深度与实际深度之间存在极好的相关性，大多数研究表明其平均测量误差约为 3mm（图 11-13）[36]。

① 该测量中的误差可能包括：a. 错误地识别了后复合物；b. 患者体位的变化及超声探头角度与穿刺针角度的差异；c. 超声探头对皮肤的压缩（理想状态下探头应该与皮肤良好接触以获得高质量的图像）。

② 这些误差更常见于肥胖的女性[43]。

(6) 有人担心紧急情况下使用超声下椎管内麻醉会增加额外的时间。但是其实在熟练掌握该技术的情况下是可以非常迅速地完成的。并且投入时间可能反而会更少，因为超声可以提高定位的准确性，提高穿刺的效率，避免多次穿刺。

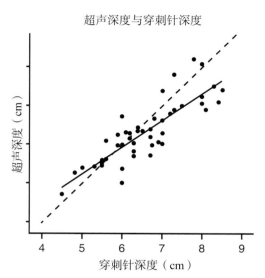

▲ **图 11–13　超声测量的硬膜外腔深度与实际穿刺进针深度的相关性**

引自 Balki M，Lee Y，Halpern S，et al. Ultrasound imaging of the lumbar spine in the transverse plane: the correlation between estimated and actual depth to the epidural space in obese parturients. *Anesth Analg*. 2009;108:1876-1881.

临床要点　使用超声引导下椎管内阻滞比单独使用解剖标识更能精确定位椎间隙。

五、超声引导下区域阻滞麻醉（腹横肌平面阻滞）

1. 概述

(1) 腹横肌平面（TAP）阻滞是产科麻醉中常用的少数非椎管内麻醉技术之一。

(2) 该技术的解剖学基础为腹壁前侧的皮肤、肌肉和部分腹膜由 T_6-L_1 神经前支支配，这些脊神经离开椎间孔后发出前支穿过前外侧腹壁，经过腹内斜肌和腹横肌之间形成的筋膜平面内[44]。

(3) 这种阻滞最先应用于产科时并非是超声引导而是盲法穿刺，盲法穿刺依靠穿刺时阻力变化来判断进针平面[45]。

(4) 超声可以提高这项技术的精确度，特别是识别不同的解剖层次及直接观察局部麻醉药分布的情况。

2. 技术

(1) TAP 阻滞的入路可选择在腹壁侧面（腋中线的稍前方）T_8-T_{10} 的水平，神经支在此处之后发出侧支并继续在腹横机平面向前。

(2) 高频直线探头可为这类一般表浅结构提供最佳分辨率成像。

(3) 病态肥胖的产妇可能超出了高频探头的最佳扫描深度（6cm），在这种情况下，可使用低频曲线探头。

(4) TAP 阻滞需要依次识别三层腹壁肌肉和腹膜以免穿刺针误入腹腔内。

(5) 在注射局麻药前，可先注入小容量的生理盐水将腹横肌平面撑开，这样可以协助穿刺针到达腹内斜肌和腹横肌之间的理想位置。

(6) 超声能提高阻滞成功率并减低局麻药中毒的风险，其关键在于注射过程中能精确观察平面的解剖结构并将绝大多数局麻药注入该平面（图 11-14）[46, 47]。

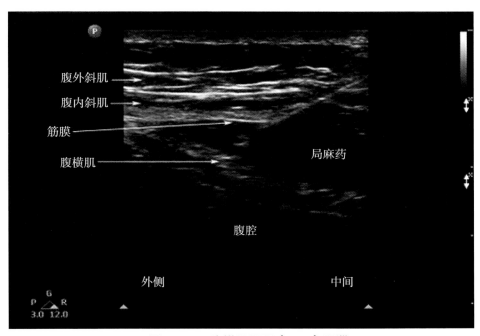

▲ 图 11-14　腹横肌平面（TAP）阻滞

显示局麻药在腹横肌平面扩散［引自 Ultrasound for Regional Anesthesia. http://www.usra.ca/taplocal.php. (2015-04-08). Copyright © 2008.Ultrasound for Regional Anesthesia，Toronto West Hospital. All rights reserved］

(7) 目前尚未确定 TAP 阻滞的最佳局麻药和辅助药物，以及这些药物的最佳容量或剂量。

(8) TAP 阻滞时应注意不要超过局麻药的最大剂量，阻滞剂量与血液中的局麻药浓度呈正相关[48]，病例报告指出超出最大阈值可能出现全身毒性反应[49]。

(9) 在进行 TAP 阻滞之前可预先给予试验剂量的局麻药（就像硬膜外麻醉中的试验剂量），然后观察有无局麻药中毒征象，以便及时处理。

(10) TAP 阻滞大约 30min 后达到局麻药血药浓度的峰值，所以在此期间应严密监测患者。

3. **应用**

(1) 超声引导是进行 TAP 阻滞的首选技术。超声可精确识别针尖位置及局麻药的扩散情况，提高了阻滞效果并减少了并发症的发生。

(2) TAP 阻滞在产科实践的初步证据支持应用超声引导技术[50]，虽然没有研究直接比较超声引导和盲法穿刺，但超声可通过直接观察局麻药在平面内的扩散情况来提高阻滞的精准度。

> **临床要点** TAP 阻滞时应注意不要超过局麻药的最大剂量，阻滞剂量与血液中的局麻药浓度呈正相关，已有局麻药全身毒性反应的病例报道。

六、颅内压测量（视神经鞘直径）

1. 概述

(1) 视神经鞘是硬脑膜的延续，内有蛛网膜下隙，当颅内压增高时可使视神经鞘直径增宽，超声可通过无创测量球后视神经鞘直径来准确测量颅内压[51]。

(2) 据报道视神经鞘直径（optic nerve sheath diameter，ONSD）与有创颅内压密切相关[52]。

2. 技术

(1) ONSD 测量应使用高频直线探头的低能量模式（眼科检查）。虽然现在的超声技术已能很好地避免关于热和振动的损伤，但在眼睛等精细的结构上还是要更加保证其安全性。

(2) ONSD 测量可在视神经穿过视网膜后方进行（图 11-15）。

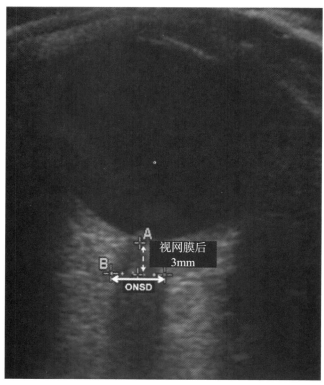

▲ **图 11-15 超声测量视神经鞘直径（ONSD）**

A. 视网膜表面；B. 视网膜后 3mm 视神经鞘直径（引自 Dubost C，Le Gouez A，Jouffroy V，et al. Optic nerve sheath diameter used as ultrasonographic assessment of the incidence of raised intracranial pressure in preeclampsia: a pilot study. *Anesthesiology*. 2012;116:1066-1071.）

① 在视网膜后方的标准距离（3mm）处测量 ONSD 可有利于重复测量，特别是对同一患者的连续测量。

② 据报道正常妊娠患者的 ONSD 为 4.3～4.8mm[53]。

3. 应用

(1) 严重子痫前期、子痫和脑卒中会引起大脑的病理性改变。在发生惊厥、CVA 或后部可逆性脑病综合征（posterior reversible encephalopathy syndrome，PRES）之前可能出现脑水肿、剧烈头痛和视力障碍等症状[54]。

(2) 子痫前期的脑部病理生理学十分复杂，目前尚未完全了解，但无创颅内压的监测对临床治疗的指导是非常有价值的。

(3) 子痫前期患者的 ONSD 测量值要高于正常孕期患者[53]。产后第一周将会降至接近正常水平（图 11-16）。虽然这些是初步的结果，但是无创测量颅内压可以在临床中对高风险患者进行分层并评估干预措施的治疗效果。

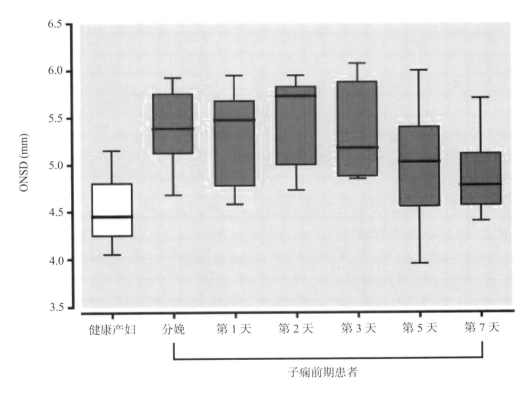

▲ **图 11-16　健康女性与子痫前期女性视神经鞘直径的对比**

引自 Dubost C，Le Gouez A，Jouffroy V，et al. Optic nerve sheath diameter used as ultrasonographic assessment of the incidence of raised intracranial pressure in preeclampsia: a pilot study. *Anesthesiology*. 2012;116:1066-1071.

(4) 这种测量也可应用于其他原因导致颅内压升高的产妇。对有颅内高压或曾有颅内高压病史的产妇来说，其产程管理及镇痛选择都十分具有挑战性。这些患者要避免颅内压的极度升高，因为颅内压的极度升高可能会影响脑灌注，并且可能导致小脑扁桃体疝。

① 颅内高压可能影响分娩的方式（剖宫产或第二产程避免屏气的阴道助产分娩），并避免椎管内麻醉。

② 视神经鞘直径测量可提供诊断信息来指导临床治疗。例如，正常的测量值可让临床医师感到放心，并且在分娩期间采取较为宽松的措施（比如在第二产程屏气及使用椎管内麻醉）。

③ 以前一般是采用影像学检查指导颅内病变患者的治疗措施，但其实颅内压的测量更准确。并且超声也可以提供即时信息，而即使是最近的影像学信息也不能精确地反映当前的情况。

> **临床要点** 初步结果表明子痫前期患者的 ONSD 测量值高于正常足月妊娠妇女。

七、胃容量测量

1. 概述

(1) 怀孕妇女是围术期误吸风险最高的人群之一，风险评估主要基于最近进食的时间、内容和摄入量[55]。

(2) 由于美国麻醉医师协会（ASA）推荐的指南所依据的科学证据有限，因此对于液体和固体的最佳禁食时间仍有争议。

(3) 将非妊娠患者的数据应用于孕妇，以及将群体研究中获得的数据应用于个体患者，都可能存在缺陷。

(4) 限制饮食因对患者满意度和预后的影响也存在很大争议[56]。

(5) 通过超声直接测量胃容量，可以优化临床措施。

2. 技术

(1) 患者取半卧位（床头抬高 45°），先仰卧位然后再完全侧卧位使用超声低频曲线探头进行胃扫描[57]。

(2) 用于确定腔内容量的解剖结构是胃窦，因为它的形状单一，易于成像，并且没有空气。在右旁矢状平面大约主动脉或下腔静脉水平可以观察到位于肝左叶和胰腺之间的胃窦（图 11-17）[57]。

(3) 空腹的胃窦呈扁平状（窦壁紧贴）或者有"牛眼"外观（图 11-17）；充满清澈液体的胃具有"星夜"外观（图 11-18）；充满固体的胃具有"磨玻璃"外观（图 11-19）[57]。

(4) 通过比较仰卧位和完全侧卧位获得的图像，可以进一步量化胃内容物。空腹胃容量在仰卧位和侧卧位均表现为空虚，中等胃容量在仰卧位时表现为空虚，但在侧卧位时表现为膨胀，饱胃容量在仰卧位和侧卧位均表现为膨胀[58]。

3. 应用

(1) 常规使用超声胃容量测定可以增加我们对孕妇消化系统生理的理解，并可能改变围生期日常饮食的管理。

(2) 虽然据报道使用超声评估胃容量是非常准确及可重复的[58]，但由于发生率较低，调查超声结果与误吸风险的相关性非常困难，因此对临床决策的指导而言超声胃容量测定仍被视为试验性质而不能取代禁食指南。

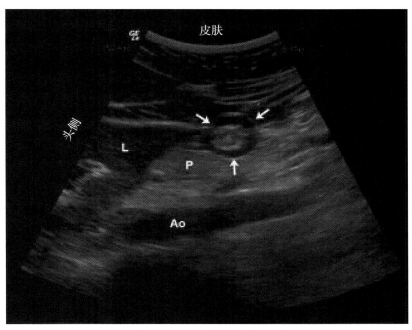

▲ 图 11-17　空腹胃的超声图像

孕妇的上腹部区域（旁矢状切面）超声图像，箭所指为具有"牛眼"外观的空胃窦；L. 肝脏；P. 胰腺；Ao. 主动脉（引自 Cubillos J，Tse C，Chan VW，et al. Bedside ultrasound assessment of gastric content: an observational study. *Can J Anaesth*. 2012;59:416-423.）

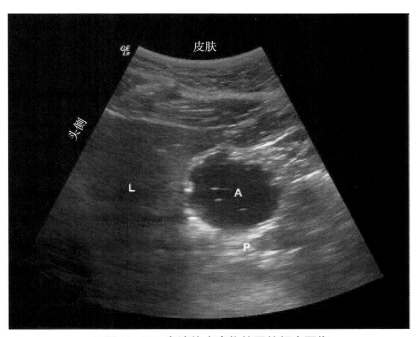

▲ 图 11-18　有液体内容物的胃的超声图像

显示充满液体的胃窦，具有特征性"星光玻璃"外观（A）；L. 肝脏；P. 胰腺（引自 Cubillos J，Tse C，Chan VW，et al. Bedside ultrasound assessment of gastric content: an observational study. *Can J Anaesth*. 2012;59:416-423.）

　　然而，通过测定胃容量来评估个体误吸危险还是有益的。包括将评估的误吸入风险与手术延迟的风险进行权衡，来决定何时进行一些非急诊产科手术（例如胎膜早破的臀位妊娠患者需要剖宫产又不确定其进食情况）。

> **临床要点** 超声胃容量测定在临床决策中的应用仍被视为试验性的，它的使用不能取代禁食指南。

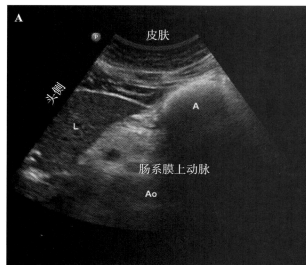 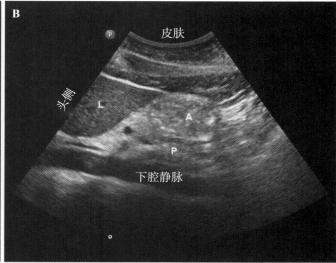

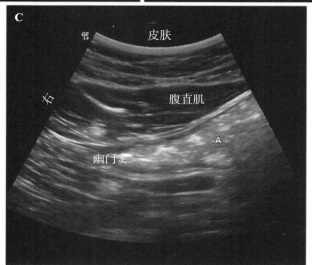

▲ 图 11-19　有固体内容物的胃超声图像

A. 胃窦（A）摄入固体膳食 5min 后；B. 摄入固体膳食 90min 后；C. 具有特征性的"磨玻璃"外观；L. 肝脏；P. 胰腺；Ao. 主动脉（引自 Cubillos J，Tse C，Chan VW，et al. Bedside ultrasound assessment of gastric content: an observational study. *Can J Anaesth*. 2012;59:416-423.）

八、盆腔 / 腹部超声

1. 概述

(1) 腹部超声广泛应用于创伤外科和急诊医学领域，它可以快速评估腹腔内出血的情况[59]。

(2) 该技术已被扩展到其他临床领域，包括非创伤的腹部手术和现在的产科出血管理[60]。还有产科医师已经普遍使用超声来检查宫腔内胎盘的情况。

(3) 这种超声的应用可能受其低灵敏度和特异性的限制。

2. 技术

(1) 低频曲线探头用于腹部扫描。

(2) 腹部创伤定点超声检查（FAST）将检查分为四个区域：右上腹部象限、左上腹部象限、盆腔和心包[59]。

(3) 产科检查强调盆腔和右上腹象限[60]。产后手术容易出血的部位就是需要重点检查的部位，包括 Douglas 陷凹（子宫后）和 Morrison 陷凹（肝与右肾之间）。

(4) 检查盆腔出血情况应采用矢状切面上并且探头朝向耻骨联合使超声束轻微向后形成子宫后方的图像。盆腔出血可以识别到膀胱和子宫之间或子宫后方的低回声（图 11–20）。

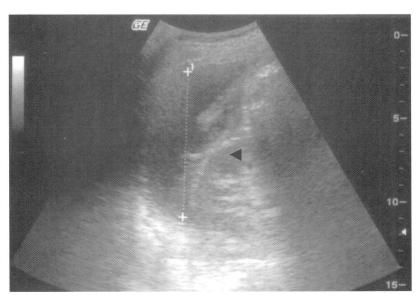

▲ **图 11–20　产后出血患者的腹盆腔超声图像**

腹部超声显示为结肠旁沟内的不规则游离液体（+1+）；黑色三角形处为肠道（引自 Lousquy R，Morel O，Soyer P，et al. Routine use of abdominopelvic ultrasonography in severe postpartum hemorrhage: retrospective evaluation in 125 patients. *Am J Obstet Gynecol.* 2011;204:232.e1-e6.）

(5) 检查右上腹部象限（Morrison 陷凹）时应将探头放置在右腋中线的肋缘下方，头尾方向。根据肋缘与器官的位置关系，可能需要进行一些调整才可以找到肝肾界面[61]。

(6) 这些潜在腔隙中的超强回声代表有腹腔内液体，可能是腹腔积血。这些腔隙中有一定程度的液体在术后可能是正常的[62]，但超过正常的强回声（扩张的潜在腔隙的宽度≥ 2mm）结合临床表现可以证实是需要干预的腹腔内出血。

(7) 创伤患者的评估系统结合 FAST 的扫描发现在后续手术探查中都得到了证实[59]。然而对于产科出血却没有评估系统或处理算法。

3. 应用

(1) 盆腔和腹部超声可用于指导临床治疗包括确认出血并且是否需要进行药物治疗、子宫动脉栓塞或再次手术探查腹部。

(2) 腹部及盆腔超声常用于评估不稳定的剖腹产术后患者或者高风险或怀疑手术出血的患者[63]。

(3) 对盆腔和腹腔内出血的评估还包括计算机断层扫描（CT）和临床判断。当患者病情严重需要选择治疗方案，但转运至放射科的途中可能出现病情恶化，这时 CT 可能就不是首选的检查方法。

(4) 盆腔和腹部超声可能对识别腹腔积血不敏感，而且不能准确判断盆腔内的积血量。并且这种方法可能导致腹腔积血的假阳性诊断。有些稳定的剖宫产患者（有些观察性研究中 0 ～ 1.4% 的患者）仍存在骨盆和右上象限的强回声现象[60, 62]。

(5) 考虑到超声发现与临床结果之间有一些差异，所以应该动态检查了解趋势变化，并且一定要结合临床表现。

> **临床要点** 虽然盆腔和腹部超声可用于指导临床治疗包括确认出血并且是否需要进行药物治疗、子宫动脉栓塞或再次手术探查腹部，但应该动态检查了解趋势变化，并且一定要结合临床表现。

九、气道检查

1. 概述

(1) 超声已经开始应用于气道管理，可用于预测困难气道，以及确认气管导管的位置。

(2) 气道超声（即舌下途径）可以成为传统体格检查方法（例如 Mallampati 评分）的补充用以预测气道管理的难度[64]。

(3) 肺和气道超声可用作确认气管导管正确位置的辅助检查。这些技术可能更利于防止气管导管进入支气管内[65]。

(4) 在呼气末二氧化碳波形不能立即获得或可能不可靠（即心搏骤停）的情况下，气道超声是检查导管是否进入食管的非常有用的工具。它可以在开始通气前提示食管插管，从而减少胃内空气量[66]。

2. 技术

(1) 超声高频直线探头适用于所有气道。

(2) 对已知有咽喉部病变（例如肿瘤、脓肿、会厌炎）的患者应该采用一些筛查技术（例如测量颈前部厚度）进行插管前评估[67]。

(3) 确认正确的气管插管和双侧通气，可以使用肺部超声来观察通气过程中肺野的肺部滑动情况（见"肺超声"）[65]。

(4) 在某些情况下，包括导管内保留管丝或将空气注入盐水灌注的导管气囊内，导管可以直接在气管内显示[67]。或者通过气管和食管成像在横切面来评估气管导管的位置（图 11-21）。

3. 应用

(1) 确认正确的气管导管位置依赖于呼气末二氧化碳波形和肺部听诊。有些情况下呼气末二氧化碳波形不可用，听诊模棱两可（例如病态肥胖、肺部疾病）。几乎所有患者都很容易通过超声识别肺滑动。

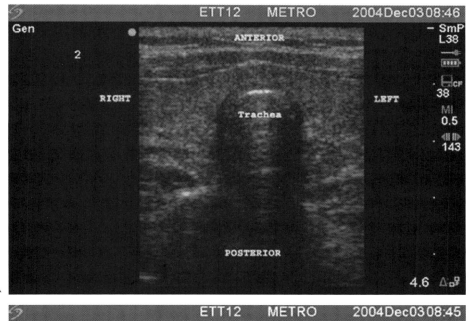

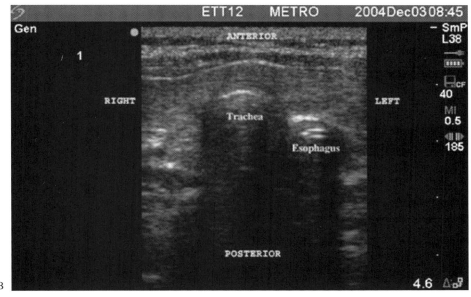

▲ **图 11-21　气管插管的超声图像**

A. 气管插管，由气管环后面的阴影表示；B. 食管插管，由气管环后面的阴影和左侧气管旁空间内的阴影（由气管导管打开）表示（引自 Werner SL，Smith CE，Goldstein JR，et al. Pilot study to evaluate the accuracy of ultrasonography in confirming endotracheal tube placement. *Ann Emerg Med*. 2007;49:75-80.）

(2) 呼气末二氧化碳波形对于支气管内插管并不敏感，而支气管镜检查是侵入性的并可能会中断通气。肺部超声在技术上是容易的，单侧肺部滑动及导管退回后双侧肺部滑动，都可以提供相对于隆突的导管位置的确切证据。

> **临床要点**　对已知有咽喉部病变（例如肿瘤、脓肿、会厌炎）的患者应该采用一系列筛查技术（例如测量颈前部厚度）进行插管前评估。

十、下肢静脉超声

1. 概述

(1) 孕妇患肺栓塞的风险很高，孕中期深部静脉血栓形成率估计约为 1.4%[68]。

(2) 确定有无下肢深静脉血栓可以协助对呼吸困难或胸痛患者的评估。

2. 技术

(1) 双侧股静脉扫描最好使用高频探头完成。

(2) 股静脉可以在腹股沟韧带下方及搏动的股动脉外侧被快速识别。彩色多普勒可以用来区分动脉和静脉。静脉的不可压缩性与血栓的存在相关[69]（图 11-22）。

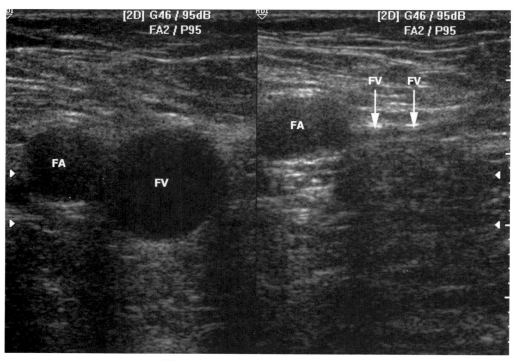

▲ 图 11-22　股静脉和动脉的超声图像

右图中箭所指为超声探头压缩股静脉；FA. 股动脉；FV. 股静脉［引自 Blaivas M. Ultrasound in the detection of venous thromboembolism. *Crit Care Med*. 2007;35(suppl 5):S224-S234.］

(3) 腘静脉也可以在膝后窝褶皱浅表处和腘动脉后侧被压缩。

(4) 尽管超声压迫检查通常被认为是安全的，但在进行这项检查时应小心，因为过度的压迫理论上可能会使血栓脱落。

3. 应用

(1) 下肢静脉超声检查主要应用于确定是否存在深静脉血栓和是否需要进行药物治疗，以及栓塞形成的诊断检查。

(2) 单独进行双侧股静脉扫描可作为下肢深静脉血栓高危患者的合理及高度敏感的筛查检查[69]。

临床要点　尽管超声压迫检查通常被认为是安全的，但在进行这项检查时应小心，因为过度的压迫理论上可能会使血栓脱落。

参 考 文 献

[1] Barnett SB. Routine ultrasound scanning in first trimester: what are the risks? *Semin Ultrasound CT MR.* 2002; 23:387–391.

[2] Belfort MA, Rokey R, Saade GR, et al. Rapid echocardiographic assessment of left and right heart hemodynamics in critically ill obstetric patients. *Am J Obstet Gynecol.* 1994;171:884–892.

[3] Via G, Hussain A, Wells M, et al. International evidence-based recommendations for focused cardiac ultrasound. *J Am Soc Echocardiogr.* 2014;27:683.e1–e33.

[4] Moore CL, Copel JA. Point-of-care ultrasonography. *N Engl J Med.* 2011;364:749–757.

[5] Sandham JD, Hull RD, Brant RF, et al. A randomized, controlled trial of the use of pulmonary-artery catheters in high-risk surgical patients. *N Engl J Med.* 2003;348: 5–14.

[6] Berenholtz SM, Lubomski LH, Weeks K, et al. Eliminating central line-associated bloodstream infections: a national patient safety imperative. *Infect Control Hosp Epidemiol.* 2014;35:56–62.

[7] Spencer KT, Kimura BJ, Korcarz CE, et al. Focused cardiac ultrasound: recommendations from the American Society of Echocardiography. *J Am Soc Echocardiogr.* 2013;26:567–581.

[8] Dennis A, Stenson A. The use of transthoracic echocardiography in postpartum hypotension. *Anesth Analg.* 2012;115:1033–1037.

[9] Jensen MB, Sloth E, Larsen KM, et al. Transthoracic echocardiography for cardiopulmonary monitoring in intensive care. *Eur J Anaesthesiol.* 2004;21:700–707.

[10] Dennis AT. Transthoracic echocardiography in obstetric anaesthesia and obstetric critical illness. *Int J Obstet Anesth.* 2011;20:160–168.

[11] Holm JH, Frederiksen CA, Juhl-Olsen P, et al. Perioperative use of focus assessed transthoracic echocardiography (FATE). *Anesth Analg.* 2012;115:1029–1032.

[12] Jones AE, Tayal VS, Sullivan DM, et al. Randomized, controlled trial of immediate versus delayed goal-directed ultrasound to identify the cause of nontraumatic hypotension in emergency department patients. *Crit Care Med.* 2004;32: 1703–1708.

[13] Ferrada P, Evans D, Wolfe L, et al. Findings of a randomized controlled trial using limited transthoracic echocardiogram (LTTE) as a hemodynamic monitoring tool in the trauma bay. *J Trauma Acute Care Surg.* 2014;76:31–37; discussion 37–38.

[14] Cantwell R, Clutton-Brock T, Cooper G, et al. Saving Mothers' Lives: reviewing maternal deaths to make motherhood safer: 2006-2008. The Eighth Report of the Confidential Enquiries into Maternal Deaths in the United Kingdom. *BJOG.* 2011;118(suppl 1):1–203.

[15] Labovitz AJ, Noble VE, Bierig M, et al. Focused cardiac ultrasound in the emergent setting: a consensus statement of the American Society of Echocardiography and American College of Emergency Physicians. *J Am Soc Echocardiogr.* 2010;23:1225–1230.

[16] Douglas PS, Khandheria B, Stainback RF, et al. ACCF/ASE/ACEP/ASNC/SCAI/SCCT/SCMR 2007 appropriateness criteria for transthoracic and transesophageal echocardiography: a report of the American College of Cardiology Foundation Quality Strategic Directions Committee Appropriateness Criteria Working Group, American Society of Echocardiography, American College of Emergency Physicians, American Society of Nuclear Cardiology, Society for Cardiovascular Angiography and Interventions, Society of Cardiovascular Computed Tomography, and the Society for Cardiovascular Magnetic Resonance endorsed by the American College of Chest Physicians and the Society of Critical Care Medicine. *J Am Coll Cardiol.* 2007;50:187–204.

[17] Mhyre JM, Tsen LC, Einav S, et al. Cardiac arrest during hospitalization for delivery in the United States, 1998-2011. *Anesthesiology.* 2014;120:810–818.

[18] Dennis AT, Castro J, Carr C, et al. Haemodynamics in women with untreated pre-eclampsia. *Anaesthesia.* 2012; 67:1105–1118.

[19] World Health Organization Guidelines Review Committee. *WHO Recommendations for Prevention and Treatment of Pre-Eclampsia and Eclampsia.* Geneva, Switzerland: World Health Organization; 2011.

[20] Kuklina EV, Ayala C, Callaghan WM. Hypertensive

disorders and severe obstetric morbidity in the United States. *Obstet Gynecol.* 2009;113:1299–1306.

[21] Berg CJ, Mackay AP, Qin C, et al. Overview of maternal morbidity during hospitalization for labor and delivery in the United States: 1993-1997 and 2001-2005. *Obstet Gynecol.* 2009;113:1075–1081.

[22] Campbell OM, Graham WJ, Lancet Maternal Survival Series steering group. Strategies for reducing maternal mortality: getting on with what works. *Lancet.* 2006;368: 1284–1299.

[23] Druzin MS, Shields L, Peterson, N. Preeclampsia Toolkit: Improving health care response to preeclampsia: a California toolkit to transform maternity care. https://www.cmqcc.org/preeclampsia_toolkit. Accessed December 2, 2014.

[24] Dennis AT, Solnordal CB. Acute pulmonary oedema in pregnant women. *Anaesthesia.* 2012;67:646–659.

[25] Zieleskiewicz L, Contargyris C, Brun C, et al. Lung ultrasound predicts interstitial syndrome and hemodynamic profile in parturients with severe preeclampsia. *Anesthesiology.* 2014;120:906–914.

[26] Zhang M, Liu ZH, Yang JX, et al. Rapid detection of pneumothorax by ultrasonography in patients with multiple trauma. *Crit Care.* 2006;10:R112.

[27] Bouhemad B, Zhang M, Lu Q, et al. Clinical review: bedside lung ultrasound in critical care practice. *Crit Care.* 2007;11:205.

[28] Martindale JL, Noble VE, Liteplo A. Diagnosing pulmonary edema: lung ultrasound versus chest radiography. *Eur J Emerg Med.* 2013;20:356–360.

[29] Lichtenstein DA, Mezière G, Lascols N, et al. Ultrasound diagnosis of occult pneumothorax. *Crit Care Med.* 2005; 33:1231–1238.

[30] Lichtenstein D, Mezière G, Biderman P, et al. The "lung point": an ultrasound sign specific to pneumothorax. *Intensive Care Med.* 2000;26:1434–1440.

[31] Facchini C, Malfatto G, Giglio A, et al. Lung ultrasound and transthoracic impedance for noninvasive evaluation of pulmonary congestion in heart failure [published online ahead of print January 7, 2015]. *J Cardiovasc Med.* doi:10.2459/JCM.0000000000000226.

[32] Lichtenstein D, Goldstein I, Mourgeon E, et al. Comparative diagnostic performances of auscultation, chest radiography, and lung ultrasonography in acute respiratory distress syndrome. *Anesthesiology.* 2004;100: 9–15.

[33] Liteplo AS, Marill KA, Villen T, et al. Emergency thoracic ultrasound in the differentiation of the etiology of shortness of breath (ETUDES): sonographic B-lines and N-terminal pro-brain-type natriuretic peptide in diagnosing congestive heart failure. *Acad Emerg Med.* 2009;16:201–210.

[34] Sciscione AC, Ivester T, Largoza M, et al. Acute pulmonary edema in pregnancy. *Obstet Gynecol.* 2003;101:511–515.

[35] Zieleskiewicz L, Lagier D, Contargyris C, et al. Lung ultrasound-guided management of acute breathlessness during pregnancy. *Anaesthesia.* 2013;68:97–101.

[36] Perlas A, Chaparro LE, Chin KJ. Lumbar neuraxial ultrasound for spinal and epidural anesthesia: a systematic review and metaanalysis [published online ahead of print December 9, 2014]. *Reg Anesth Pain Med.* doi:10.1097/AAP.0000000000000184.

[37] Chin KJ, Perlas A, Chan V, et al. Ultrasound imaging facilitates spinal anesthesia in adults with difficult surface anatomic landmarks. *Anesthesiology.* 2011;115:94–101.

[38] Karmakar MK, Li X, Ho AM, et al. Real-time ultrasound-guided paramedian epidural access: evaluation of a novel in-plane technique. *Br J Anaesth.* 2009;102:845–854.

[39] Grau T, Leipold RW, Conradi R, et al. Ultrasound imaging facilitates localization of the epidural space during combined spinal and epidural anesthesia. *Reg Anesth Pain Med.* 2001;26:64–67.

[40] Chin KJ, Chan V. Ultrasonography as a preoperative assessment tool: predicting the feasibility of central neuraxial blockade. *Anesth Analg.* 2010;110:252–253.

[41] Vallejo MC, Phelps AL, Singh S, et al. Ultrasound decreases the failed labor epidural rate in resident trainees. *Int J Obstet Anesth.* 2010;19:373–378.

[42] Halpern SH, Banerjee A, Stocche R, et al. The use of ultrasound for lumbar spinous process identification: a pilot study. *Can J Anaesth.* 2010;57:817–822.

[43] Balki M, Lee Y, Halpern S, et al. Ultrasound imaging of the lumbar spine in the transverse plane: the correlation between estimated and actual depth to the epidural space in obese parturients. *Anesth Analg.* 2009;108:1876–1881.

[44] Petersen PL, Mathiesen O, Torup H, et al. The transversus abdominis plane block: a valuable option for postoperative analgesia? A topical review. *Acta Anaesthesiol Scand.* 2010;54:529–535.

[45] McDonnell JG, Curley G, Carney J, et al. The analgesic efficacy of transversus abdominis plane block after cesarean delivery: a randomized controlled trial. *Anesth Analg.* 2008;106:186–191.

[46] Costello JF, Moore AR, Wieczorek PM, et al. The transversus abdominis plane block, when used as part of a multimodal regimen inclusive of intrathecal morphine, does not improve analgesia after cesarean delivery. *Reg Anesth Pain Med.* 2009;34:586–589.

[47] Belavy D, Cowlishaw PJ, Howes M, et al. Ultrasound-guided transversus abdominis plane block for analgesia after caesarean delivery. *Br J Anaesth.* 2009;103:726–730.

[48] Griffiths JD, Barron FA, Grant S, et al. Plasma ropivacaine concentrations after ultrasound-guided transversus abdominis plane block. *Br J Anaesth.* 2010;105:853–856.

[49] Weiss E, Jolly C, Dumoulin JL, et al. Convulsions in 2 patients after bilateral ultrasound-guided transversus abdominis plane blocks for cesarean analgesia. *Reg Anesth Pain Med.* 2014;39:248–251.

[50] Kelly SMC, Malhotra RK. Ultrasound-guided transversus abdominis plane blocks for analgesia post cesarean section. *J Com Eff Res.* 2011;1:35–38.

[51] Hansen HC, Helmke K. Validation of the optic nerve sheath response to changing cerebrospinal fluid pressure: ultrasound findings during intrathecal infusion tests. *J Neurosurg.* 1997;87:34–40.

[52] Dubourg J, Javouhey E, Geeraerts T, et al. Ultrasonography of optic nerve sheath diameter for detection of raised intracranial pressure: a systematic review and meta-analysis. *Intensive Care Med.* 2011;37:1059–1068.

[53] Dubost C, Le Gouez A, Jouffroy V, et al. Optic nerve sheath diameter used as ultrasonographic assessment of the incidence of raised intracranial pressure in preeclampsia: a pilot study. *Anesthesiology.* 2012;116:1066–1071.

[54] Frontera JA, Ahmed W. Neurocritical care complications of pregnancy and puerperum. *J Crit Care.* 2014;29:1069–1081.

[55] American Society of Anesthesiologists Task Force on Obstetric Anesthesia. Practice guidelines for obstetric anesthesia: an updated report by the American Society of Anesthesiologists Task Force on Obstetric Anesthesia. *Anesthesiology.* 2007;106:843–863.

[56] O'Sullivan G, Liu B, Hart D, et al. Effect of food intake during labour on obstetric outcome: randomised controlled trial. *BMJ.* 2009;338:b784.

[57] Cubillos J, Tse C, Chan VW, et al. Bedside ultrasound assessment of gastric content: an observational study. *Can J Anaesth.* 2012;59:416–423.

[58] Arzola C, Cubillos J, Perlas A, et al. Interrater reliability of qualitative ultrasound assessment of gastric content in the third trimester of pregnancy. *Br J Anaesth.* 2014;113:1018–1023.

[59] Scalea TM, Rodriguez A, Chiu WC, et al. Focused Assessment with Sonography for Trauma (FAST): results from an international consensus conference. *J Trauma.* 1999;46:466–472.

[60] Antonelli E, Morales MA, Dumps P, et al. Sonographic detection of fluid collections and postoperative morbidity following cesarean section and hysterectomy. *Ultrasound Obstet Gynecol.* 2004;23:388–392.

[61] Ashar T, Ladner H. Trauma: the FAST approach: an introduction to bedside trauma ultrasound. *Isr J Emerg Med.* 2006;6:43–51.

[62] Koskas M, Nizard J, Salomon LJ, et al. Abdominal and pelvic ultrasound findings within 24 hours following uneventful cesarean section. *Ultrasound Obstet Gynecol.* 2008;32:520–526.

[63] Lousquy R, Morel O, Soyer P, et al. Routine use of abdominopelvic ultrasonography in severe postpartum hemorrhage: retrospective evaluation in 125 patients. *Am J Obstet Gynecol.* 2011;204:232.e1–e6.

[64] Hui CM, Tsui BC. Sublingual ultrasound as an assessment method for predicting difficult intubation: a pilot study. *Anaesthesia.* 2014;69:314–319.

[65] Hsieh KS, Lee CL, Lin CC, et al. Secondary confirmation of endotracheal tube position by ultrasound image. *Crit Care Med.* 2004;32(suppl 9):S374–S377.

[66] Werner SL, Smith CE, Goldstein JR, et al. Pilot study to evaluate the accuracy of ultrasonography in confirming endotracheal tube placement. *Ann Emerg Med.* 2007;49:75–80.

[67] Sustić A, Kovac D, Zgaljardić Z, et al. Ultrasound-guided percutaneous dilatational tracheostomy: a safe method to avoid cranial misplacement of the tracheostomy tube. *Intensive Care Med.* 2000;26:1379–1381.

[68] Heit JA, Kobbervig CE, James AH, et al. Trends in the incidence of venous thromboembolism during pregnancy or postpartum: a 30-year population-based study. *Ann Intern Med.* 2005;143:697–706.

[69] Blaivas M. Ultrasound in the detection of venous thromboembolism. *Crit Care Med.* 2007;35(suppl 5):S224–S234.

第12章　椎管内分娩镇痛对分娩结局的影响

Impact of Neuraxial Analgesia on Obstetric Outcomes

Christopher R. Cambic，Cynthia A. Wong　著

王路阳　译

钱小伟　校

要点 Keypoint

- ❀ 椎管内分娩镇痛是缓解分娩痛最有效的方式，可使产妇和胎儿在生理和安全性上获益。
- ❀ 有效的椎管内分娩镇痛可能会增加器械助产的风险，导致第二产程延长，这对于产妇及胎儿的健康影响尚不明确。
- ❀ 与全身性使用阿片类镇痛相比，椎管内分娩镇痛并不增加剖宫产的风险。在产程的潜伏期启动分娩镇痛既不增加剖宫产的风险，也不延长产程。
- ❀ 椎管内分娩镇痛可引起部分产妇体温升高，病因机制不明，需进一步研究。
- ❀ 椎管内分娩镇痛对母乳喂养成功率的影响尚不明确，需要进一步研究确定。

一、概述

1. 椎管内分娩镇痛是目前临床上缓解分娩疼痛最有效的方式[1]。

2. 自20世纪70年代起，椎管内分娩镇痛的应用逐年增加[2]。

(1) 2008年，来自美国27个州的数据显示61%的单胎顺产女性接受了椎管内分娩镇痛[3]。

(2) 2012—2013年，英国约34%的产妇接受了椎管内分娩镇痛或麻醉[4]。

3. 影响椎管内分娩镇痛率的因素包括如下几个情况[3, 5]。

(1) 可执行椎管内分娩镇痛的麻醉医师。

(2) 种族。

(3) 个人及文化的期望值。

(4) 其他卫生保健提供者给予产妇的信息与建议。

(5) 产科并发症。

4. 产妇、胎儿 / 新生儿，以及产妇配偶，均可在椎管内分娩镇痛中获益（表 12-1）[6-13]。

临床要点　椎管内分娩镇痛在为产妇解决疼痛的同时还可以为产妇带来其他重要益处。

表 12-1　椎管内分娩镇痛的优点

产妇的获益	1. 最有效的分娩镇痛形式，对于分娩疼痛中的内脏痛与躯体痛成分都可缓解 2. 相较于全身性应用阿片药镇痛、吸入麻醉镇痛或者其他非药物镇痛，产妇可获得更高的舒适度及更低的疼痛评分 3. 可快速由分娩镇痛转变为剖宫产麻醉，为需要紧急剖宫产的产妇提供安全保障 4. 降低产妇血浆中儿茶酚胺的浓度，从而改善胎盘灌注和加强子宫收缩 5. 减弱由分娩痛导致的"过度通气 - 通气不足"的恶性循环：疼痛导致产妇过度通气及呼吸性碱中毒，由此又导致产妇肺通气不足降低宫缩间期动脉血氧分压
胎儿 / 新生儿的获益	1. 抑制继发于产妇过度通气的氧解离曲线左移，改善胎儿氧供 2. 使用纳洛酮的风险更低 3. 脐动脉血 pH < 7.2 的风险更低 4. 更少的药物吸收降低了新生儿药物不良反应（如呼吸抑制等）
配偶的获益	1. 更高的舒适度和更低的焦虑评分 2. 分娩过程的参与度更高

二、椎管内分娩镇痛对产程的影响

1. 某些观察性的研究指出椎管内分娩镇痛与剖宫产率和器械助产率的增加及产程的延长相关，但是，目前此种观点仍存争议。

2. 理想上研究椎管内分娩镇痛对产程和分娩结局的影响需要一项随机、双盲、安慰剂对照的实验。但是，此种研究在现实中实施起来却困难重重。

(1) 需要对照组不接受任何镇痛措施，这有悖于伦理。

(2) 大多数的对照组实验应用全身性阿片类药物或者吸入麻醉镇痛（如氧化亚氮），这类做法仍存局限之处。

① 椎管内分娩镇痛明显优越于其他镇痛方式，导致盲法无法实施。

② 由于担心被分配到非椎管内镇痛组，患者可能会拒绝参与研究，导致达到合适样本量的难度增加。

③ 由于椎管内镇痛的强大优势，导致研究组之间的高交叉概率，从而无法对数据进行有意义的解读。

④ 全身性应用阿片类对分娩结局的影响尚不明确，阿片类可能通过其他机制影响子宫平滑肌的收缩性[13]。

(3) 此类研究的外在效度令人质疑，因为大部分女性在分娩之前就已经决定了其将采用的镇痛方式，并不愿意接受随机安排。

(4) 存在其他控制难度较大的影响产程进展和结局的因素：① 引产术；② 人工破膜；③ 产次；④ 家庭经济状况；⑤ 产科医师医师的决策（如催产）。

(5) 选择偏倚

① 产程延长和手术分娩风险高的产妇更倾向选择椎管内分娩镇痛[8]。

② 强烈的分娩痛与手术分娩的风险增加相关。

a. 同样接受硬膜外持续低浓度丁哌卡因 / 芬太尼输注镇痛的产妇，应对暴发痛需要三次以上单次给药的剖宫产概率是需要较少单次给药的两倍多[14]。

b. 通过患者自控静脉镇痛技术，哌替啶每小时需要量为 50mg 甚至更多的产妇，其剖宫率是 14%；而哌替啶每小时需要量小于 50mg 的产妇，其剖宫产率仅是 1.4%[15]。

> **临床要点**　虽然观察性研究指出椎管内分娩镇痛与剖宫产率增加及产程延长相关，但是此类观点尚缺乏有效的随机对照实验的验证。

三、第一产程的持续时间

1. 目前还没有一项随机对照实验将椎管内分娩镇痛对第一产程持续时间的影响作为主要研究结果去实施。

2. 将椎管内分娩镇痛对第一产程持续时间的影响作为次要结果的研究得出了相矛盾的结论。

(1) 分析在潜伏期行分娩镇痛对第一产程持续时间的影响的研究指出：早期椎管内分娩镇痛与早期全身性使用阿片类分娩镇痛的产妇在第一产程持续时间上相比，两者无统计学差异或者前者更短[12, 16, 17]。

(2) 系统评价提示随机接受硬膜外分娩镇痛与全身性使用阿片类镇痛的产妇，两者在第一产程持续时间上无统计学差异或者前者更长（约 30min）[18, 19]。

(3) 椎管内麻醉技术的影响

① 腰麻 – 硬膜外联合镇痛（CSE）与单纯硬膜外镇痛比较：随机对照实验表明两者在第一产程持续时间上无统计学差异或者前者更短[20, 21]。

② 局麻药的选择：通过患者自控硬膜外镇痛技术（PCEA），产妇随机接受 0.08% 丁哌卡因 / 芬太尼 2μg/ml 和 0.08% 罗哌卡因 / 芬太尼 2μg/ml，两组产妇在宫颈扩张速率和第一产程持续时间上无统计学差异[22]。

③ 分娩镇痛的维持

a. 持续输注对比患者自控硬膜外镇痛：2002 年的一篇纳入 9 项研究的 Meta 分析发现，随机接受硬膜外持续输注镇痛与患者自控硬膜外镇痛的产妇在第一产程持续时间上无统计学差异[23]。

b. 持续输注对比程序化间歇给药（编程的输注泵按规律单次给药）：2013 年的一篇纳入 8 项研究的 Meta 分析指出，随机接受硬膜外程序化间歇给药和持续硬膜外泵注给药（无论是否增加患者自控镇痛技术），在第一产程持续时间上两者无统计学差异[24]。

④ 局麻药浓度：2013 年的一篇纳入 11 项研究的 Meta 分析发现，硬膜外接受低浓度局麻药（≤ 0.1% 丁哌卡因或者≤ 0.17% 罗哌卡因）与硬膜外接受更高浓度局麻药的产妇，两者在第一产程持续时间上无统计学差异[25]。

(4) 评估本身存在的难点：这些研究结果的差异可能是由于实验设计的差异、椎管内镇痛的技术和用药不同，以及其他可影响宫缩的复杂因素的存在造成的。

① 产程的评估：记录产程开始和结束的时间。

a. 不同的研究对第一产程开始时间的定义不同，这样的定义贯穿研究的始末。

b. 第一产程结束的时间明确定义为宫口开全的时间，而宫口是否开全只能通过人为的宫颈检查。不同的研究对宫颈检查的频率和要求也不同，从而导致确定宫口开全时间的研究内变异。

c. 相比较全身性应用阿片类镇痛，有效的椎管内分娩镇痛可推迟产妇感到直肠坠胀感的时间（直肠坠胀感往往是宫颈开全的前兆），从而使产妇在较晚的时间发现宫颈开全，从而人为延长了第一产程。

② 局麻药对子宫张力和收缩性的直接影响

a. 人体子宫平滑肌的离体实验发现：当暴露在高浓度局麻药环境里，子宫平滑肌的张力增加而收缩速度和收缩力降低[26]。

b. 人体子宫平滑肌的离体实验发现：暴露在正常临床使用的局麻药浓度里，子宫平滑肌的张力和收缩性不受影响[27]。

③ 对血浆儿茶酚按水平的影响

a. 椎管内分娩镇痛的启动与母体血浆内肾上腺素水平迅速降低有关，这有可能是子宫活动增强的机制，而不是由 β 肾上腺素受体活性降低所导致[10]。

b. 有研究指出：接受 CSE 镇痛的产妇较之接受传统硬膜外镇痛的产妇，子宫收缩过频的发生率增加[28, 29]。而此类研究存在两处明显的局限性：i 没有测量血浆肾上腺素水平或评估其与子宫收缩过频的相关性；ii 第一产程持续时间并没有作为一项实验结果来评估，无法确定其是否增加了子宫收缩性从而影响产程进展。子宫收缩过频与异常胎心率或者新生儿不良结局无相关性[30]。

c. 其他研究表明硬膜外使用加入稀释的肾上腺素（1.25 ～ 5µg/ml）的局麻药并不影响产程进展[31, 32]。

④ 对催产素浓度的影响

a. 单次液体输注（fluid boluses）：单次输注 1L 晶体液（不是 0.5L 或者单独使用维持液体）可以降低子宫收缩性，可能与抗利尿激素和缩宫素的分泌释放减少有关，这两种激素均由垂体后叶释放[33]。

b. Rahm 等[34] 的研究指出接受硬膜外注射丁哌卡因复合舒芬太尼镇痛的产妇较无硬膜外分娩镇痛的产妇，前者镇痛实施 60min 后血浆催产素水平降低。

⑤ 基因多态性

a. 最新的研究表明 β_2 肾上腺素能受体（$ADRB_2$）、儿茶酚 –O– 甲基转移酶和催产素受体（OXTR）的基因多态性可能会影响产程进展[35, 36]。

b. 阐明这些基因多态性之间的相互作用及其对椎管内分娩镇痛和产程进展的影响仍需进一步的研究。

(5) 椎管内分娩镇痛对第一产程持续时间的影响的证据总结

216 第三篇　分　娩

① 目前可获得的研究结果表明椎管内分娩镇痛对第一产程持续时间的影响存在差异：部分产妇表现为延长，部分产妇表现为缩短。

② 这些相矛盾的结果可能是由于可影响子宫收缩性和第一产程时间的因素所导致的，包括分娩的管理、椎管内分娩镇痛的技术手段和药物的不同。

> **临床要点**　关于椎管内分娩镇痛对第一产程持续时间的影响的研究结果存在差异，椎管内分娩镇痛的技术不同、实验设计的差异及产科管理的不同可能是其主要原因。

四、第二产程的持续时间

1. 有效的椎管内镇痛可延长第二产程

(1) 随机对照实验的 Meta 分析指出：接受椎管内分娩镇痛的产妇与接受全身性应用阿片类镇痛的产妇相比较，前者第二产程延长的中位数时间为 15 ～ 20min[18, 19]。

(2) 最近的数据表明由 Friedman 在 20 世纪 50 年代绘制的分娩曲线已经不能反映目前的分娩模式[37]。

① 现代产科分娩模式的改变受多种因素影响

a. 产妇的高龄趋势和体重趋于肥胖，而年龄和体重是影响产程进展的两个主要因素[38]。

b. 手术阴道分娩率的降低，可能会增加剖宫产率[38]。

c. 椎管内分娩镇痛的应用更普及[2, 3, 38]。

② Zhang 等[37] 对来自安全分娩协会（一项纳入 62 000 多名产妇的多中心研究）的数据进行二次分析发现下列现象。

a. 宫口由 4cm 扩张到 6cm 的时间相比于 Friedman 分娩曲线所描述的时间更长。

b. 宫口扩张到 6cm 之前，初产妇与经产妇的产程进展相当；而宫口扩张到 6cm 以后，经产妇的产程进展要远快于初产妇。这就表明分娩由潜伏期过渡到活跃期应该发生在宫口扩张至 6cm 的时刻，而不是以前认为的 4cm。

c. 接受椎管内分娩镇痛的初产妇较未接受者，其第二产程的第 95 百分位时间分别为 3.6h 和 2.8h。

③ Cheng 等[39] 在一项回顾性队列研究中发现：接受硬膜外镇痛的产妇，其第二产程的第 95 百分位时间可被延长 2 个多小时。

(3) 美国妇产科医师学会（ACOG）基于产次和分娩镇痛的有无，对第二产程延长有着明确的定义。但是，对于第二产程停滞的定义已经提出了新的标准，这些标准与最新的数据相一致（表 12-2）。

(4) 第二产程延长对母体和新生儿的影响。

① Rouse 等[40] 对一项纳入初产妇的多中心研究进行二次数据分析发现：第二产程延长（≥ 3h）与下列因素有关。

a. 自然阴道分娩率的下降和器械助产分娩率的升高。

b. 绒毛膜羊膜炎、子宫收缩乏力、3 ～ 4 度会阴裂伤的风险升高。

表 12-2 第二产程停滞的定义

	美国妇产科医师协会 [a]		2012 研讨会（workshop）[b]	
	初产妇	经产妇	初产妇	经产妇
无椎管内分娩镇痛	无进展 > 2h	无进展 > 1h	无进展 > 3h	无进展 > 2h
有椎管内分娩镇痛	无进展 > 3h	无进展 > 2h	无进展 > 4h	无进展 > 3h

a. 引自 American College of Obstetrics and Gynecology Committee on Practice Bulletins-Obstetrics. ACOG Practice Bulletin Number 49, December 2003: dystocia and augmentation of labor. *Obstet Gynecol*. 2003;102:1445-1454.

b. 引自 Spong CY, Berghella V, Wenstrom KD, et al. Preventing the first cesarean delivery: summary of a joint Eunice Kennedy Shriver National Institute of Child Health and Human Development, Society for Maternal-Fetal Medicine, and American College of Obstetricians and Gynecologists Workshop. *Obstet Gynecol*. 2012;120:1181-1193.

c. 新生儿不良结局的风险无增加（分娩模式调整以后）。

② Laughon 等 [41] 主持了一项多中心回顾性队列研究，超过 100 000 名初经产妇被纳入其中。按照 ACOG 指南的定义，作者认为第二产程延长和以下因素有关。

a. 自然阴道分娩率的降低和手术阴道分娩率的增加。

b. 绒毛膜羊膜炎、3 ～ 4 度会阴裂伤的风险升高。

c. 硬膜外镇痛的初产妇发生新生儿窒息的风险增加（绝对发生率 0.3%）。

d. 无椎管内分娩镇痛的产妇围生期死亡率增加 6 倍。

e. 不考虑产次，椎管内分娩镇痛并不增加新生儿缺氧缺血性脑病发生的风险。

③ 第二产程延长对母婴结局的影响的证据汇总

a. 目前还不明确椎管内分娩镇痛除了导致的第二产程延长外，是否还会产生其他不良后果（例如：绒毛膜羊膜炎、外阴撕裂伤），或这些不良后果与第二产程延长无直接关系。

b. 干预手段的介入（器械助产或手术）不应该单单依靠第二产程的长短来决定，更应关注的是产程是否进展，母胎状况是否良好 [42]。通过延长第二产程，更多的产妇可以完成阴道分娩，从而降低剖宫产率。

2. 即刻增加腹压与延迟增加腹压

(1) 即刻增加腹压与延迟增加腹压对第二产程、分娩方式及母婴结局的影响是有争议的。

① 一项研究硬膜外镇痛的产妇早期增加腹压与延迟增加腹压的随机多中心对照实验表明：与即刻增加腹压的产妇相比较，延迟增加腹压的产妇 [43]：a. 自然分娩率更高；b. 用力时间缩短；c. 产钳助产率降低；d. 第二产程持续时间更长。

② Tuuli 等 [44] 主持了一项纳入来自 9 个高质量和 3 个低质量随机对照研究的包含 3000 多名产妇的 Meta 分析。当只分析高质量研究时，作者发现延迟增加腹压：a. 不增加自然阴道分娩率；b. 不降低手术分娩率；c. 与第二产程延长有关，又可用力时间；d. 母婴结局定义的差异排除了 Meta 分析。

(2) 尽管延迟增加腹压没有明显的优势，但长时间的增加腹压可能会导致产妇体力耗尽，所以并不主张在胎位较高时即开始用力增加腹压。

临床要点 椎管内分娩镇痛可延长第二产程，但这种延长是否对母婴产生临床影响目前还不清楚。

五、器械助产术

1. 观察性数据表明椎管内分娩镇痛与器械助产率（胎头吸引或者产钳分娩）的增加有关。

2. 尽管很多实验已经将椎管内分娩镇痛对器械助产率的影响作为次要变量和结果进行研究，但并没有一项随机对照研究把它作为首要结果来进行评估[45-47]。

3. 以剖宫产率作为首要研究结果，比较椎管内镇痛与全身性应用阿片类镇痛的大多数随机对照研究及其系统评价的结果指出：有效的椎管内分娩镇痛与器械助产的风险增加存在相关性[18, 19, 46, 47]。

(1) Sharma 等[19] 在一项纳入 2700 多名患者的单中心研究的个体病例 Meta 分析中得出调整后的 OR 为 1.86（95%CI 1.43 ～ 2.40）。

(2) 一项纳入 23 项研究的 Meta 分析计算出随机接受椎管内镇痛和全身性阿片类镇痛的产妇，需要器械助产的风险比（RR）为 1.42（95%CI 1.28 ～ 1.57）[18]。

(3) 一篇纳入五项比较早期实施椎管内分娩镇痛（宫口扩张 ≤ 3cm）与中晚期实施椎管内分娩镇痛（> 3cm）的随机对照实验的系统评价指出，早期接受椎管内镇痛并不增加产妇器械助产率（RR 0.94；0.95%CI 0.7 ～ 1.02）[48]。

4. 使用有影响的研究（impact study），也就是前 – 后对照研究，来评估某一特殊干预手段（如椎管内分娩镇痛）实施前后的患者某一结局的发生率。

与比较椎管内镇痛和全身性应用阿片类镇痛的随机对照实验相比，大多数后效研究的结果指出对照组与研究组的器械助产率无统计学差异。

① Impey 等[49] 发现：国立都柏林妇产科医院在过去的 7 年间，硬膜外镇痛率增加了 5 倍，而器械助产率却没有增加。

② 在特里普勒陆军医疗中心，Yancey 等[50] 发现即使在过去一年中，硬膜外镇痛率由 1% 升至 80%，器械助产率却无明显改变（11.1% vs 11.9%）。

③ 一篇包含 7 项后效研究，纳入 28 000 多名产妇的系统回顾发现椎管内镇痛与全身性应用阿片类镇痛的产妇在器械助产率方面无统计学差异（平均变化值为 0.76%；95%CI –1.2 ～ 2.8）[51]。

5. 这些相矛盾的结果强调了多种混杂因素对关于椎管内分娩镇痛对器械助产率的影响的数据判读的潜在影响。关于这些混杂因素对第二产程的影响，现在还知之甚少，在多数研究中也很难控制，主要包括以下因素。

(1) 椎管内分娩镇痛诱导的运动阻滞。

(2) 产妇的分娩痛及鼓励去忍受这种疼痛。

(3) 胎儿状态与胎位。

(4) 第二产程延长的定义和器械助产的适应证。

> **临床要点**　对于椎管内镇痛是否增加器械助产的风险，随机对照研究和观察性研究及后效研究的结论不一致。椎管内镇痛与影响第二产程的因素之间的作用也不是很清楚。

6. 椎管内分娩镇痛的强度可以显著影响第二产程的结局。

(1) 子宫和产道的深度感觉阻滞可降低产妇屏气用力与子宫收缩之间的协调性。

(2) 大剂量或高浓度的硬膜外局麻药可引起运动阻滞从而导致以下情况

① 腹壁肌肉群的松弛从而降低产妇屏气用力的效力。

② 盆底肌肉群的松弛可干扰胎儿下降过程中的旋转。

(3) 产科医师更倾向于对第二产程镇痛有效的产妇实施器械助产。

(4) 特殊的椎管内镇痛技术所使用局麻药的浓度和硬膜外镇痛的维持方法都可以影响椎管内镇痛的强度，进而影响器械助产的风险。

① 关于椎管内镇痛技术对器械助产风险的影响，随机对照实验和系统评价所得出的结论各不相同。

a. Collis 等[52] 发现，随机接受 "低剂量" 腰硬联合麻醉镇痛（鞘内注射丁哌卡因 / 芬太尼，随后硬膜外间歇单次给予 0.1% 丁哌卡因 / 芬太尼 2μg/ml）和传统 "高剂量" 硬膜外镇痛（0.25% 丁哌卡因）的产妇，两者在器械助产率方面无统计学差异。

b. 相反的，COMET（Comparative Obstetric Mobile Epidural Trial）的研究结果显示，低剂量的硬膜外或者腰硬联合镇痛（0.1% 丁哌卡因 / 芬太尼 2μg/ml）相较于高剂量硬膜外镇痛（0.25% 丁哌卡因），前者的器械助产率要低[47]。

c. 一篇 2012 年的 Meta 分析指出，低剂量硬膜外镇痛与腰硬联合麻醉镇痛相比，两者在器械助产率方面无统计学差异（RR 1.07；95%CI 0.88 ~ 1.03）；而高剂量硬膜外镇痛与腰硬联合麻醉镇痛相比，器械助产的风险升高（RR 0.81；95%CI 0.67 ~ 0.97）[53]。

② 多项研究指出低浓度丁哌卡因与低器械助产风险相关联

a. James 等[54] 发现随机接受硬膜外 0.1% 丁哌卡因 / 芬太尼 2μg/ml 镇痛的产妇与随机接受硬膜外 0.25% 丁哌卡因镇痛的产妇相比较，前者需要器械助产的概率更低（6% vs. 24%；$P=0.03$）。

b. 2013 年的一篇纳入 11 项研究（$n=1997$）的系统评价认为：相比使用高浓度局麻药镇痛的产妇，使用低浓度丁哌卡因（≤ 0.1%）或者低浓度罗哌卡因（≤ 0.17%）镇痛的产妇需要器械助产的风险更低（OR 0.70；95%CI 0.56 ~ 0.86）。

③ 一般来说，相比于使用硬膜外持续输注的方式来维持分娩镇痛，应用间歇单次给药的维持方式对于丁哌卡因的需求量更低，同时，运动阻滞的程度也更轻。但是，运动阻滞与器械助产之间的关系却不明了。

a. Capogan 等[55] 将产妇随机分为两组，一组接受程序化硬膜外间歇给药，另一组接受持续硬膜外输注给药，使用患者自控硬膜外镇痛技术应对暴发痛。他们发现：接受硬膜外持续输注的这组产妇器械助产率明显高于另一组（7% vs. 20%，$P=0.03$），运动阻滞的发生率亦高于另一组（2.7% vs. 37%，$P < 0.001$）。

b. 但是，COMET 的研究结果却指出：即使腰硬联合麻醉镇痛所需的丁哌卡因的总量远低于硬膜外镇痛，腰硬联合麻醉镇痛（硬膜外间歇给药维持）与低剂量硬膜外镇痛（持续输注维持）两者之间在器械助产率方面却无统计学差异[47]。

c. 此外，一篇纳入 8 项研究（*n*=652）的系统评价比较了程序化间歇硬膜外给药和持续硬膜外输注技术，这两种不同的镇痛维持方式在器械助产风险方面并无统计学差异（OR 0.59；95%CI 0.35 ～ 1.00）[24]。

7. 胎位不正

(1) 运动阻滞可能会增加胎位顶点的旋转错位的风险（malrotation of the vertex fetal position）。但是，硬膜外镇痛与胎位不正之间的关系却具有争议性。

① Lieberman 等[56] 在一项前瞻性的队列研究中发现，通过连续 B 超监视，接受硬膜外镇痛的产妇在分娩过程中发生胎儿枕位的概率更高（13% vs. 3%，$P < 0.002$），但这并不增加器械助产的风险。

② 一篇纳入 4 项研究（*n*=673）的系统分析也发现，接受硬膜外镇痛的产妇相较于不接受硬膜外镇痛的产妇，两者在胎位不正的发生率方面并无统计学差异（RR 1.40；95%CI 0.98 ～ 1.99）[18]。

(2) 对于这些结果的解释需注意在很多研究中都存在的较难控制的混杂因素

① 枕后位的产妇由于严重的腰背痛，她们更易要求椎管内镇痛。

② 更严重的分娩痛，以及随之而来的暴发痛可能导致椎管内镇痛的补救药量的增加，从而使产妇发生运动阻滞。但是，并不清楚是运动阻滞导致了胎位不正，还是胎位不正引起的疼痛加剧导致局麻药药量的增加。

8. 产妇的会阴裂伤

(1) 手术阴道分娩可能会增加产妇会阴裂伤的风险（如 3 ～ 4 度阴道裂伤）。

(2) 如果有效的硬膜外镇痛可延长第二产程持续时间，并且增加手术阴道分娩的风险，那么硬膜外镇痛应该会对产妇会阴裂伤的发生率产生影响。尽管很多分析硬膜外镇痛对产科相关性肛门括约肌损伤的影响的研究结果并不一致，但大多数基于人群的研究表明硬膜外镇痛与产妇会阴裂伤并无关系，甚至有助于保护产妇免于会阴裂伤[57, 58]。

一项基于人群的大型研究（*n*=214 256）表明：与未接受椎管内镇痛的产妇相比较，接受硬膜外镇痛可降低产妇的产科相关性肛门括约肌损伤的风险（调整 OR 0.84；95%CI 0.81 ～ 0.88）[59]。

9. 总结

(1) 整体上说，有效的椎管内镇痛可导致第二产程中器械助产的风险增加。

(2) 椎管内镇痛的影响并不是一成不变的；不同的麻醉技术可能导致不同的结果。第二产程中使用的局麻药的剂量 / 浓度的差异，以及镇痛维持方法不同，可对椎管内镇痛的深度产生不同的影响，从而对分娩方式产生影响。

(3) 硬膜外使用低浓度的局麻药可降低器械助产率。

(4) 椎管内镇痛对胎位不正的影响尚不清楚，很可能取决于对产妇运动阻滞的程度。

(5) 尽管硬膜外镇痛可能增加器械助产的风险，但大多数基于人群的研究表明，硬膜外镇痛与产妇会阴裂伤并无关系，甚至有助于保护产妇免于会阴裂伤。

临床要点　硬膜外使用低浓度的局麻药可降低器械助产率。这可能是由于低浓度局麻药降低了产妇运动阻滞的程度及发生胎位不正的风险。

六、剖宫产术

1. 观察性研究一致认为椎管内分娩镇痛与剖宫产风险增加之间存在联系，但是更加科学严谨的研究指出这两者之间未必是因果关系。

2. 后效研究表明硬膜外镇痛率增加并不会导致剖宫产率的增加。

(1) Impey 等[49] 比较了都柏林国家妇产科医院在 1987 年、1992 年和 1994 年的前 1000 位初产、足月、自然分娩的产妇的产科结局。在这三个时间段，硬膜外镇痛率逐步增加（1987 年 10%，1992 年 45%，1994 年 57%），但剖宫产率并没有变化（1987 年 4%，1992 年 5%，1994 年 4%；$P=NS$）。

(2) Yancey 等[50] 发现：尽管在 1993 年这一年间，Tripler 陆军医院的硬膜外镇痛率从 1% 增加到了 80%，但剖宫产率却没有变化（之前的 14.4% 对比引入椎管内镇痛后的 12.1%；调整相对危险度 0.8；95%CI 0.6 ～ 1.2）。

(3) 在一篇纳入 9 项后效研究（$n=37\ 753$）的系统分析中，Segal 等[51] 发现在一定时期内硬膜外镇痛率的增加并不会导致剖宫产率的增加。

3. 多项随机对照研究及 Meta 分析指出椎管内分娩镇痛与全身性应用阿片类镇痛相比，并不会导致剖宫产率增加。

(1) 位于达拉斯的帕克兰医院进行了 4 项随机对照试验和 1 项个体病例 Meta 分析，用来比较椎管内镇痛与全身性应用阿片类镇痛。

① 帕克兰医院具有独特的组织结构，这使其可以消除一些在相似研究中存在的混杂因素，例如，患者及产科医师的变异性及分娩管理的差异。

② 4 项随机对照研究中的 3 项指出接受椎管内分娩镇痛（硬膜外或者腰硬联合）的产妇与全身性应用哌替啶镇痛的产妇，两者在剖宫产率方面无统计学差异[45, 46, 60]。

a. 对于发现剖宫产率有差异的这项研究（9% 硬膜外组对比 3.9% 哌替啶组），其交叉率高，并且其数据的分析也并不严谨（没有使用意向 - 治疗分析）[61]。

b. 在数据二次分析中应用意向 - 治疗分析后，发现两组的剖宫产率均为 6%[62]。

③ 一项大型的个体病例 Meta 分析（$n=4465$）发现：与全身性应用阿片类镇痛相比，硬膜外镇痛剖宫产的比值比为 1.04（95%CI 0.81 ～ 1.34）[19]。

(2) 一篇纳入 27 项研究（尽管纳入的研究存在一些变量的差异，例如：椎管内镇痛的类型和镇痛深度，全身性药物镇痛实施路径、胎次、交叉率和分娩管理等）（$n=8417$）的 Meta 分析指出硬膜外镇痛与非硬膜外镇痛两者在剖宫产率方面无统计学差异（RR 1.10；95%CI 0.97 ～ 1.25）[18]。

4. 椎管内镇痛模式与镇痛深度的影响

(1) 椎管内镇痛的启动：2012 年的一篇包含 6 项研究（$n=1015$）的 Meta 分析指出腰硬联合镇痛与硬膜外镇痛相比，两者剖宫产风险并无统计学差别（RR 1.06；95%CI 0.85 ～ 1.32）[53]。

(2) 椎管内镇痛的维持：2013 年的一篇纳入 8 项研究（$n=652$）的 Meta 分析指出，持续硬膜外输注与程序化间歇硬膜外给药相比，两者在剖宫产风险方面无差异（OR 0.87；95%CI 0.56 ～ 1.35）[24]。

(3) 椎管内镇痛深度

① COMET 研究的结果表明：随机接受以下三种镇痛方式的产妇，在剖宫产率方面并无统计学差异[47]：a. 低剂量腰硬联合镇痛——鞘内注射 0.25% 丁哌卡因 / 芬太尼 25μg，随后硬膜外间歇给予 0.1% 丁哌卡因 / 芬太尼 2μg/ml；b. 低剂量硬膜外镇痛——硬膜外间歇给予 0.1% 丁哌卡因 / 芬太尼 2μg/ml；c. 高剂量硬膜外镇痛——硬膜外间歇给予 0.25% 丁哌卡因。

② 2013 年的一篇纳入 11 项研究（包括 COMET 研究）病例数超过 1900 名产妇的 Meta 分析也认为 ≤ 0.1% 丁哌卡因或者 ≤ 0.17% 罗哌卡因的硬膜外镇痛，与更高浓度的丁哌卡因或罗哌卡因硬膜外镇痛相比，剖宫产率并没有增加（OR 1.05；95%CI 0.82 ～ 1.33）[25]。

> **临床要点** 随机对照实验和后效研究已经表明：有效的椎管内镇痛并不增加剖宫产的风险。剖宫产的风险与椎管内镇痛的启动与维持所采用麻醉技术亦无关联。

5. 椎管内镇痛启动的时机

(1) 观察性数据提示：分娩早期（宫颈口扩张 < 4 ～ 5cm）实施椎管内镇痛与剖宫产之间存在关联[63]。

(2) 随机对照研究和 Meta 分析认为产妇早期或晚期接受椎管内镇痛对剖产率无影响。

(3)Wong 等[12]和 Ohel 等[16]的研究表明产妇在分娩早期（宫颈口扩张中位数 2cm）随机接受椎管内镇痛或全身性应用阿片类，在剖宫产率方面无统计学差别。这两项研究所使用的椎管内镇痛技术不同（腰硬联合麻醉[12]对比硬膜外麻醉[16]），缩宫素的使用情况也不同（94% vs. 29%）。

① Wang 等[17]主持了一项跨时 5 年的随机对照研究，纳入病例数超过 12 000。他们把产妇随机分为两组，一组在潜伏期接受硬膜外镇痛，另一组在活跃期接受硬膜外镇痛，结果显示潜伏期组的剖宫产率并没有比活跃期组增加（23.2% vs. 22.8%，P=0.51）。

② 在一篇纳入 5 项研究（n=14 836）的 Meta 分析中，Wassen 等[48]发现产妇在宫颈口扩张 < 4cm 时启动椎管内镇痛与在宫口扩张 ≥ 4cm 时启动椎管内镇痛，两者的剖产率无统计学差异（RR 1.02；95%CI 0.96 ～ 1.08）。

(4) 最新的 ACOG 的建议指南也指出椎管内分娩镇痛启动的时机并不会影响剖宫产的风险[64]。

> **临床要点** 椎管内镇痛开始时机并不会对剖宫产的风险产生影响。

七、缩宫素与离床活动对分娩的影响

1. 缩宫素

(1) 一项比较椎管内镇痛和全身性应用阿片类镇痛对分娩结局的影响的随机对照研究表明：接受椎管内镇痛的产妇会更多地使用缩宫素增强。

① Sharma 等[19]通过个体病例 Meta 分析发现：即使在研究的 7 年间，硬膜外所使用的丁哌卡因由 0.125% 降到了 0.0625%，与哌替啶镇痛组的产妇相比，椎管内镇痛组仍然有更多的产妇需要使用缩宫素

（48% vs. 40%，*P* < 0.001）。

② 一篇纳入 13 项随机研究的系统评价也认为：接受椎管内镇痛的产妇相较于全身性应用阿片类的产妇，使用缩宫素的风险更高（RR 1.19；95%CI 1.03 ～ 1.09）[18]。

③ 这些研究都没有采用盲法，因此，偏倚不能排除。

(2) 不同的椎管内镇痛技术（如腰硬联合镇痛相比硬膜外镇痛）对缩宫素的需求的影响没有统计学差异。一项纳入 883 例产妇比较随机接受腰硬联合麻醉镇痛和硬膜外镇痛的 Meta 分析的结果显示风险比为 0.95（95%CI 0.84 ～ 1.09）[53]。

(3) 在比较分娩早期和晚期启动椎管内分娩镇痛的随机对照研究中已经使用了不同速率的缩宫素，并没有发现在分娩早期启动椎管内镇痛会对产科结局带来什么不良后果。

① Wong 等[12] 发现：即使两组的缩宫素的使用率都达到了 94%，分娩早期腰硬联合麻醉镇痛组缩宫素使用的最大速率更低，同时产程时间的中位数也更短。

② Ohel 等[16] 不仅报道了在早期硬膜外镇痛组 29% 的缩宫素使用率，同时也指出硬膜外镇痛组的产程时间也缩短。

③ 这些结果表明：缩宫素的使用并不是影响分娩结局的一个因素。

2. 离床活动

(1) 未接受分娩镇痛的产妇在分娩过程中采用床边行走和直立性体位的方式可对分娩结局带来潜在的益处。

① 一篇 2013 年的 Cochrane 系统评价指出：相较于仰卧位，第一产程采用床边行走和直立性体位与下列结果相关联[65]。

a. 第一产程缩短 1.37h（加权均数差 –1.36；95%CI –2.22 ～ –0.51）。

b. 剖宫产风险降低（RR 0.71；95%CI 0.54 ～ 0.94）。

② 2012 年的一篇比较在第二产程采用直立位或侧卧位与仰卧位或截石位的 Meta 分析指出[66]

a. 前者器械助产率降低（RR 0.78；95%CI 0.68 ～ 0.90）。

b. 两者第二产程长短无统计学差异。

(2) 但是，接受椎管内镇痛的产妇采用床旁行走和直立性体位与采用侧卧位、仰卧位或截石位相比，在产程持续时间和分娩方面并无统计学差异[65, 67]。

> **临床要点**　产妇接受椎管内镇痛会增加缩宫素的使用，但不同的椎管内镇痛技术对缩宫素的需求的影响没有差异。

八、椎管内分娩镇痛对产妇发热率的影响

1. 尽管有很多原因可导致产时发热，但是相较于选择全身性镇痛或无分娩镇痛的产妇，接受椎管内镇痛的产妇更容易发生体温升高和明显发热[68]。目前还不能解释为什么有的产妇会发热，大部分却

没有 [69-71]。

2. 硬膜外相关的发热主要病因学可能是产妇的无感染性炎症，但硬膜外操作如何诱导炎症的机制尚不清楚。炎症标志物，如白介素 -6 在椎管内镇痛后发热的产妇中更易升高 [72, 73]，中性粒细胞胎盘渗透也增加 [74]。但是，抗生素的使用并不能减少中性粒细胞性炎症或降低发热率 [75]。

3. 尽管硬膜外相关性发热可增强产妇交感活性，增加氧耗，但这些变化都可被很好地耐受。抗生素的使用率会增加 [76]，发热的出现可能会使产科管理手段发生变化 [62]。

4. 尽管新生儿败血症的风险没有增加 [62]，但是新生儿败血症的评估频率却可能增加 [77]。比较硬膜外镇痛与非硬膜外镇痛的随机试验一致认为两者短期内新生儿结局无统计学差异 [18]，但是产妇体温过高与短期内新生儿不良结局的风险增加有关 [78]。在无母体感染的情况下未对长期新生儿影响进行评估 [68]。

5. 还需进一步的研究来明确硬膜外镇痛、产妇发热、炎症和新生儿结局这几者之间的确切联系。同时，当产妇出现发热，直接降低母体体温，若存在感染应积极处理。

临床要点　硬膜外镇痛增加非感染性产妇发热率。

九、椎管内分娩镇痛对母乳喂养成功率的影响

1. 有人假设椎管内分娩镇痛与母乳喂养成功率的下降相关。提出的机制如下。

(1) 椎管内亲脂性的阿片类穿过新生儿的血 - 脑屏障，抑制新生儿摄食行为 [79]。

(2) 椎管内镇痛可降低产妇体内的急性应激水平，从而影响子宫的神经组织学行为，降低新生儿在产后期对神经行为（包括母乳喂养）的组织的迫切需求 [64]。

2. 关于椎管内镇痛对母乳喂养成功率的影响的研究，结果是相矛盾的。造成这些结果的原因主要是由于实验设计的缺陷，包括缺少对可影响母乳喂养结局的因素的对照。

(1) 实验设计的局限性如下。

① 未对母乳喂养评分系统进行标准化。

② 研究内部和研究之间，存在剂量和阿片类及局麻药的种类的变异。

③ 不同的机构之间有不同的母乳喂养支持计划。

④ 缺少随机。

⑤ 未成功进行体重指数的对照，因为肥胖的产妇母乳喂养失败的概率更大。

⑥ 未成功进行缩宫素的对照。

(2) Wieczorek 等 [80] 在成功母乳喂养＞ 6 周的女性中间进行了一项前瞻性观察队列研究，发现硬膜外芬太尼的剂量与产后 6 周的母乳喂养率无相关性。但是，由于作者报道的母乳喂养成功率过高（92% vs. 98%），研究结果说服力不足。

(3) Beilin 等 [81] 在曾经成功完成母乳喂养的产妇中间进行了一项双盲研究：受试对象随机接受硬

膜外丁哌卡因复合不同剂量的芬太尼镇痛：无芬太尼、中间剂量芬太尼（1 ～ 150μg）和高剂量芬太尼（> 150μg）。作者发现：① 产后 24h 哺乳困难的发生率，三组之间无统计学差异。但是，此研究的严谨性似乎不足以发现差异。② 根据产妇实际使用的芬太尼剂量（而不是根据分组规定）进行数据再分析后发现：相较于使用中间剂量芬太尼或未使用芬太尼的产妇，使用高剂量（> 150μg）芬太尼的产妇产后 24h 母乳喂养的难度更大。③ 产后 6 周，根据分组规定使用或实际使用> 150μg 芬太尼的产妇，相较于其他两组，停止母乳喂养的可能性更大。

3. 这些相矛盾的结果说明：① 母乳喂养是一个复杂的过程，其成功率受社会、文化及医疗等多种因素的影响。② 还需要更多的随机对照实验去研究已知的可影响母乳喂养成功率的因素，以得出基于临床证据的建议。

> **临床要点**　椎管内镇痛对母乳喂养的影响仍不明确。

十、总结

1. 椎管内镇痛对分娩结局可产生积极和消极的影响。

2. 没有一种药物或技术能够处理所有的产妇在任何情况下的分娩痛。麻醉医师应该因人制宜，从而为产妇提供安全有效的分娩镇痛。

参 考 文 献

[1] Jones L, Othman M, Dowswell T, et al. Pain management for women in labour: an overview of systematic reviews. *Cochrane Database Syst Rev*. 2012;(3):CD009234.

[2] Bucklin BA, Hawkins JL, Anderson JR, et al. Obstetric anesthesia workforce survey: twenty-year update. *Anesthesiology*. 2005;103:645–653.

[3] Osterman MJ, Martin JA. Epidural and spinal anesthesia use during labor: 27-state reporting area, 2008. *Natl Vital Stat Rep*. 2011;59:1–16.

[4] Philip J, Alexander JM, Sharma SK, et al. Epidural analgesia during labor and maternal fever. *Anesthesiology*. 1999; 90:1271–1275.

[5] Paech MJ. The King Edward Memorial Hospital 1,000 mother survey of methods of pain relief in labour. *Anaesth Intensive Care*. 1991;19:393–399.

[6] Capogna G, Camorcia M, Stirparo S. Expectant fathers' experience during labor with or without epidural analgesia.

Int J Obstet Anesth. 2007;16:110–115.

[7] Levinson G, Shnider SM, DeLorimier AA, et al. Effects of maternal hyperventilation on uterine blood flow and fetal oxygenation and acid-base status. *Anesthesiology*. 1974;40:340–347.

[8] Noble AD, Craft IL, Bootes JA, et al. Continuous lumbar epidural analgesia using bupivicaine: a study of the fetus and newborn child. *J Obstet Gynaecol Br Commonw*. 1971;78:559–563.

[9] Peabody JL. Transcutaneous oxygen measurement to evaluate drug effects. *Clin Perinatol*. 1979;6:109–121.

[10] Shnider SM, Abboud TK, Artal R, et al. Maternal catecholamines decrease during labor after lumbar epidural anesthesia. *Am J Obstet Gynecol*. 1983;147:13–15.

[11] Smith CV, Rayburn WF, Allen KV, et al. Influence of intravenous fentanyl on fetal biophysical parameters during labor. *J Matern Fetal Med*. 1996;5:89–92.

[12] Wong CA, Scavone BM, Peaceman AM, et al. The risk of cesarean delivery with neuraxial analgesia given early versus late in labor. *N Engl J Med.* 2005;352:655–665.

[13] Yoo KY, Lee J, Kim HS, et al. The effects of opioids on isolated human pregnant uterine muscles. *Anesth Analg.* 2001;92:1006–1009.

[14] Hess PE, Pratt SD, Soni AK, et al. An association between severe labor pain and cesarean delivery. *Anesth Analg.* 2000;90:881–886.

[15] Alexander JM, Sharma SK, McIntire DD, et al. Intensity of labor pain and cesarean delivery. *Anesth Analg.* 2001;92:1524–1528.

[16] Ohel G, Gonen R, Vaida S, et al. Early versus late initiation of epidural analgesia in labor: does it increase the risk of cesarean section? A randomized trial. *Am J Obstet Gynecol.* 2006;194:600–605.

[17] Wang F, Shen X, Guo X, et al. Epidural analgesia in the latent phase of labor and the risk of cesarean delivery: a five-year randomized controlled trial. *Anesthesiology.* 2009;111:871–880.

[18] Anim-Somuah M, Smyth RM, Jones L. Epidural versus non-epidural or no analgesia in labour. *Cochrane Database Syst Rev.* 2011;(12):CD000331.

[19] Sharma SK, McIntire DD, Wiley J, et al. Labor analgesia and cesarean delivery: an individual patient meta-analysis of nulliparous women. *Anesthesiology.* 2004;100:142–148.

[20] Gambling D, Berkowitz J, Farrell TR, et al. A randomized controlled comparison of epidural analgesia and combined spinal-epidural analgesia in a private practice setting: pain scores during first and second stages of labor and at delivery. *Anesth Analg.* 2013;116:636–643.

[21] Tsen LC, Thue B, Datta S, et al. Is combined spinal-epidural analgesia associated with more rapid cervical dilation in nulliparous patients when compared with conventional epidural analgesia? *Anesthesiology.* 1999;91:920–925.

[22] Campbell DC, Zwack RM, Crone LA, et al. Ambulatory labor epidural analgesia: bupivacaine versus ropivacaine. *Anesth Analg.* 2000;90:1384–1389.

[23] van der Vyver M, Halpern S, Joseph G. Patient-controlled epidural analgesia versus continuous infusion for labour analgesia: a meta-analysis. *Br J Anaesth.* 2002;89:459–465.

[24] George RB, Allen TK, Habib AS. Intermittent epidural bolus compared with continuous epidural infusions for labor analgesia: a systematic review and meta-analysis. *Anesth Analg.* 2013;116:133–144.

[25] Sultan P, Murphy C, Halpern S, et al. The effect of low concentrations versus high concentrations of local anesthetics for labour analgesia on obstetric and anesthetic outcomes: a meta-analysis. *Can J Anaesth.* 2013;60:840–854.

[26] McGaughey HS Jr, Corey EL, Eastwood D, et al. Effect of synthetic anesthetics on the spontaneous motility of human uterine muscle in vitro. *Obstet Gynecol.* 1962;19:233–240.

[27] Fanning RA, Campion DP, Collins CB, et al. A comparison of the inhibitory effects of bupivacaine and levobupivacaine on isolated human pregnant myometrium contractility. *Anesth Analg.* 2008;107:1303–1307.

[28] Abrão KC, Francisco RP, Miyadahira S, et al. Elevation of uterine basal tone and fetal heart rate abnormalities after labor analgesia: a randomized controlled trial. *Obstet Gynecol.* 2009;113:41–47.

[29] Van de Velde M, Teunkens A, Hanssens M, et al. Intrathecal sufentanil and fetal heart rate abnormalities: a double-blind, double placebo-controlled trial comparing two forms of combined spinal epidural analgesia with epidural analgesia in labor. *Anesth Analg.* 2004;98:1153–1159.

[30] Patel NP, El-Wahab N, Fernando R, et al. Fetal effects of combined spinal-epidural vs epidural labour analgesia: a prospective, randomised double-blind study. *Anaesthesia.* 2014;69:458–467.

[31] Abboud TK, David S, Nagappala S, et al. Maternal, fetal, and neonatal effects of lidocaine with and without epinephrine for epidural anesthesia in obstetrics. *Anesth Analg.* 1984;63:973–979.

[32] Craft JB Jr, Epstein BS, Coakley CS. Effect of lidocaine with epinephrine versus lidocaine (plain) on induced labor. *Anesth Analg.* 1972;51:243–246.

[33] Cheek TG, Samuels P, Miller F, et al. Normal saline i.v. fluid load decreases uterine activity in active labour. *Br J Anaesth.* 1996;77:632–635.

[34] Rahm VA, Hallgren A, Högberg H, et al. Plasma oxytocin levels in women during labor with or without epidural analgesia: a prospective study. *Acta Obstet Gynecol Scand.* 2002;81:1033–1039.

[35] Reitman E, Conell-Price J, Evansmith J, et al. β2-adrenergic receptor genotype and other variables that contribute to labor pain and progress. *Anesthesiology.* 2011;114:927–939.

[36] Terkawi AS, Jackson WM, Thiet MP, et al. Oxytocin and catechol-O-methyltransferase receptor genotype predict the length of the first stage of labor. *Am J Obstet Gynecol.* 2012;207:184.e1–184.e8.

[37] Zhang J, Landy HJ, Branch DW, et al. Contemporary patterns of spontaneous labor with normal neonatal outcomes. *Obstet Gynecol.* 2010;116:1281–1287.

[38] Laughon SK, Branch DW, Beaver J, et al. Changes in labor patterns over 50 years. *Am J Obstet Gynecol.* 2012;206:419.e1–419.e9.

[39] Cheng YW, Shaffer BL, Nicholson JM, et al. Second stage of labor and epidural use: a larger effect than previously suggested. *Obstet Gynecol*. 2014;123:527–535.

[40] Rouse DJ, Weiner SJ, Bloom SL, et al. Second-stage labor duration in nulliparous women: relationship to maternal and perinatal outcomes. *Am J Obstet Gynecol*. 2009;201: 357.e1–351.e7.

[41] Laughon SK, Berghella V, Reddy UM, et al. Neonatal and maternal outcomes with prolonged second stage of labor. *Obstet Gynecol*. 2014;124:57–67.

[42] American College of Obstetrics and Gynecology Committee on Practice Bulletins—Obstetrics. ACOG Practice Bulletin Number 49, December 2003: Dystocia and augmentation of labor. *Obstet Gynecol*. 2003;102: 1445–1454.

[43] Fraser WD, Marcoux S, Krauss I, et al. Multicenter, randomized, controlled trial of delayed pushing for nulliparous women in the second stage of labor with continuous epidural analgesia. The PEOPLE (Pushing Early or Pushing Late with Epidural) Study Group. *Am J Obstet Gynecol*. 2000;182:1165–1172.

[44] Tuuli MG, Frey HA, Odibo AO, et al. Immediate compared with delayed pushing in the second stage of labor: a systematic review and meta-analysis. *Obstet Gynecol*. 2012;120:660–668.

[45] Gambling DR, Sharma SK, Ramin SM, et al. A randomized study of combined spinal-epidural analgesia versus intravenous meperidine during labor: impact on cesarean delivery rate. *Anesthesiology*. 1998;89:1336–1344.

[46] Sharma SK, Alexander JM, Messick G, et al. Cesarean delivery: a randomized trial of epidural analgesia versus intravenous meperidine analgesia during labor in nulliparous women. *Anesthesiology*. 2002;96:546–551.

[47] Comparative Obstetric Mobile Epidural Trial Study Group UK. Effect of low-dose mobile versus traditional epidural techniques on mode of delivery: a randomised controlled trial. *Lancet*. 2001;358:19–23.

[48] Wassen MM, Zuijlen J, Roumen FJ, et al. Early versus late epidural analgesia and risk of instrumental delivery in nulliparous women: a systematic review. *BJOG*. 2011;118: 655–661.

[49] Impey L, MacQuillan K, Robson M. Epidural analgesia need not increase operative delivery rates. *Am J Obstet Gynecol*. 2000;182:358–363.

[50] Yancey MK, Pierce B, Schweitzer D, et al. Observations on labor epidural analgesia and operative delivery rates. *Am J Obstet Gynecol*. 1999;180:353–359.

[51] Segal S, Su M, Gilbert P. The effect of a rapid change in availability of epidural analgesia on the cesarean delivery rate: a meta-analysis. *Am J Obstet Gynecol*. 2000;183:

974–978.

[52] Collis RE, Davies DW, Aveling W. Randomised comparison of combined spinal-epidural and standard epidural analgesia in labour. *Lancet*. 1995;345:1413–1416.

[53] Simmons SW, Taghizadeh N, Dennis AT, et al. Combined spinal-epidural versus epidural analgesia in labour. *Cochrane Database Syst Rev*. 2012;(10):CD003401.

[54] James KS, McGrady E, Quasim I, et al. Comparison of epidural bolus administration of 0.25% bupivacaine and 0.1% bupivacaine with 0.0002% fentanyl for analgesia during labour. *Br J Anaesth*. 1998;81:507–510.

[55] Capogna G, Camorcia M, Stirparo S, et al. Programmed intermittent epidural bolus versus continuous epidural infusion for labor analgesia: the effects on maternal motor function and labor outcome. A randomized double-blind study in nulliparous women. *Anesth Analg*. 2011;113: 826–831.

[56] Lieberman E, Davidson K, Lee-Parritz A, et al. Changes in fetal position during labor and their association with epidural analgesia. *Obstet Gynecol*. 2005;105:974–982.

[57] Baghestan E, Irgens LM, Børdahl PE, et al. Trends in risk factors for obstetric anal sphincter injuries in Norway. *Obstet Gynecol*. 2010;116:25–34.

[58] Richter HE, Brumfield CG, Cliver SP, et al. Risk factors associated with anal sphincter tear: a comparison of primiparous patients, vaginal births after cesarean deliveries, and patients with previous vaginal delivery. *Am J Obstet Gynecol*. 2002;187:1194–1198.

[59] Jangö H, Langhoff-Roos J, Rosthøj S, et al. Modifiable risk factors of obstetric anal sphincter injury in primiparous women: a population-based cohort study. *Am J Obstet Gynecol*. 2014;210:59.e1–59.e6.

[60] Sharma SK, Sidawi JE, Ramin SM, et al. Cesarean delivery: a randomized trial of epidural versus patient-controlled meperidine analgesia during labor. *Anesthesiology*. 1997;87:487–494.

[61] Ramin SM, Gambling DR, Lucas MJ, et al. Randomized trial of epidural versus intravenous analgesia during labor. *Obstet Gynecol*. 1995;86:783–789.

[62] Lieberman E, Cohen A, Lang J, et al. Maternal intrapartum temperature elevation as a risk factor for cesarean delivery and assisted vaginal delivery. *Am J Public Health*. 1999;89:506–510.

[63] Thorp JA, Hu DH, Albin RM, et al. The effect of intrapartum epidural analgesia on nulliparous labor: a randomized, controlled, prospective trial. *Am J Obstet Gynecol*. 1993;169:851–858.

[64] Bell AF, White-Traut R, Medoff-Cooper B. Neonatal neurobehavioral organization after exposure to maternal epidural analgesia in labor. *J Obstet Gynecol Neonatal*

Nurs. 2010;39:178–190.

[65] Lawrence A, Lewis L, Hofmeyr GJ, et al. Maternal positions and mobility during first stage labour. *Cochrane Database Syst Rev.* 2013;(8):CD003934.

[66] Gupta JK, Hofmeyr GJ, Shehmar M. Position in the second stage of labour for women without epidural anaesthesia. *Cochrane Database Syst Rev.* 2012;(5): CD002006.

[67] Kemp E, Kingswood CJ, Kibuka M, et al. Position in the second stage of labour for women with epidural anaesthesia. *Cochrane Database Syst Rev.* 2013;(1):CD008070.

[68] Segal S. Labor epidural analgesia and maternal fever. *Anesth Analg.* 2010;111:1467–1475.

[69] Goetzl L, Rivers J, Zighelboim I, et al. Intrapartum epidural analgesia and maternal temperature regulation. *Obstet Gynecol.* 2007;109:687–690.

[70] Herbst A, Wølner-Hanssen P, Ingemarsson I. Risk factors for fever in labor. *Obstet Gynecol.* 1995;86:790–794.

[71] Soper DE, Mayhall CG, Dalton HP. Risk factors for intraamniotic infection: a prospective epidemiologic study. *Am J Obstet Gynecol.* 1989;161:562–566.

[72] Goetzl L, Evans T, Rivers J, et al. Elevated maternal and fetal serum interleukin-6 levels are associated with epidural fever. *Am J Obstet Gynecol.* 2002;187:834–838.

[73] Goetzl L, Zighelboim I, Badell M, et al. Maternal corticosteroids to prevent intrauterine exposure to hyperthermia and inflammation: a randomized, double-blind, placebo-controlled trial. *Am J Obstet Gynecol.*

2006;195:1031–1037.

[74] Riley LE, Celi AC, Onderdonk AB, et al. Association of epidural-related fever and noninfectious inflammation in term labor. *Obstet Gynecol.* 2011;117:588–595.

[75] Sharma SK, Rogers BB, Alexander JM, et al. A randomized trial of the effects of antibiotic prophylaxis on epidural-related fever in labor. *Anesth Analg.* 2014;118:604–610.

[76] Goetzl L, Cohen A, Frigoletto F Jr, et al. Maternal epidural analgesia and rates of maternal antibiotic treatment in a low-risk nulliparous population. *J Perinatol.* 2003;23: 457–461.

[77] Lieberman E, Lang JM, Frigoletto F Jr, et al. Epidural analgesia, intrapartum fever, and neonatal sepsis evaluation. *Pediatrics.* 1997;99:415–419.

[78] Greenwell EA, Wyshak G, Ringer SA, et al. Intrapartum temperature elevation, epidural use, and adverse outcome in term infants. *Pediatrics.* 2012;129:e447–e454.

[79] Loftus JR, Hill H, Cohen SE. Placental transfer and neonatal effects of epidural sufentanil and fentanyl administered with bupivacaine during labor. *Anesthesiology.* 1995;83:300–308.

[80] Wieczorek PM, Guest S, Balki M, et al. Breastfeeding success rate after vaginal delivery can be high despite the use of epidural fentanyl: an observational cohort study. *Int J Obstet Anesth.* 2010;19:273–277.

[81] Beilin Y, Bodian CA, Weiser J, et al. Effect of labor epidural analgesia with and without fentanyl on infant breast-feeding: a prospective, randomized, double-blind study. *Anesthesiology.* 2005;103:1211–1217.

第13章　剖宫产术的麻醉注意事项

Anesthetic Considerations for Women Receiving Cesarean Delivery

Robert R. Gaiser　著

李瑞萍　译

徐铭军　校

要点 Keypoint

- 剖宫产手术是最常见的外科操作之一。
- 进行椎管内麻醉的产妇中，麻醉平面过高是导致死亡的主要因素。
- 分娩住院期间，引起心搏骤停的常见病因是大出血、心力衰竭、羊水栓塞和脓毒症。
- 分娩失血量常被低估。
- 产妇病史和出血风险是决定剖宫产前是否进行血型鉴定或交叉配型的指导因素。
- 剖宫产前，操作者为预防误吸应考虑及时给予非微粒型抑酸药、H_2 受体拮抗药和（或）甲氧氯普胺[1]。
- 麻醉诱导前 2h 或以上，非复杂择期剖宫产患者可饮用适量或更多的清液体[1]。
- 择期行剖宫产或产后输卵管节育术应在术前 6～8h 禁止食用固体食物，禁食时间取决于食物的成分（如脂肪含量）[1]。
- 预防性抗生素应在手术开始 1h 以内给予。
- 尽管去氧肾上腺素可对子宫产生少量代谢影响，去氧肾上腺素或肾上腺素仍可用于预防和治疗麻醉药引起的低血压。
- 当时的情况和患者的因素如严重的低血小板症决定是否使用特殊的麻醉技术，而产科医师决定情况的紧急性。
- 除了麻醉技术外，所有患者在娩出新生儿前都应保持子宫左倾位。
- 实施椎管内麻醉前或当时经静脉给予大量晶体液可降低低血压的发生率，但无法确切地预防低血压发生。
- 当剖宫产术中蛛网膜下隙麻醉失去效果时，进行腰硬联合麻醉显示出其优势。
- 插管失败、通气和给氧失败、胃内容物肺误吸仍旧是麻醉引起产妇死亡的主要原因，但在拔管、紧急情况或恢复期发生低通气或气道梗阻也是另一新的关注点。

一、背景

1. 在美国，剖宫产（CD）仍旧是最常见的外科操作之一。

(1) 1998—2009 年，剖宫产率逐年上升。2009 年，全部出生人口中剖宫产达到 32.9%。2010 年整体下降至 32.8%，2011 年和 2012 年保持水平稳定[2]。

(2) 近期，美国妇产科医师学会（ACOG）和孕产妇与胎儿医学协会发表了联合共识声明："在无明确引起孕产妇和新生儿病死或死亡的伴随疾病的证据下，剖宫产出生率比例的快速上升提示剖宫产手术的滥用。然而，卫生保健人员必须理解剖宫产安全的和适当的时机，避免过度使用，尤其是首次剖宫产。"[3]该文提出了降低剖宫产率的 19 条建议。

(3) 首次剖宫产约占剖宫产总数的 60%。尽管在某些情况下，首次剖宫产并不意味着随后分娩必须选择剖宫产，但近些年剖宫产后尝试顺产的比例已下降。

(4) 2012 年，美国犹他州和爱达荷州剖宫产率最低，路易斯安那州和佛罗里达州剖宫产率最高[2]。

(5) 硬膜外镇痛的增加并不是剖宫产率升高的原因，即使是在分娩早期使用[4]。

2. 尽管全世界范围内剖宫产率升高，各国的比例却不同，这与孕产妇、胎儿、法医鉴定、社会经济学和产科因素相关。

3. 产妇要求的剖宫产（CDMR）是近期产科实践中需要考虑的问题。定义为产妇或胎儿无医学指征而因产妇要求实行的首次分娩前剖宫产。概率显示这种自主要求并没有引起剖宫产率大幅度升高。致力于产科实践的美国妇产科协会成员对此总结为"非产妇或胎儿指征的患者要求剖腹产，医师必须告知其经阴道分娩的安全性和适当，一旦计划行剖宫产，应在孕周 39 周之后进行。不可用无法获得的有效疼痛管理来鼓励患者选择行剖宫产。建议有意愿生多个孩子的产妇不要选择剖宫产，否则会增加前置胎盘、胎盘植入的风险，且随着剖宫产次数的增加妊娠子宫切除的概率也大大增加"[5]。

4. "产科医师认可患者自愿剖宫产的意愿。然而，产科医师在伦理和专业领域都没有责任应允，如果就分娩方法的意愿患者和医师未能达成一致，美国妇产科学会建议可转诊至其他的卫生保健医师。"[6]

5. 与计划经阴道分娩相比，无产妇和胎儿指征的计划性剖宫产大出血、输血、外科并发症和分娩后一年产妇尿失禁的发病率较低。然而，妊娠 39 ～ 40 周前剖宫产新生儿呼吸系统发病率相对较高[5]。

6. 新近的一项包含 157 例随机对照试验的 Meta 分析（n=31 085），对引产后剖宫产的风险是否增加进行评估，结果显示足月或过期妊娠引产剖宫产的风险较低，为 12%。此外，胎儿死亡率和转入新生儿重症监护的概率也较低，且对产妇死亡率无影响[7]。

临床要点　不可因无法达到有效疼痛来鼓励患者选择行剖宫产。

二、剖宫产的适应证

产妇或胎儿的指征是选择剖宫产的原因（表 13–1）。

三、外科手术注意事项

技术方面

(1) 剖宫产是从产妇腹部的切口娩出胎儿的过程。椎管内或全身麻醉都可选择。麻醉方法的选择取决于手术的紧急程度和产妇的并发症。

(2) 实施剖宫产时，产科医师在皮肤上进行横向或垂直切口。

① 横向切口分两种类型

a. Pfannenstiel 切口：切口位于阴毛剔除部位，在中间即耻骨联合上方轻度弯曲 2 ～ 3cm。由于切口为弧形，对腹前壁神经的切割损伤较少。

b. Maylard 切口：切口为直线型，位于髂前上棘连线下方 3cm。相比 Pfannenstiel 切口，更偏向头侧。该切口横断前腹直肌鞘和两侧的直肌，尽管横断腹直肌，但证实对腹壁的力量没有影响。

② 垂直皮肤切口是从脐延伸到耻骨联合。该切口可快速进入子宫，但术后脐疝的发病率较高。

③ 横向切口与垂直子宫切口：是否选择横向子宫切口决定于如何权衡即将出现的分娩方式。

表 13-1　剖宫产的适应证

产　妇	产前或产时大出血 分娩停滞 臀先露 头盆不称 绒毛膜羊膜炎 诱导失败 疱疹病毒感染（活跃期） 孕产妇并发症 产妇需求 多胎妊娠 胎盘早剥 胎盘前置 早前经典切口 先前子宫手术 子宫破裂
胎　儿	巨大儿 胎先露异常 胎儿无法承受顺产 胎儿畸形 多胎妊娠 胎儿状态不容乐观 脐带脱垂 早产儿
产　科	不愿意使用产钳分娩或负压辅助分娩

横向切口疼痛较少，并发脐疝风险低。一旦进入腹腔，产科医师需在子宫上切一个切口以娩出胎儿。子宫切口分为三种类型。

a. 低位横向切口（Kerr）：可用于大多数情况。这种切口进入子宫上段风险较少和切开膀胱的发生率低。同时采用这种切口子宫破裂的发生率较低（0.8%），且之后怀孕仍可选择经阴道分娩[8]。

b. 低位垂直切口：位于子宫下段。该切口较易向上延伸，无论故意还是意外。考虑到切口发生意外延伸的可能，低位垂直切口不常使用。与经典（垂直）子宫切口相比，子宫破裂的风险较低（1.0%），然而高于低位横向切口[8]。

c. 经典切口位于子宫上段。该切口形成粘连和发生子宫破裂或随后妊娠引起撕裂的风险较高（约10%）。子宫经典切口是日后阴道分娩的禁忌[8]。

④ 分娩过程延迟夹闭脐带是安全且有益的[9]。应将其考虑在常规手术程序中，原因如下。

a. 稳定过渡期的循环情况，降低强心药和输血的使用，降低早产儿坏死性小肠结肠炎和子宫内出血的风险。

b. 降低缺铁性贫血的发病率和增加新生儿的铁储备。

⑤ 婴儿娩出后应立刻启动皮肤接触。皮肤接触指毯子包裹的婴儿横躺靠在母亲裸露的胸前。早期接

触可明显改善新生儿的体温调节和促进母乳喂养。选择性剖宫产患者也可进行皮肤接触，取决于当地协议，不同的机构规定有所差异[10]。

⑥ 一些产科医师在产妇娩出胎儿后选择缝合腹膜，另一些则选择不缝。腹膜是否缝合与粘连形成没有关系。缝合腹膜会延长手术时间[11]。

> **临床要点** 垂直子宫切口是日后经阴道分娩的禁忌。

四、剖宫产的并发症

剖宫产的并发症与麻醉或手术相关。然而，剖宫产也会增加此后妊娠的风险。

1. **麻醉相关的并发症** 包括低血压、呼吸困难、局麻药中毒、全身或高位脊髓麻醉、脊髓性头痛、插管失败、误吸、术中知晓和回忆，以及死亡。

(1) 麻醉相关的产妇死亡率一直不断下降。大部分麻醉相关产妇死亡是可预防的（见第 32 章）。

① 通过比较 1979—1990 年和 1991—2002 年麻醉相关死亡率，麻醉引起的产妇死亡率已下降 60%[12]。原因归功于大量选用椎管内麻醉。在美国麻醉相关并发症仅占据全部妊娠相关死亡人数的 0.3%[13]。

② 近期美国产妇死亡率调查显示接受椎管阻滞的剖宫产患者的首要死亡原因是阻滞平面过高[12]。高位阻滞与导管误入鞘内未经发现和硬膜外麻醉失败后局麻药注射入蛛网膜下隙有关。

③ 此外，椎管阻滞引起的致命性感染并发症、低血压性心搏骤停、反射性心动过缓和呼吸暂停都是麻醉引起产妇死亡的潜在原因。

(2) 最近一份报告分析了 1998—2011 年美国全国住院患者样本的数据，结果显示所有分娩住院患者中发生心搏骤停比例为 8.5：100 000（99% CI 7.7/100 000 ～ 9.3/100 000）[14]。心搏骤停的病因为大出血、心力衰竭、羊水栓塞和脓毒症。心搏骤停的存活取决于病因，约 60% 幸免于难的患者顺利出院。

> **临床要点** 高位椎管阻滞是引起产妇死亡的首要原因。未识别导管误入鞘内和硬膜外麻醉失败后局麻药注入蛛网膜下隙是其发生的重要原因。

2. **手术相关的并发症**

(1) 剖宫产术中手术相关的并发症发生率为 12% ～ 15%[15]。

① 大出血是最常见的并发症。原因主要为子宫收缩乏力、子宫撕裂或阔韧带血肿。

② 首次剖宫产的输血率为 3.2%，输血量中位数为 2U，大部分是术后进行输血。多次剖宫产后输血率为 2.2%，大部分发生在术后，输血量中位数为 2U。输血的风险因素包括胎盘前置和术前贫血[16]。

③ 由于伴随妊娠过程产妇的血容量逐渐增加，输血的需求并不大，但是收缩乏力的子宫在 5min 内可丢失 2L 血液。此外，产妇的失血量常被低估。

④ 经全麻的剖宫产较椎管内阻滞失血量较大。然而，血量丢失的增加并没有增加输血的需求[17]。

⑤ 表 13-2 列举了产科大出血管理中一些受推荐的有效资源。

⑥ 子宫或子宫颈撕裂是大出血最常见的并发症。

⑦ 术后并发症包括贫血、发热、尿路感染、尿潴留、子宫内膜炎、血栓、肠梗阻及切口感染。

(2) 术后并发症包括贫血、发热、尿路感染、尿潴留、子宫内膜炎、血栓形成、肠梗阻和伤口感染[18]。

> **临床要点**　剖宫产手术相关最常见的并发症是大出血（见第 16 章）。

3. 再次妊娠的风险

(1) 剖宫产后再次妊娠增加了胎盘早剥的风险。剖宫产造成的子宫瘢痕易引起胎盘灌注不良，进而将胎盘早剥的风险增加约 24 倍。胎盘早剥指发生在妊娠 20 周后胎儿出生前胎盘与子宫分离。

(2) 剖宫产后再次妊娠发生前置胎盘的风险增加。子宫瘢痕可能引起低位胎盘植入。当胎盘位于子宫颈口或接近子宫颈内口则称为前置胎盘。胎盘植入指的是胎盘侵入子宫壁且与之无法分离。这种异常胎盘可分为三种情况：① 植入性胎盘紧贴子宫肌层；② 胎盘侵入子宫肌层；③ 胎盘穿透子宫肌层侵入浆膜层，甚至可能侵入邻近器官（如肠、膀胱）（图 13-1）。一项 30 000 例行剖宫产患者的多中心研究结果显示，经历第 1 次至第 6 次剖宫产的患者胎盘植入的风险分别为 0.2%、0.3%、0.6%、2.1%、2.3% 和 7.7%。而妊娠同时发生胎盘早剥，首次至第 5 次或更多次剖宫产患胎盘植入的风险分别为 3%、11%、40%、61% 和 67%。胎盘早剥和胎盘植入的患者术中常发生大量失血，平均 2 ～ 3L[19]。

表 13-2　产科大出血管理中受推荐的资源：美国麻醉医师协会产科麻醉实践指南

- 大口径静脉留置针
- 液体加温器
- 加压气流躯体加温器
- 可用的血库资源
- 快速输注静脉液体和血制品的工具
  人工挤压式液体储存器
  人工膨胀式加压袋
  自动输注装置
- 细胞回收器
- 大出血处理方案

引自 Practice Guidelines for obstetric anesthesia:an updated report by the American Society of Anesthesiologists Task Force on Obstetric Anesthesia. *Anesthesiology*. 2007;106:843-863.

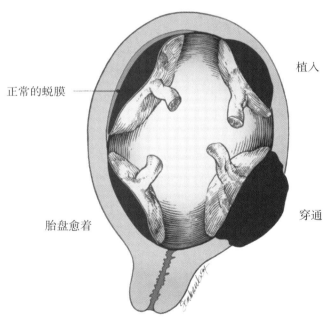

▲ **图 13-1　异常胎盘**

引自 Francois KE, Foley MR. Antepartum and postpartum hemorrhage.In: Gabbe SG, Niebyl JR, Simpson JL, et al., eds. *Obstetrics: Normal and Problem Pregnancies*. 5th ed. New York, NY:Churchill Livingstone; 2007:465.

> **临床要点**　剖宫产为再次妊娠增加了胎盘早剥和胎盘植入的风险。

(3) 当剖宫产产妇发生严重大出血时需要切除子宫来控制出血。一旦失血量超过 3L，大部分患者需要术中输血。尽管在椎管内麻醉下也可处理这种情况，但更推荐全身麻醉。尽早气管插管可避免在血流动力学不稳定或患者气道水肿的情况下插管。当患者需进行术中子宫切除术，部分患者会发生术后感染，8% 患者可能发生泌尿系统损伤。子宫切除术后为治疗持续性术后出血，一些患者需介入放射科进行血管栓塞。

(4) 剖宫产术后再次分娩并非只能进行剖宫产。低位子宫横向切口术后，剖宫产后经阴道分娩（TOLAC，也称为 VBAC）是可行的。子宫破裂的风险也较小，约 0.5%。产科实践体系和资源为 TOLAC 提供了可能。在新墨西哥州能提供 TOLAC 的郡县只有 41%，援引麻醉的可行性、医院和失职的政策、医疗事故成本、产科医师可用性是无法提供剖宫产后试验性分娩的首要原因[20]。1980 年以前，人们通常认为一旦患者已行剖宫产手术，再次分娩时也应进行剖宫产。1980—2000 年，TOLAC 的关注越来越多。然而，这种关注热度随一篇回顾性队列研究的发表而下降，这篇研究显示经历剖宫产后的妊娠妇女在使用前列腺素类催产时，子宫破裂的发生率为 2.5%[21]。数据表明 5 例患者中 3 例尝试 TOLAC 是成功的。然而，产妇肥胖、难产史、引产史都可降低 VBAC 成功的可能性。美国妇产科协会认为若临产产妇尝试 TOLAC，麻醉相关部门必须做好充分准备，随时待命。这对一些机构来说很难实现，导致许多患者无法选择 TOLAC。

> **临床要点**　数据显示 5 位患者中 3 位尝试 TOLAC 是成功的。

五、术前注意事项

1. 术前评估　所有将进行剖宫产的患者需提供详细病史和进行体格检查。体格检查应全面且必要，重点关注气道和背部检查。美国麻醉医师协会（ASA）为产科麻醉制定的实践指南指出"麻醉医师在提供麻醉管理时应掌握患者的重要病史和体格检查"[1]。

> **临床要点**　麻醉医师在提供麻醉管理时应掌握患者的重要病史和体格检查。

2. 同意书（见第 5 章）　获取患者的知情同意书需要麻醉实施者将风险、利弊及替代方案向患者阐明，以下几点是必需的。

(1) 患者能够对自身的医疗保健做出决策。

(2) 麻醉实施者以非强制的方式向患者揭示麻醉的风险。

(3) 患者充分理解所交代的信息。

(4) 患者可自愿授权同意。

3. 血液制品

(1) 产后大出血是导致产妇死亡的首要原因。尽管进行选择性剖宫产和非复杂性经阴道分娩在发生大出血的风险上无统计学差异，但分娩中行剖宫产发生大出血的风险更大。

(2) 剖宫产前是否进行血型鉴定或抗体交叉配型尚未达成共识[1]。产妇病史和大出血的高危因素可指导决策的制定。

(3) 针对一些高危病例须准备可快速获取的血液制品（如胎盘植入）。

> **临床要点**　患者分娩中进行剖宫产发生大出血的风险更高。

4. 预防误吸

(1) 所有欲行剖宫产的患者术前应预防误吸，给予 H_2 受体拮抗药、甲氧氯普胺或非微粒型抑酸药[1]。预防误吸为美国麻醉学医师协会产科麻醉实践指南的推荐。

(2) 全身麻醉的临产产妇发生误吸的风险较高。宫缩引起疼痛和经胃肠外途径给予阿片类都会延缓胃的排空。硬膜外和蛛网膜下隙给予芬太尼也会影响胃排空。如果患者发生误吸，则极可能发展成肺炎。1946 年，Mendelson 发表了一篇关于产科麻醉 66 例胃内容物误吸的报道[22]。其中 5 例患者误吸物为固体物质，21 例随后诊断为已发生误吸；40 例患者误吸物为液体。固体物质误吸无疑会增加误吸性肺炎的风险。而对液体物质，发生误吸性肺炎决定于液体的 pH（pH < 2.5 风险增大）和容量（容量 > 25ml 风险增大）。提前给予上文所提及的预防误吸的药物可降低误吸性肺炎发生的风险[23]。

(3) "非复杂性妊娠患者允许术前经口给予适量的清液体。择期剖宫产非复杂性患者在麻醉诱导前 2h 也可饮用适量清液体。清液体不仅仅局限于水，也可是不含果肉的果汁、碳酸饮料、清茶、黑咖啡和运动型饮料。摄入液体的量远没有摄入液体是否含有颗粒物质重要。然而，具有高危因素（如病态肥胖、糖尿病、困难气道）或手术分娩风险增加的患者（如不乐观的胎心率模式）应更加严格限制经口摄入的物质，具体案例具体分析。"[1]

(4) "即将分娩患者应禁止摄入固体食物。择期手术患者（如择期剖宫产或产后输卵管结扎）应禁食固体食物 6 ~ 8h，具体时间决定于摄入食物的种类（如脂肪含量）。"[1]

> **临床要点**　宫缩引起疼痛和经胃肠外途径给予阿片类都会延缓胃的排空。硬膜外和蛛网膜下隙给予芬太尼也会影响胃排空。

5. 辅助供氧　剖宫产术中进行常规辅助供氧已经受到质疑，有证据表明辅助供氧无效，且在某些情况下是有害的，因为该过程可将氧气转化成氧自由基类物质。现有证据显示对进行择期剖宫产的健康足月产妇在椎管内麻醉下补充氧气，产妇和新生儿的含氧量（产妇 SpO_2、PaO_2、$UaPO_2$ 和 $UvPO_2$）和氧自由基水平均较高。然而，通过评估 Apgar 评分这种干预似乎对新生儿的短期临床结局并没有造成有益或有害的影响[24]。

6. 其他准备　ASA 产科麻醉实践指南指出为剖宫产准备的手术室应同样具有常规外科手术所需的设备[1]。拟行剖宫产的患者应进行 ASA 常规基础监护。全麻剖宫产气管插管失败的发生率为 1 : 224。但是否在插管失败时使用视频喉镜目前尚未清楚[25]。困难气道准备车，以及处理大出血和恶性高热的辅助工具，都应随时准备妥当（见第 14 章）。

7. 术中用药

(1) 预防性抗生素可用来减少子宫内膜炎、切口感染、泌尿道感染和发热的风险。ACOG 建议在手术切口 1h 内给予一代头孢菌素或其他窄谱抗生素[26]。然而，近期一组数据回顾了 1 000 000 例进行剖宫产手术的患者抗生素的使用率，结果显示手术当日使用抗生素的患者只占 60%[27]。该研究受地理区域影响呈现较大的差异，但不受年龄、种族或保险状况的影响。

> **临床要点**　第一代头孢菌素或其他窄谱抗生素应在手术切口 1h 内使用。

(2) 血管升压药

① 血管升压药应随时准备好。去氧肾上腺素或麻黄碱都是合适的选择。

② 最初人们认为麻黄碱是处理剖宫产术中低血压的最佳药物，主要是基于动物模型中 α 受体激动药可降低子宫血流，而混合型激动药对此无影响。但随后的研究并没有证实 α 受体激动药对子宫血流产生了影响。

③ 据统计去氧肾上腺素可明显提高脐动脉血 pH，但这点改变对临床的意义还未知。麻黄碱与之不同不是因为对子宫血流的影响而是因为麻黄碱可穿透胎盘，刺激胎儿释放儿茶酚胺类物质。儿茶酚胺类水平增多导致氧消耗增加和乳酸蓄积[28]。

④ 麻黄碱对脐动脉血 pH 的作用也受到某些胎儿遗传易感性的影响。易发生酸中毒的婴儿常常有相似的遗传基因[29]。

⑤ 去氧肾上腺素常持续输注给药，特别是在椎管内麻醉时。当鞘内给药时则输注开始。无论是持续输注还是间断给药，对脐动脉血 pH 的影响都无统计学差别。持续输注时，产妇发生恶心、呕吐的比例较少[30]。

⑥ 关于治疗低血压，去氧肾上腺素和麻黄碱都可供选择。如果需要多次给药，使用去氧肾上腺素更佳。若产妇心率较慢，脊髓麻醉感觉平面可能到达 T_{1-2} 水平，这时可选择麻黄碱，因为去氧肾上腺素可能使产妇心率降得更低。比起药物的选择，快速纠正低血压更为重要，因为子宫胎盘的灌注与血压成比例。然而，这一观点近期受到了质疑。一项包括 919 例剖宫产患者的研究显示超过 30% 患者平均动脉压下降 30% 大于 5min，但对新生儿无任何不良反应[31]。

⑦ 一项定量系统性回顾研究比较了去氧肾上腺素和麻黄碱，选取 292 例患者 7 个随机对照试验。结果证实去氧肾上腺素和麻黄碱在纠正产妇低血压上不存在统计学差异，但当使用去氧肾上腺素时产妇心动过缓的发生率较高。对于新生儿，胎儿酸中毒的发生率无统计学差异，但母体接受去氧肾上腺素的新生儿脐动脉血 pH 较高[32]。

⑧ 最近一项研究表明去甲肾上腺素在同样情况下也是有效的[33]。

> **临床要点**　去氧肾上腺素或麻黄碱都是治疗低血压的有效药物。如果需要多次剂量使用，去氧肾上腺素是更好的选择。

（3）子宫收缩乏力的治疗：ACOG 推荐预防性使用子宫收缩药以避免子宫收缩乏力[34]。尽管缩宫素是预防和治疗子宫收缩乏力的一线药物，甲基麦角新碱、15- 甲基前列腺素 $F_{2\alpha}$ 和米索前列醇也应当准备好，以备难治性子宫收缩乏力。

六、麻醉方法

1. 基本注意事项

（1）剖宫产麻醉方式包括硬膜外、蛛网膜下隙、腰硬联合或全身麻醉。

（2）从产程触发到分娩全身麻醉的时间非常短。分娩的手术切口和子宫切口对新生儿几乎没有影响[35]。

（3）相比全麻，硬膜外麻醉或蛛网膜下隙麻醉更易发生低血压。

（4）关于不同麻醉方式脐带血 pH 存在差异这方面的文献含糊其词，没有定论。

（5）与区域麻醉相比，全身麻醉的 Apgar 评分最低，最主要的原因可能是麻醉药可二次进入胎盘。这一效应体现在 1min Apgar 评分较低，5min Apgar 评分也存在轻微差异。此外，当受时间约束或椎管内麻醉禁忌或已失败时会选择全身麻醉。

（6）产妇并发症，尤其是与气道相关，更倾向于选择全身麻醉。而相比于椎管内麻醉，其他并发症在全身麻醉后发生率会增加，如术中知晓、产后大出血和手术部位感染。

（7）选择适合剖宫产的具体方法决定于当时的情况。产科医师判断病情发生的紧急程度。针对剖宫产的紧急程度，各部门有不同的分类方法，其中各有利弊[36]。为判断紧急程度，产科医师常将胎心率的三大类型作为参考（表 13-3）。

表 13-3　胎心率的分类

分类 I	基线胎心率 110 ～ 160/min 适当胎心率变异 无晚期或变异减速 早期减速存在或无 变速存在或无
分类 II	胎心率监护无法预测的异常胎儿酸 - 碱水平或难以确定的 无分类 I 或 III 充分的证据 需要持续监护和重新评估 在临床不同情况下进行解读
分类 III	异常追踪 可预测异常的胎儿酸 - 碱水平 缺乏胎心率变异基线（伴随以下任何一点） 　复发型晚期减速 　复发型变异减速 　心动过缓 　正弦波形

引自 ACOG Practice Bulletin No. 106: intrapartum fetal heart rate monitoring: nomenclature, interpretation, and general management principles. *Obstet Gynecol*. 2009;114:192-202.

① 产科医师明确剖宫产的紧急程度后，麻醉医师在病史、体格检查和检验检查的基础上评估每项操作的安全性。尽管患者也会告知自身的倾向性选择，以上所提及的所有考虑都将用于决定选择何种具体麻醉方法。

② 无论选择何种麻醉，所有患者在手术过程中应保持子宫左倾位。仰卧位时，妊娠子宫会压迫回流至腔静脉的静脉。静脉回流减少导致前负荷下降，心排血量减少。非麻醉状态下，产妇将通过激活交感神经补偿心排血量下降。而在全麻或椎管内麻醉下，交感神经反应不敏感，导致无法代偿。所有麻醉后的患者都应保持子宫向左倾斜直至娩出婴儿。子宫左侧位可将手术床向左倾斜，或在右臀下垫以楔形垫，后者更适宜。

> **临床要点** 决定剖宫产合适的麻醉方法取决于当时的情况和患者的因素，如严重的血小板缺乏症。产科医师决定病情的紧急程度。

2. 硬膜外麻醉下行剖宫产

(1) 1973 年首次发布了在硬膜外间隙置入导管可用于产科剖宫产。

(2) 硬膜外麻醉指将局麻药注入硬膜外间隙。阻滞程度取决于注射局麻药用量，然而，阻滞药的浓度与药物的最大用量相关。当向硬膜外间隙注射局麻药时，局麻药可像头侧或尾侧流动。感觉阻滞的范围并不取决于局麻药浓度或重力，而取决于注射局麻药的容量。

(3) 剖宫产麻醉感觉阻滞平面需达到 T_4 水平。感觉平面可通过针刺感、温度或轻触来判断。已证实采用轻触确定的 T_4 感觉平面在术中需要补充药物的发生率最低 [37]。剖宫产所推荐的感觉阻滞平面从 T_8 至 T_2，其平面不同取决于是否将子宫外置进行修补。尽管外置子宫有益于对切口修复，但这样会增加术中恶心、呕吐、静脉空气栓塞和术后疼痛并发症的发生率。

① 盆腔器官的疼痛感在 T_{10}–L_1 水平进入脊髓，但剖宫产需更广泛的阻滞平面，因为其他腹腔内结构如腹膜所受支配的感觉神经进入脊髓其头侧远远超过 T_2 水平。

② 感觉阻滞的低位平面对患者的舒适度很重要。阻滞 L_5–S_4 神经根可消除牵拉子宫骶韧带或膀胱的不适。由于骶椎硬膜外间隙宽大且骶神经根直径较大，骶神经根较难阻滞。

③ 当使用硬膜外导管时，阻滞可进行调整，延长作用时间，甚至在临床需要时重新开始。这一过程时间不确定，如可能会再次行剖宫产时尤其重要。

(4) 硬膜外麻醉起效缓慢，在避免血压突然下降方面具有优越性，适用于患有心血管疾病的孕妇。

(5) 与蛛网膜下隙麻醉相比，硬膜外麻醉在达到剖宫产所需的充分感觉阻滞所需的起效时间更长。

(6) 硬膜外麻醉的禁忌证见表 13-4。

(7) 硬膜外麻醉的潜在并发症

① 硬膜外麻醉后的低血压是交感神经阻滞的结果。在阻滞开始之前或期间经静脉给予适量晶体液可能会降低低血压的发生，但不能可靠地预防其发生。低血压会降低子宫血流量，必须及时治疗。

② 阻滞平面高可能是由于局麻药的过量使用。患者通常需要血管加压药物治疗，可能需辅助通气。

③ 当硬膜外导管置于鞘内或发生意外硬膜穿破导致导管移位至其他间隙时，可引发全脊髓麻醉。当导管位于硬膜外间隙时，不会发生全脊髓麻醉。硬膜外间隙的上界是枕骨大孔，限制了阻滞平面向头侧

表 13-4　硬膜外或蛛网膜下隙麻醉的禁忌证

绝对禁忌	患者拒绝 注射部位感染 使用低分子量肝素 　12h 预防深静脉血栓形成 　24h 完全抗凝血期 严重的血小板减少症
相对禁忌	血容量不足 血小板缺乏 大出血 胎儿心动过缓

延伸。当硬膜外导管置入无误时，颅内神经是不可能被麻醉。

④ 局麻药中毒是由于局部麻醉药注射血管内引起的。试验剂量、导管回抽及分次给予局麻药可降低局麻药的毒性。部分局麻药毒性治疗是静脉注射（IV）脂肪乳剂。将 20% 脂肪乳剂按 1.5mg/kg 单次快速给药，随后 30 ~ 60min 根据局麻药中毒严重程度以 0.25ml/（kg·min）注射。如果症状持续存在，则可能需要额外单次快速注射 20% 脂肪乳剂（见第 3 章）。

⑤ 硬膜外导管置入过程中持续性感觉异常可引起神经损伤。如果在硬膜外置管期间遇到持续性感觉异常，应将硬膜外针头和导管移开并重新定向，以防止发生永久性损伤[38]。

⑥ 置入硬膜外穿刺针穿破硬膜可导致硬膜穿刺后头痛。国际头痛协会将硬膜穿刺后头痛定义为腰部穿刺后 7d 内出现双侧额叶和枕部头痛，14d 后疼痛消失。直立后 15min 内头痛加重，而平卧位 30min 内头痛可改善。头痛可同时伴随以下症状之一：耳鸣、颈部僵硬、听觉减退、畏光或恶心。虽然头痛一般发生在硬膜穿破 24 ~ 48h 内，但也有 25% 的病例可能会发生在 3d 以后。穿刺针较大患者发生头痛的风险也更大。这种头痛无法简单地预防，但可通过硬膜外腔自体血充填治疗[39]。过去认为硬膜外导管置入鞘内可降低头痛的发生概率。一项使用 17G Tuohy 针发生意外硬膜穿破患者的随机研究表明，导管置入鞘内和重新定位置入其他间隙在头痛发生率上并无统计学差异。鞘内置入导管是为了避免在其他间隙穿刺时再次穿破硬膜，特别是在首次尝试遇到困难时[40]（见第 19 章）。

⑦ 1980—1999 年结案数据库中，椎管内感染（脑膜炎、硬膜外脓肿）是引起产妇相关椎管损伤的最常见的原因[41]。为防止椎管内感染，必须无菌置入硬膜外导管。最低要求操作者必须戴口罩、帽子和无菌手套。穿刺部位应用碘酒或氯己定消毒，氯己定的抗菌效果更好。尽管氯己定还未获美国食品药品管理局（FDA）批准，它已经被许多麻醉协会推荐为一线抗菌药。

⑧ 背部疼痛多与硬膜外麻醉有关。然而，在前瞻性研究中这一说法并未得到证实。患者是否选择硬膜外麻醉下分娩其背部疼痛的发生率并没有差异[42]。

(8) 硬膜外麻醉使用的局部麻醉药（见第 3 章）。

① 剖宫产硬膜外麻醉多使用浓度为 1.5% ~ 2.0% 的利多卡因。其优点在于阻滞起效快速，作用时间为 1 ~ 1.5h。

② 硬膜外麻醉较少使用 0.5% 的丁哌卡因。除了起效慢，所引起的心脏毒性也降低了它的使用率。妊娠状态并不会增加丁哌卡因的心脏毒性。

③ 0.5% 罗哌卡因对心脏毒性较少。罗哌卡因可为完全 s- 异构体。r- 异构体具有更大的心脏的毒性。罗哌卡因起效慢于利多卡因，但作用时间较长，为 2 ~ 2.5h。尽管罗哌卡因的使用逐渐增加，但其成本超过其他局麻药。

④ 3.0% 氯普鲁卡因的作用时间较短，约 45min。由于在孕妇血清内假性胆碱酯酶作用下的快速代谢，

该药毒性没有其他局部麻醉药大，因此可以使用较多的剂量。它起效快，尤其配合使用碳酸氢钠。由于注射后 2min 内即可达到充分的感觉阻滞平面，因此常被用于紧急剖宫产。使用氯普鲁卡因可能会降低硬膜外吗啡的效能[43]；然而，这一说法存在争议。氯普鲁卡因可引起背部疼痛，原因归结于它的防腐剂。目前，这种药物已配制成无防腐剂溶液。

(9) 用于硬膜外麻醉局麻药的佐剂

① 局麻药溶液中常加入碳酸氢钠以加快起效。已证实可明显改善利多卡因和氯普鲁卡因的起效时间（每 10ml 局麻药配比 1ml 碳酸氢钠），但不可用丁哌比卡因或罗哌卡因，因为会使局麻药产生沉淀。

② 肾上腺素

a. 在 1.5% 利多卡因溶液中加入肾上腺素（1∶200 000），同时注射时导管回抽，对于检测硬膜外导管是否置入错误十分有效。如果是鞘内导管，使用混合药物达到感觉阻滞约 2min。当注射 1min 内产妇心率突然升高 10/min 是导管置入血管内的阳性表现。注射时应避开子宫收缩，因为分娩疼痛可引起产妇心动过速。测试剂量已得到广泛证实，对母体和胎儿都是安全的[44]。

b. 肾上腺素加入到局麻药内可增加阻滞的强度。常以 1∶200 000 的比例加入到利多卡因中，很少用于氯普鲁卡因、丁哌卡因和罗哌卡因。肾上腺素可增加阻滞的作用时间和强度。一项研究中，将 40 例患者给予 2% 利多卡因或含肾上腺素的 2% 利多卡因，仅使用利多卡因的患者术中疼痛发生率较高[45]。

c. 肾上腺素可能通过激活 α_2 受体产生镇痛作用。

d. 肾上腺素不可用于心动过速禁忌证的产妇患者（如心脏疾病）。

(10) 阿片类

① 硬膜外给予芬太尼或舒芬太尼可改善术中麻醉的质量，同时对新生儿或母体无不利影响。芬太尼常用剂量是 50 ～ 100μg，舒芬太尼是 10 ～ 20μg。

② 硬膜外给予吗啡可延长术后镇痛的时间，最佳剂量是 4mg[46]。

a. 硬膜外给予吗啡可增加 I 型单纯疱疹的复发可能[47]。

b. 经硬膜外给予阿片类的不良反应包括呼吸抑制（如同时静脉应用阿片类）和皮肤瘙痒。皮肤瘙痒可用纳布啡或纳洛酮治疗，而呼吸抑制只能通过纳洛酮治疗。

> **临床要点**　与蛛网膜下隙麻醉相比，硬膜外麻醉达到剖宫产感觉阻滞强度所需的时间更长。

3. 剖宫产蛛网膜下隙麻醉

(1) 蛛网膜下隙麻醉就是将局麻药注入脑脊液（CSF）。相对于硬膜外麻醉，由于药物注入脊髓旁的脑脊液内，阻滞起效的时间更短，效果更可靠。

(2) 腰椎穿刺后可获得脑脊液。99% 的人脊髓终止在 L_2 水平，因此腰椎穿刺不能超过这个平面。进入蛛网膜下间隙可通过正中或旁正中入路。

(3) 腰椎穿刺使用笔式腰椎穿刺针。相对于尖头锐利的针，这种类型的穿刺针针尖偏钝。使用笔式腰椎穿刺针穿刺后头痛的发生率明显降低。ASA 产科麻醉实践指南指出产科患者只可选择笔式穿刺针[1]。

笔式穿刺针包括 Sprotte、Whitacre、European 和 Gertie Marx。这些穿刺针的不同在于型号和侧孔的位置^[48]（图 13-2）。

(4) 蛛网膜下隙麻醉的阻滞程度取决于局麻药的比重和局麻药注射的位置。局麻药溶液的比重指在相同的温度下局麻药与脑脊液的密度比。在 37℃ 时密度 > 1.008gm 的局麻药被称为重比重，0.998 ～ 1.007gm 为等比重，< 0.997gm 为低比重。葡萄糖配比的局麻药为重比重，脑脊液或等渗盐水配比的为等比重，蒸馏水稀释的为低比重。决定局麻药扩散和麻醉感觉平面的主要因素是药物的剂量、局麻药溶液的比重及穿刺中和穿刺后注射的位置。

> **临床要点** 决定局麻药扩散和麻醉感觉平面的主要因素是药物的剂量、局麻药溶液的比重及穿刺中和穿刺后注射的位置。

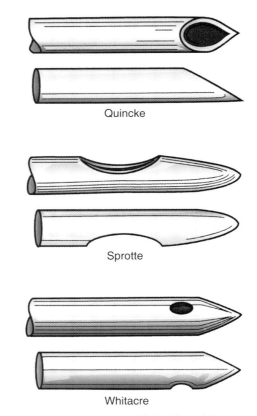

▲ 图 13-2 腰椎穿刺针示例

引自 Hughes SC, Levinson G, Rosen MA. Anesthesia for cesarean section. In: Hughes SC, Levinson G, Rosen MA, eds. *Shnider & Levinson's Anesthesia for Obstetrics*. 4th ed. Philadelphia,PA: Lippincott Williams & Wilkins; 2002:208.

(5) 鞘内重比重和等比重局麻药溶液都可用于剖宫产麻醉。

(6) 由于局麻药直接注入脑脊液，蛛网膜下隙麻醉不需要关注骶部神经阻滞的问题。

(7) 蛛网膜下隙麻醉具有起效快和可靠的优点。同时，技术上也更易操作。然而，蛛网膜下隙麻醉作用时间有限，导管移除后就无法再次给药。一些患者进行鞘内置管，但以目前鞘内置管针的型号会增加穿刺后头痛的风险。

(8) 由于交感神经阻滞迅速，许多医师认为严重先兆子痫患者禁用蛛网膜下隙麻醉。这些患者应关注严重的低血压和为治疗低血压大量补液引起的肺水肿。随机研究并没有证实了这一观点。严重子痫前期并非蛛网膜下隙麻醉的禁忌证^[49]。

(9) 在病态肥胖的产妇中，蛛网膜下隙麻醉失败的发生率较高。由于病态肥胖产妇腰椎部脑脊液容量减少，因此推断蛛网膜下隙麻醉药物的剂量应减少。这一推论是不正确的。病态肥胖患者和非肥胖患者在药物用量上应一致^[50]。

(10) 蛛网膜下隙麻醉的禁忌证见表 13-4。

(11) 蛛网膜下隙麻醉的潜在并发症如下

① 低血压

a. 交感神经阻滞迅速会引起低血压。采用麻黄碱或去氧肾上腺素可很快纠正（参见前文对血管加压药的讨论）。蛛网膜下隙麻醉前进行液体预负荷或补充胶体液可降低低血压的发生率。但是，胶体溶液价格更昂贵，且过敏的风险更高[51]。

b. 一项 Meta 分析将蛛网膜下隙麻醉与硬膜外麻醉对新生儿的影响进行比较。蛛网膜下隙麻醉脐动脉血 pH 较低。蛛网膜下隙麻醉碱基大量缺乏，可能是由于低血压高发所引起[52]。ASA 产科麻醉实践指南总结了关于脐动脉 pH 不同模棱两可的文献[1]。文献数据强调了及时纠正低血压的重要性，但应避免使用大剂量麻黄碱。

② 高平面脊髓麻醉

a. 患者感觉阻滞平面过高会发生呼吸急促。最可能的病因是由于低血压导致脑灌注不良。

b. 高水平阻滞（C_3–C_5）伴随膈神经麻痹需辅助通气。

③ 硬膜穿刺后头痛

a. 蛛网膜下隙麻醉包括硬膜和蛛网膜破裂，当使用笔尖式腰椎穿刺针时，头痛的发生率较低。

b. 使用尖锐穿刺针（如 Quincke 针）会增加头痛发生的风险。

临床要点 使用笔尖式腰椎穿刺针头痛的发生率较低。

---

④ 感觉异常

a. 蛛网膜下隙麻醉通常在低于 L_2 间隙穿刺，以免损伤脊髓。在置入腰椎穿刺针或注射局麻药时由于穿刺针接触到马尾神经，患者可能会出现感觉异常，抱怨疼痛或下肢电击样异感并向肢体放射。

b. 如果持续出现异感，则应拔出穿刺针，在其他间隙重新定位。

⑤ 心搏骤停

a. 目前，已经有报道发表了采用蛛网膜下隙麻醉的患者突发意外心搏骤停。通常发生在感觉阻滞平面较高导致心脏加速纤维受到阻滞的患者。

b. 蛛网膜下隙麻醉患者发生心搏骤停后，在复苏时尽早使用肾上腺素可提高存活率[53]。

临床要点 蛛网膜下隙麻醉患者发生心搏骤停后，在复苏时尽早使用肾上腺素可提高存活率。

---

(12) 蛛网膜下隙麻醉使用的局麻药

① 5% 利多卡因

a. 使用重比重 5% 利多卡因可减少短暂性神经综合征（TNS）的发生。

b. TNS 指蛛网膜下隙麻醉注射后 24 ~ 48h 出现的下肢和背部疼痛。截石位下鞘内注射利多卡因可增加 TNS 发生的风险。但进行剖宫产的患者 TNS 发生率并没有增长。

② 0.5% 或 0.75% 丁哌卡因。剖宫产使用的局麻药可以选择蛛网膜下隙给予丁哌卡因，因为丁哌卡因可提供长时间且效果充分的阻滞[54]。

③ 0.5% 罗哌卡因未经 FDA 许可应用于美国。此外，研究指出相比丁哌卡因，罗哌卡因感觉和运动阻滞的时间都较短。

(13) 局麻药的辅助用药

① 100μg 肾上腺素可延长阻滞时间。

② 阿片类

a. 10μg 芬太尼可改善感觉麻醉的效能但无法延长术后镇痛的时间。

b. 0.1 ～ 0.15mg 不加防腐剂的吗啡可提供术后长达 10 ～ 24h 的镇痛。其不良反应与硬膜外给予阿片类相似，包括皮肤瘙痒和呼吸抑制 [55]。当添加少量剂量进入局麻药时，最好使用 1ml 的结核菌素注射器已保证剂量精确。

③ 新斯的明和可乐定的使用仍在临床研究中。

(14) 硬膜外麻醉失败后的蛛网膜下隙麻醉：在硬膜外麻醉失败后进行蛛网膜下隙麻醉的关注点在于可能发生高位或全脊髓阻滞。高位阻滞的假设机制是由于硬膜外溶液压缩蛛网膜下间隙，导致蛛网膜下注射的液体向头侧流动。病例报告表明当硬膜外注入大量局麻药时会导致高平面脊髓麻醉。如果硬膜外给予 10ml 局麻药后仍未达到所需的双侧感觉阻滞平面（双侧感觉平面均低于 T_4 水平），那么额外补充局麻药也可能是无效的。进行蛛网膜下隙麻醉时应考虑到这点，可降低 30% 的药物使用量 [56]。如果阻滞失败且无任何证据感觉已阻滞，那么使用完全的蛛网膜下隙剂量是合理的。

> **临床要点**　在硬膜外麻醉失败后进行蛛网膜下隙麻醉的关注点在于可能发生高位或全脊髓阻滞。

4. 腰硬联合麻醉下行剖宫产

(1) 腰硬联合麻醉（CSE）指当硬膜外针进入硬膜外间隙时将腰麻针通过硬膜外针置入。这一方法不仅保留了蛛网膜下隙麻醉起效快和麻醉效果好的优点，而且通过置入硬膜外导管而延长了阻滞时间。

(2) 根据产科麻醉实践指南，与蛛网膜下隙麻醉相比，CSE 并不能改善麻醉效果 [1]，但与硬膜外麻醉相比，则大大缩短了至皮肤切开的时间。

(3) 尽管并没有降低产妇并发症的发生率，但当剖宫产时间超过预期蛛网膜下隙麻醉作用的时间，腰硬联合麻醉体现了自身的优越性。

5. 全身麻醉下行剖宫产

(1) 全身麻醉药物进入胎盘可能引起新生儿抑制。

(2) 全身麻醉从诱导到皮肤切开所要求的时间最短。只有当产妇腹部已消毒铺巾，外科医师准备手术切开时才能进行麻醉诱导。

(3) 全身麻醉的适应证

① 严重的胎心过缓。当需将胎儿从不良的子宫环境中快速分娩出来时，全身麻醉是理想的选择。

② 产妇大出血。当产妇大出血时，进行椎管内麻醉不易引起交感神经阻滞。

③ 椎管内麻醉禁忌。产妇患有凝血障碍或严重的血小板减少症，可能增加硬膜外血肿的风险。另外两个禁忌包括产妇有脊柱手术史或腰部感染。

(4) 全身麻醉应选快速序贯诱导。预充氧后，先给予诱导药物如丙泊酚、氯胺酮或依托咪酯，随后（快速序贯顺序）立刻给琥珀胆碱。诱导药物的选择决定于产妇的状况。例如大出血可选用氯胺酮。产妇有心脏病时可使用依托咪酯。丙泊酚是全麻诱导最常使用的药物。

(5) 一篇综述介绍了子痫前期患者术中避免发生低血压和降低脑血管意外风险的药物选择，麻醉医师可考虑使用丙泊酚、依托咪酯（1.5mg/kg）和拉贝洛尔[57]。也可考虑使用硝酸甘油（2μg/kg）、尼卡地平、芬太尼和瑞芬太尼。

(6) 患者意识消失后助手应压迫环状软骨并持续施压直至置入气管导管，并通过二氧化碳波形确定是否位置正确。

(7) 气管插管后，使用挥发性药物维持来麻醉。是否加用氧化亚氮取决于胎儿的状况。大部分操作者在胎儿娩出前更倾向于使用纯氧。挥发性药物可引起子宫松弛。胎儿娩出后，挥发性药物的浓度应降低至 0.5 最小肺泡浓度（MAC）或减少使用氧化亚氮和阿片类。挥发性药物控制在 0.5MAC 时，大部分情况通过静脉给予催产素可改善子宫的收缩。然而，全身麻醉的出血量较大。

(8) 妊娠会降低最小肺泡浓度（MAC）。然而，MAC 是一种脊髓反射，并不能测量麻醉药对中枢神经系统的影响。关于妊娠和非妊娠妇女，在对脑电图产生影响所需的麻醉用量上并无差别。同样，对预防术中知晓上也没有区别[58]。

(9) 如子痫前期的患者为预防惊厥服用硫酸镁，那么应避免使用非去极化神经肌肉拮抗药，因为硫酸镁会增加产妇对非去极化肌松药的易感性。

(10) 在胎儿娩出前应避免使用阿片类，以防止其通过胎盘屏障。分娩后，大部分操作者会改用氧化亚氮 / 氧气 / 阿片类，以及小剂量的吸入性麻醉药，来预防术中知晓。

(11) 术后镇痛采用经静脉患者自控镇痛。

(12) 对全身麻醉的患者进行腹横肌阻滞可能是有益的。腹横肌阻滞（TAP）指将局部麻醉药注射至腹横肌和腹内斜肌之间的间隙。此项操作可在超声引导下完成。通常不会与椎管内麻醉同时使用，因为当使用椎管内麻醉时，TAP 并不能提供附加的镇痛。

(13) 全身麻醉下行剖宫产麻醉的死亡率较高。主要原因是气管插管困难，给氧和通气失败或肺误吸。然而，也有一些新的关注点放在拔管、紧急情况或麻醉苏醒时出现肺通气不足或气道梗阻[59]。视频喉镜可降低插管失败的发生率，但对减少误吸无任何影响。

(14) 第 7 版围生期诊疗指南指出美国妇产科学会已经意识到鉴别产妇是否存在插管困难的重要性。当产妇合并增加全麻风险的危险因素时，产科诊疗小组应时刻保持警惕。对于这些高危患者，应在分娩早期就计划置入硬膜外导管并确定导管是可用的[60]。

七、术后管理

术后疼痛管理（见第 18 章）最好联合使用多种镇痛方法，包括全身性非甾体抗炎药，静脉给予对乙酰氨基酚，椎管内给予阿片类和（或）局部麻醉。虽 TAP 阻滞已被描述，但已证实鞘内给予吗啡可提供更优和更长时间的镇痛[61]。患者自控硬膜外镇痛指硬膜外麻醉后，使用稀释后的局麻药和阿片类溶液。当椎管内麻醉下剖宫产后，经蛛网膜下隙给予吗啡（100 ~ 150μg）或经硬膜外（3.5 ~ 4.0g）可提供术后 12 ~ 24h 的镇痛。椎管内使用吗啡除了出现延迟性呼吸抑制外，其他不良反应还包括恶心、呕吐和皮肤瘙痒。由于有发生呼吸抑制的风险，患者在术后必须进行监护，特别是病态肥胖患者，发生呼吸抑制的风险更高[62]。

> **临床要点**　经椎管内给予阿片类的患者术后应进行监测，尤其是具有呼吸抑制高危风险的病态肥胖产妇。

八、结论

1. 在美国剖宫产的数量已经趋于稳定。然而，剖宫产率占据美国总体出生人口的 1/3，这表示大部分常规选择了手术。

2. 硬膜外镇痛并不能增加剖宫产的风险。若分娩期已置入硬膜外导管，则需行剖宫产时可使用。如果导管是无效的，则应停止导管内注射药物以防止大量药物注入引起高位感觉阻滞。

3. 由于产妇是误吸的高危险人群，一旦选择全身麻醉，则应使用快速序贯诱导。为避免发生术中知晓，产妇所需的麻醉药用量与非产妇是一样的。尽管在输血的需求上无差别，但全身麻醉下产后出血相对较多。

4. 全身麻醉、硬膜外、蛛网膜下隙和腰硬联合麻醉都可用于剖宫产。每种麻醉方法都各有利弊。麻醉方法的选择必须因人而异，也取决于当地机构和手术医师的培训水平。此外，也需考虑当前状况的紧急程度和产妇的状况。

参 考 文 献

[1] American Society of Anesthesiologists Task Force on Obstetric Anesthesia. Practice guidelines for obstetric anesthesia: an updated report by the American Society of Anesthesiologists Task Force on Obstetric Anesthesia. *Anesthesiology*. 2007;106:843–863.

[2] Osterman MJ, Martin JA. Primary cesarean delivery rates, by state: results from the revised birth certificate: 2006-2012. *Natl Vital Stat Rep*. 2014;63:1–11.

[3] American College of Obstetricians and Gynecologists, Society for Maternal-Fetal Medicine. Obstetric Care Consensus No. 1: safe prevention of the primary cesarean delivery. *Obstet Gynecol*. 2014;123:693–711.

[4] Wong CA, Scavone BM, Peaceman AM, et al. The risk of cesarean delivery with neuraxial analgesia given early versus late in labor. *N Engl J Med*. 2005;352:655–665.

[5] American College of Obstetricians and Gynecologists. ACOG Committee Opinion No. 559: cesarean delivery on maternal request. *Obstet Gynecol*. 2013;121:904–907.

[6] Ecker J. Elective cesarean delivery on maternal request. *JAMA*. 2013;309:1930–1936.

[7] Mishanina E, Rogozinska E, Thatthi T, et al. Use of labour induction and risk of cesarean delivery: a systematic review and meta-analysis. *CMAJ*. 2014;186:665–673.

[8] Osterman MJ, Martin JA. Changes in cesarean delivery rates by gestational age: United States, 1996-2011. *NCHS Data Brief*. 2013;124:1–8.

[9] McAdams RM. Time to implement delayed cord clamping. *Obstet Gynecol*. 2014;123:549–552.

[10] Hung KJ, Berg O. Early skin-to-skin after cesarean to improve breastfeeding. *MCN Am J Matern Child Nurs*. 2011;36:318–324.

[11] Bamigboye AA, Hofmeyr GJ. Closure versus non-closure

of the peritoneum at caesarean section: short- and long-term outcomes. *Cochrane Database Syst Rev.* 2014;8: CD000163.

[12] Hawkins JL, Chang J, Palmer SK, et al. Anesthesia-related maternal mortality in the United States: 1979-2002. *Obstet Gynecol.* 2011;117:69–74.

[13] Creanga AA, Berg CJ, Syverson C, et al. Pregnancy-related mortality in the United States, 2006-2010. *Obstet Gynecol.* 2015;125:5–12.

[14] Mhyre JM, Tsen LC, Einav S, et al. Cardiac arrest during hospitalization for delivery in the United States, 1998-2011. *Anesthesiology.* 2014;120:810–818.

[15] Hammad IA, Chauhan SP, Magann EF, et al. Peripartum complications with cesarean delivery: a review of Maternal-Fetal Medicine Units Network publications. *J Mat Fetal Neonatal Med.* 2014;27:463–474.

[16] Rouse DJ, MacPherson C, Landon M, et al. Blood transfusion and cesarean delivery. *Obstet Gynecol.* 2006; 108:891–897.

[17] Heesen M, Hofmann T, Klöhr S, et al. Is general anaesthesia for caesarean section associated with postpartum haemorrhage? Systematic review and meta-analysis. *Acta Anaesthesiol Scand.* 2013;57:1092–1102.

[18] Zelop C, Heffner LJ. The downside of cesarean delivery: short- and long-term complications. *Clin Obstet Gynecol.* 2004;47:386–393.

[19] Silver RM, Landon MB, Rouse DJ, et al. Maternal morbidity associated with multiple repeat cesarean deliveries. *Obstet Gynecol.* 2006;107:1226–1232.

[20] Leeman LM, Beagle M, Espey E, et al. Diminishing availability of trial of labor after cesarean delivery in New Mexico hospitals. *Obstet Gynecol.* 2013;122:242–247.

[21] Lydon-Rochelle M, Holt VL, Easterling TR, et al. Risk of uterine rupture during labor among women with a prior cesarean delivery. *N Engl J Med.* 2001;345:3–8.

[22] Mendelson CL. The aspiration of stomach contents into the lungs during obstetric anesthesia. *Am J Obstet Gynecol.* 1946;52:191–205.

[23] Paranjothy S, Griffiths JD, Broughton HK, et al. Interventions at caesarean section for reducing the risk of aspiration pneumonitis. *Cochrane Database Syst Rev.* 2014;2:CD004943.

[24] Chatmongkolchart S, Prathep S. Supplemental oxygen for caesarean section during regional anesthesia. *Cochrane Database Syst Rev.* 2013;6:CD006161.

[25] Quinn AC, Milne D, Columb M, et al. Failed tracheal intubation in obstetric anaesthesia: 2 yr national case-control study in the UK. *Br J Anaesth.* 2013;110:74–80.

[26] American College of Obstetricians and Gynecologists. ACOG Practice Bulletin No. 120: use of prophylactic antibiotics in labor and delivery. *Obstet Gynecol.* 2011; 117:1472–1483.

[27] Brubaker SG, Friedman AM, Cleary KL, et al. Patterns of use and predictors of receipt of antibiotics in women undergoing cesarean delivery. *Obstet Gynecol.* 2014; 124:338–344.

[28] Saravanan S, Kocarev M, Wilson RC, et al. Equivalent dose of ephedrine and phenylephrine in the prevention of post-spinal hypotension in caesarean section. *Br J Anaesth.* 2006;96:95–99.

[29] Landau R, Liu SK, Blouin JL, et al. The effect of maternal and fetal beta2-adrenoceptor and nitric oxide synthase genotype on vasopressor requirement and fetal acid-base status during spinal anesthesia for cesarean delivery. *Anesth Analg.* 2011;112:1432–1437.

[30] Doherty A, Ohashi Y, Downey K, et al. Phenylephrine infusion versus bolus regimens during cesarean delivery under spinal anesthesia: a double-blind randomized clinical trial to assess hemodynamic changes. *Anesth Analg.* 2012;115:1343–1350.

[31] Maayan-Metzger A, Schushan-Eisen I, Todris L, et al. Maternal hypotension during elective cesarean section and short-term neonatal outcome. *Am J Obstet Gynecol.* 2010;202:56.e1–e5.

[32] Lee A, Ngan Kee WD, Gin T. A quantitative, systematic review of randomized controlled trials of ephedrine versus phenylephrine for the management of hypotension during spinal anesthesia for cesarean delivery. *Anesth Analg.* 2002;94:920–926.

[33] Ngan Kee WD, Lee SW, Ng FF, et al. Randomized double-blinded comparison of norepinephrine and phenylephrine for maintenance of blood pressure during spinal anesthesia for cesarean delivery. *Anesthesiology.* 2015;122:736–745.

[34] American College of Obstetricians and Gynecologists. ACOG Practice Bulletin: Clinical Management Guidelines for Obstetrician-Gynecologists Number 76, October 2006: postpartum hemorrhage. *Obstet Gynecol.* 2006;108: 1039–1047.

[35] Maayan-Metzger A, Schushan-Eisen I, Todris L, et al. The effect of time intervals on neonatal outcome in elective cesarean delivery at term under regional anesthesia. *Int J Gynaecol Obstet.* 2010;111:224–228.

[36] Torloni MR, Betran AP, Souza JP, et al. Classifications for cesarean section: a systematic review. *PLoS One.* 2011;6: e14566.

[37] Nor NM, Russell IF. Assessing blocks after spinal anaesthesia for elective caesarean section: how different questions affect findings from the same stimulus. *Int J Obstet Anesth.* 2013;22:294–297.

[38] Auroy Y, Benhamou D, Bargues L, et al. Major complications of regional anesthesia in France: the SOS regional anesthesia hotline service. *Anesthesiology.* 2002; 97:1274–1280.

[39] Evans RW, Armon C, Frohman EM, et al. Assessment: prevention of post-lumbar puncture headaches: report of the Therapeutics and Technology Assessment Subcommittee of the Academy of Neurology. *Neurology.* 2000;55:909–914.

[40] Russell IF. A prospective controlled study of continuous spinal analgesia versus repeat epidural analgesia after accidental dural puncture in labour. *Int J Obstet Anesth.* 2012;21:7–16.

[41] Lee LA, Posner KL, Domino KB, et al. Injuries associated with regional anesthesia in the 1980s and 1990s: a closed claims analysis. *Anesthesiology.* 2004;101:143–152.

[42] Howell CJ, Dean T, Lucking L, et al. Randomised study of long term outcome after epidural versus non-epidural analgesia during labour. *BMJ.* 2002;325:357.

[43] Karambelkar DJ, Ramanathan S. 2-Chloroporcoaine antagonism of epidural morphine analgesia. *Acta Anaesthesiol Scand.* 1997;41:774–778.

[44] Colonna-Romano P, Lingaraju N, Godfrey SD, et al. Epidural test dose and intravascular injection in obstetrics: sensitivity, specificity, and lowest effective dose. *Anesth Analg.* 1992;75:372–376.

[45] Brose WG, Cohen SE. Epidural lidocaine for cesarean section: effect of varying epinephrine concentration. *Anesthesiology.* 1988;69:936–940.

[46] Palmer CM, Nogami WM, Van Maren G, et al. Postcesarean epidural morphine: a dose-response study. *Anesth Analg.* 2000;90:887–891.

[47] Boyle RK. A review of anatomical and immunological links between epidural morphine and herpes simplex labialis in obstetric patients. *Anaesth Intensive Care.* 1995;23:425–432.

[48] Lambert DH, Hurley RJ, Hertwig L, et al. Role of needle gauge and tip configuration in the production of lumbar puncture headache. *Reg Anesth.* 1997;22:66–72.

[49] Visalyaputra S, Rodanant O, Somboonviboon W, et al. Spinal versus epidural anesthesia for cesarean delivery in severe preeclampsia: a prospective randomized, multicenter study. *Anesth Analg.* 2005;101:862–868.

[50] Carvalho B, Collins J, Drover DR, et al. ED(50) and ED(95) of intrathecal bupivacaine in morbidly obese patients undergoing cesarean delivery. *Anesthesiology.* 2011;114:529–535.

[51] Dyer RA, Farina Z, Jouber IA, et al. Crystalloid preload versus rapid crystalloid administration after induction of spinal anesthesia (coload) for elective caesarean section. *Anaesth Intensive Care.* 2004;32:351–357.

[52] Reynolds F, Seed PT. Anaesthesia for caesarean section and neonatal acid-base status: a meta-analysis. *Anaesthesia.* 2005;60:636–653.

[53] Kopp SL, Horlocker TT, Warner ME, et al. Cardiac arrest during neuraxial anesthesia: frequency and predisposing factors associated with survival. *Anesth Analg.* 2005;100: 855–865.

[54] Aouad MT, Siddik SS, Jalbout MI, et al. Does pregnancy protect against intrathecal lidocaine-induced transient neurologic symptoms? *Anesth Analg.* 2001;92:401–404.

[55] Palmer CM, Emerson S, Volgoropolous D, et al. Dose-response relationship of intrathecal morphine for postcesarean analgesia. *Anesthesiology.* 1999;90:437–444.

[56] Blumgart CH, Ryall D, Dennison B, et al. Mechanism of extension of spinal anaesthesia by extradural injection of local anaesthetic. *Br J Anaesth.* 1992;69:457–460.

[57] Pant M, Fong R, Scavone B. Prevention of peri-induction hypertension in preeclamptic patients: a focused review. *Anesth Analg.* 2014;119:1350–1356.

[58] Mhyre JM, Riesner MN, Polley LS, et al. A series of anesthesia-related maternal deaths in Michigan, 1985-2003. *Anesthesiology.* 2007;106:1096–1104.

[59] Ueyama H, Hagihira S, Takashina M, et al. Pregnancy does not enhance volatile anesthetic sensitivity on the brain: an electroencephalographic analysis study. *Anesthesiology.* 2010;113:577–584.

[60] American College of Obstetricians and Gynecologists. *Guidelines for Perinatal Care.* 7th ed. Washington, DC: American College of Obstetricians and Gynecologists; 2012:109–110, 160, 192–194, 248.

[61] McMorrow RC, Ni Mhuircheartaigh RJ, Ahmed KA, et al. Comparison of transversus abdominis plane block vs spinal morphine for pain relief after caesarean section. *Br J Anaesth.* 2011;106:706–712.

[62] Horlocker TT, Burton AW, Connis RT, et al. Practice guidelines for the prevention, detection, and management of respiratory depression associated with neuraxial opioid administration. *Anesthesiology.* 2009;110:218–230.

第14章　产科困难气道管理

Difficult Airway Management in the Pregnant Patient

Uma Munnur, Maya S. Suresh　著

魏　珂　译

闵　苏　黄绍强　校

要点 Keypoint

- 与插管失败有关的气道相关并发症，以及全麻剖宫产诱导后无法氧合通气，均可增加产妇的发病率和死亡率。
- 重点关注：病史、体格检查、与预测插管困难和通气困难相关的气道评估。
- 对于产妇全麻相关发病率及死亡率的高度认识促使椎管内阻滞技术在顺产和剖宫产分娩中广泛应用，以及困难气道管理方面的进展，都大大降低了产妇气道相关的死亡率。
- 产妇插管失败后紧急气道管理给麻醉医师带来了挑战。
- 需要在产妇麻醉诱导前即深思熟虑，制定气道急救预案和预测困难气道的指南。
- 每一个提供产科麻醉的机构都应该就分娩过程、剖宫产全麻诱导、苏醒及术后降低麻醉风险制定预案。
- 所有的麻醉医师都应学习并经常训练各种先进的气道管理技能，包括对环甲膜切开术的掌握。

一、概述

气管插管失败相关的气道并发症，以及全麻诱导后供氧困难或面罩通气困难，都可能增加产妇并发症的发生率和死亡率。妊娠期产妇解剖和生理上的改变使其发生气道相关并发症的风险显著增加。与非孕妇相比，孕妇全麻时气道相关并发症的发生率很高。据统计，50% 的孕妇受肥胖影响，后者也增加了插管困难和通气困难的风险。伴随高危产科患者的增加，麻醉医师面临的临床环境愈发困难。当神经阻滞麻醉非常困难，甚至对于某些患者属于禁忌时，此时气道管理面临巨大挑战。在很多国家，由于意识到产科麻醉的不良结局常常与困难气道管理相关，导致全麻在择期和急诊剖宫产中的应用大幅度下降。

近年来，麻醉医师密切关注并提高了患者围麻醉期安全，极大促进了气道管理的进步。包括：① ASA 对困难气道管理方案的颁布及修订——困难气道管理建议[1]；② 综合气道管理方面的重大进展；③ 辅助气道管理工具的改进及数量的增加；④ 与气道管理有关出版物的增加。这些进步降低了普通外科

人群及产科人群围术期气道相关并发症的发生率[2]。

二、定义

在现有的文献中，对困难气道的定义尚无统一标准。以下是 ASA 使用的一些有关困难气道的定义[1]。

1. 困难气道 临床中，经正规训练的麻醉医师，无法进行面罩通气或插管困难，或同时因为以上两种情况而导致低氧血症的气道，称为困难气道。

2. 面罩通气或声门上气道通气困难

(1) 面罩通气在喉镜暴露失败或遭遇意外困难气道时，为麻醉医师提供了一种抢救技术。

(2) 面罩通气可分为四级。一级：面罩通气容易；二级：口咽通气道辅助下可正常面罩通气（有 / 无肌松药）；三级：有 / 无肌松药均出现通气困难（通气不足，不稳定通气，需要两个麻醉医师辅助通气）；四级：有 / 无肌松药均无法进行面罩通气。三、四级分别被定义为面罩通气困难和无法面罩通气。

(3) 声门上气道工具：普通喉罩、插管喉罩和喉管。

(4) 声门上气道困难通气。

① 声门上气道通气困难是指由于以下一种或几种问题麻醉医师无法提供足够的通气：a. 面罩或声门上气道密闭不足；b. 过量漏气；c. 吸气或呼气阻力过大。

② 通气不足的表现包括（但不限于此）：胸廓起伏不良或胸廓无法起伏，呼吸音不清晰或无法闻及呼吸音，听诊有明显气道梗阻声，发绀，胃胀气或胃扩张，氧饱和度下降，呼气末二氧化碳缺失或数值过低，肺呼出气体量不足，与低氧血症或高碳酸血症有关的血流动力学变化(血压升高，心动过速，心律失常)等。

3. 声门上气道置入困难 声门上气道置入需要多次尝试。

4. 喉镜暴露困难 常规喉镜暴露后，无法看到声带的任一部分。

5. 插管困难 ASA 将困难插管定义为需多次尝试方能完成插管。

6. 插管失败 进行多种尝试后仍无法置入气管导管，ASA 困难气道工作组对插管失败的定义可能并不适用于全麻下紧急剖宫产患者。这种产妇一般采用单剂量琥珀胆碱进行全麻快速诱导。对产科患者插管失败更为恰当的定义可能为：单剂量琥珀胆碱诱导后，尝试传统喉镜暴露或另一种替代工具不超过两次，仍然不能插管成功。

三、妊娠期气道管理的目标与准备

1. 目标 减少气道相关死亡率。麻醉相关的气道意外或气道管理不当对母婴都将带来不利后果，并对患者家庭造成灾难性的影响，同时麻醉医师也将承担相应的经济责任。最近宣布的孕产妇安全行动计划和强调改善孕妇健康的联合国千年发展目标，均聚焦于消除麻醉相关的产妇死亡率，尤其是气道相关死亡。产科麻醉医师应该做到以下内容。

(1) 了解妊娠期产妇解剖和生理变化，认识气道管理的重要性。

(2) 在保证产妇安全的同时紧急娩出胎儿。

(3) 认识到优先处理的重要性，应用多种气道救援工具建立氧合与通气。

(4) 避免发生吸入性肺炎，尤其是应用声门上气道通气设备时，更应该注意预防吸入性肺炎的发生。

(5) 识别困难气道，有一套有效的策略来应对自然分娩或剖宫产产妇的困难气道。正如孕产妇安全行动计划陈述的那样，我们的最终目标是防止或消除孕妇死亡，包括与困难气道相关的死亡。

2. 准备 除了心系上述目标，产科麻醉医师还应同时执行以下步骤。

(1) 掌握困难气道的预测因素。

(2) 评估可能导致气道相关并发症的危险因素。

(3) 在一套成形的困难气道救治框架中，包含一个完备的紧急气道救援计划。

(4) 在分娩区域有可用的困难气道急救车。

(5) 在声门上气道通气时，意识到避免反流误吸的重要性。

(6) 学习并经常训练各种先进的气道管理技能，包括环甲膜切开术。

临床要点 麻醉医师都应熟练掌握管理产科患者困难气道的高级技能。

四、插管困难或插管失败的发生

尽管产妇在气道相关并发症上的死亡率和发病率已有所下降，但由于妊娠期生理和解剖上的变化，这些人插管困难的发生率并没有改变。

1. 产科患者插管失败的风险 产科患者插管失败的发生率平均为 1 : 300，而普通手术人群插管失败率为 1 : 2230[3, 4]（表 14-1）。因此，产科患者插管失败的风险相较普通人增加了 7 ～ 8 倍。

2. 构成困难气道的因素 面罩通气困难、喉镜暴露困难和插管困难都是构成困难气道的因素。

(1) 面罩通气困难和喉镜暴露困难在全麻手术患者中的发生率分别为 5% 和 5.8%[5]。

(2) 面罩通气困难合并喉镜暴露困难增加了低氧血症发生的风险。

① 最近的临床研究发现，面罩通气困难合并喉罩通气困难的发生率为 0.4%，并列出了 12 项独立危险因素：a. 年龄 > 46 岁；b. BMI > 30kg/m²；c. 性别；d. Mallampati 分级为 Ⅲ级或Ⅳ级；e. 颈部肿块或颈部放疗史；f. 甲颏间距过短；g. 睡眠呼吸暂停病史；h. 门齿前突畸形；i. 胡须；j. 颈部粗短；k. 颈椎活动度受限；l. 小下颌[5]。

② 产妇同时发生面罩通气困难和插管困难的发生率目前仍不清楚。两项研究表明，面罩通气失败或声门上气道工具（SGA）抢救产妇紧急气道失败时，无法插管无法通气的发生率较高，为 1 : 95 ～ 1 : 500[5]。最近一项关于全麻剖宫产的综述中，有 1 例产妇因插管和 SGA 置入均失败，导致无法插管和无法通气，紧急行环甲膜切开术，才保证了母婴的良好预后[6]。

临床要点 产科患者面罩通气困难和气管插管困难的发生率都增加。

表 14-1　困难气道发生率

外科患者	产科患者
插管困难的发生普遍与全麻有关 • 估计发生率为 1%～3%	Cormack 和 Lehane • 喉镜暴露困难 3 级发生率 1：2000
面罩通气困难 • 普通外科患者估计发生率为 0.9%～5%	Hawthorne • 插管失败发生率 1：250
无法插管，无法通气 • 发生率为 0.01%～0.02%	Lyons • 插管失败发生率 1：300
	Samsoon 和 Young • 插管失败发生率 1：283
	Rocke 等 • 插管失败发生率 1：750
	Tsen 等 • 无法插管无法通气发生率 1：536
	Palanisamy 等 • 无法插管无法通气发生率 1：98

引自 Cormack RS, Lehane JR, Adams AP, et al. Laryngoscopy grades and percentage glottic opening. *Anaesthesia*. 2000;55:184.

Hawthorne L, Wilson R, Lyons G, et al. Failed intubation revisited: 17-yr experience in a teaching maternity unit. *Brit J Anaesth*. 1996;76:680-684.

Lyons G. Failed intubation. Six years' experience in a teaching maternity unit. *Anaesthesia*. 1985;40:759-762.

Samsoon GL, Young JR. Difficult tracheal intubation: a retrospective study. *Anaesthesia*. 1987;42:487-490.

Rocke DA, Murray WB, Rout CC, et al. Relative risk analysis of factors associated with difficult intubation in obstetric anesthesia. *Anesthesiology*. 1992;77:67-73.

Tsen LC, Pitner R, Camann WR. General anesthesia for cesarean section at a tertiary care hospital 1990-1995: indications and implications. *Int J Obstet Anesth*. 1998;7:147-152.

Palanisamy A, Mitani AA, Tsen LC. General anesthesia for cesarean delivery at a tertiary care hospital from 2000 to 2005: a retrospective analysis and 10-year update. *Int J Obstet Anesth*. 2011;20:10-16.

五、麻醉相关并发症发生率和死亡率

近年来，对孕产妇麻醉相关死亡率的研究，已经引起了麻醉医师对产科患者潜在气道问题的重视。椎管内麻醉应用的增加及气道管理的进步已明显降低了产科患者脑死亡的发生率和死亡率[2]。然而，插管困难或失败的案例仍有报道，有些还与椎管内麻醉有关。无论是椎管内阻滞还是全麻下剖宫产，麻醉医师都必须提供有效的气道管理。

1. 美国的经验

(1) 过去 30 年来，在美国与气道管理相关的全麻并发症造成孕产妇死亡的情况已有所下降。在全麻相关的孕产妇死亡率下降方面，美国和英国的情况相似[7]。

① Hawkins 等[8] 在 1997 年发表了第一篇有关美国产妇麻醉相关死亡率的全国性研究。数据显示，与

接受椎管内麻醉相比，接受全麻的孕产妇死亡的相对风险增加了 16.7。其中 82% 的死亡发生于剖宫产过程中，绝大多数都是死于插管困难或失败、通气和氧合不足、吸入性肺炎、呼吸道并发症等。全麻下行剖宫产的产妇死亡率，从 1979—1984 年的 20/100 万增加到 1985—1990 年的 32.3/100 万。与椎管内麻醉相比，全麻相关产妇死亡的相对危险度增加 2.3 倍。循证医学结果加速了剖宫产由全麻向椎管内麻醉这一麻醉方式的转变，后者逐渐占据绝对优势。

②在一份后续报告中，Hawkins 等 [9] 在 1991—2002 年的 12 年里，重新检查和评估了产妇麻醉相关死亡率的趋势，并将其与 1979—1990 年的麻醉相关死亡率进行了比较。全麻产妇死亡率从 1991—1996 年的 16.8/100 万下降至 1997—2002 年的 6.5/100 万。尽管上述数据令人振奋，但仍有 56 个产妇死于剖宫产中。麻醉相关死亡率，绝大多数都和以下操作产生的并发症有关，如麻醉诱导、气管插管失败、呼吸衰竭、高位脊髓或高位硬膜外阻滞导致的呼吸抑制。

③目前，每 100 万活产中麻醉相关死亡约为 1[9]。尽管麻醉相关死亡率降低的原因仍不完全清楚，但是麻醉方式的改进、认知的提高、困难气道管理策略的应用，以及可替代气道的利用等，可能对结果的明显改善均有积极推动作用。

(2) 根据近期 ASA 非公开索赔分析显示，产科患者在插管困难时吸入性肺炎的发生率明显高于非产科患者。误吸被认定为主要损害事件，在产科索赔案例中占绝大部分，17 名接受全麻的产妇中，就有 15 名患者发生了吸入性肺炎。误吸更容易发生在困难插管或误插入食管的情况下 [10]。

2. 英国的经验

(1) 在英国，每 3 年就会发布一次对孕产妇死亡的非公开调查报告。报告显示，早在 20 世纪 80 年代早期，孕产妇全麻相关死亡率就明显下降，这源于椎管内麻醉应用的增加、预防剖宫产反流误吸和气道管理的提高。

①在 1967—1969 年，有 35 名孕妇的直接死亡原因是由全麻引起。在最近的 3 个报道中，包括 2003—2005 年的报道，平均 6 名产妇的死亡直接归因于麻醉管理不善或困难气管插管。

②在 2003—2005 年的报道中，全部 6 名与全麻相关的孕产妇死亡，都是由于气道管理不佳所致。此外，报道者对初级麻醉医师的专业程度表示质疑，在没有上级医师指导下进行急诊全麻剖宫产是否可行，并探讨了咨询医师参与急诊患者处置的必要性 [11]。

(2) 使用英国产科监测系统收集的数据显示，近年来产科麻醉中气管插管的失败率为 1 ∶ 224。产妇高龄、肥胖、Mallampati 评分 > 1 分都是非常显著的插管失败的预测因素 [12]。

(3) 英国皇家麻醉医师协会第四届国家审计项目（NAP4）和困难气道协会计划了一项研究，对英国医院中气道管理主要并发症发生率进行定量和定性分析。同时，对 4 个在急诊剖宫产插管时发生的不良事件进行了检查。结果发现，所有病例都发生在正常工作时间以外，涉及复杂病例，以及由高年资麻醉医师管理等情况。登记的气道并发症包括误吸、环甲膜切开失败，以及 1 例成功的外科气管切开。最后，所有患者都进入 ICU 继续接受全面治疗 [13]（表 14-2）。

表 14-2　NAP4 研究：常见的反复出现的可导致不良结局的问题

气道评估不佳	肥胖是危险因素
反复插管尝试	紧急环甲膜切开及其他急救措施高失败率
缺乏预先制定的困难气道管理策略	苏醒和拔管期出现气道不良事件
有指征使用纤支镜清醒插管，但未使用	在重症监护室和急诊科出现的气道相关不良结果

引自 Cook TM, Woodall N, Harper J, et al. Major complications of airway management in the UK: results of the Fourth National Audit Project of the Royal College of Anaesthetists and the Difficult Airway Society. Part 2: intensive care and emergency departments. *Br J Anaesth*. 2011; 106: 632–642.

> **临床要点**　尽管近 10 年来因全麻或不充分的气道管理所造成的产妇发病率和死亡率有所下降，但大部分麻醉相关的死亡仍与困难气道的管理有关。

六、孕产妇死亡与苏醒期气道相关问题

1. 美国数据

(1) 早年间关于产妇气道相关死亡率的报道，最普遍的是全麻诱导后由于插管困难而导致的通气失败和吸入性肺炎。最近的报道指出，这类事件在气管拔管期有所增加，或者发生在术后早期。

(2) 一份对密歇根州 1985—2003 年产妇全麻相关死亡的研究报道指出，肥胖和非洲裔美国人是产妇全麻相关死亡的高危因素[14]。大多数产妇死亡都是由于苏醒、拔管或恢复期出现的肺通气不足或气道阻塞。因此，在整个围术期对氧合和通气的监测是十分重要的。

2. 英国数据

(1) 2003—2005 年对孕产妇死亡的调查显示，有 6 个孕产妇死亡是和麻醉有关，与前 3 年的数据相似。6 个死亡病例中，有 1 个是由于气管导管拔出后呼吸窘迫引起的，另外 2 个是术后呼吸功能不全导致的死亡。尚无一例死亡病例是因为全麻诱导时出现气道管理问题所致。

(2) 2006—2008 年又报道出 7 例麻醉相关孕产妇死亡病例，其中仅 2 例死于气道并发症，1 例是死于多次插管而未能提供充足的喉罩通气，另 1 例是饱胃产妇急诊剖宫产，拔管后死于吸入性肺炎[15]。

> **临床要点**　拔管和麻醉后苏醒期的气道管理，与全麻诱导期一样，出现气道相关发病率和死亡率的风险相当。

七、妊娠期解剖及生理的变化对困难气道管理的影响

妊娠期解剖和生理变化使气道发生改变，产妇可能发生面罩通气困难、喉罩通气困难、插管困难的

风险。面罩通气困难和喉镜暴露困难可能是因为孕妇体重增加，上呼吸道水肿（尤其是子痫前期），同时使胸围增加所致。妊娠期呼吸（功能残气量减少）和循环的变化都增加了低氧血症的风险。肠胃变化会引起肺和呼吸相关并发症的出现。

1. 气道的改变

(1) 妊娠期激素的变化，尤其是雌激素的上升，增加了孕妇呼吸道结缔组织中的基质、循环血容量及体液量，由此导致口咽部、鼻部和呼吸道毛细血管增生及水肿。Mallampati 评级在妊娠期和分娩期都会相应增加[16]。

(2) 妊娠期体重增加、子痫前期、医源性液体超负荷及分娩过程中的下坠力，都会导致呼吸道黏膜水肿。

(3) 由于呼吸道黏膜血管增生、气道肿胀及鼻咽部的操作，均会增加产妇鼻出血的风险。

2. 呼吸系统的改变

(1) 妊娠期持续增大的子宫上移至膈肌，导致功能残气量下降 20%，仰卧位时该现象加重。

(2) 由于胎儿生长、子宫及胎盘代谢的需要，妊娠期的氧耗和 CO_2 的产生增加 20% ～ 40%。

(3) 由于功能余气量减少，又伴随氧耗增加，和非妊娠患者相比，孕妇分娩过程中的安全呼吸暂停时间相应缩短。

3. 心血管系统的改变

(1) 妊娠期，增大的子宫在仰卧位时压迫下腔静脉，导致静脉回流和心排血量减少。心排血量减少和由此引起的低氧血症，在插管困难或失败的情况下会使孕妇出现心肌缺氧、子宫胎盘灌注不足和心脏停搏的风险。

(2) 子宫左倾，及时建立气道并给予充分通气和氧合，通过心血管的稳定维持母体和胎儿足够的灌注，这些对于保证母胎安全十分重要。

4. 胃肠道的改变

(1) 全麻时胃内容物反流和肺误吸的风险增加。

(2) 胃液 pH 的降低和胃内压的增加都与胃食管括约肌失效有关，也与肺误吸的发生有关。

(3)2007 年更新的 ASA 产科麻醉指南建议，应及时应用非颗粒型抗酸药、H_2 受体拮抗药及甲氧氯普胺来预防剖宫产时发生误吸[17]。

5. 气道管理建议：妊娠期生理变化的影响

(1) 评估和管理产妇气道需要小心谨慎。放置鼻咽通气道或经鼻插管都会引起鼻出血。因此情况允许时，要尽量避免放置鼻咽通气道。黏膜充血肿胀减小了声门开口的面积，因此推荐应用较细的气管导管，插管时操作要轻柔，因为气道极易损伤出血。

(2) 妊娠期体重增加、乳房增大，都会阻碍喉镜置入，引起插管困难。平卧位时，增大的乳房往往滑向颈部，阻碍喉镜暴露。解决方法包括：① 向两侧和尾部推移乳房；② 用毯子或床单垫在肩下形成一个斜坡以获得合适的嗅物体位；③ 应用短柄镜柄。

(3) 正确放置体位的目标是将外耳道与胸骨切迹保持在水平线上，患者头部高于胸部水平，以促进面罩通气，达到最佳喉镜置入和气管插管的效果（图 14-1）。

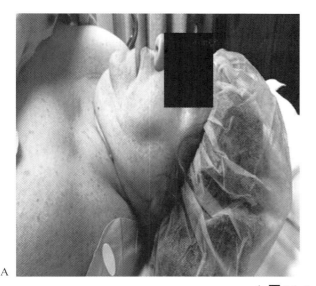
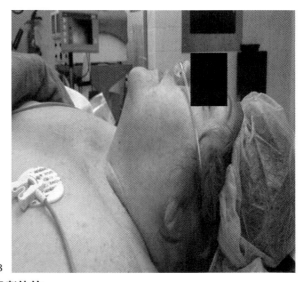

▲ 图 14-1　患者体位

A. 病态肥胖患者在仰卧位；B. 病态肥胖患者喉镜置入时的合适体位

八、气道评估

1. 病史　条件允许时，尽可能从以前的麻醉记录中获得关于对患者气道管理有用的信息。

2. 体格检查　ASA 产科麻醉指南建议所有患者进行麻醉和气道管理之前，要对气道进行体格检查[17]。

3. 评估困难插管的特殊检查　评估困难插管的检查要关注以下 6 点：① Mallampati 分级；② 下巴或下颌突出检查；③ 寰枕关节活动度；④ 张口度；⑤ 甲颏间距；⑥ 颏舌骨间距。

（1）Mallampati 分级（图 14-2 ）。

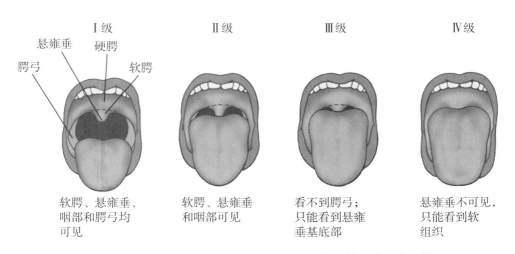

▲ 图 14-2　基于改良 Mallampati 分级的插管困难程度评估

引自 Samsoon GL, Young JR. Difficult tracheal intubation: a retrospective study. Anaesthesia. 1987;42:487–490; Mallampati SR, Gatt SP, Gugino LD, et al. A clinical sign to predict difficult tracheal intubation: a prospective study. *Can Anaesth Soc J*. 1985;32:429–434.

① Mallampati 分级已经被作为单变量预测因素或是多变量分析的一部分，来预测是否存在困难插管。

妊娠期 Mallampati 分级的变化，也说明妊娠期孕妇的气道发生了变化，因此强调术前评估气道的重要性。Pilkington 和同事对妊娠 12 周和 38 周的女性进行了拍照，发现妊娠 38 周的女性 Mallampati 分级增加 [18]。Mallampati 分级的增加与妊娠体重增加、孕周增大、气道结缔组织增厚和毛细血管增多都有关系。

② Kodali 等进行了两部分研究，评估分娩时 Mallampati 分级的变化 [16]。第一部分研究中，在分娩开始和结束时拍摄气道情况，并结合 Samsoon 改良的 Mallampati 分级评估气道变化。在第二部分研究中，分娩开始和结束时用声波反射法来测量上呼吸道的容量。第一部分研究表明，分娩后 Mallampati 分级相较分娩前明显增加；第二部分研究表明，分娩后口咽部的容积相较分娩前明显降低。

(2) 下巴或下颌突出检查：下门齿相对上门齿前伸的活动度可以分为 A、B、C 三级（图 14-3），其中 C 级通常与喉镜暴露困难和面罩通气困难密切相关，而 A 级则很少与困难气道相关 [19, 20]。下颌前伸受限有助于预测面罩通气困难和喉镜暴露困难，因为只有在下颌托举时才能保证充分的面罩通气，并使下颌骨移动后舌体所在的颏下间隙扩大，为咽喉镜的放置提供足够空间 [5, 19]。

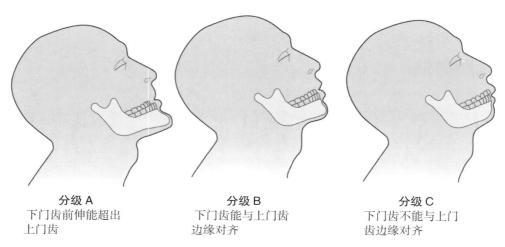

分级 A
下门齿前伸能超出
上门齿

分级 B
下门齿能与上门齿
边缘对齐

分级 C
下门齿不能与上门
齿边缘对齐

▲ 图 14-3 评估困难面罩通气的下颌前突试验

引自 Takenaka I，Aoyoma K，Kadoya T. Mandibular protrusion test for prediction of difficult mask ventilation. *Anesthesiology*. 2001;94:935.

(3) 寰枕关节伸展：嗅物体位主要依赖有足够的寰椎关节伸展，同时也是最易暴露头颈部、实施气管插管的体位。为达到这个姿势，患者头正对前方，并尽力后仰，后屈寰枕关节，完成嗅物体位后，麻醉医师评估上齿咬合面与水平面形成的角度。正常寰枕关节伸展头颈活动度为 35°（图 14-4）。任何寰枕关节伸展角度的下降都有助于预测喉镜暴露和插管困难。

(4) 张口度：张口度主要是指上下门齿之间的距离。正常距离是 > 4.6cm，距离 < 3cm 或者 < 2 横指，提示插管情况不容乐观以及可预测咽喉镜暴露困难，距离 < 1 横指提示普通喉罩不易插入，而置入插管型喉罩需要 2cm 的距离。

(5) 甲颏间距：甲颏距离是指头部完全伸展时，下巴（颏）尖端至甲状软骨切迹的距离。这一距离可预估喉镜置入时舌体被推开的下颌空间，同时帮助麻醉医师迅速判断出寰枕关节伸展时，咽与喉轴线是否成一条直线（图 14-5）。

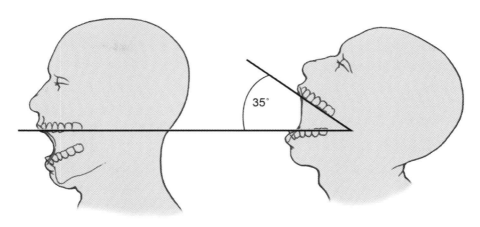

等　　级	寰枕关节伸展减少
1 级：没有明显的伸展受限	无
2 级：约减少 1/3	1/3
3 级：约减少 2/3	2/3
4 级：无明显伸展	完全

▲ 图 14-4　量化寰枕关节伸展的临床方法

引自 Bellhouse CP, Doré C. Criteria for estimating likelihood of difficulty of endotracheal intubation with the Macintosh laryngoscope. *Anaesth Intensive Care.* 1988;16:329–337.

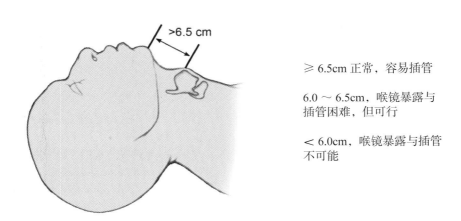

≥ 6.5cm 正常，容易插管

6.0 ~ 6.5cm，喉镜暴露与插管困难，但可行

< 6.0cm，喉镜暴露与插管不可能

▲ 图 14-5　下颌空间

引自 Patil V. *Fibre-optic Endoscopy in Anaesthesia: Visualizing the Difficult Airway.* Chicago, IL: Year Book Medical; 1983; Bellhouse CP, Doré C. Criteria for estimating likelihood of difficulty of endotracheal intubation with the Macintosh laryngoscope. *Anaesth Intensive Care.* 1988;16:329– 337; Frerk CM. Predicting difficult intubation. *Anaesthesia.* 1991;46:1005–1008.

① 甲颏距离＞ 6.5cm：如果没有异常情况，插管容易。

② 甲颏距离为 6.0 ~ 6.5cm：喉镜暴露困难和插管困难，但通常可使用弹性塑胶探条或光棒辅助插管。

③ 甲颏距离＜ 6cm：喉镜暴露和气管插管是不可能的。

(6) 颏舌骨间距：下颌骨的长度（即下颌至舌骨的距离）应不低于4cm[21]。如果下颌和舌骨之间的垂直距离增加，直接喉镜就会遇到麻烦。

(7) 这些检查虽然敏感度高，但是特异度较低，而且只有中等的观察者可信度。这些测试的低特异度加之困难气道的发生率低，会导致较低的阳性预测值。因此，综合应用这些检查可以更准确地预测困难气道。

(8) Gupta 等联合 Mallampati 分级和 Wilson 风险评分[23]，预测了 372 名择期和急诊剖宫产患者的困难插管[22]。Wilson 风险评分是通过计算 5 个增加因素、3 个目标和 2 个主观标准（体重、头颈运动度、下颌运动 / 下腭突出、下颌后退、龅牙）得出的。综合 Mallampati 分级和 Wilson 风险值有助于改善对产科患者困难气道预测的敏感性、特异性，以及阳性预测价值[22]。

(9) "LEMON" 记忆法（由美国国家紧急气道管理课程提出）将预测困难气道的方法分类标记。其应用简单、迅速，可用于任何急诊患者，并已证明具有很高的预测价值[24]。LEMON 是 Look-Evaluate-Mallampati-Obstruction-Neck 的缩写，这5 点麻醉前评估的详细解释见表 14-3 和图 14-6。

(10) 87% 的急诊剖宫产的住院产妇，可通过常规的术前评估来预测困难气道[25]。美国麻醉医师协会建议所有拟施行剖宫产的产妇都应行麻醉前评估，其中重点是气道检查[1]。此外，还应评估产妇是否存在面罩通气困难（如 BMI > 35kg/m², 牙齿脱落，以及打鼾等）[26]。最后，根据气道评估和患者的安全性选择麻醉方法、通气设备，以及操作。

(11) 最近，一项麻醉相关的产科困难气道调查显示，在教学医院中，68% 的麻醉医师在术前访视时对住院产妇进行了麻醉前评估，而在私立医院这一比例仅为 39%[27]。

表 14-3 LEMON：气道评估方法

L = 从外部观察可能导致插管困难的解剖特征
E = 评估 3-3-2 规则 - 张口度（3 横指） - 舌骨至下巴距离（3 横指） - 甲状软骨至口腔底部距离（2 横指）
M = Mallampati 评分 一级可见软腭、悬雍垂、咽腭弓 二级可见软腭、悬雍垂 三级可见软腭、悬雍垂基底部 四级只见硬腭
O = 阻塞：检查是否有部分或完全上呼吸道阻塞
N = 颈部活动度

A 上下门牙间距（3 横指）
B 舌颏间距（3 横指）
C 甲颏间距（2 横指）

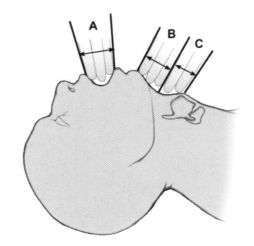

▲ **图 14-6 LEMON 气道评估方法**

引自 Murphy MF，Wall RM. The difficult and failed airway. In: *Manual of Emergency Airway Management*. Chicago, IL: Lippincott Williams and Wilkins; 2000:31-39.

临床要点 与使用单一检查相比较，综合使用多种气道评估的方法，将提高麻醉医师评估困难气道以及对风险管理的能力。

九、妊娠期病态肥胖及气道管理

1. 病态肥胖的患病率　近 10 年来，妊娠期病态肥胖的患病率明显增长，对产妇发病率和死亡率有显著的影响（图 14-7）。2005—2006 年，美国疾控中心报告指出约 34.3% 成人 BMI 超过 $30kg/m^2$。

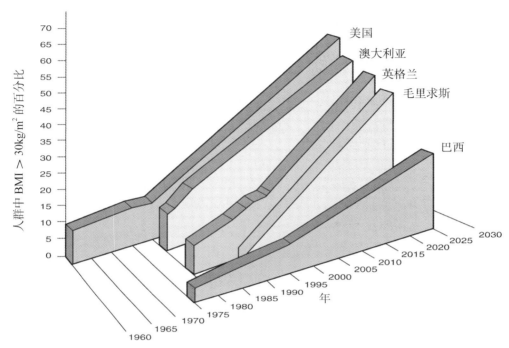

▲ 图 14-7　国际营养学联合会：预测 2025 年成人肥胖患病率

全球性肥胖挑战和国际肥胖协会 http://www.iuns.org/.

2 技术挑战　肥胖产妇向产科医师提出了技术上的挑战。与非肥胖者产妇相比，病态肥胖产妇在产后出血、因胎儿头盆不称行紧急剖宫产术、妊娠期高血压和妊娠期糖尿病的风险都增大。

3. 麻醉风险增加　与非肥胖产妇相比，肥胖产妇的麻醉风险增加。

(1) Shiga 等[28] 的一项研究发现，在 BMI > $30kg/m^2$ 的患者中，直视喉镜暴露下困难插管的发生率增加 3 倍达到 15.8%。

(2) 肥胖产妇发生插管困难和面罩通气困难及发生气道并发症的风险均增大[26, 29]，而且这类患者心肺功能障碍，以及围术期并发症与死亡的风险，也增加[30, 31]。

(3) 患者处于仰卧位时，乳房和胸壁软组织会阻碍胸廓运动，降低肺顺应性，阻碍咽喉镜暴露，导致插管困难。这些问题在病态肥胖产妇中更为常见（> 130kg）[13, 32]。

(4) 风险绝大多数是由于全麻过程中插管失败和胃内容物的误吸引起[33, 34]。正如前面所提到的，密歇根州对麻醉相关的孕产妇死亡率的回顾显示，肥胖是孕产妇死亡的一个主要危险因素[14]。此外，在英国 2003—2005 年对产妇死亡率的机密调查中显示，6 起因麻醉直接导致死亡的病例中，有 4 起发生在肥胖产妇中，其中 2 例为病态肥胖（BMI > $35kg/m^2$）[11]。

(5) 已结案的 ASA 产科麻醉相关索赔文件表明，肥胖产妇（32%）比非肥胖（7%）产妇更容易发生与呼吸系统相关的损害事件。此外，肥胖产妇死亡更为常见。这些数据说明，在所有分娩单位，提高认识、谨慎小心和随时准备好可用资源（如困难气道评分图）和设备的重要性[10]。

（6）美国妇产科医师协会（ACOG）与肥胖产妇相关的第315项委员会意见建议，已经证实的肥胖产妇在分娩之前都应当咨询麻醉医师[35]，择期和急诊手术的麻醉，都应该预先准备一辆可随时使用的插管车。

（7）对于病态肥胖产妇，良好的体位是优化咽喉镜暴露与插管条件的重要手段[36]。强烈推荐在产妇肩下垫枕头或铺巾来抬高患者头部和上身，并使肩部高于胸部平面（图14-1）。

> **临床要点**　大多数关于产妇发病率及死亡率的调查表明，在肥胖产妇大多数困难气道会导致更为糟糕的结果。

十、胃内容物的误吸

1. 误吸相关的死亡　误吸相关的死亡可能是由于插管困难或失败引起，也可能是由于操作疏忽，导致气管导管插入食管所引起[37]。尽管近几十年来，由于误吸导致的产妇死亡率大幅下降，但在英国举行的NAP4会议认为，在外科手术患者中，血液或胃内容物的误吸是全麻导致死亡的最常见原因[13]。

（1）误吸风险最高的患者是产程启动后或分娩的6～8h内进食的肥胖产妇。

（2）在产科麻醉中进行插管时，推荐应用环状软骨压迫的快速序贯（RSI）诱导，以避免发生胃内容物的误吸。但是，不恰当地压迫环状软骨会给插管带来问题。

2. 面罩通气困难和反复插管后误吸的风险　随着插管失败和反复尝试插管的发生，面罩通气困难的风险相应增加。困难面罩通气增加了胃扩张的风险，进而导致胃内容物反流误吸的可能性增大[38]。

（1）在最近的由Quinn等进行的全国性调查中[12]，插管失败组中有4例出现了误吸，而对照组只有1例。

（2）英国NAP4报道了1例拔管后因大量胃内容物反流误吸而导致死亡的案例[13]。

十一、对已知困难气道的产科患者麻醉管理

管理困难气道已经成为产科麻醉管理中最重要的安全问题之一。气管插管失败后的紧急气道管理，对产科麻醉医师提出了挑战。NAP4在分析严重气道并发症时，指出护理过程中存在的缺陷包括：① 未及时识别高危患者；② 麻醉计划不完善；③ 处理突发情况时，相关人员和设备不完善；④ 对紧急情况的认知延迟；⑤ 缺乏对二氧化碳图的认知，而造成抢救失败。在NAP4项目研究结果中得到的教训表明，合理的麻醉计划和提早制定紧急策略，可以预防因气道并发症而导致的死亡[13]。ASA操作指南可在这种环境下提供指导。

1. ASA操作指南　2007版ASA产科麻醉指南对降低母胎并发症有明确的建议。对已预料的困难气

道产妇的麻醉管理建议如下。

(1) 当产妇存在病态肥胖、严重子痫前期或困难气道时，麻醉医师和产科医师之间应该相互沟通。

(2) 制定策略，避免在产程早期对存在插管困难或面罩通气困难风险的患者使用气道工具。

(3) 在产程早期对高危产妇和有剖宫产史的阴道分娩试产产妇（TOLAC）应尽早实行硬膜外置管。早期置入硬膜外导管有很多产科的或麻醉的适应证（已知困难气道，肥胖或高危剖宫产）。

(4) 制订紧急预案，以便及时提供人员和设备支持，管理紧急呼吸道并及时给氧通气，必要时开放气道防止低氧血症。

2. 当气道管理非必需时，对临产或手术分娩的已知困难气道产科患者的管理 产科医师和麻醉医师之间的交流合作，可以帮助患者得到最佳的护理，并且改善患者的预后。国家在对孕产妇死亡的调查中发现，"缺乏沟通以及团队合作"导致医疗护理的不完善[39]。麻醉团队应该提醒产科医疗团队警惕可能导致全麻并发症的危险因素。此外，产科医疗团队应常规评估产妇困难气道的风险，如果风险存在，应立即通知麻醉医师[40]。

(1) 分娩

① 在对产妇的麻醉管理中纳入"最佳实践"，将有助于消除产妇气道相关的发病率和死亡率。

a. 最好的策略是当产妇开始分娩时，立即为产妇提供麻醉评估与咨询服务，以便更好地制定计划，减少麻醉医师对患者困难气道不知情的可能性。麻醉医师应该选择尽早介入，尤其对于高危患者，如子痫前期、病态肥胖、TOLAC（有剖宫产史的阴道分娩试产）。对孕产妇死亡的机密调查显示，"缺乏沟通和团队合作"将造成对产妇的医疗护理不完善[39]。

b. 面对一个高危产妇，产科医师和麻醉医师通过沟通合作，将会制定一个切实可行的治疗方案，以达到对患者的最佳护理。

c. 对产科住院医师加强困难气道评估及潜在全麻并发症的教育和培训，可提高其对分娩镇痛的接受程度[41]。

② 根据 ASA 的产科麻醉实践指南，剖宫产产妇应进行全面的麻醉评估。

a. 由于急诊剖宫产产妇困难插管的发生率明显高，尤其是发生在夜间、周末的急诊，如果有其他相对安全的措施，对于困难插管或困难面罩通气的患者，最好的策略就是避免使用气道设备。对于可能需要手术分娩的产妇，尤其是对于已确定存在紧急剖宫产高危因素的产妇，需要事先制定的预案。这些高危患者包括肥胖、严重的子痫前期和有剖宫产史的阴道试产产妇。

b. 患者应该尽早考虑硬膜外置管。在产程早期放置硬膜外导管可以降低全麻的风险[17]。这一做法已在大量类似研究中得到证实[5]。

> **临床要点** 对于已知困难气道的产妇，尤其是并存产科情况、有较高手术产风险者，应该在产程早期置入硬膜外导管。

（2）剖宫产

① 椎管内麻醉

a. 椎管内麻醉是发达国家最常用的一种产科麻醉方式。对于择期或急诊剖宫产的已知困难气道的患者，假如时间足够、没有严重母胎并发症和椎管内麻醉禁忌证，选择椎管内麻醉更合适。对于已知困难气道的产妇，尤其是不需要气道干预的择期或急诊剖宫产产妇，椎管内麻醉安全并且具有可预测性[8]。可采用单次脊麻、连续硬膜外麻醉、腰硬联合麻醉（CSE）或连续蛛网膜下隙麻醉（CSA）等方式[42]。

b. 对于明确有困难气道的患者，采用椎管内麻醉并非总是能消除气道管理的问题。对于已知或怀疑困难气道的患者，椎管内麻醉的危险是：阻滞不完善、手术延长及无法控制的出血时，需要在条件欠佳的情况下立即实施快速全身麻醉的诱导。在这种情况下，必须立即提供可用的气道管理工具。

② 脊麻：在不考虑气道情况下，脊麻常用于剖宫产手术。鞘内给予适当的局麻药基本可以避免阻滞平面过高而引起呼吸抑制。

③ 硬膜外麻醉

a. 非急诊剖宫产，可以选择硬膜外麻醉。其优点在于逐步给药，避免循环和呼吸过度抑制，阻滞作用可维持至手术结束。

b. 对于事先已置入硬膜外导管的患者，必须在手术前确认导管足够有效。若麻醉效果不佳且时间允许，建议重置硬膜外导管。Bloom 等[43] 报道，硬膜外阻滞失败而改成全麻的概率较蛛网膜下隙阻滞或CSE 更为常见（其发生率分别为 4.3%、2.1% 和 1.7%）。

④ 硬膜外麻醉失败后的脊麻。硬膜外麻醉失败后实施脊麻可能会增加阻滞平面过高甚至全脊麻的风险。然而，在采取充分的预防措施后，脊麻具有起效快和麻醉效果满意等优点。硬膜外阻滞失败后改脊麻推荐的防范措施包括：a. 在脊麻前 30min 内，停止硬膜外腔给药；b. 蛛网膜下隙注射的局部麻醉药剂量应减少 20% ～ 30%；c. 蛛网膜下隙注射后维持 1 ～ 2min 的坐姿，并在仰卧位时将子宫向左推移[44, 45]。

> **临床要点**　剖宫产手术硬膜外阻滞失败后行脊麻，会增加高位阻滞的风险。

3. 当必须气道管理时，对已知困难气道产科患者的管理　强调清醒插管。如果患者有椎管内麻醉的禁忌证（如患者拒绝、严重出血、凝血功能障碍），剖宫产手术应选择全身麻醉。麻醉医师预先评估困难气管插管的策略包括鉴别患者是否需要清醒插管，或虽是插管困难但面罩通气足够。此外，应该考虑处理无法插管无法通气情况（例如过度肥胖的产妇）的方法。若拟施行全身麻醉并估计有困难气道者，清醒插管是最安全的选择。成功的清醒气管插管则需要患者适当的准备。困难气道的产妇采用清醒插管有以下几个优点：① 保留气道保护反射；② 气体交换和氧合不受限制；③ 维持正常的肌张力有助于识别解剖标识。所有这些因素都有助于确保患者的安全。

(1) 清醒插管的适应证：所有麻醉医师应熟练地掌握纤支镜进行插管的技术。剖宫产清醒插管指征包括：气管插管困难或失败病史、颈椎异常、严重的类风湿关节炎合并气道疾病、骨发育不全、肢端肥大症、扁桃腺体增生、严重的病态肥胖、伴有阻塞性睡眠呼吸暂停，以及预测困难面罩通气等情况。

(2) 准备纤支镜插管

① 心理准备：适当的心理准备可以使警觉的患者放松并且合作，增加成功的可能性。

② 药物准备：在局部麻醉前 15 ～ 60min 应用抑制腺体分泌的药物，首选格隆溴铵 3 ～ 4μg/kg 或 0.2mg

静脉注射。这将使口腔黏膜保持干燥，利于局麻药的吸收和气道麻醉的完善，同时改善纤支镜下的气道视野。格隆溴铵相比阿托品的优点是它不会通过胎盘屏障，因此不会对胎心率产生影响。

镇静药：静脉注射咪达唑仑 15 ～ 30μg/kg 和芬太尼 1.5μg/kg，可以使患者放松，并在气道操作过程中有效抑制气道反射。静脉注射右美托咪定是镇静的另一种选择，它不会引起呼吸抑制，并有助于保持气道通畅，同时不会透过胎盘（译者注：右美托咪定可以通过胎盘），维持稳定的母体血流动力学。右美托咪定 1μg/kg 的负荷剂量输注超过 10min。10min 后，以每小时 0.7μg/kg 的速度持续泵注。在右美托咪定开始输注后 15min，每隔 3min 评估一次镇静效果。Ramsay 镇静评分应在 2 分，即患者合作、安静、配合。

③ 气道麻醉的技巧：对气道进行适当的表面麻醉或选择性神经阻滞，有助于降低咽喉部和气管的反射[46]。

a. 咽部、声门外和会厌外的表面麻醉让患者间断用 4% 的利多卡因胶浆（2 ～ 4ml）5min，然后吐出来。再让助手用纱布垫和拇指轻轻向前拉动患者舌头，并将 2% 利多卡因凝胶涂抹于舌头尖端、两侧，直到底部。将 2% ～ 5% 的利多卡因软膏涂抹于压舌板约 2.5cm（1 英寸）的范围，像棒棒糖一样将其尽可能伸入舌后部，并要求患者咬住压舌板 5 ～ 10min 以利于其融化。另一种方法是使用喷雾器。将 2% ～ 4% 的利多卡因溶液喷射在腭、扁桃体窝、会厌和喉等部位。

b. 舌咽神经阻滞

ⅰ. 在舌的侧表面使用压舌板，将舌向中间移位，在上腭、舌底、悬雍垂、咽后壁和扁桃体前 / 后柱上喷 4% 利多卡因。

ⅱ. MADgic 喷雾器（Wolfe Tory 医疗公司，盐湖城，犹他州）在局部麻醉使用中效果很好，因为喷雾液滴足够小，易于挥发[46, 47]。

ⅲ. 将纱布脱脂棉球浸泡在 4% 的利多卡因中，用 Bayonet/Krause 镊子把它固定在梨状窝处，不超过 5min。局部麻醉舌底部、悬雍垂和扁桃体以阻滞舌咽神经，从而抑制呕吐反射。抑制呕吐反射对于清醒插管是非常重要。

ⅳ. 通过木质压舌板刺激悬雍垂、舌头和两侧的咽喉后部，来评估局麻效果。同时利用吸痰管清除分泌物后，测试反射活动（例如呕吐和咳嗽）。

c. 喉上神经和喉返神经阻滞：在实际的纤支镜插管操作中，利用"随你便喷"技术对会厌周围区进行表面麻醉。方法是用 5ml 的 2% ～ 4% 的利多卡因注射器置于纤支镜的侧口，在会厌的前后部、上下端，以及声门位置，喷 2 ～ 3ml，以此阻滞喉上和喉返神经。

d. 也有学者称在声带下方注射局部麻醉药会消除保护性气道反射，从而导致误吸的风险增加。然而，Ovassapian 等[47]的结果显示，明确高危患者在接受了上下呼吸道的局部麻醉后进行清醒纤支镜插管，并没有任何不良反应。

(3) 经口纤支镜插管技术

① 通过鼻导管给氧；使用 SaO$_2$ 作为镇静水平的指标。如有必要，助手协助提高下颏或抬举下颌，保持口腔内气道处于中线位置。

② 在插入纤维支气管镜之前，测量患者嘴角到耳朵的距离；即口腔入口至声门的距离。插管型口腔

通气道（如 Ovassapian、Berman、Patil-Syracuse、Williams 或 MADgic 气道）可在纤支镜之前放置。通常在足够的表面麻醉后患者可以更好地耐受插管。

③ 使用非惯用手来进行纤维支气管镜的控制，并将一个带有利多卡因注射器的气管导管连接到纤维支气管镜的端口，根据需要进行喷雾。

④ 将纤支镜保持垂直、正中，不够高时可使用一个脚踏凳。将润滑的气管导管置于纤支镜上。

⑤ 插入首选的口内气道装置（如 Ovassapian、Berman、Patil-Syracuse、Williams）。将纤支镜远端通过口咽通气道，缓慢推进，并随着纤支镜的推进，行微小调整，识别口腔内结构如悬雍垂和会厌，识别会厌后喷洒利多卡因。

⑥ 看到声带后，继续向前推进纤支镜，并在通过声带时，再喷一次利多卡因。将纤支镜推到基底部三环位置，然后在纤支镜明视下送入气管导管。

⑦ 移开纤支镜，用一只手固定住气管导管，给导管套囊充气，再将气管导管连接到麻醉机呼吸回路中，并通过听诊双肺来确认患者的呼末二氧化碳。

(4) 采用纤支镜插管是清醒插管的金标准；然而，最近的报道表明，在气道表面麻醉足够时，利用可视喉镜也可以成功清醒插管[48-50]。一项对比研究提示（关于非产科患者使用纤支镜与轻微镇静作用下使用 GlideScope 可视喉镜清醒插管），使用 GlideScope 可视喉镜的插管时间较短且能降低气道应激反应[50]。

（5）由于大多数产科机构较少采用全身麻醉，因此麻醉医师很难熟练掌握先进的气道管理技术。在培训过程中使用模拟器和人体插管模型，以及在非产科患者中使用纤支镜插管，将有助于维持产科麻醉医师纤支镜插管的技能。

> **临床要点** 纤支镜插管的技能可以在全麻下普通外科手术患者进行训练，以备麻醉医师能在涉及产科患者的紧急情况下应用。

十二、对意外困难气道孕妇的管理

麻醉医师必须有一个简洁明了的计划来处理紧急剖宫产分娩中的意外困难气道。作者基于 ASA 困难气道评分表和英国困难气道准则在图 14-8 归纳了一个简单逻辑线性的五步法。每个步骤不能超过 45s，以便在紧急气道问题初始症状出现的 5min 内做出决定是否进行紧急有创气道管理[51]。气管插管的首要步骤是评估产妇情况，因为这可以影响母亲和婴儿的最终结果。

1. 步骤 1：首次尝试气管插管

(1) 压迫环状软骨的快速顺序诱导和气管插管，常规用于剖宫产全麻。改善喉镜暴露和插管中获得最佳视觉的方法，需要遵守以下几点。

① 患者在最佳的嗅物体位。

② 插管尝试中对喉外部的操作（向后向上向右按压喉部，BURP）。

③ 喉镜窥视片或把手的单一改变。

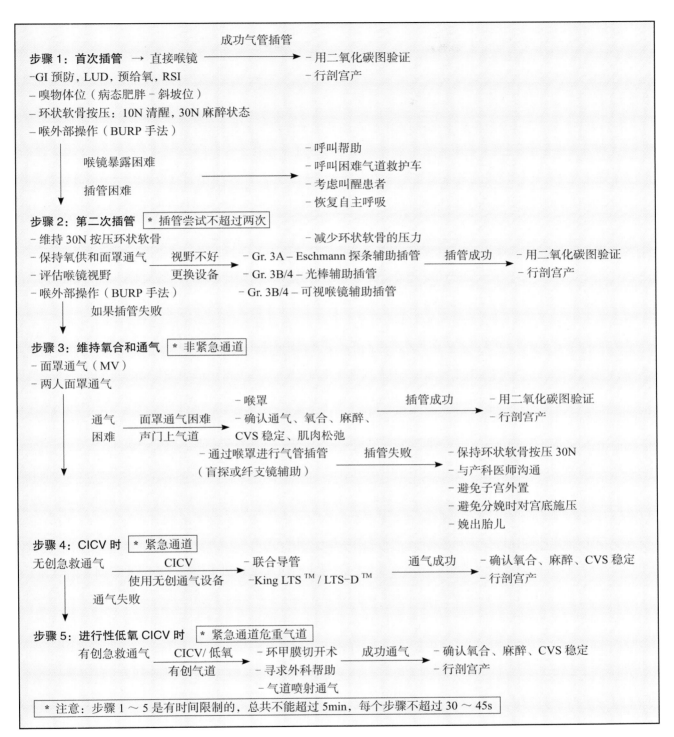

▲ 图 14-8　产科患者快速顺序诱导过程中未预料的困难气管插管

GI. 胃肠道；LUD. 子宫左倾；RSI. 快速顺序诱导；BURP. 向后向上向右按压；CICV. 不能插管，也不能通气；CVS. 心血管系统（引自 Suresh M，Wali A，Croshy ET. Difficult and failed intubation: strategies，prevention and management of airway-related catastrophes in obstetrical patients. In: Suresh M，Segal BS，Preston R，et al.，eds. *Shnider and Levinson's Anesthesia for Obstetrics*. 5th ed. Baltimore，MD: Lippincott Williams & Wilkins; 2013:363-402.）

④ 利用 Eschmann 探条进行尝试。

⑤ 在需要时适当按压环状软骨，因为过度或不合适的按压会使声门的视野范围模糊。

(2) 如果气管插管首次尝试成功，可通过呼吸音和二氧化碳图验证然后进行剖宫产，如不成功，进行步骤 2。

2. 步骤 2：第二次尝试插管 / 喉镜暴露困难和插管困难情况下的最佳尝试

(1) 第一次插管尝试被认为困难后，应该确保充足的氧供和通气。建议如下。

① 持续按压环状软骨，但在第二次尝试时，考虑间断释放。

② 尝试球囊面罩通气。

③ 改变喉镜片的类型和大小。

④ 考虑使用 Eschmann 探条、光学探针或可视喉镜。

⑤ 找最有经验的麻醉医师进行第二次尝试，使用向后向上向右按压喉部的手法，能加强喉镜的视野。

⑥ 考虑唤醒患者并恢复其自主呼吸。

(2) 第二次尝试应该尽量优化，是插管的最佳尝试。ASA 产科未公开的索赔数据显示，反复插管尝试会导致通气困难逐渐加重，最终导致气道完全闭塞[2]。喉镜暴露次数的增多，会增加很多并发症，如低氧、胃内容物反流、心动过缓和心搏骤停（图 14-9）。

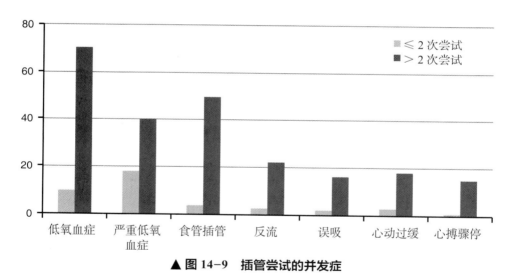

▲ 图 14-9　插管尝试的并发症

引自 Mort TC. Emergency tracheal intubation: complications associated with repeated laryngoscopic attempts. *Anesth Analg*. 2004;99: 607-613.

(3) 可视喉镜、C-MAC 视屏喉镜、Airtraq 喉镜。在已知或模拟困难气道的患者比较可视喉镜和直接喉镜的随机对照试验的 Meta 分析显示，前者可以改善喉部视野，提高插管成功率，尤其是可视喉镜能够提高第一次尝试插管的成功率[1]。因此，可视喉镜应作为气管插管全麻下剖宫产分娩的首选。

① GlideScope 可视喉镜对困难气道患者非常有帮助。这个装置是将一个摄影机嵌入塑料喉镜装置中。相比传统的喉镜，这个装备对声门视线的阻挡更少，操作者能看到舌部的各个角落。

② C-MAC 可视喉镜改善了声门的视线，相比传统喉镜而言，增加了在意外困难气道患者中插管的成功率。最近对外科患者的研究显示，C-MAC 可视喉镜是在传统 Macintosh 喉镜失败的情况下进行插管

的主要救援工具[52]。目前尚未有 C-MAC 喉镜用于产科的报道。作者在 15 个病态肥胖产妇中将 C-MAC 作为最初的插管设备，都获得了成功。

③ Airtraq 电子喉镜是一种新型的一次性插管设备，不需要调整口咽部轴线可以看到声门。Dhonneur 等[53] 最近报道了 2 例紧急剖宫产的病态肥胖产妇，在直喉镜插管失败后使用该设备快速插管成功（表 14-4）。

表 14-4　困难气道推车

	内　　容
第一层	为清醒插管准备的物品 Eschmann 探条 光棒（Levitan、Shikani、AirView）
侧槽	光导纤维支气管镜
氧合 / 通气 步骤 3	声门上气道工具型号 3-4：LMA ™、Fastrach 喉罩™、Proseal 喉罩™、Supreme 喉罩™、IGEL 喉罩、AirO
* 既不能插管也不能通气（CICV） 步骤 4 声门上气道工具	特殊声门上气道设备：Combitube ™ SA 37 Fr，King LTS-D ™
CICV 步骤 5 危重气道	有创气道设备：环甲膜切开包、逆行插管工具包、气管内喷射通气装置

产科手术室内任何时候都应准备可视喉镜

3. 步骤 3：插管失败情况下维持氧合和通气　从现在开始气道管理对于避免呼吸、心脏、神经系统并发症至关重要，给母体供氧、预防反流误吸和保证胎儿顺利分娩是目标。此时通常使用面罩给氧（图 14-8）。

(1) 如果面罩给氧一个人不能完成，则需要两个人。主要操作者双手扣面罩，同时托起下颌，助手则帮助捏皮球。或者是主要操作者左手扣面罩，右手捏皮球，助手则帮助托患者下颌，应注意预防吹气入胃或者反流。

(2) 氧合或者通气困难：使用声门上气道装置。使用非外科气道设备来保证氧合和通气是至关重要的。这些气道设备包括声门上装置，例如：经典的喉罩、ProSeal 喉罩、插管型喉罩。

① 喉罩

a. 喉罩是 ASA 推荐的困难气道处理工具，也应该作为产科麻醉医师处理困难气道的有效工具。急诊剖宫产过程中，喉罩是传统技术不能通气或插管时的急救工具。Han 等[54] 报道了 1067 例择期剖宫产中有 1060 例成功运用了喉罩作为通气装置。

b. 在紧急或急诊剖宫产插管失败的情况下，使用经典的喉罩，在氧供充足和麻醉深度适宜的情况下，可以避免患者呛咳。产科医师应该避免宫底按压造成误吸，尤其对于未保护的气道。一旦胎儿分娩出来，可借助纤维支气管镜，通过经典的喉罩插入气管导管。带有气管导管的经典喉镜可以留在原位，直到手术结束。

c. 术后需长时间通气的情况下，通过经典喉罩，将纤支镜和 Cook Aintree 导管一起经过声门，插入到气管中。此时，将 Aintree 导管留在原位而纤维镜和喉罩拔出来。Aintree 导管作为气管导管交换器，将气管插管沿着 Aintree 导管插入到气管中，当气管导管放到位时，移除 Aintree 导管。

② ProSeal 喉罩

a. ProSeal 喉罩在经典喉罩的基础上改进，有更好的气密性和气道保护。它的第二个腔可以置入胃管来排出胃反流内容物，位置不正可更容易地检查到。食管引流型喉罩允许正压通气的压力更高，并且有内置牙垫。

b. ProSeal 喉罩已成功使用在产妇快速顺序诱导期间出现插管失败和术后需要呼吸支持的情况下 [38, 55, 56]，最近也有报道用于两例产科插管失败的案例，以提供气道的通畅 [57]。也被用于妊娠 20 ～ 22 周的已知困难气道孕妇的电休克治疗 [58]。

③ Supreme 喉罩：是一种新的装置，是 ProSeal 喉罩的一次性版本，在相似产科情况下可作为急救设备。它是一种一次性使用的代替传统 SGA 的气管插管设备，为正压通气提供了良好的密封性。

它与插管型喉罩和 ProSeal 喉罩相似，短杆并带手柄，方便操作，有排放管可以将气体和液体排出气道。椭圆形和牙垫的构造，帮助正确的安置和防止导管扭曲打结。

④ Fastrach 喉罩：相比于普通喉罩，Fastrach 喉罩能提高插管的成功率。Fastrach 喉罩不同于普通喉罩之处是前者有更坚硬的手柄，当罩囊与声门开口对齐时，作为气管插管的安置工具，可以防止气道损伤。插管型喉罩在产妇插管失败时使用 [59, 60]。在作者所在医院，Fastrach 喉罩已经在 2 例剖宫产发生无法插管无法通气的紧急情况时使用。

4. 步骤 4：无法插管 / 无法通气情况下的管理 根据 ASA 困难气道管理守则，插管失败后，如果面罩通气和喉罩通气不能维持氧合，需要立即使用其他无创装置进行抢救，例如联合导管或者 King LTS/LTS-D（图 14-8）。

(1) 联合导管

① 联合导管在面罩通气和气管插管失败时使用，它可以快速、简便地置入而不需过多的准备，可在盲探或者直喉镜暴露的情况下置入，放在气管或者食管都可以提供通气。放置适当时，可以防止胃反流。对食管的套囊充气，进而保护气道，对喉部套囊放气后允许接下来的气管插管，但也造成了潜在的食管损伤。早在 1993 年，Wissler[61] 就提出了产科麻醉困难气道插管，可以使用联合导管的建议。然而，近几年随着可视喉镜和 SGA 进入临床，对联合导管的使用仅限于某些爱好者。

② 普通手术完全可以使用联合导管，但对于术后需要长期通气的患者，则需要插入气管导管来替换联合导管。纤支镜从口腔进入，暴露出联合导管喉部的套囊，喉部套囊放气后，在喉镜和 Magill 钳的帮助下，将纤支镜伸向喉部，通过声门进入气管，然后将导管沿着纤支镜进入到气管。

(2) King LTS/LTS-D

① King LTS 是 King LT 的双腔版本，与联合导管相似，但与其相比，更加短小柔软。它有乳胶的口咽部套囊和专门的通气道，可以通向胃或者食管。它更容易放置，使用低压套囊，并发症少 [62]。King LTS 通过 18-F 口 - 胃导管，向后放置胃管来吸收胃内容物，同时使气道与食管相隔离。King LTS 允许纤支镜通过利于气管插管，建立确定的通气道。

② King LTS 已经成功用于急诊剖宫产插管失败后建立氧供和通气 [63]。King LTS-D 是 King LTS 的一

次性版本。

(3) 如果通气不能用非外科设备解决，则经环甲膜切开后行高频喷射通气，或使用气管造口术作为救命手段。

(4) 全面掌握管理困难气道的设备和推荐的急救策略，是避免气道并发症的必要条件。未经培训，在插管失败时第一次使用气道设备不太可能成功。

5. 步骤 5：对产科患者危重气道（进行性低氧血症）的管理　步骤 1～4 是有时间限制的，每一步的时间不应该超过 30～45s（总时间少于 5min），如果在不能插管不能通气的情况下发生低氧血症，则直接通过手术或经皮切开的方式，从颈部进入气管。已报道 1 例不能插管不能通气的产科病例，麻醉诱导后 5min 内行环甲膜切开术，结局是成功的。如果低氧血症引起心搏骤停，则立刻心肺复苏，同时进行剖宫产分娩。濒死剖宫产指南建议，为了在母体发生心搏骤停的 5min 内娩出胎儿，应在 4min 时切皮开始手术[64]。在紧急情况下应该进行以下三个步骤：① 环甲膜切开术（传统的 4 步法或经皮切开）；② 环甲膜穿刺术，需要或不需要喷射通气；③ 在不能插管和不能通气的情况下，实施气管造口术。

(1) 紧急经皮环甲膜穿刺术

① 紧急经皮环甲膜穿刺术在现实生活中并不容易练习，可以通过模拟人来进行初始培训和技能提高[65, 66]。并发症的概率为 10%～40%[67]。

② 紧急经皮环甲膜穿刺术，需要了解颈部的解剖结构。环甲膜的高度为 8～19mm，宽度为 9～19mm，在甲状软骨和环状软骨之间。甲状腺动脉分支在其上 1/3，因此建议从下 1/3 进入，识别该结构的中线很重要，因为 30% 的人大静脉在中线 1cm 之内，只有 10% 的人大静脉直径超过 2mm 并且跨过中线。如果遇到很难定位的患者，大概位置是离胸骨切迹 4 横指的地方。

(2) 外科环甲膜切开术

① 简单快速的环甲膜切开术四步法可以在 30s 内完成。

a. 找到环甲膜。

b. 经皮和环甲膜做一个水平切口。

c. 用气管拉钩向环甲膜的尾部做牵引。

d. 将环甲膜管插入气管[68]。

e. 通过环甲膜管建立通气和氧供。

② 可使用许多市售的外科环甲膜切开包，如 Melker 导丝包中，包含带有套囊的环甲膜导管，Eschmann stylette 可以作为引导装置，帮助肥胖患者的环甲膜插入[69]。

(3) 气管内喷射通气：运用常规方法或其他无创方法不能维持充足的通气和氧合，是气管内喷射通气的重要指征。环甲膜切开术比常规的气管切开术快，对于窒息的患者来说，是恢复供氧最快的方法。这个方法并不是很常用，因为它是一个有创操作，带来很多并发症，比如，纵隔积气、气胸和皮下气肿[70]。

① 经皮通过环甲膜插入 12～14G 静脉套管针，简单快速，对于大多数患者相对安全。

② 当进行气管内喷射通气时，为防止气压伤，必须有足够的呼气。

③ 气管内喷射通气提供氧合是临时的，为了防止气压伤，需要有专人负责将导管固定在患者的颈部。

④ 在择期手术中积累应用新气道装置的经验，可以使非手术装置比气管内喷射通气更可取。

> **临床要点** 气道处理流程应当被所有产科麻醉医师采纳，在紧急气道管理过程中每一步都应遵循规则。

十三、拔管和恢复室的气道问题

虽然在困难气道的情况下，对插管的管理需要更加注意，然而对于拔管并发症及恢复室中发生紧急情况的重视和研究并不是很多。ASA 困难气道管理工作组把拔管策略的概念作为插管过程的逻辑延伸，以防止苏醒期出现气道灾难性问题[1]。与手术室的插管尝试相比，恢复室出现的气道灾难会增加母体发病率和死亡率[14]。

十四、总结

插管失败更多见于急诊和夜间手术。团队需要经常在模拟人身上演练以便于在实际情况下能够成功操作[71]。模拟操作应当作为产科麻醉训练中强制性的一部分。麻醉医师在提供安全的麻醉管理和获得先进的困难气道管理技术方面发挥重要的作用。

参 考 文 献

[1] Apfelbaum JL, Hagberg CA, Caplan RA, et al. Practice guidelines for management of the difficult airway: an updated report by the American Society of Anesthesiologists Task Force on Management of the Difficult Airway. *Anesthesiology*. 2013;118:251–270.

[2] Davies JM, Posner KL, Lee LA, et al. Liability associated with obstetric anesthesia: a closed claims analysis. *Anesthesiology*. 2009;110:131–139.

[3] Lyons G. Failed intubation: six years' experience in a teaching maternity unit. *Anaesthesia*. 1985;40:759–762.

[4] Samsoon GL, Young JR. Difficult tracheal intubation: a retrospective study. *Anaesthesia*. 1987;42:487–490.

[5] Kheterpal S, Healy D, Aziz MF, et al. Incidence, predictors, and outcome of difficult mask ventilation combined with difficult laryngoscopy: a report from the multicenter perioperative outcomes group. *Anesthesiology*. 2013;119:1360–1369.

[6] Palanisamy A, Mitani AA, Tsen LC. General anesthesia for cesarean delivery at a tertiary care hospital from 2000 to 2005: a retrospective analysis and 10-year update. *Int J Obstet Anesth*. 2011;20:10–16.

[7] Bucklin BA. Gerard W. Ostheimer "what's new in obstetric anesthesia" lecture. *Anesthesiology*. 2006;104: 865–871.

[8] Hawkins JL, Koonin LM, Palmer SK, et al. Anesthesia-related deaths during obstetric delivery in the United States: 1979–1990. *Anesthesiology*. 1997;86:277–284.

[9] Hawkins JL, Chang J, Palmer SK, et al. Anesthesia-related maternal mortality in the United States: 1979–2002. *Obstet Gynecol*. 2011;117:69–74.

[10] Chadwick HS. Obstetric anesthesia closed claims update II. http://depts.washington.edu/asaccp/sites/default/files/pdf/Click%20here%20for%20_74.pdf Accessed November 4, 2015.

[11] Cooper GM, McClure JH. Anaesthesia chapter from Saving Mothers' Lives: reviewing maternal deaths to make pregnancy safer. *Br J Anaesth*. 2008;100:17–22.

[12] Quinn AC, Milne D, Columb M, et al. Failed tracheal intubation in obstetric anaesthesia: 2 yr national case-control study in the UK. *Br J Anaesth*. 2013;110:74–80.

[13] Cook TM, Woodall N, Harper J, et al; for the Fourth National Audit Project. Major complications of airway management in the UK: results of the Fourth National Audit Project of the Royal College of Anaesthetists and the Difficult Airway Society, part 2: intensive care and emergency departments. *Br J Anaesth.* 2011;106:632–642.

[14] Mhyre JM, Riesner MN, Polley LS, et al. A series of anesthesia-related maternal deaths in Michigan: 1985–2003. *Anesthesiology.* 2007;106:1096–1104.

[15] McClure JH, Cooper GM, Clutton-Brock TH; for Centre for Maternal and Child Enquiries. Saving Mothers' Lives: reviewing maternal deaths to make motherhood safer: 2006–2008: a review. *Br J Anaesth.* 2011;107:127–132.

[16] Kodali BS, Chandrasekhar S, Bulich LN, et al. Airway changes during labor and delivery. *Anesthesiology.* 2008;108:357–362.

[17] American Society of Anesthesiologists Task Force on Obstetric Anesthesia. Practice guidelines for obstetric anesthesia: an updated report by the American Society of Anesthesiologists Task Force on Obstetric Anesthesia. *Anesthesiology.* 2007;106:843–863.

[18] Pilkington S, Carli F, Dakin MJ, et al. Increase in Mallampati score during pregnancy. *Br J Anaesth.* 1995;74:638–642.

[19] Takenaka I, Aoyama K, Kadoya T. Mandibular protrusion test for prediction of difficult mask ventilation. *Anesthesiology.* 2001;94:935.

[20] Calder I, Calder J, Crockard HA. Difficult direct laryngoscopy in patients with cervical spine disease. *Anaesthesia.* 1995;50:756–763.

[21] Chou HC, Wu TL. Mandibulohyoid distance in difficult laryngoscopy. *Br J Anaesth.* 1993;71:335–339.

[22] Gupta S, Pareek S, Dulara SC. Comparison of two methods for predicting difficult intubation in obstetric patients. *Middle East J Anesthesiol.* 2003;17:275–285.

[23] Wilson ME, Spiegelhalter D, Robertson JA, et al. Predicting difficult intubation. *Br J Anaesth.* 1988;61:211–216.

[24] Murphy MF, Walls RM. The difficult and failed airway. In: Walls RA, ed. *Manual of Emergency Airway Management.* Philadelphia, PA: Lippincott Williams & Wilkins; 2000:31–39.

[25] Morgan BM, Magni V, Goroszenuik T. Anaesthesia for emergency caesarean section. *Br J Obstet Gynaecol.* 1990;97:420–424.

[26] Langeron O, Masso E, Huraux C, et al. Prediction of difficult mask ventilation. *Anesthesiology.* 2000;92:1229–1236.

[27] Felton E, Suresh M, Wali A. Survey questionnaire: difficult airway management during emergent cesarean section and availability of difficult airway equipment in the labor and

delivery suite: a comparison between academic and private practice hospitals. *Anesthesiology.* 2005;103:A583.

[28] Shiga T, Wajima Z, Inoue T, et al. Predicting difficult intubation in apparently normal patients: a meta-analysis of bedside screening test performance. *Anesthesiology.* 2005;103:429–437.

[29] Kheterpal S, Han R, Tremper KK, et al. Incidence and predictors of difficult and impossible mask ventilation. *Anesthesiology.* 2006;105:885–891.

[30] Pathi A, Esen U, Hildreth A. A comparison of complications of pregnancy and delivery in morbidly obese and non-obese women. *J Obstet Gynaecol.* 2006;26:527–530.

[31] Saravanakumar K, Rao SG, Cooper GM. The challenges of obesity and obstetric anaesthesia. *Curr Opin Obstet Gynecol.* 2006;18:631–635.

[32] Hood DD, Dewan DM. Anesthetic and obstetric outcome in morbidly obese parturients. *Anesthesiology.* 1993;79:1210–1218.

[33] Adams JP, Murphy PG. Obesity in anaesthesia and intensive care. *Br J Anaesth.* 2000;85:91–108.

[34] Endler GC, Mariona FG, Sokol RJ, et al. Anesthesia-related maternal mortality in Michigan: 1972 to 1984. *Am J Obstet Gynecol.* 1988;159:187–193.

[35] American College of Obstetricians and Gynecologists. ACOG Committee Opinion No. 315: obesity in pregnancy. *Obstet Gynecol.* 2005;106:671–675.

[36] Brodsky JB, Lemmens HJ, Brock-Utne JG, et al. Anesthetic considerations for bariatric surgery: proper positioning is important for laryngoscopy. *Anesth Analg.* 2003;96:1841–1842.

[37] Hawkins JL. Anesthesia-related maternal mortality. *Clin Obstet Gynecol.* 2003;46:679–687.

[38] Awan R, Nolan JP, Cook TM. Use of a ProSeal laryngeal mask airway for airway maintenance during emergency caesarean section after failed tracheal intubation. *Br J Anaesth.* 2004;92:144–146.

[39] Morgan PJ, Pittini R, Regehr G, et al. Evaluating teamwork in a simulated obstetric environment. *Anesthesiology.* 2007;106:907–915.

[40] American College of Obstetricians and Gynecologists. ACOG Committee Opinion No. 104: anesthesia for emergency deliveries. *Int J Gynaecol Obstet.* 1992;39:148.

[41] Gaiser RR, McGonigal ET, Litts P, et al. Obstetricians' ability to assess the airway. *Obstet Gynecol.* 1999;93:648–652.

[42] Wong CA. Epidural and spinal analgesia/anesthesia for labor and vaginal delivery. In: Chestnut DH, ed. *Chestnut's Obstetric Anesthesia Principles and Practice.* 4th ed. Philadelphia, PA: Mosby Elsevier; 2009:429.

[43] Bloom SL, Spong CY, Weiner SJ, et al. Complications of

anesthesia for cesarean delivery. *Obstet Gynecol.* 2005; 106:281–287.

[44] Dadarkar P, Philip J, Weidner C, et al. Spinal anesthesia for cesarean section following inadequate labor epidural analgesia: a retrospective audit. *Int J Obstet Anesth.* 2004;13:239–243.

[45] Portnoy D, Vadhera RB. Mechanisms and management of an incomplete epidural block for cesarean section. *Anesthesiol Clin North America.* 2003;21:39–57.

[46] Wheeler M, Ovassapian A. Fiberoptic endoscopy-aided techniques. In: Hagberg C, ed. *Benumof's Airway Management.* 2nd ed. Philadelphia, PA: Mosby Elsevier; 2007:399–438.

[47] Ovassapian A, Krejcie TC, Yelich SJ, et al. Awake fibreoptic intubation in the patient at high risk of aspiration. *Br J Anaesth.* 1989;62:13–16.

[48] Trevisan P. Fibre-optic awake intubation for caesarean section in a parturient with predicted difficult airway. *Minerva Anesthesiol.* 2002;68:775–781.

[49] Doyle DJ. Awake intubation using the Glidescope video laryngoscope: initial experience in four cases. *Can J Anaesth.* 2004;51:520–521.

[50] Jakushenko N, Kopeika U, Nagobade D, et al. Comparison of awake endotracheal intubation with GlideScope videolaryngoscope and fibreoptic bronchoscope in patients with difficult airway. *Eur J Anaesth.* 2010;27:264.

[51] Suresh MS, Wali A, Crosby ET. Difficult and failed intubation: strategies, prevention and management of airway-related catastrophes in obstetrical patients. In: Suresh MS, Segal BS, Preston RL, et al., eds. *Shnider and Levison's Anesthesia for Obstetrics.* 5th ed. Philadelphia, PA: Lippincott Williams & Wilkins; 2013:363–403.

[52] Kilicaslan A, Topal A, Tavlan A, et al. Effectiveness of the C-MAC video laryngoscope in the management of unexpected failed intubations. *Braz J Anesthesiol.* 2014; 64:62–65.

[53] Dhonneur G, Ndoko S, Amathieu R, et al. Tracheal intubation using the Airtraq in morbid obese patients undergoing emergency cesarean delivery. *Anesthesiology.* 2007;106:629–630.

[54] Han TH, Brimacombe J, Lee EJ, et al. The laryngeal mask airway is effective (and probably safe) in selected healthy parturients for elective cesarean section: a prospective study of 1067 cases. *Can J Anaesth.* 2001;48:1117–1121.

[55] Cook TM, Brooks TS, Van der Westhuizen J, et al. The ProSeal LMA is a useful rescue device during failed rapid sequence intubation: two additional cases. *Can J Anaesth.* 2005;52:630–633.

[56] Keller C, Brimacombe J, Lirk P, et al. Failed obstetric tracheal intubation and postoperative respiratory support

with the ProSeal laryngeal mask airway. *Anesth Analg.* 2004;98:1467–1470.

[57] Sharma B, Sahai C, Sood J, et al. The ProSeal laryngeal mask airway in two failed obstetric tracheal intubation scenarios. *Int J Obstet Anesth.* 2006;15:338–339.

[58] Brown NI, Mack PF, Mitera DM, et al. Use of the ProSeal laryngeal mask airway in a pregnant patient with a difficult airway during electroconvulsive therapy. *Br J Anaesth.* 2003;91:752–754.

[59] González GG, Marenco de la Fuente ML, Cornejo MB. Fastrach mask to resolve a difficult airway during emergency cesarean section [in Spanish]. *Rev Esp Anestesiol Reanim.* 2005;52:56–57.

[60] Minville V, N'guyen L, Coustet B, et al. Difficult airway in obstetric using Ilma-Fastrach. *Anesth Analg.* 2004;99: 1873.

[61] Wissler RN. The esophageal-tracheal combitube. *Anesthesiol Rev.* 1993;20:147–152.

[62] Dorges V, Ocker H, Wenzel V, et al. The laryngeal tube: a new simple airway device. *Anesth Analg.* 2000;90: 1220–1222.

[63] Zand F, Amini A. Use of the laryngeal tube-S for airway management and prevention of aspiration after a failed tracheal intubation in a parturient. *Anesthesiology.* 2005; 102:481–483.

[64] Lipman S, Cohen S, Einav S, et al. The Society for Obstetric Anesthesia and Perinatology consensus statement on the management of cardiac arrest in pregnancy. *Anesth Analg.* 2014;118:1003–1016.

[65] Wong DT, Prabhu AJ, Coloma M, et al. What is the minimum training required for successful cricothyroidotomy?: a study in mannequins. *Anesthesiology.* 2003;98: 349–353.

[66] Vadodaria BS, Gandhi SD, McIndoe AK. Comparison of four different emergency airway access equipment sets on a human patient simulator. *Anaesthesia.* 2004;59:73–79.

[67] DeLaurier GA, Hawkins ML, Treat RC, et al. Acute airway management: role of cricothyroidotomy. *Am Surg.* 1990;56:12–15.

[68] Brofeldt BT, Panacek EA, Richards JR. An easy cricothyrotomy approach: the rapid four-step technique. *Acad Emerg Med.* 1996;3:1060–1063.

[69] Morris A, Lockey D, Coats T. Fat necks: modification of a standard surgical airway protocol in the pre-hospital environmental. *Resuscitation.* 1997;35:253–254.

[70] Gambling DR, Shay DC. The mother of all breathing problems. *J Clin Anesth.* 2003;15:491–494.

[71] Baker DP, Day R, Salas E. Teamwork as an essential component of high-reliability organizations. *Health Serv Res.* 2006;41:1576–1598.

第 15 章　多胎妊娠和臀先露的麻醉

Anesthesia for Multiple Gestation and Breech Presentation

Carolyn F. Weiniger　著

孙　申　译

王婷婷　黄绍强　校

要点 Keypoint

* 在过去的数十年间，多胎妊娠变得相当常见，尽管双胎妊娠率似乎已经到顶峰，而非双胎的多胎妊娠正在下降。多胎妊娠是高风险的，与剖宫产、早产相关，也增加一些医学与产科情况如子痫前期的发生率。
* 由于多胎妊娠时子宫扩张，需考虑到产后出血的风险。应有指导产后出血管理的方案。
* 大部分的双胎妊娠在 37 周前分娩。多胎妊娠增加胎儿异常先露和先天畸形的发生。这些因素可能会影响分娩方式的选择。
* 臀位阴道分娩增加围生儿死亡率。剖宫产是臀先露普遍的分娩方式。
* 应尽可能实施外倒转术（ECV），麻醉可增加 ECV 的成功率，使得产妇可以阴道分娩。

第一节　多胎妊娠的麻醉

一、概述

多胎妊娠分娩是高风险的，与剖宫产、早产及一些产科情况如子痫前期相关[1, 2]。多胎妊娠与母亲高龄和辅助生殖技术有关。尽管在过去数十年间，多胎妊娠已经变得越来越常见[3]，双胎妊娠率似乎已经到顶峰，而非双胎的多胎妊娠率正在下降[4]（图 15-1）。在 2012 年，双胎妊娠率为 33.1/100 000（译者注：应为 33.1/1000），但三胎妊娠率降至 124.4/1000（译者注：应为 33.1/100 000）。同一年在美国也观察到五胎或更多胎妊娠率的下降[5]。大部分的多胎妊娠是双胎，通常母亲年龄较大，高血压、贫血等并发症较多[6]。

> **临床要点** 多胎妊娠分娩是高风险的，与剖宫产、早产相关，也与一些产科情况如子痫前期有关。

二、美国指南

美国的指南提供了有关多胎妊娠、麻醉管理、药物治疗等方面临床实践的建议。本章会将这些指南中相关的主题总结和扩展。

1. **产科麻醉的指南：由 ASA 产科麻醉学组更新发布** [7] 2007 版的指南由 1998 版更新而来，关于多胎妊娠分娩的麻醉管理内容如下。

(1) 血小板计数：子痫前期产妇硬膜外置管前血小板计数检查，可以降低椎管内血肿等母体麻醉并发症。常规进行血小板计数检查不会降低椎管内阻滞相关的并发症发病率。然而，在溶血、肝酶升高、低血小板（HELLP）综合征（子痫前期的一种变体）可见的低血小板计数，在多胎妊娠中更为常见。

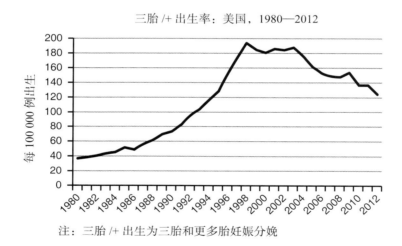

三胎 /+ 出生率：美国，1980—2012

注：三胎 /+ 出生为三胎和更多胎妊娠分娩

▲ **图 15-1 三胎和更多胎妊娠出生率在下降**

引自疾病预防和控制中心 / 国家卫生统计中心，国家人口统计系统

(2) 早期硬膜外置管：由于剖宫产可能性大，以及为避免计划外全麻，多胎妊娠和子痫前期的产妇推荐在产程开始之前或产程早期进行硬膜外置管。

2. **美国妇产科医师协会 2014 年公告 144 条：多胎妊娠——复杂的双胎、三胎、更多胎的妊娠** [8] 此2014 版美国妇产科医师协会公告更新自 2004 版，承认多胎妊娠的上升。这种上升是由于母亲年龄的增加（与自然的多胎妊娠相关）和辅助生殖技术。

3. **美国妇产科医师协会 2013 年委员会意见 560 条：晚期早产和早期足月产的医学适应证** [9] 这个文件总结了根据并存的产科情况对双胎妊娠分娩时机的建议（见下文）。

4. **美国妇产科医师协会 2013 年委员会意见 573 条：硫酸镁在产科的应用** [10]

（1）如果预计要在 32 周前分娩，应使用硫酸镁为胎儿提供神经保护。

（2）如果母亲孕周为 24 ～ 34 周，并且在 7d 内有早产的风险，母亲可以在接受产前皮质激素治疗的同时给予硫酸镁最多 48h。

三、母亲对多胎妊娠的适应

母亲妊娠后广泛的生理适应性变化在第 1 章中已经介绍。多胎妊娠时这些生理改变更加明显，对于麻醉管理和母亲安全具有重要意义（表 15-1）。

1. 心血管系统　在过去 10 年间，已经通过超声心动图描述了许多与单胎妊娠相关的心血管变化。多胎妊娠时随着孕周的增加，心排血量与每搏量的增加较单胎妊娠时更明显。心排血量多 20%——这是每搏量和心率都增加后放大的结果[11]。妊娠 20 周之后前负荷的增加较单胎妊娠更明显。单胎妊娠 20 周之后出现的主动脉下腔静脉压迫，在双胎妊娠时更明显，且可能出现得更早[12, 13]。子痫前期在多胎妊娠时更常见[11, 14]，妊娠期高血压在双胎妊娠较单胎妊娠时更容易进展到子痫前期[15]。

表 15-1　多胎妊娠时显著的生理改变

- ◆ 心血管系统
  - 心率
  - 短轴缩短率
  - 心脏指数
  - 每搏量
  - 心肌收缩力
  - 仰卧位低血压综合征出现更早且更严重
- ◆ 呼吸系统
  - 潮气量
  - 氧耗
- ◆ 中枢神经系统
  - 脊麻药的扩散高两个节段
- ◆ 血液系统
  - 血容量增加 400ml
  - 贫血和血小板减少症的发病率增加

2. 呼吸系统　多胎妊娠时体积更大的腹部使得呼吸系统的改变更加复杂，可能会引起呼吸困难[16]。虽然多胎妊娠时母亲的呼吸功能和单胎妊娠相比并不会有明显不同[17]，增大的腹部和升高的孕酮水平可能还是会影响呼吸[18]。

3. 中枢神经系统　多胎妊娠时脊麻药效增强的机制可能与主动脉腔静脉的压迫有关[12]。有研究认为脊麻药的扩散较单胎妊娠时高两个节段。另一个解释是高的脑脊液孕酮水平导致神经对药物敏感化，使得低剂量药物可以达到充分地阻滞[19]。多胎妊娠行脊麻下剖宫产时，血管收缩药的需要量不会更大，血流动力学也不会更不稳定[20]。有报道三胞胎和四胞胎妊娠时脊麻是安全的[21, 22]。

4. 血液改变　双胎妊娠较单胎妊娠时血容量增加更明显[23]。多胎妊娠和高龄产妇的发病率和死亡率增加[24]。除了 HELLP 综合征相关的血小板减少症，多胎妊娠常出现特发性妊娠期血小板减少症。Morikawa 等[25] 报道，43% 的三胎妊娠血小板计数低于 100×10^9/L，而双胎妊娠只有 4.3%。三胎妊娠较双胎妊娠更容易发生 HELLP 综合征和急性肝脏疾病。3.2% 的三胎妊娠妇女血小板计数低于 70×10^9/L[26]，血小板减少症常常早于子痫前期出现。

四、产科情况和多胎妊娠的关注点

多胎妊娠的并发症在表 15-2 列出。

表 15-2 多胎妊娠的并发症

- 早产
- 高血压
- 妊娠期糖尿病
- 肺水肿
- 紧急剖宫产
- 产前和产后出血
- 围生期子宫切除
- 母亲及围生儿死亡

1.子痫前期 高血压在双胎妊娠较单胎妊娠更常见。一项 1982—1987 年的围生期数据库的病例对照研究，包括 1253 例双胎妊娠和 5119 例单胎妊娠，结果显示高血压的风险双胎妊娠是单胎的 2.5 倍（OR 2.5；95%CI 2.1 ～ 3.1）[6]。子痫前期在多胎妊娠时更常见。Foo 等报道多胎妊娠时新发的高血压较单胎妊娠更易进展到子痫前期（24/70，34% vs. 279/1881，15%，$P < 0.001$），慢性高血压进展到子痫前期的发生率双胎妊娠（53%）也是高于单胎妊娠（18%）（$P < 0.01$）。双胎妊娠的原发高血压疾病的诊断更可能是子痫前期而非妊娠期高血压。

2.母亲出血

(1) 多胎妊娠出血量更大（> 900ml）——与剖宫产分娩类似，是单胎分娩的 2 倍[23]。胎盘早剥的风险双胎妊娠是单胎的 3 倍（OR 3.0；95%CI 1.9 ～ 4.7），在调整了母亲年龄和体重增加的因素之后，发生率更明显（OR 3.7；95%CI 2.6 ～ 3.5）[6]。

(2) 产后出血（PPH）的发生率多胎妊娠时加倍，约为 9%，部分是由于胎盘早剥的增多[27]。增大的子宫也可能张力缺失。一项在日本进行的 9 年队列研究探讨了双胎妊娠 PPH 的独立危险因素，当孕周> 41 周时，PPH 的风险是单胎妊娠的 8 倍，与产后出血相关的高血压的风险是单胎妊娠的 5 倍[28]。

(3)产后出血治疗方案可以帮助我们处理这个危险的情况。多胎妊娠时应该考虑到产后出血的风险[29]。气道准备、设备准备（如静脉通路、快速输液、加温毯等）、大量输血方案、子宫收缩药（如缩宫素、麦角新碱、米索前列醇和欣母沛），以及定期的方案演练，都是重要的[30, 31]。

> **临床要点** 许多机构采用大输血方案（MTP）来有效管理产后出血的输血。演练可以改进大输血方案及其他的不同医院特有方案的实施。大出血发生时，放置在产房中的一些直观教具有利于提醒产后出血量的计算。

3.胎儿手术 单绒双胎占双胎妊娠的 20%[32]，其中的 20% 会发生双胎输血综合征（twin-to-twin transfusion syndrome，TTTS）。最近 TTTS 管理的进展是使胎儿镜激光手术成为可能。TTTS 的一个潜在的母亲并发症是"镜像综合征"，可能会引起母亲水肿、少尿和血液稀释[33]。镜像综合征可能被误认为子痫前期，但胎儿水肿有助于诊断。镜像综合征的母亲管理包括考虑其容量状况、心血管功能及合适的血流动力学监测。椎管内麻醉是恰当的选择。全麻有时也是必要的，气道水肿会增加困难气管插管的风险[34]。以往 TTTS 的胎儿手术在妊娠 17 ～ 26 周进行。然而近来的数据提示胎儿手术可以在孕晚期进行，胎儿生存率较高，而母亲并发症（如入 ICU、肺水肿、镜像综合征、需要输血的大出血等）与较早进行手术类似[35]。胎儿手术的母亲结局很少报道。在 53 例因为心脏疾病进行的胎儿手术中，发生过 1 例不相关的产后出血。母亲发病率（例如像误吸、过敏、心血管并发症、气道损伤、知晓、缺氧性损伤等麻醉并发症）的数据是缺失的[36]。减胎术在孕早期进行，以降低早产率，也可以缓解产科相关的一些情况如妊娠期高血压等[37]。

> **临床要点** 不是所有的医院都开展胎儿手术，但由于许多医院正在引入胎儿手术，可能需要专门的训练和多学科的方案来制定每个医院特定的麻醉管理策略。

4. **母亲发病率** 合并内科和产科情况的发病率是增加的。多胎妊娠时贫血、出血、高血压和子痫前期更常见。这些增加，尤其是高龄产妇的显著增加[23]，导致母亲死亡率上升。产妇死亡风险多胎妊娠是单胎妊娠的 3.6 倍（95%CI 3.1 ~ 4.1）[38]。一些特殊情况如血栓栓塞、出血、高血压与多胎妊娠相关[39]。非洲裔美国人的双胎和更多胎妊娠与白种人相比有更高的死亡率[39]。

> **临床要点** 多胎妊娠及相关的母亲发病率导致产妇死亡率增加。多学科的团队应该严密监测多胎妊娠的产妇和预测发病率。

5. **其他关注点** 多胎妊娠较单胎妊娠更易剖宫产分娩。多胎妊娠可能与产后抑郁症相关。

五、多胎妊娠的分娩时机

1. **概述** 多胎妊娠与母亲发病率、新生儿发病率及早产有关，所有这些都可能难以预防。多胎妊娠的分娩较单胎妊娠要早，双胎妊娠平均为 35 周[40]。双胎的出生体重较轻，一个研究提示在 37 周进行择期双胎分娩的产科结局优于 38 周及以后[41]。多数的双胎妊娠在 37 周前分娩。在一个包含 138 660 例双胎分娩的调查中，约 60% 是在 37 周之前分娩[40]。

2. **分娩时机的医学适应证** 简单的双绒双胎可以在 37 ~ 38 周分娩[42]。美国妇产科医师协会（ACOG）推荐简单的双绒双胎在第 38 周分娩[9]。单绒双胎推荐更早分娩（34 ~ 37 周）[9, 42]，许多美国的医师在 34 周分娩单绒双胎，以降低围生期发病率和死亡率[43]。

3. **预防多胎妊娠早产** 目前缺乏有效的手段来避免多胎妊娠早产。17α- 羟孕酮[44] 和阴道孕酮[45] 不能预防双胎妊娠早产。环扎术可能是有害的[46]。

六、多胎妊娠的早产

1. **早产的预测** 宫颈的长度、胎儿纤维连接蛋白、家用的子宫监测及指诊是常用来预测早产的方法。然而，这些方法并不能预防自发性的早产，因此对无症状的多胎妊娠不推荐这些方法。即使对有症状的多胎妊娠，这些也不是唯一推荐的方法。

2. **早产的预防** 多胎妊娠时不推荐宫颈环扎、卧床和预防性保胎药等方法，因为它们预防早产的效果不佳。17α- 羟孕酮并不会降低母亲发病率，且可能会增加多胎妊娠孕中期流产率。

3. **预防早产的药理学方法**

(1) 皮质醇对预防多胎妊娠的早产可能是无效的。专家意见推荐，单胎妊娠在孕 24 ~ 34 周，当 7d 内有早产分娩的风险时使用单个疗程的皮质醇[47]。

(2) 预防宫缩的保胎药（β 受体激动药，如利托君、特布他林，或钙通道阻滞药）可能引起母亲心动过速、低血压和电解质异常，如高血糖和高钾血症。可以使用联合治疗，尽管这样做给母亲和新生儿带来的优点不明确[48]。保胎药治疗可能会导致肺水肿。硬膜外麻醉可以减轻这种情况下的心脏负荷[49]。

(3) 镁剂治疗：最近关于子痫前期的研究证实镁剂治疗对直至 32 周的早产具有胎儿神经保护作用[47]。尽管在多胎妊娠时还没有被证实具有和在单胎妊娠同样的益处，镁剂仍然被推荐用于多胎妊娠。早产前镁剂使用达到 48h 可能会对母亲产生影响。尽管在 IRIS 试验中没有发现严重的母亲不良反应（如死亡、心搏骤停、呼吸停止等），当使用镁剂进行胎儿神经保护时，不论给药的负荷时间是多少（20min 对比 1h），在 1h 内有超过 2/3 产妇会感觉到上肢不适和体温升高[50]。用于新生儿神经保护或预防癫痫的镁剂会延长母亲的神经肌肉阻滞。

4. 多胎妊娠早产的麻醉 多胎妊娠的早产更多采用剖宫产。对早产麻醉方式的报道比较少，多数医疗机构常使用椎管内阻滞。对未成熟的新生儿，硬膜外镇痛通过松弛盆腔，优化阴道分娩条件，减少母亲屏气[51]。

七、多胎妊娠的分娩方式

1. 概述 依据 ACOG 的实践指南[8]，双胎妊娠的分娩方式由胎儿的胎位、产程中监测胎儿的能力、母胎健康状况来决定。多胎妊娠会增加胎儿异常先露及先天异常的发生率，这些可能会影响分娩方式的选择[52]。

2. 分娩方式 阴道分娩对顶先露的双胎妊娠是适合的。非双胎的多胎妊娠应该剖宫产分娩。单绒双胎妊娠常常经剖宫产分娩以降低围生期死亡率。

3. 头 – 头先露的双胎（占双胎妊娠的 40%） 最适合阴道分娩[53]。剖宫产的可能性为 6.3%，头位双胎的第一个胎儿分娩时，器械助产的可能性为 8.3%[54]，当出现胎儿窘迫、脐带脱垂等紧急情况时，剖宫产对第二个胎儿可能是必需的[54]。阴道分娩失败后双胞胎中的第二个发病率是最高的。如果双胎中的第二个很可能阴道分娩失败，对两个双胞胎进行剖宫产是最佳的分娩方式[55]。

4. 头 – 非头先露的双胎 尽管剖宫产最常见的原因是异常先露，头 – 非头先露的双胎在非头位的第二个胎儿倒转术后还是有较高的阴道分娩成功率[56]。一项随机对照研究纳入了 2800 例双胎妊娠（顶先露，32 ~ 38 周），比较了阴道分娩与计划剖宫产，发现母亲与新生儿的严重疾病发病率与分娩方式无关[57]，其主要研究终点（即新生儿复合发病率）在两种分娩方式是类似的（2.2% vs. 1.9%，OR 1.16，95%CI 0.77 ~ 1.74），因此在头先露的双胎妊娠支持阴道分娩。

八、多胎妊娠阴道分娩的麻醉

1. 与单胎妊娠相比产程延长[58] 双胎分娩时硬膜外镇痛使得母亲更加松弛，从而避免过早屏气，并且利于实施臀位倒转，当需要手术阴道分娩或剖宫产时也可扩展麻醉平面[51]。

2. 计划外的手术分娩　由于双胎阴道分娩试产有计划外手术分娩的可能性，关于双胎分娩的最佳地点存在争议。有限的医疗资源可能限制了常规使用手术室进行双胎阴道分娩。而另一方面，快速分娩的需求使得手术室内的分娩会更安全。而且麻醉医师可以提供充分的分娩镇痛和子宫松弛以利于如内倒转等胎儿操作，也可快速满足手术麻醉的需要[51]。Carvalho 等调查了加州的医院关于双胎分娩的实践，发现并不一致：64% 的医院双胎阴道分娩在手术室内进行，55% 的医院分娩时麻醉医师在场，这两个因素之间有很强的相关性。相反，医院特征（种类、地点、分娩率）与分娩地点之间无相关性。

> **临床要点**　关于双胎分娩应在手术室内或者分娩时麻醉医师应该在场，目前没有明确的推荐意见。对于参与双胎分娩的麻醉医师来说，需做好紧急转运到手术室和紧急剖宫产的准备。尽管存在支持手术室内双胎阴道分娩的有效证据，手术室并不是常规能够获得使用的。

九、多胎妊娠剖宫产的麻醉

1. 多胎妊娠常常进行剖宫产分娩　在一项包含 12 家芬兰分娩机构的研究中，多胎妊娠占剖宫产原因的 80%[59]。根据目前 ASA 的指南，椎管内麻醉是推荐的剖宫产麻醉方式[60]。随着剖宫产椎管内麻醉的使用增加，麻醉相关的母亲发病率降低[61, 62]。由于多胎妊娠时椎管内麻醉后的主动脉下腔静脉的压迫会更显著，故所有妊娠时都应该使用左倾卧位[18]。

2. 计划外剖宫产（顶先露的双胞胎中的第二胎）　可能与一些紧急事件如脐带脱垂和胎心过缓有关，这两种情况都需要快速的手术干预[54]。顶先露的双胞胎中的第二胎分娩发生头盆不称、胎心过缓及脐带脱垂时，更倾向选择剖宫产而非手术阴道分娩。为了双胎分娩而放置的硬膜外导管可以提供及时充分的手术麻醉。但硬膜外麻醉失败或紧急手术可能也需要全身麻醉[63, 64]。椎管内阻滞可以避免全麻的并发症，如误吸和气道插管失败导致的灾难[65]。

> **临床要点**　顶先露双胞胎中的第二胎分娩发生头盆不称、胎心过缓及脐带脱垂时，更倾向选择剖宫产而非手术阴道分娩。

十、多胎妊娠的药物治疗

1. 糖皮质激素　多胎妊娠的产妇在没有禁忌证的情况下应该接受产前糖皮质激素治疗，尤其在有一些产科风险，如小于 32 周的胎膜早破时。双胎妊娠时肺成熟得更早——在 32 周左右[66]。

2. 硫酸镁　镁剂已被证实可减少早产儿脑瘫的发生率。单胎妊娠时脑瘫的发生率为 1.6/1000，双胎妊娠时增加到 7/1000，三胎妊娠时增加到 28/1000。

十一、多胎妊娠的成本

多胎妊娠的分娩成本更高，主要是和早产有关。

第二节　臀先露的麻醉

一、概述

臀先露占足月单胎妊娠的 3% ～ 5%[67, 68]。在过去的 20 年间，对臀先露的新生儿最安全的分娩方式是剖宫产。这是由于研究已经证实臀先露进行阴道分娩会增加母亲和新生儿发病率。然而对母亲而言，阴道分娩是顶先露最安全的方式。

麻醉可以减弱臀先露的分娩风险，也可通过外倒转术转成头位，以降低足月臀先露的发生率。

二、美国妇产科医师协会 2006 年意见：臀先露的管理 [69]

1. 臀位阴道分娩后围生儿死亡率显著增加。
2. 尽可能实施外倒转术。
3. 应告知产妇臀位阴道分娩的风险。
4. 选择有臀位阴道分娩管理指南的医院行计划臀位阴道分娩。

三、臀先露管理的历史回顾

在 20 世纪早期到中期，臀先露分娩的新生儿死亡率在 10%[70]。外倒转术是解决这个问题的一个方法。到 20 世纪 60 年代，尽管臀位阴道分娩仍然在实施，剖宫产越来越被大众接受。到 20 世纪末，观念进一步改变，2000 年的 "Term Breech Trial" 研究及之后 2001 年 ACOG 的指南强调臀位阴道分娩几乎是禁忌的 [71, 72]。继而招来强烈反对意见，认为臀位阴道分娩还是一种可行的选择 [73]。2006 年 ACOG 修改了指南，支持在合适的条件下行臀位阴道分娩 [69]。在美国，由于缺乏有经验的操作者，臀位阴道分娩仅在特定的病例应用。而在欧洲，它的接受程度更高 [74]。ACOG 推荐外倒转术作为臀先露的常规治疗方法。

四、臀先露的人口统计学资料

1. 发生率
(1) 在足月妊娠中臀先露的发生率为 3% ～ 5%。

(2) 在 28 周时，24.4% 的单胎妊娠是臀先露[68]。

(3) 尽管需要超声才能做出明确诊断，但胎头不在盆腔内时，临床上就提示为异常先露[75]。

(4) 伸腿、完全或足式臀位描述了臀位的类型，每一种都是根据胎儿臀部和腿部在母亲盆腔里的相互关系来定义（图 15-2）。伸腿臀位时下肢髋关节屈曲，但膝关节伸直，因此双脚靠在头上。完全臀位时至少有一个或两个膝关节是屈曲的。不完全臀位时一侧或双侧髋关节伸直，一侧或双侧足或膝关节在臀部以下，处于最低的位置。如足先露臀位就是不完全臀位的一种，一侧或双侧足在臀部以下[76]。不完全臀位脐带脱垂的风险最高。

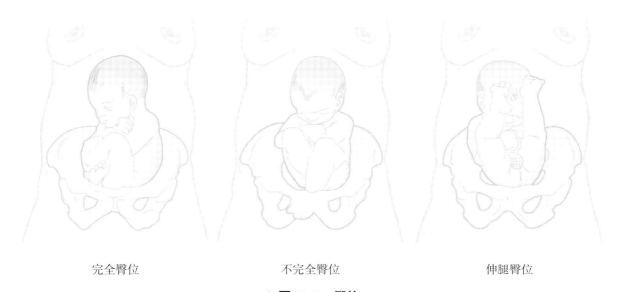

完全臀位　　　　　　　不完全臀位　　　　　　　伸腿臀位

▲ 图 15-2　臀位

伸腿臀位（下肢髋关节屈曲，膝关节伸直）；完全臀位（髋关节和膝关节均屈曲）；不完全臀位 / 足先露（一侧或双侧下肢伸直）或膝先露（一侧或双侧髋关节伸直，膝关节屈曲）

2. 危险因素　母亲的许多情况与臀先露有关，主要是多胎妊娠和多产[77]。在单胎妊娠时，初产、子宫异常、母亲高龄、母亲糖尿病、妊娠期吸烟、较晚或者缺乏产前检查与臀先露有关。新生儿与臀先露有关的特征包括低出生体重儿、脑积水、先天畸形（表 15-3）[67, 77]。

表 15-3　臀先露的危险因素

• 子宫扩张或松弛（如多产、多胎妊娠、羊水过多）
• 子宫异常
• 盆腔肿块
• 胎儿畸形（如羊水过少、先天性脑畸形、脑积水、低出生体重儿）
• 母亲的情况（如高龄）
• 产科因素（如早产、前置胎盘、上胎剖宫产、上胎臀位分娩）

五、臀先露的产科管理

1. 历史回顾

(1) 臀位阴道分娩死亡率高（10%），但却是以往臀先露常见的分娩方式。在 1956 年，只有 10% 的臀位分娩采用剖宫产[78]，到 1970 年这个数字稍稍增加到 11.6%。1999 年在美国增加到 84.5%[72]。

(2) 在过去的 20 年间，对新生儿安全的关注使得剖宫产成为臀位分娩的常规[69]。最近的数据显示约 1/5 择期初次剖宫产与胎儿异常先露有关[79, 80]。近来许多研究和综述为这种趋势感到惋惜[73]。然而，缺乏有经验的医护人员来辅助和指导臀位阴道分娩，使得这个技术很难推广。

(3) 约 2000 年前外倒转术就被希波克拉底记述用来帮助头先露。20 世纪 50 年代又描述了外倒转术有助于阴道头位分娩[70, 81]。然而，由于缺乏超声和合适的胎儿监测技术，那个时代外倒转术的并发症率很高，限制了其使用。目前外倒转术是一项公认的减少足月臀先露的技术[69, 75]。

2. 臀位阴道分娩

(1) 臀位阴道分娩不常实施。许多研究证实了臀位阴道分娩较剖宫产引起更多的新生儿不良结局，因此在过去的 20 年间臀位阴道分娩率在下降。

(2) 臀位阴道分娩有三种方式

① 自然分娩，是指母亲在没有任何辅助的情况下娩出胎儿。

② 部分臀位取出，是指胎儿自然分娩到达脐部，在医生手法操作（如牵引）的帮助下将胎儿娩出。

③ 全臀位取出，是指医生牵引胎儿，将胎儿娩出。

(3) 在机构特定指南的指导下，有计划的阴道分娩对足月单胎儿是合适的。

(4) 考虑到预期新生儿发病率，大部分医务人员对单胎臀位分娩会倾向于剖宫产。表 15-4 列出了单胎妊娠时臀位剖宫产的指征。

（5）应告知母亲臀位阴道分娩的风险，尤其是与择期计划剖宫产相比增加的新生儿短期发病率。

临床要点　在取出胎儿的任何阶段都可能需要紧急全麻诱导插管。静脉药物的准备、外阴撕裂后的出血、宫缩乏力在分娩前都应该考虑。

---

3. 臀位阴道分娩的麻醉

(1) 传统观点认为，由于理论上有延长产程的风险，硬膜外分娩镇痛应该谨慎实施[82]。

(2) 臀位分娩的产妇使用硬膜外镇痛有潜在的益处[83, 84]。包括在宫口开全之前减少母亲的用力，减少胎头嵌顿，松弛盆底。

(3) 进行计划外剖宫产时，留置的硬膜外导管可以用来快速扩展麻醉平面。

（4）虽然分娩镇痛在 ACOG 的专家意见里没

表 15-4　单胎妊娠时臀位剖宫产的指征

• 巨大儿
• 骨盆形态不佳
• 头部过度伸展
• 需要引产的分娩
• 子宫功能紊乱
• 不完全臀位 / 足先露
• 健康胎儿有医学指征的提早分娩或出现活跃期
• 严重胎儿生长受限
• 缺乏有经验的医务人员

有被提及，臀位阴道分娩仍然被认为是早期硬膜外分娩镇痛的强适应证。

> **临床要点**　臀位阴道分娩在很多医院极少实施，大多数尝试进行臀位阴道分娩的产妇应该接受早期硬膜外分娩镇痛。

4. 臀位阴道分娩的子宫松弛

(1) 产科医师可能要求盆底、宫颈或子宫松弛以利于胎头娩出。可以使用硝酸甘油或吸入麻醉药来帮助松弛子宫。

（2）臀位娩出的麻醉需要提供充分的子宫松弛以利于宫内操作。椎管内阻滞使得胎儿操作具有可行性，但是有时尽管使用了硝酸甘油和 β 受体激动药这样的宫缩抑制药，子宫的高张力仍可能会妨碍操作。除了镇痛，吸入麻醉药的全身麻醉可能对辅助子宫松弛必不可少的。

> **临床要点**　当预期或计划实施臀位阴道分娩时，在分娩室内应备好松弛子宫的合适药物。这有利于后出胎头的娩出。麻醉医师应该做好必要时实施全身麻醉的准备。

六、臀位阴道分娩的并发症

见表 15-5。

1. 臀位早产　与头位早产相比，臀位早产的围生期并发症发病率增加[75]。极低体重儿的臀位阴道分娩是否会增加并发症目前尚不清楚。臀位早产的产妇更适合剖宫产。

2. 脐带脱垂　是臀位阴道分娩时最常见的威胁生命的并发症，发生率可达 28.5%。脐带脱垂尤其与不完全臀位 / 足先露、小胎儿、多产的关系密切[69,85]。脐带脱垂时胎儿处于窒息的危险中，死亡率高达 38.5%[85]。在这种情况下，快速的脊麻被报道用于预期有困难气道的产妇[86]。

表 15-5　与持续臀先露相关的问题

- 脐带脱垂
- 前置胎盘
- 先天畸形
- 子宫畸形和肿瘤
- 分娩并发症
- 母亲和围生儿发病率增加

> **临床要点**　脐带脱垂的产妇需要在快速顺序诱导的全身麻醉下行紧急剖宫产。合适的产前评估，无论多简洁，必须包括气道管理设备的准备。

3. 胎头嵌顿

(1) 当取出胎头时，宫颈可能压缩颈部，妨碍胎头娩出。这种情况极少发生，但相对多见于小的早产儿和宫颈扩张不完全时。由于可能发生脐带完全压迫，因此是非常紧急的。需应用许多产科管理策略来处理胎头嵌顿或肩难产这样的病例。

(2) Dührssen 宫颈切开。这种切开扩大了宫颈的孔径，但由于胎儿阻塞了阴道，使得切开在技术上有难度。此外还可能引起隐匿的阴道和腹腔内出血。

(3) 为了解除胎头嵌顿，常要求麻醉医师使用静脉硝酸甘油来松弛子宫（通常 100μg）。舌下喷雾硝酸甘油是另一个合适的选择（1 或 2 喷）。

(4) 硝酸甘油是一种强效的平滑肌松弛剂药，在臀位阴道分娩时有利于嵌顿胎头的取出。硝酸甘油也可以被用来清除残留的胎盘、非头位的第二胎双胞胎的内倒转、有强烈宫缩的剖宫产时取出双胞胎，以及剖宫产臀位分娩时取出嵌顿的胎头。

(5) 静脉 50 ～ 100μg 的硝酸甘油在 30 ～ 90s 提供迅速的子宫松弛。多达 1mg 的剂量曾被报道未引起母亲明显的低血压[87]；但低血压还是可能在更小的剂量出现，应备好升压药随时处理。

(6) 因为宫颈平滑肌只占整个宫颈组织的 15%，用硝酸甘油来松弛宫颈没有松弛子宫那么容易。

4. 胎头嵌顿的麻醉

(1) 硬膜外分娩镇痛有利于 Dührssen 宫颈切开或松弛盆底以增加阴道分娩的概率。

(2) 由于吸入麻醉药是强效的子宫松弛药，可能需要使用。

5. 紧急剖宫产分娩（Zavanelli maneuver）

(1) 这涉及产科医师行胎头复位随后紧急剖宫产手术。在已报道的一些病例中，剖宫产的实施延迟多达 75min。

(2) 尽管 Sandberg 综述了 103 例尝试 Zavanelli maneuver 的病例，并证实了相当高的成功率（92%）及相对少的并发症，Zavanelli maneuver 仍然被认为是最后的干预措施[88]。

(3) 主要的母胎发病率已经有所报道，包括颈椎移位、锁骨和肱骨的骨折、胎儿缺氧和母体的子宫破裂[88]。

6. 臀位剖宫产分娩的紧急麻醉 麻醉医师可能需要为 Zavanelli maneuver 提供紧急麻醉。

七、臀先露的剖宫产分娩

1. 概述 剖宫产会增加母亲的发病率和死亡率[89]，也存在新生儿的风险，如胎头嵌顿。有一些方法可减轻这些风险，如延长子宫切口、使用药物松弛子宫平滑肌（硝酸甘油 50 ～ 100mg）或吸入麻醉药。

2. 有计划的臀先露剖宫产的麻醉 臀先露的剖宫产常使用椎管内麻醉技术。随着剖宫产应用椎管内麻醉的增加，麻醉相关的母亲发病率降低[61, 62]。应用椎管内麻醉可以避免全麻的并发症，如误吸和气道管理的风险[65]，避免全麻还有利于产妇和配偶参与生产过程。

3. 风险

(1) 一些与臀先露相关的产科情况（如羊水过多、子宫畸形等）可能会增加产后出血的风险。

(2) 正如臀位阴道分娩一样，臀位剖宫产时新生儿抑制和需要复苏的比例也更多。

(3) 臀位剖宫产分娩时胎头嵌顿已有报道。如前所述，硝酸甘油可用来松弛子宫、协助分娩。

4. 紧急剖宫产的麻醉 很多情况下臀先露可导致计划外剖宫产：臀位与脐带脱垂或足先露有关，外倒转可能引起胎盘早剥或急性胎心过缓，臀位阴道分娩也与胎头嵌顿有关。可能要求紧急的手术分娩，此时全麻也成为必需。

八、臀先露的外倒转术

1. 概述

(1) ACOG 建议对所有臀先露的产妇"只要有可能"即实施外倒转术。

(2) 外倒转术对于臀先露行阴道分娩的产妇可能是目前唯一的选择。20 世纪 90 年代以来包括最近的一些综述和指南都推荐外倒转术以降低足月臀先露的发生率 [69, 90, 91]。然而目前的数据证实，剖宫产仍然是常规的分娩方式 [69]。

(3) 外倒转术须在做好紧急剖宫产准备的情况下实施。

2. 外倒转术的母胎适应证

外倒转的禁忌证被报道了很多，但没有一个是绝对的。上胎剖宫产史、子宫异常、子痫前期 / 高血压、心脏疾病、胎儿因素 [生长受限、胎心监测异常、巨大儿（＞ 4kg）、胎头过伸、脐带绕颈、不稳定的位置] 都被认为是禁忌证，但并未肯定会增加外倒转术的风险 [92, 93]。外倒转术的产科禁忌证包括胎膜早破、产前出血、之前妊娠胎盘早剥史、脐带绕颈、活跃分娩、羊水过少 [92]。

3. 外倒转术的使用

产妇可能更倾向于剖宫产而非外倒转术，尤其是当外倒转术有痛苦和失败的可能性时 [94]。增加关于外倒转术及其潜在优点（如降低剖宫产的可能性）知识的宣教，可能会增加外倒转术的使用 [95]，但这方面的宣教未成为常规 [96]。产妇现在更倾向剖宫产，而外倒转术在减少 [97]。应该对臀先露早期诊断，以便于讨论处理方法，如果没有医师对外倒转术仔细解释，产妇也不会积极考虑这一选择 [95, 98]。

4. 外倒转术的成功率

已报道的外倒转术成功率变化很大，35% ～ 86%。表 15-6 列出了外倒转术失败的相关危险因素。外倒转术成功率的提高与以下因素有关：① 胎头可触及；② 臀部未入盆；③ 非前置胎盘；④ 羊水指数超过 7 ～ 10cm[99]。经产妇和 BMI ＜ 65kg（译者注：应为体重＜ 65kg）的产妇外倒转术成功率较高 [100-102]。使用保胎药也可以松弛子宫和增加外倒转术成功率 [103]。

5. 外倒转术的风险

尽管有严重并发症的报道，外倒转术对于母亲和胎儿通常都是安全的。一过性的胎心过缓是外倒转术最常见的不良事件，以往报道发生率高达为 47%，现在的发生率约为 5.7%[99]。0.35% ～ 1.1% 的产妇由于胎心率的异常改变可能需要紧急分娩 [99, 104]。其他的并发症包括胎盘早剥、母胎输血、阴道出血、脐带脱垂、胎儿股骨骨折、颈髓损伤、颅内出血甚至胎儿死亡 [99, 104]。

表 15-6　与外倒转术失败相关的因素

- 初产妇
- 母亲腹肌紧张
- 子宫张力高（或宫缩）
- 前置胎盘
- 羊水量少于 10cm

- 胎膜早破
- 小于胎龄儿
- 巨大儿
- 伸腿臀位
- 胎儿先露部分进入母亲盆腔
- 胎头不可触及
- 母亲肥胖

临床要点　尽管没有明确的关于外倒转术应该在手术室进行的建议，由于担心可能的并发症，一些操作者倾向于在手术室内进行。ACOG 建议外倒转术在方便实施剖宫产的地点进行。一些机构推荐在分娩室内实施外倒转术，手术室处于备用状态以防紧急剖宫产。有一些问题需要考虑，如外倒转术前禁食、静脉通路、母亲出血的准备、紧急剖宫产的麻醉和麻醉医师待命。对外倒转术制定合适的流程规范是明智的。

九、外倒转术后的分娩

1. 成功的阴道分娩　外倒转术后的阴道分娩率变化较大（35% ～ 100%）[105-109]。外倒转成功后，产妇的分娩并发症和剖宫产的风险似乎较单胎自发分娩的产妇要高[106]。

2. 外倒转术后新生儿结局　最近 Balayla 等[110]报道了 2006 年 183 323 例单胎臀位外倒转术新生儿的风险，占总分娩量的 4.3%。共有外倒转术成功、外倒转术失败、未实施外倒转术三组进行比较，数据来源于美国国立卫生统计中心（疾病预防控制中心）的出生数据。3.4% 的单胎臀位分娩实施了外倒转术，成功率为 72.5%（4470/6165）。在调整了潜在混杂因素的回归分析中，外倒转术失败可能引起异常胎心、低 Apgar 评分、出生时需机械通气支持。然而，作者怀疑在外倒转术失败组有许多错误分类。

3. 促进产程　外倒转术后对促进产程和阴道器械助产的需要量也增加。

十、臀先露外倒转术的麻醉

1. 概述

(1) 疼痛是产妇拒绝外倒转术的主要原因。麻醉可以提供镇痛，并松弛子宫以提高外倒转的成功率。

(2) 在 20 世纪四五十年代，使用静脉和吸入药物实施全麻增加外倒转的成功率，同时提供肌松。母亲宫缩乏力和胎盘早剥是常见的。在这个时期无法进行常规的胎儿监测，胎儿死亡率达到 1.6%。

(3) 按压子宫时的疼痛使得产科医师减少向下的用力。最近的研究显示在麻醉下行外倒转术时，使用的压力并不会过高[111]。

2. 麻醉与外倒转术成功

(1) 回顾性研究报道了硬膜外麻醉可以提高外倒转术的成功率，即使初次尝试失败后仍有利于外倒转术成功[112]。

(2) 在 6 项使用椎管内阻滞进行外倒转的前瞻性随机对照研究中，成功率各不相同[113-117]。Lavoie 等[118]根据麻醉深度将这些随机对照研究进行分类。不论是脊麻还是硬膜外麻醉，都显著提高外倒转术的成功率。脊麻使用 7.5mg 丁哌卡因，硬膜外麻醉使用 2% 的利多卡因，感觉阻滞平面达 T_6[113-116]。

(3) 低剂量脊麻不会提高外倒转的成功率，但有一项研究显示可以减轻产妇疼痛[117]。

(4) 迄今为止，椎管内麻醉不会增加胎儿并发症的发病率[112]。

(5) 外倒转术时椎管内麻醉的最佳剂量目前尚未明确。使用硬腰联合麻醉可能是明智的。

> **临床要点**　硬腰联合阻滞便于麻醉的延伸，利于必要时剖宫产或外倒转术成功后的硬膜外分娩镇痛。鞘内吗啡是不需要的，硬膜外导管可用于外倒转尝试后的剖宫产麻醉和术后硬膜外吗啡镇痛。

3. 椎管内麻醉后续应用的转换

(1) 转为非计划剖宫产使用。目前没有关于椎管内麻醉下行外倒转术最佳地点的指南。许多单位在分娩室或手术室内实施。外倒转术会有 1% 的需紧急分娩的胎心过缓发生率。有功能的硬膜外导管可以迅速提供手术麻醉。

> **临床要点**　外倒转术可以在没有麻醉医师支持和在场的情况下进行，产妇也可以不禁食。患者到手术室的转运和麻醉医师的及时获得是每个单位需要考虑的问题。

(2) 如果外倒转成功后立即进行阴道分娩，留置的硬膜外导管可以提供分娩镇痛。

4. 急诊准备

(1) 确保产妇禁食。

(2) 即使未行椎管内麻醉，麻醉医师也应该评估外倒转术的产妇。

(3) 随着外倒转的实施，麻醉医师应该做好紧急麻醉的准备。

(4) 如果使用了硬腰联合技术，脊麻药物应该包括局麻药，必要时使用短效的阿片类，以获得合适的麻醉平面。长效阿片类如吗啡，应该留在剖宫产时通过硬膜外导管给予。

十一、外倒转术的成本

每一例使用椎管内麻醉后成功的外倒转术可以节约 720 美元[119]。在没有椎管内麻醉的医院，对医疗补助账单费用的检查表明，实施外倒转术可以节约 3000 美元[120]。成本节约的程度取决于外倒转成功后的低剖宫产率。

十二、臀先露分娩时的新生儿复苏

不论分娩方式如何，产科团队必须做好新生儿复苏的准备。臀先露可能增加胎儿畸形的发生率（如脑积水、生长受限），可能会增加复苏的需要。臀先露也与低 Apgar 评分有关，增加新生儿的发病率和死亡率，这可能是因为脐带脱垂、胎头嵌顿和胎盘早剥的发生率较高。

参 考 文 献

[1] Martin JA, Hamilton BE, Osterman MJ. Three decades of twin births in the United States, 1980-2009. *NCHS Data Brief.* 2012:1–8.

[2] Lee YM. Delivery of twins. *Semin Perinatol.* 2012;36: 195–200.

[3] Martin JA, Hamilton BE, Sutton PD, et al. Births: final data for 2002. *Natl Vital Stat Rep.* 2003;52:1–113.

[4] Martin JA, Hamilton BE, Sutton PD, et al. Births: final data for 2005. *Natl Vital Stat Rep.* 2007;56:1–103.

[5] Martin JA, Hamilton BE, Osterman MJ, et al. Births: final data for 2012. *Natl Vital Stat Rep.* 2013;62:1–68.

[6] Spellacy WN, Handler A, Ferre CD. A case-control study of 1253 twin pregnancies from a 1982-1987 perinatal data base. *Obstet Gynecol.* 1990;75:168–171.

[7] American Society of Anesthesiologists Task Force on Obstetric Anesthesia. Practice guidelines for obstetric anesthesia: an updated report by the American Society of Anesthesiologists Task Force on Obstetric Anesthesia. *Anesthesiology.* 2007;106:843–863.

[8] American College of Obstetricians and Gynecologists, Society for Maternal-Fetal Medicine. ACOG Practice Bulletin No. 144: multifetal gestations: twin, triplet, and higher-order multifetal pregnancies. *Obstet Gynecol.* 2014; 123:1118–1132.

[9] American College of Obstetricians and Gynecologists. ACOG Committee Opinion No. 560: medically indicated late-preterm and early-term deliveries. *Obstet Gynecol.* 2013;121:908–910.

[10] American College of Obstetricians and Gynecologists Committee on Obstetric Practice. ACOG Committee Opinion No. 573: magnesium sulfate use in obstetrics. *Obstet Gynecol.* 2013;122:727–728.

[11] Kametas NA, McAuliffe F, Krampl E, et al. Maternal cardiac function in twin pregnancy. *Obstet Gynecol.* 2003;102:806–815.

[12] Barclay DL, Renegar OJ, Nelson EW Jr. The influence of inferior vena cava compression on the level of spinal anesthesia. *Am J Obstet Gynecol.* 1968;101:792–800.

[13] Kim YI, Chandra P, Marx GF. Successful management of severe aortocaval compression in twin pregnancy. *Obstet Gynecol.* 1975;46:362–364.

[14] Coonrod DV, Hickok DE, Zhu K, et al. Risk factors for preeclampsia in twin pregnancies: a population-based cohort study. *Obstet Gynecol.* 1995;85:645–650.

[15] Foo JY, Mangos GJ, Brown MA. Characteristics of hypertensive disorders in twin versus singleton pregnancies.

Pregnancy Hypertens. 2013;3:3–9.

[16] Milne JA, Howie AD, Pack AI. Dyspnoea during normal pregnancy. *BJOG.* 1978;85:260–263.

[17] McAuliffe F, Kametas N, Costello J, et al. Respiratory function in singleton and twin pregnancy. *BJOG.* 2002; 109:765–769.

[18] Craft JB, Levinson G, Shnider SM. Anaesthetic considerations in caesarean section for quadruplets. *Can Anaesth Soc J.* 1978;25:236–239.

[19] Hirabayashi Y, Shimizu R, Saitoh K, et al. Cerebrospinal fluid progesterone in pregnant women. *Br J Anaesth.* 1995;75:683–687.

[20] Ngan Kee WD, Khaw KS, Ng FF, et al. A prospective comparison of vasopressor requirement and hemodynamic changes during spinal anesthesia for cesarean delivery in patients with multiple gestation versus singleton pregnancy. *Anesth Analg.* 2007;104:407–411.

[21] Marino T, Goudas LC, Steinbok V, et al. The anesthetic management of triplet cesarean delivery: a retrospective case series of maternal outcomes. *Anesth Analg.* 2001;93: 991–995.

[22] Elliott JP, Radin TG. Quadruplet pregnancy: contemporary management and outcome. *Obstet Gynecol.* 1992;80: 421–424.

[23] Pritchard JA. Changes in the blood volume during pregnancy and delivery. *Anesthesiology.* 1965;26:393–399.

[24] Mhyre JM. Maternal mortality. *Curr Opin Anaesthesiol.* 2012;25:277–285.

[25] Morikawa M, Yamada T, Kataoka S, et al. Changes in antithrombin activity and platelet counts in the late stage of twin and triplet pregnancies. *Semin Thromb Hemost.* 2005;31:290–296.

[26] Al-Kouatly HB, Chasen ST, Kalish RB, et al. Causes of thrombocytopenia in triplet gestations. *Am J Obstet Gynecol.* 2003;189:177–180.

[27] Ananth CV, Demissie K, Smulian JC, et al. Placenta previa in singleton and twin births in the United States, 1989 through 1998: a comparison of risk factor profiles and associated conditions. *Am J Obstet Gynecol.* 2003;188: 275–281.

[28] Suzuki S, Hiraizumi Y, Miyake H. Risk factors for postpartum hemorrhage requiring transfusion in cesarean deliveries for Japanese twins: comparison with those for singletons. *Arch Gynecol Obstet.* 2012;286:1363–1367.

[29] Shields LE, Wiesner S, Fulton J, et al. Comprehensive maternal hemorrhage protocols reduce the use of blood

products and improve patient safety. *Am J Obstet Gynecol.* 2015;212:272–280.

[30] Einerson BD, Miller ES, Grobman WA. Does a postpartum hemorrhage patient safety program result in sustained changes in management and outcomes? *Am J Obstet Gynecol.* 2015;212:140–144.

[31] Daniels K, Clark A, Lipman S, et al. Multidisciplinary simulation drills improve efficiency of emergency medication retrieval. *Obstet Gynecol.* 2014;123(suppl 1):143s–144s.

[32] D'Alton ME, Simpson LL. Syndromes in twins. *Semin Perinatol.* 1995;19:375–386.

[33] Chang YL, Chao AS, Chang SD, et al. Mirror syndrome after fetoscopic laser therapy for twin-twin transfusion syndrome due to transient donor hydrops that resolved before delivery. A case report. *J Reprod Med.* 2014;59: 90–92.

[34] Tayler E, DeSimone C. Anesthetic management of maternal Mirror syndrome. *Int J Obstet Anesth.* 2014;23: 386–389.

[35] Baud D, Windrim R, Keunen J, et al. Fetoscopic laser therapy for twin-twin transfusion syndrome before 17 and after 26 weeks' gestation. *Am J Obstet Gynecol.* 2013;208: 197.e1–e7.

[36] Wohlmuth C, Tulzer G, Arzt W, et al. Maternal aspects of fetal cardiac intervention. *Ultrasound Obstet Gynecol.* 2014;44:532–537.

[37] Haas J, Hourvitz A, Dor J, et al. Perinatal outcome of twin pregnancies after early transvaginal multifetal pregnancy reduction. *Fertil Steril.* 2014;101:1344–1348.

[38] Hogan MC, Foreman KJ, Naghavi M, et al. Maternal mortality for 181 countries, 1980-2008: a systematic analysis of progress towards Millennium Development Goal 5. *Lancet.* 2010;375:1609–1623.

[39] Lang CT, King JC. Maternal mortality in the United States. *Best Pract Res Clin Obstet Gynaecol.* 2008;22: 517–531.

[40] Martin JA, Hamilton BE, Sutton PD, et al. Births: final data for 2008. *Natl Vital Stat Rep.* 2010;59:1, 3–71.

[41] Dodd JM, Crowther CA, Haslam RR, et al. Elective birth at 37 weeks of gestation versus standard care for women with an uncomplicated twin pregnancy at term: the twins timing of birth randomised trial. *BJOG.* 2012;119: 964–973.

[42] Barrett JF. Twin delivery: method, timing and conduct. *Best Pract Res Clin Obstet Gynaecol.* 2014;28:327–338.

[43] Desai N, Lewis D, Sunday S, et al. Current antenatal management of monoamniotic twins: a survey of maternal-fetal medicine specialists. *J Matern Fetal Neonatal Med.* 2012;25:1913–1916.

[44] Durnwald CP, Momirova V, Rouse DJ, et al. Second

trimester cervical length and risk of preterm birth in women with twin gestations treated with 17-α hydroxyprogesterone caproate. *J Matern Fetal Neonatal Med.* 2010;23:1360–1364.

[45] Norman JE, Mackenzie F, Owen P, et al. Progesterone for the prevention of preterm birth in twin pregnancy (STOPPIT): a randomised, double-blind, placebo-controlled study and meta-analysis. *Lancet.* 2009;373: 2034–2040.

[46] Berghella V, Odibo AO, To MS, et al. Cerclage for short cervix on ultrasonography: meta-analysis of trials using individual patient-level data. *Obstet Gynecol.* 2005;106: 181–189.

[47] American College of Obstetricians and Gynecologists, Committee on Practice Bulletins—Obstetrics. ACOG Practice Bulletin No. 127: management of preterm labor. *Obstet Gynecol.* 2012;119:1308–1317.

[48] Vogel JP, Nardin JM, Dowswell T, et al. Combination of tocolytic agents for inhibiting preterm labour. *Cochrane Database Syst Rev.* 2014;(7):CD006169.

[49] Marks RJ, De Chazal RC. Ritodrine-induced pulmonary oedema in labour. Successful management using epidural anaesthesia. *Anaesthesia.* 1984;39:1012–1014.

[50] Bain ES, Middleton PF, Yelland LN, et al. Maternal adverse effects with different loading infusion rates of antenatal magnesium sulphate for preterm fetal neuroprotection: the IRIS randomised trial. *BJOG.* 2014;121:595–603.

[51] Carvalho B, Saxena A, Butwick A, et al. Vaginal twin delivery: a survey and review of location, anesthesia coverage and interventions. *Int J Obstet Anesth.* 2008;17: 212–216.

[52] Conde-Agudelo A, Belizán JM, Lindmark G. Maternal morbidity and mortality associated with multiple gestations. *Obstet Gynecol.* 2000;95:899–904.

[53] Chasen ST, Spiro SJ, Kalish RB, et al. Changes in fetal presentation in twin pregnancies. *J Matern Fetal Neonatal Med.* 2005;17:45–48.

[54] Yang Q, Wen SW, Chen Y, et al. Occurrence and clinical predictors of operative delivery for the vertex second twin after normal vaginal delivery of the first twin. *Am J Obstet Gynecol.* 2005;192:178–184.

[55] Rossi AC, Mullin PM, Chmait RH. Neonatal outcomes of twins according to birth order, presentation and mode of delivery: a systematic review and meta-analysis. *BJOG.* 2011;118:523–532.

[56] Wen SW, Fung KF, Oppenheimer L, et al. Occurrence and predictors of cesarean delivery for the second twin after vaginal delivery of the first twin. *Obstet Gynecol.* 2004; 103:413–419.

[57] Barrett JF, Hannah ME, Hutton EK, et al. A randomized trial of planned cesarean or vaginal delivery for twin pregnancy. *N Engl J Med.* 2013;369:1295–1305.

[58] Leftwich HK, Zaki MN, Wilkins I, et al. Labor patterns in twin gestations. *Am J Obstet Gynecol.* 2013;209:254. e1–e5.

[59] Pallasmaa N, Alanen A, Ekblad U, et al. Variation in cesarean section rates is not related to maternal and neonatal outcomes. *Acta Obstet Gynecol Scand.* 2013; 92:1168–1174.

[60] Nicholls K, Ayers S. Childbirth-related post-traumatic stress disorder in couples: a qualitative study. *Br J Health Psychol.* 2007;12:491–509.

[61] Wanderer JP, Leffert LR, Mhyre JM, et al. Epidemiology of obstetric-related ICU admissions in Maryland: 1999-2008. *Crit Care Med.* 2013;41:1844–1852.

[62] Kuklina EV, Meikle SF, Jamieson DJ, et al. Severe obstetric morbidity in the United States: 1998-2005. *Obstet Gynecol.* 2009;113:293–299.

[63] Kathirgamanathan A, Douglas MJ, Tyler J, et al. Speed of spinal vs general anaesthesia for category-1 caesarean section: a simulation and clinical observation-based study. *Anaesthesia.* 2013;68:753–759.

[64] Bauer ME, Kountanis JA, Tsen LC, et al. Risk factors for failed conversion of labor epidural analgesia to cesarean delivery anesthesia: a systematic review and meta-analysis of observational trials. *Int J Obstet Anesth.* 2012;21: 294–309.

[65] Hawkins JL, Chang J, Palmer SK, et al. Anesthesia-related maternal mortality in the United States: 1979-2002. *Obstet Gynecol.* 2011;117:69–74.

[66] Leveno KJ, Quirk JG, Whalley PJ, et al. Fetal lung maturation in twin gestation. *Am J Obstet Gynecol.* 1984;148:405–411.

[67] Fruscalzo A, Londero AP, Salvador S, et al. New and old predictive factors for breech presentation: our experience in 14 433 singleton pregnancies and a literature review. *J Matern Fetal Neonatal Med.* 2014;27:167–172.

[68] Hill LM. Prevalence of breech presentation by gestational age. *Am J Perinatol.* 1990;7:92–93.

[69] American College of Obstetricians and Gynecologists Committee on Obstetric Practice. ACOG Committee Opinion No.340. Mode of term singleton breech delivery. *Obstet Gynecol.* 2006;108:235–237.

[70] Siegel IA, McNally HB. Primary breech presentation and external cephalic version; the management of 308 primary breech presentations. *South Med J.* 1951;44:942–950.

[71] Hannah ME, Hannah WJ, Hewson SA, et al. Planned caesarean section versus planned vaginal birth for breech presentation at term: a randomised multicentre trial.

Lancet. 2000;356:1375–1383.

[72] Committee on Obstetric Practice. ACOG Committee Opinion: Number 265, December 2001. Mode of term single breech delivery. *Obstet Gynecol.* 2001;98: 1189–1190.

[73] van Roosmalen J, Meguid T. The dilemma of vaginal breech delivery worldwide. *Lancet.* 2014;383:1863–1864.

[74] Azria E, Le Meaux JP, Khoshnood B, et al. Factors associated with adverse perinatal outcomes for term breech fetuses with planned vaginal delivery. *Am J Obstet Gynecol.* 2012;207:285.e1–e9.

[75] Eller DP, VanDorsten JP. Route of delivery for the breech presentation: a conundrum. *Am J Obstet Gynecol.* 1995; 173:393–398.

[76] Beilin Y, Bernstein HH. Fetal malpresentation and multiple birth. In: MC Norris, ed. *Obstetric Anesthesia.* 2nd ed. Philadelphia, PA: Lippincott Williams & Wilkins; 1999: 666–673.

[77] George RT, Singh N, Yentis SM. External cephalic version—the bad, the good and the what now? *Int J Obstet Anesth.* 2014;23:4–7.

[78] Hall JE, Kohl S. Breech presentation: a study of 1,456 cases. *Am J Obstet Gynecol.* 1956;72:977–990.

[79] Bragg F, Cromwell DA, Edozien LC, et al. Variation in rates of caesarean section among English NHS trusts after accounting for maternal and clinical risk: cross sectional study. *Br Med J.* 2010;341:c5065.

[80] Caughey AB, Cahill AG, Guise JM, et al. Safe prevention of the primary cesarean delivery. *Am J Obstet Gynecol.* 2014;210:179–193.

[81] Freeth D, MacVine JS. The value of external cephalic version under anaesthesia. *Br Med J.* 1951;2:881–884.

[82] Crawford JS. Continuous lumbar epidural analgesia for labour and delivery. *Br Med J.* 1979;1:1560–1561.

[83] Breeson AJ, Kovacs GT, Pickles BG, et al. Extradural analgesia—the preferred method of analgesia for vaginal breech delivery. *Br J Anaesth.* 1978;50:1227–1230.

[84] Darby S, Hunter DJ. Extradural analgesia in labour when the breech presents. *BJOG.* 1976;83:35–38.

[85] Cheng M, Hannah M. Breech delivery at term: a critical review of the literature. *Obstet Gynecol.* 1993;82:605–618.

[86] Ginosar Y, Weiniger C, Elchalal U, et al. Emergency cesarean delivery for umbilical cord prolapse: the head-down, kneechest prone position for spinal anesthesia. *Can J Anaesth.* 2008;55:612–615.

[87] Vinatier D, Dufour P, Bérard J. Utilization of intravenous nitroglycerin for obstetrical emergencies. *Int J Gynaecol Obstet.* 1996;55:129–134.

[88] Sandberg EC. The Zavanelli maneuver: 12 years of

recorded experience. *Obstet Gynecol.* 1999;93:312–317.

[89] Flamm BL, Newman LA, Th omas SJ, et al. Vaginal birth after cesarean delivery: results of a 5-year multicenter collaborative study. *Obstet Gynecol.* 1990;76:750–754.

[90] Weiner CP. Vaginal breech delivery in the 1990s. *Clin Obstet Gynecol.* 1992;35:559–569.

[91] Royal College of Obstetricians and Gynaecologists. *External Cephalic Version and Reducing the Incidence of Breech Presentation* (Guideline No. 20a). London, United Kingdom: Royal College of Obstetricians and Gynaecologists; 2006.

[92] Burgos J, Cobos P, Rodríguez L, et al. Is external cephalic version at term contraindicated in previous caesarean section? A prospective comparative cohort study. *BJOG.* 2014;121:230–235.

[93] Rosman AN, Guijt A, Vlemmix F, et al. Contraindications for external cephalic version in breech position at term: a systematic review. *Acta Obstet Gynecol Scand.* 2013;92: 137–142.

[94] Vlemmix F, Kuitert M, Bais J, et al. Patient's willingness to opt for external cephalic version. *J Psychosom Obstet Gynaecol.* 2013;34:15–21.

[95] Say R, Th omson R, Robson S, et al. A qualitative interview study exploring pregnant women's and health professionals' attitudes to external cephalic version. *BMC Pregnancy and Childbirth.* 2013;13:4.

[96] Maier B, Georgoulopoulos A, Zajc M, et al. Fetal outcome for infants in breech by method of delivery: experiences with a stand-by service system of senior obstetricians and women's choices of mode of delivery. *J Perinat Med.* 2011;39:385–390.

[97] Yogev Y, Horowitz E, Ben-Haroush A, et al. Changing attitudes toward mode of delivery and external cephalic version in breech presentations. *Int J Gynaecol Obstet.* 2002;79:221–224.

[98] Rosman AN, Vlemmix F, Beuckens A, et al. Facilitators and barriers to external cephalic version for breech presentation at term among health care providers in the Netherlands: a quantitative analysis. *Midwifery.* 2014;30: e145–e150.

[99] Collaris RJ, Oei SG. External cephalic version: a safe procedure? A systematic review of version-related risks. *Acta Obstet Gynecol Scand.* 2004;83:511–518.

[100] Gottvall T, Ginstman C. External cephalic version of non-cephalic presentation; is it worthwhile? *Acta Obstet Gynecol Scand.* 2011;90:1443–1445.

[101] De Hundt M, Vlemmix F, Kok M, et al. External validation of a prediction model for successful external cephalic version. *Am J Perinatol.* 2012;29:231–236.

[102] Burgos J, Cobos P, Rodriguez L, et al. Clinical score for the outcome of external cephalic version: a two-phase prospective study. *Aust N Z J Obstet Gynaecol.* 2012;52: 59–61.

[103] Cluver C, Gyte GM, Sinclair M, et al. Interventions for helping to turn term breech babies to head first presentation when using external cephalic version. *Cochrane Database Syst Rev.* 2015;(2):CD000184.

[104] Zhang J, Bowes WA Jr, Fortney JA. Efficacy of external cephalic version: a review. *Obstet Gynecol.* 1993;82: 306–312.

[105] Clock C, Kurtzman J, White J, et al. Cesarean risk after successful external cephalic version: a matched, retrospective analysis. *J Perinatol.* 2009;29:96–100.

[106] de Hundt M, Velzel J, de Groot CJ, et al. Mode of delivery after successful external cephalic version: a systematic review and meta-analysis. *Obstet Gynecol.* 2014;123: 1327–1334.

[107] Policiano C, Costa A, Valentim-Lourenço A, et al. Route of delivery following successful external cephalic version. *Int J Gynaecol Obstet.* 2014;126:272–274.

[108] Jain S, Mulligama C, Tagwira V, et al. Labour outcome of women with successful external cephalic version: a prospective study. *J Obstet Gynaecol.* 2010;30:13–16.

[109] Ben-Haroush A, Perri T, Bar J, et al. Mode of delivery following successful external cephalic version. *Am J Perinatol.* 2002;19:355–360.

[110] Balayla J, Dahdouh EM, Villeneuve S, et al. Obstetrical and neonatal outcomes following unsuccessful external cephalic version: a stratified analysis amongst failures, successes, and controls. *J Matern Fetal Neonatal Med.* 2015;28:605–610.

[111] Suen SS, Khaw KS, Law LW, et al. The force applied to successfully turn a foetus during reattempts of external cephalic version is substantially reduced when performed under spinal analgesia. *J Matern Fetal Neonatal Med.* 2012;25:719–722.

[112] Sultan P, Carvalho B. Neuraxial blockade for external cephalic version: a systematic review. *Int J Obstet Anesth.* 2011;20:299–306.

[113] Weiniger CF, Ginosar Y, Elchalal U, et al. Randomized controlled trial of external cephalic version in term multiparae with or without spinal analgesia. *Br J Anaesth.* 2010;104:613–618.

[114] Weiniger CF, Ginosar Y, Elchalal U, et al. External cephalic version for breech presentation with or without spinal analgesia in nulliparous women at term: a randomized controlled trial. *Obstet Gynecol.* 2007;110: 1343–1350.

[115] Mancuso KM, Yancey MK, Murphy JA, et al. Epidural analgesia for cephalic version: a randomized trial. *Obstet*

Gynecol. 2000;95:648–651.

[116] Schorr SJ, Speights SE, Ross EL, et al. A randomized trial of epidural anesthesia to improve external cephalic version success. *Am J Obstet Gynecol.* 1997;177:1133–1137.

[117] Sullivan JT, Grobman WA, Bauchat JR, et al. A randomized controlled trial of the effect of combined spinal-epidural analgesia on the success of external cephalic version for breech presentation. *Int J Obstet Anesth.* 2009;18: 328–334.

[118] Lavoie A, Guay J. Anesthetic dose neuraxial blockade increases the success rate of external fetal version: a meta-analysis. *Can J Anaesth.* 2010;57:408–414.

[119] Carvalho B, Tan JM, Macario A, et al. Brief report: a cost analysis of neuraxial anesthesia to facilitate external cephalic version for breech fetal presentation. *Anesth Analg.* 2013;117:155–159.

[120] Adams EK, Mauldin PD, Mauldin JG, et al. Determining cost savings from attempted cephalic version in an inner city delivering population. *Health Care Manag Sci.* 2000;3:185–192.

第16章 产科急症
Obstetric Emergencies

Michael Frölich，Brenda A. Bucklin　著

王婷婷　袁燕平　译

孙　申　黄绍强　校

要 点 Keypoint

- 孕产妇的管理包括对其进行适当的评估和筛选、围术期管理和术后护理。管理产科患者需要同时考虑产妇和胎儿的安全。
- 宫内窒息是一种少见的导致新生儿抑制的原因。
- 如果新生儿经历过缺氧并严重到足以引起缺氧性脑病，则会表现出缺氧的其他迹象，比如显著的代谢或混合性酸血症（ pH < 7.00 ）、持续低 Apgar 评分（ 0 ～ 3 分 ）超过 5min，以及新生儿神经系统后遗症的迹象。
- 产科急症对孕产妇发病率和死亡率有显著影响。
- 医疗急救管理的最新进展强调了基于协议的团队合作的价值，以及对处理流程的常规模拟演练。
- 产科出血经常被低估。然而，直观教具可用于改进对失血量的估计。
- 不要只处理产后出血，而不探究实际的临床诊断。因为产后出血仅是一种临床征象，其背后的病因需要明确[1]。

大部分的产科急症分为 2 种：对胎儿的潜在伤害和产妇出血。此时，产科医师和麻醉医师的交流及迅速干预是保证母胎安全的必要因素。这一章综述的产科急症包括：① 不良的胎儿状态；② 围生期出血；③ 产时急症。孕产妇产科急症的管理包括评估和筛选、围生期管理和术后护理。管理产科患者需要同时考虑产妇和胎儿的安全。

一、不良的胎儿状态

多年来，胎儿窘迫这个术语描述了一种让产科医生感到不安的胎儿状态。2005 年，美国妇产科医师协会（ACOG）对继续使用"胎儿窘迫"作为一种产前或产时诊断及"出生窒息"作为一种新生儿诊断的情况，表达了关注[2]。胎儿窘迫即使在高危人群中的阳性预测值也较低，多数情况下出生时婴儿的情况

较好，而这是由 Apgar 评分或脐血气分析或两者同时确定的。ACOG 建议用不良的胎儿状态来代替胎儿窘迫这一术语，然后再进一步描述发现（例如重复的变异减速、胎心过缓、胎儿生物物理学评分＜ 4 分）。胎儿窘迫意味着胎儿受到严重损害；只有少数的胎儿心率（FHR）描记属于这一类（例如重复的晚期或没有变化的变异减速），反映了临床医师对胎儿状态数据的解读。

宫内窒息是一种少见的导致新生儿抑制的原因。窒息定义为一种血液气体交换受损的状态，如果持续存在，将进展至低氧血症和高碳酸血症[3]。窒息这个术语应该被描述为破坏性的酸血症、缺氧和代谢性酸中毒。这个定义不包括那些不容易识别的临床症状，如隐匿性的流产，但在大多数情况下可能是正确的[4]。如果新生儿经历过缺氧并严重到足以引起缺氧性脑病，则会表现出缺氧的其他迹象，如显著的代谢或混合型酸中毒（pH ＜ 7.00）、持续低 Apgar 评分（0 ～ 3 分）超过 5min，以及新生儿神经系统后遗症的迹象。主要的损伤与缺氧持续时间有关，如果不恢复会导致死亡。复氧会导致二次损伤，这与恢复正常功能所需的一系列生化反应有关[5]。这些后遗症可能包括癫痫、昏迷、肌张力降低，以及以下一个或多个并发症：心血管、胃肠道、血液、肺、肾功能障碍。国际脑瘫专家组[6, 7]发表了引起神经系统异常的急性产时事件标准。

必要标准（必须满足所有四点）如下。

- 分娩时胎儿脐动脉血代谢性酸中毒的证据（pH ＜ 7 和碱剩余≥ 12mmol/L）。
- 孕 34 周或以后出生的新生儿出现中到重度的新生儿脑病早期症状。
- 四肢痉挛或运动障碍的脑性麻痹。
- 排除其他病因，如创伤、凝血障碍、感染或遗传疾病。

提示一个产时事件的非特异性标准。

- 在分娩前即刻或分娩时发生的预示缺氧的事件。
- 在持续、晚期或变异减速中出现的突然和持续的胎儿心动过缓或 FHR 变异消失，通常发生于预示缺氧的事件之后，而之前监测正常。
- Apgar 评分 0 ～ 3 分超过 5min。
- 在出生后 72h 内多系统累及。
- 早期影像学证实发生急性散在的脑部异常。

> **临床要点** 宫内窒息是一种罕见的导致新生儿抑制的原因。

1. 病理生理学 流行病学研究表明，20% 以下的新生儿脑病的病例符合非严格的产时缺氧标准，而另外 10% 被证实与产时缺氧有关，大约 70% 的新生儿脑病的病例是由分娩启动前发生的事件引起的。虽然很难区分出生时窒息、新生儿窒息和新生儿的缺氧缺血性脑病，在没有产前畸形或其他原因时，产时缺氧导致的新生儿脑病的总发病率大约是 1.6/10 000[7]。ACOG 建议取消"出生窒息"这一术语[2]。

(1) 胎儿窒息的原因：以下机制会导致胎儿发生宫内窒息（表 16-1）。

① 产妇血氧张力降低是一种罕见的宫内胎儿窒息原因。临床上可能导致产妇血氧张力降低和胎儿缺氧的原因包括贫血、肺水肿、吸烟、产妇呼吸暂停、肺栓塞、严重哮喘、发绀型心脏病、羊水栓塞。高

海拔是另一个导致产妇血氧张力下降的原因。

② 脐血流阻断会阻止氧从胎盘转运到胎儿。当脐血流阻断（如脐带脱垂）时，胎儿后负荷增加，促发迷走神经反应引起胎儿心动过缓。如果间断性阻断健康胎儿的脐血流，胎心过缓可能会以变异减速的形式出现。

表 16-1　围生期胎儿异常的基本原因

异常的原因	临床举例
产妇血氧张力降低	肺水肿、产妇呼吸暂停、肺栓塞、严重哮喘、羊水栓塞（AFE）
脐血流阻断	脐带压迫 / 脱垂
子宫血流不足	由椎管内麻醉、主动脉腔静脉压迫导致的产妇低血压
胎儿病理原因	发热、贫血

③ 子宫血流量不足会导致胎儿氧摄取受损。子宫血流不能自我调节，是胎盘氧供的主要决定因素。因为子宫胎盘的灌注与血压（BP）成正比，低于某一阈值会导致胎儿氧摄取不足。急性子宫血流减少的例子包括椎管内麻醉或胎盘早剥导致的低血压。高血压性疾病（如先兆子痫）导致的子宫胎盘灌注不足是慢性灌注不足的例子。子宫血流间断性的减少也可能是产妇平卧位引起主动脉腔静脉压迫和子宫收缩的结果。

④ 胎儿病理原因是导致胎儿窒息的罕见原因。如胎儿的代谢率增加（如发热）或携氧能力降低（如贫血）。

临床要点　在没有产前畸形或其他原因时，产时缺氧导致的新生儿脑病的总发病率约是 1.6/10 000。

（2）胎儿酸碱平衡和窒息：脐动脉血 pH、PaO_2、$PaCO_2$、碱剩余是分娩时胎儿代谢状态最客观的决定因素[8]。然而正常脐带血气和碱剩余的定义尚不确定，因为出生后 5min Apgar 评分 > 7 分的生命力活跃的婴儿可能出生时脐动脉血 pH < 7.1 伴碱剩余 11mEq/L。窒息发生时，有连续的 PaO_2 降低，伴 $PaCO_2$ 增加和 pH 降低。尽管 PaO_2 降低，组织仍然会持续消耗 O_2。当 PaO_2 非常低时，无氧代谢产生，导致代谢性酸中毒，其中一部分被血中碳酸氢盐缓冲。

如果胎儿在出生前即刻发生缺氧，尚未到达中央循环的乳酸可能堆积在组织中。诊断产时胎儿窒息需要血气和酸碱评估。什么是代谢性酸中毒的阈值对于临床医师而言是重要的问题，超过这一阈值胎儿可能发病或死亡[8]。

（3）窒息时的胎儿反应：胎儿缺氧的病情进展各不相同，严重窒息可以在 10min 内致死[9]。在窒息早期胎儿心排血量保持不变，意识到这一点有重要的临床意义，但随着病程进展，心排血量的分配会发生显著变化。健康的足月儿能够建立一系列的代偿机制来保护大脑免受低氧相关的损害。胎儿大脑对急性缺氧的代谢反应包括减少能量消耗、增加氧摄取及最大限度地提高基础氧供[10]。在窒息的晚期阶段，输送到大脑和心脏的 O_2 量减少，心肌消耗糖原储备。进行性的乳酸酸中毒和持续降低的 PaO_2 和 pH 会导致心肌功能障碍和血流向重要器官的重新分配。一般来说，除非 pH < 6.9 并且 PaO_2 < 20mmHg，否则不会发生心力衰竭。尽管人类的研究清楚地表明，孤立的严重缺氧缺血性损伤会直接导致胎儿脑损伤，但他们也认为这是一个罕见事件，很多脑病都与先前或共存的因素有关[11]。导致胎儿 / 新生儿死亡的缺氧性损害与引起显著胎儿应激伴随长期神经系统后遗症的缺氧性损害之间的区别可能非常小。

2. 诊断

(1) 胎儿心率监测是在 40 多年前推出的，但在分娩过程中对 FHR 模式的解读和管理仍然是产科中最棘手的问题之一。FHR 监测是评估分娩过程中胎儿状态和氧合的为数不多的工具之一。然而其价值一直存在争议。争论的中心问题是关于异常模式的解读、解读的可重复性及处理。电子 FHR 监测一些令人失望的结果可能是由于很多病例窒息损伤发生于分娩开始前，产时 FHR 监测不能检测到分娩前的事件，因此无法迅速地产时干预。连续电子 FHR 监测与间歇 FHR 电子听诊相比，胎儿和新生儿结局并没有改善[12]。脑瘫的发生率在过去 30 年并没有降低！

① 胎心率模式：由于对模式的解读并未统一及高的假阳性率，Eunice Kennedy Shriver 儿童健康和人类发展研究所（NICHD）在 2008 年提出了一个统一的术语系统，根据 FHR 的一些定义明确成分的存在或缺失将 FHR 模式分为三类[13]。出于这种考虑，之后 ACOG 对管理第一类（正常）和第三类（病理异常）FHR 模式发布了推荐意见，而第二类 FHR 模式的管理仍然是 FHR 监测领域中最重要也最具挑战性的问题，不过其临床管理的建议也已形成[14]。

② 胎心率的解读：一般认为基础 FHR 变异度的降低是预测胎儿异常的单一的最可靠因素。窒息时 FHR 变异度降低而后消失发生在严重的胎儿窘迫或宫内死亡前。临床上变异度降低和中枢神经系统（CNS）功能减弱相关，且在中枢神经系统损伤之前发生。当 FHR 变异消失和（或）FHR 持续 < 80/min 时（第三类），没有时间减轻胎儿应激，需立即娩出胎儿。第二类（不归为第一或三类的所有 FHR 模式）的患者需要评估可能降低胎儿氧合的因素，但最重要的是考虑相关的临床情况。

> **临床要点** 采用连续电子 FHR 监测与间歇 FHR 电子听诊比较，胎儿和新生儿结局并没有改善。

（2）胎粪的出现：胎粪污染常常和新生儿抑制有关。在最近的一项前瞻性队列研究中，胎粪的出现与更高的复合发病率风险相关[15]。然而，大多数情况下，这一发现并不重要，因为它并不一定提示宫内窒息。一直以来，产程过程中的羊水污染是潜在的不良征象，但其对胎儿状态的相对影响存在争议。数据表明，胎粪排出的时机和量是评估胎儿健康的重要因素，胎粪的这两个方面可能和宫内损害的时间和严重程度有关。如果胎粪污染同时伴有 FHR 的异常或其他危险因素 [如宫内生长受限（IUGR）、过期妊娠]，新生儿抑制的可能性就会增加。更重要的是，吸入胎粪污染的羊水会导致新生儿严重的发病率和死亡率。

> **临床要点** 大多数的胎粪污染并不严重，因为它并不一定提示宫内窒息。

（3）脐动脉血气

① 美国妇产科医师协会推荐进行脐动脉血气分析：脐动脉的 pH、血气和碱剩余的测定常常与新生儿

Apgar 评分和临床情况一起用来评估新生儿代谢状态。在 2006 年，ACOG 推荐仅在分娩过程中有严重异常或在出生过程发生问题的病例，才进行选择性取样[8]。胎儿酸血症常提示较高的新生儿发病率和不良结局。虽然窒息的程度可由酸血症的程度决定，但它并不一定反映损伤的持续时间。

②脐血气的局限性：之前正常的脐带血 pH 至少是 7.2，然而由于不能区分静脉血和动脉血，其局限性受到质疑。经历分娩后获得的血样及早产婴儿血样的差异，使脐血血气的局限性进一步受到质疑。例如，如果胎儿经历了分娩应激，酸血症定义为脐动脉 pH < 7.15 或脐静脉 pH < 7.2。酸血症意味着血中氢离子浓度增加。当组织中氢离子浓度增加意味着发生了酸中毒。窒息包括缺氧（即组织中 PO_2 减少）及 CO_2 潴留。这两者结合可能导致酸中毒。然而在大多数病例中，由于没有对围生期窒息有很高阳性预测值的精确的临床或生化指标，应避免使用"出生窒息"这样的术语。

> **临床要点** 在大多数病例中，由于没有对围生期窒息有很高阳性预测值的精确的临床或生化指标，应避免使用"出生窒息"这样的术语。

（4）多普勒超声：多普勒超声常用来评估胎儿的动脉和静脉系统的血流。这是一个重要的出生前监护的工具，可用于指导宫内生长受限的分娩管理和分娩时机的判断。脐动脉的评估提供了胎盘阻力的信息。胎盘阻力在子宫胎盘功能不全时升高。这会导致脐动脉前向血流减少，表现为舒张期与收缩期流速比的相对降低。脐动脉舒张期末血流缺乏或反向可增加围生期死亡率风险 80 倍[16]。与同样孕周且宫内生长正常的婴幼儿相比，胎儿生长受限和脐动脉多普勒异常的婴儿通过 MRI 测量的新生儿颅内容积和大脑灰质皮质也减少[17]。

脐带和胎儿大脑动脉的血流速度测量是产前监测的重要工具。

> **临床要点** 理想的分娩时机是异常仅存在于脐带和静脉循环，并且在 FHR 异常发生之前。然而，这可能会受到胎龄的影响。

3. 治疗

(1) 产科管理：Ⅱ型和Ⅲ型 FHR 模式需要积极的医学干预。当发生一个无法解决的、长时间严重心动过缓（Ⅲ型 FHR 模式）时，必须紧急剖宫产以减少胎儿的风险。Ⅱ型 FHR 的管理取决于是否存在中度变异或加速，即 FHR 对宫缩的反应及产程的进展情况。Ⅱ型 FHR 时，可采用一些方法进行胎儿宫内复苏（表 16-2）。通过给氧和使产妇左侧卧位以减少腔静脉压迫，胎儿的氧容量和氧饱和度可以得到改善。应停止宫缩药（如催产素）的输注。如果产妇血流动力学稳定并且没有胎盘

表 16-2 不良胎儿状态的临床管理

不良胎儿状态的一般临床措施
产妇体位：左侧子宫移位
产妇吸氧
停止催产素输注
保胎（如特布他林 0.25mg 皮下注射或静脉注射） 　血容量减少时产妇输液 　产妇低血压的处理（如静脉输液，使用血管升压药） 　胎儿头皮刺激

早剥的证据时，就应考虑宫缩抑制药使子宫松弛。研究发现在缓解减速时皮下（SQ）或静脉（IV）注射特布他林 0.25mg 优于安慰剂和硫酸镁。舌下含服硝酸甘油可以达到更快速的子宫松弛效果，但是可能导致低血压和产妇头痛。若产妇低血容量应考虑扩容。纠正椎管内麻醉导致的产妇低血压。应进行阴道检查以排除迅速的宫颈开口改变和胎儿下降，以及脐带脱垂。如果出现重复的、中到重度的变异减速，这是脐带压迫的证据，应考虑羊膜腔内灌注。如果上述措施不能解决 FHR 的异常问题，需行剖宫产或手术阴道分娩。产妇发热可以导致胎儿氧耗增加，并与新生儿预后不良的风险增加有关，应采用对乙酰氨基酚和降温措施进行治疗。

> **临床要点** Ⅱ 型 FHR 的麻醉方面考虑包括吸氧、左侧卧位、静脉补液、纠正椎管内麻醉导致的低血压、治疗子宫过度刺激、准备剖宫产或手术阴道分娩。

（2）麻醉管理：胎儿窘迫的剖宫产麻醉必须在短时间内为产科医师提供合适的手术环境，并且不损害母胎的安全。产科医师决定手术的时机和速度。依据临床情况选择是否采取全麻、脊麻，或使用已有的硬膜外麻醉扩充麻醉平面。虽然某些 FHR 异常需全身麻醉，考虑到全麻的相关风险，应该评估 FHR 异常的严重程度 [18]。

① 30min 规则的解释：临床医师一直试图为紧急剖宫产的时限提供指导意见。在 1982 年，ACOG 提出从决定剖宫产到开始实施的时间为 15min，然而，1989 年又进行了修改，建议从 15min 延长到 30min[19]。

据报道，30min 的时间间隔对于大多数剖宫产来说是足够的。产科麻醉的最优目标是强调"在决定剖宫产的 30min 内实施麻醉并开始手术"[20]；对于有剖宫产史的阴道分娩（VBAC），相关的设施和人员应随时准备好，包括产科麻醉、护理人员和能够监测产程和实施剖宫产的医师，以便在产程活跃期能立刻进行紧急剖宫产。"根据各机构现有的资源和布局，立即提供人员和设施的定义仍然由各机构的实际情况来决定"[20]。虽然早期有报道如果从报警到手术的间隔超过 20min 会增加胎儿死亡的风险 [21]，还有报道表明，胎儿缺氧大约 10min 后可能造成永久性胎儿中枢神经系统损伤 [22]，但大多数胎儿窒息并非胎儿缺氧的结果。如果怀疑胎儿缺氧，应尽快分娩。由于这些紧急情况随时可能发生，麻醉医师必须时刻准备紧急手术分娩。

> **临床要点** "在决定剖宫产的 30min 内实施麻醉并开始手术"；对于有剖宫产史的阴道分娩（VBAC），相关的设施和人员应随时准备好，包括产科麻醉、护理人员和能够监测产程和实施剖宫产的医生，以便在产程活跃期能立刻进行紧急剖宫产"根据各机构现有的资源和布局，立即提供人员和设施的定义仍然由各机构的实际情况来决定"[20]。

② 麻醉的选择：每个进入产程和分娩的产妇都有可能因为胎儿状态不稳定而导致产科紧急手术。在选择麻醉方式时，麻醉医师必须与产科医师沟通，以确定情况的紧迫性。"应该建立一个沟通机制，以鼓励产科医师、麻醉医师和多学科小组的其他成员之间早期和持续的联系"[23]。

因为大多数麻醉医师不是 FHR 监测的专家，应由产科医师决定 FHR 异常的严重程度。当产妇或胎儿的生命受到威胁，需要进行紧急剖宫产。万一 FHR 模式异常，长时间胎心过缓、无 FHR 变异的晚期减速及伴有心动过缓的脐带脱垂是紧急剖宫产的指征。

剖宫产选择何种特定麻醉技术，应依据多方面因素个体化决定。这些因素包括麻醉、产科或胎儿危险因素（如择期还是紧急手术）、患者的倾向和麻醉医师的判断。大多数剖宫产手术首选的是椎管内麻醉。紧急剖宫产时，事先留置的硬膜外导管可以提供与脊麻相同的麻醉起效。然而，在某些情况下（例如严重的胎儿心动过缓、子宫破裂、严重出血、严重胎盘剥离），全麻可能是最合适的选择，但应始终考虑是否有困难气道的风险（并准备好后援和先进的气道装置）。

> **临床要点** 产科医师决定 FHR 异常的严重程度。当产妇或胎儿的生命受到威胁，需要进行紧急剖宫产。对大多数剖宫产来说椎管内麻醉优于全麻。

局麻药和胎儿酸中毒：在严重的胎儿酸中毒情况下，使用 2% 利多卡因（无论加或不加肾上腺素）可能与胎儿的局麻药离子捕获有关。在酸中毒环境中，局麻药电离和非电离的平衡朝电离方向（脂溶性差的形式）移动。这种不平衡导致许多研究者认为局麻药（特别是利多卡因）可能在酸性环境中累积。尽管理论上如此，实际应用时添加肾上腺素的 2% 利多卡因仍常使用。某些情况下，可以使用 3% 的氯普鲁卡因，因为它在到达胎儿循环前几乎完全被母亲的血浆酯酶水解。

③产妇安全：麻醉相关并发症仍然是导致产科相关死亡的一个重要且常可预防的原因。尽管过去的 50 年内产妇死亡率已显著降低，1980—2000 年一直在稳定下降，最近美国疾控中心的一份报告显示，美国妊娠相关死亡从 1987 年的每 10 万活产 7.2 人，稳步上升到 2009 年和 2011 年的每 10 万活产 17.8 人[24]。尽管妊娠相关死亡增加的原因尚不清楚，但患有慢性疾病的孕妇（高血压、肥胖、糖尿病、慢性心脏病）数量在增加，可能导致死亡率上升。

在美国，麻醉相关的产妇死亡率据估计为 1.7/100 万[25]。在 20 世纪 70 年代和 80 年代间，因全麻死亡与椎管内麻醉死亡的比例是 17∶1，到 20 世纪 90 年代早期，已改善到了 6∶1。最近，产科麻醉与围产医学协会的严重并发症库收集了超过 25 万的麻醉病例，包括 3000 例全麻病例[26]。虽然严重的产科麻醉并发症发生率只有 1∶3000，但高平面的椎管内阻滞、分娩中呼吸停止、导管误入蛛网膜下隙未发现是最常见的并发症。出血和合并心脏疾病是导致死亡的主要原因。最近的另一份三级医院的报告显示，孕产妇死亡的主要原因是高血压和血栓栓塞。能否及时入院（住所至三级医疗中心的距离）似乎是与孕产妇死亡相关的主要因素[27]。尽管产科和麻醉管理取得了进步，但仍有灾难性并发症发生。这些报道进一步强调了产科医师、麻醉医师和护理人员之间紧密沟通以及"灾难性"事件预案的必要性。

二、围生期出血

产科急诊显著增加了产妇发病率和死亡率。在一项不公开的麻醉事件索赔报告中，产科出血占了出血索赔病例的 30% 以上，沟通失误导致了 60% 的医疗事件。医疗应急管理的最新进展强调了基于方案的团队合作和模拟演练的价值[28]。

1. 产科出血的管理

(1) 产科出血的基础知识：失血性休克是指器官灌注不足导致氧供不能满足组织代谢需要的一种状态。分解代谢产生。这些变化的后果是炎症、内皮细胞功能障碍和重要器官正常代谢的破坏。对失血患者的初始评估仅需要基础的临床表现。监测血压、脉搏、毛细血管再灌注、精神状态和尿量对于判断出血量和速率并制定治疗方案是足够的。仔细关注这些指标非常重要，因为仅根据视觉评估产科出血是不可靠的，低血容量的早期症状未发现会导致无法挽回的并发症。怀孕的妇女可耐受失血量高达血容量的 15%（70kg 的足月产妇约为 1L）而没有任何症状或生命体征的变化。当失血超过 1500ml 时，开始出现血流动力学改变（如心动过速、低血压）（表 16-3）。

表 16-3 妊娠期失血性休克的临床征象

休克严重程度	发现	失血百分比（%）
无	无	15 ～ 20
	心率＜ 100/min	
	轻度低血压	
轻度	周围血管收缩	20 ～ 25
	心动过速（100 ～ 120/min）	
	低血压（收缩压 80 ～ 100mmHg）	
	烦躁不安	
中度	少尿	25 ～ 30
	心动过速（＞ 120/min）	
	低血压（收缩压＜ 60mmHg）	
	意识改变	
严重	无尿	＞ 35

发生心动过速时脉压常降低，而收缩压（SBP）仍可能正常。毛细血管充盈可能也会延迟。此时患者常变得焦虑。未能意识到术后或产后患者焦虑和烦躁不安为低灌注的早期征象，是一种常见的错误，可能导致致命的后果。随着失血持续，呼吸变得急促，尿量明显减少。如果不及时治疗，患者的不安情绪会恶化。大量失血时（＞ 3000ml），脉搏常＞ 140/min，血压明显下降，毛细血管充盈消失，并发展为显著少尿，患者开始昏昏欲睡最终昏迷[29]。联合委员会[30]和母胎医学协会推荐了预防产后出血（PPH）相关的产妇发病和死亡的方案[28]。在一个大型医疗保健系统中，基于对产妇输血和围生期子宫切除术的需要，应用标准化方法来处理产妇出血可明显降低产妇的发病率[31]。

(2) 管理要点

① 因为妊娠导致血容量增加，故低血压是低血容量的晚期征象。产科的失血常常被低估。当失血量增加时，目测估计的可靠性降低，可能会低估 50% 的失血量[32]。直观教具在客观和主观上都可提高对失

血量的估计[33]。持续的失血应及时处理。

②因为大量出血的风险，在复苏早期需要开放大口径的静脉通路。

③晶体液或胶体液都能够补充血容量，因为一个无张力的子宫在 5min 内就会失血 2L。此外，超过 1L 的血液可以藏在缺乏张力的子宫内。这种失血的程度是由于近 15% 的心排血量灌注给足月子宫。因为妊娠时血容量增加，直到患者出现低血压和心动过速时持续的出血才被发现。

④动脉管路通常用于实时监测血压和获得患者血红蛋白、血气和凝血的结果。

⑤麻醉医师应输血制品。如果该机构有大量输血方案，当大量出血时应启动。如果可能有凝血功能障碍，在凝血功能恶化之前给予血制品是明智的。

⑥如果初步医疗干预失败，其他干预措施可能是必要的，包括子宫内球囊（或纱布）填塞和子宫压迫缝合。下一步包括介入栓塞或骨盆血流阻断。对于难治的病例最后采取子宫切除。

(3) 产科出血的输血管理：ASA 产科麻醉指南认为对于阴道或手术分娩不必常规进行交叉配血试验。是否需要进行血型筛查或交叉配血，应根据产妇的既往史、预期的出血并发症（如伴胎盘前置的胎盘植入和既往子宫手术史），以及当地的政策。此外，ASA 产科麻醉工作组和 ACOG 建议所有有产科的医疗机构应做好管理急性出血的准备[23, 34]。对出血的反应需要临床医师和血库之间的协调努力。在发生紧急情况之前有大出血的预案是有帮助的。这样的预案也应该把设施等因素包括进去，并开展产科出血的临床演练[31]。

(4) 输血阈值，即何时输血：由于分娩过程中和分娩后的失血量经常被低估，决定产妇输血的时间点常常是困难的。在这些情况下，失血源于几个方面，羊水也混在其中。生命体征、持续出血和合并疾病都需要考虑。血容量不足引起的灌注不足的体征和症状包括心动过速、脉压降低、呼吸急促、尿量减少和精神状态改变。虽然妊娠的生理变化有助于减轻产妇对出血的反应，不超过 1500ml 的失血，不会改变患者的生命体征，但当有迹象显示严重灌注不足时，患者应进行输血。

浓缩红细胞（PRBC）输注的目的是增加血液的携氧能力。以往输血治疗的目标是使血红蛋白浓度升高到 100g/L。最近，这个阈值受到了一项研究的挑战，该研究报告在较低的阈值（< 70g/L）输血的重症患者死亡率降低[35]。然而，Karpati 等[36]报道，由于 PPH 和低血容量休克进入重症监护病房的产妇，大约有 50% 发生心肌缺血。这些患者心肌缺血的危险因素包括血红蛋白浓度≤ 60g/L，收缩压≤ 88mmHg，舒张压≤ 50mmHg，心率（HR）> 115/min。有趣的是，最近一项研究发现，麻醉医师和产科医师决定输注 PRBC 的阈值为 70 ～ 80g/L，麻醉医师的输血阈值（75g/L）低于产科医师（80g/L）[37]。ASA 血液置换工作小组认为，当血红蛋白浓度> 100g/L 时，几乎没有浓缩红细胞输注指征，而当血红蛋白浓度≤ 60g/L 时几乎总是需要输血[38]。在一些医院，动脉血气常用来指导输血治疗。如果碱剩余> 15mEq/L，发生持续严重的出血，就应该进行输血。

(5) 产前异体 / 自体输血：在美国，每年大约有 5% 的产科病例需要输血。一种可能减少异体输血的方法是存储式的自体输血。通常在手术前，血液中心每周为捐献者安排一次献血，最多 6 周。在某些情况下，手术前进行促红细胞生成素治疗可减少同源异体输血量。不幸的是，除了少数例外的情况，结果令人失望。大多数在术前进行的促红细胞生成素试验并不会导致同种异体输血的减少，尽管大多数的证据表明其对网织红细胞计数和术前血细胞比容有阳性的影响[39]。

考虑到成本－效益，常规的分娩并没有常规采用存储式自体输血[40]。而对于有围生期出血高风险的患者，这是一个合理的选择，特别是那些有罕见抗体者，她们可能很难使用相应的同源异体血。在孕期的自体血存储已经被证实对产妇的血流动力学影响非常小。

Yamada 等[41] 发表了一项包括 82 例进行自体血预存的前置胎盘患者的分析。作者发现产前没有预存自体血的产妇，围生期异体输血的风险增加了 4 倍（12% vs. 3.1%）。他们建议从妊娠 32 周开始，每周储存 400ml 以达到总储存量 1200 ～ 1500ml。预存自体血的患者有较高的总输血率，围生期输血的比例是 71%，而输注异体血的输血比率是 12%。虽然自体血细菌污染风险略小，但 ABO 误配的风险在自体血和异体血是相似的。因此，自体输血的适应证和库血是一致的。

(6) 术中血细胞回收：另一种可替代异体血输注的方法是使用术中血细胞回收。这项技术包括回收手术部位出血随后进行细胞清洗、离心制备成红细胞悬液，再输注给患者。由于顾虑羊水栓塞（AFE）的风险，这项技术在过去一直存在争议，但是如今大多数医院都在使用[42]。

与 AFE 相关的凝血紊乱和循环衰竭的原因尚不确定。羊水中的污染物包括组织因子、胎儿鳞状上皮细胞、胎粪和其他的微粒，可能在 AFE 的发展中发挥作用[43]。Waters 等[44] 证明，当使用细胞清洗和白细胞过滤器时，制备的血液中胎儿鳞状上皮细胞的浓度和术前产妇血样中相似。另一个潜在的顾虑是胎儿血红蛋白存在于回收血液中，可能引起产妇同种异体免疫并对今后的怀孕带来潜在的问题。Rh 不匹配特别重要，当 Rh 阴性的产妇进行自体血回输时需要输注抗 D 免疫球蛋白。

回收式自体血回输已经安全用于很多患者，对于那些有交叉配血困难的出血高风险患者、拒绝输血患者（如已知有胎盘植入的 Jehovah 见证会成员）或作为救命措施时，应考虑使用。然而，必须提供设备和有经验的技术人员。

(7) 急性等容血液稀释：急性等容血液稀释是一种在手术或分娩前即刻收集自体血的技术，通过静脉输注胶体液或晶体液维持血容量正常。胶体液的量应与采集的血量一致。而晶体液的量，需要 3 倍于采集血量。随后发生出血时，丢失的红细胞量就会减少，必要时可以将血液回输给患者。

由于血液收集并储存在床边以备用，因此自体血储存相关的细菌污染和输注错误的风险显著降低。这项技术在有失血风险的剖宫产患者中成功报道，在手术前平均可收集 1000ml 血[45]。在这项研究中，没有患者发生恶心、呕吐、眩晕、轻度头痛和 FHR/ 生命体征的异常。

(8) 并发症：表 16-4 总结了输血的风险。

(9) 大量失血和输血

① 定义：大量输血的定义是输注超过 10U 浓缩红细胞。当产科患者发生大量出血，通知血库非常重要。工作人员之间，尤其是产科医师、麻醉医师和护理人员对于持续出血量和血液制品需求量的交流是很重要的。一个"白色代码"或大出血诊疗计划对于明确护理和其他工作人员转运血制品的职责是特别重要的[46]。尽管美国的孕产妇安全合作项目建议[47]，每个产房内都应有 PPH 的预案，但美国至少有 20% 的产科麻醉教学医院未能做到[48]。

② 监测：充分的液体复苏、适当的监测和以实验室检查为指导的治疗在产科出血的管理中至关重要。在大量失血过程中，必须经常对患者进行评估，以判断治疗的有效性及监测潜在的并发症。至少要置入两个粗的留置针（14 ～ 16G）。应加热液体以防止体温过低，这通常需要一种在高输注速率时具有足够加

温能力的血液输注装置。初始的液体复苏目标是使血压恢复到正常水平的低限，以保证足够的组织灌注。使用尿量和中心静脉压（CVP）来评估循环容量是否充足。尿量应该维持至少 0.5ml/（kg·h），CVP 维持在 4 ～ 8cmH_2O。麻醉医师应该记住 CVP 反映的是右心房充盈压，当患者有心脏或肺部疾病时并不能反映左心充盈。与标准的实验室检测相比，血栓弹力图（TEG）或回旋式血栓弹力图（ROTEM）提供结果更快，这在处理产科持续出血时是有利的。图 16-1 对产科凝血紊乱的预期 TEG 描记做了说明。然而，实验室分析（血小板计数、活化部分凝血活酶时间、凝血酶原时间、纤维蛋白原、抗凝血酶和 D- 二聚体）显示了更多凝血功能指标的变化，可能与估计的失血量有更好的关联[49]。

表 16-4　输血相关风险

感 染 风 险		
病毒		
	HIV	1∶2 135 000
	乙肝	1∶200 000
	丙肝	1∶1 935 000
细菌		1∶12 000（血小板池）
		1∶28 000 ～ 150 000（红细胞）
寄生虫		
	疟疾	罕见
朊病毒	新型克雅病	2 例；罕见
溶血性输血反应		
	急性溶血	1∶13 000
	延迟溶血	1∶9000
	异源免疫	1∶1600
	TRALI	1∶70 000
	误输	1∶1 400 ～ 18 000

TRALI. 输血相关的急性肺损伤

③ 电解质平衡：电解质失衡在出血性休克中很常见，需要引起注意。低钾血症并不罕见，可能是休克期间儿茶酚胺释放急剧增加的结果，导致钾离子被转运到细胞内，然而这是一种暂时的改变，如果灌注恢复就会自我纠正。一般不需要治疗，除非血清钾浓度＜ 2.5mEq/L 或发生心律失常。在接受多种血液制品输注的患者中，因为有枸橼酸抗凝钙螯合物，低钙血症经常发生，此外，休克可能导致向细胞外转运钙离子的泵衰竭，细胞内高水平的钙破坏了三磷酸腺苷（ATP）的合成和心肌收缩力。如果离子钙水平降到近似 1.5mEq/L 或在心电图上显示 Q-T 间期延长时，应考虑治疗。同样的，如果低镁血症发生，应考虑补充治疗。

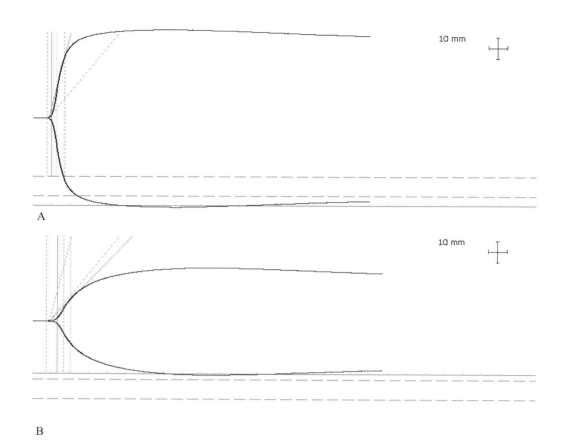

▲ **图 16-1　两个血栓弹力图的图形**

A. 是一个产后一般出血量妇女的图形；估计出血量 250ml，TEG-R 4.9min，TEG-MA 81.4mm，血小板 239×10⁹/L，纤维蛋白原 6.0g/L
和抗凝血酶 0.98kU/L；B. 是一个大量出血产妇的图形；估计出血量 2500ml，TEG-R 6.6min，TEG-MA 48.9mm，血小板 55×10⁹/L，
纤维蛋白原 1.7g/L 和抗凝血酶 0.37kU/L [引自 Karlsson O，Jeppsson A，Hellgren M. Major obstetric haemmorhage: monitoring with
thromboelastography，laboratory analyses or both? *Int J Obstet Anesth*. 2014;23(1):10-17.]

　　④ 稀释性凝血障碍：大出血的患者（超过一倍血容量）通常会在静脉输注晶体和（或）胶体进行液
体复苏后，由于凝血因子缺乏产生一种稀释性凝血障碍。纤维蛋白原水平先降低，当 150% 血容量丢失
后，到达 1.0g/L 的临界水平。当失血达到 200% 血容量后，其他不稳定的凝血因子下降到 25%。部分凝
血活酶时间（APTT）和凝血酶原时间（PT）延长至正常值的 1.5 倍，这意味着临床凝血障碍风险增加。
失血后应考虑输注新鲜冰冻血浆（FFP），剂量应足够大以维持凝血因子在临界水平以上。专家建议在急
性出血的患者中，血小板计数不应低于（50 ～ 100）×10⁹/L 的临界水平。

　　稀释性凝血障碍的治疗具有挑战性，主要的监测工具是测定 PT、APTT、血小板计数和纤维蛋白原。
稀释性凝血障碍也可以通过 TEG 来监测 [减少最大振幅和（或）α 角度]，它在产科的应用已经被介绍
过 [50, 51]。血液制品中枸橼酸盐对钙的结合作用在大量输血时具有临床意义，导致心脏抑制和低血压。患
者通常需要补充钙剂来恢复正常的血浆水平。PPH 的研究显示，低血浆纤维蛋白原水平（＜ 2g/L）的产
妇往往发生更严重的 PPH[52]。FFP 中的纤维蛋白原浓度低，限制了其作为纤维蛋白原的一种来源在输血
中的作用 [53]。冷沉淀具有较高浓度的纤维蛋白原 [54]，但未经病毒灭活程序，有潜在的血液携带病原体感
染的风险 [55]。在治疗稀释性凝血障碍时，目标是血小板计数＞ 50×10⁹/L 和纤维蛋白原＞ 2g/L。

⑤ 弥散性血管内凝血：弥散性血管内凝血（DIC）是一种原发疾病（如胎盘早剥、死胎综合征、AFE、革兰阴性菌败血症、子痫和妊娠组织残留）进展的结果，从而引发纤维蛋白原和凝血因子的生物降解，导致出血和微血管血栓形成。DIC的实验室结果见表 16-5。处理包括持续使用血液制品（即浓缩红细胞、血小板、凝血因子）治疗原发疾病。

⑥ 重组活化Ⅶ因子：在危及生命的 PPH 中，重组活化因子Ⅶ（rFⅦa）可被用作其他手术治疗

表 16-5　弥散性血管内凝血的实验室诊断

- 纤维蛋白原减少
- 血小板减少
- 凝血酶原时间（PT）延长，活化部分凝血活酶时间（aPTT）延长
- 总凝血时间延长
- 有纤维蛋白降解产物的证据
- 红细胞碎片增加

的辅助手段，但没有数据支持其使用的最佳时机或推荐剂量。常用的剂量是 90μg/kg，如果在 15 ～ 30min 内没有临床反应可以重复一次。充足水平的血小板和纤维蛋白原是 rFⅦa 有效的必要条件[56]，这些指标在使用 rFⅦa 之前应该进行检查和纠正。在体温过低和酸中毒的情况下，药物的有效性也会减弱。输注 rFⅦa 最初是为了预防或控制伴有Ⅷ或Ⅸ因子抑制的血友病 A 或 B 型患者的出血，但有报道提示，出血未控制的外科和创伤患者，输注 rFⅦa 后血液制品的需求量减少。

rFⅦa 通过与组织因子结合并直接激活因子Ⅸ和Ⅹ，增强了内源性凝血途径。每 2 小时静脉输注 50 ～ 100μg/kg，直到有止血的迹象。大多数患者只需要一次剂量，但重要的是要确保血小板和其他凝血因子达到充足水平，因为 rFⅦa 通过这些因子起到增强凝血功能的作用。应用的最佳时机目前不清楚，rFⅦa 只应在危及生命的产科出血而其他治疗无效时考虑。rFⅦa 引起的并发症大多数与血栓、心肌梗死、肺栓塞和血管通路凝血有关。

⑦ 氨甲环酸是一种抗纤溶剂。目前正在研究它是否能预防和治疗 PPH，因为它的假设作用机制是对子宫收缩药的补充，并且已证明可以减少择期外科手术患者和创伤患者的出血量。尽管氨甲环酸对阴道分娩和剖宫产后 PPH 的治疗效果乐观，在推荐其广泛应用之前，仍需进行大样本多中心随机对照试验[57]。

2. 产前出血　产前出血约占所有妊娠的 10%。尽管大多数病例由轻微并发症（如宫颈炎）引起，并不严重；其他则由胎盘异常（例如，前置胎盘、胎盘早剥）引起，这些更严重的出血原因将对胎儿和母体的健康构成威胁。

产科医师在评估产前出血时需要关注以下几个问题。

- 出血是否威胁到孕妇和（或）胎儿的生命？
- 出血的原因是什么？
- 何时娩出胎儿及娩出方式的选择？

(1) 前置胎盘

① 定义：胎盘通常附着于子宫上段。前置胎盘是指胎盘全部或部分附着子宫下段，边缘覆盖或达到宫颈口。由于胎盘位置低于胎先露，将阻碍胎儿下降。这种情况约占妊娠的 0.5%。

② 流行病学：前置胎盘占年分娩量的 4.8‰，致死率为 0.03%。确切病因尚不清楚，但在大多数情况下，既往子宫手术史是一个常见因素。危险因素包括高龄产妇、多胎妊娠、吸烟史、既往剖宫产或其

他子宫手术史（如子宫肌瘤切除术）和既往前置胎盘。前置胎盘增加胎盘早剥 [相对危险度（RR）13.8]、剖宫产（RR 3.9）、胎儿异常先露（RR 2.8）和产后出血（PPH）（RR 1.7）的风险[58]。前置胎盘和剖宫产史的孕妇也增加了胎盘植入的风险[59]（表 16-6）。

表 16-6　前置胎盘患者既往剖宫产次数与胎盘植入的关系

前置胎盘剖宫产次数（*n*）	前置胎盘伴植入 [*n*（%）]	无前置胎盘伴植入 [*n*（%）]
初次（398）	13（3.3）	2（0.03）
第 2 次（211）	23（11）	26（0.2）
第 3 次（72）	29（40）	7（0.1）
第 4 次（33）	20（61）	11（0.8）
第 5 次（6）	4（67）	2（0.8）
≥ 6 次（3）	2（67）	4（4.7）

引自 Silver RM，Landon MB，Rouse DJ，et al. Maternal morbidity associated with multiple repeat cesarean deliveries. *Obstet Gynecol*. 2006；107:1226-1232.

③ 诊断：前置胎盘的诊断已从需要宫颈扩张的临床检查转变为对闭合的宫颈内口进行超声评估。前置胎盘按胎盘附着程度分为以下几种（图 16-2）。

a. 低位胎盘向下附着于子宫下段，但是没有达到宫颈口。

b. 边缘性前置胎盘达到但是没有覆盖宫颈顶端。

c. 部分性前置胎盘部分覆盖宫颈。

d. 完全性前置胎盘完全覆盖宫颈顶端。

前置胎盘通常表现为妊娠中晚期的无痛性出血。所有的妊娠晚期阴道出血均应排除前置胎盘的可能。有些病例直到分娩时才出血，但大多数无症状的产妇通常在妊娠中期常规超声检查时得到诊断。经阴道超声的诊断价值优于经腹超声。

临床要点　前置胎盘或剖宫产史增加胎盘植入风险。

---

④ 产科管理：产科处理取决于失血程度，以及胎儿的成熟度和状态。胎盘剥离导致子宫胎盘功能不全或早产，胎儿可能有危险。如果分娩时胎盘仍达到宫颈边缘，则推荐剖宫产[60]。前置胎盘产妇出血可能自发停止或者突然加重。如果持续性出血须紧急剖宫产。然而如果出血已经减少且胎儿未成熟，产科的处理是"期待疗法"（即卧床休息）。有多个报道胎儿未成熟的前置胎盘孕妇使用宫缩抑制药对抗宫缩。如果胎儿和母体状态稳定，这样的抑制宫缩治疗是明智的[61]。妊娠 24 ～ 34 周的孕妇因出血入院时，应使用激素促进胎儿肺成熟。对既往剖宫产史或子宫手术史的孕妇应进行详细的超声检查以排除胎盘植入。当胎儿近足月，应评估胎儿成熟度（通常通过羊膜穿刺术），并在确认胎肺成熟时进行择期剖宫产。

⑤ 麻醉管理：麻醉管理取决于情况的紧急性和产妇的循环状态（即出血程度和速度）。如果是快速或大量出血，全麻是快速娩出胎儿和稳定产妇的最便捷方法。出血将持续至胎儿和胎盘全部娩出，在这之

前产妇完全恢复几无可能（除非无胎盘植入的证据）。活跃出血的产妇建立足够的静脉通路至关重要。液体流速与留置针半径的四次方成正比，与长度成反比。因此，一个或多个短的大口径外周静脉导管往往优于较长的中心静脉导管（如双腔或三腔导管）。紧急大出血时动脉置管极其有益，既可以实时监测血压，又可以频繁的实验室检查。

ASA 产科麻醉工作组和美国妇产科医师学会（ACOG）建议所有产科机构做好处理紧急出血的准备[23]。推荐手动充气加压袋、自动快速输液系统、液体加温和空气加温装置。各级医院能力不尽相同，充分掌握血库处理出血的资源最重要。出血自发停止的病例，仔细评估产妇容量状态（心率、血压、尿量）后可行椎管内麻醉。椎管内麻醉可减少估计的出血量[62]。然而，低血容量是椎管内阻滞的相对禁忌证。

> **临床要点** 麻醉管理取决于紧急程度及产妇容量状态（即出血程度和速度）。

(2) 前置血管：未确诊的前置血管与约 60% 的围生儿死亡相关[63]。这是由于胎儿血管破裂会导致其失血过多，造成致命性的后果。

① 定义：前置血管是指胎儿血管跨过先露部前方的胎膜。因此，胎儿血管不受胎盘或脐带的保护，胎膜破裂时导致胎儿血管的切断。

② 流行病学：前置血管是一种罕见的产科并发症，预计发病率约占分娩的 1/2500。前置血管的确诊通常是在发生阴道出血伴胎心过缓或者胎膜破裂伴胎儿死亡时。尽管前置血管不危及产妇生命，胎儿的预后取决于产前诊断和分娩时适当的处理[63]。超声技术的进步使得前置血管的诊断更加准确，由此可以制定适当的分娩计划和处理。

③ 产科管理：产科治疗的主要目标是胎儿的存活。前置血管破裂是真正的产科急症，需要即刻剖宫产。如果能在孕早期诊断，这些产妇可以在产前病房监护，卧床休息并频繁监测胎儿状态。待胎儿成熟程度提高（估计胎龄约 34 周）行择期剖宫产。

④ 麻醉管理：麻醉管理取决于紧急程度。前置血管破裂的情况通常要求全麻。

> **临床要点** 未确诊的前置血管与高的围生儿死亡相关。这是由于胎儿血管破裂会导致其失血过多，造成致命性的后果。

(3) 胎盘早剥

① 定义：胎盘早剥定义为从妊娠 20 周到胎儿娩出前，正常附着的胎盘从底蜕膜提早剥离。正常分娩期间，胎盘娩出时的螺旋动脉收缩减少了产妇失血量。在急性早剥病例中，出血是蜕膜血管暴露的结果，这是因为子宫不能选择性收缩早剥区域。胎盘剥离可以是完全的也可以是部分的，与产妇出血量相关，出血可能是隐匿的也可能表现为阴道出血。胎盘 - 子宫接触面积减少降低了气体交换，可导致胎儿窘迫和（或）胎儿窒息。很多病例是早产儿且至少半数发生于分娩发动之前。

② 流行病学：胎盘早剥全球发生率大约 1%，胎儿死亡率高达 20% ～ 40%，这取决于胎盘分离程度。胎盘早剥可导致产妇死亡[64]，并与高达 10% 的早产相关[65]。胎盘早剥产妇围生期死亡率估计为 12%[66]，

风险因素包括[67]：a. 高龄孕妇；b. 多胎妊娠；c. 高血压；d. 吸烟；e. 创伤；f. 胎膜早破；g. 可卡因滥用。宫缩药不增加胎盘早剥的风险[68]。

③ 产科注意事项

a. 体征与症状：胎盘早剥的经典症状包括阴道出血和腹痛。表现为子宫张力高伴随频繁宫缩。子宫触诊常有压痛和紧张。硬膜外分娩镇痛有效的产妇发生暴发痛可能提示急性胎盘早剥。蜕膜出血形成血肿导致进行性胎盘剥离。当血液向子宫渗透侵入浆膜层，被称为子宫胎盘卒中（Couvelaire 子宫）。高达90% 的胎盘早剥为轻度到中度不伴有胎儿受损、孕妇低血压或凝血功能障碍。然而，阴道出血常常被低估和误导。在一些病例，多达 3000ml 的血液被隔离在胎盘后面（即"隐性出血"）而没有阴道出血的证据。因此，由于隐匿性的胎盘后血肿形成，通过阴道失血来判断会严重低估出血量。产妇的主要风险是急性失血引起的低血容量性休克。

> **临床要点** 由于隐匿性的胎盘后血肿形成，通过阴道失血来判断会严重低估胎盘早剥产妇的出血量。

消耗性的凝血功能障碍可能是组织因子释放到母体血液和持续的失血造成。血小板减少、低纤维蛋白原血症、凝血因子 V 和 Ⅷ 降低在这些病例很常见。在重症病例中，血液中的纤维蛋白降解产物，以及静脉通路和手术部位的渗血，都是提示 DIC 的证据。这是由于循环纤溶酶原或胎盘凝血活酶的激活触发了外源性凝血途径。

b. 分类：胎盘早剥可以分为：1 度，无症状，伴有阴道出血和轻微子宫压痛，无孕妇或胎儿窘迫；2 度，孕妇有症状且有部分胎儿窘迫的证据；3 度，严重的出血（可能是隐匿性的）导致孕妇休克和胎儿死亡。

c. 诊断：一般是通过超声辅助的临床诊断。胎盘早剥的超声表现很大程度上取决于出血的大小和位置，以及发生早剥到进行超声检查的时间间隔。对于 Rh（-）妇女，当怀疑胎盘早剥时可进行 Kleihauer-Betke 试验以对母胎输血进行量化，并指导 Rh 免疫球蛋白的剂量。

d. 产科管理：最终的治疗是娩出胎儿和胎盘。产妇和胎儿的状况将决定分娩的时间和方式，应立即开始 FHR 监测。治疗取决于失血量和胎儿状态。在 Kayani 等[69]的一个病例对照研究中通过 33 个严重胎盘早剥和胎儿心动过缓的病例，评估了决定手术至胎儿娩出的时间间隔与围生期结局的关系，结果表明决定手术至胎儿娩出时间越长围生期预后越差。发生急性胎盘早剥伴胎心过缓时，几分钟的差别可能会对胎儿存活或死亡造成不同结果。

④ 麻醉管理

a. 麻醉管理基于胎盘早剥的严重程度和产妇及胎儿的状况。大部分病例胎盘早剥是轻度或中度的。如果胎心监护良好，没有证据表明母体低血容量、凝血功能障碍或持续失血，阴道分娩可作为首选方式。低血容量被纠正，凝血功能正常，并且无母体或胎儿受损的迹象时，可以考虑椎管内麻醉。当出现凝血功能异常时，应进行相应的实验室检查，包括血红蛋白 / 血细胞比容、血小板计数、纤维蛋白原、纤维蛋白降解产物、血栓弹力图（有条件的话），以及血型和交叉匹配。在一些情况下，采用静脉阿片类药物患者自控镇痛（PCA）可能是唯一的镇痛方式。

b. 麻醉注意事项与剖宫产相似。满足以下条件可考虑椎管内麻醉：ⅰ.母体状态稳定；ⅱ.胎儿良好；ⅲ.容量状态正常；ⅳ.凝血功能正常。可以选择脊麻、硬膜外麻醉或者腰硬联合阻滞（CSE）。

c. 如果是严重胎盘早剥，须行紧急剖宫产。因为产妇通常伴有循环不稳定和严重的胎心窘迫，常需要全麻。对于这样的病例，全麻使得麻醉医师可以保障气道，迅速提供手术条件，并且避免医生在患者有意识的状态下进行大出血的抢救。这些病例可因大量失血而更加复杂。应仔细评估母体的循环状态。开放大口径静脉，因为最初的失血需输注浓缩红细胞和血液成分制品来进行积极的液体复苏。此外，当严重失血和凝血功能异常时需进行动脉置管，以实时监测血压和频繁的实验室检查，包括凝血状态的监测。一些病例会由于子宫收缩乏力和（或）凝血异常而加重。备好宫缩药并在持续宫缩乏力时使用。对于极少数病例，可能需要切除子宫控制出血。

> **临床要点**　胎盘早剥患者在① 母体状态稳定、② 胎儿良好、③ 容量状态正常和④ 凝血功能正常的条件下可以考虑椎管内麻醉。

(4) 子宫破裂：无论对母体还是胎儿，子宫破裂都是灾难性事件。尽管这种情况在有子宫瘢痕的患者中最为常见（例如剖宫产史、子宫肌瘤切除术），但总体风险低。

① 定义：子宫破裂是指临床症状明显的子宫瘢痕裂开，导致胎儿窘迫和母体出血，需要紧急剖宫产或者产后剖腹探查。也有报道无瘢痕的子宫发生破裂；有时与创伤相关[70]。

② 流行病学：子宫破裂是伴随子宫肌壁完整性破坏的潜在灾难性事件。而大多数瘢痕子宫的孕妇发生子宫破裂的风险< 1%。破裂可能发生在产前、产时或产后。最常见的类型是子宫瘢痕分离或裂开。大多数病例是无症状的，不导致孕妇或胎儿死亡。而完全性子宫破裂是子宫壁的全层裂开足以导致胎儿窘迫和（或）产妇出血，需要剖宫产或剖腹探查。

子宫破裂相关因素包括：a. 瘢痕子宫（例如剖宫产或子宫肌瘤切除术）；b. 急产；c. 与缩宫素输注相关的产程过长；d. 创伤性破裂；e. 子宫肌力减弱（例如多胎妊娠、羊水过多、结缔组织疾病）；f. 宫底压力过大；g. 产钳。其中既往子宫手术史是最常见风险因素。经典子宫手术切口（即直切口）破裂的发病率和死亡率最高。与低位的子宫横切口相比，直切口涉及更多的血管区域并且常常是胎盘植入的部位。对 20 000 多名既往剖宫产的女性进行的回顾性研究显示，子宫破裂的风险分别是：a. 未发动产程的孕妇1.6∶1000；b. 自然发动产程的孕妇5.2∶1000；c. 人工引产的孕妇7.7∶1000；d. 前列腺素类引产的孕妇24.5∶1000[71]。人工引产的妇女子宫破裂风险增高，尤其是伴有宫颈条件差或者胎位高的情况，ACOG 不支持这种方法[72]。非瘢痕子宫发生破裂或者是创伤性破裂时，孕妇死亡率增高。

③ 诊断：由于表现不一，诊断可能比较困难，子宫破裂最一致的临床特征是约 70% 的患者会发生胎儿心动过缓[73,74]。其他体征和症状可能包括阴道出血、严重腹痛、肩部疼痛和（或）低血压。如果分娩时诊断破裂，必须积极处理；如果存在低血容量，在全麻和剖腹探查之前就开始液体复苏。若发生胎儿从子宫进入腹腔的严重情况，胎儿生存率极低。10% ～ 25% 的子宫破裂导致严重的产妇和胎儿并发症及死亡[75]。产妇的并发症主要与妊娠子宫切除术和大量失血及输血相关。

④ 产科管理：由于大多数子宫破裂与剖宫产后尝试阴道分娩（TOLAC）相关，这是产科实践中有争

议的领域。尽管剖宫产率在增加，TOLAC 率却大幅下降了。ACOG 最新指南指出"既往剖宫产的产妇尝试自然分娩应当在有能力紧急分娩的机构进行"[76]。指南进一步提出"既往瘢痕类型不明的剖宫产不是 TOLAC 的禁忌证，除非临床高度怀疑是经典直切口瘢痕"。ASA 的意见与之一致，并且声明"如果实施 TOLAC，需准备好适当的设施和人员，包括产科麻醉医师、护理人员、可以监测分娩和执行剖宫产的产科医师，以便在产程活跃期能迅速实施紧急剖宫产。基于每个机构现有资源和布局，人员和设施即刻到位的定义由地方自行决定"[77]。

当阴道分娩后意外发现子宫破裂，产科医师必须密切观察患者是否有隐匿的出血。此时应当严密的监护。然而如果是在分娩过程中发生子宫破裂，可能需要剖腹探查和子宫切除术来控制出血。必须根据产妇和胎儿的情况个体化治疗。

⑤ 麻醉注意事项：尝试 TOLAC 的产妇子宫破裂的迹象是子宫张力或收缩模式的突然变化和胎心监护异常。硬膜外镇痛不是禁忌，因为低浓度局麻药不能掩盖子宫破裂的疼痛。TOLAC 的成功与否和是否接受硬膜外镇痛不相关[76]。这种情况下，应当采用尽可能低浓度局麻药复合阿片类药物增强镇痛效果。如果 TOLAC 阴道分娩失败而产妇和胎儿情况稳定，可以通过硬膜外加药完成剖宫产。而当真正紧急的子宫瘢痕破裂时，胎儿窘迫或产妇循环不稳定，应采用全麻进行剖宫产。此时有创监测、容量复苏和输血可能是必需的。出血可能是难以控制的而需要子宫切除。

3. 产后出血 产后出血（PPH）通常被定义为分娩后的 24h 内阴道分娩失血量超过 500ml 或剖宫产失血量超过 1000ml。严重出血是世界范围内产妇死亡的首位原因，> 50% 的死亡发生在分娩后的 24h 内[78]。在美国，它是引起产妇发病和死亡的重要因素[79, 80]，可导致凝血功能障碍、休克、成人呼吸窘迫综合征、生育力丧失和垂体坏死[46]。近期，Clark 和 Hankins[1] 提出"治疗 PPH 千万不能忽视同时追查真实的临床诊断，因为 PPH 是某些原发疾病的一个临床表现"。

(1) 宫缩乏力

① 流行病学：宫缩乏力是产后出血最常见病因[79]，发生率高达 10%，也是严重产科出血的最常见原因。虽然因宫缩乏力引起的产后出血率正在上升，但这并不能通过剖宫产率、TOLAC、产妇年龄、多胎妊娠、高血压或糖尿病发病率等的变化来解释[79]。宫缩乏力表现为子宫不收缩伴严重出血。风险因素包括：a. 急产或滞产；b. 宫缩抑制药；c. 子宫过度扩张（例如多胎妊娠、巨大儿、羊水过多）；d. 孕产次多；e. 长时间使用缩宫素（即引产或加速产程）；f. 绒毛膜羊膜炎；g. 胎盘残留；h. 阴道助产；i. 吸入全麻；j. 既往或目前为妊娠滋养细胞疾病；k. 高血压；l. 糖尿病；m. 高龄产妇。

② 药物治疗：宫缩乏力的初始治疗是药物治疗，包括加速第三产程（即滴注缩宫素和子宫按摩）。ACOG 推荐预防性给予宫缩药促进子宫收缩和预防收缩乏力[34]。

这些子宫收缩剂包括如下几种。

a. 缩宫素：缩宫素是有效治疗产后出血的一线药物。通常用法是每升生理盐水（NS）或林格液（LR）中加入 20 ~ 40U 的缩宫素快速静脉输注给药[81]。避免单次注射，因为缩宫素是一种全身性血管扩张药，可能会加重低血压，尤其是在严重出血期间。

b. 甲基麦角新碱：当缩宫素无效时，前列腺素和麦角新碱作为二线和三线药物使用。它们提高子宫收缩能力并引起血管收缩。甲基麦角新碱是一种麦角碱，可引起全身平滑肌收缩，子宫上下段同时收缩。

因为麦角新碱增加血压，子痫前期或高血压是相对禁忌证。其他相对禁忌证包括外周血管疾病和冠状动脉疾病。麦角新碱不能静脉给药，一般是 0.2mg 肌内注射（IM）。其他不良反应包括恶心、呕吐，极少数病例引起肺水肿。最新的证据表明麦角新碱很少引起心肌缺血[82]。

c. 15- 甲基前列腺素 $F_{2\alpha}$：最常用的前列腺素药物是 15- 甲基前列腺素 $F_{2\alpha}$ 或卡孕栓（欣母沛）。可以 0.25mg 子宫注射或肌内注射；该剂量可以每 15 分钟重复一次，总剂量至多 2mg。卡孕栓被证实能够控制 87% 的出血，并且在其他药物无效时也可以止血[83]。尽管该药非常有效，但慎用于哮喘患者。它可引起肺通气 - 灌注比异常，肺内分流增加和低氧血症。相对禁忌证包括肝脏、心脏和肾脏疾病患者。另外该药还会导致心动过速、腹泻和发热。

d. 米索前列醇：当其他方法对 PPH 无效时使用前列腺素类药物[84]。米索前列醇是一种廉价的前列腺素 E_1 类似物，且已被建议作为第三产程的一种常规用药。直肠给予 800 ～ 1000μg 的米索前列醇可以有效控制其他药物无效的出血。米索前列醇极少引起不良反应，且不需冷藏储存，使其在发展中国家具有吸引力。

临床要点　子宫收缩乏力的初步治疗是药物治疗，包括积极处理第三产程（即滴注缩宫素和按摩子宫）。ACOG 推荐预防性给予宫缩药促进子宫收缩和预防收缩乏力。

③ 有创性治疗：非手术治疗有时不能处理宫缩乏力。

a. 对药物治疗无反应的宫缩乏力采用填塞技术处理（如三腔二囊管、Bakri 球囊）或外科手术（例如清宫术、子宫动脉结扎、B-Lynch 缝合、髂内动脉结扎、子宫切除术）[46]，且必要时开始液体复苏以预防产妇休克。有创性治疗的目的是通过压迫的方法（B-Lynch 子宫缝合或 Z- 缝合止血）或者选择性阻断子宫血供 [子宫动脉、卵巢动脉和髂内动脉结扎；和（或）选择性子宫动脉栓塞术] 来预防出血。

b. 动脉栓塞术在一些病例被用来减少出血。只有在配备训练有素的介入放射医师的机构才能实施。导管从股动脉置入，通过对比注射识别出血点，导管一直前进到主动脉分支上方的出血点。从分支血管置管，用可吸收明胶海绵栓塞，通常 10d 左右吸收。然而"血管造影栓塞术并不适用于急性大量产后出血"[1]。

c. 子宫切除术是治疗因子宫原因引起的产后出血的最后手段。在大多数情况下，子宫次全切除术是有效的，快速、简单、安全并且伴随着较少的失血。但当出血发生在子宫下段，比如前置胎盘或胎盘植入在下段时，则须行全子宫切除术。当其他所有可用的治疗方法都已用尽，出血仍在继续，并且再耽搁可能危及已处于严重休克的患者时，才行子宫切除术。子宫切除术也是凝血功能障碍且无替代血液制品时的根本性方案[19]。

(2) 胎盘残留：第三产程是胎盘的娩出。胎盘后的子宫肌层必须收缩使胎盘剥离并排出。

① 流行病学：胎盘残留世界范围内的发生率约 1%，是孕产妇致病和死亡的重要原因。在发展中国家，由胎盘残留导致的 PPH 相关的致死率接近 10%。但并不是所有胎盘残留都引起 PPH。胎盘残留但子宫仍旧收缩的话，出血很少或无出血。危险因素包括既往胎盘残留史、既往子宫损伤、早产、引产和多胎妊娠。

② 产科管理：缩宫素引起子宫肌层收缩，产生剪切力，使胎盘与子宫壁分离。然而，在胎盘剥离后，宫颈收缩可能将胎盘留在子宫内。此时标准处理是手法去除胎盘。取出胎盘后应检查确定其完整性。此外应评估子宫张力情况排除收缩乏力和持续出血。有些病例需要进行清宫术。

③ 麻醉管理

a. 胎盘残留经常需要麻醉与镇痛，因为产科医师必须探查往往是部分收缩的子宫。对于分娩前没有接受椎管内阻滞的部分产妇，静脉注射镇痛药氯胺酮(0.1mg/kg)、苯二氮䓬类及适当的阿片类(如芬太尼)可能是足够的。但必须预防过度镇静和呼吸抑制。

b. 如果镇静不足，麻醉方法的选择主要取决于出血的程度。对于循环稳定出血证据不足的患者，脊麻是很好的选择。而对大出血的患者，全麻更合适，因为低血容量的患者接受脊麻后交感神经阻滞可导致低血压。对留有硬膜外导管且循环稳定的患者，加入浓度更高的局麻药（ 如 3% 的氯普鲁卡因 ）就可获得足够子宫探查的麻醉深度。

c. 产科医师可能会要求松弛子宫以去除残留的胎盘。以往使用吸入性麻醉药的全麻来满足这个要求。最近不断有报道，适度增加硝酸甘油（ 25 ～ 50μg ）静脉注射能充分有效松弛子宫，而无明显不良反应。硝酸甘油喷雾剂舌下给药也可以有效松弛子宫。

> **临床要点**　胎盘残留经常需要麻醉与镇痛，因为产科医师必须探查往往是部分收缩的子宫。

(3) 侵入性胎盘：胎盘植入是可能危及生命的妊娠相关并发症。虽然在过去二三十年胎盘植入的发生有所增加[85, 86]，但估计发生率为（1 ～ 90）/10 000，取决于剖宫产率[87]。最近一项回顾性队列研究分析了加拿大卫生信息研究所 2009—2010 年超过 570 000 例分娩的数据，证实胎盘植入和 PPH 子宫切除术密切相关[88]。

① 定义：侵入性胎盘是指胎盘异常附着于子宫。当胎盘侵入子宫肌层时称为植入性胎盘，而穿透性胎盘是指胎盘侵入子宫肌层和浆膜，有时侵入邻近器官，如膀胱（图 16-2）。侵入性胎盘一词通常作为一般术语来描述所有这些病症。这些情况都可能导致产妇出血。

② 流行病学：剖宫产史和当前妊娠合并前置胎盘是重要的危险因素。在一个超过 30 000 名择期剖宫产史患者的多中心研究中，随着剖宫产次数增加其侵入性胎盘风险分别为 0.2%、0.3%、0.6%、2.1% 和 7.7%，而前置胎盘的产妇，第 1 ～ 5 次甚至更多剖宫产，其侵入性胎盘的风险分别是 3%、11%、40%、61% 和 67%[59]。其他危险因素包括：a. 前置胎盘合并或不合并子宫手术；b. 既往子宫肌瘤切除术；c. 剖宫产史；d. Asherman 综合征；e. 黏膜下平滑肌瘤；f. 母亲年龄超过 35 岁。侵入性胎盘占剖宫产子宫切除术的 50%，且其中大部分是非计划性的。

③ 诊断：合并前置胎盘或既往剖宫产或子宫手术史的孕妇应当引起临床重视。当胎盘位于子宫前壁并覆盖于瘢痕之上尤其需要高度警惕。超声检查是诊断侵入性胎盘的主要影像学方法，且大多数医疗机构都具备。彩色多普勒技术也有助于诊断[34]。虽然大多数研究表明 MRI 对胎盘植入诊断的准确性，但对诊断的敏感性 MRI 并不比超声高[89]。但当胎盘位于后壁时，MRI 可能更有用。

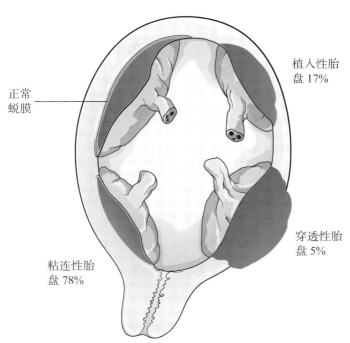

正常蜕膜

植入性胎盘 17%

穿透性胎盘 5%

粘连性胎盘 78%

▲ 图 16-2　三种异常胎盘：子宫胎盘关系

引自 Francois KE，Foley MR. Antepartum and postpartum hemorrhage. In: Gabbe SG，Niebyl JR，Simpson JL，et al，eds. *Obstetrics: Normal and Problem Pregnancies*. 5th ed. New York，NY: Churchill Livingstone；2007:465.

④ 产科管理

a. ACOG 建议对强烈怀疑侵入性胎盘者在分娩前采取以下措施[34]。

ⅰ. 告知患者切除子宫和输血的可能性。

ⅱ. 备好血液制品和凝血因子。

ⅲ. 有条件的话，考虑血液回收技术。

ⅳ. 考虑合适的分娩机构和分娩时间，以获得适当的手术人员和设备。

ⅴ. 应进行麻醉术前评估。

b. 胎盘异常附着的面积和深度将决定产科治疗方式（即清宫术、子宫楔形切除术、药物治疗或子宫切除术）。当异常附着较小时，非手术治疗可能是有效的。然后在很多情况下，经腹子宫切除术是最终的治疗方案。

⑤ 麻醉管理

a. 产科麻醉经验丰富的麻醉医师的作用十分重要，他们应该参与患者的术前评估。

b. 择期剖宫产时意外侵入性胎盘的情况，通常需要全麻来保障患者气道。所有侵入性胎盘的病例，麻醉医师都应准备好充分的静脉通道和大量晶体、胶体和血液制品以应对大出血。

c. 对于循环稳定血容量充足但是有侵入性胎盘和子宫切除风险的患者，连续硬膜外麻醉被证实是可行的选择[90, 91]。然而，由于手术时间延长使患者容易躁动和疲劳，手术的麻醉要求超过单独剖宫产的要求，以及需要清晰平静的手术区域，可能导致椎管内麻醉不能满足要求[90]。当计划行椎管内麻醉，应告知患者这种技术的风险和益处，尤其是椎管内麻醉可能无法满足手术需求而转为全麻。当已经硬膜外置管而必须全麻时，硬膜外麻醉减少了吸入性麻醉药的用量并可以用于术后镇痛。

⑥ 介入放射技术：虽然有争议，术前放置髂内动脉球囊导管和输尿管支架可能有助于控制剖宫产术中出血和后续的子宫切除术。在一个迄今规模最大的研究中，术前放置球囊减少了平均预估失血量、失血超过 2.5L 的病例数及大量输血的病例数[92]。然而可能会发生球囊放置相关并发症（如胎儿心动过缓）和术后并发症（如下肢缺血）（表 16-7）。母胎医学协会推荐以下患者预防性放置动脉内球囊导管：a. 希望保留生育能力；b. 拒绝血液制品；c. 无法切除的穿透性胎盘。[93] 在栓塞技术失败时将需行子宫切除术，麻醉医师做好大量出血和输血的准备。

表 16-7 动脉栓塞术的并发症

- 术后发热
- 缺血性并发症（如子宫坏死）
- 暂时性卵巢功能衰竭
- 膀胱壁坏死
- 阴道瘘
- 肌肉疼痛
- 神经损伤
- 髂外动脉穿孔或闭塞
- 需要再次栓塞

临床要点 所有侵入性胎盘的病例，麻醉医师都应准备好充分的静脉通道和大量晶体、胶体和血液制品以应对大出血。

(4) 子宫内翻

① 定义：子宫内翻是子宫"内部向外翻出"。虽然罕见但后果严重。如宫底内陷超过宫颈口就归为完全性子宫内翻；如宫底内陷未超过宫颈口则归为不完全性子宫内翻。其内在原因尚不完全清楚[94]，但危险因素包括：a. 宫底压过高；b. 脐带过度牵拉；c. 子宫畸形；d. 宫缩乏力；e. 侵入性胎盘。

② 诊断：由于出血和阴道肿块，子宫内翻通常症状明显。过去，产科医师认为出血的程度与休克的程度不成比例。然而收缩乏力并且内翻的子宫会导致严重的出血和休克。

③ 产科管理：子宫内翻的处理包括两个重要的方面，即立即治疗出血性休克和子宫的复位。子宫收缩乏力通常在子宫复位和随后的药物治疗（例如缩宫素输注）后缓解。

④ 麻醉管理：由于可能发生低血压和心动过缓，在尝试进行复位的同时开始复苏。在大多数情况下，椎管内麻醉不能提供足够的子宫松弛但有助于镇痛。尽管以往需要采用吸入性麻醉药的全麻来松弛子宫，但有报道认为硝酸甘油可以取代全麻。其他还有报道提出使用特布他林和硫酸镁抑制宫缩。重症病例需要剖腹探查。

临床要点 子宫内翻的处理包括两个重要的方面：立即治疗出血性休克和子宫的复位。

三、产时紧急情况

1. 早产与分娩 早产的定义为妊娠不满 37 周分娩。在美国，发生率高达 13%，而在其他发达国家，发生率在 5% ～ 9%[95]。早产是新生儿发病和死亡的一个重要原因，据估计早产占新生儿死亡的 80 %[96]。

(1) 风险因素：尽管早产与多因素相关，但多胎妊娠、既往早产史和非西班牙裔黑人种族是最重要的危险因素。

(2) 麻醉管理：早产产妇通常需要椎管内镇痛用于阴道分娩。一些产妇需要紧急剖宫产，尤其是异常先露伴宫口已开和胎儿状态欠佳者。这些临床症状通常表现为产科急症。尽管胎儿理论上容易受到麻醉药的抑制作用，但是关于麻醉药的胎儿药动学和药效学的研究是有限的。

① 阴道分娩：椎管内麻醉镇痛效果显著且当需要剖宫产时可以将分娩镇痛拓展到手术麻醉，因此常被采用。然而硬膜外导管的放置时间可能是难以选择的，要么产妇没有进入产程活跃阶段，一旦进入可能会迅速分娩。在多数情况下，谨慎的做法是在分娩开始前就置好硬膜外导管。

② 剖宫产：为了避免全麻的抑制作用，椎管内麻醉，无论是脊麻、腰硬联合阻滞还是硬膜外麻醉都可以选择。全麻用药丙泊酚、氯胺酮和吸入麻醉药可能有引起发育中的胎儿 / 新生儿脑细胞凋亡的潜在风险 [97, 98]。然而动物模型中药物暴露的持续时间比人类在剖宫产中暴露时间要长很多。所以在这种情况下采用全麻尽管有理论上的担忧，但目前还没有证据表明麻醉技术必须因孕周而改变。

③ 宫缩抑制药及其相互作用

a. 钙通道阻滞药（如硝苯地平）的母体和胎儿不良反应发生率都很低。然而当硝苯地平与吸入性麻醉药同时给药时，可能引起血管舒张、低血压、心肌抑制和心脏传导异常 [99]。钙通道阻滞药常作为早产的一线用药 [100]。

b. 环加氧酶抑制药（如吲哚美辛）已被发现治疗早产有效。尽管这类药物不会引起血压和心率的改变，但因为关于钙通道阻滞药（译者注：应为"环加氧酶抑制药"）相关新生儿不良结局方面的数据存在矛盾，该类药物的使用限期是 72h 内 [101]。钙通道阻滞药不是椎管内麻醉的禁忌证（译者注：此句应该在上一段结尾）。

c. 硫酸镁被认为有利于早产儿的神经保护，但较少用于早产的治疗。母体不良反应包括面色潮红、镇静、胸痛、视物模糊、低血压和肺水肿 [102, 103]。在一些病例，肺水肿可能危及生命。因为硫酸镁可能增加椎管内麻醉期间低血压的发生风险，所以麻醉医师应当提高警惕并且适当时给予血管加压药。由于硫酸镁还通过限制琥珀胆碱在神经肌肉终板处的释放，降低膜兴奋性和降低神经肌肉终板对乙酰胆碱的敏感性，增强去极化和非去极化肌松药的作用 [104]，接受硫酸镁的患者建议审慎使用去极化和非去极化肌松药。

d. β– 肾上腺素能受体激动药（如特布他林）过去用于治疗早产，然而，由于相关的胎儿和母体不良反应，如心动过速、低血压、心肌缺血、心律失常、肺水肿、低钾血症和高血糖，它们的使用已明显减少 [105]。

e. 缩宫素拮抗药（例如阿托西班）已被证明是有效的，且不会增加产后子宫收缩乏力和出血的风险 [106]。虽然目前在美国还没有使用，但由于对母亲和胎儿不良反应小，在欧洲已被广泛使用。

2. 肩难产

(1) 诊断和识别：肩难产或肩娩出困难意味着胎儿单肩或双肩不能娩出。发生率低至所有分娩的 0.2% ～ 3%。但却是分娩创伤的主要原因之一，严重者可导致显著的围生儿（如胎儿窒息、臂丛神经损伤）

和产妇并发症。并发症的发生往往是意料之外的，难以预测，但已知有数个风险因素。

分娩期间胎儿下降到骨盆，肩膀呈现前后对齐状态。然后肩膀旋转至倾斜位。胎儿躯干和肩膀旋转失败可能使耻骨联合下方的前肩卡住，导致肩难产。轻度肩难产不需要产科手法的辅助。如果是严重的肩难产，并且胎头娩出和胎肩娩出间隔超过几分钟，脐带受压可能会引起胎儿血供受损。

(2) 风险因素：在进入产程和分娩之前，并不总能识别出风险因素。而巨大儿、妊娠糖尿病、活跃期延长、第二产程延长、孕周超过 40 周、产妇体重和器械助产都是肩难产的潜在危险因素[107]。

(3) 产科管理：产科医师必须在分娩前和分娩过程中识别肩难产的警示信号。在如何决定择期剖宫产的问题上，Rouse 及其同事[108] 构建了一个决策分析模型，针对糖尿病和非糖尿病产妇比较以下三种策略：① 不使用超声，② 使用超声并且估计胎儿体重 4000g 或以上择期剖宫产，和③ 使用超声并且估计胎儿体重 4500g 或以上择期剖宫产。作者认为，所有糖尿病产妇超声诊断为巨大儿时，择期剖宫产的策略对剖宫产和降低永久性损伤的成本来说都是有益的。在分娩过程中，由于前肩卡于耻骨联合以下，胎头娩出后又缩回至阴道（即乌龟征）；这是一个与肩难产相关的警示信号。产科医师必须确认是否有足够的时间在没有损伤的情况下安全分娩。有几种方法有助于肩难产分娩[60]。

① 压前肩法：通常由助产士实施，直接向骨盆底施压同时温和地牵引胎头。成功实施这种手法可以将前肩从耻骨联合上方拉出。其他压前肩法的技术还包括从产妇腹部的任何一侧横向施压或在两侧交替施压。

② 屈大腿法（McRoberts 法）：如果压前肩法不能成功娩出胎肩，迅速跟上 McRoberts 手法，方法是极度屈曲产妇双腿以贴近腹部。使得产妇骶骨相对于腰椎变直，随后耻骨联合处胎头旋转。McRoberts 手法解决肩难产的成功率高。但应注意避免长时间或过度使用 McRoberts 手法，因为耻骨联合纤维软骨关节表面和周围韧带可能被过度拉伸。

③ 阴道内后肩施压（Woods 法）：如果 McRoberts 手法失败，助产者通过在阴道内对后肩部的前表面施压来外展后肩部（即 Woods 旋肩法）。医师至少将两个手指放置在后肩部的前面，向上旋转施压。可以前肩部后面的两个手指和后肩部前面的两个手指同时施压以增加旋转力。

④ 牵后臂娩后肩法：医师的手伸入阴道并定位胎儿手臂，手臂有时位于胎儿后方而必须向前推。医师的手、手腕和前臂可能都需要进入阴道，因此需阴道侧切或外延。屈曲胎儿肘部于胎儿前胸以洗脸的方式娩出。

⑤ Zavanelli 法[109]：Zavanelli 手法是指将胎头复位到阴道随后即刻剖宫产。该手法需要逆转胎头：内部旋转、弯曲，随后将胎头推入阴道。通常助产士对此手法临床经验不足并且情况紧急，可能导致产妇和新生儿严重并发症。然而 Sandberg[109] 的一项回顾性研究中，包括了 12 年的临床记录，Zavanelli 手法使 84/92（92%）的胎头回复至阴道内。在这个研究中，没有关于 Zavanelli 手法引起胎儿损伤的报道。

(4) 麻醉管理：在这些情况下椎管内麻醉是非常有帮助的，但不是必需的。应当早期识别肩难产，如果已有硬膜外导管，麻醉医师可以加入 10 ～ 15ml 3% 的氯普鲁卡因或者 2% 的碳酸利多卡因以松弛盆底。如果肩难产的所有处理方法都已尝试，必须采用 Zavanelli 手法，麻醉医师可以静脉注射硝酸甘油以利于在剖宫产之前胎头复位。无硬膜外置管的产妇，即刻剖宫产时必须全麻。

> **临床要点**　应当早期识别肩难产，如果已有硬膜外导管，麻醉医师可以加入 10 ～ 15ml 3% 的氯普鲁卡因或者 2% 的碳酸利多卡因以松弛盆底。

3. 脐带受压 / 脱垂

(1) 诊断：脐带脱垂是另一种可引起胎儿窒息的并发症，无论对产妇还是医护人员都造成压力。在最近的回顾性调查中，脐带脱垂的发生率从 20 世纪 40 年代的 6.4/1000 降低到过去 10 年的 1.7/1000[110]，围生期存活率从 46% 提高到 94%。这个改善的趋势是由于剖宫产的增加。

(2) 产科管理：有数种方法可以降低宫缩期间先露部分对脐带的压迫。脐带是部分受压还是完全受压可能难以确定，取决于先露的位置。手动复位、胎头上推随后行剖宫产术是产科主要治疗方法，但 Katz 等[111]描述了采用 500 ～ 600ml 生理盐水充盈膀胱联合静脉给予利托君成功的病例。膀胱充盈可以通过移位和抬高先露部来降低脐带压力。然而，如果脐带脱垂伴随顽固性胎儿心动过缓，应即刻剖宫产。

(3) 麻醉处理：脐带脱垂引起持续胎儿心动过缓需行紧急剖宫产，通常需要全麻，除非已提前置入硬膜外导管。采用全麻还是现有的硬膜外导管取决于麻醉医师对椎管内麻醉所需时间和全麻预期困难的评估，以及产科医师对胎儿储备的评估。与所有产科急症一样，医护人员之前相互沟通至关重要。

> **临床要点**　脐带脱垂引起持续胎儿心动过缓需行紧急剖宫产，通常需要全麻，除非已提前置入硬膜外导管。

4. 羊水栓塞[112]

羊水栓塞是罕见的产科并发症，其症状和体征与其他产科并发症相似（表 16-8 ）。尽管诊断困难、具有挑战性，其在发达国家的发病率为（2.0 ～ 7.7）/10 万[113-116]。但是非发达国家数据缺乏。英国的监测系统显示，56% 的病例发生在分娩之前和分娩期间，44% 发生在分娩之后[114]。羊水栓塞通常是排除性诊断。

(1) 危险因素：许多因素(如剖宫产、器械助产、前置胎盘、胎膜早破、子痫)被认为是羊水栓塞的危险因素，但是这 5 个发达国家（美国、加拿大、英国、澳大利亚、荷兰）的研究认为只有引产和产妇年龄 > 35 岁是确定的两个危险因素[117]。

(2) 病理生理学：尽管已有很多机制学说，但确切发病原因依然不明。大多数人认同羊水栓塞是由于羊水通过母 - 胎屏障进入母体循环引起的

表 16-8　鉴别诊断：羊水栓塞

◆ **产科原因**
- 子痫
- 子宫破裂
- 胎盘早剥
- 其他原因引起的产科急性大出血

◆ **非产科原因**
- 栓子（空气、脂肪、肺血栓栓塞）
- 心脏（心肌病、心肌梗死、先前存在的心脏病）
- 主动脉夹层
- 变态反应
- 脓毒症

◆ **麻醉相关并发症**
- 局麻药中毒
- 高位或全脊麻
- 输血反应
- 误吸

一种免疫介导的反应[117]。羊水中含有多种血管活性物质（如白三烯、花生四烯酸、缓激肽和细胞因子），这些物质可能引发弥散性血管内凝血——羊水栓塞常见的并发症[118]。此外，补体可能在疾病的进展中起作用。这种综合征可能不是由于栓塞事件或羊水引起的，所以这个命名用词不当[119]。

（3）临床表现：AFE 的诊断是基于临床表现[112]。常见的症状和体征包括突发的呼吸困难和氧饱和度下降。严重低血压、心律失常、循环衰竭和心搏骤停通常发生在呼吸系统体征和症状开始之后。突发的循环衰竭是由于肺血管严重痉挛导致严重的肺动脉高压和右心室功能障碍。如果在全麻中，表现为呼气末二氧化碳的降低。高达 50% 的病例迅速进展为弥散性血管内凝血。诊断基于这些症状和体征，但必须同时考虑产妇其他状况，以及其他产科和麻醉并发症（表 16-8）。

（4）管理

① 产科管理：如果羊水栓塞发生在分娩前并伴有心搏骤停，必须立刻开始高级生命支持（ACLS），并同时切除子宫。不需确认胎儿是否存活。心搏骤停的复苏指南建议在骤停后 5min 内通过剖宫产快速娩出胎儿[120, 121]。这种方法的目的是改善产妇复苏的结局，增加新生儿存活的机会并最大限度地减少神经损害。除了有效的胸外按压和早期除颤外，药物剂量和除颤方式与非妊娠妇女无差异[120, 121]。如果产妇未分娩而行剖宫产娩出死胎，由于凝血障碍和大量出血，谨慎的做法是启动大输血方案。大多数情况下，为了控制出血须行子宫切除术。

② 麻醉管理：麻醉管理目标包括纠正循环不稳定、低氧血症和凝血功能障碍。"替代和支持疗法的有效性通过氧供和组织灌注是否充分的体征和症状来持续监测"[122]。

a. 通过积极液体复苏、升血压和强心治疗来处理循环不稳定。尽早动脉置管实时监测血压，同时便于血气分析和实验室检查。可以考虑放置肺动脉漂浮导管。大多数情况下，患者需要气管插管，如果有条件，可通过经食管超声心动图评估心脏功能以及指导液体管理和血管加压治疗[123]。

b. 早期插管和呼吸机支持是改善通气和氧合的最有效措施。

c. 凝血功能障碍通常伴随着出血。治疗包括输注浓缩红细胞、新鲜冰冻血浆、血小板和冷沉淀。在治疗早期应当考虑启动大输血方案[124]。以 1∶1 输注浓缩红细胞和新鲜冰冻血浆。尽管有凝血功能障碍无法纠正时使用 rFⅦa 获得成功的报道，但最近一个系统评价发现接受 rFⅦa 治疗的患者中 88% 预后差（即终身残疾或死亡），而未接受该治疗的患者仅为 39%[125]。作者的结论是 rFⅦa 只能作为羊水栓塞相关凝血功能障碍和出血的最后治疗手段。

d. 如果所有措施都失败，文献报道的还有以下方法：吸入一氧化氮，给予前列环素，换血疗法，血浆置换，体外循环，体外膜肺氧合（ECMO），以及右心辅助装置。

（5）预后：虽然 1979 年的一个报道估计羊水栓塞产妇死亡率是 86%[126]，但近期发达国家大样本研究认为产妇死亡率在 13% ～ 35%[113 ～ 116, 127]。与羊水栓塞相关的产妇死亡率似乎有所改善，但改善的原因尚不清楚。遗憾的是羊水栓塞仍是美国产妇死亡的主要病因，幸存者常有包括神经损伤在内的严重不良结局[114]。

参 考 文 献

[1] Clark SL, Hankins GD. Preventing maternal death: 10 clinical diamonds. *Obstet Gynecol.* 2012;119:360–364.

[2] American College of Obstetricians and Gynecologists. ACOG Committee Opinion No. 326: inappropriate use of the terms fetal distress and birth asphyxia. *Obstet Gynecol.* 2005;106:1469–1470.

[3] Bax M, Nelson KB. Birth asphyxia: a statement. *Dev Med Child Neurol.* 1993;35:1022–1024.

[4] American College of Obstetricians and Gynecologists Task Force on Neonatal Encephalopathy and Cerebral Palsy, American Academy of Pediatrics. *Neonatal Encephalopathy and Cerebral Palsy: Defining the Pathogenesis and Pathophysiology.* Washington, DC: American College of Obstetricians and Gynecologists; 2003.

[5] Herrera-Marschitz M, Neira-Pena T, Rojas-Mancilla E, et al. Perinatal asphyxia: CNS development and deficits with delayed onset. *Front Nuerosci.* 2014;8:47.

[6] MacLennan A. A template for defining a causal relation between acute intrapartum events and cerebral palsy: international consensus statement. *BMJ.* 1999;319:1054–1059.

[7] American College of Obstetricians and Gynecologists. Neonatal encephalopathy and cerebral palsy: executive summary. *Obstet Gynecol.* 2004;103:780–781.

[8] American College of Obstetricians and Gynecologists. ACOG Committee Opinion No. 348: umbilical cord blood gas and acid-base analysis. *Obstet Gynecol.* 2006;108:1319–1322.

[9] Dawes GS. Sudden death in babies: physiology of the fetus and newborn. *Am J Cardiol.* 1968;22:469–478.

[10] Fetal physiology and cell biology. In: American College of Obstetricians and Gynecologists, American Academy of Pediatrics, eds. *Neonatal Encephalopathy and Neurologic Outcome.* 2nd ed. Washington, DC: American College of Obstetricians and Gynecologists; 2014:21–36.

[11] Badawi N, Kurinczuk JJ, Keogh JM, et al. Antepartum risk factors for newborn encephalopathy: the Western Australian casecontrol study. *BMJ.* 1998;317:1549–1553.

[12] Leveno KJ, Cunningham FG, Nelson S, et al. A prospective comparison of selective and universal electronic fetal monitoring in 34,995 pregnancies. *N Engl J Med.* 1986;315:615–619.

[13] Macones GA, Hankins GD, Spong CY, et al. The 2008 National Institute of Child Health and Human Development workshop report on electronic fetal monitoring:

update on definitions, interpretation, and research guidelines. *Obstet Gynecol.* 2008;112:661–666.

[14] Clark SL, Nageotte MP, Garite TJ, et al. Intrapartum management of category II fetal heart rate tracings: towards standardization of care. *Am J Obstet Gynecol.* 2013;209:89–97.

[15] Graham EM, Adami RR, McKenney SL, et al. Diagnostic accuracy of fetal heart rate monitoring in the identification of neonatal encephalopathy. *Obstet Gynecol.* 2014;124:507–513.

[16] Alfirevic Z, Neilson JP. Doppler ultrasonography in high-risk pregnancies: systematic review with meta-analysis. *Am J Obstet Gynecol.* 1995;172:1379–1387.

[17] Tolsa CB, Zimine S, Warfield SK, et al. Early alteration of structural and functional brain development in premature infants born with intrauterine growth restriction. *Pediatr Res.* 2004;56:132–138.

[18] American College of Obstetricians and Gynecologists. ACOG Practice Bulletin No. 36: obstetric analgesia and anesthesia. *Int J Gynaecol Obstet.* 2002;78:321–335.

[19] American College of Obstetricians and Gynecologists. *Standards of Obstetric-Gynecologic Services.* 7th ed. Washington, DC: American College of Obstetricians and Gynecologists; 1989:39.

[20] American College of Obstetricians and Gynecologists. ACOG Committee Opinion No. 433: optimal goals for anesthesia care in obstetrics. *Obstet Gynecol.* 2009;113:1197–1199.

[21] Korhonen J, Kariniemi V. Emergency cesarean section: the effect of delay on umbilical arterial gas balance and Apgar scores. *Acta Obstet Gynecol Scand.* 1994;73:782–786.

[22] Myers RE. Two patterns of perinatal brain damage and their conditions of occurrence. *Am J Obstet Gynecol.* 1972;112:246–276.

[23] American Society of Anesthesiologists Task Force on Obstetric Anesthesia. Practice guidelines for obstetric anesthesia: an updated report by the American Society of Anesthesiologists Task Force on Obstetric Anesthesia. *Anesthesiology.* 2007;106:843–863.

[24] Centers for Disease Control and Prevention. *Pregnancy mortality surveillance system.* http://www.cdc.gov/reproductivehealth/maternalinfanthealth/pmss.html. Accessed March 22, 2015.

[25] Hawkins JL, Koonin LM, Palmer SK, et al. Anesthesia-related deaths during obstetric delivery in the United

States, 1979–1990. *Anesthesiology.* 1997;86:277–284.

[26] D'Angelo R, Smiley RM, Riley ET, et al. Serious complications related to obstetric anesthesia: the serious complication repository project of the Society for Obstetric Anesthesia and Perinatology. *Anesthesiology.* 2014;120: 1505–1512.

[27] Frölich MA, Banks C, Brooks A, et al. Why do pregnant women die? A review of maternal deaths from 1990 to 2010 at the University of Alabama at Birmingham. *Anesth Analg.* 2014;119:1135–1139.

[28] Shields LE, Smalarz K, Reffigee L, et al. Comprehensive maternal hemorrhage protocols improve patient safety and reduce utilization of blood products. *Am J Obstet Gynecol.* 2011;205:368.e1–368.e8.

[29] Reiss RF. Hemostatic defects in massive transfusion: rapid diagnosis and management. *Am J Crit Care.* 2000;9: 158–165.

[30] The Joint Commission. Preventing maternal death. *Sentinel Event Alert.* 2010;44:1–4.

[31] Shields LE, Wiesner S, Fulton J, et al. Comprehensive maternal hemorrhage protocols reduce the use of blood products and improve patient safety. *Am J Obstet Gynecol.* 2015;212:272–280.

[32] Scavone BM, Tung A. The transfusion dilemma: more, less, or more organized? *Anesthesiology.* 2014;121: 439–441.

[33] Zuckerwise LC, Pettker CM, Illuzzi J, et al. Use of a novel visual aid to improve estimation of obstetric blood loss. *Obstet Gynecol.* 2014;123:982–986.

[34] American College of Obstetricians and Gynecologists. ACOG Practice Bulletin: Clinical Management Guidelines for Obstetrician-Gynecologists No. 76: postpartum hemorrhage. *Obstet Gynecol.* 2006;108:1039–1047.

[35] Hébert PC, Wells G, Blajchman MA, et al. A multicenter, randomized, controlled clinical trial of transfusion requirements in critical care. Transfusion requirements in critical care investigators, Canadian Critical Care Trials Group. *N Engl J Med.* 1999;340:409–417.

[36] Karpati PCJ, Rossignol M, Pirot M, et al. High incidence of myocardial ischemia during postpartum hemorrhage. *Anesthesiology.* 2004;100:30–36.

[37] Matot I, Einav S, Goodman S, et al. A survey of physicians' attitudes toward blood transfusion in patients undergoing cesarean section. *Am J Obstet Gynecol.* 2004;190: 462–467.

[38] American Society of Anesthesiologists Task Force on Perioperative Blood Management. Practice guidelines for perioperative blood management: an updated report by the American Society of Anesthesiologists Task Force on Perioperative Blood Management. *Anesthesiology.* 2015;

122:241–275.

[39] Vanderlinde ES, Heal JM, Blumberg N. Autologous transfusion. *BMJ.* 2002;324:772–775.

[40] Goodnough LT, Brecher ME, Kanter MH, et al. Transfusion medicine. Second of two parts—blood conservation. *N Engl J Med.* 1999;340:525–533.

[41] Yamada T, Mori H, Ueki M. Autologous blood transfusion in patients with placenta previa. *Acta Obstet Gynecol Scand.* 2005;84:255–259.

[42] Allam J, Cox M, Yentis SM. Cell salvage in obstetrics. *Int J Obstet Anesth.* 2008;17:37–45.

[43] Petroianu GA, Altmannsberger SH, Maleck WH, et al. Meconium and amniotic fluid embolism: effects on coagulation in pregnant mini-pigs. *Crit Care Med.* 1999; 27:348–355.

[44] Waters JH, Biscotti C, Potter PS, et al. Amniotic fluid removal during cell salvage in the cesarean section patient. *Anesthesiology.* 2000;92:1531–1536.

[45] Grange CS, Douglas MJ, Adams TJ, et al. The use of acute hemodilution in parturients undergoing cesarean section. *Am J Obstet Gynecol.* 1998;178:156–160.

[46] Malone DL, Hess JR, Fingerhut A. Massive transfusion practices around the globe and a suggestion for a common massive transfusion protocol. *J Trauma.* 2006;60:S91–S96.

[47] Mhyre JM, D'Oria R, Hameed AB, et al. The maternal early warning criteria: a proposal from the national partnership for maternal safety. *Obstet Gynecol.* 2014;124: 782–786.

[48] Kacmar RM, Mhyre JM, Scavone BM, et al. The use of postpartum hemorrhage protocols in United States academic obstetric anesthesia units. *Anesth Analg.* 2014;119:906–910.

[49] Karlsson O, Jeppsson A, Hellgren M. Major obstetric haemorrhage: monitoring with thromboelastography, laboratory analyses or both? *Int J Obstet Anesth.* 2014; 23:10–17.

[50] Sharma SK, Philip J, Whitten CW, et al. Assessment of changes in coagulation in parturients with preeclampsia using thromboelastography. *Anesthesiology.* 1999;90: 385–390.

[51] Sharma SK, Philip J, Wiley J. Th romboelastographic changes in healthy parturients and postpartum women. *Anesth Analg.* 1997;85:94–98.

[52] Cortet M, Deneux-Th araux C, Dupont C, et al. Association between fibrinogen level and severity of postpartum haemorrhage: secondary analysis of a prospective trial. *Br J Anaesthesia.* 2012;108:984–989.

[53] Theusinger OM, Baulig W, Seifert B, et al. Relative concentrations of haemostatic factors and cytokines in solvent/detergenttreated and fresh-frozen plasma. *Br J Anaesth.* 2011;106:505–511.

[54] Caudill JSC, Nichols WL, Plumhoff EA, et al. Comparison of coagulation factor VIII content and concentration in cryoprecipitate and fresh-frozen plasma. *Transfusion.* 2009;49:765–770.

[55] Levy JH, Szlam F, Tanaka KA, et al. Fibrinogen and hemostasis: a primary hemostatic target for the management of acquired bleeding. *Anesth Analg.* 2012;114:261–274.

[56] Lewis NR, Brunker P, Lemire SJ, et al. Failure of recombinant factor VIIa to correct the coagulopathy in a case of severe postpartum hemorrhage. *Transfusion.* 2009;49:689–695.

[57] Sentilhes L, Lasocki S, Ducloy-Bouthors AS, et al. Tranexamic acid for the prevention and treatment of postpartum haemorrhage. *Br J Anaesth.* 2015;114: 576–587.

[58] Iyasu S, Saftlas AK, Rowley DL, et al. The epidemiology of placenta previa in the United States, 1979 through 1987. *Am J Obstet Gynecol.* 1993;168:1424–1429.

[59] Silver RM, Landon MB, Rouse DJ, et al. Maternal morbidity associated with multiple repeat cesarean deliveries. *Obstet Gynecol.* 2006;107:1226–1232.

[60] Dashe JS. Toward consistent terminology of placental location. *Semin Perinatol.* 2013;37:375–379.

[61] Sharma A, Suri V, Gupta I. Tocolytic therapy in conservative management of symptomatic placenta previa. *Int J Gynaecol Obstet.* 2004;84:109–113.

[62] Bonner SM, Haynes SR, Ryall D. The anaesthetic management of caesarean section for placenta praevia: a questionnaire survey. *Anaesthesia.* 1995;50:992–994.

[63] Oyelese Y, Catanzarite V, Prefumo F, et al. Vasa previa: the impact of prenatal diagnosis on outcomes. *Obstet Gynecol.* 2004;103:937–942.

[64] Sheiner E, Shoham-Vardi I, Hallak M, et al. Placental abruption in term pregnancies: clinical significance and obstetric risk factors. *J Matern Fetal Neonatal Med.* 2003;13:45–49.

[65] Ananth CV, Oyelese Y, Yeo L, et al. Placental abruption in the United States, 1979 through 2001: temporal trends and potential determinants. *Am J Obstet Gynecol.* 2005;192: 191–198.

[66] Ananth CV, Wilcox AJ. Placental abruption and perinatal mortality in the United States. *Am J Epidemiol.* 2001;153: 332–337.

[67] Tikkanen M, Nuutila M, Hiilesmaa V, et al. Clinical presentation and risk factors of placental abruption. *Acta Obstet Gynecol Scand.* 2006;85:700–705.

[68] Morikawa M, Cho K, Yamada T, et al. Do uterotonic drugs increase risk of abruptio placentae and eclampsia? *Arch Gynecol Obstet.* 2014;289:987–991.

[69] Kayani SI, Walkinshaw SA, Preston C. Pregnancy outcome in severe placental abruption. *BJOG.* 2003;110: 679–683.

[70] Walsh CA, Baxi LV. Rupture of the primigravid uterus: a review of the literature. *Obstet Gynecol Surv.* 2007;62: 327–334.

[71] Lydon-Rochelle M, Holt VL, Easterling TR, et al. Risk of uterine rupture during labor among women with a prior cesarean delivery. *N Engl J Med.* 2001;345:3–8.

[72] American College of Obstetricians and Gynecologists. ACOG Committee Opinion No. 342: induction of labor for vaginal birth after cesarean delivery. *Obstet Gynecol.* 2006;108:465–468.

[73] Eden RD, Parker RT, Gall SA. Rupture of the pregnant uterus: a 53-year review. *Obstet Gynecol.* 1986;68: 671–674.

[74] Scavone B. Antepartum and postpartum hemorrhage. In: Chestnut DH, Wong CA, Tsen LC, et al, eds. *Chestnut's Obstetric Anesthesia: Principles and Practice.* 5th ed. Philadelphia, Pa: Elsevier Saunders; 2014:881–914.

[75] Stalnaker BL, Maher JE, Kleinman GE, et al. Characteristics of successful claims for payment by the Florida Neurologic Injury Compensation Association Fund. *Am J Obstet Gynecol.* 1997;177:268–271.

[76] American College of Obstetricians and Gynecologists. ACOG Practice Bulletin No. 115: vaginal birth after previous cesarean delivery. *Obstet Gynecol.* 2010;116: 450–463.

[77] American Society of Anesthesiologists. Optimal goals for anesthesia care in obstetrics. http://www.asahq.org/ publications AndServices/standards/24.html. Accessed April 7, 2015.

[78] World Health Organization. World Health Organization recommendations for the prevention and treatment of postpartum haemorrhage. http://apps.who.int/iris/bitstream/ 10665/75411/1/9789241548502_eng.pdf. Accessed March 22, 2015.

[79] Callaghan WM, Kuklina EV, Berg CJ. Trends in postpartum hemorrhage: United States, 1994–2006. *Am J Obstet Gynecol.* 2010;202:353.e351–353.e356.

[80] Mhyre JM. Maternal mortality. *Curr Opin Anaesthesiol.* 2012;25:277–285.

[81] Tita ATN, Szychowski JM, Rouse DJ, et al. Higher-dose oxytocin and hemorrhage after vaginal delivery: a randomized controlled trial. *Obstet Gynecol.* 2012;119: 293–300.

[82] Bateman BT, Huybrechts KF, Hernandez-Diaz S, et al. Methylergonovine maleate and the risk of myocardial ischemia and infarction. *Am J Obstet Gynecol.* 2013; 209:459.e1–459.e13.

[83] Oleen MA, Mariano JP. Controlling refractory atonic postpartum hemorrhage with Hemabate sterile solution. *Am J Obstet Gynecol*. 1990;162:205–208.

[84] Gülmezoglu AM, Forna F, Villar J, et al. Prostaglandins for preventing postpartum haemorrhage. *Cochrane Database Syst Rev*. 2007;3:CD000494.

[85] Timor-Tritsch IE, Monteagudo A. Unforeseen consequences of the increasing rate of cesarean deliveries: early placenta accreta and cesarean scar pregnancy. A review. *Am J Obstet Gynecol*. 2012;207:14–29.

[86] Wu S, Kocherginsky M, Hibbard JU. Abnormal placentation: twenty-year analysis. *Am J Obstet Gynecol*. 2005;192:1458–1461.

[87] Gielchinsky Y, Rojansky N, Fasouliotis SJ, et al. Placenta accreta—summary of 10 years: a survey of 310 cases. *Placenta*. 2002;23:210–214.

[88] Mehrabadi A, Hutcheon JA, Liu S, et al. Contribution of placenta accreta to the incidence of postpartum hemorrhage and severe postpartum hemorrhage. *Obstet Gynecol*. 2015;125:814–821.

[89] Palacios Jaraquemada JM, Bruno CH. Magnetic resonance imaging in 300 cases of placenta accreta: surgical correlation of new findings. *Acta Obstet Gynecol Scand*. 2005;84:716–724.

[90] Chestnut DH, Redick LF. Continuous epidural anesthesia for elective cesarean hysterectomy. *South Med J*. 1985;78:1168–1169.

[91] Chestnut DH, Dewan DM, Redick LF, et al. Anesthetic management for obstetric hysterectomy: a multi-institutional study. *Anesthesiology*. 1989;70:607–610.

[92] Ballas J, Hull AD, Saenz C, et al. Preoperative intravascular balloon catheters and surgical outcomes in pregnancies complicated by placenta accreta: a management paradox. *Am J Obstet Gynecol*. 2012;207:216.e211–216.e215.

[93] Belfort MA. Placenta accreta. *Am J Obstet Gynecol*. 2010;203:430–439.

[94] Wendel PJ, Cox SM. Emergent obstetric management of uterine inversion. *Obstet Gynecol Clin North Am*. 1995;22:261–274.

[95] Goldenberg RL, Culhane JF, Iams JD, et al. Epidemiology and causes of preterm birth. *Lancet*. 2008;371:75–84.

[96] Eichenwald EC, Stark AR. Management and outcomes of very low birth weight. *N Engl J Med*. 2008;358:1700–1711.

[97] Patel P, Sun L. Update on neonatal anesthetic neurotoxicity: insight into molecular mechanisms and relevance to humans. *Anesthesiology*. 2009;110:703–708.

[98] Palanisamy A. Maternal anesthesia and fetal neurodevelopment. *Int J Obstet Anesth*. 2012;21:152–162.

[99] Yamasato K, Burlingame J, Kaneshiro B. Hemodynamic effects of nifedipine tocolysis. *J Obstet Gynaecol Res*. 2015;41:17–22.

[100] van Vliet EO, Boormans EM, de Lange TS, et al. Preterm labor: current pharmacotherapy options for tocolysis. *Expert Opin Pharmacother*. 2014;15:787–797.

[101] Loe SM, Sanchez-Ramos L, Kaunitz AM. Assessing the neonatal safety of indomethacin tocolysis: a systematic review with meta-analysis. *Obstet Gynecol*. 2005;106:173–179.

[102] Chau AC, Gabert HA, Miller JM Jr. A prospective comparison of terbutaline and magnesium for tocolysis. *Obstet Gynecol*. 1992;80:847–851.

[103] Hollander DI, Nagey DA, Pupkin MJ. Magnesium sulfate and ritodrine hydrochloride: a randomized comparison. *Am J Obstet Gynecol*. 1987;156:631–637.

[104] DeVore JS, Asrani R. Magnesium sulfate prevents succinylcholine-induced fasciculations in toxemic parturients. *Anesthesiology*. 1980;52:76–77.

[105] Neilson JP, West HM, Dowswell T. Betamimetics for inhibiting preterm labour. *Cochrane Database Syst Rev*. 2014;2:CD004352.

[106] Flenady V, Reinebrant HE, Liley HG, et al. Oxytocin receptor antagonists for inhibiting preterm labour. *Cochrane Database Syst Rev*. 2014;6:CD004452.

[107] Beall MH, Spong C, McKay J, et al. Objective definition of shoulder dystocia: a prospective evaluation. *Am J Obstet Gynecol*. 1998;179:934–937.

[108] Rouse DJ, Owen J, Goldenberg RL, et al. The effectiveness and costs of elective cesarean delivery for fetal macrosomia diagnosed by ultrasound. *JAMA*. 1996;276:1480–1486.

[109] Sandberg EC. The Zavanelli maneuver: 12 years of recorded experience. *Obstet Gynecol*. 1999;93:312–317.

[110] Gibbons C, O'Herlihy C, Murphy JF. Umbilical cord prolapse—changing patterns and improved outcomes: a retrospective cohort study. *BJOG*. 2014;121:1705–1708.

[111] Katz Z, Shoham Z, Lancet M, et al. Management of labor with umbilical cord prolapse: a 5-year study. *Obstet Gynecol*. 1988;72:278–281.

[112] McDonnell NJ, Percival V, Paech MJ. Amniotic fluid embolism: a leading cause of maternal death yet still a medical conundrum. *Int J Obstet Anesth*. 2013;22:329–336.

[113] Abenhaim HA, Azoulay L, Kramer MS, et al. Incidence and risk factors of amniotic fluid embolisms: a population-based study on 3 million births in the United States. *Am J Obstet Gynecol*. 2008;199:49.e1–49.e8.

[114] Knight M, Tuffnell D, Brocklehurst P, et al. Incidence and risk factors for amniotic-fluid embolism. *Obstet Gynecol*.

2010;115:910–917.

[115] Kramer MS, Rouleau J, Baskett TF, et al. Amniotic-fluid embolism and medical induction of labour: a retrospective, population-based cohort study. *Lancet*. 2006;368:1444–1448.

[116] Roberts CL, Algert CS, Knight M, et al. Amniotic fluid embolism in an Australian population-based cohort. *BJOG*. 2010;117:1417–1421.

[117] Knight M, Berg C, Brocklehurst P, et al. Amniotic fluid embolism incidence, risk factors and outcomes: a review and recommendations. *BMC Pregnancy Childbirth*. 2012; 12:7.

[118] Dean LS, Rogers RP III, Harley RA, et al. Case scenario: amniotic fluid embolism. *Anesthesiology*. 2012;116:186–192.

[119] Clark SL. Amniotic fluid embolism. *Obstet Gynecol*. 2014;123:337–348.

[120] Vanden Hoek TL, Morrison LJ, Shuster M, et al. Part 12: cardiac arrest in special situations: 2010 American Heart Association Guidelines for Cardiopulmonary Resuscitation and Emergency Cardiovascular Care. *Circulation*. 2010; 122:S829–S861.

[121] Farinelli CK, Hameed AB. Cardiopulmonary resuscitation in pregnancy. *Cardiol Clin*. 2012;30:453–461.

[122] Paterson-Brown S, Bamber J. Prevention and treatment of haemorrhage. In: Knight M, Kenyon S, Brocklehurst P, et al, eds. *Saving Lives, Improving Mothers' Care : Lessons Learned to Inform Future Maternity Care from the UK and Ireland Confidential Enquiries into Maternal Deaths and Morbidity 2009-2012*. Oxford, United Kingdom: University of Oxford; 2014:45–55.

[123] Conde-Agudelo A, Romero R. Amniotic fluid embolism: an evidence-based review. *Am J Obstet Gynecol*. 2009; 201:445. e1–455.e13.

[124] Girard T, Mörtl M, Schlembach D. New approaches to obstetric hemorrhage: the postpartum hemorrhage consensus algorithm. *Curr Opin Anaesthesiol*. 2014;27:267–274.

[125] Leighton BL, Wall MH, Lockhart EM, et al. Use of recombinant factor VIIa in patients with amniotic fluid embolism: a systematic review of cases. *Anesthesiology*. 2011;115:1201–1208.

[126] Morgan M. Amniotic fluid embolism. *Anaesthesia*. 1979;34:20–32.

[127] Kramer MS, Rouleau J, Liu S, et al. Amniotic fluid embolism: incidence, risk factors, and impact on perinatal outcome. *BJOG*. 2012;119:874–879.

第17章 新生儿复苏
Newborn Resuscitation

Richard A. Month　著

朱佳骏　译

要点 Keypoint

- 新生儿分娩后，正常呼吸的建立，肺血管阻力的下降和体循环压力的上升，是其从宫内环境向宫外环境顺利过渡的重要生理变化。
- 生后长时间的缺氧酸中毒会严重影响新生儿从宫内环境向宫外环境的过渡。
- 大多数新生儿窒息可以通过分娩前或分娩时胎儿评估结果来预测。
- Apgar 评分给了临床操作者进行新生儿复苏的指示（译者注：新生儿复苏开展 Apgar 评分应遵循新生儿复苏指南要求）。但 Apgar 评分对出生后神经系统后遗症的预测价值不高。
- 麻醉师的首要任务是保障母亲的安全。当需要进行新生儿复苏时，另一位具有新生儿复苏技能的医务人员应该能迅速到场。
- 新生儿分娩后 30s，如果经过初步复苏仍不能进行有效地呼吸，则需立即进行辅助通气。
- 在辅助通气时，采用 100% 氧气不再是常规做法。但是，辅助通气操作时最佳的吸入氧浓度尚未明确。
- 低血容量导致新生儿窒息较为罕见。因此，对于循环血量正常的新生儿给予大量的液体会产生明显的不良反应。
- 对于羊水浑浊的新生儿，如果其生后有活力，口咽部和气管内吸引不再推荐。
- 对于阿片类导致呼吸抑制的新生儿，最初的处理应是辅助通气，而不是给予纳洛酮。

从宫内环境向宫外环境的顺利过渡，包含着许多复杂的生理变化。文献统计约 10% 新生儿生后需要辅助通气，约 1% 新生儿需要高级复苏技术[1]。因此，全球范围每年有 5 000 000 ～ 10 000 000 新生儿生后需要一定程度的干预，这就要求参与分娩工作的医务人员了解新生儿过渡期的相关知识，能准确判断什么情况下需要进行新生儿复苏，并能确保提供正确的新生儿复苏操作。

一、新生儿过渡期相关知识

1. 胎儿心血管系统和肺生理学

(1) 胎儿循环系统是一个序贯性系统，这与成人肺循环和体循环的互相独立完全不同（图 17-1）[2]。来源于胎盘氧含量较高的血液，通过脐静脉进入胎儿。通过静脉导管进入下腔静脉，到达胎儿心房后，约40% 的血流直接通过卵圆孔进入左心房和升主动脉，以保证胎儿心脏和脑能获得高氧含量的血液灌注[3]。而从胎儿头部和上肢的氧含量较低的血液，通过上腔静脉回流到右心房，并与右心房内剩余 60% 氧含量较高的血液混合后，进入右心室。由于胎儿肺血管阻力较大，90% 进入肺动脉的血液通过动脉导管进入降主动脉，流向腹部、盆腔和下肢[4]。我们称其为持续性心脏水平的右向左分流。约 40% 心排血量通过脐动脉进入胎盘。由于胎盘内存在大量母胎血管交通，血管阻力较低，因此对胎儿体循环压力基本没有影响。

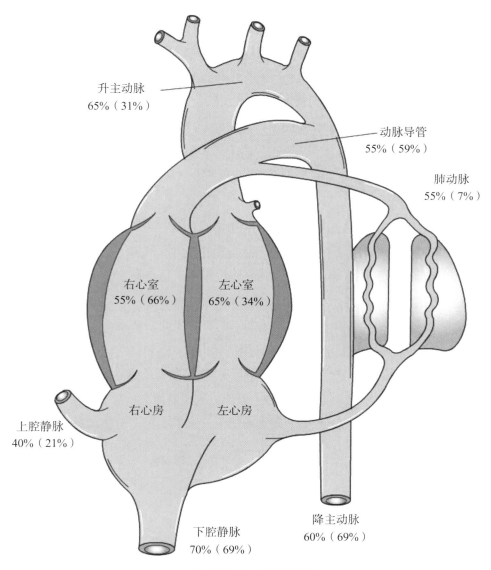

▲ 图 17-1　胎儿循环

在妊娠晚期，流经心脏和大血管的氧饱和度和血流；括号内的数字代表流经该部位的血量占总血量的比例，括号外的数值代表该位置血氧饱和度（引自 Rudolph AM，Heyman MA. Fetal and neonatal circulation and respiration. *Annu Rev Physiol*. 1974;36:187-207.）

(2) 妊娠期及新生儿期，肺部的发育持续进行。胎儿肺部开始发生先于分娩。妊娠后期，胎儿体内糖皮质激素水平升高，各脏器功能进一步完善，包括肺成熟，都在为胎儿分娩后适应宫外环境做准备。此外，肺泡表面活性物质分泌增加，使肺泡表面张力下降，利于生后肺膨胀和气体交换，同时也进一步刺激肺发育[5]。

2. 正常的新生儿过渡期变化

(1) 分娩前后（胎儿向新生儿过渡过程中），机体血流动力学和肺生理发生快速而巨大的变化。在胎儿肺发育过程中，胎儿呼吸道内大约有 30ml/kg 液体，这些液体是胎儿血浆的超滤液。一旦分娩发动，这些液体开始被机体吸收[3]。如果经阴道分娩，产道对胎儿胸廓的挤压，进一步促进口腔和上呼吸道的液体排出体外[2]。随着最初数次呼吸，肺部开始充满气体，肺泡表面活性物质释放，机体氧合水平急剧上升[6]。随着肺血流的增加和机体氧合水平的上升有利于 NO 的释放，靶向作用于肺血管使其进一步扩张，肺循环的阻力持续下降[7]。同时，脐带的结扎，低血管阻力的胎盘与体循环的连接中断，使体循环压力上升。胎儿娩出后，左心房的压力超过右心房的压力，卵圆孔迅速功能性关闭。

(2) 卵圆孔水平和动脉导管水平右向左分流在生后数分钟内持续减少。

> **临床要点** 新生儿出生后随着肺循环压力下降，体循环压力上升，胎儿期间赖以生存的持续右向左血液分流迅速减少。新生儿的最初数次呼吸和脐带的结扎是导致上述变化的主要原因。

3. 长时间缺氧 / 酸中毒

(1) 新生儿能耐受短暂的缺氧和酸中毒。对窒息新生儿进行及时干预以避免机体发生持续性缺氧和酸中毒。因为长时间的缺氧或酸中毒会影响胎儿向新生儿的过渡。低氧情况下，动脉导管持续开发，维持胎儿状态时的右向左分流，因为动脉导管平滑肌的收缩依赖于机体血氧水平的升高。低氧血症会导致肺血管收缩，增加发生持续性肺动脉高压的风险。肺动脉压力的上升进一步导致右心房压力上升，胎儿状态下卵圆孔水平的右向左分流亦得以维持。与胎儿期不同，新生儿的肺动脉和右心房的血液系未氧合血液，右向左分流导致缺氧进一步加重，病情进一步恶化[4]。

(2) 胎儿和新生儿对于低氧状态的反应称为"潜水反射"。这与海豹潜水时的生理变化非常相似。血流分布会发生变化，血液主要流向心脏、脑、肾上腺，组织摄取氧的能力增加。

(3) 新生儿在缺氧状态下，循环系统最初表现为血压上升；然而随着缺氧的持续，心肌细胞收缩力下降，心排血量下降，最终导致体循环压力下降[4]。

(4) 新生儿在缺氧状态下，最初的呼吸是快而规则的（图 17-2）。然而，随着缺氧持续，机体发生呼吸运动暂停，我们称为原发性呼吸暂停。在原发性呼吸暂停期，给予新生儿一定程度刺激能使其恢复自主呼吸。如果在原发性呼吸暂停期内缺氧仍持续，新生儿继而会出现不规则呼吸或喘息，并很快进入继发性或终末性呼吸暂停。在继发性呼吸暂停期，由于驱动呼吸运动的神经中枢功能和膈肌运动均抑制，给予新生儿刺激不能使其恢复自主呼吸[8]。这些生理变化的最终结果就是新生儿发生持续性肺动脉高压，没有或仅存在微弱呼吸驱动。理想状态下，合理的新生儿复苏就是要避免这种不良结果的发生。

> **临床要点** 正常新生儿能耐受短暂的缺氧和酸中毒，然而，持续低氧血症和酸中毒会导致循环系统功能抑制，持续肺动脉高压发生和呼吸驱动力丧失。

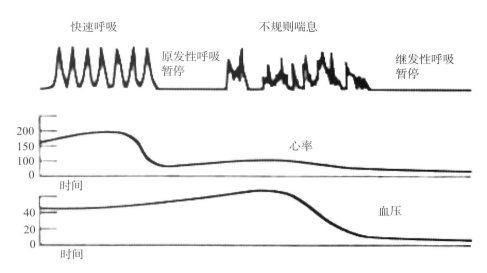

▲ **图 17-2　酸中毒新生儿呼吸运动变化**

新生儿在一段时间正常，较快的呼吸后，发生原发性呼吸暂停，此时通过刺激可以恢复自主呼吸；但如果未及时纠正，新生儿会再次出现短期不规则的呼吸运动，继而发生继发性呼吸暂停，此时，需要通过正压通气方能恢复自主呼吸（引自 Dawes G. *Fetal and Neonatal Physiology: A Comparative Study of the Changes at Birth*. Chicago，IL: Year Book Medical; 1968:141-157.）

二、如何识别窒息新生儿

80% 的新生儿复苏是可以被预期的 [1, 9]。

1. 产前评估（见第 7 章）　通过胎心监护评估胎心率（FHR），可以帮助医务人员识别高危胎儿，制定分娩方式，预测胎儿结局。无负荷试验（NST）、宫缩应激试验（CST）和胎儿生物评分（BPP）也都能用以评估胎儿状况 [10-15]。表 17-1 罗列了需要新生儿复苏的产前评估内容。

表 17-1　与新生儿复苏相关的产前因素

• 母亲糖尿病	• 过期产分娩
• 妊娠期高血压	• 早产
• 产前疑似 Rh 溶血	• 多胎
• 死产病史	• 胎儿大小与预期不符
• 妊娠中后期阴道流血	• 羊水过多
• 母亲感染	• 羊水过少
• 未进行常规产前检查	• 胎儿发育异常
• 母亲药物滥用	
• 母亲产前某些药物运用，包括利舍平、碳酸锂、镁剂和肾上腺素拮抗药	

2. 产时评估（见第 7 章）　许多分娩过程中的异常事件会增加新生儿复苏的可能性（表 17-2）。

(1) 胎儿产时评估最基础的方法是通过胎儿电子监护评估胎心率。虽然，胎儿电子监护是一个相对可靠的工具，它对于胎儿生后需要复苏具有较高的预测价值 [9, 16]，但是，胎儿电子监护结果正常并不确保胎儿娩出后不需要复苏，50% 剖宫产分娩新生儿可能发生胎儿电子监护正常，但生后需要不同程度复苏的情况 [9]。

表 17-2　与新生儿复苏相关的产时异常状况

• 剖宫产 • 异常胎先露 • 早产 • 胎膜早破时间超过 24h • 绒毛膜羊膜炎 • 急产 • 第一产程超过 24h • 第二产程超过 3 ~ 4h • 胎心监护结果可疑	• 全身麻醉 • 子宫收缩力过强 / 强直收缩 • 羊水胎粪污染 • 脐带脱垂 • 胎盘早剥 • 子宫破裂 • 器械分娩困难 • 分娩前 4h 内运用阿片类

(2) 产时的胎儿电子监护会联合胎心监测结果（通过外部多普勒超声或胎儿头皮电极）和子宫收缩形式结果（通过外部子宫外部动力监测或子宫内压力监测）进行评估。联合这两个参数能较好地评估胎儿状态，并预测胎儿宫内窘迫情况。在对胎心进行监测时我们会用到四个参数：基线、变异度、加速和减速[17]。用这四个参数，胎心监护结果可以解读为三个类别，见表 17-3。第一类称为正常，预示胎儿情况良好。第二类称为不明确，既不预示胎儿情况良好，也不提示胎儿存在缺氧 / 酸中毒情况。第三类称为异常，高度提示胎儿存在缺氧 / 酸中毒状况，需要进行准确的评估和干预[17]。在过去，胎儿头皮血血气分析结果用以指导产程处理（比如头皮血血气 pH < 7.20 作为加快产程的依据）[18]，然而，由于这种方法是有创操作，现在已经逐步被胎儿头皮刺激所替代。胎儿头皮刺激后胎心率加快 10/min，并持续 10s 或更长时间，往往提示胎儿 pH > 7.20[19]。

> **临床要点**　虽然，绝大部分需要复苏的新生儿在产前或产时都是能被预测的，但是，每次分娩过程都需要准备新生儿复苏所需资源，以防不测。

表 17-3　胎心监护的分类

三级胎心监护结果的解读	
第一类	包括下列所有参数 • 基线：110 ~ 160/min • 变异：中等（6 ~ 25/min） • 加速：存在或消失 • 减速：没有晚期减速和变异减速
第二类	未包含在第一类和第三类的所有胎心监护结果
第三类	包括以下任一情况 • 无变异且包含下列任一情况 　反复发生的晚期减速 　反复发生的变异减速 　胎心过缓 • 胎心监护记录正弦样改变

三、新生儿的评估

1. Apgar 评分　历史上，Apgar 评分是第一次采用标准的方法对分娩后新生儿状况的评估。这个评分在 1953 年由麻醉师 Virginia Apgar 最早提出，这个评分包括五项内容：心率、呼吸运动、反应、肌张力和肤色，每项可评为 0、1 分或 2 分，满分 10 分，分别在出生后 1min 和 5min 进行评估[20]。

每项评分的具体内容已经罗列在表 17-4。Apgar 评分包含着一些重要信息用以指导窒息新生儿生后的复苏和治疗。

表 17-4　Apgar 评分

Apgar 评分系统			
参数	0 分	1 分	2 分
心率	0	< 100/min	100 ～ 160/min
呼吸	无	不规则呼吸或喘息	规则，强有力的呼吸
反射	对刺激无反应	对于刺激有轻微反应：如皱眉，轻微哭泣	对于刺激有反应：如咳嗽，啼哭，肢体回缩
肌张力	松软	轻度屈曲，轻度回弹	四肢屈曲，被动运动明显
肤色	中心性发绀	躯红肢紫	肤色红润

(1) 此外，Apgar 评分可以用来预测新生儿死亡，这已被反复证实。生后 5min Apgar 评分 0 ～ 3 分的足月儿，其死亡率明显高于 Apgar 评分 7 ～ 10 分[21, 22]。

(2) 运用 Apgar 评分也需要注意一些问题[23]。不同观察者的 Apgar 评分结果会不一样，这可能出现在单项评分上，也会出现在总分。Apgar 评分曾经被用以评估新生儿的长期临床结局（包括神经系统功能，脑瘫甚至智力），这是错误的。根据美国儿科学会和妇产科联合会建议：虽然 Apgar 评分和新生儿死亡有关，但 Apgar 评分对于产时急性缺氧事件并不是一个结论性的指标[24]。

2. 脐带血的检测　脐带血能在分娩前评估胎儿的宫内环境。表 17-5 系脐动静脉血的血气分析的正常参考范围。

表 17-5　正常的脐动脉和脐静脉血气分析结果

	脐动脉	脐静脉
pH	7.26 ± 0.07[a]	7.34 ± 0.06
PCO_2（mmHg）	53 ± 10	41 ± 7
PO_2（mmHg）	17 ± 6	29 ± 7
碱剩余（mEq/L）	-4 ± 3	-3 ± 3

a. 所有数值的标准差均为 ±1 范围内

改编自 Helwig JT，Parer JT，Kilpatrick SJ，et al. Umbilical cord blood acid-base state: what is normal? *Am J Obstet Gynecol*. 1996;174: 1807-1812.

临床要点　Apgar 评分可以用来指导新生儿复苏（译者注：新生儿复苏应遵循新生儿复苏指南要求）。

四、新生儿复苏

所有参与分娩活动的麻醉师都应该熟悉新生儿复苏。因为新生儿复苏的迫切性，分娩前充足的准备是必需的。

1. 复苏的准备　新生儿复苏工具和相关药品应放置在显眼位置，定期检查工具性能和药物的有效期，并保证复苏物品的完整性（运用后要求马上补充）（表 17-6）。每次分娩，都需要至少一位具有新生儿基础复苏能力的工作人员参加。美国麻醉师协会和美国妇产科联合会提出一个理想的目标：在新生儿复苏过程中，麻醉师不参加复苏过程，因为麻醉师的主要责任在于负责产妇的安全[25]。然而，在确保产妇安全的前提下，麻醉师可以在新生儿复苏工作中起协助的作用。这些作用包括评估新生儿状态，具有窒息新生儿病理生理知识，气道处置和药物注射等。如果存在胎儿分娩前已存在异常情况，那么，分娩时需要两位具有新生儿复苏经验的人员共同参与。

临床要点　麻醉师的主要责任是保障产妇的安全。当胎儿分娩前存在异常情况或产前预计需要进行新生儿复苏，如果可能，分娩时需要两位具有新生儿复苏经验的医务人员共同参与。

表 17-6　新生儿复苏工具

◆ **吸引工具**	◆ **药物**
- 洗耳球	- 1：10 000 肾上腺素
- 负压吸引装置	- 生理盐水
- 5F ～ 10F 吸痰管	- 10% 葡萄糖
- 胎粪吸引器	◆ **血管置管工具**
◆ **通气相关工具**	- 脐动脉置管包
- 带减压阀的新生儿复苏皮囊	- 粗棉线（用于结扎脐带根部）
- 新生儿复苏面罩	- 脐血管置管 3.5F 和 5F
- 口气道装置	- 注射器和针头
- 氧流量仪	- 三通管
◆ **气管插管工具**	◆ **监护设备**
- 喉镜	- 听诊器
- 0 号和 1 号的直镜片	- 心电图
- 2.5 ～ 4.0mm 内径的气管插管	◆ **其他**
- 气管插管导芯	- 辐射床
- 后备灯珠和电池	- 剪刀
- 固定用胶带	- 手套

2. 复苏流程　美国心脏协会和美国儿科协会制定了新生儿复苏指南，通过评估内容进行相应的处理[1]。复苏指南以 30s 作为一个评估周期，每 30 秒会对新生儿进行评估以判断复苏的效果，并通过评估结果决定下一步复苏方案。新生儿的评估内容为心率、呼吸和氧合状况。复苏每一步的成功完成都是开展下一步的先决条件。

3. 初步复苏　新生儿娩出后提出四个问题来对新生儿进行开始评估：① 该新生儿足月吗？② 羊水清吗？③ 新生儿有自主呼吸或啼哭吗？④ 新生儿肌张力好吗？如果你得到的信息是该次分娩为足月新生儿，羊水清，肌张力好，没有呼吸困难存在，那么只需进行常规护理。新生儿一旦发生宫外环境适应不良情况，就需要给予保暖，轻刺激，适当体位摆放（鼻吸气位）保持气道通畅。口咽部和鼻腔的吸引要求快速而轻柔，因为长时间较强的吸引会导致呼吸暂停，喉痉挛，心动过缓。

4. 保持正常体温　减少热量的丢失是新生儿复苏的重要环节。所有新生儿的体温调节能力差，这在窒息新生儿上就更为明显。新生儿的体表面积与体重比例高，通过传递、对流、蒸发和辐射方式，热量迅速丢失。足月儿对抗低体温的主要反应是机体儿茶酚胺水平上升，棕色脂肪代谢增加。这又进一步导致机体氧消耗增多，热量利用和代谢率上升[26]。最终低氧血症、高碳酸血症和低血糖促进持续胎儿循环的发生，使新生儿复苏难度大大增加。

5. 辅助通气　新生儿在胸部娩出后，很快尝试第一次自主呼吸，这会产生 60 ～ 100cmH_2O 的胸腔负压，出现约 80ml 吸气潮气量。首次吸入的气体大部分留作肺内作为功能残气量的组成部分[27]。新生儿完成保暖，气道吸引及轻刺激，仍不能产生自主呼吸就需要进行干预，确保新生儿获得足够的通气。

(1) 3% ～ 5% 新生儿生后需要辅助通气。当新生儿生后 30s 发生呼吸暂停，自主呼吸微弱或仅有喘息样呼吸，或者心率＜ 100/min 时就需要进行正压通气（图 17-3）。辅助通气可以通过面罩、喉罩或者气管插管等方式开展。一般情况下，开始会通过面罩方式进行正压通气，如果临床没有改善就会采用气管插管途径进行辅助通气。

(2) 常见气管插管的指征：气道内胎粪的吸引，长期或效果不良的面罩皮囊正压通气或者气管内给药（这种操作目前强烈不推荐）。良好的气管插管条件包括：新生儿的头颈部处于鼻吸气位（图 17-4）。鉴于新生儿咽部的解剖特点，一把小而直的喉镜片，例如 Miller 0 或 1 号喉镜片，就能将良好地显露新生儿气道。与成人喉部位于第 6 颈椎水平不同，新生儿的喉部位置靠前，一般位于第 3 颈椎水平。采用无气囊的气管插管进行正压通气，我们发现有少量气体溢出，这是正常的，提示气管插管管径大小正确（表 17-7）。采用过大管径的气管插管会导致声门下硬化，而采用过小的气管插管会影响通气效果，而且容易堵塞。气管插管的顶端一般位于声门下 2cm 左右，气管插管位置可以通过检测呼气末 CO_2 水平，双侧呼吸音和胸廓抬动情况进行判断。

(3) 不论是面罩皮囊通气还是气管插管通气都会产生一些并发症。长时间的面罩加压通气会导致胃过于扩张，面罩压迫部位软组织损伤。而气管插管过程中在喉镜暴露气道过程中可能出现高血压，这与新生儿颅内出血相关。此外，气管插管有一定技术要求。近期研究提示：对于工作时间 3 年的住院医师，其尝试两次完成气管插管的比例约为 62%[28]。

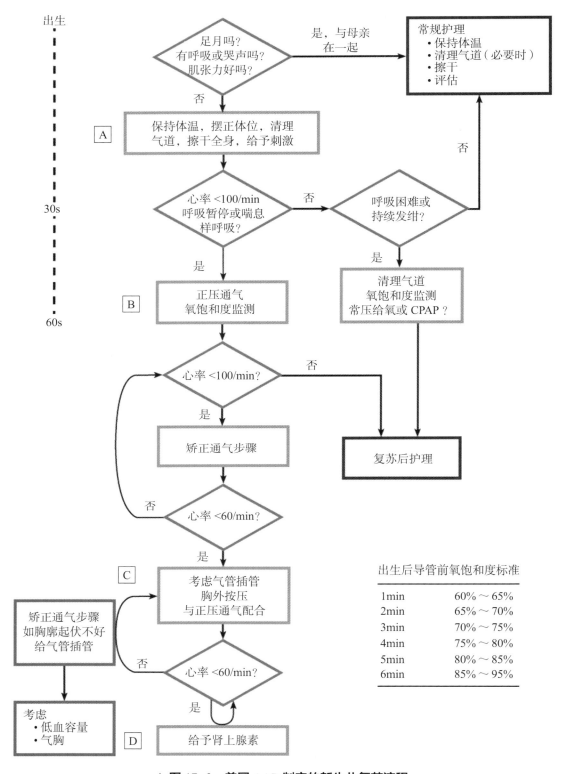

出生

30s

60s

足月吗?
有呼吸或哭声吗?
肌张力好吗?

是，与母亲
在一起

常规护理
• 保持体温
• 清理气道（必要时）
• 擦干
• 评估

否

A 保持体温，摆正体位，清理
气道，擦干全身，给予刺激

心率 <100/min
呼吸暂停或喘息
样呼吸?

否

呼吸困难或
持续发绀?

是

否

是

B 正压通气
氧饱和度监测

清理气道
氧饱和度监测
常压给氧或 CPAP ?

心率 <100/min?

否

是

矫正通气步骤

复苏后护理

否

心率 <60/min?

是

C 考虑气管插管
胸外按压
与正压通气配合

矫正通气步骤
如胸廓起伏不好
给气管插管

否

心率 <60/min?

是

考虑
• 低血容量
• 气胸

D 给予肾上腺素

出生后导管前氧饱和度标准

1min	60%～65%
2min	65%～70%
3min	70%～75%
4min	75%～80%
5min	80%～85%
6min	85%～95%

▲ 图 17-3 美国 AAP 制定的新生儿复苏流程

（译者注：我国新生儿复苏仍将羊水是否浑浊作为初步评估内容）

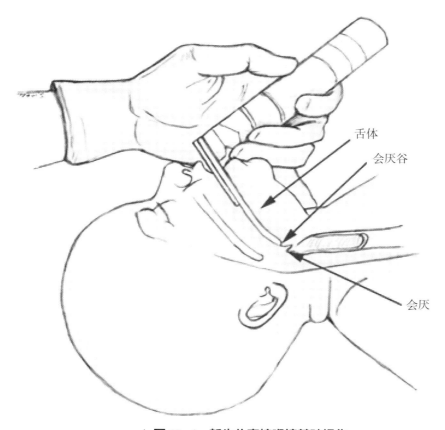

舌体

会厌谷

会厌

▲ 图 17-4　新生儿直接喉镜基础操作

左手持喉镜柄，左手小指轻压舌骨使气管口显露于视野中（引自 Gregory GA. Resuscitation of the newborn. *Anesthesiology.* 1975;43:225-237.）

表 17-7　新生儿气管插管直径大小的选择

体重（g）	气管插管直径（mm）	气管插管深度（距唇 cm）
< 1000	2.5	7
1000 ～ 2000	3.0	8
2000 ～ 3000	3.5	9
> 3500	4.0	10

　　(4) 考虑到面罩皮囊加压通气和气管插管的局限性，有学者提出在新生儿复苏中使用喉罩通气[29-31]。喉罩通气可用于足月儿和早产儿的复苏，与气管插管比较，操作较简单，操作过程中对血流动力学的影响也较小。无论是初学者还是经验丰富的人员都能成功使用喉罩。一项研究报道了由喉罩初学者成功完成的 20 例新生儿复苏[29]。另一项研究发现对于经验丰富的操作者无论用喉罩还是气管插管，复苏效果差异无统计学意义[31]。虽然，如果需要采用较高压力通气，需要进行气管内吸引或者需要气管内给药，气管常规仍是首选考虑的。但是喉罩可作为挽救无法成功进行气管插管的新生儿的手段，例如 Peirre-Robin 综合征、Treacher-Collins 综合征等存在先天性气道发育异常的新生儿。

> **临床要点** 经过保暖，轻柔吸引及刺激后，大多生后存在呼吸抑制的新生儿会出现自主呼吸。但是对于经上述操作后仍无自主呼吸的新生儿需要进行面罩皮囊辅助通气。

6. 如何建立通气 对新生儿进行人工通气，需要考虑采用最合理的吸气压力、吸气时间和流量。面罩皮囊通气操作中有时会采用较高的压力进行通气，新生儿初期通气时，确保肺膨胀的压力可达 $30 \sim 40cmH_2O$，这就存在发生医源性气漏的风险。新生儿肺充气后，$12 \sim 20cmH_2O$ 的压力一般能确保 $5 \sim 7ml/kg$ 的潮气量。如果面罩正压通气后新生儿仍未出现自主呼吸，那么需要维持 30/min 的通气。同时需要考虑运用呼吸末正压，因为这有利于减少肺损伤，改善肺顺应性，促进气体交换[32]。无论采用什么通气模式，心率、肤色和肌张力的改善提示氧合良好。

7. 氧气的供应 过去，氧气的供应是新生儿复苏的重要方面。然而，近期对于采用 100% 氧气进行新生儿复苏的质疑越来越多[33-37]。事实上，AHA/AAP 最新的指南要求在足月儿初期复苏中采用空气[1]。

(1) Ramji 等最早对空气作为新生儿复苏的气源进行报道，其发现空气和 100% 氧气复苏效果类似[33]。此后有文献报道，空气复苏新生儿死亡率，比 100% 氧气复苏更低（13.9% vs. 19%）[34]。两者在神经系统后遗症、生长发育等方面差异无统计学意义[35]。最近西班牙的一项研究提示：采用空气复苏后新生儿死亡率将降至 0.5%，而此前采用 100% 氧气复苏时新生儿死亡率为 3.5%。该研究进一步加强：采用空气复苏减低新生儿死亡率的证据。因为，此前类似研究多在第三世界国家进行[37]。最新 Meta 分析，纳入相关随机和半随机研究后，总结采用空气作为新生儿复苏气源的优点包括：降低新生儿死亡率，缩短新生儿首次自主呼吸出现的时间，较高的 5min Apgar 评分[36]。

(2) 尽管越来越多的证据提示：采用 100% 氧气复苏存在危害，但是空气作为新生儿复苏最理想的气源仍存在争议。因为关于不同浓度吸入氧对新生儿复苏效果影响的文献，结论不统一[38-42]。对新生猪建立间歇窒息模型发现：100% 氧气对于大脑部分区域（纹状体和海马）具有保护作用，可减轻细胞凋亡[38]。其他研究提示采用 100% 氧气后机体氧化应激产物增加，加重新生儿脑、肺、心肌细胞、肾的灌注损伤[39-41]。此外，无论足月儿还是早产儿，出生后短期高氧血症都可能引起脑血流的减少[42]。

(3) 目前仍无法明确，采用多少浓度的氧气进行新生儿复苏，既能减少高氧的毒性作用，又降低低氧血症的不良后果。

> **临床要点** 虽然运用 100% 氧气进行新生儿复苏受到越来越多的质疑，但是最合适的氧浓度目前仍未被证实。

8. 胸外按压 无论新生儿最初采用何种浓度氧气进行复苏，如果经 30s 有效通气后，心率仍低于 60/min，就需要进行胸外按压。足月新生儿，原发性心搏骤停发生率不到 0.1%，最常见的原因是呼吸问题导致的窒息。因为低氧、组织酸中毒导致心动过缓，心肌收缩力下降，最后导致心搏骤停。

(1) 胸外按压应该以 3 : 1 进行，即每分钟 90 次胸外按压和 30 次通气，胸外按压有两种方式（图 17-5）。拇指法：双手拇指位于胸骨体下 1/3，其他手指环绕胸廓并托住背部。该方法能形成较高的收缩压和冠脉灌注压，因此实践中更为推荐[43]。"双指法"：一手示指和中指垂直于胸骨，另一手托住背部。该方法有利于同时对新生儿进行其他操作，比如需要同时进行脐血管置管。无论采用哪种操作，每次胸廓下压的深度均需要达到胸廓前后径的 1/3。新生儿氧合改善和（或）肤色转红、脉搏可以触摸是心脏充足输出的依据。胸外按压每 2 分钟可短暂中断用以评估心率（译者注：目前新生儿复苏指南建议 45 ～ 60s，同时指出胸外按压操作不宜反复中断）。

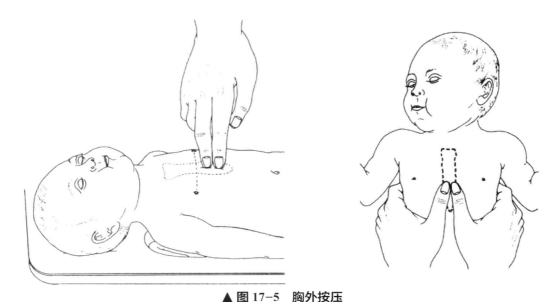

▲ 图 17-5　胸外按压

新生儿胸外按压有两种技术；左图为双指法，有利于脐血管置管；右图为拇指法，心排血量更高

(2) 当心率＞ 80/min，大动脉脉搏可以扪及时，胸外按压可以中断。（译者注：目前新生儿复苏建议心率＞ 60/min，可中断胸外按压。）

9. 脐静脉置管　脐血管置管用于抢救药物的及时给予和血流动力学的监测。肾上腺素和液体也可以通过脐静脉给予。当需要进行反复血压评估和动脉血气分析检查时，可进行脐动脉置管。

(1) 在脐带残端找到脐静脉，遵循无菌原则，将管径 3.5 或 5Fr 置管置入，置入 2 ～ 3cm，可以回抽到血液。脐静脉置管不能位于肝内，因为肝内药物注射或高渗透压液体运用会引起肝细胞坏死或门静脉血栓形成。

(2) 脐动脉置管的顶端应位于主动脉分叉以上，低于盆腔、肾和肠系膜动脉之下。对于足月儿，置管深度一般在 9 ～ 12cm。如果需要长时间放置，必须摄片确定导管顶端位置。

10. 药物

(1) 肾上腺素：有些新生儿虽然经过有效通气和胸外按压后，仍心率＜ 60/min，发生率约为 1/2000，给予血管加压药物——肾上腺素是一个选择（表 17-3）。肾上腺素通过 α 受体使血管收缩，心肌血流增加，进而冠状动脉灌注压上升。

① 血管内肾上腺素运用的剂量为 0.01 ～ 0.03mg/kg，每 3 ～ 5 分钟可以重复使用，直到心率＞ 60/min（表 17-8）。肾上腺素运用前必须保证充分的通气，因为肾上腺素运用于 α 和 β 受体，会增加氧气的消耗，如果在低氧血症情况下运用，可能导致心肌损伤。

表 17-8 新生儿复苏相关药物

名 称	药物浓度	剂 量	输注速度
肾上腺素	1：10 000	0.01～0.03mg/kg	快速，每3～5分钟重复
扩容药物	生理盐水	10ml/kg	5～10min
	Rh 阴性 O 型红细胞	10ml/kg	5～10min
纳洛酮	0.4mg/ml	0.1mg/kg	快速

②气管插管下肾上腺素运用存在争议。一项研究报道：仅32%新生儿通过气管内肾上腺素运用后，循环情况得到改善[44]。一些因素会阻碍新生儿肺泡的药物吸收，包括持续性胎儿循环，出生后由于肺内液体的存在，导致药物的稀释，肺血管收缩后肺血流的减少。虽然，一些动物研究提示大剂量肾上腺素气管内运用效果较好[45]，多次常规剂量无明显效果[46]。但是，上述大剂量肾上腺素会导致严重的高血压，心肌功能下降和神经系统不良预后。因为在新生儿复苏过程中需要药物运用的情况不多，因此明确肾上腺素最有效剂量存在难度。

临床要点 肾上腺素运用前必须保证充足的通气，通过气管途径运用肾上腺素存在争议。

(2) 休克情况下扩容药物的使用：虽然新生儿呼吸和循环系统功能衰竭绝大多数继发于缺氧和酸中毒，但是，在一些特殊情况下严重的低血容量会是主要原因。

①最常见的新生儿休克是急性的脐带受压，严重的脐带绕颈会导致严重的胎儿–胎盘输血。在这种情况下，由于脐动脉比脐静脉管壁坚实的原因，胎儿血通过脐动脉回流至胎盘，而胎盘血却无法通过脐静脉进入胎儿。更罕见的原因为胎盘早剥、前置胎盘、前置血管和胎母输血。

②虽然，各种不同的潜在因素可能导致分娩过程中新生儿失血，但需要液体治疗的很罕见，无指征的液体治疗反而对新生儿有害。近期一项回顾性分析提示：在约38 000例分娩中，仅1/12 000足月儿需要扩容治疗[47]。根据目前 AHA 指南：如果新生儿（胎儿）存在明确失血病史，对常规新生儿复苏手段无反应的情况下，可以作为扩容治疗的指征[1]。在低血容量情况下，扩容药可以选择等渗透压的晶体液，Rh 阴性 O 型血液。首次剂量为10ml/kg，5～10min 以上注射，如果需要可以重复（表17-8）。复苏过程中治疗新生儿低血容量，白蛋白与等渗透压晶体液比较，不存在优势[48]。

③错误的液体治疗反而会导致持续性的心脏和神经系统损伤。临床比较棘手的是：如果没有明确失血病史，鉴别血容量不足和正常血容量的窒息新生儿非常困难。因为两者都表现为持续发绀，末梢毛细血管充盈时间延长。由于新生儿心脏每次搏出能力相对固定，前负荷增加会影响心肌功能，减少心排血量。此外，快速扩容情况下，窒息新生儿大脑微循环也容易受到损失。在新生儿心肺复苏情况下，早期接受扩容治疗的新生儿，其10min Apgar 评分较低，脐动脉血 pH 较低，碱缺失更明显，新生儿复苏持续时间更长[47]。

> **临床要点**　低血容量是新生儿酸中毒的罕见原因。对于正常血容量的窒息新生儿给予液体扩容治疗是有害的。

（3）碳酸氢钠：虽然在酸中毒的情况下，心肌收缩力会受到影响，心血管系统对儿茶酚胺的反应性也降低，但是碳酸氢钠的作用受到越来越多的成人或新生儿研究的质疑[49]。

① 对 19 项成人相关研究中：无论是死亡率还是其他结果，碳酸氢钠的作用未得到证实：11 项研究提示碳酸氢钠的运用对结果没有影响，另外 8 项研究提示碳酸氢钠运用后心肺复苏效果反而更差[50]。一项有关新生儿复苏过程中运用碳酸氢钠的临床随机对照研究提示：是否运用碳酸氢钠对新生儿死亡率还是神经系统后遗症率无明显影响[51]。最新 AHA 指南也强调碳酸氢钠运用后对心脏和神经系统的不良影响[52]。

② 外源性碳酸氢钠使用后，在体内代谢为 CO_2。CO_2 进入心肌或神经细胞内，会发生细胞内酸中毒，进而导致细胞功能损害。外源性碳酸氢钠使用引起细胞外相对碱剩余，又影响氧合曲线，组织氧释放减少，进一步加重细胞内酸中毒。碳酸氢钠的运用使外周总血管阻力下降（SVR），影响大脑和冠状动脉的血液灌注。颅内出血和碳酸氢钠快速运用的强相关性研究，也成为反对新生儿复苏中常规碳酸氢钠运用的依据。在新生儿复苏早期，碳酸氢钠的运用不再被推荐。

> **临床要点**　新生儿复苏早期，碳酸氢钠的运用不再被推荐。

11. 终止复苏　AHA 不但规范了新生儿复苏的流程，也对什么情况下终止复苏进行了说明。鉴于大多新生儿在积极的复苏后，10min Apgar 评分如果仍为 0 分，此类新生儿复苏后很快发生多器官功能衰竭，即使侥幸存活，发生重度缺氧缺血性脑病和严重神经系统后遗症的概率极高[53]。因此，如果新生儿积极复苏 10min 后仍无生命迹象，终止新生儿复苏是可以接受的。

五、特殊的新生儿复苏

1. 羊水胎粪污染　胎粪由羊水、胃肠道细胞和肠道分泌物质等分解产物构成。一般情况下，胎便在分娩后排出。但是，胎儿宫内窘迫可以刺激直肠运动，促进胎便排出，发生羊水胎粪污染的情况。这种情况占总分娩数的 10% ～ 15%[54]。宫内窘迫可使胎儿出现深长呼吸，引起胎粪吸入。在羊水胎粪污染的新生儿中约 5% 发生胎粪吸入综合征[55]。严重胎粪吸入综合征可导致肺组织炎症，小气道的梗阻，血管活性物质的释放刺激肺血管收缩，抑制肺表面活性物质。胎粪吸入综合征患儿需要较长时间机械通气支持，可能发生气漏，持续肺动脉高压。MAS 患儿的死亡率在 5% 左右[55]。

（1）对于羊水胎粪污染的胎儿 / 新生儿的处理在过去的几十年发生着一些变化。

① 在 20 世纪 70 年代，胎粪吸入综合征被认为是在生后发生的，在羊水胎粪污染情况下，新生儿首次呼吸将胎粪污染的羊水吸入气道。早期的一些研究建议仔细地吸引胎儿口咽部和呼吸道，这样能减低胎粪吸入综合征的发生率[56,57]。当时羊水胎粪污染的胎儿分娩后，无一例外均需进行气管插管和吸引[56]。当时

有学者建议：胎儿头部娩出后即进行口咽部吸引，待胎儿娩出后进行气管插管和吸引[57]。虽然羊水胎粪污染吸引两步法研究存在较大缺陷，也受到质疑，但一直被广泛运用。直到近期，上述操作才被废除。

②胎粪吸入综合征不再被认为只有新生儿娩出后才会发生。近期的研究提示：单纯的胎粪吸入并不足解释胎粪吸入综合征发生的组织学和生理学改变[58, 59]。相关证据提示：胎粪吸入综合征新生儿的一些组织和生理学改变需要经历一定时间，这些变化包括肺动脉高压，血管壁增生肥厚。因此，目前认为胎粪吸入综合征可能是一个复杂的多病因疾病，包括产前因素和产时因素。胎粪吸入可能发生在分娩前，严重的胎粪吸入综合征导致的病理改变可能在子宫已经发生，包括慢性缺氧和感染[60]。

③传统的方法：胎头娩出后即进行口咽部吸引，胎儿娩出后气管常规进行气管插管和吸引的做法并未改变严重胎粪吸入综合征的临床结局[61-64]。全球多中心前瞻性随机对照研究，纳入2514名新生儿，比较胎头娩出后吸引口咽部和不采用该步骤的新生儿结局。研究结果提示前者并不能降低MAS发生率和死亡率，对于缩短机械通气和氧气治疗的时间也均为明显效果[61]。另一些研究者发现：如果羊水胎粪污染新生儿，其分娩后活力良好，心率＞100次/min的，存在自主呼吸、肌张力正常，对其进行气管插管和吸引没有任何益处[62, 63]。而对于生后存在窒息，羊水胎粪污染的新生儿，气管插管和吸引的益处目前需进一步考证。

④还需意识到气管插管和吸引可出现一些并发症，包括：a.迷走神经兴奋后心动过缓和窒息；b.刺激黏膜，导致分泌物增加，鼻黏膜充血；c.组织损伤，破坏天然的黏膜屏障功能，增加继发感染的风险[65]。

(2) 新生儿复苏流程（NRP）和美国妇产科学会不再推荐对于胎粪羊水污染生后具有良好活力的新生儿，进行常规口/鼻咽部的吸引。气管插管和吸引目前仅被用于羊水胎粪污染同时存在窒息的新生儿（图17-6）。

临床要点　胎头娩出后进行口咽部吸引，娩出后气管插管吸引目前仅推荐于羊水胎粪污染且存在窒息的新生儿（译者注：目前有学者对此观点存质疑。）

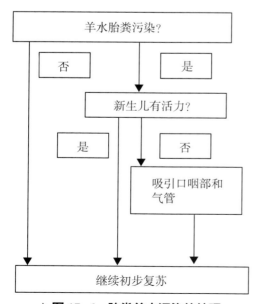

▲ 图 17-6　胎粪羊水污染的处理

有活力：呼吸有力，肌张力好，心率＞100/min

2. 早产儿　虽然，在过去的几十年，早产儿的存活率稳步上升[66, 67]。但对于出生胎龄＜28周的早产儿，死亡率和后期的并发症仍是主要问题[68]。对于这类新生儿的复苏需要考虑到其独特的生理状况。虽然，这类新生儿各系统都不成熟，均容易受到损害，但是肺和中枢神经系统是我们最需要重点关注。

(1) 妊娠期后3个月胎肺发育特点：包括终末呼吸道囊泡化和肺2型上皮细胞分泌肺表面活性物质。肺泡面积小及肺表面活性物质不足会导致其通气效果不佳，容易在正压通气过程中发生压力损伤。此外，抗氧化系统发育不成熟使其容易发生高氧产生的损伤。一项研究提示：采用30%

氧气比 100% 氧气对早产儿复苏，更能减少氧化应激损伤、炎症反应和慢性肺疾病的发生[69]。然而，采用空气对胎龄＜ 28 周早产儿进行复苏，氧浓度又似乎太低了[70-72]。另一项研究，最初采用空气复苏早产儿，并采用滴定法调节吸入氧浓度，研究过程中出现部分早产儿在生后 9min 的氧合非常差的现象[72]。因此，为了保证足够的氧合，对于胎龄＜ 34 周的早产儿，采用 30% 浓度的氧进行复苏可以减少低氧血症的发生。如果生后 5min，氧饱和度低于 70% 或心率明显上升，需要提高吸入氧浓度[73]。

(2) 早产儿脑结构和发育不成熟。虽然，出生体重＜ 1500g 的早产儿存活率已经达到 85%[74]，但是，这些早产儿后期存在神经发育落后。有 5%～ 10% 早产儿发生脑瘫，25%～ 50% 早产儿出现行为或认知异常[75, 76]。早产儿室管膜生发基质发育不成熟，因此其容易发生颅内出血，这可能是早产儿脑损伤的早期表现之一。产前的一些干预措施，如糖皮质激素运用，硫酸镁的运用[77-79]，以及生后的一些治疗策略能减少早产儿颅内出血的发生率，改善神经系统发育结局。建立良好的通气能维持脑血管结构的完整性，低氧血症或高碳酸血症都可能影响脑脉管系统的自动调节功能[76]。此外，较快速度的扩容治疗或高渗透压液体的使用，如新生儿复苏中使用碳酸氢钠都可能增加颅内出血风险，产生神经系统损害[76]。

(3) 低体温对于早产儿也会产生明显影响，增加死亡率。早产儿的体温调节能力弱。相对较大的体表面积导致热量丢失，同时由于体内棕色脂肪不足，限制了早产儿非寒战产热。早产儿寒冷刺激会使其氧消耗增加，发生低血糖、代谢性酸中毒。这些又反过来影响早产儿的复苏效果。避免低出生体重早产儿发生低体温，维持其正常体温的措施包括：用塑料薄膜包裹早产儿，采用辐射床保暖等[80]。

> **临床要点** 低氧血症、酸中毒和低体温对于早产儿的不良影响比足月儿更明显。

3. **阿片类导致的呼吸抑制** 分娩过程中采用阿片类镇痛会引起新生儿分娩后呼吸抑制。新生儿呼吸抑制的程度与母亲体内阿片类的蓄积量大小，以及最后一次药物运用与新生儿娩出间的时间长短有关。产前阿片类运用的新生儿多表现为呼吸抑制和对刺激反应差。

(1) 美国儿科学会声明[81]：分娩前存在阿片类暴露的新生儿，不推荐纳洛酮的常规运用。对这些新生儿首先应实施辅助通气。因为目前没有纳洛酮治疗此类新生儿的研究。纳洛酮作为一种治疗分娩前存在阿片类暴露新生儿的辅助复苏手段，仅被用于经过有效通气，但仍存在明显呼吸抑制的新生儿[81]。

(2) 很多新生儿专家都对纳洛酮的使用后的潜在风险表示关注[81, 82]。纳洛酮可以引起急性药物戒断综合征，如发生心律失常、高血压、非心源性肺水肿和抽搐。此外，纳洛酮使用后，内源性阿片类物质代谢受到影响，并可能影响远期行为[81]。

> **临床要点** 纳洛酮不能作为分娩前阿片类暴露新生儿呼吸抑制复苏的一线药物。辅助通气是治疗该类新生儿的首选。

4. **硫酸镁的毒性** 在子痫前期或子痫产妇中，大剂量镁离子使用后，新生儿可能发生高镁血症。镁离子能通过胎盘，对新生儿神经肌肉系统和心肌系统产生影响。高镁血症新生儿大都可表现为：面红、低血压、肌张力减低或周围性血管扩张。在罕见情况下，高镁血症新生儿会因呼吸驱动力弱，需要气管插管和机械通气支持。如果新生儿肾功能良好，高镁血症新生儿在生后 24 ～ 48h 血清镁离子水平可恢复正常。一旦发生严重低血压，需要使用钙剂进行拮抗。一般通过 100 ～ 200mg/kg 葡萄糖酸钙，5min 以上静脉注射后，高镁血症新生儿的血压能上升。

参 考 文 献

[1] American Heart Association. 2005 American Heart Association (AHA) guidelines for cardiopulmonary resuscitation (CPR) and emergency cardiovascular care (ECC) of pediatric and neonatal patients: neonatal resuscitation guidelines. *Pediatrics.* 2006;117:e1029–e1038.

[2] Ostheimer GW. Anaesthetists' role in neonatal resuscitation and care of the newborn. *Can J Anaesth.* 1993;40: R50–R62.

[3] Rudolph AM, Heyman MA. Fetal and neonatal circulation and respiration. *Annu Rev Physiol.* 1974;36:187–207.

[4] Wimmer JE Jr. Neonatal resuscitation. *Pediatr Rev.* 1994;15:255–265.

[5] Swanson JR, Sinkin RA. Transition from fetus to newborn. *Pediatr Clin North Am.* 2015;62:329–343.

[6] Lawson EE, Birdwell RL, Huang PS, et al. Augmentation of pulmonary surfactant secretion by lung expansion at birth. *Pediatr Res.* 1979;13:611–614.

[7] Lakshminrusimha S, Steinhorn RH. Pulmonary vascular biology during neonatal transition. *Clin Perinatol.* 1999;26: 601–619.

[8] Dawes G. *Foetal and Neonatal Physiology: A Comparative Study of the Changes at Birth.* Chicago, IL: Year Book Medical; 1968:141–157.

[9] Posen R, Friedlich P, Chan L, et al. Relationship between fetal monitoring and resuscitative needs: fetal distress versus routine cesarean deliveries. *J Perinatol.* 2000;20: 101–104.

[10] Ray M, Freeman R, Pine S, et al. Clinical experience with the oxytocin challenge test. *Am J Obstet Gynecol.* 1972;114:1–9.

[11] Lagrew DC Jr. The contraction stress test. *Clin Obstet Gynecol.* 1995;38:11–25.

[12] Manning FA, Platt LD, Sipos L. Antepartum fetal evaluation: development of a fetal biophysical profile. *Am J Obstet Gynecol.* 1980;136:787–795.

[13] Freeman RK, Anderson G, Dorchester W. A prospective multi-institutional study of antepartum fetal heart rate monitoring. I. Risk of perinatal mortality and morbidity according to antepartum fetal heart rate test results. *Am J Obstet Gynecol.* 1982;143:771–777.

[14] Nageotte MP, Towers CV, Asrat T, et al. Perinatal outcome with the modified biophysical profile. *Am J Obstet Gynecol.* 1994;170:1672–1676.

[15] Vintzileos AM, Knuppel RA. Multiple parameter biophysical testing in the prediction of fetal acid-base status. *Clin Perinatol.* 1994;21:823–848.

[16] Schifrin BS, Dame L. Fetal heart rate patterns. Prediction of Apgar score. *JAMA.* 1972;219:1322–1325.

[17] Macones GA, Hankins GD, Spong CY, et al. The 2008 National Institute of Child Health and Human Development workshop report on electronic fetal monitoring: update on definitions, interpretation, and research guidelines. *Obstet Gynecol.* 2008;112:661–666.

[18] Saling E. A new method for examination of the child during labor. Introduction, technic and principles [in German]. *Arch Gynakol.* 1962;197:108–122.

[19] Skupski DW, Rosenberg CR, Eglinton GS. Intrapartum fetal stimulation tests: a meta-analysis. *Obstet Gynecol.* 2002;99:129–134.

[20] Apgar V. A proposal for a new method of evaluation of the newborn infant. Curr Res *Anesth Analg.* 1953;32:260–267.

[21] Casey BM, McIntire DD, Leveno KJ. The continuing value of the Apgar score for the assessment of newborn infants. *N Engl J Med.* 2001;344:467–471.

[22] Moster D, Lie RT, Irgens LM, et al. The association of Apgar score with subsequent death and cerebral palsy: a populationbased study in term infants. *J Pediatr.* 2001; 138:798–803.

[23] O'Donnell CP, Kamlin CO, Davis PG, et al. Interobserver variability of the 5-minute Apgar score. *J Pediatr.* 2006; 149:486–489.

[24] American Academy of Pediatrics, Committee on Fetus and Newborn, American College of Obstetricians and Gynecologists, Committee on Obstetric Practice. *The Apgar score. Pediatrics.* 2006;117:1444–1447.

[25] American College of Obstetricians and Gynecologists Committee on Obstetric Practice. ACOG Committee Opinion No. 433: optimal goals for anesthesia care in

obstetrics. *Obstet Gynecol.* 2009;113:1197–1199.

[26] Adamson SK Jr, Gandy GM, James LS. The influence of thermal factors upon oxygen consumption of the newborn human infant. *J Pediatr.* 1965;66:495–508.

[27] Karlberg P. The breaths of life. In: Gluck L, ed. *Modern Perinatal Medicine.* Chicago, IL: Year Book Medical; 1974:391–408.

[28] Falck AJ, Escobedo MB, Baillargeon JG, et al. Proficiency of pediatric residents in performing neonatal endotracheal intubation. *Pediatrics.* 2003;112:1242–1247.

[29] Paterson SJ, Byrne PJ, Molesky MG, et al. Neonatal resuscitation using the laryngeal mask airway. *Anesthesiology.* 1994;80:1248–1253.

[30] Trevisanuto D, Micaglio M, Ferrarese P, et al. The laryngeal mask airway: potential applications in neonates. *Arch Dis Child Fetal Neonatal Ed.* 2004;89:F485–F489.

[31] Esmail N, Saleh M, Ali A. Laryngeal mask airway versus endotracheal intubation for Apgar score improvement in neonatal resuscitation. *Eg J Anaesth.* 2002;18:115–121.

[32] Probyn ME, Hooper SB, Dargaville PA, et al. Positive end expiratory pressure during resuscitation of premature lambs rapidly improves blood gases without adversely affecting arterial pressure. *Pediatr Res.* 2004;56:198–204.

[33] Ramji S, Ahuja S, Thirupuram S, et al. Resuscitation of asphyxic newborn infants with room air or 100% oxygen. *Pediatr Res.* 1993;34:809–812.

[34] Saugstad OD, Rootwelt T, Aalen O. Resuscitation of asphyxiated newborn infants with room air or oxygen: an international controlled trial: the Resair 2 study. *Pediatrics.* 1998;102:e1.

[35] Saugstad OD, Ramji S, Irani SF, et al. Resuscitation of newborn infants with 21% or 100% oxygen: follow-up at 18 to 24 months. *Pediatrics.* 2003;112:296–300.

[36] Saugstad OD, Ramji S, Vento M. Resuscitation of depressed newborn infants with ambient air or pure oxygen: a metaanalysis. *Biol Neonate.* 2005;87:27–34.

[37] Ramji S, Saugstad OD. Use of 100% oxygen or room air in neonatal resuscitation. *Neoreviews.* 2005;6:e172–e196.

[38] Mendoza-Paredes A, Liu H, Schears G, et al. Resuscitation with 100%, compared with 21%, oxygen following brief, repeated periods of apnea can protect vulnerable neonatal brain regions from apoptotic injury. *Resuscitation.* 2008; 76:261–270.

[39] House JT, Schultetus RR, Gravenstein N. Continuous neonatal evaluation in the delivery room by pulse oximetry. *J Clin Monit.* 1987;3:96–100.

[40] Vento M, Asensi M, Sastre J, et al. Resuscitation with room air instead of 100% oxygen prevents oxidative stress in moderately asphyxiated term neonates. *Pediatrics.* 2001;107:642–647.

[41] Ten VS, Matsiukevich D. Room air or 100% oxygen for resuscitation of infants with perinatal depression. *Curr Opin Pediatr.* 2009;21:188–193.

[42] Niijima S, Shortland DB, Levene MI, et al. Transient hyperoxia and cerebral blood flow velocity in infants born prematurely and at full term. *Arch Dis Child.* 1988;63: 1126–1130.

[43] Menegazzi JJ, Auble TE, Nicklas KA, et al. Two-thumb versus two-finger chest compression during CRP in a swine infant model of cardiac arrest. *Ann Emerg Med.* 1993;22:240–243.

[44] Barber CA, Wyckoff MH. Use and efcacy of endotracheal versus intravenous epinephrine during neonatal cardiopulmonary resuscitation in the delivery room. *Pediatrics.* 2006;118: 1028–1034.

[45] Ralston SH, Voorhees WD, Babbs CF. Intrapulmonary epinephrine during prolonged cardiopulmonary resuscitation: improved regional blood flow and resuscitation in dogs. *Ann Emerg Med.* 1984;13:79–86.

[46] Kleinman ME, Oh W, Stonestreet BS. Comparison of intravenous and endotracheal epinephrine during cardiopulmonary resuscitation in newborn piglets. *Crit Care Med.* 1999;27:2748–2754.

[47] Wyckoff MH, Perlman JM, Laptook AR. Use of volume expansion during delivery room resuscitation in near-term and term infants. *Pediatrics.* 2005;115:950–955.

[48] Oca MJ, Nelson M, Donn SM. Randomized trial of normal saline versus 5% albumin for the treatment of neonatal hypotension. *J Perinatol.* 2003;23:473–476.

[49] Aschner JL, Poland RL. Sodium bicarbonate: basically useless therapy. *Pediatrics.* 2008;122:831–835.

[50] Levy MM. An evidence-based evaluation of the use of sodium bicarbonate during cardiopulmonary resuscitation. *Crit Care Clin.* 1998;14:457–483.

[51] Lokesh L, Kumar P, Murki S, et al. A randomized controlled trial of sodium bicarbonate in neonatal resuscitation-effect on immediate outcome. *Resuscitation.* 2004;60:219–223.

[52] Emergency Cardiovascular Care Committee. Subcommittees and Task Forces of the American Heart Association. 2005 American Heart Association guidelines for cardiopulmonary resuscitation and emergency cardiovascular care. *Circulation.* 2005;112:1–203.

[53] Harrington DJ, Redman CW, Moulden M, et al. The long-term outcome in surviving infants with Apgar zero at 10 minutes: a systematic review of the literature and hospital-based cohort. *Am J Obstet Gynecol.* 2007;196:463. e1–463.e5.

[54] Wiswell TE, Bent RC. Meconium staining and the meconium aspiration syndrome. Unresolved issues. *Pediatr*

Clin North Am. 1993;40:955–981.

[55] Wiswell TE, Tuggle JM, Turner BS. Meconium aspiration syndrome: have we made a difference? *Pediatrics.* 1990;85:715–721.

[56] Gregory GA, Gooding CA, Phibbs RH, et al. Meconium aspiration in infants—a prospective study. *J Pediatr.* 1974;85:848–852.

[57] Carson BS, Losey RW, Bowes WA Jr, et al. Combined obstetric and pediatric approach to prevent meconium aspiration syndrome. *Am J Obstet Gynecol.* 1976;126: 712–715.

[58] Jovanovic R, Nguyen HT. Experimental meconium aspiration in guinea pigs. *Obstet Gynecol.* 1989;73: 652–656.

[59] Cornish JD, Dreyer GL, Snyder GE, et al. Failure of acute perinatal asphyxia or meconium aspiration to produce persistent pulmonary hypertension in a neonatal baboon model. *Am J Obstet Gynecol.* 1994;171:43–49.

[60] Ghidini A, Spong CY. Severe meconium aspiration syndrome is not caused by aspiration of meconium. *Am J Obstet Gynecol.* 2001;185:931–938.

[61] Vain NE, Szyld EG, Prudent LM, et al. Oropharyngeal and nasopharyngeal suctioning of meconium-stained neonates before delivery of their shoulders: multicentre, randomised controlled trial. *Lancet.* 2004;364:597–602.

[62] Wiswell TE, Gannon CM, Jacob J, et al. Delivery room management of the apparently vigorous meconium-stained neonate: results of the multicenter, international collaborative trial. *Pediatrics.* 2000;105:1–7.

[63] Linder N, Aranda JV, Tsur M, et al. Need for endotracheal intubation and suction in meconium-stained neonates. *J Pediatr.* 1988;112:613–615.

[64] Falciglia HS, Henderschott C, Potter P, et al. Does DeLee suction at the perineum prevent meconium aspiration syndrome? *Am J Obstet Gynecol.* 1992;167:1243–1249.

[65] Velaphi S, Vidyasagar D. The pros and cons of suctioning at the perineum (intrapartum) and post-delivery with and without meconium. *Semin Fetal Neonatal Med.* 2008;13: 375–382.

[66] Markestad T, Kaaresen PI, Rønnestad A, et al. Early death, morbidity, and need of treatment among extremely premature infants. *Pediatrics.* 2005;115:1289–1298.

[67] Fanaroff AA, Stoll BJ, Wright LL, et al. Trends in neonatal morbidity and mortality for very low birthweight infants. *Am J Obstet Gynecol.* 2007;196:147.e1–147.e8.

[68] Landmann E, Misselwitz B, Steiss JO, et al. Mortality and morbidity of neonates born at<26 weeks of gestation (1998–2003). A population-based study. *J Perinat Med.* 2008;36:168–174.

[69] Vento M, Moro M, Escrig R, et al. Preterm resuscitation with low oxygen causes less oxidative stress, inflammation, and chronic lung disease. *Pediatrics.* 2009;124:e439–e449.

[70] Wang CL, Anderson C, Leone TA, et al. Resuscitation of preterm neonates by using room air or 100% oxygen. *Pediatrics.* 2008;121:1083–1089.

[71] Escrig R, Arruza L, Izquierdo I, et al. Achievement of targeted saturation values in extremely low gestational age neonates resuscitated with low or high oxygen concentrations: a prospective, randomized trial. *Pediatrics.* 2008;121: 875–881.

[72] Dawson JA, Kamlin CO, Wong C, et al. Oxygen saturation and heart rate during delivery room resuscitation of infants <30 weeks' gestation with air or 100% oxygen. *Arch Dis Child Fetal Neonatal Ed.* 2009;94:F87–F91.

[73] Vento M, Saugstad OD. Resuscitation of the term and preterm infant. *Semin Fetal Neonatal Med.* 2010;15: 216–222.

[74] Hamilton BE, Miniño AM, Martin JA, et al. Annual summary of vital statistics: 2005. *Pediatrics.* 2007;119: 345–360.

[75] Wolke D, Meyer R. Cognitive status, language attainment, and prereading skills of 6-year-old very preterm children and their peers: the Bavarian longitudinal study. *Dev Med Child Neurol.* 1999;41:94–109.

[76] Volpe JJ. *Neurology of the Newborn.* 5th ed. Philadelphia, PA: Saunders Elsevier; 2008.

[77] Moïse AA, Wearden ME, Kozinetz CA, et al. Antenatal steroids are associated with less need for blood pressure support in extremely premature infants. *Pediatrics.* 1995; 95:845–850.

[78] Nelson KB, Grether JK. Can magnesium sulfate reduce the risk of cerebral palsy in very low birthweight infants? *Pediatrics.* 1995;95:263–269.

[79] Hirtz DG, Nelson K. Magnesium sulfate and cerebral palsy in premature infants. *Curr Opin Pediatr.* 1998;10: 131–137.

[80] Watkinson M. Temperature control of premature infants in the delivery room. *Clin Perinatol.* 2006;33:43–53.

[81] American Academy of Pediatrics. Committee on drugs. Naloxone use in newborns. *Pediatrics.* 1980;65:667–669.

[82] Herschel M, Khoshnood B, Lass NA. Role of naloxone in newborn resuscitation. *Pediatrics.* 2000;106:831–834.

第四篇
产后问题

IV. Postpartum Issues

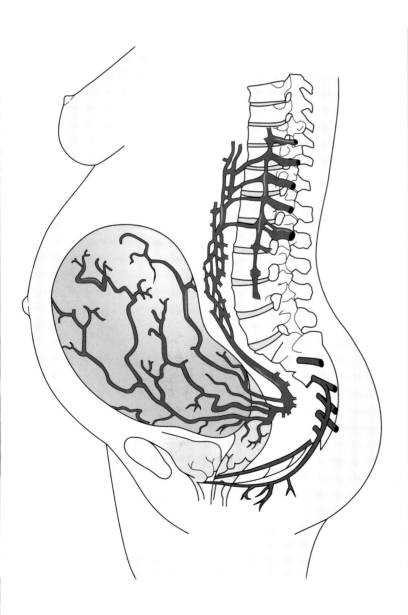

A Practical Approach to
Obstetric Anesthesia
2nd Edition

产科麻醉学
原书第 2 版

第18章 剖宫产术后镇痛
Postcesarean Analgesia

Richard N. Wissler 著

封 英 译

陈新忠 校

要点 Keypoint

- 使用多模式镇痛和不同的给药途径，可提高剖宫产术后镇痛的效果，减少不良反应的发生。
- 阿片类是剖宫产术后镇痛的主要用药。静脉自控镇痛（PCA）与椎管内阿片类镇痛效果相当，优于护士间断给予阿片类。
- 椎管内阿片类镇痛是剖宫产术后镇痛的金标准。与全身用药相比，具有药物用量小、产妇下床活动早、肠功能恢复快，以及母乳中阿片类浓度低等优点。
- 椎管内阿片类镇痛可导致恶心、呕吐、尿潴留、呼吸抑制和皮肤瘙痒等的不良反应。
- 伤口周围导管持续输注局麻药能获得有效的剖宫产术后镇痛效果。经腹横肌区域阻滞不能改善椎管内阿片类镇痛的效果。
- 非甾体抗炎药已成为阿片类的有效辅助药，可经口服或静脉给药或辅助用于神经阻滞麻醉。对乙酰氨基酚有明显的镇痛作用，对母婴安全。
- 预测母体用药乳汁分泌对新生儿的影响较困难，建议参考由专业组织编写的相关指南。

一、概述

剖宫产术后镇痛与其他腹部手术后的镇痛有很多相同的临床关注点，但也有其特殊性。剖宫产术后镇痛还需要额外考虑以下几个问题：尽量减少产妇的镇静，以便于产妇与新生儿、家人和朋友互动；镇痛药向乳汁的转移；减少住院时间。剖宫产术是一种常见的手术方式，麻醉医师应该熟练掌握剖宫产术后镇痛技术。2013 年，在美国有 128 万孕妇选择剖宫产术，占总分娩人数的 32.7%[1]。如后文所说，剖宫产术麻醉方法的不同常常影响剖宫产术后镇痛方法的选择。择期和急诊剖宫产术后都会发生急性术后疼痛和镇痛要求[2]。

剖宫产术后急性疼痛或伤害性疼痛源于子宫内脏疼痛和腹壁切口疼痛。腹部切口部位的慢性神经性疼痛的发生发展是目前的研究热点。一些回顾性和前瞻性研究报道：剖宫产术后慢性疼痛的发生率为

$1\% \sim 18\%$[3]。目前，及时为剖宫产术后提供良好的镇痛从而降低慢性切口痛的发生率尚处于研究阶段。本章重点介绍剖宫产术后急性疼痛的镇痛策略。一些数据表明，对急性术后疼痛的有效治疗可降低这些患者慢性疼痛的发生率[4]。

多个国家专业机构认为有效的剖宫产术后镇痛是可以实现的[5,6]。一项产妇问卷的前瞻性研究中显示，剖宫产术中及术后的疼痛是产妇最关心的两个与麻醉相关的问题[7]。另一项前瞻性研究表明，健康产妇术前的焦虑、对术后疼痛的顾虑及术后镇痛药的预期需求是预测术后镇痛药需要量的重要因素[8]。然而，术前问卷调查在临床实践中的应用价值尚不清楚。

二、多模式镇痛

1. **目标** 利用不同种类的镇痛药物和（或）不同给药途径相结合进行术后镇痛[5,9]。目标如下。

(1) 提高镇痛效果。

(2) 通过个体化给药减少药物用量，减少药物不良反应。

2. **多模式镇痛的组成** 剖宫产术后多模式镇痛包括以下几种。

(1) 全身性阿片类用药。

(2) 非甾体抗炎药（NSAIDs）。

(3) 硬膜外用药：① 阿片类；② 辅助药；③ 局麻药。

(4) 鞘内用药：① 阿片类；② 辅助药。

(5) 伤口部位直接用药：① 局麻药；② 非甾体抗炎药（NSAIDs）。

> **临床要点** 剖宫产术后多模式镇痛能改善镇痛效果，减少药物不良反应。

三、药物治疗：口服、全身用药、椎管内和局部用药

1. **阿片类** 阿片类是剖宫产术后镇痛的主要成分。

(1) 给药途径：包括肌内注射（IM）、静脉注射（IV）、硬膜外给药、鞘内给药、口服、直肠和鼻腔内给药。

(2) 全身性阿片类用药

① 包括吗啡、哌替啶、氢吗啡酮、芬太尼、舒芬太尼、羟吗啡酮、布托啡诺和海洛因。药物选择应考虑药物的直接作用、起效时间、作用持续时间和不良反应。

② 目前不提倡静脉注射哌替啶镇痛，因其代谢活性产物去甲哌替啶可引起新生儿镇静[10]。然而，哌替啶用于硬膜外自控镇痛（PCEA）由于其母体内较低的血浆药物浓度而有利于母乳喂养[11]。

③ 二醋吗啡（海洛因）是毒品管制局（Drug Enforcement Administration，DEA）的管制药物，在美国禁用于临床，但在英国和欧洲其他地区被广泛应用于硬膜外和鞘内。

④ 剖宫产术后静脉注射阿片类，尤其是患者静脉自控镇痛（PCA），其镇痛效果优于肌内注射[12]。

⑤ 目前，缺乏直接比较按需给药与持续背景剂量静脉自控镇痛泵（PCIA）进行剖宫产术后镇痛效果的研究[13]。参考其他手术类型术后镇痛研究，持续背景输注 PCIA 镇痛与呼吸抑制的发生有一定相关性[14]，因此，建议剖宫产术后 PCIA 镇痛采用按需给药的模式。

⑥ 表 18-1 列出了几种阿片类 PCIA 常用剂量。PCIA 镇痛需足够的负荷剂量以达到理想的镇痛效果。

表 18-1 阿片类用于静脉自控镇痛的推荐剂量

药　物	负荷量 [a]	需要量	锁定时间（min）
吗啡	2～5mg	1～2mg	6～10
氢吗啡酮	0.2mg	0.2mg	6～10
芬太尼	25～50μg	25μg	6～10
羟吗啡酮	0.2mg	0.3mg	6～10

a. 如果有需要，每 5 分钟重复一次，以取得足够的镇痛

⑦ 按需要给药的 PCIA 包含几个安全功能，以最大限度减少患者接受不安全剂量阿片类的可能性。首先，PCA 泵设定了每个患者每小时的用药总量。其次，当患者过度镇静，她将无法按下 PCA 的加药按钮，药效会逐渐减弱。然而，即使有了这些防护措施，在剖宫产术后镇痛的患者中也出现了不良事件。例如：陪护为患者激活 PCA 加药按钮，以及药物和程序设置错误等[15, 16]。

> **临床要点** 静脉自控镇痛比间歇性给药提供更好的镇痛效果。没有低剂量持续背景输注仅按需给药的静脉自控镇痛模式最大限度地保障了患者的安全。

(3) 硬膜外阿片类

① 包括吗啡、哌替啶、氢吗啡酮、芬太尼、舒芬太尼、羟吗啡酮、美沙酮、丁丙诺啡、纳布啡、布托啡诺和海洛因（在美国不可用）。

② 相比其他阿片类给药途径，椎管内用药（如硬膜外或鞘内）可提高镇痛效果，减少阿片类的不良反应，包括镇静、呼吸抑制、恶心、呕吐、瘙痒和尿潴留。当然，不管全身或椎管内使用阿片类都有可能发生这些不良反应。

③ 单次使用硬膜外吗啡

a. 剖宫产术后镇痛使用椎管内吗啡镇痛效果优于生理盐水[17]或肌内注射[12, 18]。

b. 单次硬膜外使用吗啡的镇痛效果和患者满意度与静脉自控镇痛相似[12, 18]。

c. 与静脉自控镇痛或肌内注射相比，单次使用硬膜外吗啡瘙痒的发生率更高。

d. 单次使用硬膜外吗啡镇痛可能比连续输注效果差[19]。

④ 对剖宫产术后接受硬膜外自控镇痛（包括芬太尼、舒芬太尼或氢吗啡酮）患者的研究表明：

a. 与静脉 PCA 相比，硬膜外 PCA 镇痛效果更佳，用药量减少而瘙痒的发生率增加[20, 21]。

b. 没有证据表明加背景剂量连续输注的 PCEA 镇痛效果优于按需给药的 PCEA[22, 23]。

⑤ 单次使用硬膜外芬太尼应稀释到至少 10ml 以上的容量，才能提供更好的镇痛效果[24]。然而，单次硬膜外吗啡给药的容量并不影响剖宫产术后的镇痛效果[25]。

⑥ 缓释硬膜外吗啡。

a. 商品名 DepoDur，2004 年由美国食品药品管理局（FDA）批准，用于术后镇痛[26]。

b. 两个前瞻性随机对照研究比较了 DepoDur 和传统吗啡用于剖宫产术后镇痛效果[27, 28]。DepoDur 明显改善了患者静息时的疼痛评分和运动能力。

DepoDur 和常规吗啡组之间的镇痛差异主要发生在术后 24 ～ 48h，但两者之间无统计学显著性差异。

c. 虽然 DepoDur 被批准用于临床，但目前拥有生产许可证的 Pacira 制药公司并不生产 DepoDur，该公司使用 DepoFoam 作为载体制造长效局部麻醉药 Exparel。

⑦ 表 18-2 列出了推荐的单次使用硬膜外阿片类的剂量（基于前瞻性随机研究）。

表 18-2　单次硬膜外使用阿片类用于剖宫产术后镇痛的推荐剂量[a]

药　物	剂　量	作用持续时间（h）
吗啡	2 ～ 4mg	12 ～ 24
氢吗啡酮	0.6 ～ 1.0mg	12 ～ 24
芬太尼	50 ～ 100μg	2 ～ 3
舒芬太尼	20 ～ 30μg	2 ～ 3

a. 没有多模式镇痛或其他辅助用药

⑧ 辅助药和硬膜外阿片类药物

a. 可乐定（75 ～ 150μg）联合单次使用硬膜外芬太尼或吗啡，可改善剖宫产术后镇痛的效果[29, 30]。然而，FDA 警告称"硬膜外使用可乐定不推荐用于产科、产后或围术期疼痛管理"。硬膜外腔单独使用可乐定没有镇痛效果，镇静和低血压的不良反应限制了其使用。

b. 肾上腺素增加了单次硬膜外使用阿片类的镇痛效果，减少其不良反应。

c. 有限的研究资料显示，N- 甲基 -D- 天冬氨酸（NMDA）受体拮抗药（如氯胺酮、镁）的镇痛是安全有效的，但目前仅限于实验阶段。

(4) 鞘内阿片类

① 包括吗啡、哌替啶、芬太尼、舒芬太尼、苯扎溴铵、布托啡诺和丁丙诺啡。

② 与全身给药或硬膜外给药不同，鞘内使用阿片类，母体的血药浓度低于有临床意义的血浆药物浓度[31, 32]。

③ 大多数情况下，阿片类复合局麻药应用于单次脊麻或腰硬联合麻醉。一些局麻药包括利多卡因、丁哌卡因、丁卡因、甲哌卡因、罗哌卡因等已联合阿片类成功地用于鞘内麻醉。

④ 有资料显示，剖宫产术后鞘内使用吗啡与硬膜外使用吗啡的镇痛疗效相似[31, 32]。然而，鞘内用药量比硬膜外用量减少近 20 倍。

⑤ 与硬膜外或全身给药相比，鞘内使用阿片类瘙痒的发生率更高，程度更严重。

⑥ 表 18-3 列出了鞘内使用阿片类镇痛的推荐剂量。

表 18-3　鞘内使用阿片类用于剖宫产术后镇痛的推荐剂量 [a]

药　物	剂　量	作用持续时间（h）
吗啡	100～200μg	24
芬太尼	10～25μg	2～3
舒芬太尼	5μg	6
氢吗啡酮	40～60μg	24

a. 没有多模式镇痛或其他辅助用药

⑦ 辅助药及鞘内阿片类

a. 鞘内可乐定（60～150μg）联合吗啡或舒芬太尼，可提高剖宫产术后镇痛效果 [33-35]。鞘内使用可乐定可延长脊髓麻醉的时间增加产妇术中镇静 [34, 35]。

FDA 对可乐定椎管内给药的警告请参阅前文。

b. 新斯的明（12.5μg）联合亚治疗剂量的鞘内吗啡，可改善剖宫产术后的镇痛效果，减少药物不良反应 [36]。但其作用时间短和不良反应不会给鞘内阿片类的镇痛带来显著的益处。

c. 肾上腺素似乎并不能改善鞘内阿片类的镇痛效果。

d. 鞘内氯胺酮和镁的使用仅限于实验研究。

> **临床要点**　椎管内使用吗啡镇痛效果好，持续时间长。辅助药物并不能显著增加单次椎管内吗啡的镇痛效果。

(5) 阿片类的不良反应

① 呼吸抑制是呼吸暂停和缺氧或死亡的危险因素，是阿片类最严重的不良反应，同时也是术后使用阿片类镇痛常见的并发症。美国麻醉医师协会制定的指南侧重强调了椎管内阿片类使用后潜在的呼吸抑制 [37]。其中一些建议如下。

a. 麻醉医师应重点进行病史和体格检查以排查呼吸抑制发生的高危因素（肥胖、阻塞性睡眠呼吸暂停和呼吸系统疾病等）。

b. 在患者使用阿片类注射进行镇痛时，尽管椎管内阿片类的使用可能是安全的并且不增加呼吸抑制的风险。但是，患者使用阿片类注射镇痛同时联合应用其他镇静药时，发生呼吸抑制的风险增加，需要加强监测。

c. 在不干扰患者睡眠的情况下，所有应用椎管内阿片类的患者均应监测通气情况（呼吸频率和深度）、氧合（脉搏血氧饱和度取决于患者的状况）和意识水平。

d. 单次注射亲脂性阿片类后，至少持续监测 2h，之后根据患者的整体临床情况调整。单次注射亲水性阿片类后，至少持续监测 24h，前 12 小时每隔 1 小时进行一次监测，后 12 小时每隔 2 小时进行一次监测。

e. 所有患者都应吸氧，尤其那些呼吸抑制或低氧血症的患者，如有需要可静脉给予拮抗药。

f. 剖宫产术后椎管内使用阿片类镇痛，其发生呼吸抑制的风险低于其他手术。最近的一项回顾性研究发现，5000 多例剖宫产患者术后给予常规剂量的硬膜外或鞘内吗啡镇痛，无 1 例发生呼吸抑制[38]。

② 瘙痒是椎管内使用阿片类镇痛常见的不良反应。在许多情况下，随着阿片类剂量的增加而加重，与硬膜外相比鞘内给药可能更为严重。目前已经提出了许多治疗方法[39]。

a. 阿片药物拮抗药。目前公认的最有效的治疗方法是给予阿片药物拮抗药，包括纯阿片类拮抗药（如纳洛酮[40]）或混合激动 – 拮抗药（如纳布啡[41]）。

b. 苯海拉明。苯海拉明 25mg 静脉注射可以缓解瘙痒，其作用机制尚不清楚，但它能产生镇静作用。阿片类引起的瘙痒似乎不是由组胺介导的，苯海拉明的抗组胺作用并不能减轻瘙痒。

c. 5- 羟色胺受体拮抗药。吗啡可激活 5- 羟色胺受体，可直接刺激 5- 羟色胺受体引起瘙痒。因此，5- 羟色胺受体拮抗药可防止瘙痒。昂丹司琼和多拉司琼是否可以预防鞘内吗啡引起的瘙痒，目前研究结果不一致。

③ 剖宫产术后发生恶心呕吐的原因是多方面的[39]。显然，阿片类的使用是原因之一。如预防瘙痒一样，可通过多模式镇痛途径减少阿片类的使用剂量以减少恶心呕吐的发生。对于预防或治疗剖宫产术后恶心呕吐目前尚未达成共识。表 18-4 提供了恶心和呕吐的预防和治疗措施。

> **临床要点** 阿片受体激动药或拮抗药可用于治疗阿片类引起的皮肤瘙痒。许多因素影响恶心呕吐的发生率和严重程度，治疗恶心呕吐的药物也是多样的。

表 18-4 恶心呕吐的预防

- 东莨菪碱，1.5mg/72h，经皮给药
- 昂丹司琼，4mg，静脉注射
- 甲氧氯普胺，10mg，静脉注射
- 异丙嗪，6.25mg，静脉注射
- 氟哌利多，0.625mg，静脉注射
- 地塞米松，4 ～ 8mg，静脉注射

2. 局麻药

(1) 硬膜外

① 局麻药单独或联合阿片类通过硬膜外途径用于剖宫产术后镇痛。可以持续泵注或硬膜外自控镇痛，其方案与其他下腹部手术类似[5]。

② 硬膜外添加局麻药镇痛可减少阿片类使用剂量[42]，但可能会加重剖宫产术后下肢运动阻滞和延迟下床活动时间[43]。

(2) 髂腹下和髂腹股沟神经阻滞

① 这两路外周神经源于 L_1 脊神经根，支配与剖宫产腹壁切口相对应的腹壁区域神经。髂腹下和髂腹股沟神经需要进行双侧神经阻滞。

② 围术期单次髂腹下和髂腹股沟神经阻滞能否降低低位横切口剖宫产术后阿片类镇痛需要量，现有的研究结果尚不一致[44-46]。

③ 超声引导下连续髂腹下和髂腹股沟神经阻滞可明显降低剖宫产术后阿片类镇痛药的需要量[47]。

(3) 腹横肌平面阻滞

① 腹横肌平面阻滞（TAP）是将局部麻药注入下腹部的腹内斜肌和腹横肌之间的筋膜平面。需进行双侧阻滞，每侧阻滞约需要局麻药 20ml。最初使用表面解剖标识进行定位，现在可以使用超声引导进行定位。

② 在接受腰麻的剖宫产术患者中，TAP 仅在不使用鞘内吗啡的多模式镇痛方案中有效[48, 49]。一项前瞻性研究显示鞘内使用吗啡进行剖宫产术后镇痛比 TAP 阻滞更为有效，但同时伴发较高的不良反应[50]。一系列研究报道了超声引导下放置 20 号硬膜外导管进行连续双侧 TAP 阻滞的技术[51]。

③ TAP 已被广泛应用于剖宫产术后镇痛。TAP 阻滞最多被应用于全麻下行剖宫产术或脊麻失败或无效时[52]。对于已经使用鞘内吗啡镇痛的患者，每侧 TAP 阻滞时在局麻药中添加可乐定 75μg 并不能提高镇痛效果[53]。

(4) 手术切口局部浸润麻醉

① 0.5% 丁哌卡因 20ml 单次局部浸润手术切口并不减少低位横切口剖宫产术后镇痛药的需求量[54, 55]；然而，关闭切口时在筋膜层注射局麻药可减少术后前 12 小时阿片类的需求量[56]。

> **临床要点**　TAP 阻滞不改善椎管内单次使用吗啡的镇痛效果。超声引导下置管行手术切口持续镇痛有助于提高镇痛效果。

② 使用导管置入手术切口持续镇痛，是一种有效的剖宫产术后镇痛技术[57, 58]。研究表明术后切口持续注射局麻药比硬膜外吗啡镇痛更有效，与全身使用双氯芬酸效果相当[58, 59]。手术结束时将导管置于深筋膜层输注局麻药镇痛效果更佳[60]，超声引导可提高置管的成功率。

③ 术后切口注射局麻药影响切口特异性炎症介质的释放，提示与创面愈合过程有相互作用[61]。

④ Exparel，一种长效局麻药，用于伤口浸润是否能改善剖宫产术后镇痛效果（尤其是术后前 2 天），还有待于进一步研究。

3. 非甾体抗炎药

(1) 非甾体抗炎药（NSAIDs）已成功用于剖宫产术后镇痛。作为多模式镇痛方案的组成部分，它们是与阿片类联合使用的最常见的药物。一项非产科开腹手术后的研究显示非甾体抗炎药的镇痛作用与可待因 – 对乙酰氨基酚联合用药的作用相似[62]。

(2) 非甾体抗炎药通常可经口服、静脉注射或直肠途径给药。最近的研究介绍了剖宫产术后患者通过伤口插入导管，持续输注非甾体抗炎药镇痛的技术。一项研究显示，双氯芬酸切口浸润的镇痛效果与罗哌卡因相似，优于全身性使用双氯芬酸[63]。在另一项研究中，酮咯酸（0.6mg/h）加入丁哌卡因持续伤口浸润[64]，结果表明酮咯酸改善了镇痛效果并抑制了渗出液中的炎性介质的释放。作者认为，非甾体抗炎药直接外科伤口浸润是一种有效的镇痛技术，同时可以减少了全身用药的不良反应。

(3) 剖宫产术后使用非甾体抗炎药的相对禁忌证包括：① 肾脏疾病病史；② 上消化道溃疡病史；③ 对非甾体抗炎药过敏；④ 凝血功能障碍；⑤ 外科止血困难。

(4) 选择性抗环加氧酶 –2 抑制药与其他非甾体抗炎药相比，在剖宫产术后镇痛方面的有效性缺乏研究数据。

4. 对乙酰氨基酚

(1) 对乙酰氨基酚可口服、直肠给药或静脉注射。作为多模式术后镇痛的一部分，对乙酰氨基酚常与口服阿片类如可待因、羟考酮或氢可酮联合使用。接受腰麻的剖宫产患者如果没有使用鞘内吗啡行术后镇痛，口服羟考酮 – 对乙酰氨基酚比静脉 PCA 吗啡镇痛更有效 [65]。

(2) 目前对乙酰氨基酚作为剖宫产术后多模式镇痛的组成部分，麻醉医师最关心以下两个问题。

① 剖宫产术中不可预知因素（如凝血功能障碍）可能妨碍术后非甾体抗炎药的使用。

② 最近美国批准的对乙酰氨基酚的静脉使用制剂。

(3) 腰麻后不使用吗啡镇痛的剖宫产患者，术后接受每 6 小时静脉注射 1g 对乙酰氨基酚或每 4 小时口服布洛芬 400mg 进行术后镇痛，两者镇痛效果相似 [66]。

(4) 目前对于使用对乙酰氨基酚进行术后镇痛的争议包括：与其他给药途径相比，静脉使用对乙酰氨基酚的临床疗效和成本效益。此外，大剂量静脉注射对乙酰氨基酚与口服制剂联合应用增加了意外中毒的风险，特别是当患者在医院或单位之间进行转运时。

> **临床要点** 非甾体抗炎药可通过口服、静脉和辅助局麻药局部浸润进行术后镇痛。对乙酰氨基酚是否具有显著的镇痛作用尚不清楚，但它的不良反应少，因此有很好的安全性。

5. 其他药物

(1) 氯胺酮：全麻或腰麻后的剖宫产患者，静脉注射亚睡眠剂量的氯胺酮仅轻微缓解术后疼痛或无缓解作用 [67-69]。其中一项研究显示术后 2 周氯胺酮组的疼痛评分适度降低了 [69]。

(2) 加巴喷丁：围术期口服加巴喷丁不产生具有临床意义的剖宫产术后镇痛效果。此外，口服加巴喷丁会加深患者的镇静水平 [70, 71]。

(3) 镁：在非妊娠妇女手术后，静脉使用镁能降低疼痛评分并减少阿片类的需要量，然而，在剖宫产患者中是否有类似的作用有待于进一步研究 [72]。

> **临床要点** NMDA 受体拮抗药（如镁、氯胺酮）和加巴喷丁目前不推荐用于剖宫产术后镇痛。

6. 镇痛药物与母乳喂养

(1) 药物的药动学和乳汁分泌是很复杂的，许多药物研究的数据是不完整的。母乳是一种溶质和颗粒的混合物，产后第一周随着初乳过渡为成熟乳，它的一些成分发生了改变。这些因素对研究药物乳汁分泌能否会对婴儿产生危害造成了困难。

(2) 最近的病例系列研究了个体之间肝细胞色素 P_{450} 酶 2D6（CYP2D6）活性的变化。这种酶使可待因代谢为其活性形式吗啡，羟考酮代谢为其活性形式羟吗啡酮。过量表达 CYP2D6 的个体（即超快速代谢者）可能产生过量阿片类的活性形式，导致药物过多地分泌到乳汁中，从而会对婴儿造成不利影响。这种情况可能导致母亲和婴儿的过度镇静，但很少导致死亡 [73-75]。

(3) 作者建议参考权威机构的相关指南来决定镇痛药物的选择和母乳喂养。本文的参考文献部分列出了来自两个权威机构 [76, 77] 和三本专业书籍的几个指南 [78-80]。参考这些指南有助于临床决策及与产妇的沟通。这一点尤为重要，因为大多数产妇都关心镇痛药是否会对新生儿造成影响。这些建议并不是完全相同的，但一般认为阿片类（不包括哌替啶、可待因和羟考酮）和非甾体抗炎药能安全用于母乳喂养期的术后镇痛。

> **临床要点**　妊娠期高血压疾病包括妊娠期高血压、慢性高血压、子痫前期和慢性高血压合并子痫前期。

四、总结

1. 多模式镇痛是现在和未来剖宫产术后镇痛的主要方式。

2. 尽管涉及患者的安全性，阿片类一直并将继续是剖宫产术后镇痛的主要药物。

3. 肌内注射镇痛药是最后一个可以被考虑的镇痛方式。

4. 非甾体抗炎药常规联合阿片类用于剖宫产术后镇痛。

5. 对乙酰氨基酚作为术后镇痛药的研究正在进行，尤其是静脉注射和其他给药途径的相关研究。但需考虑不同剂型对乙酰氨基酚使用总剂量，以减少毒性反应发生的风险。

6. 患者自控的切口导管持续输注镇痛技术有良好的应用前景，局麻药和（或）非甾体抗炎药可用于术后切口浸润镇痛。

7. 大部分镇痛药用于母乳喂养期是安全的。但如上述所讨论的药物代谢机制，不推荐哌替啶、可待因或羟考酮用于母乳喂养期镇痛。

8. 总之，术后疼痛管理需要麻醉医师和产科医师、产科护士合作。我们的专业知识将有助于提高剖宫产术后镇痛管理。如果没有我们临床产科和护理同事的经验和支持，新的剖宫产术后镇痛模式将很难成功。此外，这种镇痛管理模式，改善了患者的满意度。

参 考 文 献

[1] Martin JA, Hamilton BE, Osterman MJ, et al. Births: final data for 2013. *Natl Vital Stat Rep.* 2015; 64:1–65.

[2] Carvalho B, Coleman L, Saxena A, et al. Analgesic requirements and postoperative recovery after scheduled compared to unplanned cesarean delivery: a retrospective chart review. *Int J Obstet Anesth.* 2010;19:10–15.

[3] Landau R, Bollag L, Ortner C. Chronic pain after childbirth. *Int J Obstet Anesth.* 2013;22:133–145.

[4] Eisenach JC, Pan P, Smiley RM, et al. Resolution of pain after childbirth. *Anesthesiology.* 2013;118:143–151.

[5] American Society of Anesthesiologists Task Force on Acute Pain Management. Practice guidelines for acute pain management in the perioperative setting: an updated report by the American Society of Anesthesiologists Task Force on Acute Pain Management. *Anesthesiology.* 2012; 116:248–273.

[6] American College of Obstetricians and Gynecologists. *Guidelines for Perinatal Care.* 7th ed. Washington, DC: American College of Obstetricians and Gynecologists; 2012.

[7] Carvalho B, Cohen SE, Lipman SS, et al. Patient preferences for anesthesia outcomes associated with cesarean delivery. *Anesth Analg*. 2005;101:1182–1187.

[8] Pan PH, Tonidandel AM, Aschenbrenner CA, et al. Predicting acute pain after cesarean delivery using three simple questions. *Anesthesiology*. 2013;118:1170–1179.

[9] Tan M, Law LS, Gan TJ. Optimizing pain management to facilitate enhanced recovery after surgery pathways. *Can J Anaesth*. 2015;62:203–218.

[10] Wittels B, Scott DT, Sinatra RS. Exogenous opioids in human breast milk and acute neonatal neurobehavior: a preliminary study. *Anesthesiology*. 1990;73:864–869.

[11] Al-Tamimi Y, Ilett KF, Paech MJ, et al. Estimation of infant dose and exposure to pethidine and norpethidine via breast milk following patient-controlled epidural pethidine for analgesia post cesarean delivery. *Int J Obstet Anesth*. 2011;20:128–134.

[12] Eisenach JC, Grice SC, Dewan DM. Patient-controlled analgesia following cesarean section: a comparison with epidural and intramuscular narcotics. *Anesthesiology*. 1988;68:444–448.

[13] Sinatra R, Chung KS, Silverman DG, et al. An evaluation of morphine and oxymorphone administered via patient-controlled analgesia (PCA) or PCA plus basal infusion in postcesarean-delivery patients. *Anesthesiology*. 1989;71: 502–507.

[14] Parker RK, Holtmann B, White PF. Effects of a nighttime opioid infusion with PCA therapy on patient comfort and analgesic requirements after abdominal hysterectomy. *Anesthesiology*. 1992;76:362–367.

[15] Lam FY. Patient-controlled analgesia by proxy. *Br J Anaesth*. 1993;70:113.

[16] Vicente KJ, Kada-Bekhaled K, Hillel G, et al. Programming errors contribute to death from patient-controlled analgesia: case report and estimate of probability. *Can J Anaesth*. 2003;50:328–332.

[17] Binsted RJ. Epidural morphine after caesarean section. *Anaesth Intensive Care*. 1983;11:130–134.

[18] Harrison DM, Sinatra R, Morgese L, et al. Epidural narcotic and patient-controlled analgesia for post-cesarean section pain relief. *Anesthesiology*. 1988;68:454–457.

[19] Rauck RL, Raj PP, Knarr DC, et al. Comparison of the efficacy of epidural morphine given by intermittent injection or continuous infusion for the management of postoperative pain. *Reg Anesth*. 1994;19:316–324.

[20] Cooper DW, Ryall DM, Desira WR. Extradural fentanyl for postoperative analgesia: predominant spinal or systemic action? *Br J Anaesth*. 1995;74:184–187.

[21] Ngan Kee WD, Lam KK, Chen PP, et al. Comparison of patient-controlled epidural analgesia with patient-controlled intravenous analgesia using pethidine or fentanyl. *Anaesth Intensive Care*. 1997;25:126–132.

[22] Parker RK, Sawaki Y, White PF. Epidural patient-controlled analgesia: influence of bupivacaine and hydromorphone basal infusion on pain control after cesarean delivery. *Anesth Analg*. 1992;75:740–746.

[23] Vercauteren MP, Coppejans HC, ten Broecke PW, et al. Epidural sufentanil for postoperative patient-controlled analgesia (PCA) with or without background infusion: a double-blind comparison. *Anesth Analg*. 1995;80:76–80.

[24] Birnbach DJ, Johnson MD, Arcario T, et al. Effect of diluent volume on analgesia produced by epidural fentanyl. *Anesth Analg*. 1989;68:808–810.

[25] Asantila R, Eklund P, Rosenberg PH. Epidural analgesia with 4 mg of morphine following caesarean section: effect of injected volume. *Acta Anaesthesiol Scand*. 1993; 37:764–767.

[26] U.S. Food and Drug Administration. Product label for DepoDur. www.accessdata.fda.gov/drugsatfda_docs/label/2009/021671s020lbl.pdf. Accessed April 30, 2015.

[27] Carvalho B, Riley E, Cohen SE, et al. Single-dose, sustained-release epidural morphine in the management of postoperative pain after elective cesarean delivery: results of a multicenter randomized controlled study. *Anesth Analg*. 2005;100:1150–1158.

[28] Carvalho B, Roland LM, Chu LF, et al. Single-dose, extended-release epidural morphine (DepoDur) compared to conventional epidural morphine for post-cesarean pain. *Anesth Analg*. 2007;105:176–183.

[29] Eisenach JC, D'Angelo R, Taylor C, et al. An isobolographic study of epidural clonidine and fentanyl after cesarean section. *Anesth Analg*. 1994;79:285–290.

[30] Capogna G, Celleno D, Zangrillo A, et al. Addition of clonidine to epidural morphine enhances postoperative analgesia after cesarean delivery. *Reg Anesth*. 1995;20: 57–61.

[31] Sarvela J, Halonen P, Soikkeli A, et al. A double-blinded, randomized comparison of intrathecal and epidural morphine for elective cesarean delivery. *Anesth Analg*. 2002; 95:436–440.

[32] Dualé C, Frey C, Bolandard F, et al. Epidural versus intrathecal morphine for postoperative analgesia after caesarean section. *Br J Anaesth*. 2003;91:690–694.

[33] Paech MJ, Pavy TJ, Orlikowski CE, et al. Postcesarean analgesia with spinal morphine, clonidine, or their combination. *Anesth Analg*. 2004;98:1460–1466.

[34] Lavand'homme PM, Roelants F, Waterloos H, et al. An evaluation of the postoperative antihyperalgesic and analgesic effects of intrathecal clonidine administered during elective cesarean delivery. *Anesth Analg*. 2008;

107:948–955.

[35] van Tuijl I, van Klei WA, van der Werff DB, et al. The effect of addition of intrathecal clonidine to hyperbaric bupivacaine on postoperative pain and morphine requirements after cesarean section: a randomized controlled trial. *Br J Anaesth*. 2006;97:365–370.

[36] Chung CJ, Kim JS, Park HS, et al. The efficacy of intrathecal neostigmine, intrathecal morphine, and their combination for post-cesarean section analgesia. *Anesth Analg*. 1998;87:341–346.

[37] American Society of Anesthesiologists Task Force on Neuraxial Opioids, Horlocker TT, Burton AW, et al. Practice guidelines for the prevention, detection, and management of respiratory depression associated with neuraxial opioid administration. *Anesthesiology*. 2009; 110:218–230.

[38] Crowgey TR, Dominguez JE, Peterson-Layne C, et al. A retrospective assessment of the incidence of respiratory depression after neuraxial morphine administration for postcesarean delivery analgesia. *Anesth Analg*. 2013; 117:1368–1370.

[39] Dominguez JE, Habib AS. Prophylaxis and treatment of the side-effects of neuraxial morphine analgesia following cesarean delivery. *Curr Opin Anaesthesiol*. 2013;26: 288–295.

[40] Luthman JA, Kay NH, White JB. Intrathecal morphine for post cesarean section analgesia: does naloxone reduce the incidence of pruritus? *Int J Obstet Anesth*. 1992;1: 191–194.

[41] Charuluxananan S, Kyokong O, Somboonviboon W, et al. Nalbuphine versus propofol for treatment of intrathecal morphine-induced pruritus after cesarean delivery. *Anesth Analg*. 2001;93:162–165.

[42] Cooper DW, Ryall DM, McHardy FE, et al. Patient-controlled extradural analgesia with bupivacaine, fentanyl, or a mixture of both, after caesarean section. *Br J Anaesth*. 1996;76:611–615.

[43] Cohen S, Amar D, Pantuck CB, et al. Adverse effects of epidural 0.03% bupivacaine during analgesia after cesarean section. *Anesth Analg*. 1992;75:753–756.

[44] Huff nagle HJ, Norris MC, Leighton BL, et al. Ilioinguinal iliohypogastric nerve blocks—before or after cesarean delivery under spinal anesthesia? *Anesth Analg*. 1996;82:8–12.

[45] Bell EA, Jones BP, Olufolabi AJ, et al. Iliohypogastric-ilioinguinal peripheral nerve block for post-cesarean delivery analgesia decreases morphine use but not opioid-related side effects. *Can J Anaesth*. 2002;49:694–700.

[46] Vallejo MC, Steen TL, Cobb BT, et al. Efficacy of the bilateral ilioinguinal-iliohypogastric block with intrathecal morphine for postoperative cesarean delivery analgesia. *Sci World J*. 2012;2012:107316. doi:10.1100/2012/107316.

[47] Gucev G, Yasui GM, Chang TY, et al. Bilateral ultrasound-guided continuous ilioinguinal-iliohypogastric block for pain relief after cesarean delivery. *Anesth Analg*. 2008; 106:1220–1222.

[48] McDonnell JG, Curley G, Carney J, et al. The analgesic efficacy of transversus abdominis plane block after cesarean delivery: a randomized controlled trial. *Anesth Analg*. 2008;106:186–191.

[49] Costello JF, Moore AR, Wieczorek PM, et al. The transversus abdominis plane block, when used as part of a multimodal regimen inclusive of intrathecal morphine, does not improve analgesia after cesarean delivery. *Reg Anesth Pain Med*. 2009;34:586–589.

[50] Kanazi GE, Aouad MT, Abdallah FW, et al. The analgesic efficacy of subarachnoid morphine in comparison with ultrasound-guided transversus abdominis plane block after cesarean delivery: a randomized controlled trial. *Anesth Analg*. 2010;111:475–481.

[51] Bollag L, Richebe P, Ortner C, et al. Transversus abdominis plane catheters for post-cesarean delivery analgesia: a series of five cases. *Int J Obstet Anesth*. 2012;21: 176-180.

[52] Mirza F, Carvalho B. Transversus abdominis plane blocks for rescue analgesia following cesarean delivery: a case series. *Can J Anaesth*. 2013;60:299–303.

[53] Bollag L, Richebe P, Siaulys M, et al. Effect of transversus abdominis plane block with and without clonidine on post-cesarean delivery wound hyperalgesia and pain. *Reg Anesth Pain Med*. 2012;37:508–514.

[54] Trotter TN, Hayes-Gregson P, Robinson S, et al. Wound infiltration of local anesthetic after lower segment caesarean section. *Anaesthesia*. 1991;46:404–407.

[55] Pavy T, Gambling D, Kliffer P, et al. Effect of preoperative skin infiltration with 0.5% bupivacaine on postoperative pain following cesarean section under spinal anesthesia. *Int J Obstet Anesth*. 1994;3:199–202.

[56] Niklasson B, Borjesson A, Carmnes UB, et al. Intraoperative injection of bupivacaine-adrenaline close to the fascia reduces morphine requirements after cesarean section: a randomized controlled trial. *Acta Obstet Gynecol Scand*. 2012;91:1433–1439.

[57] Ranta PO, Ala-Kokko TI, Kukkonen JE, et al. Incisional and epidural analgesia after caesarean delivery: a prospective, placebo-controlled, randomised clinical study. *Int J Obstet Anesth*. 2006;15:189–194.

[58] O'Neill P, Duarte F, Ribeiro I, et al. Ropivacaine continuous wound infusion versus epidural morphine for postoperative analgesia after cesarean delivery: a

randomized controlled trial. *Anesth Analg.* 2012;114: 179–185.

[59] Zohar E, Shapiro A, Eidinov A, et al. Postcesarean analgesia: the efficacy of bupivacaine wound installation with and without supplemental diclofenac. *J Clin Anesth.* 2006;18:415–421.

[60] Rackelboom T, Le Strat S, Silvera S, et al. Improving continuous wound infusion effectiveness for postoperative analgesia after cesarean delivery: a randomized controlled trial. *Obstet Gynecol.* 2010;116:893–900.

[61] Carvalho B, Clark DJ, Yeomans DC, et al. Continuous subcutaneous instillation of bupivacaine compared to saline reduces interleukin 10 and increases substance P in surgical wounds after cesarean delivery. *Anesth Analg.* 2010;111:1452–1459.

[62] Nauta M, Landsmeer MLA, Koren G. Codeine-acetaminophen versus nonsteroidal anti-inflammatory drugs in the treatment of post-abdominal surgery pain: a systemic review of randomized trials. *Am J Surg.* 2009; 198:256–261.

[63] Lavand'homme PM, Roelants F, Waterloos H, et al. Postoperative analgesic effects of continuous wound infiltration with diclofenac after elective cesarean delivery. *Anesthesiology.* 2007;106:1220–1225.

[64] Carvalho B, Lemmens HJ, Ting V, et al. Postoperative subcutaneous instillation of low-dose ketorolac but not hydromorphone reduces wound exudate concentrations of interleukin-6 and interleukin-10 and improves analgesia following cesarean delivery. *J Pain.* 2013;14:48–56.

[65] Davis KM, Esposito MA, Meyer BA. Oral analgesia compared with intravenous patient-controlled analgesia for pain after cesarean delivery: a randomized controlled trial. *Am J Obstet Gynecol.* 2006;194:967–971.

[66] Alhashemi JA, Alotaibi QA, Mashaat MS, et al. Intravenous acetaminophen vs oral ibuprofen in combination with morphine PCIA after cesarean delivery. *Can J Anaesth.* 2006;53:1200–1206.

[67] Menkiti ID, Desalu I, Kushimo OT. Low-dose intravenous ketamine improves postoperative analgesia after caesarean delivery with spinal bupivacaine in African parturients. *Int J Obstet Anesth.* 2012;21:217–221.

[68] Reza FM, Zahra F, Esmaeel F, et al. Preemptive analgesic effect of ketamine in patients undergoing elective cesarean section. *Clin J Pain.* 2010;26:223–226.

[69] Bauchat JR, Higgins N, Wojciechowski KG, et al.

Low-dose ketamine with multimodal postcesarean delivery analgesia: a randomized controlled trial. *Int J Obstet Anesth.* 2011;20:3–9.

[70] Monks DT, Hoppe DW, Downey K, et al. A perioperative course of gabapentin does not produce a clinically meaningful improvement in analgesia after cesarean delivery: a randomized controlled trial. *Anesthesiology.* 2015;123:320–326. doi:10.1097/ALN.0000000000000722.

[71] Short J, Downey K, Bernstein P, et al. A single preoperative dose of gabapentin does not improve postcesarean delivery pain management: a randomized, double-blind, placebo-controlled dose-finding trial. *Anesth Analg.* 2012;115: 1336–1342.

[72] De Oliveria GS, Castro-Alves LJ, Khan JH, et al. Perioperative systemic magnesium to minimize postoperative pain: a metaanalysis of randomized controlled trials. *Anesthesiology.* 2013;119:178–190.

[73] Madadi P, Shirazi F, Walter FG, et al. Establishing causality of CNS depression in breastfed infants following maternal codeine use. *Paediatr Drugs.* 2008;10:399–404.

[74] VanderVaart S, Berger H, Sistonen J, et al. CYP2D6 polymorphisms and codeine analgesia in postpartum pain management: a pilot study. *Ther Drug Monit.* 2011;33: 425–432.

[75] Lam J, Kelly L, Matok I, et al. Putative association of ABCB1 2677GT/A with oxycodone-induced central nervous system depression in breastfeeding mothers. *Ther Drug Monit.* 2013;35:466–472.

[76] American Academy of Pediatrics Committee on Drugs. Transfer of drugs and other chemicals into human milk. *Pediatrics.* 2001;108:776–789.

[77] Montgomery A, Hale TW, Academy of Breastfeeding Medicine Protocol Committee. ABM clinical protocol #15: analgesia and anesthesia for the breastfeeding mother. *Breastfeed Med.* 2006;1:271–277.

[78] Lawrence RA, Lawrence RM. Breastfeeding: *A Guide for the Medical Profession.* 7th ed. Philadelphia, PA: Saunders; 2010.

[79] Briggs GG, Freeman RK. *Drugs in Pregnancy and Lactation: A Reference Guide to Fetal and Neonatal Risk.* 10th ed. Baltimore, MD: Lippincott Williams & Wilkins; 2014.

[80] Weiner CP, Buhimschi C. *Drugs for Pregnant and Lactating Women.* 2nd ed. Philadelphia, PA: Saunders; 2009.

第19章　硬脊膜穿破后头痛的治疗
Management of Postdural Puncture Headache

David Wlody　著

饶婉宜　译

陈新忠　校

要点 Keypoint

- 硬脊膜穿破后头痛（PDPH）是一个不容小觑的并发症，它不仅会显著增加住院费用，极大降低满意度，增加诉讼风险，还能使孕产妇短期及长期的发病率剧增。
- 在评估可疑 PDPH 患者时，切记要排除其他可能危及生命的头痛病因。
- 我们已经提出了许多治疗 PDPH 的药物与方法，但几乎没有一个证据支持可常规使用某特定治疗药物。
- 尽管证据不够充分，但硬脊膜意外穿破后放置一个鞘内导管能有效降低患 PDPH 的风险。
- 硬膜外血补丁（EBP）是治疗 PDPH 的金标准，但其本身也存在一定风险。目前是否常规地预防性使用 EBP 及其使用的最佳时机仍存在争议。

一、概述

尽管椎管内麻醉技术已取得了长足进步，硬脊膜穿破后头痛（PDPH）仍然是一个经久不衰的问题。即使是经验丰富的麻醉医师，在操作中意外穿破硬脊膜风险仍高达 1/200，在教学医院则更甚，可达 1% ~ 4%。一般情况下，PDPH 的症状并不显著，也不会持续太久（3 ~ 7d），但 PDPH 偶尔也会严重到令患者卧床不起，住院时间延长。据报道，个别罕见病例的症状甚至可持续数月至数年[1]。未经治疗的 PDPH 可导致持续性脑神经麻痹和颅内出血[2, 3]。在大多数麻醉医师眼中，PDPH 不过是普通的麻醉并发症，但它却是医疗诉讼的祸首之一，有时代价巨大[4]。Sachs 和 Smiley 认为，PDPH 无疑是产科椎管内麻醉最常见的并发症[5]。

许多文献报道了各种非手术和有创治疗 PDPH 的方法，但大都证据不足。在本文作者回顾了 PDPH 的潜在病理生理机制及 PDPH 的危险因素，包括可控和不可控的因素。同时对 PDPH 的诊断及产后常见的其他类型的头痛进行了鉴别。基于现有对 PDPH 机制的认识，作者总结出一些预防和治疗 PDPH 的常用方法，以及对已有的支持这些方法的研究资料进行讲述。在对 PDPH 的治疗方面，缺乏混杂因素控制良好并具有说服力的研究，因而许多治疗指南都仅来源于病例报告、观察性研究和著者的经验。哪怕是在距 August Bier[6] 首次提出 PDPH 100 多年后的今天，依然没有一个完美的 PDPH 治疗方案。

二、病理生理机制

PDPH 的症状是脑脊液（CSF）通过被穿破的硬脑膜，或更准确地说蛛网膜的破孔持续渗漏所产生。脑脊液漏为什么导致头痛，现有两种学说被提出。

1. 脑膜牵拉 脑脊液从硬脊膜穿破口持续漏出会导致颅腔内的脑脊液丢失。失去脑脊液缓冲的大脑因重力作用下垂，向下的牵拉力作用于对痛觉敏感的脑膜而导致头痛，在直立位表现尤为明显。这就为治疗 PDPH 指明了方向，即最大限度地限制 CSF 渗漏，增加 CSF 的生成，或将脑脊液从椎管内转移到颅内。

2. 脑血管扩张 第二个理论是基于 Monro–Kellie 的假说提出的，即整个脑组织、CSF、颅内血液的总容积是恒定的，此消彼长。为维持颅内容量平衡，脑脊液的减少必然导致机体产生代偿性脑血管扩张。这个理论认为，首先 PDPH 和偏头痛的原理有些类似，因为女性患者偏头痛和 PDPH 发病率均偏高可以侧面支持这个理论。其次，PDPH 患者进行磁共振成像（MRI）也显示她们的脑血流量的确增加[7]。这说明，要缓解 PDPH 的症状，除了恢复脑脊液的容量，使用颅内血管收缩药也可能有效。

三、硬脊膜穿破后头痛的危险因素

1. 不可控因素
(1) 年龄：老年患者很少头痛。高危人群是 40 岁以下的年龄层，也就是育龄人群。

(2) 性别：最近的一项 Meta 分析得出结论，未妊娠的女性比男性更容易患上 PDPH。尽管本研究中女性年龄普遍偏大可能会相应减少 PDPH 的发病率[8]。

(3) 妊娠：妊娠的女性比同龄其他女性更容易发生 PDPH。有人认为，这可能不是妊娠本身，而是阴道分娩（特别是在第二产程分娩过度用力）导致发病率增加，具体原因尚不明确，可能与 CSF 的丢失增加有关[9, 10]。

(4) 硬脊膜穿破后头痛病史：PDPH 病史是脊麻后头痛的危险因素之一[11]。

> **临床要点** 妊娠和 PDPH 病史，都是 PDPH 发生的高危因素。

2. 可控风险
(1) 穿刺针规格：诸多研究证实，越是大孔径的针 PDPH 发生率越高。但并不是越细越好，因为当针管型小于 27G 时，穿刺技术难度的增加就已经限制了更小型号穿刺针的使用。

(2) 针尖形状：不论哪种型号，笔尖式针（如 Gertie Marx、Sprotte 和 Whitacre）穿破硬脊膜后头痛的发生率都要低于切割式穿刺针（Quincke）[12]。

(3) 针尖斜面朝向：在使用切割式针时，斜面平行于身体长轴进行穿刺会显著减少 PDPH 发生率 [13]。

(4) 旁正中入路。虽然在产科不常用，经旁正中入路蛛网膜下腔穿刺能显著降低 PDPH 的发生率 [14]。

(5) 病态肥胖。许多年来，传统观念认为病态肥胖产妇 PDPH 的发生率偏低 [15]。近期一项研究也支持病态肥胖是 PDPH 的保护因素 [16]。

> **临床要点**　小号笔尖式穿刺针的使用，穿刺斜面平行于脊柱长轴，旁正中入路，都能减少 PDPH 的风险。

四、硬脊膜穿破后头痛的诊断

1. 硬脊膜穿破后头痛的发生时间　PDPH 可能在穿透后立刻出现，也可能穿刺后 5 ～ 7d 才出现，绝大多数在穿刺后 48 ～ 72h 发生。

2. 临床特点

(1) 体位：头高位会加重 PDPH 症状，平卧位可缓解。如果体位改变对症状无影响，则需要对 PDPH 的诊断提出质疑。直立位后头痛发作可能会延迟 15min，因此体位改变后若头痛没有立即缓解也不能排除 PDPH。

(2) 头痛部位：PDPH 头痛主要分布在额叶和枕部，朝颈部和肩部放射。有时候也波及上背部肩胛区。

(3) 听觉障碍：脑脊液压力下降传导到耳蜗，会引发一系列听觉异常，如听力下降、耳鸣，以及"空洞"音。

(4) 视觉障碍：复视最常见，主要由于下坠脑组织压迫了沿颅中窝走行的第Ⅵ对脑神经导致展神经麻痹。

> **临床要点**　对怀疑 PDPH 的患者，直立位头痛可能会延迟 15min 出现。

五、产后头痛的鉴别诊断

出现产后头痛时，首先要排除其他可能病因（表 19-1），这不仅可以防止对良性和可自限性的 PDPH 进行不必要的有创治疗，如硬膜外血补丁（EBP），更重要的是能避免掩盖潜在致命性颅内病变 [17, 18]。

1. 偏头痛　偏头痛分为两种亚型：先兆性偏头痛和无先兆性偏头痛。前一种表现为可逆性神经系统症状，常为视觉异常，伴有面部麻木或手臂 / 腿部的运动失调，发作 5 ～ 20min，在 1h 内消失。这两种亚型都是单侧性、搏动性疼痛、活动后加重，常伴有恶心和畏光症状。偏头痛通常在青春期起病，女性多见，妊娠期常有所缓解，但多在产后早期复发。妊娠期或产后初发的偏头痛较为罕见，需要高度警惕。

表 19-1 产后头痛的鉴别诊断

硬脊膜穿破后头痛	脑膜炎
紧张性头痛	脑肿瘤
偏头痛	皮质静脉血栓
咖啡因戒断症	硬膜下血肿
颅内积气	药物诱发（如镁治疗或催产素注射）
高血压疾病	脑梗死或缺血
蛛网膜下腔出血	可逆性脑后部白质病综合征（PRES）
鼻窦炎	良性颅内高压症（假性脑瘤）
假性脑瘤	先天性颅内低血压
哺乳期头痛	

2. 紧张性头痛 紧张性头痛是最常见的头痛类型，女性多见。与偏头痛不同的是，紧张性头痛很少始发于青春期，更多是中年起病。头痛强度通常是轻中度，多为双侧、无搏动性，不受活动影响，不伴有恶心和畏光，妊娠时症状会加重。

3. 颅内出血 颅内出血引起的头痛的特点是起病急，疼痛剧烈，伴有局灶性神经症状或意识状态的改变。

(1) 蛛网膜下隙出血（SAH）：妊娠期 SAH 的发生率并未增加。大约 75% 的 SAH 是由于动脉瘤破裂所致，其余的源自动静脉畸形。SAH 患者常并发高血压和蛋白尿，因而容易与先兆子痫混淆[19]。

(2) 脑出血通常见于重度先兆子痫或其他高血压状态，如可卡因中毒。

(3) 硬膜下血肿如前所述，发生 PDPH 的病例也有出现硬膜下血肿的可能。颅内压降低产生的牵拉作用可能会导致原本受牵拉的交通静脉破裂。出现 PDPH 时，并不能排除硬膜下血肿引发的头痛，这两者可以同时存在。当 PDPH 持续几天后出现头痛性质的改变，或硬膜外血补丁治疗无效时，应考虑是否合并硬膜下血肿。

4. 脑静脉和静脉窦血栓

(1) 据估计，每 10 万次分娩中有 10 ～ 20 例脑静脉血栓发生。妊娠导致的高凝状态是栓塞的促发因素，同时还要评估这些患者是否存在遗传性易栓症。大约 80% 的病例发生在产后前 2 周，但是也有报道指出脑静脉血栓可以迟发于产后 3 个月。

(2) 继发于颅内血栓的头痛性质大相径庭，取决于栓塞部位是大的静脉窦还是单支皮质静脉。

① 硬脑膜静脉窦栓塞后常发生头痛、癫痫、颅内高压（由于脑脊液重吸收障碍）和意识障碍。

② 皮质静脉栓塞后常见局部运动或感觉神经功能障碍及癫痫发作。

(3) 曾有病例报道，多例脑栓塞患者最初被误诊为 PDPH 进行治疗[18, 20]。硬脊膜穿刺理论上也是脑静脉血栓形成的危险因素[21]。如果出现颅内高压的症状和体征，应在 EBP 操作前进行更全面的评估（MRI

或磁共振血管造影）。

(4) 静脉血栓闭塞时毛细血管压力增加，常导致出血性梗死。血管再通后毛细血管压力会下降，从而阻止继续出现。肝素可以防止血栓形成，因此即使已有出血史的患者中也推荐使用肝素。

5. 肿瘤

(1) 颅内肿瘤造成的头痛通常是弥漫性，非搏动性，伴有恶心、呕吐。并可在活动、Valsalva 动作、咳嗽和打喷嚏后加剧。

(2) 可能存在局灶性神经体征，与肿瘤的位置大小和颅内压升高有关。

(3) 颅内肿瘤的发病率和妊娠无关，但妊娠期间出现首发症状并不少见，原因在于细胞外液体潴留。妊娠期激素水平的变化对某些肿瘤具有显著影响，会导致垂体腺瘤和脑膜瘤等肿瘤在妊娠期加速生长。

6. 药物 / 药物撤退反应

(1) 硫酸镁：硫酸镁会导致头痛，尤其常见于使用负荷剂量之后。

(2) 咖啡因：长期摄入 200mg 以上咖啡因的患者停用后会发生头痛，并在服用咖啡因后迅速缓解。

(3) 突然停用：长期服用的阿片类、皮质类固醇、三环类抗抑郁药和非甾体抗炎药可能会引起头痛。

7. 先兆子痫

(1) 头痛是先兆子痫的诊断标准之一。先兆子痫引起的头痛具有双侧、搏动性、活动后加重、并伴有高血压和蛋白尿的特点。还可能存在视觉障碍，包括视物模糊和暗视等。作者常被产科医师呼叫去对产后头痛 4 ～ 5d 的 PDPH 患者进行会诊，通过详细评估病史发现，患者并不需要 EBP 治疗，而是需要立即镁剂和其他重度先兆子痫的治疗。

(2) 如前所述，严重的高血压可能导致先兆子痫患者颅内出血。

8. 脑膜炎　脑膜炎是椎管内麻醉极其罕见的并发症，一旦未能及时诊断和治疗，会引起灾难性的后果。

(1) 脑膜炎引起的头痛主要表现为弥漫性、进行性加重性头痛。此外，还有频繁发热、颈项强直、恶心、呕吐、畏光。

(2) PDPH 头痛和脑膜炎头痛有诸多相似点。因此如果患者伴有发热、白细胞增多和脑膜痉挛时应考虑做诊断性腰椎穿刺。

9. 可逆性脑后部白质病综合征　这种疾病表现为头痛、癫痫、意识状态改变、视力改变，以及其他中枢神经系统缺陷[22]。这种情况常发生在产后，并与先兆子痫 / 子痫症状和体征很相似，可能难以鉴别，需要尽早借助 MRI 扫描来确诊。当高血压及时控制和脑白质的血管源性水肿及时得到逆转治疗时，预后会得到改善[23]。

10. 良性颅内高压（假性脑瘤）　假性脑瘤产妇在产前产后的症状及头痛表现通常是相同的。治疗通常是产前使用利尿药、皮质类固醇、碳酸酐酶抑制药，或脑脊液引流[24]。曾有用 EBP 治疗患该病 PDPH 患者的病例报道[25]。

11. 自发性颅内低血压综合征　患者和 PDPH 的临床表现是相同的，唯一区别是前者没有麻醉史[26]。假如症状起源于硬脊膜撕裂，那撕裂最常发生在胸椎节段。通过 CT 脊髓造影可确诊，同时还可以帮助定位脑脊液漏的平面[27]。

12. 哺乳期头痛　哺乳期头痛经常被人们混淆成前面提到的女性偏头痛[28]。据发现哺乳期反复出现的头痛和母乳喂养时体内抗利尿激素水平相应增加有关，这表明母乳喂养导致的激素变化可能是头痛致病因素[29]。头痛还被认为和产后乳房充血有关[28]。

> **临床要点**　并不是所有的产后头痛都是由椎管内麻醉发生硬脊膜穿破导致的。在对 PDPH 进行治疗之前，应例行神经系统检查，如有异常应进行评估以排除其他颅内病变。

六、硬脊膜意外穿破后头痛的预防和治疗

1. 卧床休息　卧床休息能缓解 PDPH 的症状。然而，最近的有综述报道说硬脊膜穿破后卧床休息并不能降低头痛的发生率，实际上，该综述提示卧床患者的头痛反而增加[30]。并无证据显示硬脊膜穿破后卧床休息的时间延长可以降低头痛的发生率。因此硬脊膜穿破后，应该鼓励患者早期下床活动，对于已出现头痛的患者也应尽量活动，以防止妊娠期高概率血栓性疾病的发作隐患。

2. 补液　尽管人们普遍提倡硬脊膜穿破后要积极补液，但在仅有的一个关于硬脊膜穿刺后补液的研究报道中并没有证据支持补液能降低 PDPH 的发生率[31]。

3. 俯卧位　俯卧位能有效缓解某些病例的头痛症状，但没有报道证实过这种观点。原理可能是腹内压增高后，腰椎内的脑脊液会被挤压到颅内腔隙。对于手术切口受俯卧位影响的患者，这种方式也值得一试。

4. 腹带　只有一项研究证实绑腹带可以预防硬脊膜穿破后头痛[32]。绑腹带缓解头痛的原理和俯卧位相同，同样，对于腹部切口的患者该方法不太适用。

5. 咖啡因（口服或胃肠外途径给药）　一项对 41 例非手术治疗无效的头痛病例研究显示，静脉注射咖啡因 500mg 能持续缓解 70% 患者的头痛[33]。由于该研究样本量偏小并且缺乏对照组，因此其有效性受到质疑。此外，咖啡因虽可以自由扩散到母乳里，但与新生儿不良结局并不相关。它对母体有毒性作用，包括引发癫痫和心律失常。很多医院没有咖啡因的静脉注射液，可以用口服咖啡因替代。虽然咖啡因预防和治疗 PDPH 的方法得到大多数人认可，但目前仍缺乏足够的临床研究加以证实[34]。

6. 5- 羟色胺受体激动药　这类药物是用于治疗偏头痛的脑血管收缩药。偏头痛和 PDPH 具有相似血管机制，根据这个原理，人们推测能有效治疗偏头痛的药物可能也会对 PDPH 有效。一项研究显示，给 6 名 PDPH 患者皮下注射 6mg 舒马普坦，有 4 例患者症状缓解[35]。但后续研究并不能复制上述结果[36]。一个个例研究证明夫罗曲坦在预防 PDPH 上是有效的，但是这个结果也没能被复制[37]。因此，不建议常规使用舒马普坦和类似的药物。

7. 皮质类固醇或促肾上腺皮质激素　许多病例报告显示皮质类固醇或促肾上腺皮质激素（ACTH）对 PDPH 具有治疗作用。一项单一的随机研究表明，与安慰剂相比，大剂量的氢化可的松能减轻 PDPH 的严重程度[38]。但另一项随机研究并没证明 ACTH 有任何疗效[39]。最近的一项综述提到，只有一项随机试验的结果显示促肾上腺皮质激素可将 PDPH 的发生率降低近一半[40]。

8. 普瑞巴林和加巴喷丁　对骨科手术后的 PDPH，这两种药物均比对乙酰氨基酚治疗效果更好，最佳方案是每 8 小时服用 100mg 的普瑞巴林[41]。

9. 针灸　在最近的一项研究中，5 例非手术治疗无效的 PDPH 患者进行针灸后成功治愈，均没有采用 EBP[42]。

10. 蛛网膜下隙注射盐水　意外穿破硬脊膜后，通过 Tuohy 针向蛛网膜下隙注射 10ml 的无防腐剂的盐水，能将头痛发生率从 62% 减少到 32%。硬脊膜穿破后留置蛛网膜下隙导管按需注射盐水，似乎也能减少头痛发生，但置管组的患者数量太少，无法获得统计学差异[43]。

11. 蛛网膜下隙置管　硬膜外穿刺时误穿硬脊膜后，可将置入蛛网膜下隙导管做连续腰麻。有研究指出，这种技术可以降低后续 PDPH 的发生率[44]。但该结果并没有得到其他研究的证实，这可能源于不同研究中蛛网膜下隙导管的留置时间不同[45]。一项研究显示，在分娩后的 24h 内，导管仍然保持原位[46]。实际上有的研究提出，产后 24h 内保留蛛网膜下隙导管有助于减少 PDPH。随后的研究又认为蛛网膜下隙置管对 PDPH 的作用微乎其微[48, 49]甚至毫无影响[47]。虽然蛛网膜下隙导管对 PDPH 后续影响尚不明确，但其有效避免了硬脊膜穿破后换间隙重打时发生二次穿破的可能。如果放置了蛛网膜下隙导管，导管的无菌至关重要。所有的麻醉医师都切记必须将蛛网膜下隙导管标示清晰，以防止大剂量（硬膜外剂量）的局麻药注入导致高位腰麻或全脊麻。

12. 硬膜外注射吗啡　一项随机对照研究的 PDPH 产妇显示，两剂硬膜外吗啡 3mg，间隔 24h，PDPH 的发生率降低了 75%[40, 50]。

13. 硬膜外注射生理盐水　已有报道证实硬膜外腔持续输注生理盐水可以预防或缓解 PDPH 的症状[51]。遗憾的是，停止输注后头痛常复发。此方法适用于拒绝采用硬膜外血补丁的患者，它可以缓解症状，直至硬脊膜破口自愈。

14. 硬膜外血补丁　PDPH 治疗的金标准是 EBP，早期的报道中有效率（永久、完全缓解头痛）高达 95%。然而，最近的一项 Meta 分析认为能证实 EBP 的疗效的资料不足[52]。此外，近来研究也显示，EBP 的有效率可能只有 65%[53]。硬脊膜破口较大的患者采用 EBP 的成功率最低，并且这些患者的头痛更严重而且病程持续更久。患者接受 EBP 治疗后头痛复发，再次治疗通常还是有效的。若再次 EBP 治疗失败，应该排除其他可能的原因。

15. 预防性注射硬膜外血补丁　据报道，在硬脊膜误穿后，通过硬膜外导管注射血补丁可将 PDPH 的发生率从 70% 降低到 30%[54]，但最近的研究认为预防性注射 EBP 的功效被过度放大[55]。还有资料显示预防性注射 EBP 不能预防头痛，但能缩短头痛的持续时长[56]。尽管后续有一项研究表明，预防性注射 EBP 有着显著的优点，但早期研究使用方法的差异使我们很难推广这些结果[57, 58]。由于并不是所有的硬脊膜穿破的患者都会发生 PDPH，预防性注射 EBP 可能会给那些不发生 PDPH 的患者带来不必要的风险。因此，我们要充分告知患者 EBP 的潜在并发症，并竭尽全力预防这些并发症，首当其冲的就是感染。

16. 硬膜外胶体治疗　对于那些因发热无法使用或由于宗教原因拒绝注射 EBP 的患者，硬膜外注射右旋糖酐已有成功案例[59]。但目前尚缺乏前瞻性研究对其深入探讨，而且右旋糖酐潜在的神经毒性和致敏风险依然存在。羟乙基淀粉也有类似的用法[60]。硬膜外胶体注射是目前非标准的治疗方法。

> **临床要点** 尽管使用促肾上腺皮质激素和硬膜外腔内注射吗啡是否有效尚未完全定论，对 PDPH 采用的预防性、非侵袭性治疗及药物治疗大多是无效的。对 PDPH 一般一次 EBP 就能见效，但假如说二次 EBP 头痛还是无缓解应立即引起重视，需要排除 PDPH 之外的其他原因。

七、建议

PDPH 使人虚弱，并可能导致严重的并发症，还可能引发诉讼。鉴于 PDPH 的一系列后果，麻醉医师应通过优化可控制的因素（即穿刺针的孔径和针尖形状），最大限度减少发生头痛的风险。然而，不论多尽心，PDPH 还是一如既往发生，麻醉医师还是得日复一日去处理这些棘手的问题。尽管对 PDPH 的研究探索已有多年，人们仍未提出一个最佳治疗方案。下文是基于对文献的总结和作者个人经验所得出的方法，给大家推荐。

1. 下床活动 不应限制 PDPH 患者下床活动，因为卧床休息对 PDPH 头痛的持续时间并无影响，反而容易使高风险患者血栓栓塞风险增加。应该鼓励患者在能力范围内尽可能多多走动。

2. 补液 虽然过量补液不能显著增加 CSF 的生成，但脱水会加重头痛，因而对于无法维持口服摄入足够液体的患者应进行静脉补液。

3. 镇痛药 应备用口服镇痛药，对严重头痛可使用阿片类镇痛药。

4. 药物治疗 对于拒绝或不能接受 EBP 的患者，应考虑药物治疗。咖啡因是唯一确定有效的治疗药物。如果有静脉注射制剂，可以视疗效注射 1 ~ 2 次 500mg 苯甲酸咖啡因，或每 6 小时口服 300mg 咖啡因。但许多患者在停用咖啡因治疗后头痛会复发，因此常需要更多的方案。其他的药物治疗方法如加巴喷丁、促肾上腺皮质激素和 5- 羟色胺受体激动药的疗效尚未确定，但在那些对咖啡因不敏感或者不耐受的患者，以及不愿意或不能接受硬膜外血补丁治疗的患者可以考虑使用。蛛网膜下隙或硬膜外注射吗啡治疗效果都不错。

5. 硬膜外血补丁

(1) 作者的经验是在头痛出现 24h 后（原因在于有的头痛会在此时消退）才考虑使用硬膜外血补丁，不太主张给头痛能较快消退的患者使用血补丁以避免不必要的并发症。但规矩是死的，如果使用大孔径穿刺针意外打穿硬脊膜后出现了使患者虚弱的头痛并且自愈的可能性很小，那在症状出现后会尽早给硬膜外血补丁。切记，硬脊膜穿破后 24h 内行血补丁治疗的成功率较低，其原因有可能是头痛在首发 24h 内更为剧烈，抑或是在早期给予血补丁治疗本身的失败率就偏高，不得而知。

> **临床要点** 硬脊膜穿破后 24h 内的 EBP 成功率较低，然而对症状严重的患者的 EBP 治疗宜早不宜迟。

(2) 通过一些技术上的调整可以增加血补丁的成功率。首先尽量选择离最初的穿刺点最近的椎间隙，并且最好在该部位下方，因为血液向头端扩散量比尾端更多。在注射期间患者若无明显背痛，20ml 血液是最佳注射量。如果患者能平卧至少 1h，最好长达 2h，EBP 的成功率会提高[61]。应叮嘱患者 48h 内避免拎重物或用力，因为用力 Valsalva 动作可能会移除导致血补丁脱落，头痛复发。

6. 意外穿破硬脊膜后的预防措施

(1) 通过硬脊膜穿破孔置入蛛网膜下隙导管以减少头痛的观点争议较大，所以留置蛛网膜下隙导管的决定还应考虑其他因素，如困难气道或病态肥胖。如果采取该方法，如前所述，应告知所有的护理人员关注导管的位置。

(2) 硬脊膜穿破后，在硬膜外腔内留置一根导管，并注入生理盐水（每小时 20 ～ 30ml），可以防止头痛的发生，但一旦停止输注，头痛又会出现。

(3) 最后，通过硬膜外导管立即注射血补丁可以防止头痛的发生。然而，多达 50% 穿破的患者（即使是 17G 硬膜外穿刺针）不会出现头痛，并不需要治疗，正因如此，作者仅仅会对再次穿刺可能存在困难的患者采用立即注射血补丁的办法，还有最初在硬脊膜穿破后对硬膜外导管进行严格无菌处理的患者也会立即注射血补丁，因为通过受污染的导管注射血液的可能会产生灾难性的后果。

八、总结

硬脊膜穿破只是引起产后头痛的众多原因之一。PDPH 患者有强烈的体位性头痛，仰卧位能缓解或改善头痛，而坐立或站立则加剧头痛。经典的 PDPH 头痛位于额枕部，并向颈肩部放射，重度 PDPH 可出现畏光和（或）耳鸣。PDPH 首选非手术治疗，主要是补充足够液体量，口服或静脉注射镇痛药。咖啡因、促肾上腺皮质激素、硬膜外注射吗啡也可以考虑。对于大多数妇女的持续性或严重头痛，EBP 是一种确切的治疗方法，但 EBP 也有失败案例并可能需要反复注射。

参 考 文 献

[1] Gerritse BM, Gielen MJ. Seven months delay for epidural blood patch in post-dural puncture headache. *Eur J Anaesthesiol*. 1999;16:650–651.

[2] Béchard P, Perron G, Larochelle D, et al. Case report: epidural blood patch in the treatment of abducens palsy after a dural puncture. *Can J Anaesth*. 2007;54:146–150.

[3] Zeidan A, Farhat O, Maaliki H, et al. Does postdural puncture headache left untreated lead to subdural hematoma? Case report and a review of the literature. *Int J Obstet Anesth*. 2006;15:50–58.

[4] Davies JM, Posner KL, Lee LA, et al. Liability associated with obstetric anesthesia: a closed claims analysis. *Anesthesiology*. 2009;110:131–139.

[5] Sachs A, Smiley R. Post-dural puncture headache: the worst common complication in obstetric anesthesia.

Semin Perinatol. 2014;38:386–394.

[6] Bier A. Versuche über Cocainisirung des Rückenmarkes [in German]. *Dtsch Zeitschrf Chir*. 1899;51:361–369.

[7] Bakshi R, Mechtler LL, Kamran S, et al. MRI findings in lumbar puncture headache syndrome: abnormal dural-meningeal and dural venous sinus enhancement. *Clin Imaging*. 1999;23:73–76.

[8] Wu CL, Rowlingson AJ, Cohen SR, et al. Gender and post-dural puncture headache. *Anesthesiology*. 2006;105: 613–618.

[9] Stride PC, Cooper GM. Dural taps revisited: a 20-year survey from Birmingham Maternity Hospital. *Anaesthesia*. 1993;48:247–255.

[10] Angle P, Thompson D, Halpern S, et al. Second stage pushing correlates with headache after unintentional dural

puncture in parturients. *Can J Anaesth.* 1999;46:861–866.

[11] Lybecker H, Møller JT, May O, et al. Incidence and prediction of postdural puncture headache: a prospective study of 1,021 spinal anesthetics. *Anesth Analg.* 1990;70:389–394.

[12] Santanen U, Rautoma P, Luurila H, et al. Comparison of 27-gauge (0.41-mm) Whitacre and Quincke spinal needles with respect to post-dural puncture headache and non-dural puncture headache. *Acta Anaesthesiol Scand.* 2004;48:474–479.

[13] Richman JM, Joe EM, Cohen SR, et al. Bevel direction and postdural puncture headache: a meta-analysis. *Neurologist.* 2006;12:224–228.

[14] Hatfalvi BI. Postulated mechanisms for postdural puncture headache and review of laboratory models: clinical experience. *Reg Anesth.* 1995;20:329–336.

[15] Faure E, Moreno R, Th isted R. Incidence of postdural puncture headache in morbidly obese parturients. *Reg Anesth.* 1994;19:361–363.

[16] Peralta F, Higgins N, Lange E, et al. The relationship of body mass index with the incidence of postdural puncture headache in parturients. *Anesth Analg.* 2015;121:451–456.

[17] Wlody DJ. Postpartum headache other than post-dural puncture headache. In: Atlee J, ed. *Complications in Anesthesia.* 2nd ed. Philadelphia, PA: Lippincott Williams & Wilkins; 2005.

[18] Headache Classification Subcommittee of the International Headache Society. The international classification of headache disorders. 2nd ed. *Cephalalgia.* 2004;24(suppl 1): 1–150.

[19] Dias MS, Sekhar LN. Intracranial hemorrhage from aneurysms and arteriovenous malformations during pregnancy and the puerperium. *Neurosurgery.* 1990;27:855–865.

[20] Lockhart EM, Baysinger CL. Intracranial venous thrombosis in the parturient. *Anesthesiology.* 2007;107:652–658.

[21] Guner D, Tiftikcioglu BI, Uludag IF, et al. Dural puncture: an overlooked cause of cerebral venous thrombosis. *Acta Neurol Belg.* 2015;115:53–57.

[22] Altinkaya SO, Nergiz S, Küçük M, et al. Posterior reversible encephalopathy syndrome in obstetric patients: report of three cases with literature review. *Clin Exp Obstet Gynecol.* 2014;41:730–733.

[23] Alhilali LM, Reynolds AR, Fakhran S. A multidisciplinary model of risk factors for fatal outcome in posterior reversible encephalopathy syndrome. *J Neurol Sci.* 2014;15;347:59–65.

[24] Kesler A, Kuperminc M. Idiopathic intracranial hypertension and pregnancy. *Clin Obstet Gynecol.* 2013;56:389–396.

[25] Lussos SA, Loeffler C. Epidural blood patch improves postdural puncture headache in a patient with benign intracranial hypertension. *Reg Anesth.* 1993;18:315–317.

[26] Singh T, Schroeder F, Pereira A, et al. Antenatal blood patch in a pregnant woman with spontaneous intracranial hypotension. *Int J Obstet Anesth.* 2009;18:165–168.

[27] Roll JD, Larson TC III, Soriano MM. Cerebral angiographic findings of spontaneous intracranial hypotension. *AJNR Am J Neuroradiol.* 2003;24:707–708.

[28] MacGregor EA. Headache in pregnancy. *Neurol Clin.* 2012;30:835–866.

[29] Askmark H, Lundberg PO. Lactation headache—a new form of headache? *Cephalalgia.* 1989;9:119–122.

[30] Sudlow C, Warlow C. Posture and fluids for preventing post-dural puncture headache. *Cochrane Database Syst Rev.* 2002;(2):CD001790.

[31] Dieterich M, Brandt T. Incidence of post-lumbar puncture headache is independent of daily fluid intake. *Eur Arch Psychiatry Neurol Sci.* 1988;237:194–196.

[32] Mosavy SH, Shafei M. Prevention of headache consequent upon dural puncture in obstetric patient. *Anaesthesia.* 1975;30:807–809.

[33] Sechzer PH, Abel L. Post-spinal anesthesia headache treated with caffeine: evaluation with demand method: part I. *Curr Ther Res.* 1978;24:307–312.

[34] Halker RB, Demaerschalk BM, Wellik KE, et al. Caffeine for the prevention and treatment of postdural puncture headache: debunking the myth. *Neurologist.* 2007;13:323–327.

[35] Carp H, Singh PJ, Vadhera R, et al. Effects of the serotonin-receptor agonist sumatriptan on postdural puncture headache: report of six cases. *Anesth Analg.* 1994;79:180–182.

[36] Connelly NR, Parker RK, Rahimi A, et al. Sumatriptan in patients with postdural puncture headache. *Headache.* 2000;40:316–319.

[37] Bussone G, Tullo V, d'Onofrio F, et al. Frovatriptan for the prevention of postdural puncture headache. *Cephalalgia.* 2007;27:809–813.

[38] Noyan Ashraf MA, Sadeghi A, Azarbakht Z, et al. Hydrocortisone in post-dural puncture headache. *Middle East J Anesthesiol.* 2007;19:415–422.

[39] Rucklidge MW, Yentis SM, Paech MJ. Synacthen depot for the treatment of postdural puncture headache. *Anaesthesia.* 2004;59:138–141.

[40] Basurto Ona X, Uriona Tuma SM, Martínez García L, et al. Drug therapy for preventing post-dural puncture headache. *Cochrane Database Syst Rev.* 2013;(2):CD001792.

[41] Mahoori A, Noroozinia H, Hasani E, et al. Comparing the effect of pregabalin, gabapentin, and acetaminophen on post-dural puncture headache. *Saudi J Anesth.* 2014;8:

374–377.

[42] Dietzel J, Witstruck T, Adler S, et al. Acupuncture for treatment of therapy-resistant post-dural puncture headache: a retrospective case series. *Br J Anaesth.* 2013;111: 847–849.

[43] Charsley MM, Abram SE. The injection of intrathecal normal saline reduces the severity of postdural puncture headache. *Reg Anesth Pain Med.* 2001;26:301–305.

[44] Dennehy KC, Rosaeg OP. Intrathecal catheter insertion during labour reduces the risk of post-dural puncture headache. *Can J Anaesth.* 1998;45:42–45.

[45] Liu N, Montefiore A, Kermarec N, et al. Prolonged placement of spinal catheters does not prevent postdural puncture headache. *Reg Anesth.* 1993;18:110–113.

[46] Ayad S, Demian Y, Narouze SN, et al. Subarachnoid catheter placement after wet tap for analgesia in labor: influence on the risk of headache in obstetric patients. *Reg Anesth Pain Med.* 2003;28:512–515.

[47] Russell IF. A prospective controlled study of continuous spinal analgesia versus repeat epidural analgesia after accidental dural puncture in labour. *Int J Obstet Anesth.* 2012;21:7–16.

[48] Heesen M, Klöhr S, Rossaint R, et al. Insertion of an intrathecal catheter following accidental dural puncture: a meta-analysis. *Int J Obstet Anesth.* 2013;22:26–30.

[49] Verstraete S, Walters MA, Devroe S, et al. Lower incidence of post-dural puncture headache with spinal catheterization after accidental dural puncture in obstetric patients. *Acta Anaesthesiol Scand.* 2014;58:1233–1239.

[50] Al-metwalli RR. Epidural morphine injections for prevention of post dural puncture headache. *Anaesthesia.* 2008;63:847–850.

[51] Shah JL. Epidural pressure during infusion of saline in the parturient. *Int J Obstet Anesth.* 1993;2:190–192.

[52] Sudlow C, Warlow C. Epidural blood patching for preventing and treating post-dural puncture headache. *Cochrane Database Syst Rev.* 2002;(2):CD001791.

[53] Safa-Tisseront V, Th ormann F, Malassiné P, et al. Effectiveness of epidural blood patch in the management of post-dural puncture headache. *Anesthesiology.* 2001;95: 334–339.

[54] Cheek TG, Banner R, Sauter J, et al. Prophylactic extradural blood patch is effective: a preliminary communication. *Br J Anaesth.* 1988;61:340–342.

[55] Vasdev GM, Southern PA. Postdural puncture headache: the role of prophylactic epidural blood patch. *Curr Pain Headache Rep.* 2001;5:281–283.

[56] Scavone BM, Wong CA, Sullivan JT, et al. Efficacy of a prophylactic epidural blood patch in preventing post dural puncture headache in parturients after inadvertent dural puncture. *Anesthesiology.* 2004;101:1422–1427.

[57] Stein MH, Cohen S, Mohiuddin MA, et al. Prophylactic vs therapeutic blood patch for obstetric patients with accidental dural puncture—a randomised controlled trial. *Anaesthesia.* 2014;69:320–326.

[58] Scavone BM. Timing of epidural blood patch: clearing up the confusion. *Anaesthesia.* 2015;70:119–121.

[59] Barrios-Alarcon J, Aldrete JA, Paragas-Tapia D. Relief of post-lumbar puncture headache with epidural dextran 40: a preliminary report. *Reg Anesth.* 1989;14:78–80.

[60] Vassal O, Baud MC, Bolandard F, et al. Epidural injection of hydroxyethyl starch in the management of postdural puncture headache. *Int J Obstet Anesth.* 2013;22: 153–155.

[61] Martin R, Jourdain S, Clairoux M, et al. Duration of decubitus position after epidural blood patch. *Can J Anaesth.* 1994;41:23–25.

第 20 章　分娩后神经功能障碍
Neurologic Deficits Following Labor and Delivery

Mark I. Zakowski，Andrew Geller　著

耿桂启　译

焦　静　黄绍强　校

要点 Keypoint

- 椎管内麻醉可安全用于分娩，其长期并发症发生率为 1 :（2000 ～ 13 000）。绝大多数神经损害是由于分娩创伤导致而非椎管内阻滞引发。
- 永久性神经损伤极为罕见但需要尽快通过完整病史及体格检查来评估，神经方面的主诉需要合适的诊断试验及会诊来进一步评估。
- 了解相关解剖及神经支配对于诊断神经损伤至关重要。
- 仔细的操作，包括无菌预防措施，及时随访患者，能够减少椎管内麻醉引发的神经并发症。

腰段硬膜外以及蛛网膜下隙阻滞在产科麻醉与镇痛中使用广泛[1]，2008 年有研究报道椎管内阻滞在单胎阴道分娩中的使用率为 61%[2]。尽管绝大多数情况下，这些椎管内阻滞是安全的，但偶尔也会发生严重并发症。这些并发症可能是紧急的，例如低血压和心肺衰竭，也可能出现在分娩后几小时至几天。延迟的并发症包括硬膜外脓肿、外周神经病变、脊髓损伤。本章将主要集中于椎管内阻滞后神经并发症。

一、神经功能损伤

1. 分娩时采用椎管内阻滞进行镇痛，其长期并发症发生率为 1 :（2000 ～ 13 000）[3-8]。产科麻醉及围产医学会（SOAP）建立了不良事件自行上报数据库，有 30 家机构提供了 5 年的信息，包括超过 256 000 例产科麻醉。严重并发症的发生率为 1 : 3000[4, 9, 10]（表 20-1）。在另一项研究中，Pitkanen 等[10]2000—2008 年在芬兰进行了包含 1 400 000 例椎管内阻滞患者的全国性调查，永久性神经损伤的患者有 41 例，在接受硬膜外麻醉的产妇中，1 例发生永久性损害而死亡，发生率为 1 : 144 000。即使采取

合适的预防措施，这些罕见并发症也可能会发生（表 20-2）。由胎儿经过产道引起的持续神经功能缺损更为常见 [6, 8]。

表 20-1　产科 145 550 例硬膜外麻醉与镇痛中即刻严重并发症的发生率

并发症	例数	百分比 [95% CI]	近似发生率
血管内注射	29	0.02% [0.014% ～ 0.029%]	1/5 000
鞘内注射	51	0.035% [0.027% ～ 0.046%]	1/2 900
硬膜下注射	35	0.024% [0.017% ～ 0.033%]	1/4 200
高平面或全脊麻	9	0.006% [0.003% ～ 0.012%]	1/16 200

引自Jenkins JG. Some immediate serious complications of obstetric epidural analgesia and anaesthesia: a prospective study of 145,550 epidurals. *Int J Obstet Anesth*. 2005;14:37-42.

表 20-2　椎管内麻醉短暂及永久性神经功能缺失

作者	年	产科病例数	短暂 /10 000	永久性 /10 000
D'Angelo 等 [4]	2014	252 000	0.27ᵃ	0.27a
Pitkänen 等 [10]	2013	311 000	—	0.1
Cook 等 [14]	2009	770 000	—	0.2 ～ 0.42
Ruppen 等 [15]	2006	1 170 000	1.8	0.042
Moen 等 [16]	2004	1 710 000	0.4	0.1
Auroy 等 [17]	1997	103 000（含非产科）	3.3	0.1
Scott 和 Tunstall[18]	1995	123 000	5.6	0.08
Scott 和 Hibbard[19]	1990	505 000	0.97	0.1
Usubiaga[20]	1975	780 000（含非产科）	—	0.91

数据来源于参考文献 [4, 10, 14-20]
a. 未说明短暂还是永久性

2. 尽管神经损伤的发生率很低，但却是医疗事故诉讼的主要原因，Davies 等 [11] 调查了 1990—2003 年产科麻醉相关索赔，涉及区域阻滞的接近 80%，而涉及全身麻醉的为 17%。头痛大约占 10%，背痛占 8%，神经损伤占 20%。神经损伤的赔付平均为 126 000 美元。Lee 等 [9] 分析了 1990—2004 年 1005 例区域阻滞相关赔偿。椎管内阻滞相关的心跳骤停是首要的原因，占产科索赔事件的 32%（包括死亡及脑损伤）。尽管产科麻醉索赔事件仍然主要为轻微损伤，椎管内阻滞导致的心搏骤停及凝血障碍引起的椎管内血肿是主要的严重损害。

3. Hayes 等 [12]2004—2007 年在爱尔兰收集了 15 033 例出院后产妇自我报告的症状，其中 46.5% 的产妇接受了椎管内麻醉，只有 1.4%（98 例）的产妇因为新的主诉联系研究者，其中，头痛是最常见的主诉（44%），出现在产后的 5 ～ 9d（四分位距），43 例患者中只有 4 例接受了硬膜外腔血补丁治疗。感觉运动症状占自我报告患者的 34%，其中位数时间为产后 8d。迟发的、自我报告的神经麻痹发生率为 1∶15 033。

4. Horlocker 等[13] 报道了 4220 例非产科患者的术后硬膜外镇痛，这些患者在置入硬膜外导管前处于麻醉状态，因此无法报告感觉异常。一例患者硬膜外导管在拔出时发生断裂，一段留在了体内，无其他并发症。6 例患者发生了新的神经症状或者原有的神经症状加重而与硬膜外置管无关。有一例因为脊髓前动脉综合征死亡，这个患者因长时间的主动脉夹闭，可能导致脊髓缺血。作者的研究结论是麻醉后腰段硬膜外导管置入发生神经并发症的风险很小。

5. Wong 等[21] 观察了 6057 例分娩产妇，随访了 6048 例，56 例确认发生了新的下肢外周神经损伤，发生率为 0.92%，神经损伤的危险因素为初产妇以及延长的第二产程。发生神经损伤的产妇相较未发生损伤产妇，在截石位屏气时间更长。神经损伤症状的持续时间为 2 个月左右。和以前的研究不同，此项研究报道了更高的神经损伤发生率。然而该研究报道的神经损伤主要源于分娩而不是麻醉。

6. Brull 等[22] 对过去 10 年发表的 32 项研究进行了综述，提示椎管内麻醉后神经并发症的发生率小于 0.04%。脊麻后发生根性损伤或外周神经损伤的风险（3.78/10 000）高于硬膜外麻醉（2.19/10 000）（图 20-1）。然而在现代麻醉实践中，椎管内麻醉后永久性神经损伤是罕见事件。

> **临床要点**　产科椎管内麻醉后发生的神经损伤非常罕见，但却占产科麻醉后损伤索赔事件的 80%。

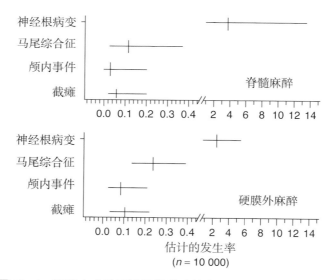

▲ **图 20-1　椎管内麻醉后神经并发症的发生率及 95% 的可信区间**

图中短的竖线为每一个特定并发症估计的发生率，水平线的两端分别为 95% CI（引自 Brull R，McCartney CJ，Chan VW，et al. Neurological complications after regional anesthesia: contemporary estimates of risks. *Anesth Analg*, 2007,104:965-974.）

二、病史及初始评估

对发生产后神经病变的患者进行评估时，很重要的一点是神经病变的病因学可能与麻醉完全无关，可能是继发于分娩过程导致的神经损伤。神经损伤可能发生在阴道分娩也可能发生在剖宫产；然而，分娩方式导致神经损伤的风险无显著不同[3]。

1. **评估中的相关问题**　评估一个产后神经病变患者时最相关的问题如下[6-8]。

(1) 分娩的持续时间？

(2) 产妇屏气的时间？

(3) 屏气时，产妇是否处在过度截石体位？

(4) 是否使用产钳或负压吸引？

(5) 新生儿的体重？

(6) 胎先露的位置（如枕后位）？

(7) 产妇是否有腰背部问题或预先存在神经功能障碍（如多发性硬化、HIV 感染、糖尿病、肥胖）？

(8) 使用的局部麻醉药种类及剂量？

(9) 在症状发生前，患者是否完全恢复了感觉和运动功能？

(10) 使用过何种麻醉药？其持续时间？

2. **产后神经损伤的原因**　椎管内麻醉只是神经损伤的很多种原因之一[23]，这些损伤通常是胎头或产钳直接损伤支配下肢的神经干引起的。下段脊髓的直接缺血性损伤也可能由于胎头压迫髂内动脉的上行脊髓支[8]，此外也应考虑到硬膜外血肿的可能性。当广泛的神经功能缺失时，必须请神经内科或神经外科会诊。双下肢无力可能是由于脊髓压迫（如硬膜外血肿），必须尽快进行脊髓磁共振（MRI）或计算机断层扫描（CT）检查。只要诊断及时，压迫在发生后 6 ~ 12h 解除，脊髓压迫导致的神经功能缺失是可以逆转的。

3. **损伤的范围**　分娩相关的神经损伤可能涉及很多不同的区域，包括腰骶神经丛、胫骨前神经、股神经、闭孔神经、股外侧皮神经，极少情况下可导致马尾综合征[6-8]。很明显，涉及一个大的神经丛时损伤的范围就广泛，常需要数周或数月才能恢复。罕见的梨状肌综合征（肌肉、筋膜的炎症影响到坐骨神经）也可能发生[24, 25]。骨盆的神经和血管的基本解剖结构应该熟悉，因为这些部位的损伤可能导致严重的神经并发症[26]。

三、基础解剖

1. **腰丛**　腰丛及其分支（图 20-2）可能被胎头压迫。腰丛由上四对腰神经组成[27]，通过腰骶干和骶神经丛相连。神经丛在腰大肌间隙、腰椎横突前汇聚。

2. **骶丛**　骶神经丛（图 20-2）主要由 L_4、L_5、S_{1-3}，以及部分 S_4 组成。尾神经丛接受其余部分 S_4、S_5，以及尾神经。腰骶神经丛的根部混合形成两个主要分支：坐骨神经及阴部神经。骶神经丛位于骨盆腔的后壁，盆筋膜的后方，梨状肌的前面。

3. **胎头引起的创伤**　当胎头经过骶骨翼（盆腔的后边缘）时可能压迫腰骶神经丛（图 20-2）[8]。这种类型的损伤可能是单侧的（75%）或双侧的（25%），更常见于扁平型骨盆的初产妇、巨大儿、头盆不称、顶先露，以及产钳助产[28, 29]。这些压迫性损伤包括多个神经根水平，主要表现股神经损伤或闭孔神经损伤，以及 L_{4-5} 节段的感觉神经障碍。产科腰骶神经丛病损的发生率为（1.5～5）/10 000[3]。

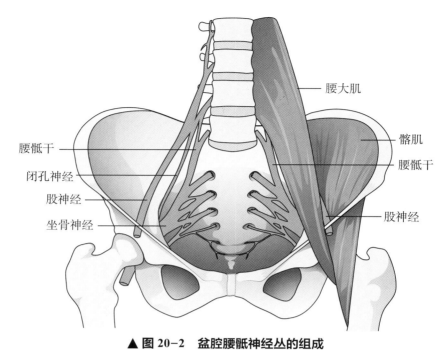

▲ **图 20-2 盆腔腰骶神经丛的组成**

注意腰大肌与神经丛之间的关系；神经丛位于胎头下降的路径中，可能会受到压迫

四、常见产科的神经损伤

一些神经的解剖特点使其在分娩过程中容易受到损伤。神经损伤后的不同临床表现见表 20-3 及表 20-4。

1. 股外侧皮神经 该神经（L_{2-3}）在距离髂前上棘 1～2cm 处出盆腔、穿行于腹股沟韧带下方。为纯感觉神经，主要支配大腿前部（表 20-3、表 20-4，以及图 20-3）。该神经受压迫的结果引起大腿前部的感觉减退[30]，被称为"感觉异常性股痛"。在 2% 的妇女，股外侧皮神经从股神经分出，穿透腹股沟韧带出骨盆，这样的病例，妊娠期容易发生感觉异常性股痛[31]。当截石位关节过度伸展时该神经容易受到持续损伤。胎头压迫或剖宫产手术时使用牵开器的压迫也可以导致损伤。一个前瞻性研究表明，股外侧皮神经在产科的神经麻痹中最常见，约占神经损伤的 30%[5]。这种损伤不需要治疗，一般在 6 周内恢复。

2. 股神经 股神经由 L_2、L_3 及 L_4 组成，从腹股沟韧带下方穿出，距离股动脉约一指宽（图 20-2）[31]。股神经的内侧支及中间支支配大腿，包括股四头肌。股神经除了支配大腿前部肌肉和皮肤外，还支配腰大肌及髂肌。当股神经受影响时，髋关节弯曲及膝关节伸展受限。由于第二产程时，髋关节经常弯曲导致腹股沟韧带压迫股神经。屏气时应避免过度或持久的屈髋，屏气间隙适当放松腿部。第二产程时蹲位使髋关节过度弯曲，易导致股神经损伤[6, 7, 31]。屈髋乏力提示腹股沟韧带水平的股神经受损，这也可由于胎头压迫腰骶神经丛导致。

表 20-3　产科患者的外周神经损伤

症　状	可能的定位
足下垂	①腰骶神经丛
	②L_5 神经根
	③腓总神经
踝反射减弱	①L_5 神经根
	②S_1 神经根
腿麻木 / 无力	①股神经
	②L_{2-4} 神经根病变
	③腰骶丛
股四头肌反射减弱	①L_{2-4} 神经根病变
	②腰骶丛
膝关节屈曲	①L_{2-4} 神经根
	②腰骶丛
	③股神经

引自 Zakowski MI. Obstetric-related neurological complications. *Int Anesthesiol Clin*, 2014,52:40-60.

表 20-4　产科的神经损伤及意义

神　经	神经根	感觉缺失	运动缺失
L_5 神经根病变	L_5	踇趾	踝内翻，如果踝关节痉挛也涉及 S_1 则足趾弯曲
腰骶丛	$L_2 - S_2$	见腓总神经、闭孔神经、臀上神经	无
坐骨神经	$L_2 - S_3$	大腿后侧及腓总神经支配区	膝关节弯曲及腓总神经支配区
腓总神经	$L_4 - S_1$	小腿侧面、足背、第1～2足趾	足下垂内翻
臀上神经	$L_4 - S_1$	臀痛	外展无力、跛行
闭孔神经	$L_2 - L_4$	大腿内侧	髋内收内旋
股神经	$L_2 - L_4$	大腿前部、小腿内侧	屈髋、伸膝、膝反射减弱
股外侧皮神经	$L_2 - L_3$	大腿前部及外侧	无

引自 Zakowski MI. Obstetric-related neurological complications. *Int Anesthesiol Clin*. 2014;52:40-60.

3. 闭孔神经　闭孔神经（L_{2-4}）[31] 在骨盆边缘处腰大肌内侧发出，穿越盆腔侧壁的闭膜管后（常见的损伤部位），连同坐骨神经一起支配大腿内收肌群。大腿内收肌接受闭孔神经和坐骨神经的双重支配。当闭孔神经受损时，大腿内收乏力、内侧感觉缺失（表 20-3，表 20-4，图 20-3）。

4. 坐骨神经　坐骨神经（L_4、L_5、S_{1-3}）[31] 是体内最大的外周神经（表 20-3、表 20-4，以及图 20-2、图 20-3）。经坐骨大孔穿出骨盆，分为较大的胫神经及较小的腓总神经。穿出坐骨大孔后，经梨状肌下方

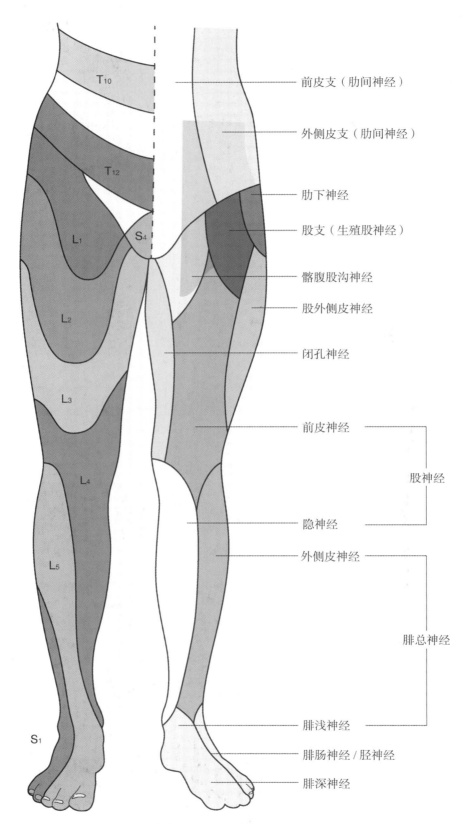

前皮支（肋间神经）

外侧皮支（肋间神经）

肋下神经

股支（生殖股神经）

髂腹股沟神经

股外侧皮神经

闭孔神经

前皮神经

隐神经   股神经

外侧皮神经

腓总神经

腓浅神经

腓肠神经／胫神经

腓深神经

▲ 图 20-3　下肢的感觉神经支配

应该完整地记录患者的感觉缺失以便评估其后改善情况（引自 Redick L. Maternal perinatal nerve palsies. *Postgrad Obstet Gynecol.* 1992;12:1-6.）

绕行坐骨结节并下行。坐骨神经支配大腿大收肌及股二头肌，并在腘三角区分为中间的胫神经和腘窝侧面的腓总神经。胫神经除支配腓肠肌及比目鱼肌的运动外，还发出皮支（腓肠神经）支配这些肌肉表面的皮肤。腓总神经（L_4、L_5、S_1、S_2）绕行腓骨颈处，在此处它也是下肢唯一可触知的神经（图 20-4），支配小腿的感觉和运动。由于其位置表浅，是最易受损的神经之一。腓总神经受损伤后导致脚及踝关节麻痹，表现为足下垂、内翻，以及足前侧感觉障碍（表 20-3、表 20-4，以及图 20-3）[32]。梨状肌的炎症也会导致坐骨神经激惹（梨状肌综合征）引起臀部疼痛，可放射至膝关节。大腿伸展并内旋时可诱发疼痛（Friedberg test）[26, 33]。孕期久坐或体重过重或分娩时损伤均可导致梨状肌的刺激和痉挛。由于坐骨神经的腓侧部分走行表浅、分支少而粗、神经外膜及血供少，因此较坐骨神经的胫部分支更易受损。腓神经在坐骨大孔及腓骨小头处固定，髋关节处的坐骨神经病变和远端腓总神经病变症状相似：足下垂及小腿前外侧肌肉无力。对于可疑的腓神经损伤，均应同时进行髋关节以及膝关节处的 MRI 检查[3]。MRI 通常显示梨状肌区域高密度信号[25, 26]。电生理检查可能有助于诊断，但由于损伤位置较深，因此不易获得确切位置。

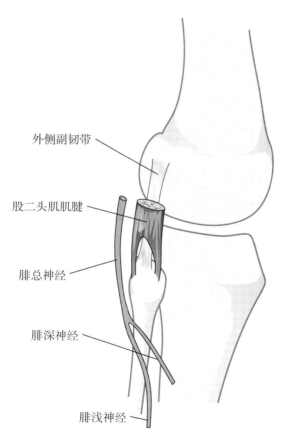

外侧副韧带

股二头肌肌腱

腓总神经

腓深神经

腓浅神经

▲ **图 20-4　绕行腓骨颈的腓总神经**

解剖定位使其易于受到直接压迫而损伤，这是产妇最容易受损的神经（引自 Ellis H, Feldman S. *Anatomy for Anaesthetists*. 3rd ed. London, United Kingdom: Blackwell Science; 1977:159-331.）

临床要点　绝大多数神经功能缺失可以通过仔细地询问病史及体格检查得出诊断。

五、脊髓的缺血性损伤

1. 脊髓的血供 脊髓的血供（图 20-5）解剖变异较大[34-37]。一根脊髓前动脉及两根脊髓后动脉供应脊髓。脊髓前动脉源自椎动脉，自脑干下部延伸至脊髓圆锥。脊髓前动脉提供延髓腹侧面及脊髓前 2/3 的血供。脊髓后动脉也起源于椎动脉，供应脊髓后 1/3 的血供。

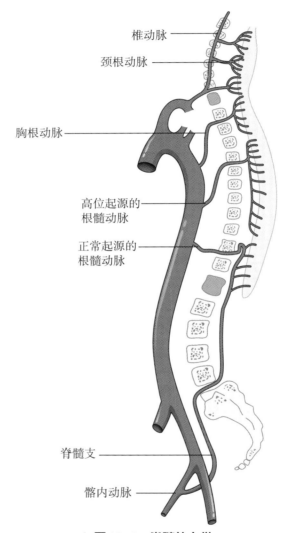

椎动脉

颈根动脉

胸根动脉

高位起源的
根髓动脉

正常起源的
根髓动脉

脊髓支

髂内动脉

▲ 图 20-5 脊髓的血供

注意 Adamkiewicz 动脉的起源水平，也要注意根髓动脉高位起始时腰动脉供应脊髓圆锥大部分的血供（改编自 Bromage PR. Neurologic complications of regional anesthesia in obstetrics. In: Hughes SC，Levinson G，Rosen MA，eds. *Schnider and Levinson's Anesthesia for Obstetrics*. 4th ed. Philadelphia，PA: Lippincott Williams & Wilkins; 2002:409-428.）

2. Adamkiewicz 动脉 在脊髓的特定部位，有其他来源的动脉血供：甲状颈干、肋间动脉及 Adamkiewicz 动脉（根髓动脉）[8, 38]。根髓动脉供应脊髓下段，通常源自 1～2 个胸腰节段动脉的左侧。大多数人根髓动脉的起源均位于 T_9-L_2 节段[36]。该动脉走行于脊髓腹侧面并与脊髓前动脉融合一起，形成一个发夹样转而下行。该动脉常与下段脊髓的缺血性损伤有关。脊髓圆锥同时接受来自 L_5 或 S_1 水平髂内动脉的分支腰动脉的血液供应[8]，不过大部分的血供还是来自根髓动脉。

3. **腰动脉**　在 15% 的病例中，根髓动脉最高起源于 T_5 脊髓节段（图 20-5）[8]。这些患者的下段脊髓血供主要由腰动脉分支提供，后者位于骶骨翼的前方，在 L_5-S_1 椎间孔进入脊髓。这些腰动脉分支可能被胎头压迫，从而导致脊髓圆锥缺血。

4. **脊髓缺血的诊断**　常规 MRI 检查经常不能发现急性脊髓缺血。磁共振弥散加权成像（DWI）[8, 38-40] 已被用于诊断急性脊髓缺血。早期 DWI 检查高密度信号区域提示弥散降低。后续的 MRI 显示在脊髓预期水平 T_2 加权成像的高信号及对比增强。DWI[38, 40] 在急性期确认脊髓缺血具有一定作用，但后续的 MRI 具有更好的空间分辨率及临床相关性。在急性脊髓缺血 24h 内 MRI 检查往往无异常发现，1 ～ 2d 后 MRI 显示焦线扩大及高密度影，而脊髓增强需要 2 ～ 11d[41]。MRI 检查在诊断占位性病变，例如硬膜外血肿、脓肿或椎间盘突出等，和 CT 同样具有重要价值。

> **临床要点**　分娩过程中发生的严重神经病变，绝大多数是由于分娩引起的，而不是由于神经阻滞导致的。

六、损伤的类型

1. **化学损伤**　化学损伤通常由于意外将刺激物注射入硬膜外腔或蛛网膜下隙。防腐剂如亚硫酸氢钠可能导致粘连性蛛网膜炎和马尾综合征。神经损伤也可能是局部麻醉药的神经毒性作用导致的[24, 30]。蛛网膜下隙一般不会发生局麻药神经毒性损伤。有报道马尾综合征可发生于使用脊髓微导管（28 ～ 32G）进行连续蛛网膜下隙麻醉后。在这种情况下，毒性作用被认为是由于局部麻醉药与脑脊液混合不均导致神经根部浓度过高所致。FDA 已将脊髓微导管退出美国市场[42]。马尾综合征也可能由于急性椎间盘突出导致，后者需要紧急外科手术[43]。

2. **直接神经创伤**

(1) 感觉异常：椎管内阻滞时发生神经创伤是神经功能缺失的少见原因。如果穿刺时发生感觉异常同时伴有无意的腿部运动，穿刺针或者导管需要立刻退出。在穿破硬膜、脊麻针刺入、硬膜外导管置管时短暂的感觉异常较为常见，其发生率为 5% ～ 20%，有报道采用笔尖式脊麻针穿刺时发生感觉异常的概率为 14%[44]。软的聚氨酯材料的硬膜外导管相较硬的尼龙导管，发生感觉异常的概率更低[45]。脊麻比硬膜外麻醉更易发生神经损伤[13, 23]。麻醉医师应该记录感觉异常发生的位置及严重程度。直接神经创伤一般需要 48h ～ 3 个月才能完全恢复[7]。

(2) 椎管内阻滞对神经组织的直接创伤：可能发生在脊髓、神经根或者外周神经。硬膜外腔置管更易发生神经根损伤。脊麻针可直接损伤蛛网膜内外的神经根或直接损伤脊髓。脊髓通常终止于第一腰椎间盘，也可能延伸至 L_{2-3} 椎间盘。尽管在 79% 的患者髂嵴最高点提示 L_4 棘突或 L_{4-5} 间隙，但据报道，髂嵴在 4% 的患者中与 L_{3-4} 一致[29]。在怀孕妇女，髂嵴最高点连线（Tuffier 线）较非怀孕妇女更易倾向头侧。一项 MRI 研究表明，经验丰富的麻醉医师通过触摸定位的准确率为 29%[5]。法国的一项调查包含 10 300

例椎管内阻滞，其中 2/3 的神经后遗症发生在注药时感觉异常或疼痛的患者，这提示直接的神经损伤；34 例神经并发症中 29 例为短暂的后遗症，在 2d ～ 3 个月间恢复[17]。神经组织内注射局麻药更易于发生持久的神经功能缺失。

(3) 脊麻针导致的脊髓损伤：法国的一项研究表明脊麻较硬膜外麻醉更易于发生神经损伤（5.9/10 000 vs. 2/10 000）和神经根病变（4.7/10 000 vs. 1.7/10 000），与椎管内麻醉时感觉异常相关的神经根病变，除一例外，其余均恢复[17]。腰硬联合麻醉(CSE)也会伴随轻微的感觉异常，偶尔也会导致严重的感觉异常。笔尖式脊麻针更少发生神经根损伤。Reynolds 等总结了 7 例继发于脊麻或 CSE 后的脊髓圆锥损伤，均伴有永久性神经后遗症[46]。除了脊髓损伤的 MRI 证据外，神经系统症状包括疼痛、感觉缺失、足下垂，以及膀胱症状。Reynolds 等[46]认为麻醉操作者置入脊麻针的穿刺间隙高于 L_2 是主要的原因。

(4) 神经损伤的不同程度：轻度的神经损伤只是在受损的神经节段发生神经传导障碍。严重的神经损伤导致轴突退化及无法完成轴突再生，进而导致支配区域的部分或完全功能丧失。神经轴突受损会导致轴突中断，而后者意味着神经外膜的破坏。需要进行外科手术修复轴突中断，但也不一定能完全恢复[47]。必须告知患者相关的预后，以及整个过程可能需要数周时间，预后主要取决于初始症状的严重程度。

> **临床要点**　脊麻较硬膜外麻醉发生神经损伤的概率更高。

七、神经病变的诊断与处理

1. 肌电图　肌电图（EMG）对于诊断外周神经损伤的范围非常有帮助（图 20-6）[48]。然而肌电图检测的时机很重要。出现肌肉静息时异常自发活动（纤颤电位）及置入针电极诱发的电活动增强（插入电活动）提示不同的损伤时间。插入电活动在数天内即可在肌电图上反映出，而纤颤电位需要 2 ～ 4 周才能产生（图 20-6）[48]。肌电图检查一个重要的结果是：刺激肌肉是否有更多的运动单位被动员。在一个完全失去神经支配的肌肉，不会有运动单位被动员；当神经损伤较轻时，会有部分运动单位参与，引起神经传导减慢（图 20-6）。肌电图在鉴别临床功能障碍是否涉及神经损伤、损伤范围，以及是否有神经丛或神经根损伤的证据方面，也很有用。肌电图检查有助于区分神经根病变和神经丛病变，然而，大约50% 的神经根病变患者出现假阴性的棘突旁肌电图表现。肌电图诊断神经损伤的最佳时间是损伤后 3 周～ 6 个月。用于鉴别神经根病变的纤颤电位在损伤 1 周后最常见于棘突旁肌肉，而在肢体远端肌肉需在损伤后 3 ～ 6 周。损伤 1 周内的早期肌电图显示纤颤电位者常提示原先存在的病变。

2. 神经传导检查

(1) 神经的感觉和运动功能均可通过诱发电位进行评估（图 20-6，表 20-5）。对于运动神经，在两个点进行刺激而复合动作电位可被神经所支配的肌肉记录到。神经上的两个点，一个在假设的损伤部位的近端，另一个在损伤部位远端，从肌肉记录到的诱发动作电位的传导速度和幅度任一个参数的异常均提示损伤。同样，感觉传导速度可通过在某一点刺激神经，而在神经的对应点记录动作电位来分析。椎旁肌的肌电图检查有助于鉴别损伤是在神经根水平还是外周神经水平，因为脊神经根短的后支支配椎旁肌，任何下肢肌肉的肌电图异常加上椎旁肌肌电图异常通常都提示损伤在神经根部[48-50]。如果只有外周肌肉显示肌电图异常，通常提示外周神经损伤。单纯的椎旁肌肌电图而没有复合外周肌电图对于鉴别神经根和外周神经损伤缺乏特异性和敏感性[50, 51]。

表 20-5　神经损伤后肌电图及诱发电位

	肌电图				运动诱发电位	
	插入活动	自发异常活动	运动单元动作电位		近端刺激	远端刺激
传导阻滞			数量	形态		
恢复前	—	—	—	—	减少	—
<1 周	无变化	无	减少	正常	减少	正常
>1 周	无变化	无	减少	正常	减少	正常
恢复期	无变化	无	增加至正常	正常	恢复至正常	正常
轴突变性						
恢复前	—	—	—	—	—	—
<1 周	增加	无	降低	正常	减少	正常
>1 周	增加	存在	降低	正常	减少	减少
恢复期	恢复正常	降低	增加	异常	倾向正常	倾向正常

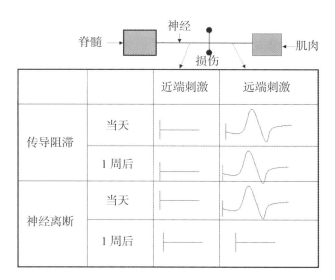

▲ **图 20-6　支配神经部分受损及完全离断的当天和 1 周后获得的肌电图**

通过刺激神经损伤部位近端或远端记录肌电图电位。注意两种情况下近端刺激时肌肉产生的动作电位均缺失，而远端刺激时两种情况下动作电位均出现，除了神经完全离断的 1 周后，这种情况下动作电位的缺失是由于 Wallerian 变性（引自 Aminoff MJ. Electrophysiologic testing for the diagnosis of peripheral nerve injuries. *Anesthesiology*. 2004; 100: 1298-1303.）

(2) 神经传导检测的价值 [48, 49]

① 神经传导检查评估神经功能的完整性。

② 帮助损伤定位。当发生严重临床症状或体征时，临床医师通常不可能明确损伤的神经。例如，足下垂可能是由于坐骨神经、腓总神经甚至腰神经根损伤引起，只有电生理检查才能鉴别。这种检查基于传导速度以及肌肉动作电位也能决定损伤的程度。

③ 诱发电位结合肌电图能够描绘损伤的程度并且帮助判断预后。

④ 这些检查有助于明确神经损伤的临床表现涉及单一神经还是多种神经。

⑤ 发生轴突缺失后，神经传导检查显示动作电位的幅度变小，而传导速度接近正常。

⑥ 神经脱髓鞘病变常伴随显著的传导速度减慢，以及轻到中度的传导阻滞。

3. 电生理检查的时机 损伤发生后 2d 内进行电生理检查能够提供有价值的信息 [48]。从肌肉记录到的任何动作电位都提示只有部分损伤。纤颤电位提示长期存在的病变，在麻醉及分娩之前可能已经发生。损伤后 4 周进行的电生理检查有助于评估损伤的严重程度及神经再生的进展 [52]。例如，损伤后 1 个月只记录到纤颤电位而没有记录到肌肉动作电位，通常提示预后较差，需要外科手术探查受累的神经。

八、外周神经损伤患者的处理路径

1. 已存在的病因 评估产后神经功能缺损患者时，其他已存在的可能导致神经病变的疾病也应考虑，例如糖尿病、肥胖、HIV 感染及多发性硬化等 [53]。尽管绝大多数临床医师对于糖尿病引发的神经病变较为熟悉，但不了解 HIV 感染相关的神经病变 [54]。外周神经病变是 HIV 感染相关神经病变中最为常见的。抗艾滋病治疗的神经毒性作用也可导致多发性神经病变。麻醉医师术前评估时应该记录患者所有已存在的神经病学的异常，从而避免将来的医疗诉讼。多发性硬化在产后容易复发 [54] 并导致股外侧皮神经病变。

2. 神经科会诊及影像学检查 麻醉医师在初始的评估中应该记录所有的感觉及运动功能障碍。邀请熟悉产科神经损伤的神经科医师会诊很重要。适宜的检查包括 MRI、CT 及电生理检查应该尽早进行。神经损伤的预后取决于损伤的类型及严重程度，一般在 8 周内能够完全恢复。重复电生理检查有利于评估损伤的进展。物理治疗师的会诊意见有助于选择最佳康复手段，从而预防肌肉萎缩。对于显著的足下垂患者采用夹板固定可以预防永久性畸形。如果怀疑发生了硬膜外血肿，应尽早进行 MRI 或 CT 检查，确诊后立刻进行椎板减压术；如果能够在神经损伤症状出现后 6～12h 内解除压迫，则最有利于神经功能恢复。

3. 神经丛损伤还是脊髓损伤 某些情况下，腰骶神经丛的广泛损伤很难和脊髓损伤相鉴别。对于脊髓损伤，电生理检查能够提示病损在神经根或神经根以上水平。腰部脊髓动脉（可为圆锥供血）在骶骨水平受压可导致脊髓缺血，而 MRI 检查可能延误脊髓缺血的诊断。产后患者发生长时间神经功能缺失的可能原因见表 20-6。

> **临床要点** 肌电图及神经传导检查有助于鉴别神经损伤位置和损伤时间。

表 20-6　神经阻滞延迟恢复的不同原因

药物因素	局麻药作用延长
	麻醉消退缓慢
	多次注射药物（如丁哌卡因）
	当导管位于神经根附近时，可导致单侧神经根阻滞延长 [34]
	神经毒性 常规用药的罕见效应 [如 5% 利多卡因（短暂神经症状）]
	用药错误（如氯化钾）
创　伤	外周神经 体位压迫 已知的外周神经损伤类型
	中枢神经系统 穿刺针或导管引起的直接神经损伤 操作时的感觉异常或疼痛
	神经根或脊髓的外部压迫 椎间盘突出 硬膜外腔血肿（早期） 硬膜外腔脓肿（后期） 椎管狭窄
血管因素	出血——脊髓动静脉畸形
	血供减少——永久性损伤
	脊髓前动脉综合征
	胎头压迫导致的血供降低
	严重低血压
	心搏骤停后
	栓塞：空气、血栓、羊水
神经疾病——已存在和（或）新发	多发性硬化、HIV 感染、免疫抑制药治疗、吉兰 - 巴雷综合征，多发性硬化症的产后复发、巨细胞病毒感染

引自 Zakowski M. Postoperative neurologic complications associated with regional anesthesia in the parturient. In: Norris M，ed. *Obstetric Anesthesia*. 2nd ed. Philadelphia，PA: Lippincott Williams & Wilkins; 1999:723-748.

九、脑脊液漏的并发症

1. 硬脊膜穿破后头痛（见第 19 章）　硬脊膜穿破后头痛（PDPH）可发生于硬膜外穿刺针的意外穿破，也可发生在脊麻后。穿刺针的粗细以及患者的年龄均会影响头痛的发生率。笔尖式穿刺针（如：Gertie Marx、Sprotte、Whitacre）比切割式穿刺针（如：Quincke）发生 PDPH 概率更低 [55]。笔尖式穿刺针引起的 PDPH 需要硬膜外血补丁治疗的更少（图 20-7）。ASA 产科麻醉实践指南强烈推荐使用笔尖式穿刺针[1]。肥胖对于 PDPH 发生率的影响存在争议。近期 Miu 等[56] 的一个回顾性研究未发现 PDPH 的发生、硬膜外血补丁治疗与产妇体质指数有关。

2. 硬脊膜穿破后头痛的特征　硬脊膜穿破后头痛具有典型的体位性特征，一般位于额部、枕部或颈部（图 20-8）[57]。尽管体位特征是 PDPH 的标志，最近的一项回顾性研究提示 5.6% 的患者表现不典型、非体位性头痛[58]。恶心、眩晕、畏光、复视及耳鸣等症状也可能出现。复视被认为是由于第 VI 对颅神经受牵拉导致。耳鸣则是由于蛛网膜下隙压力降低进而引起耳蜗的内淋巴管压力降低所致[59]。尽管有报道老年患者在脊麻后发生了低频听力丧失，但 Yousry 等[60] 发现脊麻后剖宫产患者未发生此类听力丧失。PDPH 的病程变异较大，2～60d，平均为 7d。幸运的是，PDPH 最终都能自愈，因此，对于头痛症状有所缓解（常预示自然痊愈）的患者，推迟硬膜外血补丁治疗是恰当的。

3. 影像学检查　对于脑脊液漏引发颅内低压的患者，影像学检查常提示脊髓积水（液体聚集）[60]。对于体位性头痛的患者，MRI 检查常提示椎管内前静脉丛扩张（85%）、硬膜下积水（70%）、脊髓外液体汇聚在 C_{1-2} 水平（50%）。这些液体是由于脑脊液漏出而不是外溢。总之，三种影像学表现是脑脊液容积减少的结果或继发反应。这些影像学表现的消退和体位性头痛症状的消退相一致。颈部脊髓积水的存在可能是 PDPH 综合征中颈部疼痛的病因。

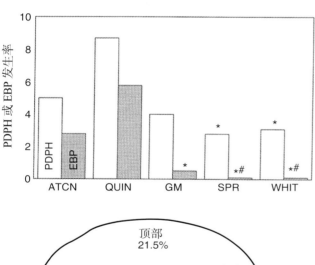

◀ **图 20-7　不同穿刺针脊麻后头痛及需要血补丁治疗的发生率**

PDPH. 硬脊膜穿破后头痛；EBP. 硬膜外血补丁；ATCN. Atraucan，为脊麻穿刺针名称；QUIN.Quincke，为脊麻穿刺针名称；GM.Gertie Marx，为脊麻穿刺针名称；SPR.Sprotte，为脊麻穿刺针名称；WHIT.Whitacre，为脊麻穿刺针名称；*. 与 Quincke 组有统计学差异；#. 与 Atraucan 组有统计学差异（引自 Vallejo MC，Mandell GL，Sabo DP，et al. Postdural puncture headache: a randomized comparison of five spinal needles in obstetric patients. *Anesth Analg*. 2000;91:916-920.）

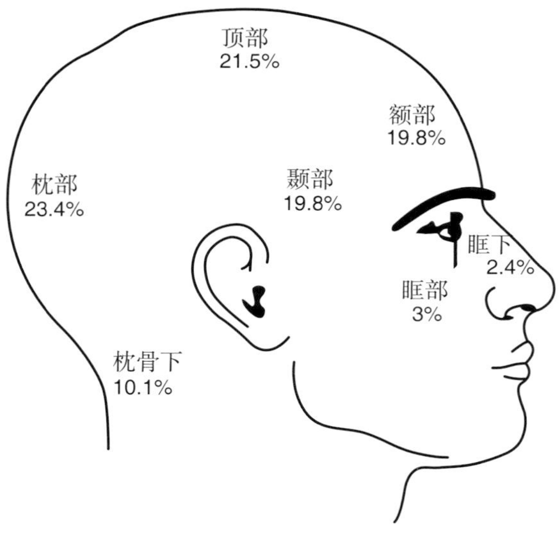

◀ **图 20-8　PDPH 的定位**

引自 Vilming ST，Kloster R. Pain location and associated symptoms in post-lumbar puncture headache. *Cephalalgia*. 1998;18:697-703.

4. 硬膜外自体血补丁　对于严重的 PDPH，硬膜外自体血补丁是治疗的方法之一。未经治疗的 PDPH 通常在 1 周内缓解，但偶尔也会持续数月。即使在硬膜穿破 1 年后硬膜外血补丁仍有疗效 [61]。对于存在严重复视或其他颅神经受累症状者，应该立刻进行血补丁治疗。血补丁治疗后，如果复视仍持续存在，就需要请神经科或眼科会诊。硬膜外血补丁治疗的推荐时机是在硬膜穿破后 24h 以上。预防性或早期（＜ 24h）血补丁治疗的效果受到质疑，因为最近的一项回顾性研究显示其只有 50% 的缓解率，这项研究同时发现硬膜穿破 48h 后进行血补丁治疗可使 89% 的患者症状缓解、76% 的患者持续有效，比 48h 内的治疗更有效 [62]。血补丁治疗前后脑部 MRI 影像学变化见图 20-9 [63]。

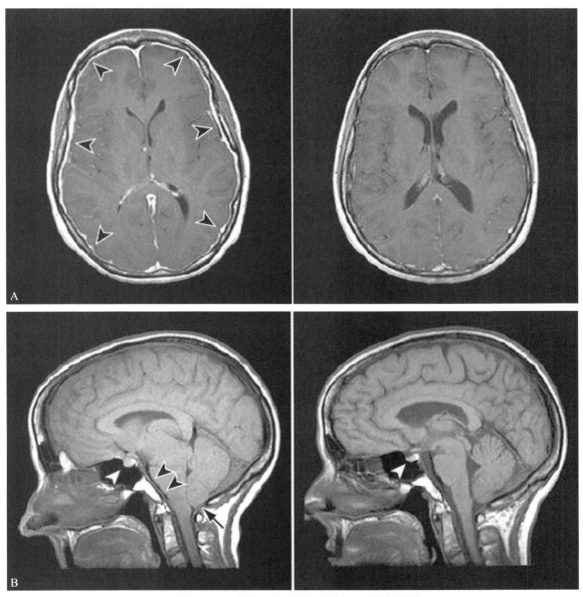

▲ **图 20-9　血补丁治疗前后的脑部磁共振影像**

A. 一名 39 岁的妇女，水平轴 T_1 加权图像在静脉注射钆后显示扩张的硬脑膜（箭头）；B. 一名 41 岁的妇女，矢状面 T_1 加权图像显示大脑下垂、桥脑受压、桥脑前池阻塞（黑箭头）、小脑扁桃体向下移位类似小脑扁桃体下疝畸形（箭）和脑垂体充血扩张（白箭头）；同时要注意两个方向的图像在治疗后脑室恢复正常（引自 Schievink WI. Spontaneous spinal cerebrospinal fluid leaks and intracranial hypotension. *JAMA*. 2006;295:2286-2296.）

5. 硬膜外血补丁的并发症 血补丁的并发症少见、轻微，多是短暂的，常见的并发症是背痛。严重并发症或持续性神经功能障碍非常罕见。血补丁治疗时，可能发生将血液注射进入蛛网膜下隙的情况。Kalina 等[64] 报道了蛛网膜下隙注入血液的个案，关于这种并发症的文献极少，蛛网膜下隙的血液可能导致化学性或感染性脑膜炎、蛛网膜炎、疼痛或感觉异常。然而，患者通常能够完全恢复。这类患者需要进行 MRI 随访测量蛛网膜下隙血肿的大小[65]。如果患者体温≥ 38℃，不推荐进行血补丁治疗，因为可能会将血中的细菌种植入硬膜外腔。

6. 意外硬脊膜穿破后头痛的处理 如果硬膜外穿刺针意外穿破硬脊膜，可以重新在同一间隙进行硬膜外穿刺，也可选择其他间隙，或者将硬膜外导管置入蛛网膜下隙采用连续脊麻的方法。Ayad 等[66] 发现经硬脊膜上的破孔留置鞘内导管 24h 以上可以降低 PDPH 的发生率。这一结果在 Verstraete 等[67] 的研究中得到复制，即将硬膜外导管经硬脊膜穿破部位置入蛛网膜下隙可降低 PDPH 的发生率（OR 2.3）。然而这种方法可能带来额外的严重并发症风险：错误的剂量（将硬膜外剂量注入蛛网膜下隙可导致高平面阻滞甚至全脊麻）、潜在神经毒性药物被注入蛛网膜下隙、增加神经系统感染的风险。严格的无菌操作及明确提示导管在蛛网膜下隙至关重要。这种方法在成为常规之前仍需要进行更多的随机双盲试验。

7. 预防性硬膜外血补丁 如果硬膜外导管重新置入硬膜外腔，可以考虑预防性血补丁。在患者分娩并且感觉和运动阻滞消退以后，将其自体血 20ml 经硬膜外导管注入硬膜外腔。有报道经硬膜外导管注入自体血可能导致未消退的麻醉平面升高[65]。预防性血补丁的效果存在争议，研究表明，预防性血补丁没有降低 PDPH 的发生率也没有减少需要治疗性血补丁的病例数[68]。然而，预防性血补丁可以缩短 PDPH 的持续时间及降低其严重程度。尽管预防性血补丁具有一定价值，特别是对于初始硬膜外穿刺、置管困难的患者，但其普及性逐渐降低。

8. 颅内血肿 未治疗的 PDPH 可能发生硬膜下血肿或颅内血肿（图 20-10），尽管非常罕见。其原因被认为是由于汇入硬脑膜窦的桥静脉受牵拉引起血管损伤[69]。这些血管短而直，位于硬脑膜的外膜（骨膜）和内膜之间。当颅内压降低时，脑组织向下牵拉使两层硬膜之间形成负压，进而导致血管撕裂出血。颅内血肿伴有非体位性头痛，意识状态迅速恶化。任何长时间未愈的 PDPH，一旦不再有体位性头痛的特点，同时伴发恶心呕吐，必须怀疑颅内病变，需要立刻进行颅脑影像学检查及神经科会诊。一旦发现颅内血肿，需要请神经外科会诊明确是否要进行手术清除血肿。子痫前期患者更易于发生硬膜下血肿。Zeidan 等[69] 回顾了 46 例继发于 PDPH 的颅内血肿患者，硬膜下血肿或颅内血肿均有，可继发于脊麻或硬膜外阻滞意外穿破硬膜；硬膜外麻醉相关的硬膜下血肿仅发生于妊娠妇女，而脊麻相关的血肿在妊娠和非妊娠者均有发生。

9. 抽搐 颅内低压患者可能发生抽搐[70]。对于 PDPH 合并抽搐患者需要立刻请神经科会诊评估。除了颅内血肿外，其他诊断包括皮层静脉血栓、子痫（特别是母体血压升高者）。

10. 自发性颅内低压 自发性颅内低压是临床少见的情况，这些患者的直立性头痛类似于 PDPH，但没有椎管内阻滞或颅脑外伤史。有研究发现 40 岁后女性自发性颅内低压的发生率是男性的 2 倍[63]。自发性颅内低压被认为与结缔组织疾病有关，如马方综合征、Ehlers-Danlos 综合征及多囊肾疾病。这类头痛血补丁治疗是有效的，尽管尚未对其有效性达成共识[71-73]。

> **临床要点**　尽管硬脊膜穿破后产妇的 PDPH 诊断较容易，对于头痛的其他诊断也应被考虑，特别是
> 有新发神经障碍或头痛特征随时间改变的患者。

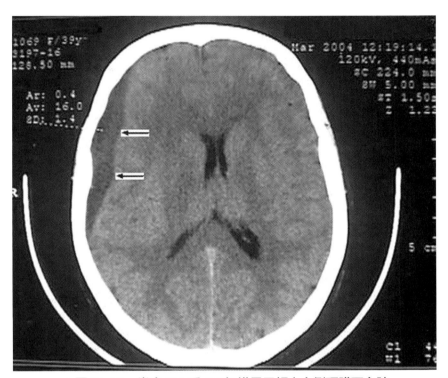

▲ **图 20-10　脊麻 30d 后 CT 扫描显示颅内右侧硬膜下血肿**

引自 Zeidan A，Farhat O，Maaliki H，et al. Does postdural puncture headache left untreated lead to subdural hematoma? Case report and review of the literature. *Int J Obstet Anesth*. 2006;15:50-58.

十、椎管内阻滞的感染性并发症

1.**硬膜穿破后脑膜炎**　椎管内阻滞后最可怕的并发症之一是脑膜炎。Baer 等 [74] 报道了 1 例致命的草绿色链球菌性脑膜炎，并回顾了其他硬膜穿破后脑膜炎的病例，179 例患者中 49% 分离出的致病菌为各种草绿色链球菌菌株（口腔共生菌），其他的病原体包括金黄色葡萄球菌、铜绿假单胞菌及肠球菌。64 例患者未分离出病原体，诊断为无菌性脑膜炎。在 2007 年，疾病预防控制中心的感染控制咨询委员会推荐麻醉医师进行椎管内麻醉时佩戴口罩以减少口腔菌群播散。2008—2009 年，又有 5 例产妇椎管内麻醉后发生草绿色链球菌性脑膜炎，对这些感染的调查显示来自麻醉医师的飞沫播散是脑膜炎的原因 [75]。核酸扩增（NAT）及聚合酶链反应（PCR）也有助于鉴别这些细菌。这些检测很容易获得，但临床医师应首先进行经验性抗生素治疗而不是等待结果 [76]。脑膜炎可发生于单次脊麻、意外硬膜穿破、脊髓造影、腰硬联合麻醉、连续脊麻甚至简单的硬膜外镇痛 [76-79]。已有 3 例医源性脑膜炎死亡病例且均为年轻的产科患者，这 3 例患者在进行椎管内操作时均比较困难。

（1）细菌性脑膜炎的诊断：可通过脑脊液检查确诊。必须进行脑脊液化学检查、细菌革兰染色、细

菌培养、药敏试验。很多病例脑脊液可能会出现浑浊从而确认因感染所致。诊断细菌性脑膜炎的推荐指南[80]如下。

①脑脊液中的葡萄糖含量/血糖≤0.4。

②脑脊液白细胞计数≥500×10⁶/L。

③脑脊液乳酸浓度≤315mg/L。

(2) 细菌性脑膜炎的预防。上呼吸道的病毒感染增加了口腔共生菌的增殖和脱落。很多措施被用于预防飞沫传播，帽子、口罩（不同手术需更换）、无菌手套及大的消毒巾应该成为常规。洗手对于减少感染性并发症简单有效[81, 82]。通常使用的聚维酮碘溶液需要自干后才能完全发挥消毒作用。以酒精为基础的氯己定溶液（干得更快）也是一种皮肤消毒用品[83]。聚维酮碘及氯己定均有神经毒性，需要在穿刺前完全晾干从而减少蛛网膜炎及神经毒性的可能。美国产科麻醉医师进行椎管内麻醉时一般不穿无菌衣，研究表明，无菌衣在预防中心静脉置管相关感染方面的作用没有在椎管内麻醉方面体现出来[81, 84]。本章的作者使用所有预防措施，除了穿无菌衣。

(3) 脑膜炎的症状和体征包括颈部疼痛、颈部强直、高热、呕吐、严重畏光、意识变化、抽搐及昏迷[85]。早期予以抗生素治疗非常重要，在细菌鉴定及药敏试验结果出来之前，推荐使用万古霉素复合第三代头孢菌素。

2. 硬膜外脓肿

(1) 病因学及发生率：这种硬膜外麻醉后的灾难性并发症，比想象中更常见[86]。很多研究报道了其发生率为1:（160 000～505 000）。产科麻醉与围产医学会（SOAP）严重并发症登记中硬膜外脓肿/脑膜炎的发生率为1:62 868[4]。对于普通手术人群，诱发因素包括：免疫功能降低、已经存在的感染性疾病（如尿道感染）、糖尿病、脊柱退行性病变、药物滥用及椎管内阻滞[87]。在产科人群，尚未明确患者相关的风险因素，然而前面所述的风险因素如果存在，则硬膜外脓肿的风险可能增加。在硬膜外导管置入时细菌可以通过污染的局麻药液、细菌定植及血行播散进入硬膜外腔。然而，Reihsaus等[88]报道只有5.5%的硬膜外脓肿与硬膜外麻醉相关。

引起硬膜外麻醉相关脓肿的病原谱类似于引起自发性脓肿的病原菌。硬膜外导管相关的26例感染中，病原体是金黄色葡萄球菌、表皮葡萄球菌、铜绿假单胞菌、凝固酶阴性葡萄球菌[89]。在实施单次硬膜外注射或单次脊麻的9例感染患者中，金黄色葡萄球菌、铜绿假单胞菌被明确为病原体。

(2) 硬膜外脓肿的症状和体征：包括发热、假性脑膜炎、背痛、神经根疼痛、神经功能缺失、大小便失禁甚至截瘫。硬膜外脓肿的症状一般开始于硬膜外麻醉操作后几天至几周。偶尔也会发生没有典型症状（如发热、背痛、神经根病损）的情况，患者只主诉非特异性不适[87, 89]，神经功能障碍进展迅速，包括肌无力、感觉丧失、反射减弱或消失。伴随背痛、发热的神经功能损伤应该高度怀疑硬膜外脓肿，背部在弯曲时比伸展时疼痛明显。MRI（图20-11）对于诊断硬膜外脓肿，和脊髓造影同样有效。椎间盘、椎体及椎旁组织的受累情况也能够明确[84]。同硬膜外血肿一样，早期诊断对于良好的预后非常关键。

(3) 在大多数病例中，硬膜外脓肿的治疗包括椎板切除后清除病灶，也有报道经皮穿刺吸引脓肿。硬膜外脓肿的致死率在逐渐降低，为13%～16%。治疗硬膜外脓肿的抗生素必须能够渗透入骨组织以消除椎间盘炎症，治疗可能需要数周[89]。抗生素的选择取决于医疗机构的偏好，但必须基于细菌培养和药敏试验。

（4）预防硬膜外脓肿的措施：在脑膜炎部分叙述的预防措施应常规用于施行椎管内阻滞时。证据表明，氯己定溶液较聚维酮碘溶液在穿透毛囊及角质层等脂质障碍方面更有效[90]。如果使用聚维酮碘溶液消毒皮肤，必须有足够的时间使溶液自干[87]。

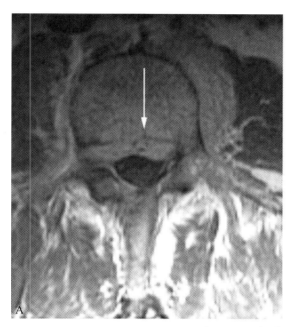 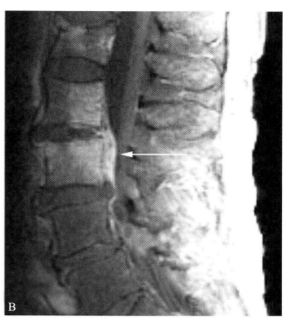

▲ **图 20−11 水平面 T₁（A）和矢状面 T₁（B）增强 MRI 图像**

显示在腹侧硬膜外腔（箭）及 L₃、L₄ 椎体组织增强信号（引自 Kowalski TJ，Layton KF，Berbari EF，et al. Follow-up MR imaging in patients with pyogenic spine infections: lack of correlation with clinical features. *AJNR Am J Neuroradiol.* 2007;28:693-699.）

十一、硬膜外血肿

1. 风险因素 硬膜外血肿非常罕见，发生率约为 1 ： 200 000。SOAP 严重并发症数据库最近报道的发生率为 1 ：251 463[4]。硬膜外麻醉较脊麻更易发生硬膜外血肿[87]。Vandermeulen 等报道了 61 例脊髓血肿，其中 5 例为产妇[89]。新型抗凝血药如低分子肝素（LMWH）及抗血小板药增加了硬膜外血肿的风险，发生硬膜外血肿患者通常存在凝血障碍或进行抗凝血治疗。风险因素包括抗凝血药作用强度、高龄、女性、胃肠道出血病史、复合使用阿司匹林、抗凝血治疗时间，以及硬膜外操作损伤[91]。

产科患者的抗凝血治疗通常采用 LMWH 预防高凝状态引起的异常凝血（如凝血因子 V Leiden 突变）。目前的趋势提示低分子肝素在孕期的使用将会逐渐增加。然而，即使在没有任何诱发因素（包括使用低分子肝素）的患者也可能发生硬膜外血肿。对于硬膜外腔汇集多少容量的血液才能产生压迫症状，尚未有共识。

子痫前期相关的血小板减少被认为增加了硬膜外血肿的风险，尽管目前对于进行椎管内阻滞时可接受的最低血小板计数仍不确定；一旦诊断为子痫前期，就需要强制进行血小板计数检查；对于特定患者的可接受的血小板数量需要具体问题具体分析。血栓弹力图检查对于硬膜外阻滞所需的安全凝血范围可提供参考[92]。

即使没有任何硬膜外血管损伤，也可能发生自发性硬膜外血肿[93, 94]，可发生在任何脊髓节段。这些患者并不一定伴有凝血障碍或抗凝治疗。

2. 症状　急性硬膜外血肿的症状包括肌无力、背痛、神经根性疼痛、感觉缺失及尿潴留。麻醉平面一直未消退的患者应怀疑椎管内血肿，其他症状通常发生在椎管内麻醉后数天内。24～48h 可发展为截瘫。分娩后感觉或运动阻滞在预期时间内未消退时，应该想到是否发生了硬膜外血肿。

3. 诊断　MRI 或 CT 扫描能够确诊硬膜外血肿；必须在 8～12h 内解除血肿压迫才有完全恢复的可能[95]。

4. 治疗　如果能够在截瘫发生后的 8h 内进行外科手术解除压迫，绝大多数患者神经功能恢复良好。研究表明，神经功能恢复较差或最终死亡的患者通常在硬膜外血肿的诊断及手术时机方面显著延迟[95]。

5. 导管拔除引起的硬膜外血肿　大约 50% 的硬膜外血肿与导管拔除有关[91, 95]。因此导管拔除时间与低分子肝素剂量相关，和导管置入时间同样重要。如果术后低分子肝素的使用为每天 2 次，用药方案需改为每天 1 次，在其抗凝血作用低谷期拔除导管，最好与前一次剂量相隔 24h。在硬膜外导管拔除后 2h 可以重新开始使用低分子肝素[96, 97]。这些规定同样适用于使用高剂量低分子肝素患者（每剂 1mg/kg），而不管其使用频率如何。接受每次 0.5mg/kg 的患者，导管拔除前停用间隔 12h 就可以了[96, 98]。对于子痫前期患者，产后血小板通常会继续降低一段时间，因此在导管拔除之前需重复检测血小板计数，确认凝血功能正常。

6. 施行椎管内阻滞的指南（见第 24 章）　美国区域麻醉协会[96, 99]有抗凝血治疗患者进行椎管内阻滞的指南，肝素及低分子肝素相关的基础指南[96]见表 20-7。接受高剂量低分子肝素患者（1mg/kg 每天 1 次或 0.5mg/kg 每天 2 次），需要间隔 24h 才能进行椎管内阻滞。如果患者接受低分子肝素剂量为 0.5mg/kg 每天 1 次，只需要间隔 12h。

表 20-7　抗凝血治疗患者行椎管内阻滞指南摘要

抗凝血药	穿刺针或导管	椎管内操作后继续抗凝血治疗	术后导管拔除	导管拔除后继续抗凝血治疗
肝素 5000U 皮下，每天 2 次	无血肿风险		无血肿风险	
肝素静脉注射	停用肝素 4h，PTT 正常	椎管内麻醉后 1h	停用肝素 4h 后	导管拔除 1h 后
低分子肝素预防剂量（40mg 皮下注射，每天 1 次）	前一次剂量后 12h	椎管内麻醉后 6～8h	前一次剂量后 12h	导管拔除后 4h
高剂量低分子肝素	前一次剂量后 24h	不推荐		导管拔除后 4h
华法林	停用，PT 及 INR 正常	不推荐	PT 及 INR 正常	

　　PTT. 凝血激活酶时间；PT. 凝血酶原时间；INR. 国际标准化比值（引自 Horlocker TT，Wedel DJ，Rowlingson JC，et al. Executive summary: regional anesthesia in the patient receiving antithrombotic or thrombolytic therapy. *Reg Anesth Pain Med*. 2010;35:102-105. ）

华法林抗凝血治疗是椎管内阻滞的绝对禁忌证。对于一些特殊患者，因为担心血栓形成，抗凝治疗不能中断（如心脏瓣膜术后、深静脉血栓形成、心房颤动），这些患者最好不要进行椎管内阻滞。

> **临床要点** 硬膜外血肿或脓肿患者的良好预后取决于高度的警惕性、6 ～ 12h 内影像学检查明确诊断及手术解除压迫的及时性。

十二、推荐

本章节对于严重并发症的描述可能带给读者的印象：椎管内麻醉会带给产妇巨大影响，应该尽可能避免实施椎管内麻醉。但是，只要谨慎操作，椎管内麻醉的总体并发症发生率远低于全身麻醉。在美国最新的一项调查显示，全身麻醉相关的产妇死亡率已经降低至 1/100 万，但仍是椎管内麻醉相关产妇死亡率的 1.7 倍[100]。产科麻醉与镇痛必须由规范化培训后人员实施。全面了解母婴生理、关注操作细节、注意无菌措施及时刻保持警惕对于最大限度减少并发症发生率至关重要。当并发症发生后，必须告知患者、密切随访及必要的会诊。患者在麻醉后复苏室的监护很重要，必须强调的是麻醉医师或复苏室监护者一定确保阻滞平面消退后才能返回病房，病房的护士继续监护直到阻滞平面完全消失。一旦发生脊髓压迫性损伤，及时的干预对于保证患者完全康复至关重要。

参 考 文 献

[1] American Society of Anesthesiologists Task Force on Obstetric Anesthesia. Practice guidelines for obstetric anesthesia: an updated report by the American Society of Anesthesiologists Task Force on Obstetric Anesthesia. *Anesthesiology.* 2007;106:843–863.

[2] Osterman MJ, Martin JA. Epidural and spinal anesthesia use during labor: 27-state reporting area, 2008. *Natl Vital Stat Rep.* 2011;59:1–13.

[3] Zakowski MI. Obstetric-related neurological complications. *Int Anesthesiol Clin.* 2014;52:40–60.

[4] D'Angelo R, Smiley RM, Riley ET, et al. Serious complications related to obstetric anesthesia: the Serious Complication Repository Project of the Society for Obstetric Anesthesia and Perinatology. *Anesthesiology.* 2014;120:1505–1512.

[5] Wong CA. Nerve injuries after neuraxial anaesthesia and their medicolegal implications. *Best Pract Res Clin Obstet Gynaecol.* 2010;24:367–381.

[6] Zakowski M. Postoperative neurologic complication associated with regional anesthesia in the parturient. In: Norris M, ed. *Obstetric Anesthesia.* 2nd ed. Philadelphia, PA: Lippincott Williams & Wilkins; 1999:723–748.

[7] Zakowski M. Complications associated with regional anesthesia in the obstetric patient. *Semin Perinatol.* 2002; 26:154–168.

[8] Bromage PR. Neurologic complications of regional anesthesia in obstetrics. In: Hughes SC, Levinson G, Rosen MA, eds. *Schnider and Levinson's Anesthesia for Obstetrics.* 4th ed. Philadelphia, PA: Lippincott Williams & Wilkins; 2002:409–428.

[9] Lee LA, Posner KL, Domino KB, et al. Injuries associated with regional anesthesia in the 1980s and 1990s: a closed claims analysis. *Anesthesiology.* 2004;101:143–152.

[10] Pitkänen MT, Aromaa U, Cozanitis DA, et al. Serious complications associated with spinal and epidural anaesthesia in Finland from 2000 to 2009. *Acta Anaesthesiol Scand.* 2013;57:553–564.

[11] Davies JM, Posner KL, Lee LA, et al. Liability associated

with obstetric anesthesia: a closed claims analysis. *Anesthesiology*. 2009;110:131–139.

[12] Hayes NE, Wheelahan JM, Ross A. Self-reported post-discharge symptoms following obstetric neuraxial blockade. *Int J Obstet Anesth*. 2010;19:405–409.

[13] Horlocker TT, Abel MD, Messick JM Jr, et al. Small risk of serious neurologic complications related to lumbar epidural catheter placement in anesthetized patients. *Anesth Analg*. 2003;96:1547–1552.

[14] Cook TM, Counsell D, Wildsmith JA. Major complications of central neuraxial block: report on the Th ird National Audit Project of the Royal College of Anaesthetists. *Br J Anaesth*. 2009;102:179–190.

[15] Ruppen W, Derry S, McQuay H, et al. Incidence of epidural hematoma, infection, and neurologic injury in obstetric patients with epidural analgesia/anesthesia. *Anesthesiology*. 2006;105:394–399.

[16] Moen V, Dahlgren N, Irestedt L. Severe neurological complications after central neuraxial blockades in Sweden 1990-1999. *Anesthesiology*. 2004;101:950–959.

[17] Auroy Y, Narchi P, Messiah A, et al. Serious complications related to regional anesthesia: results of a prospective survey in France. *Anesthesiology*. 1997;87:479–486.

[18] Scott DB, Tunstall ME. Serious complications associated with epidural/spinal blockade in obstetrics: a two-year prospective study. *Int J Obstet Anesth*. 1995;4:133–139.

[19] Scott DB, Hibbard BM. Serious non-fatal complications associated with extradural block in obstetric practice. *Br J Anaesth*. 1990;64:537–541.

[20] Usubiaga JE. Neurological complications following epidural anesthesia. *Int Anesthesiol Clin*. 1975;13:1–153.

[21] Wong CA, Scavone BM, Dugan S, et al. Incidence of postpartum lumbosacral spine and lower extremity nerve injuries. *Obstet Gynecol*. 2003;101:279–288.

[22] Brull R, McCartney CJ, Chan VW, et al. Neurological complications after regional anesthesia: contemporary estimates of risk. *Anesth Analg*. 2007;104:965–974.

[23] Kuczkowski KM. Neurologic complication of labor analgesia: facts and fiction. *Obstet Gynecol Surv*. 2004; 59:47–51.

[24] Lee EY, Margherita AJ, Gierada DS, et al. MRI of piriformis syndrome. *AJR Am J Roentgenol*. 2004;183: 63–64.

[25] Vallejo MC, Mariano DJ, Kaul B, et al. Piriformis syndrome in a patient after cesarean section under spinal anesthesia. *Reg Anesth Pain Med*. 2004;29:364–367.

[26] Redick L. Maternal perinatal nerve palsies. *Postgrad Obstet Gynecol*. 1992;12:1–6.

[27] Grant JCB. *Grant's Atlas of Anatomy, by Regions*. 6th ed.

Baltimore, MD: Williams & Wilkins; 1972.

[28] Cole JT. Maternal obstetric paralysis. *Am J Obstet Gynecol*. 1946;52:372–386.

[29] Graham JG. Neurological complications of pregnancy and anaesthesia. *Clin Obstet Gynaecol*. 1982;9:333–350.

[30] Ellis H, Feldman H. *Anatomy for Anaesthetists*. 3rd ed. London, United Kingdom: Blackwell Science; 1977:159–331.

[31] Papadopoulos EC, Kahn SN. Piriformis syndrome and low back pain: a new classification and review of the literature. *Orthop Clin North Am*. 2004;35:65–71.

[32] Katirji B. Peroneal neuropathy. *Neurol Clin*. 1999;17: 567–591.

[33] Ramanathan S, Chalon J, Richards M, et al. Prolonged spinal nerve involvement after epidural anesthesia with etidocaine. *Anesth Analg*. 1978;57:361–364.

[34] Berlit P, Klötzsch G, Röther J, et al. Spinal cord infarction: MRI and MEP findings in three cases. *J Spinal Disord*. 1992;5:212–216.

[35] Biglioli P, Roberto M, Cannata A, et al. Upper and lower spinal cord blood supply: the continuity of the anterior spinal artery and the relevance of the lumbar arteries. *J Thorac Cardiovasc Surg*. 2004;127:1188–1192.

[36] Dimakakos P, Arkadopoulos N. Spinal cord ischaemia. *Eur J Vasc Endovasc Surg*. 1999;17:544–545.

[37] Masson C, Leys D, Meder JF, et al. Spinal cord ischemia. *J Neuroradiol*. 2004;31:35–46.

[38] Castro-Moure F, Kupsky W, Goshgarian HG. Pathophysiological classification of human spinal cord ischemia. *J Spinal Cord Med*. 1997;20:74–87.

[39] Loher TJ, Bassetti CL, Lövblad KO, et al. Diff usion-weighted MRI in acute spinal cord ischaemia. *Neuroradiology*. 2003;45:557–561.

[40] Stepper F, Lövblad KO. Anterior spinal artery stroke demonstrated by echo-planar DWI. *Eur Radiol*. 2001;11: 2607–2610.

[41] Alblas Cl, Bouvy WH, Lycklama à Nijeholt GJ, et al. Acute spinal-cord ischemia: evolution of MRI findings. *J Clin Neurol*. 2012;8:218–223.

[42] Faccenda KA, Finucane BT. Complications of regional anaesthesia. Incidence and prevention. *Drug Saf*. 2001;24: 413–442.

[43] Hussain SA, Gullan RW, Chitnavis BP. Cauda equina syndrome: outcome and implications for management. *Br J Neurosurg*. 2003;17:164–167.

[44] Pong RP, Gmelch BS, Bernards CM. Does a paresthesia during spinal needle insertion indicate intrathecal needle placement? *Reg Anesth Pain Med*. 2009;34:29–32.

[45] Jaime F, Mandell GL, Vallejo MC, et al. Uniport soft-tip, open-ended catheters versus multiport firm-tipped

close-ended catheters for epidural labor analgesia: a quality assurance study. *J Clin Anesth*. 2000;12:89–93.

[46] Reynolds F. Damage to the conus medullaris following spinal anaesthesia. *Anaesthesia*. 2001;56:238–247.

[47] Aminoff MJ. Electrophysiologic testing for the diagnosis of peripheral nerve injuries. *Anesthesiology*. 2004;100: 1298–1303.

[48] Krarup C. An update on electrophysiological studies in neuropathy. *Curr Opin Neurol*. 2003;16:603–612.

[49] Czyrny JJ, Lawrence J. The importance of paraspinal muscle EMG in cervical and lumbosacral radiculopathy: review of 100 cases. *Electromyogr Clin Neurophysiol*. 1996;36:503–508.

[50] Bojović V, Berisavac I, Rasulic L. Significance of sensory evoked potentials in determination of the level of brachial plexus injuries [in Serbian]. *Acta Chir Iugosl*. 2003;50: 15–22.

[51] Haig AJ, Levine JW, Ruan C, et al. Describing paraspinal EMG findings: inadequacy of the single 0-4 score. *Am J Phys Med Rehabil*. 2000;79:133–137.

[52] Lalive PH, Truffert A, Magistris MR. Lombosacral radiculopathy (L3-S1) and specificity of multifidus EMG [in French]. *Neurophysiol Clin*. 2004;34:41–47.

[53] Wulff EA, Wang AK, Simpson DM. HIV-associated peripheral neuropathy: epidemiology, pathophysiology and treatment. *Drugs*. 2000;59:1251–1260.

[54] Confavreux C, Hutchinson M, Hours MM, et al. Rate of pregnancy-related relapse in multiple sclerosis. Pregnancy in Multiple Sclerosis Group. *N Engl J Med*. 1998;339: 285–291.

[55] Vallejo MC, Mandell GL, Sabo DP, et al. Postdural puncture headache: a randomized comparison of five spinal needles in obstetric patients. *Anesth Analg*. 2000;91: 916–920.

[56] Miu M, Paech MJ, Nathan E. The relationship between body mass index and post-dural puncture headache in obstetric patients. *Int J Obstet Anesth*. 2014;23:371–375.

[57] Vilming ST, Kloster R. Pain location and associated symptoms in post-lumbar puncture headache. *Cephalalgia*. 1998;18:697–703.

[58] Loures V, Savoldelli G, Kern K, et al. Atypical headache following dural puncture in obstetrics. *Int J Obstet Anesth*. 2014;23:246–252.

[59] Finegold H, Mandell G, Vallejo MC, et al. Does spinal anesthesia cause hearing loss in the obstetric population? *Anesth Analg*. 2002;95:198–203.

[60] Yousry I, Förderreuther S, Moriggl B, et al. Cervical MR imaging in postural headache: MR signs and pathophysiological implications. *AJNR Am J Neuroradiol*. 2001;22:1239–1250.

[61] Gaiser R. Postdural puncture headache. *Curr Opin Anaesthesiol*. 2006;19:249–253.

[62] Kokki M, Sjövall S, Keinänen M, et al. The influence of timing on the effectiveness of epidural blood patches in parturients. *Int J Obstet Anesth*. 2013;22:303–309.

[63] Schievink WI. Spontaneous spinal cerebrospinal fluid leaks and intracranial hypotension. *JAMA*. 2006;295: 2286–2296.

[64] Kalina P, Craigo P, Weingarten T. Intrathecal injection of epidural blood patch: a case report and review of the literature. *Emerg Radiol*. 2004;11:56–59.

[65] Leivers D. Total spinal anesthesia following early prophylactic epidural blood patch. *Anesthesiology*. 1990; 73:1287–1289.

[66] Ayad S, Demian Y, Narouze SN, et al. Subarachnoid catheter placement after wet tap for analgesia in labor: influence on the risk of headache in obstetric patients. *Reg Anesth Pain Med*. 2003;28:512–515.

[67] Verstraete S, Walters MA, Devroe S, et al. Lower incidence of post-dural puncture headache with spinal catheterization after accidental dural puncture in obstetric patients. *Acta Anaesthesiol Scand*. 2014;58:1233–1239.

[68] Scavone BM, Wong CA, Sullivan JT, et al. Efficacy of a prophylactic epidural blood patch in preventing post dural puncture headache in parturients after inadvertent dural puncture. *Anesthesiology*. 2004;101:1422–1427.

[69] Zeidan A, Farhat O, Maaliki H, et al. Does postdural puncture headache left untreated lead to subdural hematoma? Case report and review of the literature. *Middle East J Anaesthesiol*. 2010;20:483–492.

[70] Agrawal D, Durity FA. Seizure as a manifestation of intracranial hypotension in a shunted patient. *Pediatr Neurosurg*. 2006;42:165–167.

[71] Warwick WI, Neal JM. Beyond spinal headache: prophylaxis and treatment of low-pressure headache syndromes. *Reg Anesth Pain Med*. 2007;32:455–461.

[72] Zada G, Pezeshkian P, Giannotta S. Spontaneous intracranial hypotension and immediate improvement following epidural blood patch placement demonstrated by intracranial pressure monitoring. Case report. *J Neurosurg*. 2007;106:1089–1090.

[73] Diaz JH. Treatment outcomes in spontaneous intracranial hypotension: do epidural blood patches stop the leaks? *Pain Pract*. 2004;4:295–302.

[74] Baer ET. Post-dural puncture bacterial meningitis. *Anesthesiology*. 2006;105:381–393.

[75] Centers for Disease Control and Prevention. Bacterial meningitis after intrapartum spinal anesthesia—New York and Ohio, 2008–2009. *MMWR Morb Mortal Wkly Rep*. 2010;59:65–69.

[76] Wedel DJ, Horlocker TT. Risks of regional anesthesia—infectious, septic. *Reg Anesth*. 1996;21(suppl 6):57–61.

[77] Kasai T, Yaegashi K, Hirose M, et al. Aseptic meningitis during combined continuous spinal and epidural analgesia. *Acta Anaesthesiol Scand*. 2003;47:775–776.

[78] Reynolds F. Infection as a complication of neuraxial blockade. *Int J Obstet Anesth*. 2005;14:183–188.

[79] Horlocker TT, McGregor DG, Matsushige DK, et al. Neurologic complications of 603 consecutive continuous spinal anesthetics using macrocatheter and microcatheter techniques. Perioperative Outcomes Group. *Anesth Analg*. 1997;84:1063–1070.

[80] Straus SE, Th orpe KE, Holroyd-Leduc J. How do I perform a lumbar puncture and analyze the results to diagnose bacterial meningitis? *JAMA*. 2006;296:2012–2022.

[81] American Society of Anesthesiologists Task Force on Infectious Complications Associated with Neuraxial Techniques. Practice advisory for the prevention, diagnosis, and management of infectious complications associated with neuraxial techniques: a report by the American Society of Anesthesiologists Task Force on Infectious Complications Associated with Neuraxial Techniques. *Anesthesiology*. 2010;112:530–545.

[82] Videira RL, Ruiz-Neto PP, Brandao Neto M. Post spinal meningitis and asepsis. *Acta Anaesthesiol Scand*. 2002;46:639–646.

[83] Hepner DL. Gloved and masked—will gowns be next? The role of asepsis during neuraxial instrumentation. *Anesthesiology*. 2006;105:241–243.

[84] Kowalski TJ, Layton KF, Berbari EF, et al. Follow-up MR imaging in patients with pyogenic spine infections: lack of correlation with clinical features. *AJNR Am J Neuroradiol*. 2007;28:693–699.

[85] Cohen S, Hunter CW, Sakr A, et al. Meningitis following intrathecal catheter placement after accidental dural puncture. *Int J Obstet Anesth*. 2006;15:172.

[86] Grewal S, Hocking G, Wildsmith JA. Epidural abscesses. *Br J Anaesth*. 2006;96:292–302.

[87] Horlocker TT. What's a nice patient like you doing with a complication like this? Diagnosis, prognosis and prevention of spinal hematoma. *Can J Anaesth*. 2004;51:527–534.

[88] Reihsaus, E, Waldbaur H, Seeling W. Spinal epidural abscess: a meta-analysis of 915 patients. *Neurosurg Rev*. 2000;23:175–204.

[89] Vandermeulen EP, Van Aken H, Vermylen J. Anticoagulants and spinal-epidural anesthesia. *Anesth Analg*. 1994;79:1165–1177.

[90] Sato S, Sakuragi T, Dan K. Human skin flora as a potential source of epidural abscess. *Anesthesiology*. 1996;85:1276–1282.

[91] Sidiropoulou T, Pompeo E, Bozzao A, et al. Epidural hematoma after thoracic epidural catheter removal in the absence of risk factors. *Reg Anesth Pain Med*. 2003;28:531–534.

[92] Huang J, McKenna N, Babins N. Utility of thromboelastography during neuraxial blockade in the parturient with thrombocytopenia. *AANA J*. 2014;82:127–130.

[93] Groen RJ, Ponssen H. The spontaneous spinal epidural hematoma. A study of the etiology. *J Neurol Sci*. 1990;98:121–138.

[94] Groen RJ. Non-operative treatment of spontaneous spinal epidural hematomas: a review of the literature and a comparison with operative cases. *Acta Neurochir (Wien)*. 2004;146:103–110.

[95] Horlocker TT, Heit JA. Low molecular weight heparin: biochemistry, pharmacology, perioperative prophylaxis regimens, and guidelines for regional anesthetic management. *Anesth Analg*. 1997;85:874–885.

[96] Horlocker TT, Wedel DJ, Rowlingson JC, et al. Regional anesthesia in the patient receiving antithrombotic or thrombolytic therapy: American Society of Regional Anesthesia and Pain Medicine Evidence-Based Guidelines (Third Edition). *Reg Anesth Pain Med*. 2010;35:64–101.

[97] Douketis JD, Kinnon K, Crowther MA. Anticoagulant effect at the time of epidural catheter removal in patients receiving twice-daily or once-daily low-molecular-weight heparin and continuous epidural analgesia after orthopedic surgery. *Thromb Haemost*. 2002;88:37–40.

[98] Wu CL. Regional anesthesia and anticoagulation. *J Clin Anesth*. 2001;13:49–58.

[99] Horlocker TT, Wedel DJ, Benzon H, et al. Regional anesthesia in the anticoagulated patient: defining the risks (the second ASRA Consensus Conference on Neuraxial Anesthesia and Anticoagulation). *Reg Anesth Pain Med*. 2003;28:172–197.

[100] Hawkins JL, Chang J, Palmer SK, et al. Anesthesia-related maternal mortality in the United States: 1979-2002. *Obstet Gynecol*. 2011;117:69–74.

第21章 产后输卵管绝育术
Postpartum Tubal Ligation

Brenda A. Bucklin 著

赫全鑫 译

徐铭军 校

要 点 Keypoint

- 虽然产后输卵管结扎被认为是节育失败的"紧急"措施[1]，当绝育术会影响患者其他方面治疗时，最好不要实施[2]。
- 手术时机应该基于麻醉和产科风险，同时也要把患者的意愿考虑在内。
- 如果预计在产后 8h 内实施输卵管绝育术，应在分娩时鼓励应用椎管内麻醉。
- 术前 6～8h 内禁食固体食物。
- 预防反流误吸。
- 首选椎管内麻醉。
- 产后长时间放置的硬膜外导管用于输卵管绝育术有可能会失效。

产后输卵管结扎术（PPTL）也称为产后输卵管绝育术，在美国是一种常规的和有效的避孕措施。这是目前排在口服避孕药之后的女性最常使用的、第二大避孕措施[3]。尽管只有 10% 的住院分娩产妇接受了手术[3]，50% 的女性在术后接受了绝育手术。这项技术对产科医师相对简单，并且避免了患者二次住院就诊的不便和费用。而且该操作不应影响患者其他方面的治疗[2]，但当绝育要求未得到满足时，会明显提高患者的医疗保险成本花销[4]。绝育失败可能会导致一系列问题，美国妇产科医师协会（ACOG）[2]认为 PPTL 可以作为一项紧急的避孕措施。但是产科和麻醉方面的因素影响了输卵管绝育术的时机，这一章节分析该手术的时间，以及手术和麻醉方面的一系列问题。

一、美国麻醉医师协会产科麻醉操作指南

美国麻醉医师协会（ASA）产科麻醉小组出版了《产科麻醉实践指南》，其中包括产后绝育的建议（表 21-1）。

表 21-1 美国麻醉医师协会产科麻醉操作指南：产后绝育术

- 手术时间应该个体化
- 术前 6 ～ 8h 内禁食固体食物
- 预防反流误吸
- 首选椎管内神经阻滞
- 产后间隔时间较长会增加硬膜外阻滞失败的风险
- 操作不应影响护理的其他方面

引自 American Society of Anesthesiologists Task Force on Obstetrical Anesthesia. Practice guidelines for obstetric anesthesia: an updated report by the American Society of Anesthesiologists Task Force on Obstetrical Anesthesia. *Anesthesiology*. 2007;106:843–863.

二、产后解剖和生理改变

1. 心血管变化 分娩后立即发生心血管变化。

(1) 分娩后几天内，机体处于相对高血容量期，静脉回心血量增加，以及液体从第三间隙进入循环系统。高血容量和静脉回心血量增加的原因是由于腔静脉压迫解除和下肢静脉压降低。胎盘娩出后导致机体自身输血（即返回的循环血量超过失血）。

(2) 在产后即时阶段，心排血量和每搏量比分娩前增加高达 75%。产后 1h 内，每搏量和心率均减少，导致心排血量较产前水平降低约 30%。分娩后 48h 内心排血量降至产前水平。分娩后心率迅速下降，在分娩后 2 周达到孕前水平。48h 内每搏量升高且超过产前水平，并在随后的 24 周内逐渐下降。

(3) 多普勒和 M 型超声心动图证实产妇左心室壁厚度和体积在产后 24 周内保持升高状态。然而，与年龄相似的未产妇相比，经产妇（怀孕 4 次以上）末次分娩约 13 年后的研究发现，上述所有变化（如左心室体积、各心腔大小、舒张和收缩功能）完全可逆 [5]。

2. 胃肠道改变 妊娠期间的胃肠道变化使产妇容易发生胃内容物反流。众所周知，反流是酸性物质误吸的重要危险因素。这些变化是否会持续到产后并且增加误吸的危险呢？

(1) 麻醉医师一直关注产妇误吸与分娩后行 PPTL 的风险。然而，一项与麻醉相关的孕产妇死亡的回顾性研究表明：孕产妇死亡与发生在产后绝育术中的误吸没有相关性 [6]。

(2) 在妊娠期间，有多种原因引起食管下段括约肌张力降低，导致反流。但是，产后上述变化大多迅速恢复。

① 妊娠期间，血浆孕酮浓度增加，导致食管下段括约肌松弛和反流发生。由于黄体酮主要在胎盘产生，因此孕酮浓度在分娩后的前 2h 内迅速下降，并在产后 24h 内，孕激素浓度下降至月经黄体期水平 [7]。

② 妊娠期间，妊娠子宫逐渐增大使胃移位，将食管推向胸椎。这种机械性改变降低食管下段括约肌张力，导致反流的发生。

(3) 几项研究证实了分娩期和产后早期胃排空延迟 [8]，产后 18h 后，产妇胃排空、胃容积和 pH 与非妊娠女性相似。但是，该研究结果仅限于产后最初 8h 内。

① 所有产妇在分娩过程中都表现出胃排空延迟。

② 经胃肠外、鞘内和硬膜外注射阿片类可延缓分娩期间的胃排空。这些影响可能持续到产后早期。

③除非应用阿片类，饮用包括等渗运动饮料在内的清亮液体，胃排空没有出现延迟。

(4) 研究表明，如果仅考虑妊娠引起的胃肠功能改变，产后患者并不会增加误吸的风险。

> **临床要点**　妊娠、生产和分娩过程中解剖学和生理学的重大改变，其中一些变化会延续到产后，并可能影响输卵管绝育术的麻醉的时间和方式选择。

三、产后输卵管绝育的时间

1. 月经间期与产后输卵管绝育术　PPTL 的时间安排可能受到医疗和非医疗问题的影响（表 21-2）。要求产后输卵管绝育并且没有接受 PPTL 的女性比未申请手术的女性（22%）在分娩后 1 年内更容易怀孕（47%）[9]。在分娩后的 8h 内进行输卵管绝育可能会缩短患者的住院时间和减少住院费用，但可能有些原因将 PPTL 推迟到 8h 以后。

表 21-2　影响输卵管绝育时间的因素

- 获得知情同意的时间
- 患者的不确定性 / 可能后悔
- 绝育失败的风险
- 并发症
- 子宫收缩乏力和出血
- 新生儿评估
- 高危患者（如肥胖，先兆子痫）

(1) 知情同意：输卵管绝育术是一种永久的避孕形式。生产分娩前患者通常要求产科医师行绝育术。医疗补助法案第 29 条、州法律和保险公司规定在签署知情同意和实施绝育术之间需要特定的时间间隔。这些要求可能会限制了绝育术在低收入和无医疗保险的人群中的开展，然而最近这些规定遭到质疑[10]，美国妇产医师协会（ACOG）已经建议修订医疗补助法案第 29 条，要求建立更为公平合理的绝育程序，目前，具体的医疗补助法案第 29 条要求如下几个方面。[11]

①签署同意书时，患者必须年满 21 周岁且具有完全行为能力。

②绝育同意书必须在绝育前 30d 签订。手术时必须提供并核实已签名的同意书的副本。

③如果患者早产或行紧急剖宫产，不需要间隔 30d。尽管如此，签署同意书和实施绝育手术要间隔 72h。

④签署同意书后，同意书的有效期为 180d。

⑤同意书在患者分娩期间签署是无效的。

⑥患者正在流产或受到影响的情况下，不能签署同意书。

(2) 患者的不确定性：某些情况下，患者并不确定是否实施产后输卵管绝育术，应使这些患者认识到输卵管绝育术后妊娠的成功率受到多方面因素的影响。对于这类患者，如果不存在医学、经济或宗教等方面的因素，可以行输卵管再吻合术和（或）体外受精。

(3) 患者后悔：除了上述因素外，还有其他一些因素影响女性决定是否进行产后输卵管绝育术。与不实施绝育术的女性相比，产后绝育术的患者月经失调和子宫切除术的比率增加。在这些病例中，与不实施绝育术的女性相比，产后绝育术的女性更倾向于选择子宫切除术作为治疗月经失调的方法。患者后悔（即对永久性绝育的不满）也是公认的长期问题。尽管年龄较小患者（年龄 20—24 岁）的后悔风险增加，但与在月经间期绝育的妇女相比，与产后绝育（绝育后 1 年）的女性的后悔概率相似[12]。因此，在任何情况下，医师需要与患者产前谈话，给予适当的咨询并尊重患者的决定。

(4) 绝育术失败：尽管存在这些担忧，患者还应该意识到输卵管绝育失败率是 0.75%。与其他输卵管绝育术相比，产后输卵管绝育术失败率最低，特别是输卵管切除术的患者[13]。

(5) 为了在分娩后的 8h 内实施绝育术前确定麻醉风险，麻醉医师应考虑以下因素。

① 分娩后 8h 内实施全身麻醉应慎重。

② 禁食固体食物的时间？

③ 患者在分娩过程中是否使用过阿片类药物？

④ 是否留置可用的硬膜外导管？

2. 产科医师对绝育术时间选择的观点

(1) 因为月经间期实施手术需要在腹腔镜下直视输卵管，产科医师通常推荐产后绝育术。然而，患者更喜欢宫腔镜 Essure ™输卵管绝育术，这种方法可以避免腹部切口，手术在宫颈旁神经阻滞和具有镇静条件的操作室就可以实施。然而，最近一项随机对照研究表明，实施宫腔镜 Essure ™输卵管绝育术，无论是利多卡因宫颈旁路神经阻滞还是清醒镇静都不能降低患者术中疼痛评分[14]。

① 月经间期腹腔镜操作并发症。与月经间期腹腔镜绝育术相比，产后绝育术相对简单，所需器械少，严重并发症发生率低（例如皮下气肿、气胸、纵隔气肿、静脉气体栓塞）。

② 产后输卵管绝育术外科并发症很少见。

a. 输卵管暴露和松解困难，皮肤感染，术中出血或迟发性出血。

b. 迟发性出血可导致腹膜后血肿，但这是一种罕见的并发症。

c. 其他罕见且严重的并发症包括肠破裂和血管损伤。

(2) 两个重要的因素可能影响产科医师决定是否实施产后绝育术。

① 子宫收缩乏力和出血：尽管经产妇要求产后绝育术，但她们发生子宫收缩乏力和产后出血的风险较高。幸运的是，子宫收缩乏力通常在分娩后 12h 内逐渐减轻，如果血细胞比容稳定且在正常范围内，则可以进行产后绝育术。

② 新生儿评估：产后早期手术最主要的弊端是没有足够的时间评估新生儿。如果新生儿需要复苏或转入重症监护病房，产后绝育可能会延迟。

(3) 高危患者：如果患者有严重的并发症（如心血管疾病）或复杂的产科病史，产科医师应该考虑再次妊娠的风险。如果产科医师担心患者在产后 6 周内可能不会入院接受月经间期绝育术，对这此类高危患者必须权衡再次妊娠的风险。由于产后早期妊娠相关的生理变化的逐步恢复，有严重并发症的患者可能更适合在月经间期接受手术。然而，全身麻醉、肥胖、糖尿病，以及既往有腹部或盆腔手术史，已被确定为月经间期绝育术并发症发生的独立危险因素[15]。

(4) 美国麻醉医师学会产科麻醉操作指南指出 PPTL 不应该在影响患者其他方面治疗时行产后绝育术[2]，但是，产后输卵管绝育术可以作为绝育失败的紧急补救措施[1]。

① 实施输卵管绝育的时间依赖于是否有充足的负责生产和分娩的工作人员。

② 患者应该意识到，如果没有医院团队的努力，包括输卵管绝育术在内的择期手术是不能保证的。

③ 为了避免重新安排时间和实施月经间期绝育术，当产科床位紧张且需要实施输卵管绝育术时，医院可采取临时措施增加工作人员。

> **临床要点**　产后绝育术手术时间应个体化，要考虑到麻醉风险因素（如分娩期间使用阿片类的患者胃排空延迟），产科危险因素（如产妇发热、绒毛膜羊膜炎、败血症、失血、血流动力学不稳定）和患者偏好[2]。

四、与麻醉医师相关的外科问题

1. 患者和医师通常认为输卵管绝育术是一项小手术　然而处理和结扎输卵管时常常引起强烈的外科应激。尽管切口很小，但腹膜刺激产生的疼痛与剖宫产强度相当。如果椎管内麻醉效果不完善时，患者可能出现 Valsalva 动作，使输卵管暴露和结扎困难。这时需要扩大手术切口或腹腔内放置纱垫。尽管腹膜表面和输卵管注射 0.5% ～ 1% 利多卡因能弥补椎管内麻醉效果的不足，部分患者仍需改为全身麻醉。

2. 超重或肥胖的患者　在美国，1/3 以上女性肥胖，50% 以上的孕妇超重或肥胖，近 10% 的育龄妇女极度肥胖[16]。肥胖患者是产科医师和麻醉医师面临的又一项挑战。

(1) 切口类型：由于子宫增大引起的解剖学改变，使产后患者的输卵管较易暴露，但肥胖患者仍可能需要在子宫底部水平的脐上做垂直的切口以便充分显露。在这种情况下，椎管内麻醉难以达到足够的麻醉平面。

(2) 手术方法：尽管有几种小切口开腹术术式，大多数产科医师还是采用部分输卵管切除术（例如 Pomeroy 方法）（图 21-1）。由于过多的皮下组织使术野显露困难时，可以使用钛夹（图 21-2）以减少外科操作并缩短手术时间。然而，由于与产后部分输卵管切除术相比，使用钛夹后 24 个月内妊娠的风险增加，因此不推荐常规使用钛夹[17]。此类患者可能需要全身麻醉，某些情况下必须重新评估早期输卵管绝育的风险收益比。

> **临床要点**　产科医师和麻醉师之间应该有密切的交流，因为切口和结扎方法的类型可能增加手术时间并影响麻醉技术和药物的选择。

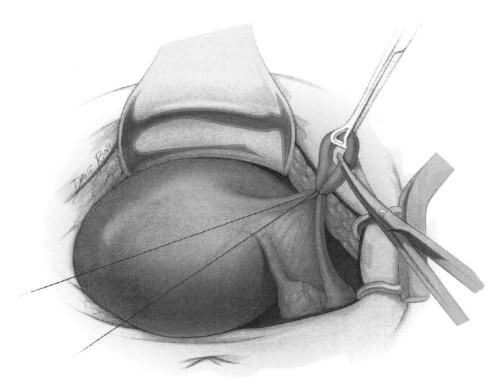

▲ 图 21-1 Pomeroy 法输卵管绝育术

引自 Peterson HB, Warshaw JS. Female sterilization. In: Hankins GDV, Clark SL, Cunningham FG, et al, eds. *Operative Obstetrics*. Norwalk, CT: Appleton & Lange; 1995:459. 经许可使用

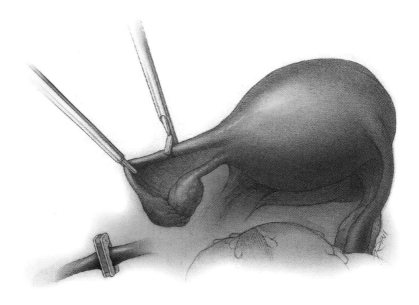

▲ 图 21-2 外科夹法输卵管绝育术

引自 Peterson HB, Warshaw JS. Female sterilization. In: Hankins GDV, Clark SL, Cunningham FG, et al, eds. *Operative Obstetrics*. Norwalk, CT: Appleton & Lange; 1995:467. 经许可使用

五、麻醉注意事项

1. 麻醉风险

(1) 尽管在分娩后 8h 内进行产后绝育的真正麻醉风险未知，在分娩和分娩时应鼓励实施椎管内麻醉。

① 目前流行病学记录仅包含产后 8h 进行的腹腔镜和剖腹式绝育术[18, 19]。这些报道表明，实施全身麻醉与局部麻醉技术（即局部、硬膜外或腰麻）相比并发症发生率高 5 倍。然而，这些报道是在临床上还没有应用脉搏血氧饱和度和二氧化碳浓度监测之前发表的，所以并不能反映现代的麻醉技术。

② 在美国，有关产科分娩时麻醉相关死亡率的报告中并不认为产后输卵管结扎是麻醉相关并发症的危险因素[6]。

③ 同样，没有关于输卵管绝育与输卵管绝育麻醉相关的死亡报道[20]。这些关于孕产妇死亡的详细报告每 3 年在英国公布一次，并针对患者的治疗措施提出改进建议。

> **临床要点**　总之，这些报道均提示与输卵管绝育有关的麻醉并发症发生率很低。

(2) 许多输卵管绝育是在椎管内麻醉下实施的：如果在产后发现椎管内麻醉失败，可能需要慎重等到第二天，以便可以使用椎管内麻醉从而避免使用全身麻醉。

① 麻醉相关的孕产妇死亡均与气道问题相关[21]。然而，这些并发症通常与剖宫产手术相关。因为全身麻醉剖宫产手术通常是急诊手术，输卵管绝育术与剖宫产手术的临床情况存在差异（择期手术与急诊手术）。急诊剖宫产手术是麻醉相关死亡的危险因素[22]。病情的紧急会影响困难气道的发生。

② 然而，许多病例报道指出分娩后气道变化可能会持续一段时间，这可能源于产妇分娩期主动用力。如果需要全身麻醉实施产后输卵管绝育术，局部喉头水肿可能导致困难气道。

> **临床要点**　实施产后输卵管绝育术，椎管内神经阻滞技术优于全身麻醉。

2. 术前评估　麻醉医师应特别关注麻醉前评估，以及生产分娩期和产后早期的情况。妊娠期间（特别是在分娩和分娩过程中）机体的每个生理系统都会发生改变，但产后早期阶段上述这些变化大部分恢复。然而，麻醉医师仍应考虑到这些改变。

(1) 失血和子宫收缩乏力可能是实施产后早期绝育术的限制因素。由于人们常常低估产科失血量，所以仔细评估子宫收缩和失血量有助于确定是否实施产后早期绝育术。

(2) 如果产前血细胞比容正常并且分娩期间失血量不是过多，对于大多数分娩后 8h 内实施产后绝育的患者而言，不需要产后立即复查血细胞比容。

(3) 如果手术在产后第二天进行，产科医师通常会复查血细胞比容。并与产前血细胞比容进行比较。

(4) 尽管血细胞比容值不会导致手术延迟，但患者存在明显的血流动力学不稳定（即直立性低血压）或失血过多仍需要延期手术。

(5) 产后 6 ～ 8 周实施月经间期绝育术对一些高危患者可能有益。然而，已有研究证实了无并发症的子痫前期或妊娠期高血压患者行产后输卵管绝育术的安全性 [23]。腰麻下行产后输卵管绝育术的高血压患者与无并发症的产妇血流动力学相似。然而，难治性高血压或合并少尿或肺水肿的严重疾病是绝育术延期的指征。

3. 预防反流误吸   产后绝育术真正的麻醉风险尚不清楚，并发症的报道也很少。

(1) 产后胃肠道迅速恢复，但完全恢复正常可能需要 6 周。

(2) 如果误吸已经发生，预防性吸入不能完全阻止胃内容物进入肺部，但可能会减轻误吸的严重程度，并改善预后。

(3) 产后患者任何时间内都可能发生误吸。

(4) 术前禁食固体食物 6 ～ 8h，禁食时间主要取决于食物类型（即脂肪含量）[2]。

(5) 多种药物可用于妇产科患者误吸的预防。无颗粒抗酸药、H_2 受体拮抗药和甲氧氯普胺是预防误吸的主要药物。

① 患者在进入手术室之前服用无颗粒抗酸药，能迅速增加胃内容物的 pH。不良反应包括恶心、增加呕吐的可能性和药物作用持续时间不定。

② H_2 受体拮抗药抑制胃酸分泌并减少胃容积，但是起效时间较慢，临床应用受限。

③ 多巴胺受体拮抗药甲氧氯普胺是促进胃肠动力的药物，它增加食管下段括约肌张力，加速胃排空，减少胃容积。有报道提示不良反应是胃张力异常，但很少见。

④ 尽管非颗粒抗酸药起效迅速，但 H_2 受体拮抗药和甲氧氯普胺可能需要长达 2h 达到最大效应。当误吸风险增加时（例如糖尿病），应考虑同时应用上述三种药物。

> **临床要点**   产后患者任何时间内都可能发生误吸。在产后输卵管绝育术前，患者应禁食固体食物 6 ～ 8h，这取决于摄入食物的种类（即脂肪含量）。应考虑误吸的预防方法 [2]。

4. 母乳喂养与麻醉   美国儿科学会提出母乳喂养是最佳的喂养方法 [24]。同时，美国儿科学会也认为母乳喂养对婴儿身体健康、生长发育和心理健康是很重要的。大多数产妇出院后采取母乳喂养，故药物对母乳喂养和新生儿安全的影响受到越来越多的关注。

(1) 新生儿体内药物的转运取决于药物脂溶性、电离程度、分子量、蛋白质结合度，以及分泌到母乳中的程度。尽管母乳中检测到的药物量与母体用药物剂量有关，但到达胎儿体内的药物量通常是低于治疗剂量的。到达胎儿体内的平均药量是母体用药剂量的 1% ～ 2%。而且，在产后的最初几天新生儿只摄入少量的初乳。初乳仅含有非常少量的药物，对新生儿不良影响很少。

(2) 多年来，人们一直关注围生期药物和母乳喂养成功率。尽管该问题的随机研究有限，但有研究表明临床上常用的镇静药和镇痛药（如咪达唑仑、丙泊酚、芬太尼）注射后可以快速地分泌到母乳中 [25]。母乳喂养成功受到很多因素的影响，所以哺乳期特殊用药要选择最安全的药物种类，同时美国儿科学会提出的哺乳期用药都要兼顾考虑 [26]。

(3) 美国卫生与公共服务部指出，分娩足月胎儿的产妇一旦从麻醉或镇静中醒来，情况稳定和意识清楚后，就可以开始哺乳。产妇意识清楚标志着麻醉药物在体内重新分布，从血浆（也可以理解为乳汁中的药物）转移到脂肪和肌肉组织，并开始缓慢释放[27]。

5. 适用于产后输卵管绝育术的最佳区域阻滞麻醉

(1) 腰麻和硬膜外麻醉均可用于输卵管绝育术，并可以减少呼吸道的并发症。对于绝大部分产后输卵管绝育术的患者，椎管内麻醉优于全身麻醉[2]。

① 处理和结扎输卵管期间，感觉阻滞平面需要达到 T_4 水平。

② 患者喜好分娩期间留置的硬膜外导管是否可用，输卵管绝育术与分娩的时间间隔及技术因素，都会影响选择何种椎管内麻醉方法。

③ 尽管大多数情况下，硬膜外置管能满足生产分娩的需要，但手术期间对于部分患者可能无效。

(2) 硬膜外麻醉重新启用。

① 尝试硬膜外麻醉重新启用前应考虑几个因素（表 21-3）。

表 21-3　尝试硬膜外麻醉重新启用需要考虑的因素

- 分娩过程中硬膜外阻滞区域是否呈现"斑片状"？
- 导管置入的深度？
- 导管是多孔还是单孔？
- 固定导管的方法？
- 导管是否移位？
- 分娩后患者是否下床走动？

②《产科麻醉实践指南》认为产后时间间隔越长，分娩期间留置的硬膜外导管无法使用的可能性越大[2]。

a. 输卵管绝育术与分娩时间间隔是影响硬膜外麻醉再次启用成功的重要因素。硬膜外麻醉再次启用的时间与其成功率的关系目前还无统一的结论。但是如果输卵管绝育术在分娩 10h 以后进行，硬膜外导管很可能会失效。

b. 影响硬膜外麻醉重新启用成功的其他因素是分娩和产后下床活动，以及固定导管的方法。当患者处于侧卧位时，应当妥善固定导管[28]。

③ 与腰麻相比，硬膜外麻醉重新启用增加麻醉医师的工作时间和患者费用，特别是硬膜外导管无法使用时（图 21-3）[29]。

④ 如果产后数小时内实施产后输卵管绝育术并且分娩期间硬膜外导管提供了足够的镇痛，可以尝试硬膜外麻醉。

⑤ 局部麻醉药的选择。除非手术时间较长（例如病态肥胖患者），3% 氯普鲁卡因是用于产后输卵管绝育术的合理选择。手术时间较长时，可选择 2% 利多卡因与肾上腺素联合应用。局部麻醉药中加入芬太尼 50～100μg 可以减轻牵拉内脏引起的腹膜不适。

⑥ 影响硬膜外麻醉重新启用的技术问题。

a. 导管置入的深度：导管移位是必须考虑的问题，所以置管时导管的深度很重要。与置入深度 2～4cm 相比，置管深度 > 6cm 时，导管保留时间延长，但置入血管的风险也会相应增加。置管 4～6cm 产生的麻醉效果最为满意[30]。

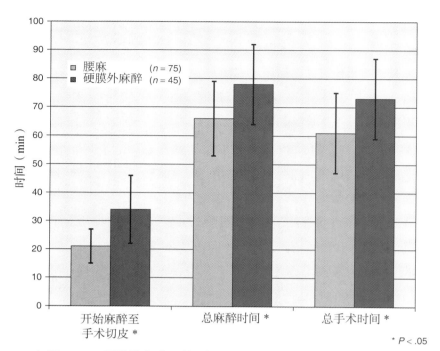

▲ 图 21-3 硬膜外麻醉再激活与直接腰麻的麻醉时间和总手术时间

引自 Viscomi CM, Rathmell JP. Labor epidural catheter reactivation or spinal anesthesia for delayed postpartum tubal ligation: a cost comparison. *J Clin Anesth*. 1995;7:380–383.

b. 导管类型：与单孔硬膜外导管相比，多孔导管镇痛效果更好并且较少需要处理[31]。

c. 可行走的硬膜外镇痛：尽管可行走的硬膜外镇痛和产后下床活动增加了硬膜外导管移位的可能性，硬膜外麻醉重新启用的失败率增加，但尚未有研究证实两者的关系。

⑦ 如果决定产后早期实施输卵管绝育术，硬膜外麻醉是最好的选择，可以避免围生期阿片类的使用。一旦需要全身麻醉，阿片类延迟胃排空，且延长的时间不确定，并且可能会增加误吸的风险。

⑧ 重新启用硬膜外麻醉后阻滞不全。尽管皮下和腹腔内利多卡因浸润和使用镇静药可以补救硬膜外阻滞不全，有些患者还是需要腰麻，重新放置硬膜外导管或全身麻醉。

a. 如果重新启用硬膜外麻醉失败后，可以选择腰麻。然而，一旦硬膜外已注射大量局部麻醉药，由于硬膜外腔液体容量的物理效应，能出现麻醉平面过高或全脊麻[32]的可能性[33]。尽管缺乏大剂量局麻药进入硬膜外腔后腰麻平面的预测公式，部分麻醉医师会减少腰麻药的剂量。

b. 如果重新启用硬膜外麻醉失败后，其他可选择的方法如下。

ⅰ. 硬膜外阻滞效应消退后，然后实施单次腰麻。

ⅱ. 硬膜外重复使用短效局麻药（如 3% 氯普鲁卡因）。

ⅲ. 腰硬联合麻醉。

ⅳ. 全身麻醉。

c. 麻醉医师必须考虑硬膜外麻醉重新启用时间（即起效时间可能超过手术时间）并且增加患者费用。出于时间的考虑，可以改为腰麻。

> **临床要点**　分娩后间隔时间过长，用于分娩镇痛的硬膜外导管很可能会失效 [2]。

(3) 对产后延期实施输卵管结扎术或分娩期未采用硬膜外麻醉的产后早期患者，首选腰麻，腰麻效果可靠，简单易行，感觉和运动神经阻滞完善，且起效迅速。

① 妊娠期间腰麻和硬膜外麻醉用药量减少，但产后 36 ~ 48h 需要量恢复至孕前水平。产后 8 ~ 24h 内局部麻醉药需要量增加 30%[34]。局麻药需要量的快速增加与分娩后体内孕激素水平降低有关。

② 尽管重比重利多卡因和丁哌卡因经常用于输卵管结扎术，由于担心短暂性神经综合征（TNS）和潜在的神经毒性，许多麻醉医师已停止使用重比重利多卡因。尽管很少有产科患者发生 TNS 的报道 [35]，但仍没有足够的证据支持产科麻醉时常规使用重比重利多卡因 [36]。

6. 麻醉选择：全身麻醉　对于输卵管绝育术而言，椎管内麻醉优于全身麻醉 [2]，但一些患者会要求或需要全身麻醉。产后患者任何时间都可能发生误吸，因此建议采用快速诱导插管全身麻醉和环状软骨压迫。分娩后 8h 内实施输卵管绝育术时，选择全身麻醉时应慎重。

(1) 诱导药：由于其止吐和苏醒迅速的优点，异丙酚用于全身麻醉诱导，其他药物（如依托咪酯）在长期应用中也证明了其安全性和有效性。

(2) 肌松药：去极化和非去极化肌松药对于产后患者的效果均发生了变化。

① 除非有特定的禁忌证，氯化琥珀胆碱是产科气管插管的主要肌松药。妊娠和产后机体假性胆碱酯酶浓度降低，但这些改变对氯化琥珀胆碱的作用时间的影响没有临床意义。甲氧氯普胺通过抑制血浆胆碱酯酶活性增加氯化琥珀胆碱的作用时间 [37]。血浆胆碱酯酶活性或氯化琥珀胆碱作用时间不受雷尼替丁影响 [38]。

② 罗库溴铵、维库溴铵和米库氯铵作用时间延长。血浆胆碱酯酶活性降低是导致米库氯铵作用时间增加的原因。激素水平增加及肝血流量的改变使罗库溴铵和维库溴铵的作用时间延长。然而，如果用瘦体重来计算罗库溴铵的剂量，产后妇女罗库溴铵的作用时间不会延长 [39]。阿曲库铵的持续时间没有变化，但顺阿曲库铵作用时间缩短。总之，这些变化在临床意义并不显著。但是，如果使用非去极化肌松药，应行肌松监测。

(3) 吸入麻醉药：妊娠期间，吸入麻醉药的最低肺泡有效浓度（MAC）降低 1/3。产后最初 12h 内 MAC 仍降低，但在产后 12 ~ 24h 恢复至正常水平 [40]。产后使用吸入麻醉药的一个重要考虑因素是子宫收缩乏力的风险。高浓度的吸入麻醉药会影响产后患者的子宫活性。谨慎应用吸入麻醉药避免产后子宫收缩乏力和出血。同时持续滴注催产素可以降低子宫收缩乏力的风险。

7. 麻醉选择：局部麻醉　由于产后早期手术输卵管显露容易，过去曾在局部麻醉下进行输卵管绝育。这种方法的危险是需要使用大剂量的静脉镇静药，导致气道保护反射降低，增加误吸的风险。尽管腹腔内利多卡因注射和静脉镇静下能够完成产后输卵管绝育术，但《产科麻醉实践指南》质疑该方法的有效性 [2]。除特殊情况外，不建议采用这种方法。

8. 术后镇痛　产后输卵管结扎术后，患者会出现中度疼痛，持续时间短。

尽管有多种术后镇痛方法，但麻醉医师必须考虑到患者在手术后可能会很快出院。此外，为了鼓励产妇照顾婴儿应避免一些不良反应（如恶心、呕吐、镇静）的发生。

(1) 术后，患者通常需要静脉注射一次阿片类药物，随后口服镇痛药。

(2) 口服镇痛药通常选择布洛芬。

(3) 酮咯酸也是镇痛辅助用药。美国儿科学会认为酮咯酸"不影响母乳喂养"[26]。

(4) 对乙酰氨基酚（静脉注射）虽然昂贵，也可以术后镇痛。

(5) 其他术后镇痛方法。

① 鞘内和硬膜外注射吗啡均可缓解输卵管结扎术术后的疼痛[41, 42]。但是，应考虑到鞘内应用吗啡后迟发呼吸抑制的风险，尤其是手术当天出院的患者。

② 术中应用 0.5% 丁哌卡因局部皮肤和输卵管浸润也能减少输卵管绝育术后的疼痛。最近的一项系统性综述和 Meta 分析指出，月经间期输卵管绝育术中使用钛夹，局部或局部注射局麻药术后镇痛可持续到术后 8h[43]。然而，比较研究评估输卵管术后疼痛使用钛夹不符合资格要求。

③ 腹膜内应用 1% 利多卡因也可以充分镇痛。

④ 最后，应用舒芬太尼实施输卵管和输卵管系膜浸润麻醉能显著缓解术后疼痛[44]。

> **临床要点**　鞘内和硬膜外注射吗啡常用于术后镇痛。但是，应考虑延迟呼吸抑制的风险，尤其是术后当天出院的患者。

9. 麻醉注意事项总结　对大多数患者而言，产后输卵管绝育术可以在分娩后 8h 内安全地实施。高危患者可能因延迟绝育而受益，但对此类高危患者必须权衡再次妊娠的风险。产科麻醉实践指南提出可以在不影响产妇其他方面的治疗下应用腰麻，硬膜外麻醉或全身麻醉[2]。尽管并发症的报道很少，同时产后输卵管绝育的真正麻醉风险尚不清楚，但许多手术都在分娩 8h 内完成。食用固体食物，肠胃外、硬膜外和鞘内使用阿片类可导致产后患者胃排空延迟。尽管比较各种麻醉技术的优劣缺乏文献资料，但手术时机和麻醉方式的决定应个体化，并兼顾麻醉和（或）产科危险因素，以及患者的偏好。

参 考 文 献

[1] Committee on Health Care for Underserved Women. Committee Opinion No. 530: access to postpartum sterilization. *Obstet Gynecol.* 2012;120:212–215.

[2] American Society of Anesthesiologists Task Force on Obstetric Anesthesia. Practice guidelines for obstetric anesthesia: an updated report by the American Society of Anesthesiologists Task Force on Obstetric Anesthesia. *Anesthesiology.* 2007;106:843–863.

[3] Mosher WD, Jones J. Use of contraception in the United States: 1982-2008. *Vital Health Stat 23.* 2010;29:1–44.

[4] Rodriguez MI, Edelman A, Wallace N, et al. Denying postpartum sterilization to women with Emergency Medicaid does not reduce hospital charges. *Contraception.* 2008;78:232–236.

[5] Sadaniantz A, Saint Laurent L, Parisi AF. Long-term effects of multiple pregnancies on cardiac dimensions and systolic and diastolic function. *Am J Obstet Gynecol.* 1996;174:1061–1064.

[6] Hawkins JL, Chang J, Palmer SK, et al. Anesthesia-related maternal mortality in the United States: 1979-2002. *Obstet Gynecol.* 2011;117:69–74.

[7] Löfgren M, Bäckström T. Serum concentrations of

progesterone and 5 alpha-pregnane-3,20-dione during labor and early post partum. *Acta Obstet Gynecol Scand.* 1990;69:123–126.

[8] Hawkins JL. Postpartum tubal sterilization. In: Chestnut DH, Wong CA, Tsen LC, et al., eds. *Chestnut's Obstetric Anesthesia: Principles and Practice.* 5th ed. Philadelphia, PA: Elsevier; 2014:30–42.

[9] Thurman AR, Janecek T. One-year follow-up of women with unfulfilled postpartum sterilization requests. *Obstet Gynecol.* 2010;116:1071–1077.

[10] Borrero S, Zite N, Potter JE, et al. Medicaid policy on sterilization—anachronistic or still relevant? *N Engl J Med.* 2014;370:102–104.

[11] Colorado medicaid sterilization consent form (MED-178). Colorado Web site. https://www.colorado.gov/pacific/sites/default/files/MED-178_092713.pdf. Accessed November 6, 2014.

[12] American College of Obstetricians and Gynecologists. ACOG Practice Bulletin No. 133: benefits and risks of sterilization. *Obstet Gynecol.* 2013;121:392–404.

[13] Peterson HB, Xia Z, Hughes JM, et al. The risk of pregnancy after tubal sterilization: findings from the U.S. Collaborative Review of Sterilization. *Am J Obstet Gynecol.* 1996;174:1161–1168.

[14] Kaneshiro B, Grimes DA, Lopez LM. Pain management for tubal sterilization by hysteroscopy. *Cochrane Database System Rev.* 2012:(8)CD009251.

[15] Jamieson DJ, Hillis SD, Duerr A, et al. Complications of interval laparoscopic tubal sterilization: findings from the United States Collaborative Review of Sterilization. *Obstet Gynecol.* 2000;96:997–1002.

[16] Flegal KM, Carroll MD, Kit BK, et al. Prevalence of obesity and trends in the distribution of body mass index among US adults, 1999-2010. *JAMA.* 2012;307:491–497.

[17] Rodriguez MI, Edelman AB, Kapp N. Postpartum sterilization with the titanium clip: a systematic review. *Obstet Gynecol.* 2011;118:143–147.

[18] Peterson HB, DeStefano F, Rubin GL, et al. Deaths attributable to tubal sterilization in the United States, 1977 to 1981. *Am J Obstet Gynecol.* 1983;146:131–136.

[19] Peterson HB, Greenspan JR, DeStefano F, et al. Deaths associated with laparoscopic sterilization in the United States, 1977-79. *J Reprod Med.* 1982;27:345–347.

[20] Cantwell R, Clutton-Brock T, Cooper G, et al. Saving mothers' lives: reviewing maternal deaths to make motherhood safer: 2006-2008. The eighth report of the Confidential Enquiries into Maternal Deaths in the United Kingdom. *BJOG.* 2011;118:1–203.

[21] Quinn AC, Milne D, Columb M, et al. Failed tracheal intubation in obstetric anaesthesia: 2 yr national case-control study in the UK. *Br J Anaesth.* 2013;110:74–80.

[22] Endler GC, Mariona FG, Sokol RJ, et al. Anesthesia-related maternal mortality in Michigan, 1972 to 1984. *Am J Obstet Gynecol.* 1988;159:187–193.

[23] Suelto MD, Vincent RD Jr, Larmon JE, et al. Spinal anesthesia for postpartum tubal ligation after pregnancy complicated by preeclampsia or gestational hypertension. *Reg Anesth Pain Med.* 2000;25:170–173.

[24] American Academy of Pediatrics. AAP reaffirms breastfeeding guidelines. http://www.aap.org/en-us/about-the-aap/aappress-room/Pages/AAP-Reaffirms-Breastfeeding-Guidelines.aspx. Accessed November 6, 2014.

[25] Nitsun M, Szokol JW, Saleh HJ, et al. Pharmacokinetics of midazolam, propofol, and fentanyl transfer to human breast milk. *Clin Pharmacol Ther.* 2006;79:549–557.

[26] American Academy of Pediatrics Committee on Drugs. Transfer of drugs and other chemicals into human milk. *Pediatrics.* 2001;108:776–789.

[27] U.S. Department of Health and Human Services. Analgesia and anesthesia for the breastfeeding mother, revised 2012. http://www.guideline.gov/content.aspx?id=39271. Accessed November 6, 2014.

[28] Hamilton CL, Riley ET, Cohen SE. Changes in the position of epidural catheters associated with patient movement. *Anesthesiology.* 1997;86:778–784.

[29] Viscomi CM, Rathmell JP. Labor epidural catheter reactivation or spinal anesthesia for delayed postpartum tubal ligation: a cost comparison. *J Clin Anesth.* 1995;7: 380–383.

[30] Beilin Y, Bernstein HH, Zucker-Pinchoff B. The optimal distance that a multiorifice epidural catheter should be threaded into the epidural space. *Anesth Analg.* 1995; 81:301–304.

[31] D'Angelo R, Foss ML, Livesay CH. A comparison of multiport and uniport epidural catheters in laboring patients. *Anesth Analg.* 1997;84:1276–1279.

[32] Mets B, Broccoli E, Brown AR. Is spinal anesthesia after failed epidural anesthesia contraindicated for cesarean section? *Anesth Analg.* 1993;77:629–631.

[33] Dadarkar P, Philip J, Weidner C, et al. Spinal anesthesia for cesarean section following inadequate labor epidural analgesia: a retrospective audit. *Int J Obstet Anesth.* 2004; 13:239–243.

[34] Abouleish EI. Postpartum tubal ligation requires more bupivacaine for spinal anesthesia than does cesarean section. *Anesth Analg.* 1986;65:897–900.

[35] Philip J, Sharma SK, Gottumukkala VN, et al. Transient neurologic symptoms after spinal anesthesia with lidocaine in obstetric patients. *Anesth Analg.* 2001;92:405–409.

[36] Schneider MC, Birnbach DJ. Lidocaine neurotoxicity in

the obstetric patient: is the water safe? *Anesth Analg.* 2001;92:287–290.

[37] Kao YJ, Turner DR. Prolongation of succinylcholine block by metoclopramide. *Anesthesiology.* 1989;70:905–908.

[38] Woodworth GE, Sears DH, Grove TM, et al. The effect of cimetidine and ranitidine on the duration of action of succinylcholine. *Anesth Analg.* 1989;68:295–297.

[39] Gin T, Chan MT, Chan KL, et al. Prolonged neuromuscular block after rocuronium in postpartum patients. *Anesth Analg.* 2002;94:686–689.

[40] Zhou HH, Norman P, DeLima LG, et al. The minimum alveolar concentration of isoflurane in patients undergoing bilateral tubal ligation in the postpartum period. *Anesthesiology.* 1995;82:1364–1368.

[41] Habib AS, Muir HA, White WD, et al. Intrathecal morphine for analgesia after postpartum bilateral tubal ligation. *Anesth Analg.* 2005;100:239–243.

[42] Marcus RJ, Wong CA, Lehor A, et al. Postoperative epidural morphine for postpartum tubal ligation analgesia. *Anesth Analg.* 2005;101:876–881.

[43] Harrison MS, DiNapoli MN, Westhoff CL. Reducing postoperative pain after tubal ligation with rings or clips: a systematic review and meta-analysis. *Obstet Gynecol.* 2014;124:68–75.

[44] Rorarius M, Suominen P, Baer G, et al. Peripherally administered sufentanil inhibits pain perception after postpartum tubal ligation. *Pain.* 1999;79:83–88.

第五篇
疾病状态

V. Disease States

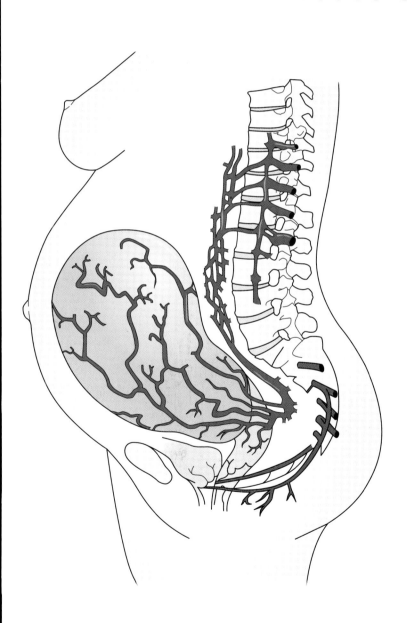

A Practical Approach to
Obstetric Anesthesia
2nd Edition

产科麻醉学
原书第 2 版

第22章　妊娠期高血压疾病
Hypertensive Disorders of Pregnancy

Yelena Spitzer，Yaakov Beilin　著

律　峰　译

闵　苏　黄绍强　校

要 点 Keypoint

- 美国妇女妊娠期高血压的发病率为 6% ~ 8%，导致孕妇和胎儿患病率和死亡率升高。
- 2013 年，妊娠期高血压工作组重新定义子痫前期，根据疾病的动态变化，不再将子痫前期分为轻度和重度，而是分为子痫前期和重症子痫前期。
- 重症子痫前期是新生儿患病率和死亡率的重要原因之一，主要是因为重症子痫前期可以影响子宫胎盘灌注、胎盘早剥和由于提前终止妊娠所致的早产。
- 胎儿娩出是子痫前期确切的治疗方法，分娩的时机取决于母体和胎儿的状况。
- 椎管内阻滞是分娩镇痛和剖宫产麻醉的首选方式，实施时需考虑孕妇血容量、血压及凝血功能。

美国妇女妊娠期高血压的发病率为 6% ~ 8%，导致孕妇和胎儿患病率和死亡率升高 [1-3]。产科麻醉医师是生产分娩梯队的重要成员，必须熟练掌握该疾病的发病机制和处理方法。麻醉医师应该掌握产妇生理学变化及其与妊娠期各种高血压疾病病理生理学变化的相互影响。在对上述变化全面了解的基础上，麻醉医师可以对孕妇实施安全有效的麻醉和镇痛，且对胎儿影响降到最低。本章节将讨论妊娠期高血压疾病的病因学、治疗和处理方法。

一、鉴别诊断和定义

既往对妊娠期高血压疾病的命名主要强调各疾病的特殊性。2000 年，美国国家高血压教育计划规范了妊娠相关高血压疾病的命名 [2]。2013 年，妊娠期高血压工作组重新修订了妊娠期高血压定义，但仍保留其四个阶段 [3]。

1. 妊娠期高血压（既往称为"暂时性高血压"）

(1) 妊娠 20 周后血压 > 140/90mmHg。

(2) 无蛋白尿等其他子痫前期（见后述内容）的表现。

(3) 产后 12 周血压恢复正常。

(4) 妊娠期高血压可以进展为子痫前期、子痫或 HELLP 综合征（溶血、肝酶升高和血小板计数下降）。

(5) 妊娠期高血压可能是后期慢性高血压的预测指标，为后续和预防性用药决策制定提供依据。

2. 慢性高血压 慢性高血压的定义为妊娠 20 周前血压＞ 140/90mmHg 和（或）持续至产后 12 周后。

(1) 大部分患有慢性高血压的产妇有原发性高血压病史。对于妊娠晚期才行产前检查的患者，很难做出慢性高血压的诊断。

(2) 慢性高血压患者常有终末脏器功能损害。左心室肥厚、视网膜改变和肾脏疾病是最常见并发症[3]。慢性高血压孕妇可能服用了对胎儿产生不良反应的降血压药。虽然妊娠早期服用血管紧张素转化酶抑制药不会导致胎儿畸形，但妊娠晚期服用会导致胎儿肾衰竭、羊水减少和胎儿肺发育不良。

3. 子痫前期 妊娠 20 周前很少出现子痫前期，但妊娠滋养细胞肿瘤的患者除外。与妊娠晚期出现子痫前期的孕妇相比，早期出现子痫前期（在妊娠 34 周之前）的孕妇更容易并发其他疾病且预后较差。蛋白尿、高血压和水肿三联征是既往做出诊断的必要条件。2000 年的诊断标准中去除了"水肿"这条标准，因为水肿不是可靠的预后预测因子，且大部分孕妇妊娠期会出现水肿[2]。然而，水肿这一体征，对于麻醉医师非常重要，因为全身麻醉时要考虑到水肿可能会导致气道狭窄。根据疾病的动态变化，妊娠期高血压工作组重新定义子痫前期，不再将子痫前期分为轻度和重度，而是分为子痫前期和重症子痫前期[3]。

(1) 子痫前期的诊断标准（表 22-1）：包括至少间隔 4h 测量两次血压均≥ 140/90mmHg；24h 蛋白

表 22-1 子痫前期的症状和体征

	子痫前期	重症子痫前期 *
高血压		
收缩压	≥ 140mmHg	≥ 160mmHg
舒张压	＞ 90mmHg	＞ 110mmHg
蛋白尿	+（试纸法）	
	＞ 300mg/24h	
	蛋白 / 肌酐≥ 0.3	
患者症状		头痛
		视力障碍
		上腹痛
		发绀
		惊厥
		肺水肿
		血小板减少

*. 2013 年指南中不再将宫内发育迟缓（IUGR）列为重症子痫前期的症状；血清肌酐＞ 1.1mg/ml 或血清肌酐增加 2 倍以上

尿≥ 300mg；尿蛋白 / 肌酐≥ 0.3 或尿样蛋白检测（+）。除非其他方法不可用，不建议使用尿蛋白试纸检测方法。近期的研究表明尿蛋白量与孕妇预后并无紧密关系。因此，24h 蛋白尿≥ 5g 不在重症子痫前期的定义之内。

（2）重症子痫前期的诊断标准包括至少间隔 4h 测量两次血压≥ 160/100mmHg；血小板减少（血小板计数 < 100×10^9/L）；肝功能损害；严重持续的右上腹或上腹部疼痛；进行性的肾功能受损（血清肌酐 > 1.1mg/ml 或无其他肾脏疾病时血清肌酐翻倍增加）；肺水肿；新发的中枢神经系统或视觉异常。由于胎儿发育迟缓较常见，不再将其列为重症子痫前期的症状。

（3）HELLP 综合征常被认为是重症子痫前期的一种亚型，但部分专家认为 HELLP 综合征是与子痫前期相关的独立疾病。患者丙氨酸转氨酶（ALT）和天冬氨酸转氨酶（AST）显著升高，血小板计数 < 100×10^9/L。15% 的 HELLP 患者血压正常，常造成诊断延误。处理和治疗方法同重症子痫前期。

（4）子痫是指子痫前期患者出现惊厥、抽搐，且无其他病因。任何在妊娠 20 周后出现高血压的患者如出现抽搐，应首先考虑子痫。产后 2 周仍可出现抽搐[4]。头痛和视力障碍是子痫发生的常见先兆症状。

4. 慢性高血压合并子痫前期　是指任何原因所致的慢性高血压同时合并子痫前期。

（1）慢性高血压患者子痫前期发生率增加。慢性高血压患者应该尽早进行产前检查，甚至是孕前咨询。早期肾功能评价对子痫前期患者的诊断和监测是非常重要的。

（2）慢性高血压患者常合并结缔组织病，如系统性红斑狼疮、硬皮病和严重的肾脏疾病，如急、慢性肾小球肾炎。

（3）慢性高血压合并肾脏疾病的患者，子痫前期的诊断很困难。观察 24h 蛋白尿变化趋势是诊断的唯一方法。

> **临床要点**　妊娠期高血压疾病包括妊娠期高血压、慢性高血压、子痫前期和慢性高血压合并子痫前期。

二、流行病学

子痫前期和妊娠期高血压主要发生于高龄初产妇。随着辅助生殖技术的进步，高龄患者成功受孕率增高，这些患者可能合并高血压和糖尿病，上述疾病的发病率也越来越高。

1. 发病率　子痫前期的发病率为 6% ～ 8%，其中 25% 为重症子痫前期[5]。

（1）10% 重症子痫前期患者合并 HELLP 综合征。

（2）美国子痫前期发病率逐年增高。子痫前期患者从 1980 年的 3.4% 上升到 2010 年的 3.8%。重症子痫前期的患者数量也逐渐增加，从 1980 年的 0.3% 上升至 2010 年的 1.4%[5]。

2. 孕产妇死亡率　子痫前期和其并发症是导致孕产妇死亡的三大原因之一，占美国孕产妇死亡的 25% 以上。子痫前期相关的死亡主要与肺部并发症（如肺水肿）和颅内出血相关。

3. 新生儿死亡率　重症子痫前期可导致胎盘灌注不足、胎盘早剥，以及因预产期之前出现重症子痫前期而致医源性早产，是新生儿发病和死亡的主要原因。

三、危险因素

子痫前期发生的危险因素见表 22-2。

1. 阳性预测因素　多种因素均可导致子痫前期。初产妇或有子痫家族史的产妇易出现子痫前期。高龄产妇（＞35 岁）是其独立危险因素。年轻和社会经济地位低下的影响并没有以前认为的那么大 [6]。

2. 保护因素　吸烟可能通过抑制子痫前期重要调节因子——可溶性血管内皮生长因子 1（sFlt-1）的分泌，降低子痫前期的发生，被认为是子痫前期的保护因素 [7]。

四、病因学

子痫前期的真正病因并不十分清楚。然而，血管内皮损伤是导致子痫前期多种临床表现的共同机制。

1. 胎盘灌注下降　正常妊娠时，由于滋养细胞的生长，子宫螺旋动脉扩张以适应妊娠晚期增高的血流。子痫前期时并没有发生上述变化。主要是在孕晚期由胎盘分泌了两种抗血管生成因子 sFlt-1 和可溶性内皮因子（sEng）。sFlt-1 和 sEng 分泌的增加降低了促进正常血管生长的血管内皮生长因子（VEGF）和胎盘生长因子（PLGF）。缺乏 VEGF 和 PLGF，导致胎盘缺血和血管内皮功能障碍从而出现子痫前期的症状和体征 [8]。

2. 胎盘缺血的结果　胎盘缺血引发母体体循环内皮细胞改变，导致蛋白尿、高血压并也可导致肝功能异常。

3. 炎症介质　炎症介质，如前列腺素、白介素和内皮素等，作为血管活性药物可以激活血管内皮细胞并导致功能障碍。血管内皮细胞对 NO 反应异常是子痫前期发生机制之一。

4. 氧化应激　氧化应激产生的氧自由基，会导致细胞膜损伤和脂质过氧化。氧化应激是子痫前期患者内皮细胞功能障碍和内皮激活的重要介导因素。

5. 血管活性物质　对血管活性物质（如去甲肾上腺素和血管紧张素 II）的异常反应是子痫前期发生的病理机制之一。例如，血压正常的孕妇对去甲肾上腺素和血管紧张素 II 无反应，而子痫前期患者则可出现反应 [9]。

表 22-2　子痫前期发生的危险因素

- 慢性高血压
- 慢性肾脏疾病
- 肥胖
- 糖尿病
- 血管或结缔组织疾病
- 血管紧张素基因 T235
- 抗磷脂抗体综合征
- 年龄 ＞ 35 岁
- 多胎妊娠
- 体外受精
- 子痫前期家族史
- 既往妊娠期子痫前期病史
- 西班牙裔
- 非洲裔

6. **抗氧化剂**　据报道，子痫前期患者饮食中缺乏抗氧化剂，如 β 胡萝卜素和维生素 E。起初，人们热衷在饮食中补充抗氧化剂来预防子痫前期。然而，大量的随机对照研究却发现补充维生素 C 和维生素 E 并不能有效抑制子痫前期的发生，也没有改善母体和新生儿的预后。

7. **生活方式的改变**　过度进食引起的肥胖是子痫前期重要危险因素之一。对肥胖的孕妇限制蛋白质和能量的摄入并不能降低子痫前期或妊娠期高血压的风险，相反还有可能导致胎儿发育迟缓，应尽量避免[3]。已经有学者研究锻炼是否能够预防子痫前期。适度的锻炼可能会刺激胎盘血管扩张并改善母体内皮细胞功能障碍。由于这方面的研究较少，还不能下肯定的结论，需要更多的随机对照研究进行证实[3]。

8. **基因影响**　子痫前期受基因影响。据报道，控制炎症介质（如白介素）表达的基因多态性也参与子痫前期的发生[10]。

9. **前列腺素失衡**　子痫前期患者血栓烷素水平高于前列环素，这与内皮损伤相关。

(1) 血栓烷素可收缩血管，促进血小板聚集，降低子宫血流，促进子宫收缩。前列环素的作用与血栓烷素相反。

(2) 阿司匹林，可以抑制血栓烷素的合成，可用于阻止子痫前期的发生或降低子痫前期的严重程度。尽管不建议孕妇常规服用此药，阿司匹林每日 81mg 可以降低孕妇早期发生重症子痫前期的危险[11, 12]。

五、病理生理学

孕妇的所有器官及胎儿均参与子痫前期的病理生理过程（表 22-3）。

1. **中枢神经系统**　正常患者，平均动脉压在 50～160mmHg 时，脑血流可自动调节维持脑灌注。一项研究表明，子痫前期患者脑血流自动调节机制异常[13]。临床表现包括反射亢进、头痛及包括皮层性失明在内的视觉异常和癫痫。头痛是终末器官受累的标志，也是重症子痫前期的诊断标准之一。重度眩后头痛是子痫的先兆[13]。

(1) 磁共振成像检查发现，子痫前期患者存在高血流动力学和高灌注状态，与高血压脑病患者类似，以头痛为临床表现的子痫前期患者更是如此[14]。

(2) 如经影像学检查发现全脑水肿，则提示预后不良，并可进展为枕骨大孔疝。

(3) 子痫前期患者尸检时脑组织的改变还包括水肿、充血、血栓和出血（从点状出血到大面积脑出血）。颅内出血，尤其是蛛网膜下隙出血是孕妇死亡的主要原因。

(4) 子痫前期患者脑电图检查常为非特异性的。

(5) 影像学检查可发现区域性脑梗，后者常能自行恢复，但部分孕妇甚至可能持续到产后。

2. **心血管系统**　子痫前期是一个以血流动力学改变为特征的动态变化的疾病，随着疾病的进展和治疗，血管紧张度和对血管活性物质的敏感性增加。上述变化与血管内皮功能障碍相关。

(1) 应用有创血流动力学监测的研究结果并不一致，主要是因为接受扩血管或抗惊厥药物治疗的患者其治疗效果变化很大，数据解读困难[15]。

(2) 血管内容量的相对减少（第三间隙效应）可导致前负荷下降。静脉输注晶体和胶体可以增加前负荷。

表 22-3　子痫前期的症状和体征

◆ **中枢神经系统**	－ 血液黏滞度增加
• 脑水肿和血管痉挛	－ 左心室肥厚和功能障碍
－ 头痛	◆ **肾脏**
－ 反射亢进	• 肾血流下降
－ 视物模糊 / 失明	• 肾小球滤过率下降
－ 癫痫	• 肌酐清除率下降
－ 昏迷	• 蛋白尿
• 脑出血	• 尿酸水平升高不一定与疾病严重程度相关
◆ **呼吸系统**	◆ **肝脏**
• 上呼吸道 / 喉水肿	• 门静脉周围出血
－ 气管插管困难	• 包膜下血肿
• 易患上呼吸道感染	• 肝功能异常
• 肺毛细血管渗漏	◆ **血液系统**
－ 低氧血症	• 血小板计数下降
• 肺水肿	• 血小板功能异常
◆ **心血管系统**	• 凝血功能障碍
• 血管收缩	• 弥散性血管内凝血（DIC）
－ 高血压	• HELLP 综合征（溶血、肝酶升高和血小板减少）
－ 组织灌注受损	◆ **子宫胎盘**
－ 细胞缺氧	• 绒毛间隙血流下降
－ 心脏负荷增加	• 早产
• 液体转移	• 子宫平滑肌过度收缩
－ 全身水肿	• 子宫对催产素敏感性增加
－ 低血容量	• 胎盘早剥
－ 血液浓缩	

　　(3) 子痫前期患者扩容治疗后可能会出现高动力学反应[16]，这与心房钠尿肽（ANP）释放高于正常水平有关[17]。扩容时，心排血量为基础值的 3 ～ 4 倍。

　　(4) 后负荷几乎比基础值高 2 ～ 3 倍。后负荷的增加导致子痫前期患者血压升高。随着后负荷的增加，患者可能出现左心室衰竭。

(5) 血容量不足导致子痫前期患者对失血更为敏感。血液浓缩导致血细胞比容增加。

3. 呼吸系统

(1) 第三间隙效应所致的气道水肿可导致气管插管困难，并导致子痫前期患者出现黏膜损伤和广泛出血。

(2) 毛细血管内皮渗漏可导致非心源性肺水肿（影响 3% 的子痫前期孕妇）。

4. 凝血系统

(1) 子痫前期会影响血小板的功能和数量。血小板减少是子痫前期患者最常见的凝血功能障碍。尽管血小板计数通常是凝血异常的一级指标，但仅有 10% 的重症患者血小板计数低于 $100 \times 10^9/L$。这是由于血小板黏附于受损的动脉壁，血小板释放血栓烷素和其他因子导致血小板激活[18]。

(2) 弥散性血管内凝血（DIC）会出现纤维蛋白原下降，凝血酶原时间（PT）和部分凝血酶原时间（PTT）延长。但上述情况直至血小板计数 $< 100 \times 10^9/L$ 才出现[3, 19]。除非血小板计数 $< 100 \times 10^9/L$，或短时间（1 ~ 2h）内血小板计数迅速下降和（或）患者出现出血（如测量血压处出现瘀斑），椎管内麻醉前不需要进行凝血功能检查。

(3) HELLP 综合征患者会出现凝血酶原时间和部分凝血酶原时间延长，因此所有 HELLP 综合征患者均应行全套凝血功能检查。

5. 生殖泌尿 / 肾脏系统

(1) 蛋白尿是子痫前期的标志性改变，并提示肾功能受损，是由血管内皮细胞受损及毛细血管渗漏所致。

(2) 正常妊娠期间，肾小球滤过率（GFR）显著增加。子痫前期患者 GFR 下降，肾功能进一步恶化，并导致肾功能不全和少尿。

(3) 尿酸水平一直被认为是肾功能损害的预测指标。但尿酸水平并不是子痫前期开始或结束的好的监测指标。尿酸水平升高提示 GFR 下降或肾小管重吸收增加[20]。子痫前期患者血尿素氮（BUN）水平升高。

(4) 急性肾小管坏死并不常见，但可发生于严重容量不足、大量失血和容量补充不足的患者。

6. 肝胆系统

(1) 轻度肝功能损伤的子痫前期患者表现为轻度肝酶升高，重者可表现为急性脂肪肝。据报道，患者可能会出现肝破裂，但幸运的是发生率很低。

(2) 重症子痫前期患者会出现包膜下大血肿，通常表现为右上腹疼痛。此类患者通常不需要手术治疗，但重度包膜下出血 / 血肿可导致腹腔内出血，常需急诊剖腹探查，若漏诊会导致产妇死亡。早期介入治疗放置支架可以有效地减少包膜下血肿的死亡率。

7. 胎儿和胎盘　子痫前期患者子宫胎盘灌注下降，导致胎儿发育迟缓和少尿。由于子宫胎盘血流量与血压成正比，必须防止椎管内麻醉 / 镇痛时出现低血压。

> **临床要点**　子痫前期患者各个器官系统都会受到影响，麻醉医师需要特别关注循环、呼吸和凝血系统。需要指出的是气道水肿可导致气管插管困难。

六、产科处理方法

1. 子痫前期的预测和预防　到目前为止，没有一个单一检查可以预测子痫前期的发生。子宫动脉 Doppler 检查曾被用于预测子痫前期，但并没有改善母体和胎儿的预后[21]。同时，包括 sFlt-1、PLGF 和 sEng 等生物标识因子被用于预测子痫前期，但临床应用并没有发现有相关预测价值[3]。食物中添加钙[22]、低剂量阿司匹林[10]和抗氧化治疗[23]曾被用于预防子痫前期的发生，但并不都能成功。终止妊娠是子痫前期的有效治疗方法。分娩前主要的治疗目标是控制血压和预防子痫的发作。

2. 分娩的时机和方式　分娩时机取决于孕期和子痫前期的严重程度。轻度子痫前期可在妊娠 37 周终止妊娠。严重的子痫前期时，使用激素以促进胎儿的肺成熟，可在妊娠 34 周时终止妊娠。然而，如果症状进行性加重，如血小板减少或者肝功能明显异常，终止妊娠可在妊娠 34 周前进行。

(1) 若胎儿未足月且孕妇情况稳定，在 24～48h 内给予皮质激素促进胎儿肺成熟。分娩前，必须密切监测血压、肾脏和肝脏功能，以及血小板计数。其他一系列评估胎儿健康状态的检查也是必需的。有关胎儿评估有用的工具包括脐动脉血流 Doppler 测速、无应激试验和生物物理状态评估。轻度子痫前期患者可在门诊或住院期间进行监测。

(2) 即刻分娩的指征包括足月、胎儿状态不良、胎儿可能或者已经不能存活、子痫前期症状加重的表现，包括难以控制的高血压、进行性出血、肝功能损害、严重的肾功能损伤、肺水肿和子痫[24]。

(3) 分娩方式取决于宫颈条件、胎先露及孕妇和胎儿的状况。子痫前期症状加重且宫颈条件不允许时，必须立即行剖宫产终止妊娠。胎儿状态不良也是剖宫产的常见指征。

3. 癫痫的预防

(1) 全身强直阵挛性抽搐是子痫的前兆。预防惊厥是子痫前期治疗的关键。

(2) 在美国，抗惊厥治疗的药物是硫酸镁。欧洲使用地西泮和苯妥英。在英国，硫酸镁引进取代地西泮成为抗癫痫治疗的药物，且有多个随机对照研究支持硫酸镁的作用[25]。硫酸镁的使用可以改善早产儿（＜妊娠 32 周）神经系统功能的预后。

① 硫酸镁通过稳定大脑皮质神经元预防癫痫的发生。它还可以抑制乙酰胆碱的释放，降低肌细胞膜兴奋性。由于其对乙酰胆碱的作用，硫酸镁可以延长去极化和非去极化肌松药的作用。

② 硫酸镁为轻度血管扩张药，可作用于包括脑循环在内的多个血管床，降低缺血的发生。还可以改善肝脏和肾脏血流。然而，硫酸镁可以抑制出血后的血流动力学代偿反应机制。

③ 硫酸镁经肾脏排泄，肾衰竭或怀疑肾衰竭的患者应谨慎使用。若肾功能恶化，硫酸镁输注速度应降低以避免中毒。

④ 硫酸镁使用方法：首次负荷剂量 4～6g，15～20min 内注入，随后以 2g/h 持续输注。持续监测血浆 Mg^{2+} 浓度并将其控制在治疗范围内，4～8mEq/L。中毒剂量硫酸镁可以导致呼吸和心搏骤停（表 22-4）。硫酸镁中毒的处理方法为静脉输注氯化钙 300mg 或葡萄糖酸钙 1g。

表 22-4　镁离子不同血药浓度时的作用

血浆 Mg²⁺ 浓度（mEq/L）	不良反应
1.5 ～ 2	正常血浆水平
4 ～ 8	治疗剂量水平
5 ～ 10	ECG 改变
	PR 间期延长
	QRS 波增宽
10	腱反射减低
	呼吸抑制
15	呼吸暂停
	ECG 改变
	窦房传导异常
	房室传导异常
25	心搏骤停

Mg²⁺ 浓度可以用不同单位表示，因此必须确认医院实验室所用的单位，不同各单位的换算关系是 2.4mg/ml=2mEq/L=1mmol/L；ECG. 心电图；PR 间期 . 心电图 P 波开始至 QRS 波群开始的间期，代表心房收缩开始与心室收缩开始之间的时间；QRS 波 . 心电图中的一系列衰减，代表心室收缩前心室去极化产生的电活动

⑤ 由于硫酸镁可以透过胎盘，新生儿也可能出现镁中毒的症状。新生儿硫酸镁中毒症状包括呼吸抑制、窒息和肌力下降。新生儿和孕妇镁中毒可以通过静脉输注钙离子拮抗。

⑥ 硫酸镁不能控制的癫痫还需要使用其他抗癫痫药，如咪达唑仑、劳拉西泮、苯妥英和苯巴比妥。如治疗无效、持续性癫痫必须寻找其他原因，如颅内肿瘤。

> **临床要点**　硫酸镁是子痫前期预防惊厥的首选药物。

4. 血压控制（表 22-5）　在妊娠期和产后，可能会出现收缩压和（或）舒张压的急剧上升。收缩压上升的水平是颅内损伤和梗死的重要预测指标。收缩压≥ 160mmHg 或舒张压≥ 110mmHg 时应立即在 15min 内开始降血压治疗[26]。拉贝洛尔、肼屈嗪或硝苯地平对于初始的血压升高有降血压作用。血压不必降至"正常"，但舒张压≤ 100mmHg 比收缩压≤ 160mmHg 可以明显降低脑出血、心肌缺血和胎盘早剥的发生。由于子宫动脉血流缺乏自动调节机制，一味将血压降至"正常"可导致子宫胎盘灌注下降。

(1) 肼屈嗪直接作用于动脉血管平滑肌，降低后负荷，有口服和静脉两种剂型。静脉给予肼屈嗪负荷剂量 2.5 ～ 10mg，最大剂量不超过 20mg，10 ～ 15min 达到作用高峰。由于反射性的心动过速导致冠状动脉灌注下降，冠心病或可疑冠心病的患者不能使用。肼屈嗪可以选择性扩张子宫和肾脏血管，有益于

子痫前期的患者。

(2) 拉贝洛尔是选择性的 α_1 受体和非选择性 β 受体拮抗药，与肼屈嗪一样有口服和静脉两种剂型。拉贝洛尔起效快，$3 \sim 5$min 即可起效，与肼屈嗪不同的是，拉贝洛尔不会引起反射性心动过速。使用方法是每次 $5 \sim 10$mg 静脉注射，最大剂量不超过 220mg。

拉贝洛尔是否可以替代硫酸镁预防子痫的发生引起很多临床医师的兴趣。拉贝洛尔可以抑制脑血管痉挛，纠正子痫患者颅内血流动力学紊乱 [27, 28]。

表 22-5　妊娠期有效的降血压药

药物	作用机制	不良反应
α- 甲基多巴	α_2 受体激动药（CNS）假性神经递质	镇静、Coombs 试验假阳性、新生儿震颤
肼屈嗪	直接扩张外周血管	反射性心动过速、狼疮样症状
可乐定	α_2 受体激动药（CNS）	镇静、反跳性高血压
拉贝洛尔	α_1、β_1、β_2 受体拮抗药	头痛、震颤和潮红
硝苯地平	钙通道阻滞药	头痛、外周水肿和心动过速
硝酸甘油	直接舒张平滑肌，静脉作用大于动脉	增高孕妇颅内压（ICP）、头痛
硝普钠	直接舒张平滑肌，动脉作用大于静脉	快速耐药、高铁血红蛋白症、代谢性酸中毒、混合静脉血氧饱和度（MvO_2）增加

(3) 硝苯地平是控制孕期高血压最常用的一种钙通道阻滞药。它作用于动脉和小动脉平滑肌的慢通道抑制平滑肌钙离子内流。血压下降的程度与治疗前的血压水平相关，平均动脉压越高，治疗效果越强。部分患者可能出现严重的低血压反应，尤其是舌下含服，并可导致胎儿状态不稳定 [29]。同时使用的硫酸镁可以加重低血压反应 [30]。使用方法是每 20 分钟 10mg，最大剂量不超过 50mg。

(4) 强效降血压药，如硝普钠、硝酸甘油可用于治疗急性高血压危象、其他药物无效的难治性高血压、抑制插管时反应性高血压。使用上述药物时，应持续性动脉血压监测。

① 硝普钠是强效的小动脉扩张药，起效快，作用时间短。起始使用剂量是 0.25μg/（kg·min），最大剂量 5μg/（kg·min）。长期使用的不良反应包括心动过速和代谢性酸中毒。氰化物中毒（孕妇和胎儿）时有报道，常与大剂量 [$\geqslant 4$μg/（kg·min）] 和（或）长时间输注有关。由于胎儿肝脏氰化物代谢能力有限，其安全受到威胁。然而，短期低剂量 [$\leqslant 2$μg/（kg·min）] 使用不会导致氰化物中毒。需要长期使用硝普钠时，应行胎儿状态监测（如胎心监护或胎头皮 pH）。

② 硝酸甘油是静脉扩张药，通过作用于容量血管降低心脏充盈压。其效果弱于硝普钠，但不会导致氰化物中毒。起始输注剂量为 $0.5 \sim 1$μg/（kg·min），根据患者的反应逐渐加量，每次加量 0.5μg/（kg·min）。直至达到最佳血压。与硝普钠相似的是，可导致血压突然下降。硝酸甘油用于短期血压控制（如气管插管时）。

> **临床要点**　当收缩压＞ 160mmHg 或者舒张压≥ 110mmHg 时需要控制血压。血压不必降至正常，只需要维持在 140/90mmHg 左右以保证颅内血流灌注。

七、麻醉相关问题

实施椎管内麻醉行分娩镇痛前，麻醉医师应评估患者的血容量状态、确保血压有效控制并确定凝血功能是否正常。

1. 容量状态的评估　子痫前期患者通常出现容量不足，因此容量状态的评估非常重要。

(1) 通过尿量监测进行容量评估。若过去数小时尿量充足，则行椎管内麻醉是安全的。

(2) 若子痫前期患者出现少尿或无尿，应立即补充 500 ～ 1000ml 液体。若多次补充治疗后，尿量仍低于 0.5 ～ 1ml/（kg·h），应考虑行有创血流动力学监测。

(3) 由于右心和左心充盈压之间缺乏相关性，因此有临床医师建议在行有创监测时，肺动脉导管优于中心静脉导管[31]。然而由于高肺毛细血管楔压的患者很少出现低中心静脉压，因此使用中心静脉压指导补液治疗时不会导致容量过负荷，是可以接受的备选方案。目前麻醉医师很少对重症子痫前期患者行有创血流动力学监测，但通过风险／收益分析后对于个别患者是有益的。经食管超声心动图因其无创伤可以考虑使用。

2. 控制血压

(1) 理想状态下，椎管内麻醉应在血压得到有效控制后进行。总体而言，监测无创血压即可，但重症患者需要行有创血压监测。

(2) 椎管内麻醉不能作为降血压的方法。血压严重升高时常提示患者脱水，椎管内麻醉后会导致严重低血压。

3. 凝血功能

(1) 子痫前期患者凝血功能决定了麻醉方法的选择，而麻醉医师必须了解凝血功能检查的意义及其局限性。

(2) 子痫前期患者会出现血小板聚集，因此椎管内麻醉前应检查血小板计数。子痫前期不仅影响血小板数量，还会影响血小板功能。血小板功能障碍的临床意义并不明确，因此不推荐常规行血小板功能检查。

(3) 合并血小板计数≤ 100×10^9/L 或 HELLP 综合征患者，应行其他凝血功能检查，如凝血酶原时间、部分凝血酶原时间、纤维蛋白原和 D- 二聚体。

(4) 血小板功能辅助检测方法，包括出血时间、血栓弹力图或血小板功能分析尚未发现能有效评估硬膜外血肿的风险，因而研究者并不采用该法[32, 33]。

(5) 血小板计数下降不是椎管内麻醉的绝对禁忌。当血小板计数为 80×10^9/L 或更低（60×10^9/L）时[34]，麻醉医师仍可行硬膜外麻醉，但是需要根据每位患者的具体情况。需要考虑患者出血病史，且血小板计数的变化趋势与血小板绝对数量同样重要。

(6) 子痫前期的病程是动态变化的，且血小板计数可以迅速下降。重复检测血小板计数十分必要。

(7) 若行硬膜外置管，应将硬膜外导管保留至血小板计数恢复正常后。硬膜外血肿的大样本回顾性研究显示，硬膜外血肿主要发生在置管或拔管时[35]。

> **临床要点**　血小板减少是子痫前期患者最主要的凝血功能障碍类型，由于血小板计数下降得很快，在行硬膜外麻醉前需要检查血小板计数的结果。

八、分娩方式和麻醉方法

1. 阴道分娩　硬膜外镇痛是阴道分娩的首选镇痛方法。由于阿片类的镇痛效果有限，且易导致孕妇和新生儿呼吸抑制，应尽量避免全身使用。

① 硬膜外阻滞可以提供有效的分娩镇痛。

② 硬膜外阻滞通过消除分娩痛有助于血压的控制，但不能作为血压控制的唯一方法。

③ 硬膜外镇痛可以降低孕妇血液循环中应激性儿茶酚胺的释放[36]，改善绒毛间血流[37]。

④ 可使用低剂量的局部麻醉药。首剂为 0.0625% 丁哌卡因和 2μg/ml 芬太尼合剂 15ml，分次给予，可以有效缓解疼痛。作者的临床经验证实分多次缓慢给予，首剂 5ml，对母体血流动力学影响小，然后以 10ml/h 持续输注，或者常规剂量开始进行患者自控硬膜外镇痛。

⑤ 腰 – 硬联合效果好，并可使子痫前期患者的死亡率降至最低[38]。

2. 剖宫产

(1) 可以在腰麻、硬膜外或者全身麻醉下行剖宫产。椎管内麻醉是首选。

① 子痫前期患者气道水肿，可导致气管插管困难。

② 与全身麻醉相比，椎管内麻醉或腰麻可以抑制血流动力学和神经内分泌反应，尤其是气管插管或拔管时。

③ 尽管椎管内麻醉可能引起低血压，其对孕妇和新生儿预后的影响与全身麻醉是相似的[39]。

(2) 腰麻或硬膜外麻醉都是安全的。

① 重症子痫前期患者硬膜外或腰麻时低血压发生风险相似。与正常对照组相比，重症子痫前期患者低血压发生率并不增加，可能还会更低[40, 41]。

② 与硬膜外麻醉相比，腰麻起效快，效果更优，这使得它成为一项很有用的技术，特别是在紧急或急诊情况下。对于子痫前期患者行剖宫产，作者基本上都是选用腰麻。

(3) 急诊手术、凝血功能障碍或存在其他椎管内麻醉禁忌证或者拒绝椎管内阻滞的患者应选择全身麻醉。

① 由于气道水肿，子痫前期患者会出现困难气管插管。应准备好气道辅助装置，如喉罩、GlideScope ™和纤维支气管镜。

② 制订困难插管处理计划（图 22-1）。

③ 全身麻醉前应给予 0.3mol/L 枸橼酸钠和（或）H$_2$ 受体拮抗药。给予甲氧氯普胺（10mg 静脉注射）促进胃排空。

④ 插管时喉镜刺激引起的高血压，可以导致肺水肿、脑水肿或颅内出血，后者是子痫前期患者最常见的死亡原因。

a. 插管前应考虑给予拉贝洛尔或肼屈嗪[42]。

b. 急性血压升高时可以考虑使用硝普钠和硝酸甘油[43]。

c. 全身麻醉下行剖宫产的患者，血压控制不满意时可考虑行有创动脉监测血压。

⑤ 可使用丙泊酚或者依托咪酯进行全身麻醉的诱导。由于氯胺酮会引起血压升高，诱导时通常不使用。给予 1.5mg/kg 琥珀胆碱有助于插管。

使用硫酸镁治疗的患者去极化和非去极化肌松药的作用时间延长。即使小剂量的非去极化肌松药也会导致显著的肌无力，硫酸镁治疗的患者很少出现肌震颤，不推荐使用去震颤剂量。常规剂量的琥珀酰胆碱可以安全使用，因为其作用的延长并没有临床意义。

> **临床要点**　区域阻滞麻醉非常适用于剖宫产麻醉，腰麻或者硬膜外麻醉都可以安全应用。凝血功能障碍和严重脱水时需要使用全身麻醉。

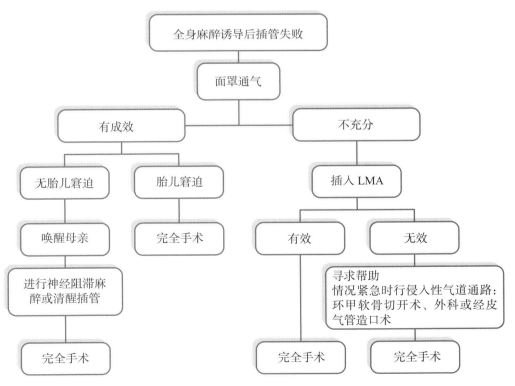

▲ 图 22-1　气管插管失败的建议方案

九、产后处理

尽管分娩是最终的治疗方法，分娩后子痫前期的症状和体征不会立即缓解，需对产后进行治疗和护理。

1. 镇痛

(1) 椎管内麻醉下行剖宫产的患者，椎管内或硬膜外给予阿片类可以有效缓解疼痛。

(2) 全身麻醉患者可以使用吗啡或芬太尼行患者自控静脉镇痛。

2. 预防惊厥 尽管分娩是最终的治疗方法，为了预防惊厥，通常需要持续 24h 输注硫酸镁，也有研究推荐只使用 12h[44]。产后提前停止硫酸镁可诱发惊厥，因此长时间使用相对安全（24～48h）。

3. 控制血压 围术期血压控制和产前血压控制同样重要。若经利尿药治疗后，患者血压仍持续升高，应当考虑给予口服降血压药治疗。

4. 液体平衡 由于第三间隙液体的动员，患者仍存在肺水肿的危险。利尿药起效前应限制液体入量。

5. 远期并发症

(1) 子痫前期患者远期出现高血压和心血管疾病的风险增高[45, 46]。

(2) 但同时，这些患者乳腺癌的发生率降低[47]。

参 考 文 献

[1] Martin JA, Hamilton BE, Sutton PD, et al. Births: final data for 2005. *Natl Vital Stat Rep*. 2007;56:1–103.

[2] National High Blood Pressure Education Program. Report of the National High Blood Pressure Education Program working group on high blood pressure in pregnancy. *Am J Obstet Gynecol*. 2000;183:S1–S22.

[3] American College of Obstetricians and Gynecologists. Hypertension in pregnancy. Report of the American College of Obstetricians and Gynecologists' Task Force on Hypertension in Pregnancy. *Obstet Gynecol*. 2013;122: 1122–1131.

[4] Matthys LA, Coppage KH, Lambers DS, et al. Delayed postpartum preeclampsia: an experience of 151 cases. *Am J Obstet Gynecol*. 2004;190:1464–1466.

[5] Hauth JC, Ewell MG, Levine RJ, et al. Pregnancy outcomes in healthy nulliparas who developed hypertension. Calcium for Preeclampsia Prevention Study group. *Obstet Gynecol*. 2000;95:24–28.

[6] American College of Obstetricians and Gynecologists Committee on Obstetric Practice. ACOG practice bulletin. Diagnosis and management of preeclampsia and eclampsia. Number 33, January 2002. American College of Obstetricians and Gynecologists. *Int J Gynaecol Obstet*. 2002;77:67–75.

[7] Mehendale R, Hibbard J, Fazleabas A, et al. Placental angiogenesis markers sFlt-1 and PIGF: response to cigarette smoke. *Am J Obstet Gynecol*. 2007;197:363. e1–363.e5.

[8] Lyall F. Priming and remodeling of human placental bed spiral arteries during pregnancy—a review. *Placenta*. 2005;26(suppl A):S31–S36.

[9] Shah DM. Preeclampsia: new insights. *Curr Opin Nephrol Hypertens*. 2007;16:213–220.

[10] Hefler LA, Tempfer CB, Gregg AR. Polymorphisms within the interleukin-1 beta gene cluster and preeclampsia. *Obstet Gynecol*. 2001;97:664–668.

[11] Collaborative Low-dose Aspirin Study in Pregnancy Collaborative Group. CLASP: a randomized trial of low-dose aspirin for the prevention and treatment of pre-eclampsia among 9,364 pregnant women. *Lancet*. 1994;343:619–629.

[12] Duley L, Henderson-Smart DJ, Meher S, et al. Antiplatelet

agents for preventing preeclampsia and its complications. *Cochrane Database Syst Rev.* 2007;(2):CD004659. doi: 10.1002/14651858.CD004659.pub2

[13] Belfort MA, Saade GR, Grunewald C, et al. Association of cerebral perfusion with headache in women with preeclampsia. *Br J Obstet Gynaecol.* 1999;106:814–821.

[14] Zeeman GG, Hatab MR, Twickler DM. Increased cerebral blood flow in preeclampsia with magnetic resonance imaging. *Am J Obstet Gynecol.* 2004;191:1425–1429.

[15] Cotton DB, Lee W, Huhta JC, et al. Hemodynamic profile of severe pregnancy-induced hypertension. *Am J Obstet Gynecol.* 1988;158:523–529.

[16] Phelan JP, Yurth DA. Severe preeclampsia. I. Peripartum hemodynamic observations. *Am J Obstet Gynecol.* 1982; 144:17–22.

[17] Pouta A, Karinen J, Vuolteenaho O, et al. Preeclampsia: the effect of intravenous fluid preload on atrial natriuretic peptide secretion during caesarean section under spinal anaesthesia. *Acta Anaesthesiol Scand.* 1996;40:1203–1209.

[18] Pritchard JA, Cunningham FG, Mason RA. Coagulation changes in eclampsia: their frequency and pathogenesis. *Am J Obstet Gynecol.* 1976;124:855–864.

[19] Leduc L, Wheeler JM, Kirshon B, et al. Coagulation profile in severe preeclampsia. *Obstet Gynecol.* 1992;79:14–18.

[20] Taufield PA, Ales KL, Resnick LM, et al. Hypocalciuria in preeclampsia. *N Engl J Med.* 1987;316:715–718.

[21] Myatt L, Clifton RG, Roberts JM, et al. The utility of uterine artery Doppler velocimetry in prediction of preeclampsia in a low-risk population. *Obstet Gynecol.* 2012;120:815–822.

[22] Trumbo PR, Ellwood KC. Supplemental calcium and risk reduction of hypertension, pregnancy-induced hypertension, and preeclampsia: an evidence-based review by the US Food and Drug Administration. *Nutr Rev.* 2007;65: 78–87.

[23] Spinnato JA, Livingston JC. Prevention of preeclampsia with antioxidants: evidence from randomized trials. *Clin Obstet Gynecol.* 2005;48:416–429.

[24] Haddad B, Deis S, Goffinet F, et al. Maternal and perinatal outcomes during expectant management of 239 severe preeclamptic women between 24 and 33 weeks' gestation. *Am J Obstet Gynecol.* 2004;190:1590–1595.

[25] Lucas MJ, Leveno KJ, Cunningham FG. A comparison of magnesium sulfate with phenytoin for the prevention of eclampsia. *N Engl J Med.* 1995;333:201–205.

[26] American College of Obstetricians and Gynecologists. Committee Opinion No. 623: emergent therapy for the acute-onset, severe hypertension during pregnancy and the postpartum period. *Obstet Gynecol.* 2015;125:521–525.

[27] Belfort MA, Clark SL, Sibai B. Cerebral hemodynamics

in preeclampsia: cerebral perfusion and the rationale for an alternative to magnesium sulfate. *Obstet Gynecol Surv.* 2006;61:655–665.

[28] Belfort MA, Tooke-Miller C, Allen JC Jr, et al. Labetalol decreases cerebral perfusion pressure without negatively affecting cerebral blood flow in hypertensive gravidas. *Hypertens Pregnancy.* 2002;21:185–197.

[29] Impey L. Severe hypotension and fetal distress following sublingual administration of nifedipine to a patient with severe pregnancy induced hypertension at 33 weeks. *Br J Obstet Gynaecol.* 1993;100:959–961.

[30] Neustein S, Dimich I, Shiang H, et al. Cardiovascular consequences of the concomitant administration of nifedipine and magnesium sulfate in pigs. *Int J Obstet Anesth.* 1998;7:247–250.

[31] Bolte AC, Dekker GA, van Eyck J, et al. Lack of agreement between central venous pressure and pulmonary capillary wedge pressure in preeclampsia. *Hypertens Pregnancy.* 2000;19:261–271.

[32] Rodgers RP, Levin J. A critical reappraisal of the bleeding time. *Semin Thromb Hemost.* 1990;16:1–20.

[33] Beilin Y, Arnold I, Hossain S. Evaluation of the platelet function analyzer (PFA-100) vs. the thromboelastogram (TEG) in the parturient. *Int J Obstet Anesth.* 2006;15: 7–12.

[34] Beilin Y, Zahn J, Comerford M. Safe epidural analgesia in thirty parturients with platelet counts between 69,000 and 98,000 mm(−3). *Anesth Analg.* 1997;85:385–388.

[35] Vandermeulen EP, Van Aken H, Vermylen J. Anticoagulants and spinal-epidural anesthesia. *Anesth Analg.* 1994;79: 1165–1177.

[36] Abboud T, Artal R, Sarkis F, et al. Sympathoadrenal activity, maternal, fetal, and neonatal responses after epidural anesthesia in the preeclamptic patient. *Am J Obstet Gynecol.* 1982;144:915–918.

[37] Jouppila P, Jouppila R, Hollmén A, et al. Lumbar epidural analgesia to improve intervillous blood flow during labor in severe preeclampsia. *Obstet Gynecol.* 1982;59:158–161.

[38] Ramanathan J, Vaddadi AK, Arheart KL. Combined spinal and epidural anesthesia with low doses of intrathecal bupivacaine in women with severe preeclampsia: a preliminary report. *Reg Anesth Pain Med.* 2001;26:46–51.

[39] Wallace DH, Leveno KJ, Cunningham FG, et al. Randomized comparison of general and regional anesthesia for cesarean delivery in pregnancies complicated by severe preeclampsia. *Obstet Gynecol.* 1995;86:193–199.

[40] Hood DD, Curry R. Spinal versus epidural anesthesia for cesarean section in severely preeclamptic patients: a retrospective survey. *Anesthesiology.* 1999;90:1276–1282.

[41] Aya AG, Vialles N, Tanoubi I, et al. Spinal anesthesia-induced

hypotension: a risk comparison between patients with severe preeclampsia and healthy women undergoing preterm cesarean delivery. *Anesth Analg.* 2005;101: 869–875.

[42] Ramanathan J, Sibai BM, Mabie WC, et al. The use of labetalol for the attenuation of the hypertensive response to endotracheal intubation in preeclampsia. *Am J Obstet Gynecol.* 1988;159:650–654.

[43] Cetin A, Yurtcu N, Guvenal T, et al. The effect of glyceryl trinitrate on hypertension in women with severe preeclampsia, HELLP syndrome, and eclampsia. *Hypertens Pregnancy.* 2004;23:37–46.

[44] Isler CM, Barrilleaux PS, Rinehart BK, et al. Postpartum seizure prophylaxis: using clinical parameters to guide therapy. *Obstet Gynecol.* 2003;101:66–69.

[45] Harskamp RE, Zeeman GG. Preeclampsia: at risk for remote cardiovascular disease. *Am J Med Sci.* 2007;334: 291–295.

[46] Wenger, NK. Recognizing pregnancy-associated cardiovascular risk factors. *Am J Cardiol.* 2014;113:406–409.

[47] Innes KE, Byers TE. First pregnancy characteristics and subsequent breast cancer risk among young women. *Int J Cancer.* 2004;112:306–311.

第 23 章　内分泌疾病
Endocrine Disorders

Jessica Booth，Peter H. Pan，Janine Malcolm，Erin J. Keely　著

吉嘉炜　译

徐铭军　校

要点 Keypoint

- 糖尿病和甲状腺疾病是妊娠期最常见的内分泌疾病。
- 巨大儿和（或）肩难产在所有类型糖尿病的发生率增加。
- 当单纯饮食控制不良时，使用口服降血糖药或胰岛素进行适当的母体血糖控制对于减少胎儿和母体并发症是必需的。
- 对于合并甲状腺疾病的产妇行麻醉前评估应包括目前的症状评估，甲状腺肿存在与否，治疗情况，心血管系统症状。
- 早期诊断和适当治疗是降低合并嗜铬细胞瘤母儿死亡率的关键。

一、糖尿病

1. **概述**　糖尿病（diabetes mellitus，DM）在妊娠期发病率为 6%～7%[1]。妊娠期糖尿病通常定义为妊娠中晚期葡萄糖耐受不良。根据美国糖尿病协会标准筛查空腹血糖＞ 125mg/dl 或结合其他标准诊断试验 [包括升高的糖化血红蛋白（HbA1c）和升高的随机血糖] 的结果 [2]，诊断为阳性妊娠期糖尿病。筛查妊娠糖尿病通常在妊娠 24～28 周进行，进行 1h 的诊断性口服葡萄糖耐量试验。在 50g 1h 葡萄糖筛选试验后，血糖≥ 135～140mg/dl 的患者将进行 100g 3h 的诊断性口服葡萄糖耐量试验。即孕妇在行 50g 葡萄糖筛查试验的 1h 后，若血糖＞ 135～140mg/dl，则还需做一个 100g 3h 诊断性口服葡萄糖耐量试验。另外，一些国家组织推荐一步到位的 75g 2h 试验 [1]。

妊娠合并糖尿病需要妇产科医师、内科 / 内分泌医师、麻醉医师、护理教育工作者和营养师多学科合作以促进母婴健康。产妇可能有 1 型或 2 型糖尿病（如孕前糖尿病）或者在妊娠期诊断为妊娠期糖尿病（gestational diabetes mellitus，GDM），有很少一部分妇女在妊娠期间会出现新发的、以前未确诊的 1 型或

2 型糖尿病，这可能在分娩前很难与 GDM 鉴别开。尽管 1 型和 2 型糖尿病在妊娠期的临床管理和风险是相似的，但在发病机制和相关情况方面存在着重要的差异。

(1) 1 型糖尿病：是由免疫介导过程引起的绝对胰岛素缺乏进而导致胰岛素分泌细胞破坏的结果，占所有糖尿病类型中的 5%～10%，一些患者由于突发糖尿病酮症酸中毒（diabetic ketoacidosis，DKA）而被确诊为患有 1 型糖尿病。然而，其他人，尤其是成年发病的人群可能起病隐匿，在妊娠等压力情况下发展为 DKA 前常被误认为 2 型糖尿病。

(2) 2 型糖尿病：是代谢综合征（包括胰岛素抵抗、向心性肥胖、血脂异常、高血压、加速心血管疾病和多囊卵巢疾病）的一部分。随着肥胖和高龄产妇人数的增加，妊娠人群中 2 型糖尿病的患病率呈上升趋势。孕前诊断为糖尿病的患者，经饮食、运动、口服降血糖药或胰岛素治疗后可能会妊娠。肥胖和高血压通常与糖尿病有关，会增加妊娠额外的风险，必须加以识别和管理。优化管理需要严格的控制血糖。

(3) GDM：是指在妊娠期发生任何程度的葡萄糖不耐受，但不排除孕前糖尿病的可能性，约占糖尿病的 90%。筛查 GDM 的目的是确定妊娠期不良妊娠结局风险增加的妊娠，并识别 2 型糖尿病终身风险增加的女性群体。虽然有关筛查和治疗策略的争议仍在继续，但大多数专家组建议对所有产妇进行常规筛查。在美国，肥胖、高龄、糖尿病家族史和妊娠前血糖不耐受是 GDM 的危险因素[3]。女性肤色相关的风险也在增加。虽然大多数女性在妊娠 24～28 周时进行 GDM 筛查，但对于体重指数（BMI）≥ 30 的肥胖女性，有 GDM 病史或有已知糖代谢受损史的女性来说，早期筛查可能是必要的[1]。

2. 妊娠对糖尿病的影响

(1) 血糖控制：妊娠期间可发生三种重要的葡萄糖代谢生理变化。① 增加空腹低血糖和相关无意识低血糖的风险；② 胰岛素抵抗；③ 加速饥饿导致的脂肪分解和酮体生成增加。由于儿茶酚胺生成减少，缺乏自主神经警告，无意识低血糖的发生更为普遍[4]。妊娠晚期胰岛素敏感性下降约 50%；在胰岛素依赖型妇女的妊娠中晚期，胰岛素剂量通常需要孕前剂量的 2～3 倍[1]。产后即刻发生胰岛素敏感性的迅速恢复，需要在胎盘娩出后立即显著减少胰岛素剂量（通常为孕前剂量的 2/3）。妊娠期加速饥饿状态导致空腹血糖水平降低和酮体生成增加，易引起酮症酸中毒。其他压力因素，如妊娠剧吐、使用糖皮质激素促胎肺成熟也易导致酮症酸中毒。

(2) 糖尿病并发症

① 患有 1 型或 2 型糖尿病的妇女可能有严重的微血管病变，很小部分有大血管病变。34%～50% 的 1 型糖尿病妇女和 3% 的 2 型糖尿病患者患有视网膜病变。糖尿病视网膜病变的存在和程度与糖尿病的持续时间及长期血糖控制程度有关。大多数研究显示妊娠期间视网膜病变有所恶化[5]。

② 糖尿病肾病表现为微量白蛋白尿（微量白蛋白为 30～300mg/dl 或微量白蛋白 / 肌酸酐 =2mg/μmol）至显性肾病（蛋白质 300mg/24h），至终末期肾衰竭。肾病使约 4% 的糖尿病妊娠复杂化并且与母体和围生期发病率增加相关。妊娠可能会使蛋白尿程度加重，加速肾功能不全的进展，从而加重高血压。在大多数情况下，产后肾功能将恢复到基线值；然而，对于严重肾病或血清肌酐 > 1.4mg/dl 的女性，肾小球滤过率（GFR）有永久性下降的危险[6]。一项回顾性研究进一步表明，妊娠期发生中度至重度肾功能不全的糖尿病患者比基于 GFR 线性下降的孕前预测提前约 36 个月需要透析的风险增加[7]。

> 临床要点　GDM 合并高血糖是由于胰岛素供应不足和胰岛素抵抗引起的生理变化。

3. 糖尿病对妊娠的影响

(1) 糖尿病对妊娠结局的影响取决于糖尿病的类型、血糖控制水平，以及相关并发症。White[8] 的分类方案旨在强调 1 型糖尿病患者病程、血管并发症和胎儿不良结局之间的关系。这种分类系统经过修改后，虽然在美国仍被许多妊娠的糖尿病患者所使用，但它的效用却下降了，因为它强调控制和识别妊娠前糖尿病是否存在足够的控制与识别。

(2) 孕早期出现高血糖增加了孕早期流产和胎儿先天性畸形的风险，先天性心脏病和肌肉骨骼异常是最常见的。这些风险与血糖控制直接相关，可通过受孕时获得接近正常的血糖来预防。妊娠 5 ～ 8 周是胎儿器官生成期，期间显著高血糖是造成胎儿先天性畸形发生率较高的原因。尽管 GDM 中尚未得到证实[9]，但据报道妊娠期间所有糖尿病类型的围生期死亡率都较高，1 型和 2 型糖尿病的围生期死亡率增加了大约 4 倍[10]。巨大儿和（或）肩难产在所有糖尿病类型的发生率增加。体重＞ 5000g 胎儿死亡率显著增加[11]。胎儿生长过度部分是由于胎儿高胰岛素血症对母体高血糖的响应。在所有女性糖尿病患者，孕前体重和孕期增重是巨大儿的最大预测因子[11]，但矛盾的是，胎儿生长限制的风险也相应增加，尤其是在孕产妇合并有血管疾病和高血压的情况下。过度严格的控制血糖也可能导致胎儿宫内发育受限（IUGR）[12]。新生儿低血糖（定义为血浆葡萄糖＜ 2μmol/L）是临床上最重要的新生儿疾病。临床上新生儿低血糖发生率与妊娠晚期血糖控制的严密性有关。

(3) 最近的证据表明，治疗 GDM 可以减少巨大儿和大于胎龄儿（LGA）分娩的风险[13]。此外，GDM 通过适当治疗后，先兆子痫和妊娠高血压疾病的发病率减少。预防产妇上述病理状况可能对孕产妇和胎儿的结局产生显著的短期和长期影响[13]。

> 临床要点　巨大儿（新生儿出生体重＞ 4500g）是足月儿最常见的不良结局。

(4) 孕妇高血糖控制不佳可能会对新生儿产生长期影响。短期和长期的随访研究发现 GDM 与儿童期肥胖和随后发生 2 型糖尿病风险相关，可引起儿童体重增加、糖耐量减低或患 2 型糖尿病的倾向。长期效应的这种倾向在母体糖尿病的类型之间是相似的，并且在调整了父亲的糖尿病和子代的肥胖之后依然存在，表明胎儿对宫内环境的反应具有非遗传性的作用[14]。

> 临床要点　无论糖尿病为何类型，合并糖尿病产妇的后代儿童期肥胖和 2 型糖尿病的患病风险都会增加。

4. 妊娠期间糖尿病的临床管理

妊娠期间糖尿病的治疗应注重血糖控制，避免严重低血糖，稳定和监测并发症，以及胎儿监护。自我血糖监测是控制血糖的关键。餐前测量血糖以辅助胰岛素矫正高血糖，餐后测量血糖以评估胰岛素预防餐后高血糖的效果。妊娠期毛细血管血糖测量目标值是空腹（餐前）

3.8～5.2μmol/L（65～95mg/dl），餐后 1h 5.5～7.7μmol/L（100～140mg/dl），和（或）餐后 2h 5.0～6.6μmol/L（90～120mg/dl）[15]。严重低血糖的风险可能限制血糖指标的实现，尤其是 1 型糖尿病患者。

（1）胰岛素：一般而言，良好的血糖控制需要大剂量的胰岛素，胰岛素包括基础中效或长效胰岛素、餐前短效或速效胰岛素（表 23-1）[16]。胰岛素剂量根据预期的糖类摄入量、运动调节量和血糖水平进行调整。常规胰岛素的起始剂量为每次 0.25～0.5U/（kg·d）[1]。糖尿病患者使用胰岛素类似物的频率更高。它们的活性分布使得血糖得以更好地控制，低血糖发生次数减少[17]。虽然相关数据较多，但是与胰岛素相似，胰岛素类似物不太可能穿过胎盘少，仅有关于赖脯胰岛素胎盘转移的公开数据。与普通胰岛素相比，速效类似物、赖脯胰岛素和门冬胰岛素可以更好地控制血糖。通过比较 NPH 胰岛素与长效类似物地特胰岛素，地特胰岛素可改善空腹血糖浓度，但对胎儿无益处。最近的研究已经证实，地特胰岛素、甘精胰岛素和门冬胰岛素可以安全地使用于妊娠妇女且不增加母体和胎儿并发症的发生率。但是，建议谨慎使用赖脯胰岛素，尽管母体低血糖危险的发生率较低，但它与胎儿出生体重较高和 LGA 分娩的发生率增加有关[18]。

表 23-1　胰岛素和胰岛素类似物

	起效时间	达峰时间	持续时间	妊娠期间的安全数据
赖脯胰岛素（Humalog）	5～15min	0.5～1.5h	4～6h	没有证据表明会通过胎盘 餐后血糖升幅越小，夜间低血糖发生率越低
门冬胰岛素（Novolog）	5～15min	0.5～1.5h	4～6h	可以在妊娠期间安全使用 减少流产和早产[16]
正规胰岛素（Humulin R）	30～60min	2～3h	8～10h	长期安全使用记录
NPH	2～4h	4～10h	12～18h	长期安全使用记录
慢胰岛素	2～4h	4～12h	12～20h	长期安全使用记录
甘精胰岛素（Lantus）	2～4h	14h	20～24h	可在妊娠期间安全使用；理论增加有丝分裂的风险
地特胰岛素（Levemir）	2～4h	10h	24h	可以在妊娠期间安全使用
吸入型胰岛素（Exubra）	—	—	—	由于患者和医生关注其长期对肺部的影响而不能接受，Exubra 于 10 月 7 日被 Pfizer 撤回

NPH. 中效低精蛋白胰岛素

引自 Trujillo AL.Insulin analogs and pregnancy.*Diabetes Spectr*. 2007;20:94-101.

（2）口服降血糖药

① 妊娠前需要口服降血糖药的 2 型糖尿病患者，理想情况下应在妊娠前改用胰岛素。虽然没有证据表明二甲双胍和格列本脲是致畸的，但妊娠期胰岛素抵抗的显著增加通常导致 2 型糖尿病患者需要胰岛素来控制血糖，并可能降低围生儿死亡率[19]。妊娠期缺乏有关苯丙氨酸衍生物、噻唑烷二酮类、二肽基

肽酶 –4（DPP–4）抑制药、胰高血糖素样肽 –1（GLP–1）类似物和钠 – 葡萄糖共转运蛋白 –2（SGLT–2）拮抗药相关的数据。

②大多数临床医师倾向于在妊娠前找到最佳的胰岛素治疗方案，以避免在胎儿器官形成的过程中血糖控制不稳定。在开始胰岛素治疗前，口服降血糖药的妇女不应停止口服降血糖药，因为血糖过高可能比目前用于治疗糖尿病的任何口服药物更致畸。目前的数据表明，妊娠期间使用口服糖尿病相关药物短期内并无害，但缺乏长期应用的证据[1]。

③ GDM 是一种轻微的代谢紊乱，更容易通过口服降血糖药如格列本脲和二甲双胍进行控制。尽管美国食品药品管理局尚未批准这些口服药用于治疗 GDM，但目前来自多项试验的证据已证明尽管对使用格列本脲导致低血糖风险增加有一些担忧，但使用格列本脲或二甲双胍可以更好地控制血糖；高达 50% 的女性也需要补充胰岛素。数据没有显示使用格列本脲或二甲双胍增加孕产妇或新生儿短期结局不利的风险[20, 21]。尽管在一项研究中已报道格列本脲可通过胎盘，但另一项研究无法检测脐带血分析中的格列本脲水平[2]。因此，当饮食控制不足时，应该对合并 GDM 的产妇进行口服降血糖药与胰岛素对于控制血糖的风险与益处的咨询。

(3) 妊娠期糖尿病酮症酸中毒

① DKA 是高血糖、酮症和代谢性酸中毒的三联征，通常伴随显著的血管内容量和机体钾消耗。它通常发生在 1 型糖尿病的女性，伴随着妊娠的代谢变化使孕妇更容易患 DKA 并包括胰岛素抵抗、加速饥饿、妊娠相关脱水及需要补偿黄体酮诱导的呼吸性碱中毒伴肾排碳酸氢盐[22]。DKA 在妊娠中、晚期最常见。DKA 突发事件包括妊娠中胰岛素的缺失（经常妊娠剧吐不适应），感染和使用糖皮质激素促进肺成熟。尽管发生率很低，但是 2 型糖尿病也可能发生 DKA，特别是在非洲裔美国人中。2 型糖尿病妇女可能更容易形成由高血糖，血浆高渗性（＞ 360mOsm/L）和严重血容量不足症（酮血症）所致的高渗性高血糖非酮症状态（hyperosmolar hyperglycemic nonketotic state，HHNS）[23]。

②尽管妊娠 DKA 患者葡萄糖水平可能远低于非妊娠 DKA 患者，但 DKA 在非妊娠和妊娠患者中的表现相似[22]。妊娠期生理性呼吸性碱中毒导致机体缓冲能力降低，允许更快速地改变 pH，妊娠期高 GFR 会导致葡萄糖持续排出肾脏。因此，血浆葡萄糖水平越低，酸中毒越明显[22]。

③妊娠期 DKA 是需要立即治疗的医疗急症。尽管 DKA 从 27%（1950—1979 年）下降到 9%（1985—1995 年），但胎儿死亡率居高不下[22]。治疗如非妊娠患者一样需要迅速识别，母体稳定，补液，静脉（IV）胰岛素治疗和电解质替代。应调查和处理诱发因素。应进行持续的胎儿监测和全面的胎儿评估。由于孕妇风险较高，胎儿受益最小，所以不建议在母体仍酸化的情况下行紧急剖宫产（cesarean delivery，CD）。一旦母体代谢状况逆转，胎儿代偿可能会有所改善。

> **临床要点**　妊娠前糖尿病患者中 DKA 的发生率为 5%～10%。DKA 孕妇血糖水平仅轻度增高；因此，诊断需要高度怀疑。

(4) 评估和监测并发症

①肾脏疾病：已知肾病的女性必须密切关注蛋白尿的增加、肾功能不全和高血压。鉴别恶化的肾

病与先兆子痫是非常困难的，并且有时是不可能的。尿微量白蛋白与尿蛋白肌酐比值或 24h 尿肌酐清除率（CrCl）和蛋白质排泄量（包括微量白蛋白水平）应每季度检查一次，如果发现有病情进展则应更频繁地检查。整个孕周蛋白排泄量平均增加约 3g/24h[24]。微量白蛋白尿通常会增加，但很少达到显性肾病的水平。在大多数情况下，产后肾功能将恢复孕前水平[6]。对于妊娠前中度至重度肾功能损害（血清肌酐 > 124μmol/L 或 CrCl < 70ml/min）的女性，妊娠相关 GFR 永久性下降的风险为 45%[7]。30% 的女性糖尿病肾病患者在妊娠早期出现高血压，75% 妊娠晚期出现。肾功能恶化和先兆子痫是早产率高（> 50%）、低出生体重儿和剖宫产的主要原因。

② 视网膜病变：视网膜病变的严重程度高度预测其在妊娠期间的进展。如果存在显著的视网膜病变，则必须在整个妊娠期间频繁进行眼科评估。由于视网膜出血的风险增加，许多医师推荐辅助阴道分娩；然而，几乎没有证据支持这一建议。

5. 分娩期间的管理

(1) 分娩时机：糖尿病妇女的最佳分娩时机需要平衡早产风险与母婴健康恶化的风险。糖尿病控制良好的患者如果没有恶化的并发症且没有胎儿状态不确定的证据，可能会达到预期的分娩日期，但一般不会超过 40 周[15]。妊娠合并巨大儿的孕产妇和婴儿出生创伤的风险更高，这可能表明胎儿体重估计在 4500g 以上可以提早分娩。然而，妊娠合并巨大儿的阴道分娩和择期剖宫产诱导的适应证是有争议的，相应研究很少[25]。妊娠晚期减少胰岛素需求量，与糖类摄入量减少无关，可能是胎盘衰竭的标志。虽然此点没有得到很好的验证，但如果胰岛素剂量的减少与饮食无关，许多医师会着手进行分娩。此类女性进行分娩的其他适应证包括糖尿病肾病恶化、先兆子痫和不确定的胎儿状况。非应力测试和多普勒测量通常用于评估胎儿状况。

(2) 血糖管理：GDM 女性在分娩期间一般不需要胰岛素，而 1 型和 2 型糖尿病的产妇则需要仔细监测和调整胰岛素，目的是避免产妇高血糖，降低产妇和新生儿低血糖的风险，同时结合患者对自主护理的偏好。保持产妇血糖 < 120mg/dl 可减少新生儿低血糖的风险[26]，然而，许多产妇可发展为低血糖。摄入量的改变、分娩压力，以及胎盘分娩后胰岛素敏感性的变化，使得血糖控制具有挑战性。一般来说，皮下（SQ）胰岛素可以一直持续到产妇处于分娩活跃期或不能进食阶段。应根据小时葡萄糖监测调整剂量，启动静脉（IV）胰岛素。应当在所有护理人员的参与下制定静脉胰岛素协议，以减少用药错误的风险。只要使用连续皮下胰岛素输液（泵）的产妇愿意负责调整分娩期间的剂量，则她们可以在整个阵痛和分娩过程中继续使用泵。

(3) 麻醉管理：麻醉医师应在各种产科情形中对糖尿病患者进行治疗，包括早产，无并发症的阵痛和阴道分娩，复杂的产科疾病（例如先兆子痫），以及择期或急诊剖宫产。产妇、胎儿和新生儿并发症均可出现在此类患者中，因此，早期的评估是非常重要的。评估包括详细的气道检查（例如排除关节僵硬综合征），血糖控制情况和肾功能，以及周围神经病变存在与否，这些评估有助于检测出微血管病变引起的糖尿病慢性并发症。

① 分娩镇痛：肠外阿片类可用于分娩早期，以控制无并发症的糖尿病患者的疼痛，但早期硬膜外镇痛有很多好处。硬膜外镇痛不仅可以缓解疼痛，还可以降低孕妇内源性儿茶酚胺水平，从而改善胎盘血流灌注并降低胰岛素需求量。由于许多合并糖尿病的产妇紧急或急诊剖宫产风险增加，提前置入硬膜外

导管可以快速诱导麻醉，并且避免了全身麻醉。

在记录孕妇的基本生命体征和胎心率（FHR）之后，可以安全地实施硬膜外或腰－硬联合（CSE）镇痛。尽管一些麻醉医师倾向于使用硬膜外镇痛方式来给药和评估阻滞水平，但 CSE 技术已被证明与硬膜外技术一样可靠。无论采用何种技术，都应小心谨慎地进行硬膜外或 CSE 镇痛，特别要注意维持子宫移位，避免低血压和使用不含葡萄糖的液体。对静脉液体无反应的低血压应立即用麻黄碱或肾上腺素治疗，因为即使轻微程度的低血压也可能会加重糖尿病患者的子宫胎盘功能不全。患有显性肾病的女性有容量过负荷的风险，应密切监测静脉输液情况。

② 剖宫产：糖尿病患者剖宫产的麻醉考虑与分娩镇痛类似，包括：a. 避免低血压；b. 给予不含葡萄糖的静脉液；c. 维持子宫移位。可以安全使用腰麻，硬膜外麻醉或全身麻醉，但所选择的技术应根据多种因素进行个体化处理，这包括麻醉、产科或胎儿的危险因素（例如择期与急诊），患者的偏好，以及麻醉医师的判断。对于大多数剖宫产来说，椎管内麻醉优于全身麻醉。然而，在某些情况下（例如，胎儿心动过缓、子宫破裂、严重出血和严重的胎盘早剥），全身麻醉可能是最合适的选择。

> **临床要点** 麻醉管理应侧重于维持和控制患者适当的血糖水平，基于预先存在的终末器官疾病的存在和严重程度进行调节，并维持最佳的胎儿环境。

(4) 产后护理

① 胰岛素要求：在胎盘娩出后，胰岛素敏感性立即恢复。应避免母体低血糖症。谨慎的做法是将胰岛素用量减少到妊娠前 2/3。对于 1 型糖尿病的女性，由于静脉胰岛素半衰期短，因此应在停止静脉输注之前给予第一个皮下剂量的胰岛素。对于妊娠前口服药物或饮食控制的女性，只有在明确患有产后高血糖时才应使用胰岛素。

② 必须预估新生儿低血糖，并建立应对方案。一般来说，这些产妇所生的婴儿应该更频繁地进行毛细血管葡萄糖测量，如果血糖水平 < 2μmol/L（< 36mg/dl），则应采用早期口服喂养或使用静脉葡萄糖。其他新生儿并发症包括低钙血症、黄疸、红细胞增多症、室间隔肥大、骶骨发育不全及呼吸窘迫综合征。

> **临床要点** 新生儿娩出后低血糖的风险可以通过在分娩和阴道手术分娩期间良好地控制母体血糖来降低。

二、甲状腺疾病

1. **概述** 甲状腺疾病在育龄妇女中很常见，发病率为 4% ～ 5%。女性可能① 先前诊断出妊娠期间需要监测的甲状腺疾病，② 妊娠期间未发现甲状腺疾病加重，或③ 妊娠期间或妊娠后发生妊娠引起的甲状腺功能障碍。取决于甲状腺疾病的潜在原因和甲状腺激素水平变化的严重程度，对母体和胎儿的健康都可能产生不利后果。

2. 甲状腺生理学

(1) 妊娠与母体甲状腺生理的可逆性变化有关。有两种形式的甲状腺激素即甲状腺素（T_4）和三碘甲状腺原氨酸（T_3）。大多数循环激素是 T_4，其中只有 0.04% 未结合（游离 T_4）具有生理活性。其余部分与转运蛋白结合。T_4 在细胞内转化为 T_3，这是生物作用所必需的。促甲状腺激素（TSH）是甲状腺功能的主要调节剂；它增加甲状腺激素的合成和释放。

(2) 产妇在妊娠期间使用超过 50% 的甲状腺激素来补偿结合激素水平的增加，并通过胎盘降解来提高激素的清除率。胎儿甲状腺在妊娠 12 周时开始合成甲状腺激素，但仍然依赖于母体甲状腺激素，直到甲状腺 – 垂体轴在妊娠 18 周时开始运作。

(3) 妊娠期间甲状腺激素水平有正常的生理变化。人类绒毛膜促性腺激素（hCG）在妊娠早期的水平升高导致 T_4 短暂增加并抑制 TSH。因此，在妊娠早期 TSH 轻度抑制和游离 T_4 轻微升高是"正常的"（见后续文本）。一旦 hCG 水平下降，TSH 将恢复至孕前正常水平。大多数研究表明妊娠晚期游离 T_4 轻微下降，TSH 略有增加，但通常在正常范围内。

(4) 大多数甲状腺疾病都是自身免疫性疾病。已显示与妊娠相关的促甲状腺激素受体抗体（TSHrAbs）在妊娠期间显著减少，从而允许部分妇女停止治疗。在妊娠期间继续有高抗体效价的孕妇中，孕 18 周后被动胎盘转移可导致胎儿甲状腺疾病。产后抗体效价会增加，并导致 Graves 病的发作和产后甲状腺炎的出现[27]。

(5) 由于妊娠期间甲状腺功能异常会增加胎儿脑发育受损的风险，一些但并非全部的临床实践指南 / 专家小组推荐在孕前或确定妊娠时进行常规甲状腺功能筛查[28]。表 23-2 比较了正常妊娠甲状腺功能测试与甲状腺疾病状态的总体变化。

表 23-2　正常妊娠和甲状腺疾病状态下甲状腺功能检查的变化

甲状腺功能检查	正常妊娠	妊娠合并甲状腺功能亢进	妊娠合并甲状腺功能减退
TSH	孕早期↓ 孕中晚期↑	大幅度↓	↑
FT_4	孕早期↑ 孕晚期↓	↑	↓
FTI	无变化	↑	↓
TT_4	↑	↑	↓
TT_3	↑	↑或无变化	↓或无变化
RT_3U	↓	↑	↓

TSH. 促甲状腺激素；↓. 减少；↑. 增加；FT_4. 游离甲状腺素；FTI. 游离甲状腺素指数；TT_4. 总甲状腺素；TT_3. 总三碘甲腺原氨酸；RT_3U. 合成三碘甲腺原氨酸摄取量

> **临床要点**　正常妊娠需要母体甲状腺的甲状腺激素生成量增加，由于各种原因，其生成量相对不足。

3. 甲状腺功能亢进

(1) 定义及病理生理学：甲状腺功能亢进是由甲状腺激素分泌过多所引起的。它可以是亚临床（TSH 抑制，T_4 和 T_3 正常）或阳性的 [TSH 抑制，T_4 和（或）T_3 升高]。严重的甲状腺毒症与产科的不良结局有关。甲状腺功能亢进控制不良的孕妇发生严重先兆子痫的风险增加 5 倍[27]。流产、低体重儿、早产和胎盘早剥的风险也增加，这似乎与母体血清 T_4 的水平直接相关。妊娠前甲状腺功能正常的或接受适当治疗的妇女这些不良后果的风险没有增加[28]。

(2) 甲状腺功能亢进的生理学：在妊娠前期，由于 hCG 的作用，10% ～ 20% 正常妇女的 TSH 受抑制。特别是那些 hCG 水平较高（妊娠剧吐、葡萄胎、双胞胎妊娠期甲状腺功能亢进）的女性，也被称为孕前期甲状腺毒症和 hCG 相关性甲状腺毒症。随着 hCG 水平下降，通常不需要医疗干预，这种临时状况便得以改善。先前存在的甲状腺功能亢进的最常见原因是 Graves 病，即 TSHrAb 刺激甲状腺继发的自身免疫性甲状腺功能亢进。其他原因包括：① 有毒的单发结节；② 多发性结节性甲状腺肿；③ 摄入过量（如外源性甲状腺激素、胺碘酮、碘过量）；④ 亚急性甲状腺炎（表 23-3）。

(3) 甲状腺功能亢进的临床表现

① 妊娠期甲状腺功能亢进的临床表现取决于甲状腺毒症的潜在原因和严重程度。各种原因引起的甲状腺毒症可能伴有肾上腺素能症状，包括精神紧张、怕热、体重减轻、腹泻、心悸、焦虑、眼睑退缩、突眼。甲状腺检查可发现特定病因的特征。弥漫性，对称性，质地中等，可闻及血管杂音，可能是 Graves 病的特征。妊娠早期症状往往加剧，随妊娠进展逐渐改善[29]。亚急性甲状腺炎可能有结节状病变（通常直径＞ 3cm）和触痛。

② 自体免疫表现如眼眶病（突眼、软组织眶周肿胀和眼外肌功能障碍）、胫前黏液水肿和可能存在杵状指，且不属于 Graves 病。如果不能从临床表现确定，只要能够及时测量 TSHrAb 获得结果就可以；然而，只有 80% 的 Graves 病患者 TSHrAbs 为阳性[30]。

(4) 管理：治疗所有甲状腺毒症的目标是规范化，不抑制甲状腺激素水平，治疗不良症状。在未妊娠状态下，甲状腺功能亢进有三种治疗选择：① 抗甲状腺药，② 放射性碘，切除部分甲状腺，

表 23-3　妊娠期甲状腺功能亢进的原因

◆ **先前存在 / 未怀孕的具体原因**
• Graves 病
• 毒性结节
- 单发
- 多发
• 甲状腺炎
- 亚急性
- 无痛（无声）
• 中毒 / 药物治疗
- 甲状腺激素
- 碘化物
• TSH 分泌腺瘤
◆ **妊娠特异性**
• 妊娠早期甲状腺毒症
- β-hCG 相关
- 妊娠期
- 短暂的
• 产后甲状腺炎

TSH. 促甲状腺激素；hCG. 人绒毛膜促性腺激素

以及③甲状腺近全切除术。妊娠前选择放射性碘或手术的女性的生化状态不再反映其自身免疫状态。如果抗体效价仍然显著升高，先前接受过消融治疗（^{131}I 或甲状腺切除术）的患有 Graves 病的女性后续有发生胎儿 Graves 病的风险。丙硫氧嘧啶（PTU）和甲巯咪唑均为治疗 Graves 病的药物。由于使用甲巯咪唑曾有先天性异常的报道，因此通常首选丙硫氧嘧啶[31, 32]。

(5) 胎儿结局

① 胎儿的风险取决于甲状腺毒症的程度、根本原因，以及所用的治疗方式。在大多数情况下，母体患甲状腺功能亢进的新生儿甲状腺功能通常是正常的。可能发生甲状腺功能减退，并且可能伴有或不伴有新生儿甲状腺肿。继发于母体甲状腺功能障碍的新生儿获得甲状腺功能减退症通常是短暂的，并会在 1 ～ 2 周内得到有效治疗。

② TSHrAb 通过胎盘进行转移可能会过度刺激胎儿的甲状腺，导致胎儿或新生儿 Graves 病。这一过程在母体妊娠 16 周后可能发生胎儿心动过速、高输出量心力衰竭、水肿、颅缝早闭、IUGR 和胎儿甲状腺肿。母体给药后硫代酰胺经胎盘转移至胎儿体内可能引起胎儿甲状腺肿。在这种情况下，胎儿甲状腺功能减退。

③ 由于母体甲状腺功能亢进治疗不足，导致胎儿长期处于甲状腺功能亢进的环境中，可能会影响其下丘脑 – 垂体 – 甲状腺轴的成熟。最终可能导致婴儿中枢先天性甲状腺功能减退症。

临床要点　甲状腺毒症与自发性流产、先兆子痫和早产率增加有关。只有 Graves 病相关的甲状腺功能亢进与新生儿 Graves 病有关。

(6) 产前因素

① 药物：治疗目标是使用尽可能低剂量的硫代酰胺将游离 T_4 维持在高正常范围。为了缓解症状，可以使用 β 受体拮抗药，直到游离 T_4 水平达到正常范围。表 23-4[33] 总结了治疗甲状腺功能亢进的常见药物及其作用机制。抗甲状腺药使用过量可导致胎儿甲状腺功能减退和胎儿甲状腺肿，因此必须避免。妊娠期甲状腺功能亢进是自限性的，不需要硫代酰胺治疗。对于对硫代酰胺产生不良反应的个体，特别是出现了显著的白细胞减少症或肝脏异常的产妇，可能需要在妊娠时进行甲状腺切除术。

② 胎儿甲状腺肿 /Graves 病：在接受 Graves 病治疗的女性中，由硫代酰胺引起的胎儿甲状腺功能减退症或胎儿 Graves 病可引起胎儿甲状腺肿。接受放射性碘或甲状腺切除术的妇女可能会继续产生高滴度的 TSHrAb 并将其胎儿置于 Graves 病风险中。对于未接受抗甲状腺药治疗且 TSHrAb 阴性的妇女，不需要行额外的胎儿监护[34]。胎儿监护应包括评估胎儿心动过速，胎儿生长和甲状腺肿大小（从妊娠 20 周开始每月重复进行超声检查）。如果没有胎儿甲状腺肿的证据，则胎儿不太可能发生甲状腺功能障碍。宫内治疗可以快速消除胎儿甲状腺肿。

(7) 甲状腺危象：妊娠是甲状腺危象的潜在罕见原因，有高达 25% 的死亡率[35]。其临床诊断是临床检测到快速发作，严重的、危及生命的恶化甲状腺功能亢进，其通常有明显甲状腺肿。其他危及生命的疾病（败血症、低血糖、嗜铬细胞瘤和可卡因毒性）与甲状腺危象表现相似。

表 23-4　治疗甲状腺功能亢进的药物及其作用机制

药　物	机　制	其他问题或不良反应
丙硫氧嘧啶（PTU）和甲巯咪唑 （目标：治疗方案以尽可能低的药物剂量维持高的正常甲状腺素水平）	通过阻断甲状腺球蛋白有机化/碘化来降低甲状腺激素合成，阻滞外周组织 T_4 向 T_3 的转换（即阻断甲状腺素脱碘成三碘甲状腺素）	透过胎盘，潜在胎儿甲状腺功能减退 恶心、皮疹、关节痛 粒细胞缺乏症（先天性再生障碍性贫血和与甲巯咪唑相关的后凸畸形，未在后面的研究中显示）
^{131}I （妊娠期间绝对禁忌，有致胎儿甲状腺切除风险）	甲状腺切除/破坏	胎儿甲状腺破坏 孕妇甲状腺功能减退
碘化钾，碘化钠 （用于甲状腺危象）	防止甲状腺素释放	仅在给予丙硫氧嘧啶 1～2h 后，碘自身可以刺激新的甲状腺激素合成
地塞米松	减少释放并阻止 T_4 到 T_3 的转换 也适用于相对肾上腺皮质不足	
碳酸锂 （如果对碘过敏，则用碳酸锂代替）	增加甲状腺内碘 抑制 T_3 和 T_4 的形成和释放	（当注意到接受锂的精神病患者甲状腺功能减退症发生率高时，首先作为抗甲状腺药物进行调查） 监测电解质异常
β 受体拮抗药 （普萘洛尔、艾司洛尔）	控制/减少心动过速和高动力肾上腺素能过度活动 阻滞外周组织 T_4 向 T_3 的转化（普萘洛尔）	潜在的短暂性新生儿低血糖，呼吸暂停和心动过缓 长期使用可能与胎儿宫内生长受限相关 对持续心力衰竭有潜在负性肌力作用
苯巴比妥（用于极度激动）	增加甲状腺激素分解代谢	

经许可转载，引自 Pan PH，Tonidandel AM. Anesthesia for pregnant patients with endocrine disorders. In:Suresh MS，Segal BS，Preston R，et al，eds. *Shnider and Levinson's Anesthesia for Obstetrics*. 5th ed. Philadelphia，PA:Lippincott Williams & Wilkins, 2013, 462-484.

①典型表现是发热、伴心房颤动的心动过速、恶心/呕吐、腹痛、谵妄/昏迷、收缩期高血压和脉压增大和高输出量型心力衰竭[36]。由于心排血量增加、血管阻力降低及妊娠高血容量，孕妇可能更易患有严重甲状腺毒症性心力衰竭[37]。也可能存在高血糖、高钙血症和肝功能异常。临床症状的严重程度与血清游离 T_4 或 T_3 的水平没有直接关系。任何疑似甲状腺危象的患者都需要立即入住重症监护室（ICU）进行有创血流动力学监测并立即进行治疗，而且不需要等待实验室结果。

②治疗的目标是阻断甲状腺激素过量导致的外周效应，抑制甲状腺激素合成，阻断甲状腺激素的释放，以及减少外周组织 T_4 向 T_3 的转换（表 23-4）[33]。充足的肾上腺素能阻滞是必不可少的，由于甲状腺功能亢进会增加需要阻断的 β 受体数量和药物代谢，因此需要高剂量的短时间间隔给予 β 受体拮抗药。治疗的选择一直是普萘洛尔，因为它降低了 T_4 向 T_3 的转换；艾司洛尔也已被成功使用[38]。诊断完毕后应立即给予丙硫氧嘧啶。300mg 每 6 小时 1 次的初始剂量应通过口服或鼻胃管给药。在非妊娠患者中使用无机碘（4～8 滴碘溶液每 6～8 小时或 5 滴饱和碘化钾溶液每 6 小时）或碘化对比剂（24h 碘酸钠 1mg 每 8 小时 1 次，然后 500mg 每 12 小时 1 次）为标准疗法[34]。当服用丙硫氧嘧啶的首次剂量后，两者在防止甲状腺激素释放方面非常有效。很少有关于大量碘对发育中胎儿不良后果的信息；然而，在不

受控制的，严重的母体甲状腺毒症中胎儿的风险可能超过胎儿碘暴露的潜在风险。可以给予糖皮质激素以抑制外周组织 T_4 向 T_3 的转化，并有助于防止相对肾上腺功能不全。

> **临床要点**　甲状腺危象表示母体和胎儿有死亡的高风险。

（8）产时和麻醉注意事项

① 分娩的主要问题是甲状腺毒症的程度，母体甲状腺肿的存在，以及胎儿甲状腺肿的存在。尽管甲状腺功能亢进控制良好的孕妇一般能够耐受分娩并且无分娩并发症，但麻醉医师应该了解几种与甲状腺功能亢进有关的潜在的生理变化，这些变化可能会影响麻醉管理：a. 甲状腺肿大导致的气道阻塞；b. 呼吸肌无力；c. 具有可能的心肌病的高动力心血管系统；d. 由疼痛和焦虑导致的过度交感神经刺激；e. β 肾上腺素受体增加；f. 电解质异常；g. 根据甲状腺疾病的严重程度，凝血功能异常，血栓或出血风险增加。理想情况下，术前准备的目标是患者甲状腺功能正常；但是最大限度降低甲状腺危象的风险是最重要的。对于控制不佳的患者，分娩可引起甲状腺危象，麻醉医师应做好充分准备。对于那些仍患有严重甲状腺毒症的产妇，应评估其心脏状况并在分娩过程中进行监测。术前准备包括丙硫氧嘧啶、糖皮质激素、碘化钠和 β 受体拮抗药。

② 分娩镇痛：分娩时过度焦虑和控制疼痛不佳可激活交感神经系统。应在分娩早期开始硬膜外或 CSE 镇痛。连续硬膜外麻醉技术或患者自控硬膜外麻醉（PCEA）可用于维持镇痛并将甲状腺危象的风险降至最低。分娩和产房工作人员常用拉贝洛尔以拮抗 β 受体[39]。除分娩镇痛给药期间（例如子宫左侧移位）常规的管理考虑外，低血压可以联合晶体液和升压药来治疗，但建议谨慎使用升压药，以避免可能出现的血压过高。

③ 剖宫产

a. 麻醉选择：腰麻、硬膜外麻醉或全身麻醉都可以，但在大多数情况下，椎管内麻醉优于全身麻醉；然而，没有研究评估特定技术在该患者群体中的有效性或安全性。清醒的患者在完善的椎管内麻醉下，过度的焦虑和交感神经系统激活可能是个问题。尽管对甲状腺功能亢进患者使用含有肾上腺素的局部麻醉药治疗存在一些担忧，但由于担心产生过度的循环反应，大多数认为使用这些局部麻醉药是安全的，可以减少局部麻醉药的摄入并降低其毒性风险。低血压可用静脉晶体液联合适当的升血压药来治疗。如果需要全身麻醉，则应避免使用刺激交感神经系统（例如氯胺酮）或引起母体心动过速的药物（例如阿托品、格隆溴铵，用于安胎的拟 β 肾上腺素能药物和泮库溴铵）。静脉给予咪达唑仑 $1 \sim 2mg$，可用于减少母体的焦虑。

b. 产时宫外治疗：如果确诊为胎儿甲状腺肿，并未通过宫内治疗得到解决，则必须由包括产科医师，新生儿科医师和麻醉医师的多学科团队讨论分娩计划。担心胎儿呼吸道损害时，应考虑产时宫外治疗（ex utero intrapartum treatment，EXIT）[40]。

4. 甲状腺功能减退

（1）病理生理学：甲状腺功能减退是由甲状腺激素分泌不足引起的。甲状腺功能减退在妊娠期间的患病率为 2% ～ 3%（尽管这可能被低估）[41]。甲状腺功能减退可能是阳性的（即 TSH 升高和游离 T_4 降低）

或亚临床（即 TSH 升高和游离 T$_4$ 升高）。

① 在发达国家，自身免疫性破坏（桥本甲状腺炎）是最常见的原因。

② 碘缺乏仍然是全球的主要原因，高达全球 30% 的人口处于风险之中。

其他原因包括放射性碘消融治疗 Graves 病或甲状腺结节；甲状腺切除术（为治疗良性或恶性肿瘤的局部或近全切，Graves 病）；药物（如锂、胺碘酮）；短暂性的炎症性甲状腺炎；妊娠前中枢性甲状腺功能减退罕见，可能是由于垂体或下丘脑病变导致甲状腺刺激不足。

(2) 临床表现：轻至中度甲状腺功能减退的临床表现不清，发作时常隐匿，因此常常难以将疾病与妊娠的体征和症状区分开来。这些包括疲劳、便秘、感冒、体重增加、腕管综合征、脱发、声音变化、记忆力减退、肌肉痉挛和皮肤干燥。既往研究表明女性更容易出现阳性体征的甲状腺疾病[41]。病理甲状腺肿大的存在与否取决于甲状腺功能减退的病因。地方性碘缺乏地区的妇女或患有桥本甲状腺炎的妇女更可能患有甲状腺肿。

(3) 治疗：妊娠合并甲状腺功能减退症治疗目标是受孕时和整个妊娠期间的临床和生化甲状腺功能正常。左甲状腺素钠（甲状腺素）是常规治疗甲状腺功能减退症的首选治疗药物。甲状腺素的长半衰期（7d）不允许快速剂量滴注。由于雌激素刺激，胎盘转运和胎盘清除继发的肝结合蛋白产生增加，大多数甲状腺功能减退的女性一旦怀孕就需要增加药物剂量。

(4) 产科风险和并发症取决于甲状腺功能减退的严重程度和病因。

① 胎儿风险：碘缺乏致妊娠期间胎儿甲状腺激素产生不足，从而导致严重的胎儿甲状腺功能减退。结果出现显著的神经发育延迟、耳聋、发育不良和新生儿死亡风险增加。据报道，合并轻度甲状腺功能减退的母体后代的精神运动和 IQ 测试的改变虽然适度而显著，但新生儿甲状腺功能正常。

② 产科并发症：胎儿甲状腺直到妊娠 14 周才开始分泌甲状腺激素，因此妊娠早期母体甲状腺功能减退尤其有害[41]。轻度甲状腺功能减退的产科并发症包括死胎风险增加、早产、先兆子痫、胎盘早剥、臀位和低出生体重儿[42]。产妇因放射性碘或甲状腺切除术后造成甲状腺功能减退而患上甲状腺肿，可能继续产生 TSHrAb，从而使胎儿有 Graves 病的危险。

(5) 产前保健

① 已知甲状腺疾病的妇女在首次产前检查时应使用血清 TSH。妊娠期间的目标是降低正常 TSH（< 2.5mU/ml）。在妊娠前期，TSH 轻度抑制是正常的，不应改变左甲状腺素（L）的剂量。这些妇女中几乎一半需要在妊娠期间增加甲状腺替代治疗。当调整剂量时，TSH 应该每隔 4～6 周复查 1 次，等治疗达标后，每隔 8～12 周复查 1 次。

② 因为甲状腺功能减退往往会导致不孕，因此严重的、未诊断的甲状腺功能减退在妊娠期间极为罕见。但有报道称几例女性在妊娠时出现黏液性昏迷[43]。严重的甲状腺功能减退可能由感染、药物（包括镇静药和阿片类）及心血管事件引起。

③ 严重甲状腺功能减退临床表现包括认知功能改变、抑郁症、体温过低、心动过缓、低血压、高碳酸血症和低钠血症。

④ 治疗应该包括心电图（ECG）监测、甲状腺素替代治疗、外部加温、谨慎的液体替代治疗及糖皮质激素治疗。

(6) 产时麻醉注意事项

① 虽然之前的甲状腺手术或药物治疗可能会造成甲状腺功能减退，但原发性甲状腺功能减退常常未被诊断。对未治疗的妊娠合并甲状腺功能减退产妇的麻醉处理着重于增加镇静药（例如挥发性麻醉药）的心肌和血流动力学效应，冠状动脉疾病的风险，代谢改变和药物失活，监测阿片类对呼吸抑制的影响，检测阻塞性睡眠呼吸暂停，识别骨骼和呼吸肌功能障碍，监测低氧血症改变的通气反应，肾上腺功能不全的检查，检测电解质异常，观察意识的改变，以及监测血小板计数和凝血因子的异常。

② 分娩相关麻醉：甲状腺功能异常的患者的压力感受器反应受损的风险增加、血管内容量减少。在分娩过程中，由于阿片类引起的呼吸抑制的风险，椎管内镇痛技术优于胃肠外技术。分娩可以诱发压力反应，使肾上腺皮质功能下降。对于此类患者，糖皮质激素替代治疗是必要的。尽管在甲状腺功能减退患者中使用椎管内镇痛技术不需要特别考虑，但甲状腺功能减退可能与定性的血小板功能障碍有关。虽然没有合并甲状腺疾病发生硬膜外血肿的相关报道，但对有显性症状的患者，需谨慎使用硬膜外技术并在此前检查其凝血功能是否正常。对血管加压药治疗的反应是否正常。

③ 剖宫产麻醉：虽然剖宫产麻醉首选椎管内麻醉，但仍有一些产妇需要全身麻醉。在这种情况下，如果产妇有大面积甲状腺肿，应特别注意检查气道。另外，应谨慎使用心肺抑制药物。可以用最小剂量的诱导剂(例如硫喷妥钠或氯胺酮)完成快速顺序诱导。可以考虑依托咪酯，但其可能会抑制血清皮质醇。这些患者对高碳酸血症和缺氧的生理反应是异常的。需要适量的苯二氮䓬类和阿片类。由于挥发性麻醉药心脏抑制作用，应谨慎使用。如果使用琥珀胆碱超出插管剂量后仍需要肌肉松弛，因为骨骼和呼吸肌功能异常，则应使用神经刺激器引导非去极化肌肉松弛药的使用。

> **临床要点**　对于甲状腺疾病控制有效的产妇的麻醉，区域麻醉和全身麻醉都是安全的可替代的方法。

三、垂体疾病

1. 概述　由于妊娠和维持早期妊娠都需要正常的垂体功能，因此先前存有明显垂体疾病的女性不宜妊娠。垂体疾病可能使激素分泌过多而致综合征（即催乳素瘤），或由于功能腺体的破坏致垂体功能不全。可能还会有空间占位产生视觉损害。罕见的妊娠特定疾病，如 Sheehan 综合征或淋巴细胞性垂体炎也可能影响垂体功能。妊娠期最常见的垂体疾病是垂体腺瘤[44]。

2. 垂体腺瘤

(1) 分类：根据激素分泌和肿瘤大小对垂体腺瘤进行分类，包括：① 微腺瘤直径 < 10mm；② 大腺瘤直径 > 10mm。由于大腺瘤和微腺瘤在妊娠期间的临床表现差异很大，腺瘤的大小可能会改变妊娠的管理方式。

(2) 临床注意事项

① 泌乳素瘤是妊娠期最常见的垂体病变。多巴胺激动药可以治疗相关的高催乳素血症，并恢复这些

妇女的生育能力[45]。由于合并垂体泌乳素瘤女性不宜妊娠，因此此症状通常在妊娠前被诊断出来。然而，部分女性最初在妊娠时出现肿瘤扩张的症状。

② 临床上，大腺瘤扩张表现为头痛、视野缺损、鼻漏、颅神经麻痹、尿崩症和垂体卒中。

③ 肢端肥大症和无功能性垂体腺瘤是妊娠患者出现垂体腺瘤的其他罕见原因。由于大多数垂体瘤是大腺瘤，因垂体柄肿瘤性压迫引起的促性腺激素分泌减少或高泌乳素血症可导致生育力受损[45]。理想情况下，肢端肥大症患者应该在妊娠前对其疾病进行最佳管理（即生长激素水平抑制和胰岛素样生长因子 –1 的正常化）。应适当筛查和管理高血压和糖尿病。

(3) 管理

① 妊娠合并泌乳素瘤的管理取决于腺瘤的大小。一旦确认妊娠，由于妊娠期间垂体瘤扩张的风险很低，因此通常对患有微腺瘤的女性停止多巴胺激动药治疗。一般不需要常规进行视野检查，应用于有肿瘤扩张症状的妇女。因为催乳素水平通常随妊娠而增加，并且随着肿瘤扩张可能不再升高，因此常规测量催乳素是没有益处的。

② 催乳素分泌型巨腺瘤治疗的管理不太明确。选择包括记录妊娠后是否停用溴隐亭，仔细监测患者的肿瘤扩张情况；孕前手术切除；或因为已认为溴隐亭可以减少肿瘤扩大，因此孕期溴隐亭可以继续使用。应该进行其他垂体激素（即皮质醇和甲状腺）功能的筛选。对于合并巨大腺瘤的妇女，视野基线检测和垂体成像至关重要，必须在整个妊娠期间对其进行监测，以获取肿瘤扩大的证据。如果有肿瘤扩张的证据，应考虑重新使用溴隐亭。对药物治疗无反应的患者，手术或早期分娩进行干预可能是必要的[46]。

(4) 产前产妇风险

① 产妇并发症：母体垂体腺瘤的主要并发症是肿瘤扩张。在泌乳素瘤患者中，妊娠期雌激素的显著增加对催乳素分泌有刺激作用，这可能会导致肿瘤生长[45]。微腺瘤和大腺瘤在妊娠期间有不同的生长风险。微腺瘤伴有 1.4% 的扩张风险，而 26% 的未接受过手术或放疗的患者中，大腺瘤有扩张的风险[44]。肢端肥大症患者（特别是那些以前没有接受过治疗或在妊娠前仅接受过药物治疗的患者）的肿瘤也出现了生长。这些患者还应该在妊娠期间筛查肿瘤的生长情况。有肢端肥大症的妇女可能有妊娠合并糖尿病、高血压和左心室肥大。

② 扩张的风险：在无功能性垂体腺瘤患者中，通常与妊娠有关的增生可能会引起头痛或视力障碍，但这种潜在的并发症尚未见报道；已报道 1 例无功能性垂体腺瘤的扩张[46]。在这种情况下，如果溴隐亭疗法不能及时改善症状，建议经蝶窦行手术治疗。

③ 垂体功能不全：垂体大腺瘤（特别是发生肿瘤扩张）的妇女有垂体功能不全的危险。应对患者进行皮质醇和甲状腺缺乏症筛查，并且在应激（如阴道分娩或手术分娩时）下可能需要高剂量的皮质类固醇。

> **临床要点**　区分垂体微腺瘤和大腺瘤患者的差异性是很重要的，因为后者可能会增加大量疾病的风险。

(5) 产时考虑：大多数合并垂体疾病的产妇在分娩时不需要特殊的麻醉管理。然而，分娩时的 Valsalva

动作可能会增加颅内压，并可能增加垂体大腺瘤患者发生垂体卒中风险。还应考虑到助产。因此，应监测孕妇的体征和临床症状，如严重头痛和血流动力学变化。在分娩过程中，巨腺瘤患者可能需要应用皮质类固醇激素。该剂量应在分娩后 2 ~ 3d 停止。

3. 妊娠期垂体功能不全

(1) 诊断：由于妊娠也可能合并这些症状，因此妊娠期垂体功能不全很难被诊断。另外，动态测试也很困难。垂体功能不全可能是由许多疾病引起的（表 23-5），可能存在于妊娠前，或者在妊娠期间（即淋巴细胞性垂体炎、尿崩症）或产后（即 Sheehan 综合征）。

(2) 病理生理：在受孕前出现垂体功能减退的情况下，垂体的破坏导致其分泌部分或全部释放激素的能力受损。可导致皮质醇、甲状腺激素、促卵泡激素（FSH）、黄体生成素（LH）和血管加压素的缺乏。这些妇女通常在妊娠前不孕。对已有垂体功能不全的患者进行管理应包括对药物的回顾和针对妊娠的详细监测计划。如果是部分激素缺乏，应该完成对其他垂体激素缺陷的筛查。激素替代疗法应该被优化。妊娠期间可能需要增加甲状腺激素，以满足增加妊娠期甲状腺素的需求。但由于在垂体功能减退患者中 TSH 较低，因此不需要检测 TSH。应监测游离 T_4 水平并保持其在正常范围内。除非有额外的疾病或压力，如剧吐、发热或分娩，否则皮质醇替代治疗应与孕前补充剂量相同。定期测量电解质和血压可能有助于确定皮质醇替代的充分性。

① 淋巴细胞垂体炎：淋巴细胞性垂体炎是一种自身免疫性疾病，引起淋巴细胞和浆细胞浸润，导致垂体破坏。产妇妊娠期间可能出现鞍内肿块扩大的征象（如视野改变、脑神经麻痹或头痛）或垂体功能减退症。即时手术干预是不必要的（除非有证据表明视野缺损、难治性头痛或肿块扩大的影像学证据），因为女性可能经历脑垂体功能的自发消退和恢复[47]。短期的大剂量皮质类固醇可能会对某些女性的视野缺损产生巨大的影响[48]。

② 尿崩症：妊娠期间很少发生尿崩症（DI），多尿、多饮、极度口渴和脱水等症状发生率为 0.004%。尿崩症通常在临床上被诊断出来，并通过实验室确认。尿崩症的特点：尿量多、尿渗透压低（< 275mOsm/kg）、血浆渗透压高（> 290mOsm/kg）。妊娠尿崩症被认为是由升高的血管加压素酶 [一种代谢内源性精氨酸 - 加压素（AVP）但不合成 DDAVP] 活性的胎盘酶引起的，对 AVP 的肾脏接受性较低。妊娠尿崩症与先兆子痫、溶血、肝酶升高、血小板（HELLP）综合征和妊娠脂肪肝相关，可能是因为肝脏负责部分血管加压素的代谢。应仔细监测患有尿崩症的孕妇的电解质和容量状况[49]。

表 23-5　孕妇垂体功能减退的原因

◆ 妊娠前
- 垂体腺瘤
- 下丘脑肿瘤
  - 颅咽管瘤
  - 脑膜瘤
  - 胶质瘤
  - 生殖细胞瘤
- 先天性激素缺乏症
- 手术破坏
- 血管疾病
- 浸润性障碍
  - 结节病
  - 血色病
  - 淀粉样变

◆ 妊娠期间
- 垂体大腺瘤扩张
- 淋巴细胞垂体炎
- 组织细胞增生症 X

◆ 产后
- Sheehan 综合征
  垂体坏死

③ Sheehan 综合征：Sheehan 综合征的发病机制尚不清楚，但被认为继发于脑垂体缺血。产后出血的产妇对液体复苏反应差，应考虑为急性 Sheehan 综合征。妊娠期间常规高催乳素水平可能很低。促肾上腺皮质激素（ACTH）刺激试验可能是正常的，因为如同其他垂体功能不全的患者，其肾上腺尚未有时间萎缩。急性垂体功能不全（如同急性 Sheehan 综合征）是一种医疗紧急情况，对母体和胎儿都有致命的后果。应获得基本的实验室检测结果，但在等待结果的同时应开始治疗。液体复苏需要结合应激剂量的皮质类固醇（即静脉注射氢化可的松 100mg 每 8 小时 1 次）。静脉注射葡萄糖可能是治疗低血糖所必需的。因给予皮质类固醇后可能会导致尿崩症，因此应观察是否有多尿症。如果发生这种情况，应对尿崩症进行评估。如果发现水平低，可以建立甲状腺激素替代治疗。

(3) 产前风险：未经治疗和部分治疗的垂体功能减退症会增加母体低血压和低血糖的风险。剖宫产率可能会增加。已有报道称小于胎龄儿、早产、胎死宫内可能是由于母体垂体功能减退。产程结局不良可能与母体激素替代治疗不足有关。先天性畸形方面尚无报道。

(4) 产时考虑：分娩时需要使用皮质类固醇。应该在分娩后或产后 2～3d 内静脉注射氢化可的松 100mg 每 8 小时 1 次，并减少至更换剂量。

> **临床要点** 妊娠合并垂体功能不全应监测低血糖，接受应激剂量类固醇治疗，并有增加低血压的风险。

四、肾上腺疾病

1. 原发性肾上腺功能不全

(1) 病理生理学

① 原发性肾上腺皮质功能不全：通常是由于肾上腺皮质的自身免疫性破坏（Addison 病）引起的。所有肾上腺类固醇（皮质醇和醛固酮）都缺乏，并且 ACTH 水平升高。妊娠期肾上腺皮质功能不全的诊断具有挑战性，因为其许多症状与妊娠的正常症状（例如恶心、呕吐、疲劳、直立性低血压和色素沉着过度）相似。鉴别两者的临床表现包括：a. 妊娠早期后过度恶心、厌食和呕吐；b. 虚弱；c. 黏膜、伸肌表面和瘢痕中出现新的色素沉着。细胞外容积减少和电解质紊乱（例如低钠血症和高钾血症）可能表明醛固酮缺乏。

② 肾上腺皮质危象：在发生先兆子痫、产后出血和全身感染等应激时期，急性肾上腺功能不全（肾上腺皮质危象）可能发生于未诊断或治疗的慢性功能不全患者中。它通常伴有发热、呕吐、意识错乱、低血压、低血糖和低钠血症。腹痛可伴有肾上腺梗死或出血。由于妊娠期间母体皮质醇生理性增加，母体皮质醇水平的未妊娠状态可能高于预期。明确的诊断需要 ACTH 刺激测试。静脉注射 250μg 促肾上腺皮质激素（合成促皮质素）（合成 ACTH）后，基础血清皮质醇水平应该在 30min 内增加一倍。如测试阴性，则肾上腺功能不全，应测量 ACTH 水平以区别原发性和继发性原因。如果临床表现强烈提示肾上腺功能不全，应同时进行诊断和治疗研究。

(2) 产前因素

① 母体并发症：妊娠期合并该疾病产妇的主要风险是类固醇激素替代不足或诊断失调。未确诊的 Addison 病可能会危及生命。如果替代疗法适当，妊娠期此类产妇则与正常产妇无异。妊娠期间盐皮质激素和糖皮质激素的需求剂量与非妊娠人群没有差别。氢化可的松和泼尼松因其胎儿暴露风险较低而成为首选药物。

在严重剧吐、分娩、手术过程，以及其他严重应激情况下，需要应激剂量的肠外类固醇。尽管在动物研究中已报道腭裂[50]的发生，但是人体妊娠中的糖皮质激素治疗与先天性异常无关，长期研究显示其神经系统发育或体细胞生长无变化。

② 胎儿因素：有文献记载胎儿生长受限，新生儿低血糖和低出生体重儿，但这些病例中的大多数发生在患有缺乏或未接受类固醇替代治疗的妇女。在有足够替代的女性中，胎儿的发病率不应该增加。

(3) 产时和麻醉考虑

① 应激剂量类固醇：分娩或剖宫产需要应激剂量的肠外类固醇。应在产妇自然分娩或剖宫产之前肠外使用氢化可的松 100mg 每 8 小时 1 次治疗。产后类固醇应逐渐减量，在 2 ～ 3d 内恢复至患者的正常替代剂量。

② 原因不明的低血压：大多数妇女在补充皮质类固醇的情况下可以耐受分娩。尽管没有关于椎管内麻醉管理的具体建议，但不明原因的低血压需要确认足够的皮质类固醇和盐皮质激素替代。肾上腺功能不全与低血压和循环衰竭有关。

③ 紧急情况：一些紧急情况将需要静脉注射氢化可的松，在有创血流动力学监测指导下行静脉液体管理。虽然大多数剖宫产麻醉首选椎管内麻醉，但有些仍需要行全身麻醉。在这些情况下，由于药物引起心肌抑制的风险，合理的麻醉药剂量是必不可少的。围术期应测量葡萄糖和电解质水平。如果需要神经肌肉阻滞，应使用神经刺激器指导并给予小剂量肌肉松弛药。

临床要点   在应激情况下，肾上腺功能不全患者可能需要应用糖皮质激素和盐皮质激素类固醇。

---

2. 库欣病及库欣综合征

(1) 病理生理学

① 库欣病：库欣病是垂体腺瘤 ACTH 分泌过度所致。过多的 ACTH 刺激肾上腺，导致皮质醇分泌过量。库欣综合征是指多类固醇激素所致病症。合并库欣综合征的患者由于排卵障碍导致的不孕症，其妊娠是罕见的。其他并发症包括：a. 自然流产；b. 先兆子痫；c. GDM；d. 高血压[51]。

② 库欣综合征：库欣综合征可能是由于血浆 ACTH 过度，刺激肾上腺皮质，导致皮质醇水平明显升高（即 ACTH 依赖性）或由异常的肾上腺皮质组织产生的皮质醇过量所致，这种异常抑制促肾上腺皮质激素释放激素（CRH）和促肾上腺皮质激素（即促肾上腺皮质激素依赖）[52]。本文回顾了自 1990 年以来的 58 例妊娠期库欣综合征的产妇，40% 为良性肾上腺腺瘤，41% 因垂体或胎盘来源的 ACTH 升高而发生肾上腺增生，10% 为肾上腺癌，1 名患者出现了 ACTH 分泌型嗜铬细胞瘤的异位 ACTH[53]，其他病例原因不明。

(2) 产时考虑

① 临床表现：临床表现包括体重增加、虚弱、肌肉萎缩、腹部皮纹、容易瘀伤、水肿、色素沉着过度、皮肤变薄、病理性骨折和葡萄糖耐受不良。在某些患者中，由于此类症状和体征可能是由于先兆子痫，糖尿病或正常妊娠所致，诊断可能会延迟[51]。

② 实验室检查和影像学：正常妊娠皮质醇水平升高 2 ～ 3 倍。由于此类皮质醇大部分是蛋白质结合的，因此临床诊断很困难。然而，患有库欣综合征的女性表现出皮质醇水平的昼夜变化，以及尿游离皮质醇增加。依赖 ACTH 的库欣综合征患者在地塞米松抑制试验后，显示游离皮质醇和 17- 羟皮质类固醇水平明显受到抑制。此外，不依赖 ACTH 的库欣综合征患者将无法通过皮质类固醇抑制基线水平来进行诊断。超声检查，计算机断层扫描（CT）或磁共振成像（MRI）可能有助于排除腺瘤或定位垂体或肾上腺肿块。

③ 母婴因素：库欣综合征与母体和胎儿的发病率和死亡率显著相关[53]。在一组 67 例妊娠病例中，只有 34% 足月分娩。妊娠并发症包括自发性流产、死胎、早产、IUGR。母体并发症包括高血压疾病、葡萄糖耐受不良、充血性心力衰竭（CHF）、伤口愈合不良、肺栓塞和母体死亡[53, 54]。

④ 产前管理：与单用支持性治疗相比，肾上腺切除术，垂体放射或使用美替拉酮或赛庚啶的药物治疗可减少死产和早产[54]。对于严重症状的女性，手术是首选治疗方法。有在妊娠中晚期行腹腔镜或开腹肾上腺切除术成功的报道。也有妊娠中期经蝶窦切除垂体瘤术成功的相关报道。对于不能行手术治疗的患者，可施用抑制皮质醇分泌的药物（例如甲吡酮、5- 羟色胺拮抗药赛庚啶、酮康唑）。所有这些药物都会穿过胎盘，并可能导致胎儿肾上腺抑制。

(3) 麻醉前管理

① 尽管严重高血压是分娩过程中遇到的最重要的并发症，但在进行椎管内麻醉或全身麻醉之前，还应评估凝血、心血管功能、血糖、电解质和酸碱状态。应频繁地监测血压。由于严重高血压可能与这些患者的心力衰竭有关，因此应及时治疗高血压。可以用肼屈嗪或拉贝洛尔控制血压。其他并发症包括多尿、糖尿病、体液潴留、低钾血症和碱中毒。

② 椎管内麻醉禁用于凝血异常的患者。由于各种技术问题（例如，向心性肥胖、肌肉萎缩、皮肤瘀伤、骨质疏松伴椎体压缩），区域阻滞可能会变得复杂[55]。升血压药、内源性儿茶酚胺或交感神经切断术所致的血流动力学反应可能进一步加剧。增加局部麻醉药、适当地移动子宫和液体管理可以最大限度地避免低血压。

③ 手术分娩的麻醉管理。许多有此并发症的产妇需行剖宫产。随着对潜在的夸张的血流动力学反应认识的提高，椎管内麻醉和全身麻醉都可以选用。在某些情况下（如心力衰竭），有创血流动力学监测对于控制并发症是必要的。库欣病（向心性肥胖、水牛背、颈部和胸骨区域的脂肪组织增加，皮肤黏膜脆性增加）的临床表现可能都会影响困难气道的管理[55]。在这种情况下，应考虑清醒纤支镜插管。由于肌无力，应谨慎使用神经肌肉松弛药。

④ 严重高血压的处理：严重的高血压可以使用肼屈嗪或拉贝洛尔进行控制。收缩压应降到 160mmHg，舒张压应降到 90 ～ 100mmHg。在全麻诱导前，注射 50mg 的硝酸甘油有助于将血压维持在一个可接受的范围内。静脉给予利多卡因也会减弱插管的交感反应。脊髓钳夹术后静脉注射阿片类可减

少但不能消除手术刺激引起的皮质醇释放。

> **临床要点** 严重高血压是合并库欣综合征产妇在麻醉管理过程中遇到的最常见的并发症。

3. 嗜铬细胞瘤 嗜铬细胞瘤是高血压的罕见原因，人群发病率约为 0.1%[56]。据报道妊娠相关发病率为 0.02%[57]。虽然妊娠期罕见，但嗜铬细胞瘤对母体和胎儿都有潜在的致死性，如果不治疗，死亡率分别高达 17% 和 40%；然而，使用适当的治疗方法进行产前诊断可分别将母体和胎儿的死亡率降低至 1% 以下和 15% 以下[58]。因此，嗜铬细胞瘤应被视为妊娠期高血压鉴别诊断的一部分。

(1) 母体及胎儿风险

① 母体风险包括高血压危象，这可能导致心肌梗死（MI）、脑卒中、心律失常、充血性心力衰竭和死亡。全身麻醉，阴道分娩和（或）子宫增大引起的肿瘤的机械压迫可能会诱发高血压危象。

② 由于严重的母体高血压可能导致 IUGR、子宫胎盘功能不全、胎儿缺氧和死亡，所以胎儿风险增加。

(2) 何时怀疑嗜铬细胞瘤。区分嗜铬细胞瘤和妊娠相关高血压的迹象包括：① 阵发性高血压；② 缺乏蛋白尿，踝关节水肿或血浆尿酸水平升高；③ 存在高血压并发症，如心力衰竭和肺水肿；④ 存在不明原因的直立性低血压[58]。如果由于无对抗性 α 肾上腺素能效应而给予诸如拉贝洛尔的主要 β 受体拮抗药，血压可能进行性恶化。嗜铬细胞瘤患者通常表现为不稳定和难以控制的高血压。嗜铬细胞瘤蛋白尿发生率为 20%，使其难以与先兆子痫相鉴别。有发作性症状如头痛、震颤或出汗的女性应怀疑嗜铬细胞瘤。严重和间歇性高血压、水肿、妊娠 20 周前发展为高血压，以及同时合并 GDM，可能是其他的诊断线索。大多数嗜铬细胞瘤是散发性的。然而，有一些严重的家族性神经内分泌疾病，嗜铬细胞瘤是其中的一部分。这些包括 2A 型多发性内分泌瘤（MEN）、2B 型 MEN、von Hippel–Lindau 病和神经纤维瘤病。应该获得家族史并对临床提示本病者做相应的检查。

(3) 嗜铬细胞瘤的诊断

① 对嗜铬细胞瘤最敏感的诊断测试是对尿中或血浆中甲氧基肾上腺素的微分测量，因为这些测量不受妊娠的影响。应该收集基线 24h 尿液。如果这个样本是正常的，应该从临床发作开始 24h 收集。通常，大于正常值两倍表示为嗜铬细胞瘤。

② 药物可干扰儿茶酚胺水平的测量，包括三环类抗抑郁药、拉贝洛尔、甲基多巴、乙醇和苯二氮䓬类，所有这些都增加儿茶酚胺值。使用干扰儿茶酚胺测量的药物应在标本采集前 7 ～ 14d 停止使用[59]。

③ 应该通过 MRI 对肿瘤进行解剖学定位，因为这种成像方式不会对胎儿造成伤害。对于 1.5cm 以上的病变，MRI 具有接近 100% 的灵敏度，可用于记录肾上腺外病变。其他成像模式已被使用，但 CT 扫描需要电离辐射和造影剂。超声检查缺乏灵敏度。妊娠期禁用放射性核素标记的间碘苄胍（MIBG）扫描。

> **临床要点** 妊娠合并嗜铬细胞瘤的症状可能难以与患有先兆子痫或非法药物滥用的临床症状相鉴别，即使患有经典三联征，即阵发性高血压、头痛和心悸。

（4）嗜铬细胞瘤的药物治疗：管理这种疾病需要一个由麻醉医师、内科医师、产科医师和新生儿科医师组成的熟练的多学科团队。应该创建一个由所有团队成员认可的护理计划。一旦进行生物化学诊断，即使本地化程序尚未完成，也应开始 α 受体拮抗药治疗。妊娠期治疗的选择是酚苄明，这是一种不可逆的 α 受体拮抗药。妊娠期 α 受体拮抗药的益处大于任何未知的致畸或长期影响。为了避免心动过速，应先使用 α 受体拮抗药后再开始使用 β 受体拮抗药。滴注以保持母体心率达到 80 ～ 100/min。β 受体拮抗药的潜在胎儿风险包括胎心率降低、新生儿低血糖症、新生儿高胆红素血症和呼吸暂停。

（5）嗜铬细胞瘤手术时机：经过充分的药物治疗和肿瘤定位后，可以考虑手术治疗。妊娠手术的最佳时机取决于胎龄、α 受体拮抗药使用的充分性和肿瘤的可达性。一般认为，如果肿瘤在妊娠前期被诊断出来，应该在足够的 α 受体拮抗药后行手术切除肿瘤。如果在妊娠晚期发现嗜铬细胞瘤，且母体通过充分药物治疗症状可以缓解，手术应延迟至分娩后。妊娠 24 周后，除非胎儿首先分娩出来，否则子宫大小会使腹腔探查困难重重。剖宫产被认为是首选的分娩方法，因为与阴道分娩相比，剖宫产母体死亡的发生率较低[60]。嗜铬细胞瘤患者的术前最佳值包括术前 48h 血压 < 165/90mmHg，体位性低血压（但不低于 80/45mmHg），心电图上未出现新的 ST-T 改变，以及频率低于每 5 分钟 1 次室性期前收缩（PVC）[61]。

> **临床要点**　由于剖宫产分娩期间母体儿茶酚胺释放和产妇死亡率的风险降低，因此选择剖宫产优于阴道分娩。

（6）产时和手术方面因素：剖宫产是嗜铬细胞瘤患者首选的分娩方式。这种分娩方式可以减少分娩活跃期间肿瘤的压力增加。

（7）麻醉管理：对嗜铬细胞瘤患者进行麻醉管理的目标是避免引起交感神经刺激的药物和情况。

① 监测：监测应能早期发现儿茶酚胺激增，并应包括有创动脉血压监测。阴道分娩和剖宫产期间应监测连续心电图、脉搏血氧饱和度、二氧化碳分析、温度和尿量。

② 全麻管理

a. 喉镜和气管插管可能引发急性高血压危象，导致脑血管意外（CVA）、心肌梗死、子宫胎盘功能不全和胎儿死亡。因此，在尝试进行喉镜检查和气管插管之前应加深麻醉深度。静脉给予利多卡因可能会减弱儿茶酚胺诱导的反应，如心律失常和高血压。可在插管前静脉注射硝普钠或瑞芬太尼，以帮助缓解插管时的高血压反应[62]。应避免使用氯胺酮作为诱导剂，因为它与交感神经系统刺激有关。静脉滴注硫酸镁成功已应用于妊娠期手术和分娩过程中[63, 64]。镁有许多益处，包括：i. 抑制肾上腺髓质和外周肾上腺素能终端释放儿茶酚胺；ii. 突触后肾上腺素能受体的减少；iii. 外周血管舒张[63]。此外硝普钠和硫酸镁、酚妥拉明、硝酸甘油、咪噻吩、普萘洛尔均已成功地用于控制妊娠合并嗜铬细胞瘤患者的术中高血压和心动过速。

b. 麻醉维持常常通过结合使用挥发性麻醉药、氧化亚氮和阿片类来实现。异氟烷由于其血管舒张特性通常被作为优选。它还具有优异的麻醉作用，并且减少了心肌对儿茶酚胺敏感性[65]。应避免使用地氟醚，因为其高浓度的快速给药可导致儿茶酚胺的释放。

c. 药物：由于某些药物可能直接或间接刺激肿瘤导致机体儿茶酚胺释放增加，因此围术期应避免使用，包括阿曲库铵、氟哌利多、氟烷、甲氧氯普胺、吗啡、泮库溴铵、喷他佐辛、琥珀酰胆碱和万古霉素。

> **临床要点** 在剖宫产全身麻醉期间，应减少麻醉诱导和气管内插管的反应导致的高血压和心动过速。

③ 椎管内麻醉：硬膜外麻醉已成功用于妊娠期嗜铬细胞瘤切除术和剖宫产[66]。脊髓麻醉会造成突然的血流动力学变化，需要血管加压药治疗，因此大多数情况下硬膜外麻醉是首选。在开始麻醉之前，必须有足够的术前 α 受体拮抗药和血管容量的扩大。硬膜外技术联合全身麻醉必须与硬膜外麻醉期间术中的高血压风险相平衡。此外，硬膜外麻醉引起的交感神经阻滞不能减少肿瘤手术过程中儿茶酚胺的释放[67]。

(8) 胎儿因素：酚苄明可以透过胎盘，在胎儿娩出瞬间造成新生儿低血压。镁的使用会导致新生儿肌张力低下。

五、结论

糖尿病和其他内分泌疾病在妊娠期间严重威胁母婴健康。然而，通过及时诊断、优化治疗，以及组建多学科治疗小组，可以大大降低其风险。麻醉医师、产科医师和内分泌科医师之间的沟通至关重要。制定清晰且协调的诊治方案将有助于为患母及其新生儿产生积极的产科结果。

参 考 文 献

[1] American College of Obstetricians and Gynecologists. ACOG Practice Bulletin No. 137: gestational diabetes mellitus. *Obstet Gynecol.* 2013;122:406–416.

[2] Hedderson MM, Gunderson EP, Ferrara A. Gestational weight gain and risk of gestational diabetes mellitus. *Obstet Gynecol.* 2010;115:597–604.

[3] Ferrara A. Increasing prevalence of gestational diabetes mellitus: a public health perspective. *Diabetes Care.* 2007;30(suppl 2):S141–S146.

[4] Kimmerle R, Heinemann L, Delecki A, et al. Severe hypoglycemia incidence and predisposing factors in 85 pregnancies of type 1 diabetic women. *Diabetes Care.* 1992;15:1034–1037.

[5] Best RM, Chakravarthy U. Diabetic retinopathy in pregnancy. *Br J Ophthalmol.* 1997;81:249–251.

[6] Miodovnik M, Rosenn BM, Khoury JC, et al. Does pregnancy increase the risk for development and progression of diabetic nephropathy? *Am J Obstet Gynecol.* 1996;174:1180–1191.

[7] Purdy LP, Hantsch CE, Molitch ME, et al. Effect of pregnancy on renal function in patients with moderate-to-severe diabetic renal insufficiency. *Diabetes Care.* 1996;19:1067–1074.

[8] White P. Classification of obstetric diabetes. *Am J Obstet Gynecol.* 1978;130:228–230.

[9] Casey BM, Lucas MJ, Mcintire DD, et al. Pregnancy outcomes in women with gestational diabetes compared with the general obstetric population. *Obstet Gynecol.* 1997;90:869–873.

[10] Macintosh MC, Fleming KM, Bailey JA, et al. Perinatal mortality and congenital anomalies in babies of women with type 1 or type 2 diabetes in England, Wales, and

Northern Ireland: population based study. *BMJ.* 2006;333: 177.

[11] Boulet SL, Alexander GR, Salihu HM, et al. Macrosomic births in the United States: determinants, outcomes, and proposed grades of risk. *Am J Obstet Gynecol.* 2003;188: 1372–1378.

[12] Langer O, Levy J, Brutsman L, et al. Glycemic control in gestational diabetes mellitus—how tight is tight enough: small for gestational age versus large for gestational age? *Am J Obstet Gynecol.* 1989;161:646–653.

[13] Falavigna M, Schmidt MI, Trujillo J, et al. Effectiveness of gestational diabetes treatment: a systematic review with quality of evidence assessment. *Diabetes Res Clin Pract.* 2012;98:396–405.

[14] Dabelea D. The predisposition to obesity and diabetes in off spring of diabetic mothers. *Diabetes Care.* 2007;30 (suppl 2):S169–S174.

[15] American College of Obstetricians and Gynecologists Committee on Practice Bulletins—Obstetrics. ACOG Practice Bulletin: clinical management guidelines for obstetricians-gynecologists: number 60, March 2005: pregestational diabetes mellitus. *Obstet Gynecol.* 2005; 105:675–685.

[16] Mathiesen ER, Kinsley B, Amiel SA, et al. Maternal glycemic control and hypoglycemia in type 1 diabetic pregnancy: a randomized trial of insulin aspart versus human insulin in 322 pregnant women. *Diabetes Care.* 2007;30:771–776.

[17] Hirsch IB. Insulin analogues. *N Engl J Med.* 2005;352: 174–183.

[18] Lv S, Wang J, Xu Y. Safety of insulin analogs during pregnancy: a meta-analysis. *Arch Gynecol Obstet.* 2015. http://www.ncbi.nlm.nih.gov/pubmed/25855052. Accessed May 5, 2015.

[19] Ekpebegh CO, Coetzee EJ, van der Merwe L, et al. A 10-year retrospective analysis of pregnancy outcome in pregestational type 2 diabetes: comparison of insulin and oral glucose-lowering agents. *Diabetic Med.* 2007;24: 253–258.

[20] Su DF, Wang XY. Metformin vs insulin in the management of gestational diabetes: a systematic review and meta-analysis. *Diabetes Res Clin Pract.* 2014;104:353–357.

[21] Langer O, Yogev Y, Xenakis EM, et al. Insulin and glyburide therapy: dosage, severity level of gestational diabetes, and pregnancy outcome. *Am J Obstet Gynecol.* 2005;192:134–139.

[22] Carroll MA, Yeomans ER. Diabetic ketoacidosis in pregnancy. *Crit Care Med.* 2005;33(suppl 10):S347–S353.

[23] Nayak S, Lippes HA, Lee RV. Hyperglycemic hyperosmolar syndrome (HHS) during pregnancy. *J Obstet Gynaecol.* 2005;25:599–601.

[24] Gordon M, Landon MB, Samuels P, et al. Perinatal outcome and long-term follow-up associated with modern management of diabetic nephropathy. *Obstet Gynecol.* 1996;87:401–409.

[25] Boulvain M, Stan C, Irion O. Elective delivery in diabetic pregnant women. *Cochrane Database Syst Rev.* 2001;(2):CD001997.

[26] Mendiola J, Grylack LJ, Scanlon JW. Effects of intrapartum maternal glucose infusion on the normal fetus and newborn. *Anesth Analg.* 1982;61:32–35.

[27] Millar LK, Wing DA, Leung AS, et al. Low birth weight and preeclampsia in pregnancies complicated by hyperthyroidism. *Obstet Gynecol.* 1994;84:946–949.

[28] Gyamfi C, Wapner RJ, D'Alton ME. Th yroid dysfunction in pregnancy: the basic science and clinical evidence surrounding the controversy in management. *Obstet Gynecol.* 2009;113:702–707.

[29] Mestman JH. Hyperthyroidism in pregnancy. *Curr Opin Endocrinol Diabetes Obes.* 2012;19:394–401.

[30] Laurberg P, Nygaard B, Glinoer D, et al. Guidelines for TSH-receptor antibody measurements in pregnancy: results of an evidence-based symposium organized by the European Thyroid Association. *Eur J Endocrinol.* 1998; 139:584–586.

[31] Mandel SJ, Cooper DS. The use of antithyroid drugs in pregnancy and lactation. *J Clin Endocrinol Metab.* 2001; 86:2354–2359.

[32] Mestman JH. Hyperthyroidism in pregnancy. *Best Pract Res Clin Endocrinol Metab.* 2004;18:267–288.

[33] Pan PH, Tonidandel AM. Anesthesia for pregnant patients with endocrine disorders. In: Suresh MS, Segal BS, Preston R, et al, eds. *Shnider and Levinson's Anesthesia for Obstetrics.* 5th ed. Philadelphia, PA: Lippincott Williams & Wilkins; 2013:462–484.

[34] Luton D, Le Gac I, Vuillard E, et al. Management of Graves' disease during pregnancy: the key role of fetal thyroid gland monitoring. *J Clin Endocrinol Metab.* 2005;90:6093–6098.

[35] Pugh S, Lalwani K, Awal A. Th yroid storm as a cause of loss of consciousness following anaesthesia for emergency caesarean section. *Anaesthesia.* 1994;49:35–37.

[36] Nayak B, Burman K. Th yrotoxicosis and thyroid storm. *Endocrinol Metab Clin North Am.* 2006;35:663–686.

[37] Sheffield JS, Cunningham FG. Th yrotoxicosis and heart failure that complicate pregnancy. *Am J Obstet Gynecol.* 2004;190:211–217.

[38] Duggal J, Singh S, Kuchinic P, et al. Utility of esmolol in thyroid crisis. *Can J Clin Pharmacol.* 2006;13:e292–e295.

[39] Bowman ML, Bergmann M, Smith JF. Intrapartum labetalol for the treatment of maternal and fetal thyrotoxicosis. *Thyroid.* 1998;8:795–796.

[40] Zadra N, Giusti F, Midrio P. Ex utero intrapartum surgery (EXIT): indications and anaesthetic management. *Best Pract Res Clin Anaesthesiol.* 2004;18:259–271.

[41] Casey BM, Leveno KJ. Th yroid disease in pregnancy. *Obstet Gynecol.* 2006;108:1283–1292.

[42] Leung AS, Millar LK, Koonings PP, et al. Perinatal outcome in hypothyroid pregnancies. *Obstet Gynecol.* 1993;81:349–353.

[43] Wartofsky L. Myxedema coma. *Endocrinol Metab Clin North Am.* 2006;35:687–698.

[44] Chandraharan E, Arulkumaran S. Pituitary and adrenal disorders complicating pregnancy. *Curr Opin Obstet Gynecol.* 2003;15:101–106.

[45] Molitch ME. Medical management of prolactin-secreting pituitary adenomas. *Pituitary.* 2002;5:55–65.

[46] Kupersmith MJ, Rosenberg C, Kleinberg D. Visual loss in pregnant women with pituitary adenomas. *Ann Intern Med.* 1994;121:473–477.

[47] McGrail KM, Beyerl BD, Balck PM, et al. Lymphocytic adenohypophysitis of pregnancy with complete recovery. *Neurosurgery.* 1987;20:791–793.

[48] Reusch JE, Kleinschmidt-DeMasters BK, Lillehei KO, et al. Preoperative diagnosis of lymphocytic hypophysitis (adenohypophysitis) unresponsive to short course of dexamethasone: case report. *Neurosurgery.* 1992;30:268–272.

[49] Kalelioglu I, Kubat Uzum A, Yildirim A, et al. Transient gestational diabetes insipidus diagnosed in successive pregnancies: review of pathophysiology, diagnosis, treatment, and management of delivery. *Pituitary.* 2007;10:87–93.

[50] Czeizel AE, Rockenbauer M. Population-based case-control study of teratogenic potential of corticosteroids. *Teratology.* 1997;56:335–340.

[51] Delibasi T, Ustun I, Aydin Y, et al. Early severe pre-eclamptic findings in a patient with Cushing's syndrome. *Gynecol Endocrinol.* 2006;22:710–712.

[52] Orth DN. Cushing's syndrome. *N Engl J Med.* 1995;332:791–803.

[53] Aron DC, Schnall AM, Sheeler LR. Cushing's syndrome and pregnancy. *Am J Obstet Gynecol.* 1990;162:244–252.

[54] Buescher MA, McClamrock HD, Adashi EY. Cushing syndrome in pregnancy. *Obstet Gynecol.* 1992;79:130–137.

[55] Glassford J, Eagle C, McMorland GH. Caesarean section in a patient with Cushing's syndrome. *Can Anaesth Soc J.* 1984;31:447–450.

[56] Mannelli M, Bemporad D. Diagnosis and management of pheochromocytoma during pregnancy. *J Endocrinol Invest.* 2002;25:567–571.

[57] Harper MA, Murnaghan GA, Kennedy L, et al. Phaeochromocytoma in pregnancy: five cases and a review of the literature. *Br J Obstet Gynaecol.* 1989;96:594–606.

[58] Kamoun M, Mnif MF, Charfi N, et al. Adrenal diseases during pregnancy: pathophysiology, diagnosis, and management strategies. *Am J Med Sci.* 2014;347:64–73.

[59] Young WF Jr. Pheochromocytoma and primary aldosteronism: diagnostic approaches. *Endocrinol Metab Clin North Am.* 1997;26:801–827.

[60] Botchan A, Hauser R, Kupfermine M, et al. Pheochromocytoma in pregnancy: case report and review of the literature. *Obstet Gynecol Surv.* 1995;50:321–327.

[61] Fleisher LA, Mythen M. Anesthetic implications of concurrent diseases. In: Miller RD, ed. *Miller's Anesthesia.* 8th ed. Philadelphia, PA: Elsevier; 2015:1156–1225.

[62] Dugas G, Fuller J, Singh S, et al. Pheochromocytoma and pregnancy: a case report and review of anesthetic management. *Can J Anaesth.* 2004;51:134–138.

[63] James MF, Huddle KR, Owen AD, et al. Use of magnesium sulphate in the anaesthetic management of phaeochromocytoma in pregnancy. *Can J Anaesth.* 1988;35:178–182.

[64] Hudsmith JG, Th omas CE, Browne DA. Undiagnosed phaeochromocytoma mimicking severe preeclampsia in a pregnant woman at term. *Int J Obstet Anesth.* 2006;15:240–245.

[65] Pullerits J, Ein S, Balfe JW. Anaesthesia for phaeochromocytoma. *Can J Anaesth.* 1988;35:526–534.

[66] Stonham J, Wakefield C. Phaeochromocytoma in pregnancy: caesarean section under epidural analgesia. *Anaesthesia.* 1983;38:654–658.

[67] Kinney MA, Narr BJ, Warner MA. Perioperative management of pheochromocytoma. *J Cardiothorac Vasc Anesth.* 2002;16:359–369.

第24章 血栓形成倾向/凝血病

Thrombophilias/Coagulopathies

James P.R. Brown，M. Joanne Douglas 著

白 云 译

陈新忠 校

要点 Keypoint

- **高凝状态** 正常的产妇在足月时处于高凝血状态。产妇在妊娠期间和产后 6 周内有发生静脉血栓栓塞事件（VTE）的危险。
- **出血风险预测** 临床上没有一个单一的血液检查可以预测明显的出血风险，如椎管内麻醉或产后出血导致的硬膜外血肿。
- **降低血栓栓塞风险** 妊娠期间应制订个体化的抗凝血治疗方案。考虑因素包括遗传性血栓形成倾向、家族史和既往静脉血栓栓塞事件的个人史。
- **麻醉管理** 对于计划实施麻醉，应对风险与收益进行单独的评估。围生期管理需要多学科的参与（产科医师、麻醉医师、血液科医师）。

为了减少失血，分娩会导致高凝状态，这是正常的生理过程。这些生理过程包括某些凝血因子的增加和某些纤溶因子的减少。虽然高凝状态对出血有保护作用，但增加了产妇静脉血栓栓塞事件（VTE）的风险[1]。妊娠期间凝血功能障碍会导致严重的并发症，以及增加死亡率。麻醉处理应该着重关注如何减少静脉血栓栓塞事件的发生，评估椎管内麻醉的安全性，处理产科出血。

一、正常止血凝血概述

止血过程是通过血液细胞、凝血因子和血管内皮之间复杂的相互作用来实现的。促凝作用被抗血栓机制制约，从而将止血过程限制在损伤部位。

细胞凝血理论（图 24-1 至图 24-5）已经取代了经典的凝血酶联反应。细胞基础理论强调细胞表面（组织表面）为止血提供了合适的环境。

血管痉挛，是由血小板释放的血管收缩物质介导，从而减少血流，通常发生在止血的第一阶段。受损的内皮细胞会使血小板聚集，并使其形成血小板血栓。血小板血栓与纤维蛋白稳定后形成血凝块。止血分几个阶段进行。

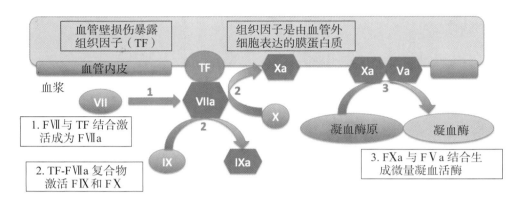

▲ 图 24-1 开始

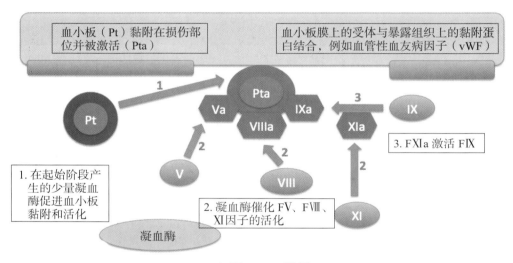

▲ 图 24-2 进展

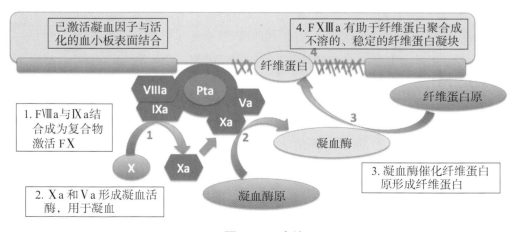

▲ 图 24-3 高峰

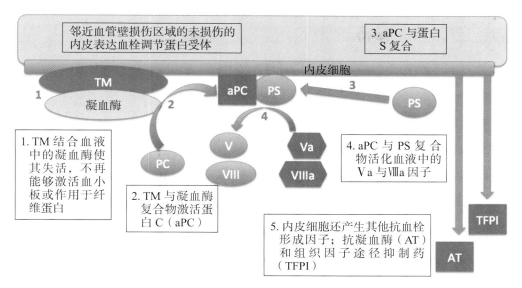

▲ 图 24-4　血栓控制

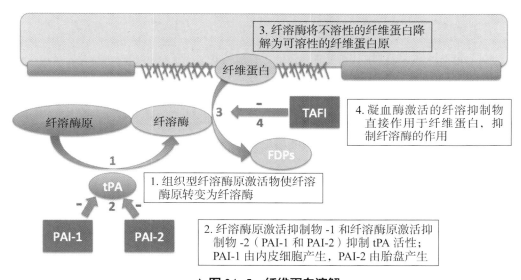

▲ 图 24-5　纤维蛋白溶解

二、妊娠期凝血的生理变化

一般来说，大多数凝血因子增加，而天然抗凝物质和纤溶剂减少。因此，正常妊娠会使 VTE 的风险增加 6 倍。妊娠晚期和产后发病率最高。由于妊娠人群的凝血过程发生了生理改变，因此凝血功能的参考范围与正常人群不同（表 24-1）。

1. 血小板 [2]

(1) 妊娠期间血小板计数下降，足月时最低，产后 4～6 周恢复正常。

(2) 胎盘单位对其的破坏，以及血容量增加对其的稀释，是导致血小板计数下降的原因。

(3) 血小板生成及功能正常，寿命缩短，平均体积增加。

表 24-1　足月产妇凝血功能的变化

凝血阶段	凝血因子	变　化
开始	X、V	↑
	VII	↑↑↑
	IX	?
进展	血小板	↓
	VIII、V，血管假性血友病因子	↑
	IX和XI	?
高峰	纤维蛋白原（FI）	↑↑
	X	↑
	XIII	=/↓
血栓控制	抗凝血酶	=
	蛋白C（50% 抗活化蛋白C）[1]	=
	蛋白S	↓
纤维蛋白溶解	组织纤溶酶原激活物（tPA）	↓
	纤溶酶原激活抑制物-1及纤溶酶原激活抑制物-2（PAI-1及PAI-2）	↑↑
	凝血酶激活纤溶抑制药（TAFI）	↑

↑.增加；↑↑.适度增加；↑↑↑.显著增加；↓.减少；?.文献中的报道相互矛盾；=.无变化

2. 凝血因子 [3]

(1) 凝血因子VIII、X、XII 和 vWF 增加。

(2) 凝血因子VII可增加 10 倍。

(3) 纤维蛋白原可以加倍。

(4) 凝血因子VIII在妊娠早期增加，但在妊娠晚期会下降至妊娠前水平的一半。

(5) 关于凝血因子IX和XI水平的报道是相互冲突的。

3. 血栓控制 [3]

(1) 蛋白C（PC）水平保持稳定或略有升高。

(2) 蛋白S（PS）水平下降。

(3) 抗凝血酶水平不变。

4. 纤维蛋白溶解 [3]

(1) 组织型纤溶酶原活性（tPA）降低。

(2) 减少的原因是纤溶酶原激活抑制物-1和纤溶酶原激活抑制物-2的增加（PAI-1和PAI-2）；其中PAI-2主要由胎盘产生。

(3) 凝血酶激活的纤溶抑制物（TAFI）随着时间的延长而增加。

三、妊娠期凝血功能的测定

1. 常规检测　结合临床病史，常规检查可作为排除凝血疾病的筛选工具。正如离体细胞试验所强调的那样，这些常规检测可能并不代表体内正在发生的事情。

(1) 血小板计数：作为全血细胞计数（CBC）的一部分。

(2) 凝血酶原时间（PT）或国际标准化比值（INR）：测量外源性和共同的途径（图 24-6）。

(3) 活化部分凝血活酶时间（aPTT）：测量内源性和共同的途径（图 24-6）。

(4) 纤维蛋白原：近年来，人们对纤维蛋白原水平在产后出血（PPH）早期诊断中的研究很感兴趣，认为它可以作为 PPH 严重程度的预测指标。如果纤维蛋白原为 2g/L，则发生重度 PPH 的调整优势比为 12[4]。

2. 出血时间　尽管是一种活体止血的测量方法，但临床应用有限。它是一项有创检查，且结果会受检查者的主观影响。对围术期出血的预测是非特异性和不敏感的[5]。

3. 疑似患者检验

(1) 疑似患者检验的作用。

① 在考虑行椎管内麻醉的急诊手术中替代常规的全血细胞计数。

② 对患有血小板减少症产妇血小板功能的评估。

③ 筛检疑似血小板功能障碍的患者，例如那些容易瘀伤或有出血史的人。

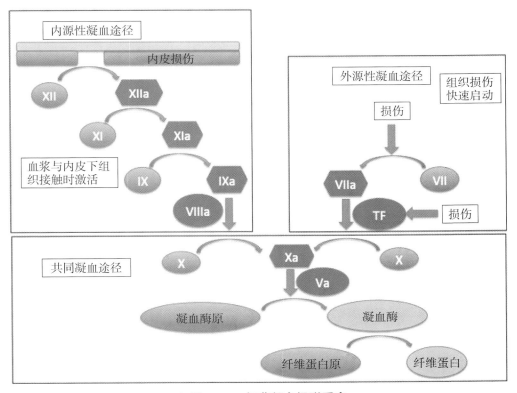

▲ 图 24-6　经典凝血级联反应

经典的凝血级联是一种体外表现形式，基于细胞的模型为体内凝血提供了更完整的解释；经典的凝血酶级联在此包括了凝血酶原和活化凝血酶时间等传统凝血试验中凝血因子的研究

④ 评估抗凝血状态，例如停止肝素治疗后。

⑤ 指导产科出血血液制品的应用。

(2) 目前还没有证据支持疑似患者检验能判定临床出血的风险，例如椎管内麻醉中硬膜外血肿的风险。

① 血栓弹性描记法[6] 或血栓弹力图[9]。

a. 动态黏弹性试验：提供止血的视觉表现，如凝块形成、形成、稳定、破裂。

b. 全血整体测定。

c. 血小板功能表现为最大振幅（MA），MA 也受纤维蛋白原水平的影响。

d. 正常妊娠时 MA 升高，表现为高凝状态[8]。

e. 缺点：试验不能检测抗血小板治疗的效果，例如阿司匹林。

② 血小板功能分析仪（PFA 100）[6, 7, 12]

a. 将原发性止血表示为凝血时间（CT）：当全血放在胶原片上时，血凝块在一个孔内形成所需的时间。

b. 一项关于 PFA 检测血小板质量和数量的研究表明，在正常产妇（血小板计数 $< 80 \times 10^9$/L）中，CT 增加比血栓弹性成像（Teg）更敏感，前者可用于鉴别子痫前期患者的血小板功能障碍[7]。

四、血栓形成倾向

血栓性疾病与下列血栓栓塞并发症有关[13]：① 动静脉血栓；② 习惯性流产；③ 胎儿宫内生长受限；④ 先兆子痫；⑤ 胎盘早剥。

1. 常规检测

(1) Virchow 三联症：血栓形成原因。

① 高凝：a. 妊娠止血变化（表 24-1）；b. 遗传性血栓性疾病；c. 获得性血栓性疾病，如抗磷脂综合征（APS）、肾病综合征（抗凝血酶丢失）。

② 血流停滞：a. 静脉扩张；b. 妊娠子宫对下腔静脉回流的机械性梗阻；c. 卧床。

③ 血管内皮细胞损伤：a. 剖腹产；b. 外伤性阴道分娩。

(2) 附加风险因素：① 肥胖；② 大于 35 岁；③ 感染。

(3) 虽然危险因素增加了 VTE 的发生率，但在没有危险因素的产妇也经常发生[14]。

> **临床要点**　产后抗凝血，由于 VTE 是产妇发病和死亡的主要原因，尤其是在手术分娩后，改善患者预后的方法之一是评估所有接受剖宫产患者发生 VTE 的风险。医师评估每名产妇 VTE 的风险后制订相应的治疗方案，包括低分子肝素（LMWH）对椎管内麻醉（包括硬膜外置管）和外科手术的影响。只要是有 VTE 风险或是手术的需要，那么术后抗凝血就有必要实施。

2. 遗传性血栓倾向　遗传血栓性静脉曲张是 30% 的产妇静脉血栓形成的原因，其中一半是由凝血因

子（FV）点突变或凝血酶原基因异常引起的[15, 16]。15% 的白种人携带与 VTE 风险增加相关的基因[17]。

(1) 凝血因子 V

① 最常见的遗传性血栓性疾病[13]。

② 欧洲白种人患病率最高。

③ 基因突变，使凝血因子 V 对活化 PC 灭活具有抗性（图 24–4）。这会导致凝血因子 V 的缓慢分解，增加凝血酶的产生，并导致血栓前状态。

④ 杂合子状态常见：除非与另一种危险因素（如妊娠）结合，否则很少导致 VTE。

⑤ 纯合子状态使 VTE 风险增加 80 倍[17]。

(2) 凝血酶原基因突变

① 点突变（G20210A）。

② 增加功能正常凝血酶原的含量。

③ 大多数 VTE 发生在那些有额外危险因素的患者身上。

④ 通常与凝血因子 V 点突变遗传有关。两种突变：VTE 增加 100 倍[16]。

(3) 抗凝血酶缺乏

① 以前称为抗凝血酶（AT）Ⅲ 缺乏。

② 大多数遗传性血栓性静脉曲张。

③ 抗凝血酶是一种天然的抗凝血剂，能结合和并使凝血酶失活：抗凝血酶可减少凝血酶的产生，缩短半衰期，它还可以结合并失活凝血因子 Ⅸa、Ⅹa、Ⅺa 及 Ⅻa（图 24–4）。

④ 抗凝血酶活性正常但数量减少的产妇患 VTE 的风险增加了 400 倍[15]。

⑤ 有超过 250 个突变可以降低抗凝血酶的产量或质量。

⑥ 纯合子个体是罕见的：大多数在子宫中死亡。

⑦ 肝脏疾病、营养不良或消耗性凝血病会引起抗凝血酶缺乏。

(4) 蛋白 C 缺乏症

① 天然抗凝药，降解 FVa 和 FⅧa。

② 凝血酶强效抑制药，在蛋白 S（辅因子）18 存在下被凝血酶 / 血栓调节蛋白复合物激活（图 24–4）。

③ 蛋白质 C 缺乏导致超过 160 种不同的突变，产生的蛋白质 C 的质量和数量不同[13]。

(5) 蛋白 S 缺乏症

① 是激活蛋白 C 的辅助因子。

② 也直接抑制凝血因子 Va 和 Xa。

③ 正常妊娠增加了蛋白 S 的蛋白质结合率，降低了未结合活性蛋白 S 的数量。

蛋白 C 或蛋白 S 缺乏症的个体均为纯合子，若有新生儿罹患此类疾病，需要终身抗凝血治疗[13]。

3. 疑似血栓性疾病产妇的处理

(1) 血栓性疾病筛查

① 筛选结果指导个人风险评估和抗凝决策。下列产妇应在妊娠前进行表 24–2 所列所有基因突变的检测。

a. 有 VTE 既往史。

b. 一级亲属有血栓性病史。

表 24-2　不同血栓形成倾向孕妇静脉血栓栓塞风险

	一般人群发生率（%）	每次妊娠 VTE 风险（无既往史）（%）	每次妊娠 VTE 风险（有既往史）（%）	占所有 VTE 的百分比（%）
因子 V 点突变（异质接合体）	1～15	0.5～1.2	10	40
因子 V 点突变（同质接合体）	＜1	4	17	2
凝血酶原基因突变（异质接合体）	2～5	＜0.5	＞10	17
凝血酶原基因（同质接合体）	＜1	2～4	＞17	0.5
因子 V 点突变/凝血素（异质接合体）	0.01	4～5	＞20	1～3
抗凝血酶缺乏（＜60%活性）	0.02	3～7	40	1
蛋白 C 活性＜50%	0.2～0.4	0.1～0.8	4～17	14
蛋白 S 抗原	0.03～0.13	0.1	0～22	3

引自 ACOG 实践公报 No. 138[13]

② 妊娠、最近的血栓形成和抗凝血治疗可能影响试验结果[13]。

(2) 治疗

① 基于个人风险评估的抗凝血治疗程度取决于[13]：a. VTE 既往史和家族史；b. 基因突变；c. 其他危险因素，例如制动、肥胖、剖宫产等。

② 产后前 6 周的 VTE 风险比妊娠期间更大：产后需要继续或加强抗凝血治疗。

③ 遗传性血栓性静脉曲张分为低风险和高风险；这将指导抗凝血治疗（表 24-3）[13]。

a. 低风险血栓性静脉曲张。杂合子凝血因子 V 点突变或凝血酶原基因突变、蛋白 C 或蛋白 S 缺陷。

b. 高风险血栓性静脉曲张。抗凝血酶缺失，纯合子 FV 点突变，凝血素基因突变，合并杂合子病。

i. 抗凝血治疗可采用普通肝素（UFH）或低分子肝素（LMWH），可分为预防性、中等剂量或治疗性剂量（表 24-4）。

ii. 治疗性普通肝素的剂量是根据 aPTT 进行监测和调整的。

iii. 治疗性低分子肝素是根据患者的体重来计算的。

iv. 血清抗 Xa 水平可以指导治疗性低分子肝素的剂量，但通常只在体重异常或严重肾损害的个体中进行。

v. 华法林、普通肝素和低分子肝素可用于母乳喂养的患者。

4. 获得性血栓性静脉曲张

(1) 抗磷脂综合征（APS）[20, 21]

① 高凝的自身免疫原因。

表 24-3　建议对有遗传性血栓性疾病的产妇进行血栓预防

既往史		产　前	产　后
低危，血栓形成	无 VTE 病史	监测 *	监测 如果有附加危险因素 † 则产后抗凝血 * 中期或产后抗凝血
	VTE 家族史 患有 VTE，但未长期治疗	监测 监测或预防性 * 或中间剂量	中期或产后抗凝血
高危，血栓形成倾向	无 VTE 病史 VTE 个人史或家族史	监测或预防性 预防性或中间剂量	产后抗凝血 至少产前治疗 6 周
无血栓形成倾向	有一次短暂危险因素的 VTE， 与雌激素或妊娠无关	监测	产后抗凝血
	有一次短暂危险因素的 VTE， 与雌激素或妊娠有关	预防性	产后抗凝血
	有一次无短暂危险因素的 VTE	预防性	产后抗凝血
2 次以上 VTE 伴或不 伴血栓栓塞事件	无长期抗凝血 长期抗凝血	预防性或治疗剂量 * 治疗剂量	产后抗凝血或治疗剂量 恢复正常抗凝血

*. 有关监测和预防、中间、治疗和产后抗凝血的说明，请参见表 24-4；†. 其他危险因素，如剖宫产、肥胖、不活动等
引自 ACOG 共识 No. 138[13] 及 Horlocker[19]

表 24-4　多种抗凝血治疗方案

抗凝血	方案举例	
	普通肝素	低分子肝素
监测	严密监测 VTE 的症状和临床表现	
预防剂量	5000 ～ 10 000U SC BD，随着妊娠的 发展需求会增加	依诺肝素 40mg SC OD 替地肝素 5000U SC OD 亨扎肝素 4500U SC OD
中间剂量		替地肝素 5000U SC BD 依诺肝素 40mg SC BD
治疗剂量	≥ 10 000U BD 调整 aPTT（目标为正 常值的 1.5 ～ 2.5 倍）	依诺肝素 1mg/kg BD 替地肝素 100U/kg BD［可以调整到抗 X a 水平（目标 0.6 ～ 1U/ml）］
产后抗凝血	预防性应用 4 ～ 6 周	预防性应用 4 ～ 6 周
	或是华法林应用 4 ～ 6 周达到 2 ～ 3INR（使用肝素治疗已到达相应水平）	

VTE. 静脉血栓栓塞事件；SC. 皮下的；BD. 每 12 小时 1 次；OD. 每天 1 次；aPTT. 活化部分凝血活酶时间；INR. 国际标准化比值

② 以循环抗磷脂抗体（APLA）的存在和血栓性疾病的临床表现为标准。

③ 临床表现：静脉（65% ～ 70%）或动脉血栓形成或病理性妊娠。

④ 可以是原发性（单独发生）或继发性（与结缔组织疾病如系统性红斑狼疮有关）。

⑤ 三种 APLA 参与了该综合征的发生，即狼疮抗凝物、抗心磷脂和抗 2- 糖蛋白Ⅰ。

a. APLA 能与血小板结合，阻断包括 PC 和 tPA 在内的靶蛋白，与凝血控制和纤溶相结合，导致促凝状态。

b. APLA 在母胎盘循环中具有血栓前效应。

⑥ APS 与以下几种产科并发症相关。

a. 习惯性流产。

b. 先兆子痫。

c. 宫内生长受限。

d. 并发症可能与胎盘血管增生和胎盘梗死有关；其他机制可能与此有关。

e. APLA 影响滋养层的侵袭和激素的产生[20]。

⑦ 40% ～ 50% 的患者也会发展为自身免疫性血小板减少症[21]。

⑧ 对 APS 管理的专家意见如下[21]。

a. VTE 病史：推荐产前预防性抗凝血和产后抗凝血。

b. 无既往史的 VTE：产妇可能受益于产前和产后预防性抗凝血治疗。

c. 习惯性流产史：可联合低剂量阿司匹林进行抗凝血治疗。

(2) 血栓性血管病

① 弥散性微血栓引起病理性血管闭塞[22]。

② 最突出的妊娠相关性血栓性微血管病是：溶血、肝酶升高、低血小板（HELLP）综合征、血栓性血小板减少性紫癜（TTP）和溶血性尿毒症（HUS）。这些疾病通常与消耗性血小板减少症有关（见下文）。

5. 麻醉相关：椎管内麻醉与抗凝血

(1) 肝素是用于妊娠期最常见的抗凝血药，因为它不会透过胎盘，以及未发现有致畸性。华法林在孕早期是有致畸性的，但有时在妊娠后期不能耐受肝素的产妇中使用。确定围生期抗凝血治疗时机，权衡椎管内麻醉时机，降低 PPH 发生率，管理 VTE 风险，具有重要意义。硬膜外血肿作为椎管内麻醉的并发症，在凝血功能正常的患者中十分罕见，硬膜外麻醉后的发生率约为 1∶150 000，蛛网膜下隙麻醉后约为 1∶220 000[19, 23]。

(2) 美国区域麻醉协会（ASRA）发布了关于抗凝血患者椎管内麻醉的指导方针[19]。

① 在 36 周时将口服抗凝血药改为低分子肝素或普通肝素。

② 至少在分娩或剖宫产 36h 之前，停用低分子肝素或皮下应用普通肝素。

③ 在预计分娩前 4 ～ 6h 停止静脉注射普通肝素。

④ 如果疑似产程发动，建议产妇停止使用低分子肝素。

⑤ 如有可能，安排引产或剖腹产。

⑥ 制订在产后重新启动抗凝血计划。

⑦ 进行区域阻滞后的神经功能监测，以确保完全恢复。

(3) 表 24-5 总结了产科麻醉医师行椎管内麻醉时机的相关建议。

> **临床要点**　多学科团队合作：一个多学科团队，包括妇产科、血液科、麻醉科，应制订血栓栓塞事件高危产妇的管理计划。该计划应记录产前、产时和产后的抗凝治疗，分娩镇痛及择期或急诊剖宫产麻醉的抗凝管理。目的是降低 PPH 的风险，并最大限度地提高进行椎管内操作技术的可能，同时减少产妇未抗凝的风险。

表 24-5　抗凝血患者椎管内麻醉时机指南

椎管内麻醉的决定是基于每个产妇的风险/效益分析；如果有持续出血的证据，无论何时，椎管内麻醉都是禁忌的

◆ **普通肝素**
如果治疗 4d 以上，需检查血小板计数
- **静脉给药**
  - 在椎管内麻醉或硬膜外导管拔除之前，应停用肝素 4h，若 4h 之内应用过肝素则需检查 aPTT
  - 进行椎管内操作 1h 后方可重新按计划应用肝素
- **皮下给药**
  - 每日 2 次，每次 5000U，无限制
  - ASRA 不建议每天 1 万 U

◆ **低分子肝素**
监测抗 X a 水平不被推荐，因为它不能预测出血的风险
- **预防剂量**
  - 低分子肝素后 10 ~ 12h 再麻醉
- **中间剂量**
  - 没有建议（保守的方法是采用治疗剂量）
- **治疗剂量**
  - 低分子肝素后 24h 后再进行椎管内麻醉
- **产后**
  - 每日 1 次剂量低分子肝素：术后等待 6 ~ 8h
  - 每日 2 次剂量低分子肝素：术后等待 24h
  - 如果术后硬膜外导管仍在，则应在低分子肝素后 10 ~ 12h 内取出
  - 硬膜外导管拔除 4h 后再使用低分子肝素 *

◆ **抗血小板治疗**
- **非甾体抗炎药（NSAID）**
  - 没有限制；但与肝素联合使用时应注意
- **氯吡格雷**
  - 提前 7d 停止使用

aPTT. 活化部分凝血活酶时间；ASRA. 美国区域麻醉协会；*. 在最初的建议中，这是 2h；由于 FDA 的药物安全建议，这段时间已经延长了 [24]

引自 ACOG 共识 No. 138[13] 及 Horlocker[19]

五、凝血功能障碍

1. 遗传性凝血功能障碍

(1) 共同因素缺陷：表 24-6 和表 24-7 总结了常见的凝血遗传性疾病产妇的麻醉管理。

表 24-6　不同抗凝血药在妊娠患者中应用的比较

抗凝血药	作用机制	药效达峰时间	半衰期
静脉应用肝素	与抗凝血酶结合并提高其功效 加速灭活凝血酶、因子 Xa 和因子 IXa（多达 1000 倍）	立即	剂量依赖 25U/kg 单次注射 =30min 100U/kg 单次注射 =60min 400 U/kg =150min 可被鱼精蛋白逆转[19]
皮下注射肝素		45min	与静脉注射相比，生物利用度降低 $T_{1/2}$ 1.5 h
低分子肝素（LMWH）	与普通肝素相比是较弱的凝血酶抑制药，但也有相似之处，如对 FXa 的影响。不同的低分子肝素类药物之间药动学和药效学不同	3～5 h	剂量依赖 3～6h 随着肾功能的损伤而延长
华法林	影响维生素 K 的合成（其依赖于凝血因子有 II、VII、IX 和 X）	4～6d	FVII凝血因子 6～8h FIX凝血因 24h FX凝血因子 25～60h FII凝血因子有 50～80h 逆转需要新的凝血因子，当有 40% 的凝血因子激活，此时可以正常止血，对应的 INR<1.4[19]
阿司匹林	不可逆地抑制 COX-1 和血小板血栓素 A_2 合成	数小时	不可逆地影响血小板功能。逆转阿司匹林的功能有赖于新的血小板合成，需 5～8d[3]
其他非甾体抗炎药，如布洛芬、萘普生	可逆地抑制 COX-1 和血小板血栓素 A_2 合成	数小时	血小板功能正常的患者需 3d[19]

F. 凝血因子；INR. 国际标准化比值；COX-1. 环氧化酶 -1

① 血管性血友病

a. 常染色体显性状态。

b. 最常见的遗传性出血障碍（患病率 1%）。

c. vWF 是血小板黏附于受损内皮细胞所必需的，也可防止外周循环中凝血因子Ⅷ的破裂。

d. 分为 3 型[25]：数量（Ⅰ型：75% 例）；质量（Ⅱ型）；完全缺失（Ⅲ型）。

e. 妊娠期 vWF 水平升高。

i. Ⅰ型患者通常在妊娠中期达到正常水平[3]。

表 24-7　遗传性出血性疾病产妇的麻醉处理

◆ **总则**
- 多学科管理（产科、麻醉科、血液科）
- 检查妊娠早期、妊娠晚期和有创操作前的凝血因子水平
- 如果有凝血因子水平较低，在有创操作和分娩前应适当治疗
- 产后 3d（剖宫产后 5d）监测凝血因子
- 积极管理第三产程
- 进行神经功能评估以确保椎管内麻醉术后恢复
- 分娩计划中需要考虑胎儿有可能会遗传母体凝血功能异常的可能性
- 建议由有经验的麻醉医师进行椎管内麻醉

◆ **血管性血友病**
- Ⅰ型：一般不需要治疗
- Ⅱ型：需要剖宫产或会阴撕裂的治疗
- Ⅲ型：总是需要治疗才能分娩
- 在分娩和进行有创操作前需使凝血因子水平达到 500U/L
- 脱氨加压素（DDAVP）初始剂量 0.3μg/kg 可提高Ⅰ型疾病患者 vWF 和凝血因子Ⅷ水平（200%～300%）；Ⅱ型患者对（DDAVP）的反应与Ⅰ型不同，而Ⅲ型对（DDAVP）没有反应 [3]
- 含浓缩液的 vWF 用于管理Ⅲ型和 vWD，而对 DDAVP 没有反应
- 氨甲环酸可用于预防和治疗 PPH
- 冷沉淀可用于紧急情况
- 椎管内麻醉下血肿的危险性：Ⅰ型，vWF > 500U/L 相对低风险 [3]；Ⅱ型和Ⅲ型相对风险较高，是椎管内麻醉的禁忌

◆ **血友病 A 或 B**
- 如果凝血因子水平 < 500U/L，则需要重组凝血因子Ⅷ或Ⅸ。
- DDAVP 可以提高凝血因子Ⅷ（但除外Ⅸ）。
- 椎管内麻醉下血肿的危险性：如果没有异常凝血史（即不容易瘀伤/出血，INR/aPTT 正常，凝血因子 > 500U/L），被认为是低风险 [28]

vWF. 血管假性血友病因子；vWD. 血管性血友病；PPH. 产后出血；INR. 国际标准化比值；aPTT. 活化部分凝血活酶时间

ⅱ. Ⅱ型或Ⅲ型患者的 vWF 水平和活动很少改善。

f. 凝血因子水平的迅速下降发生在产后，这增加了 PPH 的风险。血管性血友病（VWD）患者患 PPH 的可能性是正常人的 15～20 倍 [26]。

② 血友病 A（凝血因子Ⅷ缺乏症）和 B（固定缺陷）。

a. 伴性常染色体隐性遗传。

b. 每 5000～30 000 活产中有 1 例发生。

c. 血友病 A 的特征是凝血因子Ⅷ缺陷或缺乏（活性 < 35%）[3]。

d. 血友病 B（圣诞节病）的特点是缺乏凝血因子Ⅸ活性。

e. 女性携带这两种疾病 50% 的基因水平，她们通常是无症状的。

f. 凝血因子Ⅷ在妊娠期间显著增加，而凝血因子Ⅸ则没有增加。

g. A 型或 B 型血友病的产妇有原发性和继发性 PPH 的危险。

(2) 罕见因素缺陷：英国血友病医生组织（UKHCDO）对妊娠期间遗传性出血疾病的处理进行了回顾性研究 [27, 28]。椎管内麻醉是否适合于这类产妇，应在与血液科医师讨论的基础上单独考虑。成功的神经

轴突手术的病例报告被描述为大多数缺陷的适当因素替代，但个人绝对风险难以量化[3]。

临床要点 血液学：血液科会诊对有凝血功能障碍的产妇非常重要。血液科医师可以就治疗方案提出建议，并与血库协调，以确保血液制品在需要时立即可用；特殊的治疗或凝血因子往往需要血液科医师提前准备，如重组因子-Ⅶ a 或纤维蛋白原。

---

2. 获得性凝血功能障碍

(1) 血小板减少（症）[29]：血小板减少是妊娠期最常见的血液病变。

① 妊娠血小板减少[30]

a. 占所有妊娠相关血小板减少症的 75%。

b. 发生率在 5% ～ 10%。

c. 一般血小板计数＞ 75×10^9/L。

d. 与 PPH 风险无关：不是椎管内麻醉的禁忌证。

② 特发性血小板减少性紫癜

a. 妊娠早期血小板减少最常见的原因。

b. 是一种自身免疫性疾病；一种针对血小板的自身抗体反应。

c. 血小板破坏增加：血小板功能正常或改善；外周血膜上的血小板体积大，颗粒度好。

d. 有症状的患者或血小板计数极低的患者（＜ 20×10^9/L）可接受以下治疗。

ⅰ. 静脉免疫球蛋白。

ⅱ. 皮质类固醇（泼尼松龙 1mg/kg）。

ⅲ. 治疗可能需要几天来增加血小板计数，其效果可能持续 6 周[3]。

ⅳ. 很少有需行脾切除术的患者，若无法避免该手术则最好在妊娠中期进行[31]。

ⅴ. 在急性出血和极低血小板计数的情况下，血小板输注是必要的。

(2) 妊娠相关高血压

① 先兆子痫：21% 的血小板减少症的产妇有子痫前期；50% 的子痫前期患者患有血小板减少症[32]。

② 溶血、肝酶升高、低血小板综合征（HELLP）：消耗性凝血病导致血小板减少，凝血试验异常（aPTT、PT），纤维蛋白原降低。血小板减少可能是严重的。

③ 血栓性血小板减少性紫癜与溶血性尿毒症。

a. 以前被认为是两种不同的疾病，然而它们的病理生理学过程是相同的。

b. 两者的特点如下。

ⅰ. 恶性血管性溶血性贫血。

ⅱ. 血小板减少症。

ⅲ. 发热。

ⅳ. 终末器官损伤。

c. 中枢神经系统主要受 TTP 影响。

d. 肾脏系统主要受 HUS 的影响。

e. TTP 通常发生在妊娠中期和产后 HUS。

f. 分娩不会改变疾病的进程。

g. 对于 TTP 和 HUS 以对症支持治疗为主，包括血浆置换和肾脏替代治疗[33]。

④ 血小板减少症患者的椎管内麻醉处理：在对血小板减少的产妇行椎管内麻醉时，硬膜外血肿和继发性神经损伤是操作者最关注的问题。在文献综述中，Horlocker 等[19] 报道了硬膜外血肿 16 例（硬膜外麻醉 13 例；脊髓麻醉 1 例；技术未报告 2 例）。其中一半是在手术时血小板减少或凝血异常，其中 1 例在硬膜外导管拔除时凝血功能异常。约 1/3 的患者完全康复，1/3 部分康复，1/3 有永久性的神经功能损伤[19]。健康产妇的自发性硬膜外血肿的发生率尚不清楚[19]。由于硬膜外血肿是一种罕见的并发症，因此没有良好的证据证明血小板计数极限或凝血试验结果高于或低于某个限度对于椎管内操作是安全的。对于拟行椎管内麻醉的患者，应根据患者的临床状况、抗凝血史和血液检测结果进行个人风险 / 利益分析下列问题和原则可能有助于决策。

a. 血小板计数

ⅰ . > 100×10^9/L 并且计数稳定，椎管内麻醉一般是安全的，除非有出血史提示血小板功能异常。

ⅱ .（80 ～ 100）× 10^9/L，应考虑下降的速度。

首先，一个稳定的数字更令人放心。血小板计数的急剧下降预示着病理生理过程恶化和椎管内麻醉风险的增加。弥散性血管内凝血（DIC）应作为一种可能的原因。

其次，妊娠期血小板减少症或是致病性血小板减少性紫癜（ITP）都能维持稳定的血小板计数；血小板功能在这两种情况下都是正常的。

ⅲ .（50 ～ 80）× 10^9/L：除非存在 ITP 或妊娠血小板减少症，否则椎管内麻醉的风险可能增加。

ⅳ . < 50×10^9/L，在大多数情况下，椎管内麻醉的风险可能超过收益。

b. 血小板功能：考虑有无易瘀伤或出血的病史。

ⅰ . 例如，是否有证据显示即使是很小的损伤也会造成瘀点和瘀斑（如血压袖带）。

ⅱ . 例如，在清洁牙齿时是否有牙龈出血，或静脉注射部位不易止血。

c. 镇痛 / 麻醉替代方法的风险。

ⅰ . 什么是个人风险 / 收益分析：是否有困难插管或困难气道的预测因素？例如，病态肥胖。

d. 患者的病情能否得到优化：与血液科医师讨论优化方案（例如，静脉免疫球蛋白或皮质类固醇用于 ITP；血小板输注）。

e. 如果决定继续进行椎管内麻醉，则应考虑以下几点。

ⅰ . 讨论和记录椎管内麻醉的风险和替代技术。

ⅱ . 单次注射蛛网膜下隙阻滞比硬膜外麻醉的风险更低，因为针头越小，损伤硬膜外血管的风险就越小。

ⅲ . 确保硬膜外导管拔除前凝血功能正常（与置入时相同）。椎管内操作时机可能需要临床判断，例如 HELLP 血小板计数可能会持续下降 24 ～ 48h 或更长时间。有证据显示，将硬膜外导管留在原地，等待血小板计数恢复几天，与拔除导管一样，硬膜外血液受到创伤的风险也同样大[34]。如果临床证据显示有凝血功能障碍，或患者已被肝素化，则不建议拔除导管。

ⅳ. 如果患者是血小板减少症，产后考虑保留非甾体抗炎药。

ⅴ. 产后对患者下肢神经功能进行评估，排除硬膜外血肿的体征 / 症状。

> **临床要点**　全身麻醉：麻醉医师常常迫于困难气道和误吸的风险而尽量避免对产妇实施全身麻醉。然而，对于有潜在凝血功能障碍或血小板在临界低限产妇中，风险与效益的对比可能更倾向于使用全麻进行剖宫产。在这种情况下与产科医师和患者的沟通是必不可少的，并且应充分告知后签署知情同意书。

3. **弥散性血管内凝血**　正常妊娠具有的高凝生理改变可能使产科患者易患弥散性血管内凝血[35]。弥散性血管内凝血是凝血系统被广泛激活的结果，导致了病理性纤维蛋白沉积和消耗性凝血病。由此产生的低纤维蛋白原和血小板减少使患者有出血的危险。表 24-8 列出了妊娠导致弥散性血管内凝血的高危因素。目前弥散性血管内凝血还没有一项高度特异或敏感的血液检测：连续的凝血和血小板计数常常显示出一个逐渐恶化的过程。纤维蛋白原一般＜ 1.5g/L。D- 二聚体在正常妊娠中升高，但非常高的水平可

表 24-8　妊娠弥散性血管内凝血的高危因素

◆ 先兆子痫
- 血管内皮功能障碍
- 胎盘释放的细胞因子激活凝血系统

◆ 溶血、肝酶升高、低血小板综合征（HELLP）

◆ 胎盘早剥
- 组织因子从受损的胎盘向血液循环释放并激活凝血系统[40]

◆ 大出血
- （例如，与异常胎盘有关）
- 缺氧导致组织因子释放

◆ 宫内感染

◆ 全身脓毒症
- 被炎症 / 细胞因子激活
- 直接内毒素效应

◆ 羊水栓塞
- 羊水中组织因子通过受损的绒毛膜或子宫破裂进入母体循环[40]
◆ 胎儿宫内死亡
- 凝血活酶样物质从死胎中释放出来
- 残留的胎儿或胎盘组织
- 葡萄胎

引自Montagnana M，Franchi M，Danese E，et al. Disseminated intravascular coagulation in obstetric and gynecologic disorders. *Semin Thromb Hemost.*2010；36:404-418.

能有助于诊断。弥散性血管内凝血往往需要危重护理支持。治疗的目的是控制原发疾病，纠正凝血不足，并做好处理大出血的准备。应用血液制品的建议[36]如下。

(1) 每千克体重给予新鲜冷冻血浆 15ml（含有血浆中的所有凝血产物，包括纤维蛋白原）。对于一个 70kg 重的患者来说，这相当于 4U 新鲜冰冻血浆。可重复使用，直到 INR 和 aPTT ＜ 1.5 倍正常值[37]。

(2) 使用冷沉淀或浓缩纤维蛋白原，以维持外周血中纤维蛋白原＞ 1g/L。冷冻沉淀被保存在容积为 6 ～ 10U 的专用血袋中（每袋是由不同的个人捐赠的）。体重为 70kg 的患者使用一袋，纤维蛋白原增加约 0.75g/L[37]。

(3) 血小板输注：保持＞ 50×10^9/L。对于持续的弥散性血管内凝血和大出血，建议目标为＞ 75×10^9/L。实际上，这意味着一旦外周血中血小板浓度降到 100×10^9/L 以下，就应立即输注血小板，因为液体及其他血液制品的摄入会导致血小板计数进一步下降[36]。1U 的血小板可以是来自单个捐献者，也可以来自多个捐献者，相当于 6U 的全血。1U 可使 70kg 患者的血小板数增加（40 ～ 50）× 10^9/L。

(4) 重组因子Ⅶa（RFⅦa）在弥散性血管内凝血和大出血产妇中的作用是有争议的；据报道，它是有效的，但与 VTE 的风险增加有关[38]。为了与离体的凝血模型一致，建议：在给 rFⅦa 之前，除了最大限度地维持内环境稳定（纠正酸中毒、低体温、低钙血症）外，还应优化血小板、FFP 和冷沉淀／纤维蛋白原的应用。rFⅦa 剂量为 90μg/kg[36, 39]。

(5) 在与血液科医师的讨论中，血液制品的替代治疗应根据患者的具体情况而制订个体化的方案。疑似患者检测，如 TEG，可以指导治疗。弥散性血管内凝血死亡率很高，需要积极管理。

六、总结

接受抗凝血治疗的有凝血功能障碍或血栓性疾病的产妇对麻醉医师和产科医师是一个挑战。这些患者在接受椎管内麻醉时出现硬膜外血肿的风险并没有被准确地估计。应充分讨论产妇在特殊情况下进行椎管内操作的风险，并充分告知。ASRA 和 UKHCDO 等组织根据现有的临床证据和专家共识制定指南。他们的目标是尽量减少不良事件的发生，同时不否认孕妇椎管内镇痛和麻醉的优势。

参 考 文 献

[1] Holmes VA, Wallace JM. Haemostasis in normal pregnancy: a balancing act? *Biochem Soc Trans*. 2005;33:428–432.

[2] Clark P. Changes of hemostasis variables during pregnancy. *Semin Vasc Med*. 2003;3:13–24.

[3] Th ornton P, Douglas J. Coagulation in pregnancy. *Best Pract Res Clin Obstet Gynaecol*. 2010;24:339–352.

[4] Cortet M, Deneux-Tharaux C, Dupont C, et al. Association between fibrinogen level and severity of postpartum haemorrhage: secondary analysis of a prospective trial. *Br J Anaesth*. 2012;108:984–989.

[5] Samama C, Simon L. Detecting coagulation disorders of pregnancy: bleeding time or platelet count? *Can J Anaesth*. 2001;48:515–518.

[6] Beilin Y, Arnold I, Hossain S. Evaluation of the platelet function analyzer (PFA-100) vs. the thromboelastogram (TEG) in the parturient. *Int J Obstet Anesth*. 2006;15:7–12.

[7] Davies JR, Fernando R, Hallworth SP. Hemostatic function in healthy pregnant and preeclamptic women: an assessment using the platelet function analyzer (PFA-100) and thromboelastograph. *Anesth Analg*. 2007;104:416–420.

[8] Sharma S, Philip J, Wiley J. Thromboelastographic changes in healthy parturients and postpartum women. *Anesth Analg.* 1997;85:94–98.

[9] Armstrong S, Fernando R, Ashpole K, et al. Assessment of coagulation in the obstetric population using ROTEM thromboelastometry. *Int J Obstet Anesth.* 2011;20:293–298.

[10] Huissoud C, Carrabin N, Benchaib M, et al. Coagulation assessment by rotation thrombelastometry in normal pregnancy. *Thromb Haemost.* 2009;101:755–761.

[11] Oudghiri M, Keita H, Kouamou E, et al. Reference values for rotation thromboelastometry (ROTEM) parameters following non-haemorrhagic deliveries. Correlations with standard haemostasis parameters. *Thromb Haemost.* 2011; 106:176–178.

[12] Vincelot A, Nathan N, Collet D, et al. Platelet function during pregnancy: an evaluation using the PFA-100 analyser. *Br J Anaesth.* 2001;87:890–893.

[13] American College of Obstetricians and Gynecologists Women's Health Care Physicians. ACOG Practice Bulletin No. 138: inherited thrombophilias in pregnancy. *Obstet Gynecol.* 2013;122:706–717.

[14] Kent N, Leduc L, Crane J, et al. Prevention and treatment of venous thromboembolism (VTE) in obstetrics. *J SOGC.* 2000;22:736–749.

[15] Kobayashi T. Antithrombin abnormalities and perinatal management. *Curr Drug Targets.* 2005;6:559–566.

[16] Franchini M, Veneri D, Salvagno GL, et al. Inherited thrombophilia. *Crit Rev Clin Lab Sci.* 2006;43:249–290.

[17] Calderwood CJ, Greer IA. The role of factor V Leiden in maternal health and the outcome of pregnancy. *Curr Drug Targets.* 2005;6:567–576.

[18] Sugiura M. Pregnancy and delivery in protein C-deficiency. *Curr Drug Targets.* 2005;6:577–583.

[19] Horlocker T, Wedel D, Rowlingson J, et al. Regional anesthesia in the patient receiving antithrombotic or thrombolytic therapy: American Society of Regional Anesthesia and Pain Medicine Evidence-Based Guidelines (Th ird Edition). *Reg Anesth Pain Med.* 2010;35:64–101.

[20] Derksen R, de Groot P. The obstetric antiphospholipid syndrome. *J Reprod Immunol.* 2008;77:41–50.

[21] American College of Obstetricians and Gynecologists. Practice Bulletin No. 132: antiphospholipid syndrome. *Obstet Gynecol.* 2012;120:1514–1521.

[22] Franchini M. Haemostasis and pregnancy. *Thromb Haemost.* 2006;95:401–413.

[23] Ruppen W, Derry S, McQuay H, et al. Incidence of epidural hematoma, infection, and neurologic injury in obstetric patients with epidural analgesia/anesthesia. *Anesthesiology.* 2006;105:394–399.

[24] U.S. Food and Drug Administration. FDA Drug Safety Communication: updated recommendations to decrease risk of spinal column bleeding and paralysis in patients on low molecular weight heparins. http://www.fda.gov/Drugs/DrugSafety/ucm373595.htm. Accessed August 2014.

[25] Kujovich JL. von Willebrand disease and pregnancy. *J Thromb Haemost.* 2005;3:246–253.

[26] James AH. Von Willebrand disease. *Obstet Gynecol Surv.* 2006;61:136–145.

[27] Bolton-Maggs P, Perry D, Chalmers EA, et al. The rare coagulation disorders—review with guidelines from the United Kingdom Haemophilia Centre Doctors' Organisation. *Haemophilia.* 2004;10:593–628.

[28] Lee CA, Chi C, Pavord SR, et al. The obstetric and gynaecological management of women with inherited bleeding disorders—review with guidelines produced by a taskforce of UK Haemophilia Centre Doctors' Organisation. *Haemophilia.* 2006;12:301–336.

[29] McCrae KR. Thrombocytopenia in pregnancy: differential diagnosis, pathogenesis, and management. *Blood Rev.* 2003;17:7–14.

[30] Boehlen F, Hohlfeld P, Extermann P, et al. Platelet count at term pregnancy: a reappraisal of the threshold. *Obstet Gynecol.* 2000;95:29–33.

[31] Felbinger TW, Posner M, Eltzschig HK, et al. Laparoscopic splenectomy in a pregnant patient with immune thrombocytopenic purpura. *Int J Obstet Anesth.* 2007;16:281–283.

[32] Kam PC, Thompson SA, Liew AC. Thrombocytopenia in the parturient. *Anaesthesia.* 2004;59:255–264.

[33] George JN. The association of pregnancy with thrombotic thrombocytopenic purpura-hemolytic uremic syndrome. *Curr Opin Hematol.* 2003;10:339–344.

[34] Douglas MJ. Platelets, the parturient and regional anesthesia. *Int J Obstet Anesth.* 2001;10:113–120.

[35] Montagnana M, Franchi M, Danese E, et al. Disseminated intravascular coagulation in obstetric and gynecologic disorders. *Semin Thromb Hemost.* 2010;36:404–418.

[36] Stainsby D, MacLennan S, Thomas D, et al. Guidelines on the management of massive blood loss. *Br J Haematol.* 2006;135:634–641.

[37] Fuller AJ, Bucklin BA. Blood product replacement for postpartum hemorrhage. *Clin Obstet Gynecol.* 2010;53:196–208.

[38] Phillips LE, McLintock C, Pollock W, et al. Recombinant activated factor VII in obstetric hemorrhage: experiences from the Australian and New Zealand Haemostasis Registry. *Anesth Analg.* 2009;109:1908–1915.

[39] Franchini M, Franchi F, Bergamini V, et al. The use of recombinant activated FVII in postpartum hemorrhage. *Clin Obstet Gynecol.* 2010;53:219–227.

[40] Levi M. Pathogenesis and management of peripartum coagulopathic calamities (disseminated intravascular coagulation and amniotic fluid embolism). *Thromb Res.* 2013;131(suppl 1):S32–S34.

第25章　合并心脏疾病的产妇

Cardiac Disease in the Obstetric Patient

Nathaen S. Weitzel，Bryan S. Ahlgren　著

李　波　夏海发　译

姚尚龙　校

要点 Keypoint

- 至少有 4% 的产妇存在心脏疾病，其中 80% 由于先天性疾病引起。
- 除开原发性心脏疾病，左心室射血分数降低、左心室阻塞性疾病、纽约心脏病协会功能分级（NYHC）≥Ⅱ，或者前期心脏疾病病史都是围生期心血管事件的危险因素。
- 先天性心脏病产妇在幼儿时期完成根治性手术，且术后功能恢复良好，其能够耐受整个妊娠过程。此类患者可以认为是正常产妇。患者只行部分矫治或者姑息性手术，未矫正病变和残留心脏缺损的，需要根据其现在的心血管状态来处理。
- 围生期心脏病发生率很小，在孕产妇中为 1/（3000～4000），但其死亡率达到 20%。一旦确认，麻醉药按照患者术后远期会发生心力衰竭的办法来处理。

一、概述

在过去的日子里，针对患有心脏病的孕产妇的处理方法发生了巨大的改变。孕产妇中存在心脏疾病的人大概在 4%，其中死亡率在 0.5%～2.7%[1-6]。先天性心脏病是西方国家孕期心脏病的主要原因；在孕妇婴幼儿时期的早期内科或者外科治疗后生存率得到了较大的改善。先天性心脏病占据了围生期 80% 的孕妇心脏疾病，但是此数据在欧洲或是北美洲外比较低（20%）[6]。在某些心脏病患者的分类中，例如严重的肺动脉高压，死亡率持续在 50% 左右[7]。尽管医疗护理水平不断进步，心脏病仍然是孕产妇中由非产科因素引起死亡的主要原因，而且它也是现阶段对产科医生和麻醉科医生的巨大挑战[8]。

1. 生理学　前面章节已经提到了围生期时的生理学变化，在此主要关注与孕产妇存在心脏疾病的有关变化[1]。

（1）在中期妊娠末期峰值测量得到数据，血容量增加 50%，心排血量增加 40%，心率增加 25%，到 80～100/min。

(2) 外周血管阻力降低，肺血管阻力降低。

(3) 生产本身增加接近 50% 的心肌耗氧量和心排血量。

2. 全麻注意事项 围生期心血管事件的危险性有大量报道，Siu[3] 等一项有 562 位患者参与的前瞻性研究发现在心血管疾病或者伴有心血管疾病的孕产妇中，主要有 4 个相关性的因素（CAREPREG 试验）。

(1) 先前心血管事件，如心力衰竭、短暂性缺血、脑卒中、心律失常。

(2) 纽约心脏学分级功能分级＞Ⅱ或者存在发绀（表 25-1）。

表 25-1　纽约心脏病协会功能分级（NYHA）

Ⅰ级	患者有心脏病，但日常活动量不受限制，一般体力活动不引起过度疲劳、心悸、气喘或心绞痛
Ⅱ级	心脏病患者的体力活动轻度受限制；休息时无自觉症状，一般体力活动引起过度疲劳、心悸、气喘或心绞痛
Ⅲ级	患者有心脏病，以致体力活动明显受限制；休息时无症状，但小于一般体力活动即可引起过度疲劳、心悸、气喘或心绞痛
Ⅳ级	心脏病患者不能从事任何体力活动，休息状态下也出现心力衰竭症状，体力活动后加重

引自 The Criteria Committee of the New York Heart Association. *Nomenclature and Criteria for Diagnosis of Disease of the Heart and Great Vessels*.9th ed. Boston, MA;Little, Brown &Co;1994:253-256.

(3) 左心阻塞，二尖瓣面积＜ 2cm^2，主动脉瓣面积＜ 1.5cm^2，或是左心峰值压力右心脏超声测得＞ 30mmHg。

(4) 左心室功能降低，射血分数＜ 40%。

危险因素确定与每个都有关，各危险因素下发生心血管事件的对应比例是 0、1，或者大于 1 点，分别对应 5%、27% 和 75%；此标准现在较为常用[6]。心血管事件主要包括肺水肿、持续性心动过速、需治疗的心动过缓、卒中、心搏骤停和心源性死亡。

在 2011 年，欧洲心血管学会针对孕产妇心血管疾病的处理发出报道，表示获得性心脏疾病及先天性心脏疾病也需要考虑。表 25-2 是世界卫生组织发出的危险因素概述[6]。2014 年一项前期预测的研究发现世界卫生组织分级系统较 CAREPREG 或 ZAHARA 危险分级更能准确预测事件[9]。

3. 新生儿风险 需要考虑新生儿疾病或是孕期风险（流产）度。图 25-1 描述了先天性心脏病患者完成妊娠、择期流产和流产的分布情况。有症状的先心病母亲，小儿早产率增加，为 16% ～ 19%。新生儿入监护室、脑室内出血、肠道发育不全和新生儿死亡率都较高[10, 11]。先心病母亲生出患有先心病婴儿的发生率是正常孕妇的 10 倍，达到 3% ～ 10%[12]。基因检测对于某些疾病比较有效。

4. 生产注意事项

(1) 阴道生产较剖宫产术好，是因为较少的血液及体液丢失，肺部并发症少，对于能量消耗较少，应激反应较弱[8]。

(2) 建议有如下疾病的孕产妇行剖宫产术：如马方综合征累及主动脉根部、严重主动脉狭窄、主动脉夹层、近期心肌缺血、上次妊娠期间发生严重心力衰竭[13, 14]；针对这些事件的主要处理原则是减轻生产时期的血流动力学压力，选择硬膜外麻醉可以减少后负荷和血流动力学压力，比较适合主动脉关闭不全的马方综合征患者和主动脉夹层的患者。

表 25-2 世界卫生组织针对母亲心脏风险简要分级

危险分级	怀孕风险	事件对应危险分级
I	不增加母亲的发病率和死亡率	非复杂，轻度肺动脉狭窄，动脉导管未闭，二尖瓣脱垂
		能成功治疗的简单疾病（如房间隔缺损、室间隔缺损、动脉导管未闭）
		单纯的异位搏动
II	轻度增加母亲的发病率和死亡率	未手术的房间隔和室间隔缺损
		手术后的法洛四联症患者
		大量心律失常
II - III	风险伴随功能分级引起的明确危险因素增加而增加	轻度左心损伤
		肥厚性心肌病
		先天性或组织性瓣膜疾病非 WHO 分级 I 级或者 IV 级
		无主动脉扩张的马方综合征
		狭窄术后
III	母亲发病率和死亡率明显增加	机械瓣膜
		系统性右心室
		Fontan 循环
		发绀性心脏病
		其他复杂先天性心脏病
		马方综合征中主动脉扩张到 40 ~ 45mm
IV	母亲发病率和死亡率很高，不考虑怀孕	未知原因的肺动脉高压
		前次怀孕期间心脏病只是部分缓解
		严重系统性心室功能障碍（左心射血分数＜ 30%，NYHA III 级或 IV 级）
		马方综合征主动脉扩张＞ 45mm
		先天性严重狭窄

WHO. 世界卫生组织；NYHA. 纽约心脏病学会

经 BMJ 出版集团许可转载，引自 Thorne S,MacGregor A, Nelson-Piercy C. Risks of contraception and pregnancy in heart disease. *Heart*. 2006;92:1520-1525.

Ortman AJ. The pregnant patient with congenital heart disease. Semin CardiothoracVascAnesth.2012;16:220-234.

Regitz-Zagrosek V, BlomstromLundqvist C, Borghi C, et al. ESC guidelines on the management of cardiovascular diseases during pregnancy: the Task Force on the Management of Cardiovascular Diseases during Pregnancy of the European Societyof Cardiology (ESC). Eur Heart J. 2011;32:3147-3197.

Thorne S, MacGregor A, Nelson-Piercy C. Risks of contraception and pregnancy in heart disease. Heart. 2006;92:1520-1525.

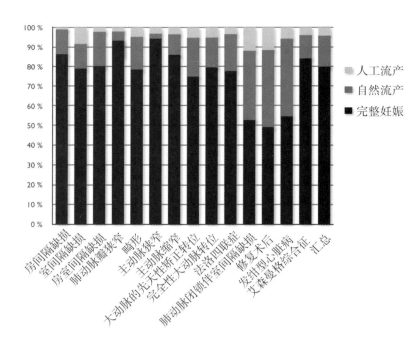

◀ **图 25-1 先天性心脏病患者的完成妊娠、择期流产和流产分布**

引自 Regitz-Zagrosek V, Blomstrom Lundqvist C, Borghi C,et al. ESC guidelines on the management of cardiovascular diseases during pregnancy: the Task Force on the Management of Cardiovascular Diseases during Pregnancy of the ESC. *Eur Heart J.* 2011;32:3147-3197.

二、瓣膜疾病：先天性或后天性

孕产妇中大约有 15% 的患者存在心脏问题，其中以风湿性心脏病最为常见。狭窄性的心脏病对母亲和胎儿都有影响，危险性最高[15]。反流性疾病常较轻，但还是比相对应的 NYHA 分级的患者情况要差[1, 15]。瓣膜疾病的严重性和心功能相关危险性与孕期和生产时期的心脏并发症有关[3]。心脏超声是对瓣膜疾病诊断的金标准[16]。

1. **二尖瓣狭窄** 二尖瓣狭窄在世界范围内的主要发病原因是儿童时期的风湿热引起的。二尖瓣狭窄在发达国家主要是由于链球菌引起的[13]。二尖瓣疾病的进展是长期慢性的过程，一般超过 20 ～ 30 年。二尖瓣瓣膜增厚、钙化、与腱索或联合处融合，从而产生狭窄血流（图 25-2）。

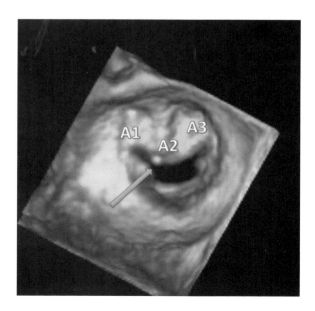

◀ **图 25-2 二尖瓣狭窄的 3D 心脏超声图**

图片显示中度二尖瓣狭窄；红箭显示的发展中的联合点；此图中发现有二尖瓣风湿性增厚的联合和瓣叶；前叶联合标志作为了定位点（引自 Wolff GA, Weitzel NS. Management of acquired cardiac disease in the obstetric patient. *Semin Cardiothorac Vasc Anesth.* 2011;15:85-97.）

(1) 病理生理学

① 二尖瓣狭窄的典型症状和体征是有胸痛、缺氧、心悸、肺水肿、咯血和血栓形成。

② 狭窄的瓣膜阻止左心室正常充盈，导致左心房增大，肺静脉和肺动脉压力增高，最终导致右侧心力衰竭，常伴有三尖瓣关闭不全。

③ 左心室收缩功能降低，心排血量降低。

④ 二尖瓣狭窄程度由心脏超声来判断[16]。正常二尖瓣面积在 4 ～ 6cm^2，轻度狭窄是 1.5 ～ 3cm^2，中度是 1 ～ 1.5cm^2，重度是 < 1cm^2；重度狭窄需要手术治疗，在孕早期的前 3 个月手术治疗对母亲和胎儿影响较小。

(2) 孕期注意事项：有二尖瓣狭窄的妇女对于孕期的高血流动力学耐受较差[16]。

① 血容量增加会引起肺水肿，左心房增大加重。

② 心动过速，通过狭窄瓣膜的左心室舒张充盈时间减少。

③ 心房颤动在二尖瓣狭窄的患者中常见。这其中 30% 常常是由左心室收缩时动脉血流反冲引起的[16]。如果没有禁忌证，对于心房颤动的主要处理方法是口服 β 受体拮抗药控制心率。对于静息心率在 90 ～ 100/min 是较好的孕期心率。

④ 在怀孕前期进行干预治疗的严重患者，常见手段有外科二尖瓣切开、瓣膜置换、经皮二尖瓣扩开术[16-19]。

(3) 麻醉管理：麻醉管理是基于疾病的严重性来处理的。而这也是基于二尖瓣瓣膜的面积，血流动力学的稳定来处理的[19]。大多数产科麻醉医师主张早期疾病处理，可以使用静脉阿片类或者硬膜外镇痛来处理顺产[20-22]。第二产程中，心脏前负荷和心脏输出增加是由于子宫和下腔静脉挤压造成的，这些血流动力学的改变和心脏前负荷的改变会引起急性肺水肿。

腰硬联合麻醉技术，在第二产程时期给予稀释过的局麻药，第一产程时期给予阿片类，平面控制在（ T_{10}-S_4 ），这样能为大多数病人提供较好的血流动力学状态。

① 监护下的硬膜外麻醉对于延长顺产第二产程比较好。通常硬膜外给药是为了保证良好的麻醉效果，并且方便产钳的置入。如果硬膜外麻醉效果不好，硬膜外给予小剂量混合芬太尼的 2% 利多卡因和 3% 的 2- 盐酸氯普鲁卡因麻醉药可以提供较好的外科平面阻滞[19]。

② 交感神经组织会引起全身血管阻力减少，如果患者心率没有相对心动过缓可以通过滴注苯丙肾上腺素或者增加血容量来处理；如果有心动过缓，使用麻黄碱较为合适。

(4) 对于剖宫产，如果时间允许，硬膜外麻醉较常使用[1, 19]。

① 单次腰麻技术通常避免使用在中度或者重度二尖瓣狭窄患者中，避免 SVR 的剧烈变化，因为其常常不能耐受。

② 通过硬膜外导管缓慢注射 2% 利多卡因和芬太尼的混合液，使组织平面达到 T_{4-6}。滴注小剂量苯丙肾上腺素（ 50 ～ 100μg ）收缩血管从而避免预期会发生的低血压。收缩压尽量保持在 100mmHg 以上，虽然会引起潜在的肺动脉高压。如果在孕中期或者孕晚期心脏超声发现肺动脉高压或者右心超负荷（ 如右心室或者右心房扩张，常伴有三尖瓣反流 ），通常在生产期间最好放置肺动脉导管。

③ 如果心脏前负荷处理得当，阴道生产带来的血容量回流对二尖瓣狭窄的患者有益处。

(5) 全身麻醉：考虑到以上提及的血流动力学的问题，插管全麻所以也被选择。[1, 19]

① 应激反应需要被抑制，可以在生产前使用阿片类如瑞芬太尼（0.5 ～ 1µg/kg），或使用短效 β 受体拮抗药，如艾司洛尔（30 ～ 50µg/kg），插管前，依托咪酯 0.2 ～ 0.3mg/kg 较适合，并且使用琥珀胆碱 1 ～ 1.5mg/kg 进行快速诱导插管。

② 能引起心动过速的药物应该避免（如，格隆溴铵、阿托品、哌替啶、泮库溴铵、氯胺酮）。

③ 饱胃和预防窒息同无二尖瓣狭窄的全麻剖宫产。

④ 甲基麦角新碱、前列腺素类和缩宫素都要小心使用，因为它们会引起全身或者肺部压力变化而引起血流动力学不稳定[22]。

(6) 侵入性监护措施：侵入性监护措施包括动脉、中心静脉或者肺动脉压力监测在高危患者中应该使用。放置肺动脉导管存在风险，可能会引起心律失常，但在合并二尖瓣狭窄孕妇的分娩期间，我们可以根据有创监测指标帮助患者管理，以避免风险[19, 20, 23]。如果是全身麻醉，经食管超声可以用来指引液体和血管活性药物的使用。

临床要点　二尖瓣狭窄的麻醉和血流动力学目标如下。

• 维持血流动力学接近正常水平，此目标主要是需要合适的镇痛来避免缺氧，高碳酸血症、酸中毒。

• 维持窦性心律，处理心房颤动。

• 避免主动脉下腔静脉的压迫，监测和维持合适的心脏前负荷避免发生肺水肿。

• 给予额外的氧气。

• 避免 SVR 的降低。

---

2. **主动脉狭窄**　严重的主动脉狭窄在孕妇中较为少见，风湿性心脏病是在获得性原因中的较为常见的引起主动脉狭窄的疾病，而其他则由先心病引起（图 25-3）。左心室代偿性肥大以抵消因为左心室压力增高引起的左心室壁压力高。和二尖瓣狭窄不同，主动脉瓣狭窄的症状一般出现在疾病晚期，并且带来

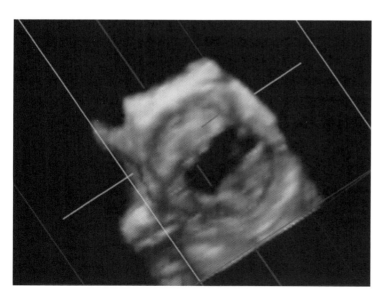

◀ 图 25-3　二叶型主动脉瓣

引　自 Wolff GA, Weitzel NS. Management of acquired cardiac disease in the obstetric patient. *Semin CardiothoracVascAnesth*. 2011;15:85–97.

较高的死亡率[14, 24]。有主动脉狭窄的患者最好在妊娠前进行治疗[1, 21]。

(1) 病理生理学

① 严重的主动脉瓣狭窄症状包括晕厥、呼吸困难、心绞痛和疲劳[1]。

② 患者通常无症状直到瓣膜面积减少到正常面积（3.0～4.0cm²）的 1/3 左右，即 1.0cm²[16, 25]。

③ 严重的主动脉狭窄定义为瓣膜面积＜ 0.7cm²，这常常从心脏超声测得平均压力指数高于 50mmHg[16, 25]。

(2) 孕产期注意事项。

① 轻中度患者常能耐受妊娠[8, 14]。

② 有严重主动脉瓣狭窄的患者常不能适应妊娠带来的血容量增加和心动过速，而且常有心绞痛和呼吸困难等症状。这些妇女对于妊娠期间的心脏储备较少，常引起较高的死亡率，在 15%～17%[1, 14, 24]。

(3) 麻醉管理[1, 22, 24]：阴道生产适合于轻度和中度主动脉狭窄的患者，重度狭窄患者适用于剖宫产术。保持心率＜ 90/min 能改善因梗阻带来的心室排空，但是偶尔也会因患者存在严重主动脉狭窄和左心室肥厚而引起心内膜缺血。心动过速能引起左心室心内膜缺血，左心室射血分数降低和心肌耗氧量的增加。这类患者的心脏储备能力较低，所以很难增加左心室排空容量，所以左心室前负荷增加伴随的是心率减少。但是心率降低到 70/min 以下则引起心排血量的紧急状态。左心室肥大可能会引起心肌缺血，这也是因为心肌高耗氧量（特别是有左心室高收缩压力和心动过速的主动脉瓣狭窄患者），或者是在体循环阻力降低和冠状动脉灌注压力降低（舒张血压减去左心室舒张压力）。

① 单次腰麻是重度主动脉瓣狭窄的禁忌证，也是中度主动脉瓣狭窄的相对禁忌证[22]。

② 硬膜外或是连续硬膜外在缓慢给予阿片类和局麻药混合液的条件下，能较好满足手术要求[26]；但是肾上腺素最好不要血管内注射，因为会引起心动过速。

③ 同二尖瓣狭窄一样，早期镇痛是有好处的。腰硬联合麻醉下，在硬膜外导管给予稀释的局麻药是比较好的。第二产程的处理和二尖瓣狭窄一样。

(4) 全麻注意事项：缓慢给予阿片类和依托咪酯的使用构成了比较好的全麻药。同二尖瓣狭窄一样，避免心动过速是十分重要的。所以格隆溴铵、阿托品、泮库溴铵和氯胺酮要避免使用。丙泊酚也要小心使用；如果要使用，需要根据全身血管阻力、心脏前负荷和心肌抑制情况而定[14]。

(5) 剖宫产术：剖宫产考虑因素和二尖瓣狭窄类似，主要是主动脉瓣狭窄的患者对于后负荷的依赖程度较重，可能对硬膜外或者腰麻引起的症状耐受较差。二尖瓣狭窄和主动脉瓣狭窄的患者对于前负荷减少的耐受都较差，但是主动脉瓣狭窄的患者可能更容易碰到，这也可能是硬膜外麻醉后的主要发生事件。

(6) 侵入性监护措施：主要使用动脉插管进行有创性血压监测。

使用肺动脉导管是有争议的，是否使用也要根据患者和病情来决定。限制性输液对于这些患者是有好处的，但是肺动脉导管的置入可能会产生心律失常，严重时危及生命[1, 7, 14, 15, 22]。在中度或是重度主动脉瓣狭窄中低血容量可能会比肺水肿考虑得更多，这也是针对前负荷来处理的。因为前负荷的减少能有效减少心排血量。中心静脉压监测能代替肺动脉导管来管理中度或是重度主动脉瓣狭窄的患者血容量状态[1, 8]。中心静脉压最好能保持在 8～12mmHg 水平，较高于正常水平。在严重主动脉瓣狭窄中，中心静脉压和肺动脉压都不能反映左心前负荷；如果患者是全麻，此时经食管超声最好能用于监测左心前负荷。

临床要点　麻醉和血流动力学在主动脉瓣狭窄患者生产时的目标如下。

- 维持和保障患者血流动力学和正常时类似，适当的镇痛治疗可以减少应激状态的血流动力学变化。
- 避免心动过速，维持窦性心律十分重要。
- 避免全身血管阻力降低，维持心脏的前负荷。主动脉下腔静脉的压迫不能较好地耐受。
- 全麻期间避免使用心肌抑制药。

---

3. 二尖瓣反流　二尖瓣反流的需要分为急性和慢性。孕期急性二尖瓣反流常常由细菌性心内膜炎、外伤、乳头肌断裂（图 25-4），或是置换瓣膜的工作异常引起。慢性二尖瓣反流常常是因为黏液性变或是风湿性疾病引起。心脏超声是诊断的标准，图 25-5 显示中至重度二尖瓣反流患者。二尖瓣狭窄和二尖瓣反流可能同时存在孕妇患者中。有症状的妇女应该在考虑妊娠前进行瓣膜修补[21]。

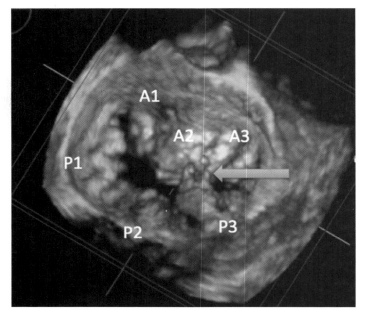

◀ **图 25-4　红箭显示二尖瓣和 P3 联合（3D 显示）**
引自 Wolff GA, Weitzel NS.Management of acquired cardiac disease in the obstetric patient. *Semin Cardiothorac Vasc Anesth.* 2011;15:85-97.

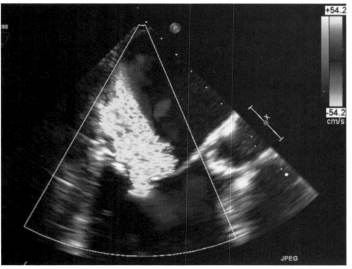

◀ **图 25-5　通过彩色多普勒超声显示食管长轴下图像，深度达到二尖瓣瓣膜范围**
此图像中红 / 黄颜色显示血流回到左心房中，也就是二尖瓣反流；此患者的反流程度为中到重度（引自 Wolff GA, Weitzel NS. Management of acquired cardiac disease in the obstetric patient. *Semin Cardiothorac Vasc Anesth.*2011;15:85-97.）

(1) 病理生理学

① 急性二尖瓣反流是血液快速通过二尖瓣进入左心房，这引起肺动脉压力升高和顺流减少。如果患者有急性反流，则肺水肿和右侧心力衰竭会发生，需要进行紧急瓣膜手术[22]。

② 慢性二尖瓣反流患者，因为病程较长的原因，左心房和肺静脉系统会增大来满足增加的血容量。这可能会引起患者心房颤动。相对于急性二尖瓣反流，慢性二尖瓣反流较少出现肺动脉压力增高，但是在部分严重二尖瓣反流患者中也会发生。但是肺淤血较为常见[22]。

③ 相比较二尖瓣狭窄和主动脉瓣狭窄，心房颤动在二尖瓣反流中能较好地耐受，可能是因为左心室前负荷能较好地维持[8, 15]。

(2) 孕产期注意事项：二尖瓣反流一般孕妇能耐受，除非是有严重的二尖瓣反流或是妊娠前有症状[3]。

① 二尖瓣反流的治疗是减轻后负荷，所以减少孕期全身血管阻力也是有益的。轻度心动过速也是合适的，因为其减少了反流时间。所以孕期的心率增快也有益。

② 孕期高血压需要治疗，因为增加了后负荷，进而增加了反流分数[24]。

③ 左心房增大和孕期高凝血状态会增加血栓形成机会。20% 的患者发现存在血栓[1]。

4. 二尖瓣脱垂　　二尖瓣脱垂是二尖瓣疾病的一种，在孕期妇女中常有黏液性变和轻度二尖瓣反流，远期可能会伴随严重二尖瓣反流。此疾病较常见且在 12% ～ 17% 的妇女中能发现[24]。二尖瓣脱垂常预示有心律失常，或者常伴随其他系统性疾病如马方综合征。如果没有伴随疾病的存在，这些患者的麻醉没有什么特殊的处理。因为这些患者除了脱垂瓣膜基本没有其他心血管并发症[24]。和二尖瓣反流远期相比，二尖瓣脱垂的患者一般表现出较少的二尖瓣反流，但是有高前负荷，高后负荷和低心率。

5. 主动脉瓣关闭不全　　主动脉瓣关闭不全较主动脉瓣狭窄常见，大多数患者是由于风湿性疾病引起的。由风湿性疾病引起的主动脉瓣关闭不全的患者常伴有二尖瓣瓣膜疾病。主动脉瓣关闭不全也可出现在先天性二尖瓣疾病或者是胶原血管疾病中[24]。急性主动脉瓣关闭不全可能是由于心内膜炎引起，较少由外伤引起。这些患者表现出明显症状而且常需要紧急手术。有报道称紧急主动脉瓣关闭不全手术可等到剖宫产术之后，但是这些患者的存活也是较为罕见[27]。

(1) 病理生理学

① 主动脉瓣关闭不全引起左心舒张容量增加。这引起心室明显扩张和反常肥大。这些变化引起典型的体征变化，如呼吸困难、运动能力丧失、胸腔撞击感和端坐呼吸[1]。

② 疾病的发展伴随着左心室衰竭、射血分数降低，进而引起心室舒张末期容量增加。

③ 在未妊娠患者中，一般在感染风湿性疾病 10 ～ 20 年后出现症状[24]。

(2) 孕产期注意事项：轻度和中度主动脉瓣关闭不全的患者能耐受妊娠。

① 孕期的心动过速引起反流分数和左心室舒张容量减低。全身血管阻力的降低带来左心室顺流向前。

② 严重且有症状的主动脉瓣关闭不全但未妊娠的患者，其心脏储备基本消失。妊娠相关的低血压，或者先天性心力衰竭的预先治疗主要是降低后负荷，应用利尿药或是正性肌力药[21, 24]。

(3) 麻醉管理（二尖瓣反流和主动脉关闭不全的麻醉管理）：有反流疾病的患者能选择全麻或者椎管内麻醉。

① 硬膜外或是腰硬联合麻醉较多的被使用。因为它可以在第一产程早期通过给予阿片类和局麻药来对血流动力学进行干预[1]。

② 早期镇痛能够减少儿茶酚胺类的释放带来的全身血管阻力增加和反流分数增加。

③ 侵入性监护在重度或者有症状的二尖瓣反流和主动脉瓣关闭不全的患者中经过评估后可以选择性使用[1]。如果患者是全身麻醉，可以使经食管超声来检测。

(4) 剖宫产术：硬膜外麻醉可以被选择，腰麻和全麻一般在紧急状态下选择[1, 24]。

① 可以选择腰麻，但是其引起的血流动力学的变化，在某些有严重疾病的患者中可能不能耐受。

② 患者不能耐受心动过缓，有可能发生心血管事件。低血压的治疗可以使用麻黄碱，因为可以避免心动过缓，带来轻度心动过速。

③ 避免肺血管阻力（表 25-3）在重度主动脉瓣关闭不全的患者中增加。急性肺血管阻力增加减少顺流且会引起右侧心力衰竭。

表 25-3 影响肺血管阻力的因素

升高肺血管阻力	降低肺血管阻力
• 高碳酸血症	• 低碳酸血症
• 低氧血症（缺氧性肺血管收缩）	• 氧分压上升
• 酸中毒	• 碱血症
• 低体温	• 深度麻醉（应激反应抑制）
• 儿茶酚胺类释放（镇痛不全）	• 胸内压力降低
• 胸内压力升高	→ 低潮气量通气
→ 呼气末正压	→ 避免 PEEP 使用
→ 高潮气量	→ 自主呼吸
• 药物原因	• 药物因素
→ 肾上腺素	→ 米力农（磷酸二酯酶抑制药）
→ 去甲肾上腺素	→ 一氧化氮
→ 去氧肾上腺素	→ 前列环素
→ 氧化二氮	

引自 Lovell AT. Anaesthetic implications of grown-up congenital heart disease. *Br J Anaesth*. 2004;93:129-139.

(5) 全身麻醉注意事项：血流动力学目标是使用药物保持轻度心动过速，并且将其全身血管阻力，减少心肌抑制[1, 24]。

① 使用氯胺酮诱导，使用格隆溴铵预防或者处理心动过缓。

② 丙泊酚可以使用，缓慢注射，注意变明显的心肌抑制。

③ 避免发生心房颤动和突击性治疗心房颤动。

> 临床要点　二尖瓣反流和主动脉瓣关闭不全麻醉和血流动力学目标如下。
> - 降低后负荷有益；避免全身血管阻力的增加，所以早期和有效的镇痛在生产时十分必要。
> - 避免和突击性治疗心房颤动。
> - 轻度心动过速较好（目标是心率在 80 ～ 100/min）。心动过缓耐受较差。
> - 维持前负荷和避免主动脉下腔静脉压迫。
> - 避免心肌抑制。

三、合并先天性心脏病的产妇

目前合并先天性心脏病（CHD）的产妇占产科心脏病患者的绝大多数（60% ～ 80%）[28]。手术技术的显著改善使许多患者（85% 的 CHD 患儿）不仅能活到成年，而且心功能相对正常。2000 年，美国心脏病学会第 32 届 Bethesda 会议报告指出，大约 85% CHD 患者经过手术修复存活至成年[29]。据估计，2000 年约有 800 000 名患有成人先天性心脏病（ACHD）的患者生活在美国，每年增加 8500 人[30, 31]。报道强调了无缝过度护理模式的重要性，主要针对仍在儿科心脏中心治疗但现在必须转入成人医院的患者。

由于妊娠的生理学与每个患者的纠正或未纠正的心脏病理相互作用，这些患者的管理可能会是产科和麻醉的挑战。图 25-1 显示了完成了的妊娠、择期流产和先天性心脏病流产的分布情况。关于妊娠前风险评估和咨询的全面讨论超出了本章的范围，而且通常麻醉师不会干涉护理方面。然而，当 CHD 患者分娩时，了解不同病变的相对风险很重要（表 25-2）。CHD 病变将在以下两大类中阐述：发绀型病变和左向右分流的病变。

1. 围生期注意事项　对于合并有发绀型病变（通常伴有右向左分流）或左向右分流病变的患者，在接受小儿外科手术修复并从中获得良好的功能结果时，通常可以很好地耐受妊娠，可以像正常的产妇一样进行管理。对于出现部分矫正，姑息性手术，未矫正病变和残余心脏缺陷的患者需要根据他们目前的心血管生理学来进行管理。确定接近 CHD 患者时的关注程度的一些关键因素如下[32-40]。

(1) 充血性心力衰竭（CHF）证据（即使有补偿）：如果有的话，30% 的患者在妊娠期间功能会下降，而没有 CHF 的患者中有 5% 会有功能下降。

(2) 发绀：如果发生发绀（氧饱和度低于 90%），超过 50% 的患者在妊娠期间会恶化，而只有 15% 的发绀患者会出现心血管恶化迹象。

(3) 肺动脉高压：这些患者处于死亡或妊娠期严重并发症风险最高的类别。

(4) 存在心律失常：在 ACHD 患者中。心室和心房节律失常非常常见，占急诊住院率的近 50%[41]。该人群中的心律失常可用抗心律失常药、植入式器械、射频消融手术或前述的组合治疗。表 25-4 列出了基于特定先天性病变的心律失常发生率。

(5) 纠正单心室或系统性右心室：这些患者应考虑中至高危，关注程度应基于功能和妊娠前手术矫正的类型。

表 25-4　与成人先天性心脏病有关的快速性心律失常

缺陷	室性心动过速	IART	AF	WPW
法洛四联症	++	++	+	−
已矫正的	+		−	−
未矫正的				
Ebstein 畸形	+	+	−	++
TGA				
Mustard/Senning	++	++	−	−
Jatene				
CC	+			+
单心室 -Fontan	−	++	+	
先天性 AV 狭窄	+	−	+	
LVOT 阻塞	++	−	+	
ASD	−	−	+	
静脉窦	−	−	+	
VSD	+	−	−	−
AVSD	+	−	−	−

IART. 房内折返性心动过速；AF. 心房颤动；WPW. Wolff-Parkinson-White 综合征；TGA. 大动脉转位；CC. 先天性矫正；AV. 房室传导；LVOT. 左心室流出道；ASD. 房间隔缺损；VSD. 室间隔缺损；AVSD. 房室间隔缺损；列出的所有病变被认为具有手术矫正或缓解，除非被指出为原生的并且按照心律失常程度负担的顺序列出；（－）表示罕见的表现形式；（＋）表示经常发生；（＋＋）表示频繁发生

引自 Weitzel NS，Husain SA，Davies LK. Anesthetic management for patients with congenital heart disease: the adultpopulation. In: Hensley FA Jr，Martin DE，Gravlee GP，eds. *A Practical Approach to Cardiac Anesthesia*. 5th ed. Philadelphia，PA:Lippincott Williams & Wilkins；2013:452.

(6) 残存的室间隔缺损：妊娠期 SVR 的变化可改变无症状患者的分流生理，通常通过降低 SVR 以减少左向右分流，或潜在地将左向右分流或初始艾森曼格复合体转化为合并发绀的右向左分流。

严重程度和功能会影响所选择的麻醉机类型。这些患者通常由心脏病专家随访，以获得心功能和心脏状态的信息。在确定功能状态和可能的残余心脏病理学之后，麻醉师可以调整个体化的麻醉药以达到适当的血流动力学目标[32]。目前的超声心动图数据应该用来获得当前心脏功能和解剖结构的信息。

2. 发绀病变

(1) 一般考虑：一些广泛性的原则适用于发绀型先天性心脏病变的麻醉管理，特别是那些有残留缺陷的病变。

① 即使在手术修复之后，发绀病变也具有右向左分流的一些因素。分流的程度也决定了发绀的存在水平。应谨慎使用镇静药，因为降低通气量可增加 PVR 并通过增加右向左的分流从而加剧发绀。

a. 右向左分流可减少吸入麻醉药的吸收并延长吸入诱导时间。相反，静脉诱导的发作则会被加速。

b. 氧化亚氮可能会提高肺动脉压力，应谨慎使用。

② 空气栓塞的风险应特别注意避免空气栓塞。盐水应该用于硬膜外置入时的阻力丧失，而不是空气，因为空气夹带到硬膜外静脉可以很容易地进入体循环。静脉通路应积极排除并监测有无气体。

③ 全身血管阻力 SVR 的改变打破了肺循环和全身循环之间的平衡以改变分流。所有麻醉药应缓慢滴注以防止 SVR 的剧烈波动。这一原则对于椎管内麻醉和全身麻醉都适用。

a. 单次腰麻通常是禁忌，因为对于交感神经的阻滞起效迅速产妇很难耐受。

b. 运用抗生素（例如万古霉素）可以降低 SVR，特别是快速给药。

c. 麻醉诱导药物的选择与麻醉医师在管理血流动力学时所采用的方式和效果并不重要。

d. 去氧肾上腺素通常是选择的血管加压药，除非低血压的主要原因很可能是心肌抑制，在这种情况下应考虑麻黄碱或肾上腺素。

e. 鼓励降低 PVR 的干预措施，如混合静脉 O_2 增加（通常通过高 FiO_2）和适度程度的呼吸性碱中毒，以减少分流。

④ 有创监测

a. 以前的外科手术，如使用锁骨下动脉的 Blalock-Taussig 分流术，会损害同侧上肢的血流，并影响动脉血管的位置。

b. 中心静脉导管应该留给临床症状最严重的患者，因为血栓和中风 PAC 的风险增加在解剖学上很难或不可能放置，并且很少有助于患有发绀型心脏病变的患者。

c. TEE 可能是最有用的心血管状态实时监测仪，尤其是全身麻醉时。

⑤ 侧支循环。未配对的复杂发绀患者通常通过支气管动脉形成侧支循环。通过肺循环引起左向右分流，这可能与冠状动脉竞争并损害心肌灌注[40]。导致 SVR 增加的情况，如分娩时的疼痛，可能会增加这种左向右的分流。

⑥ 第二产程时间延长。早期过渡到仪器化输送可能有助于减少已经异常的心血管系统的血流动力学压力[42]。在缓慢和小心地滴注硬膜外镇痛辅以阴部神经阻滞下进行分娩（以避免过度硬膜外扩散和降低 SVR）可优化疼痛控制而不增加发绀。在可行的情况下，阴道分娩优于剖宫产，因为如果提供足够的镇痛，血流动力学波动较小。

(2) 法洛四联症："蓝色婴儿综合征"。法洛四联症（ToF）是最常见的发绀型病变，占 CHD 的 10%。

① 法洛四联症的特征[33,43]（图 25-6）：包括室间隔缺损、肺部狭窄/右心室流出道梗阻、主动脉骑跨、右心室肥大。

这些缺陷的范围很大，从小室间隔缺损（VSD）到主动脉骑跨，小的肺动脉狭窄到严重肺动脉狭窄和大型 VSD。如果不修复，只有 30% 的儿童活到 10 岁。然而，利用目前的手术修复技术，36 年存活率接近 86%[36]。

② 病理生理学：法洛四联症可引起右向左分流和发绀，分流程度与右心室流出道梗阻（RVOTO）和 SVR 的严重程度成正比[39,44]。

a. 姑息性分流术（例如 Blalock-Taussig、Waterston 或 Potts）是最初设计的手术解决方案。这一切都涉及全身动脉（即主动脉或锁骨下动脉）与肺动脉的吻合。这可以暂时缓解症状，但通常会有长期的后遗症[36,37,39]。

正常心脏

法洛四联症
（ToF）

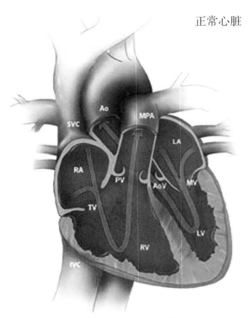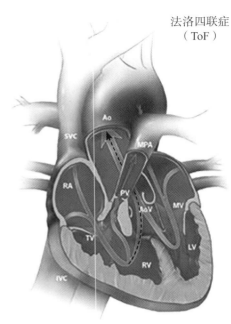

▲ 图 25-6 正常心脏与法洛四联症心脏的对比

法洛四联症（ToF）伴有主动脉骑跨、右心室流出道梗阻（RVOTO）和右心室肥厚；血流由于如右图中虚箭所示的 RVOTO 而右向左分流；RA. 右心房；TV. 三尖瓣；PV. 肺动脉瓣；RV. 右心室；LV. 左心室；AoV. 主动脉瓣；MV. 二尖瓣；RA. 右心房；LA. 左心房；SVC. 上腔静脉；MPA. 主肺动脉；Ao. 主动脉（图片引自疾病预防控制中心、国家出生缺陷和发育残疾中心）

b. 最终的手术修复包括关闭 VSD 和缓解 RVOTO，使用通过 RVOTO 或导管绕过 RVOTO 的 Gore-Tex 贴片移植进行修复和重建[44]。

c. 定期修复术后再次手术的常见原因包括：VSD 残余或 VSD 复发（10% ~ 20%），导致右侧心力衰竭的残余 RVOTO 或狭窄（10%）[39]RVOTO 补片很少造成肺功能不全。

d. 其他的管理问题包括与年龄匹配的对照相比，心脏性猝死的风险更高，心律失常（特别是心房颤动）、右束支传导阻滞、肺动脉瓣反流和右心室动脉瘤的风险升高。

③ 围生期的考虑：具有确定性外科手术修复的法洛四联症患者可以很好地耐受妊娠，并且可以作为典型的产科患者进行管理。

a. 轻度法洛四联症患者可能在围生期间未接受治疗。Mayo Clinic 回顾了 43 名法洛四联症患者的数据，结果发现 8 名未接受手术矫正的患者成功分娩。这项研究也证实了前两个系列的病例，这些结果表明，修复过的法洛四联症患者在妊娠期间并没有增加风险。作者发现，修复后潜在的心脏功能障碍或残余心脏缺陷与妊娠期间的不良心脏事件相关。

b. 妊娠期应使用超声心动图监测孕妇心脏功能并耐受妊娠（图 25-7）。

c. 增加血容量和降低 SVR 可以产生新的右向左分流，加剧已有的右向左分流到明显的 VSD，并诱发发绀或心力衰竭。

④ 麻醉管理[2, 40, 42]

a. 使用鞘内阿片类药物，然后缓慢硬膜外滴注稀释的丁哌卡因，硬膜外或 CSE 是在分娩第一阶段早期进行疼痛控制的最佳选择。这允许血流动力学缓慢地平衡以防止 SVR 的快速变化，保持分流分数稳定。

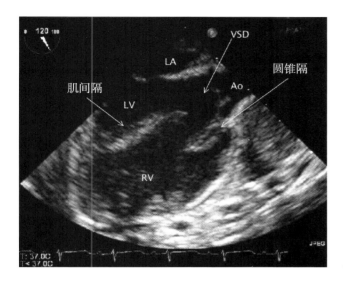

◀ 图 25-7　VSD 与主动脉瓣的关系

食管中段长轴图显示法洛四联症中的室间隔缺损（VSD）和特征性主动脉（Ao）中的室间隔与肌间隔不对齐可以看到骑跨；图中所示的其他结构是左心房（LA）、左心室（LV）和右心室（RV）（引自 Motta P，Miller-Hance WC. Transesophageal echocardiography in tetralogy of Fallot. *Semin Cardiothorac Vasc Anesth*. 2012;16:70-87.）

b. 低血压的治疗应该立即进行，最常见的应该是用去氧肾上腺素。去氧肾上腺素可能导致 PVR 升高，这可能是 RVOTO 不存在时残留 VSD 的问题。在这些情况下，仔细滴定麻黄碱可能是更好的选择。在 RVOTO 和右向左分流的情况下，首选去氧肾上腺素是因为它会增加 SVR 并减少分流。

c. 肺动脉瓣狭窄或重度肺动脉瓣反流患者更容易发生右侧心力衰竭。伴有肺动脉瓣反流的患者避免 PVR 升高和维持高正常充盈压力至关重要[40]。

d. 剖宫产可以通过硬膜外使用局部麻醉药的缓慢滴注来控制，同时避免心脏前负荷大量减少。

e. 全身麻醉。诱导剂的选择应该根据基础心脏功能来调整以实现所提及的血流动力学目标。

f. 如果放置动脉导管，Blalock-Taussig 分流术患者需要在对侧手臂或两侧腿进行穿刺。

临床要点　法洛四联症的麻醉和血流动力学目标如下。

- 避免 SVR 的波动（尤其是降低）以防止改变现有分流。
- 通过预防缺氧、高碳酸血症、酸中毒和补充氧气来避免 PVR 的增加（表 25-3）。
- 维持正常的心脏灌注压升高，特别是右心室功能不全的患者。避免大动脉压迫。
- 由于心房和心室节律失常的发生率高，建议持续心电图（ECG）监测。
- 在有 RVOTO 残留的情况下，应避免心动过速和心肌收缩力增加，因为这可能加重梗阻并导致右向左分流。

（3）大血管转位：大血管转位（TGV）相对较少，占先天性心脏缺陷的 1%～5%（图 25-8A 至 C）。两种主要类型是先天性校正的 TGV（L-TGV）和完整的 TGV（D-TGV）。不需要手术干预，D-TGV 至 6 个月的生存率低于 10%[39, 40]。L-TGV 允许存活，尽管通常以早期成人心力衰竭为代价。

① D-TGV 被描述为平行系统中的血液流动，使得全身静脉回流入右心房和右心室，再将血液排入主动脉。肺静脉血流进入左心房、左心室，然后进入肺动脉。如果没有来自间隔缺损或动脉导管未闭（PDA）的额外分流，肺和全身动脉血液中的氧气之间没有任何交换，生存是不可能的[39, 40]。

a. 心房转换手术（图 25-8B），如 Mustard 或 Senning 手术，会产生心房障碍物，导致静脉血液在心房水平流入心室。因为形态右心室继续将血液喷射到主动脉中，这些患者由于心室长期泵血对抗全身动脉压力的能力受损而患心力衰竭的风险较高。

b. 动脉转换（图 25-8C）称为 Jatene 手术，通过重新植入冠状血管来转换肺动脉和主动脉。这需要一个足够大小的左心室来提供血液流动。这些患者在手术修复后通常具有相对正常的生理学。

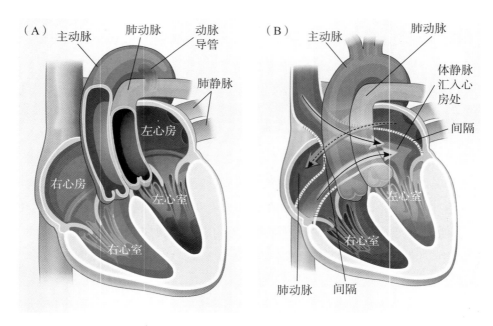

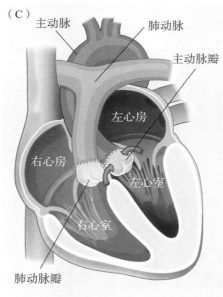

▲ 图 25-8　大血管转位：大动脉转位

A. 在大动脉的 D- 转位（完全转位）中，系统静脉血返回右心房，从右心室进入主动脉；肺静脉血液返回左心房，从左心房进入左心室，然后进入肺动脉；只有当两个回路之间存在连通时，例如动脉导管未闭，存活才是可能的；B. 通过"心房开关"操作，在心房中产生心包挡板，使得从全身静脉循环返回的血液被引导到左心室，然后被引导到肺动脉（实箭），而从肺静脉循环返回的血液被引导到右心室，然后被引导到主动脉（虚箭）；C. 在"动脉转换"手术中，肺动脉和升主动脉在半月瓣和冠状动脉上方横切，然后转换（新主动脉瓣和新肺动脉瓣）

② L-TGV 被描述为从右心房流向形态学左心室然后进入肺动脉的血液。肺静脉血流入左心房，形态学上的右心室，然后流入主动脉。L-TGV 允许生理性血液流动，但是与 Mustard 和 Senning 手术一样，形态学右心室必须长期将血液喷射到主动脉中，并且心力衰竭的风险增加。L-TGV 与伴随的缺陷（例如 VSD、ASD）相关，这将增加心力衰竭症状的风险。在那种情况下，手术的主要目的是关闭任何症状缺陷[39, 40, 45]。

③ 围生期考虑

a. 经历动脉转换手术的患者对妊娠的耐受性良好。由于妊娠的生理变化，部分由于右心室，部分因为心房障碍有时会阻碍血液流动，因此接受心房转换手术的产妇将面临更高的心力衰竭风险[45]。

b. L-TGV 患者通常达到育龄期，妊娠相关的风险以心力衰竭程度为基础[43]。

c. 由于手术干预，患者发生心律失常的风险较高。

d. 应有选择地使用有创监视器。中心静脉导管可能对心力衰竭患者的血管通路和监测有用，但对于经历了心房转移手术的患者，PAC 可能不适合。来自近期超声心动图的术前信息对于有症状的患者可能是无价的。

④ 麻醉管理

a. 动脉转换手术患者可视为正常。这些患者可能会耐受局部麻醉剂；然而，对于 L-TGV 或心房颤动患者，由于极端前负荷依赖性，剖宫产单次腰麻醉可能是禁忌的[40]。

b. 对有证据显示心力衰竭的患者必须慎重对待，因为他们处于中高风险类别；最大的问题是体液变化[46]。

c. 缓慢滴注局部麻醉药的硬膜外麻醉将最大限度地减少血流动力学的突然改变。

d. 对于剖宫产，可以选择椎管内麻醉或全身麻醉，但任一种技术都应根据心脏状态特别定制。如果存在心力衰竭，请参阅"心肌病"部分以进一步讨论管理。这些患者可能对体液变化更敏感，因此应密切监测失血情况并给予适当的液体置换。

临床要点 TGV 的麻醉和血流动力学目标如下。

- 避免大动脉腔压迫。
- 考虑动脉导管和（或）CVP 导管。避免有心力衰竭迹象的患者使用过量液体。
- 避免负性肌力药物。
- 监测心律失常并按照指示治疗。

---

(4) 三尖瓣闭锁和发育不全左心综合征。

① 三尖瓣闭锁（TA）是第三个最常见的发绀先天性心脏病变，并且涉及三尖瓣的发育不全和发育不全或缺少右心室。生存率取决于病变的完整性，缺损的修补，如心房和室间隔缺损，发绀程度和手术改善病理生理学的能力。

a. 病理生理学。三尖瓣闭锁创造了一种情况，即血液必须经由房间隔缺损（ASD）从右心房传递到左心房，在那里它与肺静脉回流混合。然后通过各种途径将血流导向肺动脉和主动脉。

b. 无论三尖瓣闭锁的病变类型如何，血流完全取决于左心室的心排血量（图 25-9）。

② 发育不良左心综合征：发育不全左心综合征（HLHS）是一组涉及左侧主动脉管结构发育不全的相关疾病。HLHS 的发生率为所有先天性心脏缺陷的 1.2% ～ 1.5%。在没有干预的情况下，这组疾病在生命的第一个月内是 90% 致命的，因为动脉导管自发闭合。随着姑息手术的进展，几乎 70% 的 HLHS 新生儿将到达成年期[47]。

a. 病理生理学。HLHS 造成血流不足的情况能够通过发育不良的左心室和发育不全的主动脉弓。二尖瓣和（或）主动脉瓣可能太小，无法获得足够的全身血流或完全闭锁，不允许左心排血量。新生儿全身循环几乎完全依赖于通过动脉导管分流的右心室泵送血液。

b. 如今，发达国家大多数患有 HLHS 的儿童接受了一系列在 4 岁时完成的三项姑息手术。最终结果与三尖瓣闭锁 - 单心室提供全身血液并且去氧血液随着总肺动脉连接返回到肺部（即 Fontan 循环）大致相同。

c. 与 HLHS 相比，重要的区别是 HLHS 不同于三尖瓣闭锁，幸存者留下右心室形态以提供全身血液流量。这些患者中许多会遭受右心室衰竭，并可能需要心脏移植。这种患者的麻醉管理在成人麻醉实践中最具挑战性[40]。

③ 手术矫正。由于三尖瓣闭锁和 HLHS 缓解方法的相似性，两种疾病的手术矫正一起讨论。Fontan 手术是决定性的姑息性手术方式，通过腔肺吻合术形成单心室循环。Fontan 手术包括创建经典或双向 Glenn 分流（即上腔静脉与肺动脉连接），关闭 ASD，结扎近端肺动脉，以及建立右房 - 肺动脉连接（图 25-9）。虽然存在多种 Fontan 程序的变体，然而，相同的一般生理原则适用于大多数情况[21, 29, 33]。

a. 血液流向肺动脉是被动的。因此，PVR 中的高度将通过减少腔静脉和肺动脉之间的梯度来减少肺流量，从而减少心排血量。

b. 血流动力学稳定性高度依赖于维持高的全身静脉压和右心房前负荷。右心房前负荷下降导致肺血流量和心排血量急剧下降。周围性水肿通常由高全身静脉压力引起。

c. 通过降低 PVR，自发呼吸帮助血液向前流动。增加 PVR 不利于肺功能。

d. 单心室容易发生导致心力衰竭从而诱发肺水肿。心房对血流的贡献是显著的，心律失常虽然常见但耐受性差。

e. 由于全身静脉压力增加导致肝循环改变，进行性肝衰竭的现象普遍存在。这可以表现为出血和凝血的增加，或出凝血混合状态。肺栓塞和卒中是常见的晚期并发症。

④ 围生期注意事项：对于合并 Fontan 循环的患者，妊娠是一个重大的挑战。一些小的病例系列报道 Fontan 患者妊娠和分娩的生理学[48, 49]。

患者心脏并发症发生率增加，但没有孕产妇死亡报告。心力衰竭、心律失常和脑卒中是最常见的并发症。

⑤ 麻醉管理

a. 使用硬膜外麻醉的阴道分娩是最好的方法。在第一阶段的分娩早期，使用阿片类缓慢滴注硬膜外局麻药（如罗哌卡因≤ 0.2%、丁哌卡因≤ 0.125% 或利多卡因 1%）可以最大限度地减少 SVR 和前负荷的变化。禁忌单次腰椎麻醉。

b. 由于栓塞风险，许多患者将长期抗凝血；因此，在神经轴阻滞之前应该进行凝血功能检查和血小板计数。

c. 应提供补充氧气。如果可能，避免机械通气。

d. 理想情况下剖宫产应该在硬膜外麻醉下进行管理，因为保留了自主呼吸。

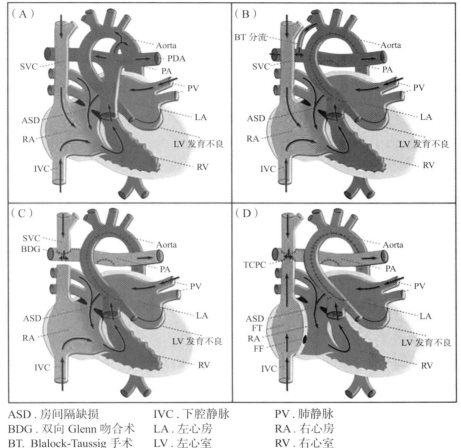

ASD . 房间隔缺损	IVC . 下腔静脉	PV . 肺静脉
BDG . 双向 Glenn 吻合术	LA . 左心房	RA . 右心房
BT. Blalock-Taussig 手术	LV . 左心室	RV . 右心室
FF . Fontan 开窗术	PA . 肺动脉	Aorta. 主动脉
FT . Fontan 隧道术	PDA . 动脉导管未闭	TCPC . 全腔静脉（Fontan）连接术

▲ 图 25-9　发育不良左心综合征（HLHS）和阶段性 Fontan 手术

HLHS 的分期手术治疗：尽管这些干预措施提高了生存率，但 HLHS 患者仍面临神经发育不良后果的风险；A. HLHS 包括一系列缺陷，其特征在于包括二尖瓣、左心室和主动脉在内的左心室结构欠发达，子宫内脑灌注的减少可能导致产前脑脊液（CNS）损伤，出生和程序性关闭动脉导管后，发育不良的左心室和主动脉无法维持全身循环，导致冠状动脉和脑灌注减少、心源性休克和死亡（如果不治疗）；B. 第一阶段的缓解行动，即 Norwood 行动，通常在生命的第一周进行，这种手术包括使用天然肺动脉重建升主动脉和主动脉弓，肺血通过系统的肺动脉分流获得，右心室承担系统和肺循环的负荷，这种生理学给右心室带来容积负荷，并且具有与全身 - 肺分流相关的并发症的显著风险，因此不适合长期缓解；C. 第二阶段姑息治疗，即双向 Glenn 吻合术，在 3—6 个月龄进行，来自上身的全身静脉血通过上腔静脉至肺动脉吻合术被重定向至肺，手术的时机是基于肺血管阻力的生理减少发生在生命的最初几周，Glenn 生理学降低了单个右心室的容积负荷，使其随着时间的推移更加稳定，然而，它需要将脱氧血液（从下体的静脉回流）与全身输出混合，导致基线时的发绀；D. 三期缓解，即 Fontan 手术，在 2—4 岁时进行，并通过将静脉血从下体导入肺循环来完成串联回路，通过这种全腔静脉肺动脉连接，右心室保持单个泵送血到身体，而肺循环由到肺的被动静脉流驱动，在这个阶段，不再混合充氧和脱氧血液，系统饱和是正常的；箭头表示血流方向，蓝色表示脱氧血，红色表示氧合血，紫色表示混合氧合血和脱氧血（引自 Macmillan Publishers Ltd.Albers EL，Bichell DP，McLaughlin B. New approaches to neuroprotection in infant heart surgery. *Pediatr Res*. 2010；68:1-9.）

e. 如果需要全身麻醉，应选择药物以提供平稳的血流动力学指标。依托咪酯和氯胺酮是优秀的诱导剂，中等剂量的阿片类如芬太尼、舒芬太尼或瑞芬太尼可以减少压力反应，并具有可接受的胎儿呼吸抑制风险。具有最小血流动力学作用的肌肉松弛药（例如琥珀胆碱或罗库溴铵）是理想的。失血引起的大量液体转移不能很好地耐受。最重要的应该是避免增加 PVR 或减少全身静脉压。

⑥ 有创监测可能是有问题的，并且可能是不必要的，除非应用于大多数血流动力学不稳定的患者。中心静脉导管的放置可能具有较高的血栓栓塞事件风险，但可适合短期使用。高达 25 ~ 30mmHg 的 CVP 测量值并不出乎意料，可能对通过肺循环驱动血液至关重要。不建议尝试放置 PAC。如果进行全身麻醉，术中应考虑使用 TEE。

> **临床要点** Fontan 循环患者的麻醉和血流动力学目标如下。
> - 保持充足的前负荷。避免大动脉压迫。
> - 通过预防酸中毒、低氧血症和高碳酸血症，避免 PVR 升高。
> - 保持窦性心律。
> - 保持自主呼吸。避免使用镇静药。
> - 避免心肌抑制药。

(5) 艾森曼格综合征：艾森曼格综合征（ES）代表冠心病患者所见的肺动脉高压最严重的形式。对于任何先天性缺陷的慢性高容量全身性肺分流导致右心室肥大，PVR 升高，以及心脏右侧的显著心室和动脉重构。最终，PVR 的重塑和升高导致分流和缺氧的逆转[50]。艾森曼格综合征孕产妇死亡率为 30% ~ 50%，同时胎儿死亡率高，因此通常建议患者不要妊娠（图 25-1）[6, 33]。猝死很常见，可能是由于脑卒中、心律失常、脑脓肿或心力衰竭。据报道，诊断艾森曼格综合征后 25 年的存活率在没有妊娠的情况下为 42%[39]。

① 病理生理学：艾森曼格综合征由 PVR 大于 800dyn·s/cm⁵，以及从右向左或双向分路流量定义[33]。早期纠正分流术可以缓解肺动脉高压的进展，但一旦发生肺动脉重构（即内侧肥大），升高的 PVR 不可逆转，从原发性肺动脉高压（PPH）区分艾森曼格综合征[1]。

a. 症状：疲劳、呼吸困难、发绀、水肿、杵状指和红细胞增多症。

b. 卒中风险增加：基础的右向左分流，红细胞增多症的高黏滞血症，以及心力衰竭的发展，促进了血栓形成和栓塞。

② 围生期注意事项：艾森曼格综合征患者通常无法适应妊娠期氧气需求的增加。

a. 妊娠期 SVR 降低，伴随 Eisenmenger 不可逆转的 PVR 增加，从右向左分流和发绀。

b. 功能残留能力的降低增加了低氧血症，进一步减少了向胎儿输送氧气并增加了胎儿死亡的风险[1]。

c. 希望继续妊娠的患者的管理应该在产科医师、心脏病专家和受过管理高风险产妇培训的麻醉医师中采用多学科方法进行。

③ 分娩的麻醉管理：历史上，椎管内麻醉是禁忌的，全身麻醉是标准。对艾森曼格综合征的非心脏手术（包括分娩和剖宫产）病例的回顾表明，椎管内麻醉是对这些患者安全的[51]。此外，研究表明，全

身麻醉使重度肺动脉高压患者的孕产妇死亡风险增加近 4 倍[52]。无论麻醉药的类型如何，该人群都需要极度警惕，以维持上述血流动力学目标。阴道分娩通常需要辅助的第二阶段来减轻心脏压力[50, 53]。

④ 分娩：通过避免儿茶酚胺因疼痛大量分泌，早期有效的镇痛对维持 SVR 和 PVR 的平衡至关重要。第一阶段的椎管内注射阿片类（CSE）是理想的；然而，如果需要抗凝血治疗，那么低剂量瑞芬太尼输注或患者自控镇痛是很好的选择[6]。

a. 使用去氧肾上腺素对任何降低 SVR（即全身性低血压）的积极治疗方法缓慢滴注局部麻醉药将为第二产程和器械输送提供良好结果[51]。

b. 应仔细控制滴注的液体和使用去氧肾上腺素降低 SVR 维持血管内容量状态，以防止发绀的发作或加重。

c. 阴部阻滞也可用于避免扩大硬膜外阻滞范围（和降低 SVR）以"覆盖"分娩第二阶段和分娩的风险。

d. 由于全身和肺血管不良反应，应谨慎使用催产素、麦角新碱和前列腺素。

⑤ 剖宫产麻醉

a. 缓慢滴注硬膜外麻醉可能优于全身麻醉。

b. 可以安全地使用缓慢滴注剂量的局部麻醉药来获得手术区域。

c. 禁忌单次腰麻

d. 严格的血流动力学监测和控制是至关重要的[51]。避免 PVR 升高至关重要（表 25-3）。

⑥ 全身麻醉，诱导剂的缓慢滴注是首选的，因为快速诱导具有 SVR 改变和随后血流动力学剧烈波动的高风险。这使患者的误吸风险增加，因此建议遵循严格的 NPO 指导方针，使用针对抽吸的药物预防（例如枸橼酸钠、H_2 受体拮抗药）和使用环状软骨加压的面罩通气。由于 SVR 显著降低，丙泊酚应避免使用或极其谨慎使用，而氯胺酮和依托咪酯似乎合适。吸入剂应谨慎使用，因为它们倾向于降低 SVR。由于增加 PVR 的可能性，应避免一氧化二氮。静脉注射剂如非去极化神经肌肉阻滞药、阿片类和镇静催眠药（例如咪达唑仑或氯胺酮）的小心滴注，以及用浓度 < 0.5MAC 的有效吸入剂"打顶"可以完成麻醉的维持。

⑦ 监测

a. 脉搏血氧仪可能是最重要的监测仪，因为饱和度的变化与分流的变化直接相关[1]。

b. 通常采用动脉内监测，并用于密切监测血压。

c. 中心静脉导管的放置存在争议。CVP 导管置入有空气栓塞、血栓和气胸的风险，这可能对这些患者造成破坏性影响；然而，有关心脏灌注压力的指标可能会有用。

d. 由于多种原因，PAC 在艾森曼格综合征的产科患者中是禁忌的。引起艾森曼格综合征的解剖异常通常使 PA 导管的流动导向浮动困难。心律失常、肺动脉破裂和血栓栓塞的风险也升高。由于分流较大，心排血量测量结果不准确。

e. 如果施用全身麻醉，TEE 可以提供最佳的心脏前负荷实时监测和右向左分流状态。

⑧ 进行性肺动脉高压的治疗

a. 吸入一氧化氮：吸入式一氧化氮（iNO）是一种直接作用的肺血管扩张药，可避免全身血管舒张，从而减少分流和缺氧。在艾森曼格患者中使用 iNO 进行分娩的证据有限，但一些病例报告显示氧合作用改善和肺压降低[46]。

b. 前列环素类似物：前列环素类似物像 iNO 一样起作用并且是直接肺血管扩张药。然而，它们在妊娠中的用途并不明确。与 iNO 一样，最好在血流动力学崩溃和右心室衰竭之前进行治疗[52]。

c. 内皮素受体拮抗药(ERA)：如波生坦，通过竞争性结合肺血管内皮素 –A 和内皮素 –B 受体起作用，限制血管收缩。动物研究表明，波生坦可能具有致畸作用；因此，它在妊娠中的使用是有限的[54]。

d. 磷酸二酯酶（ 主要为 PDE_5 ）抑制药：如西地那非通过抑制 cGMP 的降解发挥作用，引起肺血管舒张。Sildenafil 在妊娠和艾森曼格综合征中的使用尚未明确。Sildenafil 在动物研究中并未显示出致畸性，虽然其安全性尚未在人体中得到很好的阐明。在妊娠期间，可能需要在西地那非治疗中使用该药物[52]。

临床要点　艾森曼格综合征的麻醉和血流动力学目标如下。

- 避免升高 PVR。预防低氧血症、酸中毒、高碳酸血症和疼痛。随时提供补充氧气。
- 维护 SVR。SVR 的降低将增加从右到左的分流。
- 避免心肌抑制药并保持心肌收缩力。
- 保持前负荷。避免大动脉压迫。
- 保持窦性心律。

---

3. 左向右分流

(1) 一般考虑：有一些全身麻醉考虑适用于引起左向右分流的病变，特别是对于残留缺损的患者[32, 33, 39]。

① 从左到右的分流包括诸如 ASD、VSD 或 PDA 之类的缺陷。大缺陷需要手术修复，如果早期完成，会恢复正常的心脏生理。这些患者可以作为典型的产科患者进行管理。修复或小缺陷的患者往往耐受妊娠的生理变化[4]。

② 慢性分流的影响。SVR 和 PVR 之间的平衡决定了分流分数和分流方向。慢性左向右分流的原因如下。

a. 肺血流量过多，可导致肺水肿或肺动脉高压。由于肺血流量升高，PVR 随时间增加，从而减少了从左向右的分流。最终导致左心室压力和右心室压力平衡，并将左向右分流转换为从右向左分流以产生艾森曼格生理学。

b. 一旦艾森曼格复合物发生，发生发绀及不同程度的心力衰竭，使患者处于妊娠最高风险类别（ 表 25–2 ）。

c. 即使没有艾森曼格复合物，由于高 RV 和肺血流量，这些患者可能会经历心力衰竭，这可能是全身血流量的 4 倍。

③ SVR。麻醉药或疼痛引起的 SVR 剧烈变化可导致分流改变或逆转，导致心力衰竭或发绀。这些改变取决于患者在从大型左向右分流进入艾森曼格生理学从右向左分流的过程中的位置。总体而言，麻醉药的目标应该是保持生理平衡并避免突然的血流动力学改变。

④ 应提供补充氧气以避免低氧血症和 PVR 升高。

⑤ 空气栓子。需要特别注意避免空气栓塞。硬膜外导管的放置应使用生理盐水来消除阻力，而不是空气，因为夹带到硬膜外静脉的空气可能会通过左侧循环。IV 线应积极排除并监测。

⑥ 患有或接近艾森曼格生理学的患者禁用单次椎管内麻醉。理论上，脊柱麻醉对于左向右分流较大，PVR 正常或仅轻微升高但仍远低于 SVR 的患者是有益的。

⑦ 吸入剂。摄取不应受左向右分流影响。从右向左分流延长吸入诱导，但这在临床上很少有关。

⑧ 有创监测。中心静脉或动脉导管应考虑有症状的心力衰竭患者。PA 导管被认为是一些禁忌证，因为他们遇到了困难及肺动脉破裂风险增加的可能性，但是这一领域的实践缺乏以证据为基础的信息。

⑨ 由于血栓栓塞风险升高，妊娠期间的抗凝血治疗很常见，因此在神经轴阻滞之前应检查凝血状态。

(2) 房间隔缺损：ASD 占先天性心脏缺陷的近 1/3，女性比男性更常见[39]。小缺陷（＜ 5mm）血流动力学改变不明显，但大缺陷（＞ 20mm）会导致严重的血流动力学后果[33, 34]。ASD 通常不会自发闭合，并且通常伴有额外的心脏缺陷。现代介入技术允许通过经皮方法封闭 ASD，长期结局研究的成功率很高[55-58]。

病理生理学整体效应是沿着压力梯度从左到右的分流。导致右心房和心室扩张，肺血流增加，并可能导致肺水肿（高输出功率衰竭）和肺动脉高压（通常 ≥ 500dyn·s/cm^5）。随着时间的推移，艾森曼格复合物发展的可能性远低于初始肺血流量相似的 VSD，但也可能发生这种情况。

a. 发生右侧心力衰竭可以不发生修复。

b. 患者存在导致中风的心律失常和血栓栓塞的风险。

c. 心内膜炎风险增加，因此需要抗生素预防。

(3) 室间隔缺损：这是儿童中最常见的先天性心脏病变，尽管近 10 年来近 90% 自发闭合。患有大型病变和出生时出现症状的患者通常会通过手术矫正，而无症状患者通常会密切监测自发性闭合的证据[34, 39]。手术闭合通常涉及右心室切口，并且这具有显著的室间和房室传导异常的风险。介入性关闭技术显示出明确的希望，但缺乏支持其使用的长期结果研究[38, 39, 59]。

(4) 动脉导管未闭：PDA 约占先天性心脏缺陷的 10%，女性中以 2∶1 的比例发生[34, 39]。在子宫内，动脉导管连接主动脉和肺动脉，允许胎儿循环绕过肺部。出生后不久动脉导管未闭合导致左向右分流，其行为非常像 VSD。如果在婴儿期之后存在，PDA 关闭很少自发发生，关闭可以通过手术完成，不需要体外循环（CPB）。新的介入方法允许在介入放射学套件中关闭 PDA，从而避免手术并证明临床成功率＞ 95%[60]。

① 病理生理学（室间隔缺损和动脉导管未闭）：左向右分流的主要作用取决于系统和肺系统之间的大小和阻力。与 ASD 相反，VSD 和 PDA 都会导致左心室容量超负荷和扩张。

a. PVR 最终响应于长期暴露于主动脉压力而增加，并且最终流动均衡然后转变为右向左分流以产生艾森曼格生理学。

b. 分流量取决于 SVR 和 PVR 之间的平衡，因此急性改变可能会改变分流、诱发发绀、肺循环和左心室容积超负荷。

② 麻醉管理：请参阅本节开始处的一般准则。硬膜外麻醉是分流患者的首选方法，因为当缓慢滴定时，它可以减少 SVR 的变化。

a. 阴道分娩或剖宫产均可接受；然而，在严重分流的患者中，阴道分娩可以提供更稳定的血流动力学作为减少失血的结果。

b. 心脏功能降低的患者可以从辅助第二产程（即辅助钳或真空抽吸）中获益，以减少分娩时间和心血管系统压力。

③ 全身麻醉可以在这些患者中安全地进行给药，并密切关注之前概述的血流动力学目标。诱导剂的滴定和仔细的通气管理使 SVR 和 PVR 的变化最小化（表 25-3）。

4. 主动脉缺陷

(1) 主动脉缩窄：主动脉缩窄是一种先天性病变，其发病率高于女性。它是由狭窄带撞击主动脉管腔造成的，最常见的位于左锁骨下动脉远端，位于动脉韧带区域。通过腋窝，锁骨下，肋间和肩胛动脉形成广泛的侧支循环。相关的缺陷包括 VSD、ASD、PDA、二尖瓣主动脉瓣、Willis 动脉瘤环和二尖瓣异常[39,61]。

① 病理生理学：尽管舒张压通常相似，但收缩压和平均动脉压差仍存在于上肢和下肢之间。生理学后果包括缩窄附近的高血压、左心室肥大和衰竭、冠状动脉闭塞性疾病、卒中、主动脉夹层和心内膜炎的风险升高[39]。严重程度由整个缩窄的梯度决定。手术修复通常表现为平均动脉压力梯度 > 30mmHg。

② 围生期注意事项：正如 Beauchesne 等[61] 报道的 118 名孕妇那样，其中 50 名患有矫正和未矫正病变的患者的妊娠通常具有良好的耐受性。在这组急性主动脉夹层中有 1 例死亡。剖宫产的发病率也更高。

a. 缩窄以上的重度高血压会对胎儿造成不良影响[61,62]。血压控制用于降低主动脉夹层的风险，β 受体拮抗药可作为一线抗高血压药。从理论上讲，高血压的治疗是一把双刃剑，因为足够的子宫灌注压可能取决于缩窄以上的高驱动压力，特别是如果动脉侧支发育不良。

b. 心排血量和血容量的改变会导致心力衰竭。

③ 麻醉管理早期镇痛药物减少血流动力学压力，理论上有助于预防主动脉夹层。首选阴道分娩，通常采用镊子辅助的第二阶段，以减少长时间分娩的风险。

a. 对于矫正或未矫正的轻度缩窄，硬膜外麻醉是一种可接受的方法，仔细使用滴定阿片类药物和局部麻醉药以避免大幅度降低 SVR，这可能会影响子宫灌注压。

b. 单次腰椎麻醉是禁忌。

c. 未矫正的缩窄代表硬膜外麻醉相对禁忌的一组患者。在高动脉压梯度的情况下，硬膜外麻醉后胎盘灌注压可以显著降低。严重缩窄时优先使用全身麻醉，重点在于血流动力学稳定性和避免心动过速。

d. 除了防止血压大幅降低之外，还应该避免血压的大幅增加，因为在这组患者中主动脉夹层和脑动脉瘤破裂的风险似乎升高。

e. 与所有孕妇一样，应避免使用大动脉腔内压迫，并使用胎儿监测，因为任何选择的麻醉药都会发生胎盘灌注减少。

(2) 马方综合征：马方综合征（MFS）是一种遗传性胶原血管疾病，其在骨骼、眼睛和心血管系统等中呈现多种多样[6,21]。妊娠期间心血管系统的压力增加可导致 MFS 主动脉扩张或夹层，这与妊娠期间死亡率增加有关。最近的研究结果表明，MFS 继续对发育中的胎儿和母亲造成增加的风险[63-65]。

① 病理生理学。主动脉夹层的发展是妊娠期间高死亡率的主要原因。主动脉夹层始于内膜撕裂，为血液在内膜和中膜或外膜之间流动提供了通道。这会造成假腔，可能沿主动脉向远端或近端传播或进入其分支动脉。

解剖分为三类。

a. Ⅰ型涉及升主动脉、主动脉弓和降主动脉，而Ⅱ型解剖被定义为升主动脉。Ⅲ型开始于降主动脉并从那里向远侧扩散。

b. 主动脉破裂可能发生在 MFS，几乎总是致命的。

c. 当升主动脉根部从 MFS 扩张时，即使因主动脉壁松弛而未发生夹层，也会发生主动脉缺血（AI）。主动脉缺血的范围可以从无症状、轻度到足够严重，甚至在没有妊娠的情况下诱发左心室（LV）失败。当发生Ⅰ型或Ⅱ型夹层时，通常会导致急性主动脉缺血。

② 围生期注意事项：妊娠对主动脉受累显著且常导致主动脉扩张或解剖增加的 MFS 患者提出了挑战。

a. 如果主动脉根部直径（在窦管交界处或远端）< 40mm，妊娠通常可以很好地耐受。从 1995 年开始的一项前瞻性队列研究报道，在这一特定组中，有 1% 的孕产妇死亡率[65, 66]。作者推荐连续超声心动图监测主动脉大小，以及预防性 β 受体拮抗药，这是 MFS 的主要依据。

b. 孕产妇死亡风险为 30% ～ 40%，有剥离史，主动脉根 > 40mm，或主动脉瓣受累导致主动脉缺血[1, 3]。这些患者经常被劝告不要妊娠，如果妊娠尝试，建议采用剖宫产术[6]。

c. 在急性主动脉夹层中，病例报告描述了利用常温体外循环选择性脑灌注造成母体和胎儿存活的主动脉根部修复[67, 68]。

d. 妊娠期主动脉夹层管理的数据很少，因此没有一致的建议。Ⅲ型解剖应该用药物进行管理（严格控制血压和心率），而Ⅰ型或Ⅱ型则在情况允许下进行手术[6, 64, 68]。

e. 主动脉病变的介入性血管内治疗研究取得进展发生迅速。血管腔内主动脉瓣修复术（TEVAR）现在有一个明确胸主动脉病理的治疗作用，应予以考虑为其管理[69]。最近有报道使用 TEVAR 进行主动脉夹层治疗，妊娠已经表明成功，但缺乏大规模的研究[70, 71]。

③ 麻醉：考虑麻醉管理分娩和分娩的主要目标是降低心血管压力和减少后负荷。目前，对于最佳麻醉方法尚无统一意见，因为已有报道全身麻醉或硬膜外麻醉有良好的结果[65, 72]。

在分娩早期进行硬膜外置入可以提供顺利的血流动力学过程并实现上述目标。在第二阶段的长时间劳力和产妇生产时的用力可能导致主动脉扩张或破裂，因此可能需要使用硬膜外导管进行钳夹输送以产生固体会阴麻醉或剖宫产。与产科医师沟通对于帮助制订完整的管理计划非常重要。脊髓麻醉是可接受的，也许是剖宫产最理想的选择。

④ 急性主动脉夹层是一种高风险的情况。如果胎儿足够成熟以便在Ⅰ型或Ⅱ型的情况下进行分娩，则可以使用包括 TEE 在内的全面血流动力学监测的全身麻醉来使用胎儿和主动脉修复的组合剖宫产。如果解剖小而稳定，并且存在胎儿成熟的问题，那么在剖宫产可以进行传达对母体和胎儿存活的合理预期之前，用后负荷减少和 β- 肾上腺素能拮抗药的医学管理可能是最佳选择。麻醉技术应强调减少心血管应激反应和后负荷减少[65, 72]。

四、原发性肺动脉高压

尽管该疾病不是先天性疾病，但是原发性肺动脉高压（PPH）的围生期管理与艾森曼格综合征相似。PPH 是指在没有原发性心脏病的情况下肺动脉压力增高，静息时肺动脉压 > 25mmHg[6, 46]。PPH 与一氧化氮减少及前列环素合成降低有关，同时血栓烷合成增多。其病理学特征包括中膜增厚及内膜纤维化。与艾森曼格综合征中肺血管无反应性不同的是，原发性肺动脉高压时肺组织血管对扩血管药物仍具有反应性[22]。

1. 围生期注意事项 PPH 的发病率和致死率较高，且许多学者认为妊娠是 PPH 患者的禁忌。患有 PPH 的产妇死亡率约为 30%。

(1) 妊娠会引发右心扩大或者衰竭，且许多产妇在产后数周内死亡。

(2) 血栓栓塞事件比较常见且绝大多数患者需要进行抗凝血治疗。

2. 麻醉管理[22] 参考艾森曼格综合征的血流动力学目标，有一点值得注意：由于没有生理缺陷，因此降低外周血管阻力并不会改变 PPH 患者的分流比，却会因为右心压力相对固定导致心排血量明显下降。针对这类患者的围术期管理经验在逐渐增加，但是病例报道仍然较少。值得推荐的共识十分有限。

(1) 经阴道分娩者，推荐使用椎管外麻醉（或连续硬膜外麻醉），同时在第二产程予以辅助（如产钳助产）以尽量减低右心室压力。

(2) 催产素成功地用来加速产程及增加产后子宫收缩张力。由于其可以降低外周血管阻力及增加肺部血管阻力使得冠状动脉灌注压力及前向血流减少，因此要谨慎进行催产素滴度实验。也应该避免使用卡前列素和甲基麦角新碱，它们分别具有收缩支气管和收缩血管的不良反应。

(3) 剖宫产与死亡率增加密切相关，但是有严重并发症导致右侧心力衰竭的产妇通常需要行剖宫产[73]。麻醉药的使用必须与患者实际心功能相契合，因为椎管内麻醉和全麻的预后大致相同。

(4) 诱生型一氧化氮在分娩过程中被成功使用（见"艾森曼格综合征"讨论部分）[74]。在艾森曼格综合征管理中所使用的其他治疗药物对 PPH 患者而言都有潜在的作用。

3. 有创监测 动脉压及经肺动脉导管压力监测是最常见的监测手段。经肺动脉导管压力监测可以用来辅助指导血管扩张治疗，以及监测患者的血容量状态。尽管在置管过程中风险较大，但是所获得信息带来的获益要大于置管的风险。在全身麻醉状态下考虑使用经食管超声（图 25-10）。

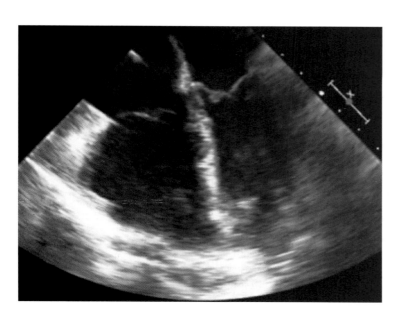

◀**图 25-10 右心室增大**

这是心脏的食管 4 室（ME 4CH）超声图像；注意右心室（RV）扩张和左心室容积减少是严重肺动脉高压（PAH）中右侧心力衰竭的指征；请注意该图中平坦的室间隔和扩张的右心室，比左心室大；作为参考，在正常的 ME 4CH 视图中，右心室通常是左心室尺寸的 2/3（引自 Wolff GA，Weitzel NS. Management of acquired cardiac disease in the obstetric patient. *Semin Cardiothorac Vasc Anesth*. 2011；15:85-97.）

五、心肌病

妊娠期妇女发生心肌病的概率不高，但仍是一种十分危重的心脏并发症。病因包括：围生期心肌病、非特异性扩张性心肌病及梗阻性肥厚型心肌病。

1. 围生期心肌病　围生期心肌病总体发病率为 1 :（3000 ~ 4000）活产 [6, 75]。目前较为认可的定义为：在孕晚期或者胎儿娩出后数月内发生，伴随由左心室收缩功能异常导致的心力衰竭的一种非特异性心肌病。它也是一种排除其他原因所致心力衰竭后的诊断。患者左心室可能不会扩张，但是心脏射血分数下降至 45% 以下 [6, 76]。美国最新的数据表明，围生期心肌病的发病率为（8.5 ~ 11）/10 000 活产，伴随着重大危险事件率为 13.5%[77]。超声心动图可以通过以下指标确认诊断：左心室射血分数降低（< 45%），左心室短轴缩短率下降（< 30%），和（或）左心室舒张末期直径增加（图 25-11 及图 25-12）。

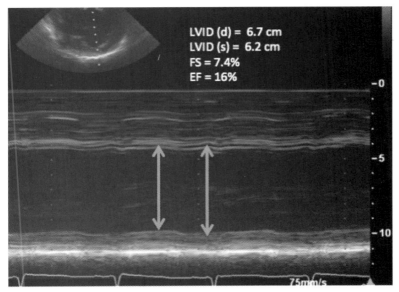

◀ 图 25-11　对由于心肌病引起的严重左心室功能障碍患者通过左心室（LV）的 M 型超声成像

缩短分数和估计射血分数都可以使用收缩和舒张时的左室内径（双向箭示）进行评估；请注意严重缺乏心肌壁的收缩增厚及不同步；缩短分数 =[（$LVID_D$-$LVID_S$）/$LVID_D$] × 100%。本例中射血分数 V=[7/（2.4+LVID）] × $LVID^{[3]}$（引自 Wolff GA，Weitzel NS. Management of acquired cardiac disease in the obstetric patient. *Semin Cardiothorac Vasc Anesth*. 2011；15:85-97.）

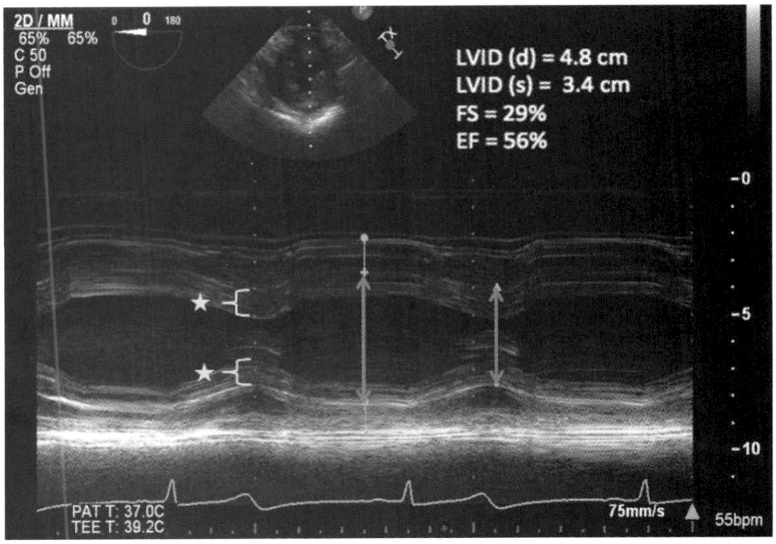

◀ 图 25-12　从经胃短轴视图对正常左心室（LV）的 M 型超声成像进行比较

双向箭表示收缩和舒张期左心室内径；使用这种方式从直径测量中排除乳头肌的影响（心内膜的五角星）非常重要（引自 Wolff GA，Weitzel NS. Management of acquired cardiac disease in the obstetric patient. *Semin Cardiothorac Vasc Anesth*. 2011；15:85-97.）

(1) 病理生理：孕期出现疲劳、气短和周围组织水肿等症状；但是，病情逐渐加重同时出现胸痛、心悸、肺组织水肿提示心力衰竭。

① 围生期心肌病的病因不明，但是心肌炎、无法适应孕期的血流动力学改变，孕期免疫反应异常，以及过期产，可能是潜在病因[72,75]。

② 围生期心肌病与多次妊娠、子痫前期、肥胖、妊娠年龄过小及冠心病有关。

③ 治疗心力衰竭的标准化治疗包括限制盐、水摄入，使用利尿药，减低后负荷，以及强心治疗。

(2) 围生期处理：一旦做出诊断，心脏病专家、产科医师和麻醉师应及时合作并确定治疗方案至关重要。孕产妇死亡率接近 20%，部分患者仅在行心脏移植后才存活[75]。如果心肌炎通过活检证实并且患者病情恶化，那么这免疫抑制治疗可能具有一定作用[6,75,78]。

① 在孕妇临产但存在心力衰竭的情况下，应该及时进行分娩从而减轻心脏的压力。

② 可能需要抗凝血以降低血栓栓塞风险。

③ 心力衰竭的标准疗法包括血管紧张素转化酶（ACE）抑制药，但是，由于其致畸性，这一治疗需要延迟到出生后[75,78]。β 受体拮抗药、肼屈嗪和硝酸盐可能有助于缓解妊娠期间的症状，并且可能需要使用药物如多巴酚丁胺或米力农等正性肌力药物。

④ 预后取决于产后 6～12 个月左心室功能恢复的程度。此时出现心力衰竭症状表示损害不可逆转[75]。大约 50% 的女性会恢复正常或接近正常心脏功能，但 5 年伴随持续功能障碍的死亡率可高达 85%[75]。

⑤ 反复妊娠在不同人群中的死亡风险为 1%～15%，多达 50% 的患者围生期心肌病复发[6]。

(3) 麻醉管理：应反映任何心力衰竭患者的原则。这些患者对心肌抑制药包括通常用于全身麻醉的那些药物具有极高的敏感性。在这种情况下，即使挥发性麻醉药通常会引起血管舒张作为其主要的血流动力学效应，也可能导致心肌抑制和代偿失调；如果选择这些药物，则建议小心滴注并使用低浓度（< 0.5MAC）。

① 使用局麻药稀释液和阿片类缓慢滴注的硬膜外麻醉会轻微降低 SVR，因此这是一个不错的选择。这应该在第一阶段的分娩过程中尽早使用，并且通常由钳夹辅助的分娩通过加速分娩过程可能会减少心脏的血流动力学压力[6]。

② 由于抗凝血治疗十分普遍，因此应该检查患者凝血功能（特别是在硬膜外导管置入前）。

(4) 如果有时间缓慢滴定局麻药浓度，可以使用硬膜外麻醉行剖宫产。如果需要行全身麻醉，应避免使用心脏抑制药，如吸入麻醉药和丙泊酚，或进行小剂量缓慢滴注。使用阿片类会减少应激反应，而且由于其作用时间短和引起长时间胎儿呼吸抑制的可能性低，因此瑞芬太尼可能是最佳选择。谨慎使用 β 受体拮抗药（例如艾司洛尔）可以防止心率急剧增加。需要特别注意血管内容量和失血量，因为产妇对血容量不足和高血容量耐受能力较差。

(5) 有创监测：对围生期心肌病患者，应该强烈考虑行动脉导管。是否进行中心静脉和 PAC 置管应根据具体情况决定，但通常 NYHA Ⅲ 级和 Ⅳ 级患者需要该操作。在全身麻醉的情况中，经食管超声可以快速、实时评估心脏功能。

2. 非特异性扩张型心肌病　扩张型心肌病（DCM）在妊娠中极为罕见，估计每年发生率为 5∶100 000 新生儿，并且具有与 PPCM 相似的表现、风险和治疗方法。其症状与围生期心肌病相同，但特发性扩张型心肌病（IDC）的发病并不局限于妊娠后期。可能的病因包括特发性、家族性 / 遗传性、病毒感染、免疫源性、酒精性或中毒[79]。治疗方法与围生期心肌病相同。

3. **肥厚型梗阻性心肌病（HOCM）**　HOCM 是一种导致左心室肥大和不同程度的左心室流出道梗阻（LVOTO）的遗传性疾病。左心室肥大导致心室顺应性降低或"僵硬"，伴有不同程度的舒张功能障碍，左心室容积减少和流出道梗阻（图 25-13）。

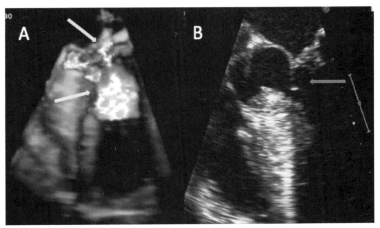

▲ **图 25-13　一例室间隔肥厚导致的二尖瓣的收缩前向运动（SAM）——HOCM 特征**

A. 二尖瓣的收缩前向运动导致二尖瓣关闭不全时的 3D 图像；值得注意的是，在此图像中，通过上方箭指示的二尖瓣有反流血流；这是由于二尖瓣的前叶被"吸入"左心室流出道（LVOT）；同时，注意在下方箭指示处出现湍流，由"旋转"彩色多普勒示踪显示，这在 SAM 期间通常见到；B. 对应的取自经食管中段五腔心平面图像，显示肥大性心室隔膜且由二尖瓣引起的流出道梗阻；箭指向二尖瓣前叶的部分向左心室流出道运动（引自 Wolff GA，Weitzel NS. Management of acquired cardiac disease in the obstetric patient. *Semin Cardiothorac Vasc Anesth.* 2011；15:85-97.）

（1）围生期管理：妊娠期间的生理变化使得患者具有良好的耐受性，因为 SVR 降低的程度抵消了血容量的升高。心动过速难以忍受，患者常常需要接受 β 受体拮抗药治疗[80]。HOCM 的产妇死亡率约为 10/1000 例活产，并且似乎与妊娠前存在心力衰竭症状直接相关[80-82]。

（2）麻醉管理：左心室流出的动态阻塞是 HOCM 中的心脏功能的特征性改变。左心室收缩力和心率的增加，以及左心室前负荷和后负荷的降低，均会加重 HOCM 中左心室流出道梗阻程度[6]。分娩镇痛对于避免心动过速和心排血量增加很重要；然而，一些学者认为椎管内麻醉是禁忌证，因为可能的外周血管阻力降低会导致左心室流出道梗阻程度增加。

① 硬膜外麻醉已成功应用于经阴道分娩和剖宫产，但共识是应谨慎使用椎管内阻滞，应避免单次给药的椎管内麻醉[82]。有些作者建议硬膜外麻醉只能用于有动脉血压和 PAC 监测的情况下，在维持 SVR 严格控制的同时协助滴注局麻药浓度[46]，尽管这种方法似乎过度介入，除非左心室流出道梗阻严重（如通过超声心动图诊断的高压梯度或由左侧心力衰竭导致的进行性肺充血）。

② 全身麻醉应采用类似的预防措施，并根据上述血流动力学目标进行具体分析。主要的血流动力学目标包括：避免心动过速，保持心肌收缩力正常至轻度降低，并确保外周血管阻力正常或略升高，以及较高的舒张末期容积。基于上述原因，通常首先应用去氧肾上腺素治疗低血压。最近修订的 HOCM 共识指南进行了更深入的讨论[81, 82]。

临床要点　HOCM 患者麻醉与血流动力学目标如下。

- 避免前负荷降低。
- 避免外周循环阻力下降。
- 避免心动过速。
- 避免正性肌力药，因其加重血流阻塞。

4. 心脏移植术后围生期护理　1988 年第一次成功报道心脏移植顺利完成妊娠[83, 84]。从那时起，共有 12 900 名女性患者进行了心脏移植手术，预期 5 年生存率为 69%[83]。自 1988 年以来，国家器官收集和移植网络数据库数据显示，美国每年进行的心脏移植手术的数量与现有器官数量密切相关，每年约有 2200 例。最初，心脏移植患者不愿意妊娠；然而，越来越多的证据表明只要母亲保持稳定心血管和肾功能稳定，通常能够很好地耐受妊娠过程[85, 86]。妊娠前中有许多考虑因素，超出了本章的范围，Cowan 等已经有过阐述[83]。

(1) 病理生理学：移植的心脏依赖于内源性肾上腺素能受体，因为它没有任何自主神经支配。这导致肾上腺素能受体上调，使这些患者对拟交感神经药物更敏感。

① 缺乏迷走神经支配导致静息时心跳较快，通常约为 100/min。心脏通常对诸如通过迷走神经作用起作用的阿托品等药物无反应。

② 这些患者通常出现冠状动脉疾病进展，不同程度的排斥反应从而损害心脏功能，高血压和可能的免疫抑制药不良反应。

(2) 围生期管理：假设移植物（即心脏）功能良好，一般都能耐受妊娠，一旦心脏功能有问题，则心脏风险增加[84]。

① 妊娠使得患者的排斥反应，如胎儿生长受限、早产、高血压、先兆子痫和心律失常的风险增加[85]。

② 随着血容量和激素浓度的变化，免疫抑制药治疗方案可能需要改变。

③ 心脏功能评估通常由心脏病专家实施，可能包括最近的超声心动图、心导管检查和心肌活检以评估排斥反应[85]。

④ 在常规的产科指征情况下，应该行剖宫产手术。

(3) 麻醉管理：在心脏移植产妇中有成功应用腰麻、硬膜外麻醉和全身麻醉的报道[83, 85]。推荐使用硬膜外麻醉，缓慢滴注以避免外周血管阻力大幅降低。在良好移植物功能的情况下，这些患者应该能很好地耐受麻醉期间的血流动力学变化。一些要点如下。

① 患者可能对拟交感神经药物过敏。硬膜外麻醉时考虑避免含肾上腺素的局部麻醉药，因为有严重心动过速的报道。

② 心动过缓需要用具有直接作用的药物如异丙肾上腺素或肾上腺素进行治疗。

③ 去氧肾上腺素可以安全地用于低血压。由于心脏去神经支配，麻黄碱的心脏效应应该减弱但不能消除。

④ 通常不需要侵入性监测，因为免疫受到抑制而具有高感染风险。

⑤ 无菌技术方面，应该实行严格无菌操作进行硬膜外导管置入。

⑥ 如果患者接受皮质类固醇免疫抑制，则通常需要应激剂量激素治疗。

(4) 全身麻醉。如果选择全身麻醉，诱导应侧重于所提到的血流动力学目标。

临床要点　心脏移植产妇的麻醉和血流动力学目标如下。

- 保持正常的填充压力，避免大动脉压迫。
- 无菌技术至关重要。患者感染的风险很高。
- 如果有冠状动脉疾病的迹象，对应处理：避免心动过速和高血压。
- 如果有排斥迹象，心肌功能可能受损，因此应避免心肌抑制药。

六、妊娠期缺血性心脏病

在 10 000 次分娩中，妊娠期急性心肌梗死（AMI）的总体发病率很低，为 0.6 ～ 1[87]。据估计，在既往存在冠状动脉疾病或曾经患有急性冠状动脉综合征（ACS）/ 心肌梗死（MI）的患者，严重不良母体心脏风险约为 10%[88]。妊娠期间心肌梗死的危险因素包括高血压、糖尿病、高龄产妇和严重先兆子痫。独立于妊娠之外的经典危险因素包括先前存在的冠状动脉疾病、吸烟、糖尿病、高血压、心脏病家族史、高脂血症和使用口服避孕药。

1. 围生期处理　妊娠期间的急性心肌梗死应该用阿司匹林、β 受体拮抗药和硝酸酯类进行治疗。如果患者不进行阴道分娩或剖宫产，应进行冠状动脉支架置入术和血栓溶解治疗，因为出血风险较高[89]。

(1) 妊娠期间许多急性心肌梗死可能由冠状动脉痉挛引起，因为多达 47% 的冠状动脉造影结果显示无明显异常。

(2) 冠状动脉痉挛与使用前列腺素或甲基麦角新碱有关。有急性心肌梗死危险因素的患者不应该使用甲基麦角新碱治疗产后出血，因为这可能会导致冠状动脉痉挛。如果怀疑冠状动脉痉挛，那么用硝酸酯进行快速治疗可能有助于避免急性心肌梗死。但是，硝酸酯也应谨慎使用，因为它们可能加剧产后出血。

2. 麻醉管理　麻醉管理应该适合于实现任何心脏病患者的最终目标。

分娩会给心脏带来巨大的压力。分娩时的早期镇痛（通常使用硬膜外导管）有助于减少分娩时的心率和血流动力学应激（即高血压，伴随收缩的静脉回流增加）。较慢的心率是比较理想的并且可以通过 β 受体拮抗药实现。麻醉药的类型并不像其输送方式那么重要，其重点在于维持血流动力学稳定。

七、心律失常与妊娠

心律失常在妊娠和分娩过程中很常见。相关因素包括激素效应，自主神经张力改变，血流动力学改变，妊娠期间低钾血症和潜在的器质性心脏病[6]。

1. 治疗仅限于引起血流动力学改变的心律失常　治疗应限于伴有血流动力学改变的节律异常，因为大多数治疗没有显著的效果。阵发性室上性心动过速（PSVT）和室性心动过速可导致血流动力学变化，其可影响子宫灌注并抑制宫内胎儿，因此需要积极治疗。

2. 心律失常的治疗 妊娠期间心律失常的治疗与非产科患者相同，但需要特别考虑以避免对胎儿产生不良影响。图 25-14 是 ESC 共识指南中关于妊娠患者心脏疾病管理的建议总结。这些指南提供了这些管理细节的简要结构。

推 荐	等级 [a]	级别 [b]
室上性心动过速的管理		
对于急性扭转阵发性室上性心动过速，推荐采用迷走神经刺激及腺苷治疗	I	C
对于任何伴有血流动力学不稳定的心动过速推荐立即行电复律治疗	I	C
针对持续性室上性心动过速的长期管理，推荐口服地高辛 [c] 或者美托洛尔 / 普萘洛尔 [c, d]	I	C
对于急性扭转阵发性室上性心动过速，可考虑静脉注射美托洛尔或普萘洛尔	II a	C
针对室上性心动过速的长期管理，口服地高辛或者 β 受体拮抗药无效的情况下可以考虑口服索他洛尔 [c] 或氟卡尼 [f]	II a	C
对于急性扭转阵发性室上性心动过速，可考虑静脉注射维拉帕米	II b	C
针对室上性心动过速的长期管理，在其他药物无效且在使用胺碘酮之前，可以考虑口服普罗帕酮或普鲁卡因胺	II b	C
针对室上性心动过速的长期管理，如果其他房室结阻断药物无效时可以考虑口服维拉帕米控制心率	II b	C
任何心律失常均不应使用阿替洛尔	III	C
室性心动过速的管理		
有临床指征时推荐在妊娠前行 ICD 植入，在妊娠过程中任何时间出现指征，同样推荐行 ICD 植入	I	C
针对先天性长 QT 综合征的长期管理，在妊娠过程中及产后有明显获益的情况下推荐使用 β 受体拮抗药	I	C
针对非特异性持续性室性心动过速的长期管理，推荐口服美托洛尔 [c, d]、普萘洛尔 [c, d] 或维拉帕米 [c, f]	I	C
对持续性、不稳定性及稳定性室性心动过速，推荐立即行电复律治疗	I	C
对于急性扭转性室性心动过速，呈持续性，血流动力学稳定且单源者，可考虑静脉注射索他洛尔 [c] 或普鲁卡因胺	II a	C
应在超声指引下行永久起搏器或者 ICD 植入术，特别是胎龄在 8 周以上的患者	II a	C
对于急性扭转性室性心动过速，呈持续性，单源性，血流动力学不稳定，对电复律或者其他药物无反应时，可考虑静脉注射胺碘酮	II a	C
针对非特异性持续性室性心动过速的长期管理，其他药物无效时可以考虑口服索他洛尔 [c]、氟卡尼 [f]，普罗帕酮 [f]	II a	C
在药物治疗无效或者心动过速无法耐受者可以考虑行导管消融治疗	II b	C

▲ 图 25-14 妊娠期间心律失常管理推荐

药物剂量信息请参考心房颤动、室上性心律失常及室性心律失常患者管理的有关指南；ICD. 植入型心律转复除颤器；a. 推荐等级；b. 证据水平；c. 房室结阻滞药不能用于静息心电图有预激的患者；d. β 受体拮抗药在早期妊娠时应谨慎应用；e. III 级别药物不能用于 QTc 延长的患者；f. 考虑房室结阻滞药与氟卡尼和普罗帕酮治疗特定房性心动过速 [引自 Regitz-Zagrosek V，Blomstrom Lundqvist C，Borghi C，et al. ESC guidelines on the management of cardiovascular diseases during pregnancy: the Task Force on the Management of Cardiovascular Diseases during Pregnancy of the European Society of Cardiology (ESC). *Eur Heart J*. 2011；32:3147-3197.]

(1) 大多数快速性心律失常的初始治疗包括避免使用烟草、咖啡因、酒精和兴奋剂（如苯丙胺）等药物。

(2) 药物治疗仅限于美国食品药品管理局（FDA）评估的妊娠期间安全的药物（见第 2 章）。

(3) 电复律是安全的，可以在伴随节律变化且出现血流动力学变化时考虑实施。

(4) PSVT 可以用迷走神经手法治疗，如果失败，则可以使用腺苷（FDA 妊娠 C 类）或 β 受体拮抗药（B/C 类）。

(5) 室性心律失常可以通过使用利多卡因、普鲁卡因胺或电复律来终止[90]。尽管可能对胎儿造成危险，但胺碘酮可以在病情需要时使用。

(6) 治疗心房颤动的目标是恢复窦性心律或控制心室率（通常 < 120/min）。可以使用 β 受体拮抗药美托洛尔或地高辛。

八、产科患者的心肺复苏

心搏骤停的发生率从先前估计的 1 : 30 000 上升到 1 : 20 000 孕妇[91]。心脏病患者，特别是高危人群（表 25-2），心搏骤停的风险更高。心搏骤停通常发生妊娠晚期。其发病原因包括心律失常、出血、羊水栓塞、肺栓塞、心肌梗死、心力衰竭和医源性原因，如药物或插管失败导致的缺氧。

1. 胎儿活力影响治疗方法在妊娠 24 周之前，治疗应该只针对挽救孕妇。24 周后，胎儿活力受到关注，美国心脏协会（AHA）妊娠期心肺复苏指南指出，针对胎儿的最佳治疗方法是对孕妇给予最佳治疗[91]。

(1) 当发生心搏骤停时，高级心脏生命支持（ACLS）流程应该启动，包括除颤、气道控制和胸外按压。楔形应置于右侧身体下方，以防止胸外按压期间的大动脉血管压迫从而改善血液循环。如果有指征，应使用电复律，以及 ACLS 方案指导下的适当药物治疗。

(2) 寻找心搏骤停的原因：BEAU-CHOPS 法（是以下原因的首字母缩写）[91]。

① B- 出血。

② E- 栓塞（肺栓塞、冠状动脉栓塞、羊水栓塞）。

③ A- 麻醉并发症（局麻药全身毒性作用）。

④ U- 宫缩乏力。

⑤ C- 心脏疾病。

⑥ H- 高血压 / 子痫前期。

⑦ O- 其他：遵循 ACLS 鉴别诊断标准。

⑧ P- 胎盘早剥。

⑨ S- 脓毒症。

(3) 如果最初的复苏尝试不成功，则应在心搏骤停后 4min 娩出胎儿，因为这可以挽救胎儿的生命并有助于产妇复苏。由于缺氧、酸中毒和早产等原因，应及时行胎儿复苏。

(4) 可考虑采用更多侵入性措施，包括开胸心脏按压或开始体外循环治疗，但这通常仅在考虑肺栓塞或丁哌卡因中毒时，此时体外循环可提供支持，同时丁哌卡因也可以从钠通道缓慢消散。

2. 可能由局麻药全身毒性反应所致心搏骤停的治疗 对于疑似局麻药全身毒性反应所致心搏骤停，必须调整现行 ACLS 流程（见第 3 章）。

参 考 文 献

[1] Vidovich M. Cardiovascular disease. In: Chestnut DH, Wong C, Tsen LC, et al, eds. *Chestnut's Obstetric Anesthesia: Principles and Practice.* 5th ed. Philadelphia, PA: Elsevier Saunders; 2014;960–1002.

[2] Ortman AJ. The pregnant patient with congenital heart disease. *Semin Cardiothorac Vasc Anesth.* 2012;16:220–234.

[3] Siu SC, Sermer M, Colman JM, et al. Prospective multicenter study of pregnancy outcomes in women with heart disease. *Circulation.* 2001;104:515–521.

[4] Kuklina E, Callaghan W. Chronic heart disease and severe obstetric morbidity among hospitalisations for pregnancy in the USA: 1995-2006. *BJOG.* 2011;118:345–352.

[5] Klein LL, Galan HL. Cardiac disease in pregnancy. *Obstet Gynecol Clin North Am.* 2004;31:429–459.

[6] Regitz-Zagrosek V, Blomstrom Lundqvist C, Borghi C, et al. ESC guidelines on the management of cardiovascular diseases during pregnancy: the Task Force on the Management of Cardiovascular Diseases during Pregnancy of the European Society of Cardiology (ESC). *Eur Heart J.* 2011;32:3147–3197.

[7] Lupton M, Oteng-Ntim E, Ayida G, et al. Cardiac disease in pregnancy. *Curr Opin Obstet Gynecol.* 2002;14:137–143.

[8] van Mook WN, Peeters L. Severe cardiac disease in pregnancy, part I: hemodynamic changes and complaints during pregnancy, and general management of cardiac disease in pregnancy. *Curr Opin Crit Care.* 2005;11: 430–434.

[9] Balci A, Sollie-Szarynska KM, van der Bijl AG, et al. Prospective validation and assessment of cardiovascular and off spring risk models for pregnant women with congenital heart disease. *Heart.* 2014;100:1373–1381.

[10] Drenthen W, Pieper PG, Roos-Hesselink JW, et al. Outcome of pregnancy in women with congenital heart disease: a literature review. *J Am Coll Cardiol.* 2007; 49:2303–2311.

[11] Ford AA, Wylie BJ, Waksmonski CA, et al. Maternal congenital cardiac disease: outcomes of pregnancy in a single tertiary care center. *Obstet Gynecol.* 2008;112: 828–833.

[12] Burn J, Brennan P, Little J, et al. Recurrence risks in off spring of adults with major heart defects: results from first

cohort of British collaborative study. *Lancet.* 1998;351: 311–316.

[13] van Mook WN, Peeters L. Severe cardiac disease in pregnancy, part II: impact of congenital and acquired cardiac diseases during pregnancy. *Curr Opin Crit Care.* 2005;11:435–448.

[14] Wolff GA, Weitzel NS. Management of acquired cardiac disease in the obstetric patient. *Semin Cardiothorac Vasc Anesth.* 2011;15:85–97.

[15] Ayoub CM, Jalbout MI, Baraka AS. The pregnant cardiac woman. *Curr Opin Anaesthesiol.* 2002;15:285–291.

[16] Nishimura RA, Otto CM, Bonow RO, et al. 2014 AHA/ ACC guideline for the management of patients with valvular heart disease: a report of the American College of Cardiology/American Heart Association Task Force on Practice Guidelines. *Circulation.* 2014;129:e521–e643.

[17] Martínez-Ríos MA, Tovar S, Luna J, et al. Percutaneous mitral commissurotomy. *Cardiol Rev.* 1999;7:108–116.

[18] Silversides CK, Colman JM, Sermer M, et al. Cardiac risk in pregnant women with rheumatic mitral stenosis. *Am J Cardiol.* 2003;91:1382–1385.

[19] Pan PH, D'Angelo R. Anesthetic and analgesic management of mitral stenosis during pregnancy. *Reg Anesth Pain Med.* 2004;29:610–615.

[20] Clark SL, Phelan JP, Greenspoon J, et al. Labor and delivery in the presence of mitral stenosis: central hemodynamic observations. *Am J Obstet Gynecol.* 1985; 152:984–988.

[21] Siu SC, Colman JM. Heart disease and pregnancy. *Heart.* 2001;85:710–715.

[22] Ray P, Murphy G, Shutt L. Recognition and management of maternal cardiac disease in pregnancy. *Br J Anaesth.* 2004;93:428–439.

[23] Hemmings GT, Whalley DG, O'Connor PJ, et al. Invasive monitoring and anaesthetic management of a parturient with mitral stenosis. *Can J Anaesth.* 1987;34:182–185.

[24] Ramsey PS, Ramin KD, Ramin SM. Cardiac disease in pregnancy. *Am J Perinatol.* 2001;18:245–266.

[25] Bonow RO, Carabello BA, Kanu C, et al. ACC/AHA 2006 guidelines for the management of patients with valvular heart disease: a report of the American College of

Cardiology/American Heart Association Task Force on
Practice Guidelines (Writing Committee to Revise the
1998 Guidelines for the Management of Patients With
Valvular Heart Disease): developed in collaboration with
the Society of Cardiovascular Anesthesiologists: endorsed
by the Society for Cardiovascular Angiography and
Interventions and the Society of Th oracic Surgeons.
Circulation. 2006;114:e84–e231.

[26] Van de Velde M, Budts W, Vandermeersch E, et al.
Continuous spinal analgesia for labor pain in a parturient
with aortic stenosis. *Int J Obstet Anesth.* 2003;12:51–54.

[27] Paulus DA, Layon AJ, Mayfield WR, et al. Intrauterine
pregnancy and aortic valve replacement. *J Clin Anesth.*
1995;7:338–346.

[28] Williams RG, Pearson GD, Barst RJ, et al. Report of the
National Heart, Lung, and Blood Institute Working Group
on research in adult congenital heart disease. *J Am Coll
Cardiol.* 2006;47:701–707.

[29] Webb GD, Williams RG. 32nd Bethesda Conference:
"Care of the adult with congenital heart disease". *J Am Coll
Cardiol.* 2001;37:1162.

[30] van der Bom T, Zomer AC, Zwinderman AH, et al. The
changing epidemiology of congenital heart disease. *Nat
Rev Cardiol.* 2011;8:50–60.

[31] Connelly MS, Webb GD, Somerville J, et al. Canadian
Consensus Conference on Adult Congenital Heart Disease
1996. *Can J Cardiol.* 1998;14:395–452.

[32] Skorton DJ, Garson A Jr, Allen HD, et al. Task force 5:
adults with congenital heart disease: access to care. *J Am
Coll Cardiol.* 2001;37:1193–1198.

[33] Lovell AT. Anaesthetic implications of grown-up
congenital heart disease. *Br J Anaesth.* 2004;93:129–139.

[34] Moodie DS. Diagnosis and management of congenital
heart disease in the adult. *Cardiol Rev.* 2001;9:276–281.

[35] Deanfield J, Thaulow E, Warnes C, et al. Management of
grown up congenital heart disease. *Eur Heart J.* 2003;24:
1035–1084.

[36] Nollert G, Fischlein T, Bouterwek S, et al. Long-term
survival in patients with repair of tetralogy of Fallot:
36-year follow-up of 490 survivors of the first year after
surgical repair. *J Am Coll Cardiol.* 1997;30:1374–1383.

[37] Touati GD, Vouhé PR, Amodeo A, et al. Primary repair of
tetralogy of Fallot in infancy. *J Thorac Cardiovasc Surg.*
1990;99:396–402.

[38] Brickner ME, Hillis LD, Lange RA. Congenital heart
disease in adults. First of two parts. *N Engl J Med.*
2000;342:256–263.

[39] Brickner ME, Hillis LD, Lange RA. Congenital heart
disease in adults. Second of two parts. *N Engl J Med.*
2000;342:334–342.

[40] Heggie J, Karski J. The anesthesiologist's role in adults
with congenital heart disease. *Cardiol Clin.* 2006;24:
571–585.

[41] Warnes CA, Williams RG, Bashore TM, et al. ACC/AHA
2008 guidelines for the management of adults with
congenital heart disease: a report of the American College
of Cardiology/American Heart Association Task Force on
Practice Guidelines (Writing Committee to Develop
Guidelines on the Management of Adults With Congenital
Heart Disease). Developed in collaboration with the
American Society of Echocardiography, Heart Rhythm
Society, International Society for Adult Congenital Heart
Disease, Society for Cardiovascular Angiography and
Interventions, and Society of Thoracic Surgeons. *J Am Coll
Cardiol.* 2008;52:e143–e263.

[42] Veldtman GR, Connolly HM, Grogan M, et al. Outcomes
of pregnancy in women with tetralogy of Fallot. *J Am Coll
Cardiol.* 2004;44:174–180.

[43] Motta P, Miller-Hance WC. Transesophageal echocardiography
in tetralogy of Fallot. *Semin Cardiothorac Vasc Anesth.*
2012;16:70–87.

[44] Twite MD, Ing RJ. Tetralogy of Fallot: perioperative
anesthetic management of children and adults. *Semin
Cardiothorac Vasc Anesth.* 2012;16:97–105.

[45] Connolly HM, Grogan M, Warnes CA. Pregnancy among
women with congenitally corrected transposition of great
arteries. *J Am Coll Cardiol.* 1999;33:1692–1695.

[46] Ray P, Murphy GJ, Shutt LE. Recognition and management
of maternal cardiac disease in pregnancy. *Br J Anaesth.*
2004;93:428–439.

[47] Twite MD. Congenital cardiac forum: hypoplastic left heart
syndrome. *Semin Cardiothorac Vasc Anesth.* 2013;17:90–91.

[48] Walker F. Pregnancy and the various forms of the Fontan
circulation. *Heart.* 2007;93:152–154.

[49] Drenthen W, Pieper PG, Roos-Hesselink JW, et al.
Pregnancy and delivery in women after Fontan palliation.
Heart. 2006;92:1290–1294.

[50] Galiè N, Beghetti M, Gatzoulis MA, et al. Bosentan therapy
in patients with Eisenmenger syndrome: a multicenter,
doubleblind, randomized, placebo-controlled study.
Circulation. 2006;114:48–54.

[51] Martin JT, Tautz TJ, Antognini JF. Safety of regional
anesthesia in Eisenmenger's syndrome. *Reg Anesth Pain
Med.* 2002;27:509–513.

[52] Bédard E, Dimopoulos K, Gatzoulis MA. Has there been
any progress made on pregnancy outcomes among women
with pulmonary arterial hypertension? *Eur Heart J.* 2009;
30:256–265.

[53] Correale M, D'Amato N, D'Agostino C, et al. Eisenmenger's
syndrome in pregnancy. *J Cardiovasc Med.* 2013;14:384–387.

[54] Madsen KM, Neerhof MG, Wessale JL, et al. Influence of ET(B) receptor antagonism on pregnancy outcome in rats. *J Soc Gynecol Investig.* 2001;8:239–244.

[55] Michel-Behnke I, Ewert P, Koch A, et al. Device closure of ventricular septal defects by hybrid procedures: a multicenter retrospective study. *Catheter Cardiovasc Interv.* 2011;77:242–251.

[56] Sadiq M, Kazmi T, Rehman AU, et al. Device closure of atrial septal defect: medium-term outcome with special reference to complications. *Cardiol Young.* 2011;22:71–78.

[57] Tomar M, Khatri S, Radhakrishnan S, et al. Intermediate and long-term followup of percutaneous device closure of fossa ovalis atrial septal defect by the Amplatzer septal occluder in a cohort of 529 patients. *Ann Pediatr Cardiol.* 2011;4:22–27.

[58] Guo JJ, Luo YK, Chen ZY, et al. Long-term outcomes of device closure of very large secundum atrial septal defects: a comparison of transcatheter vs intraoperative approaches. *Clin Cardiol.* 2012;35:626–631.

[59] Kanaan M, Ewert P, Berger F, et al. Follow-up of patients with interventional closure of ventricular septal defects with Amplatzer Duct Occluder II. *Pediatr Cardiol.* 2015; 36:379–385.

[60] Moore JW, Greene J, Palomares S, et al. Results of the combined U.S. Multicenter Pivotal Study and the Continuing Access Study of the Nit-Occlud PDA device for percutaneous closure of patent ductus arteriosus. *JACC Cardiovasc Interv.* 2014;7:1430–1436.

[61] Beauchesne LM, Connolly HM, Ammash NM, et al. Coarctation of the aorta: outcome of pregnancy. *J Am Coll Cardiol.* 2001;38:1728–1733.

[62] Head CE, Thorne SA. Congenital heart disease in pregnancy. *Postgrad Med J.* 2005;81:292–298.

[63] Curry RA, Gelson E, Swan L, et al. Marfan syndrome and pregnancy: maternal and neonatal outcomes. *BJOG.* 2014; 121:610–617.

[64] Hassan N, Patenaude V, Oddy L, et al. Pregnancy outcomes in Marfan syndrome: a retrospective cohort study. *Obstet Gynecol.* 2014;123:(suppl 1):148S.

[65] Rossiter JP, Repke JT, Morales AJ, et al. A prospective longitudinal evaluation of pregnancy in the Marfan syndrome. *Am J Obstet Gynecol.* 1995;173:1599–1606.

[66] Matsuda H, Ogino H, Neki R, et al. Hemiarch replacement during pregnancy (19 weeks) utilizing normothermic selective cerebral perfusion. *Eur J Cardiothorac Surg.* 2006;29:1061–1063.

[67] Sakaguchi M, Kitahara H, Seto T, et al. Surgery for acute type A aortic dissection in pregnant patients with Marfan syndrome. *Eur J Cardiothorac Surg.* 2005;28:280–283.

[68] Brar HB. Anaesthetic management of a caesarean section in a patient with Marfan's syndrome and aortic dissection. *Anaesth Intensive Care.* 2001;29:67–70.

[69] Grabenwöger M, Alfonso F, Bachet J, et al. Th oracic Endovascular Aortic Repair (TEVAR) for the treatment of aortic diseases: a position statement from the European Association for Cardio-Thoracic Surgery (EACTS) and the European Society of Cardiology (ESC), in collaboration with the European Association of Percutaneous Cardiovascular Interventions (EAPCI). *Eur J Cardiothorac Surg.* 2012;42:17–24.

[70] Chahwala V, Tashiro J, Baqai A, et al. Endovascular repair of a thoracic aortic aneurysm in pregnancy at 22 weeks of gestation [published online ahead of print May 23, 2014]. *J Vasc Surg.*

[71] Shu C, Fang K, Dardik A, et al. Pregnancy-associated type B aortic dissection treated with thoracic endovascular aneurysm repair. *Ann Thorac Surg.* 2014;97:582–587.

[72] Abbas AE, Lester SJ, Connolly H. Pregnancy and the cardiovascular system. *Int J Cardiol.* 2005;98:179–189.

[73] Weiss BM, Zemp L, Seifert B, et al. Outcome of pulmonary vascular disease in pregnancy: a systematic overview from 1978 through 1996. *J Am Coll Cardiol.* 1998;31: 1650–1657.

[74] Decoene C, Bourzoufi K, Moreau D, et al. Use of inhaled nitric oxide for emergency cesarean section in a woman with unexpected primary pulmonary hypertension. *Can J Anaest.* 2001;48:584–587.

[75] Pearson GD, Veille JC, Rahimtoola S, et al. Peripartum cardiomyopathy: National Heart, Lung, and Blood Institute and Office of Rare Diseases (National Institutes of Health) workshop recommendations and review. *JAMA.* 2000;283:1183–1188.

[76] Sliwa K, Hilfiker-Kleiner D, Petrie MC, et al. Current state of knowledge on aetiology, diagnosis, management, and therapy of peripartum cardiomyopathy: a position statement from the Heart Failure Association of the European Society of Cardiology Working Group on Peripartum Cardiomyopathy. *Eur J Heart Fail.* 2010;12: 767–778.

[77] Kolte D, Khera S, Aronow WS, et al. Temporal trends in incidence and outcomes of peripartum cardiomyopathy in the United States: a nationwide population-based study. *J Am Heart Assoc.* 2014;3:e001056.

[78] Sliwa K, Fett J, Elkayam U. Peripartum cardiomyopathy. *Lancet.* 2006;368:687–693.

[79] Nishimura RA, Otto C. 2014 ACC/AHA valve guidelines: earlier intervention for chronic mitral regurgitation. *Heart.* 2014;100:905–907.

[80] Autore C, Conte MR, Piccininno M, et al. Risk associated with pregnancy in hypertrophic cardiomyopathy. *J Am*

Coll Cardiol. 2002;40:1864–1869.

[81] Maron BJ, McKenna WJ, Danielson GK, et al. American College of Cardiology/European Society of Cardiology clinical expert consensus document on hypertrophic cardiomyopathy. A report of the American College of Cardiology Foundation Task Force on Clinical Expert Consensus Documents and the European Society of Cardiology Committee for Practice Guidelines. *J Am Coll Cardiol.* 2003;42:1687–1713.

[82] Elliott PM, Anastasakis A, Borger MA, et al. 2014 ESC guidelines on diagnosis and management of hypertrophic cardiomyopathy: the Task Force for the Diagnosis and Management of Hypertrophic Cardiomyopathy of the European Society of Cardiology (ESC). *Eur Heart J.* 2014;35:2733–2779.

[83] Cowan SW, Davison JM, Doria C, et al. Pregnancy after cardiac transplantation. *Cardiol Clin.* 2012;30:441–452.

[84] Abdalla M, Mancini DM. Management of pregnancy in the post-cardiac transplant patient. *Semin Perinatol.* 2014; 38:318–325.

[85] McKay DB, Josephson MA, Armenti VT, et al. Reproduction and transplantation: report on the AST Consensus Conference on Reproductive Issues and Transplantation. *Am J Transplant.* 2005;5:1592–1599.

[86] Coscia LA, Constantinescu S, Moritz MJ, et al. Report from the National Transplantation Pregnancy Registry (NTPR): outcomes of pregnancy after transplantation. *Clin Transpl.* 2010:65–85.

[87] El-Deeb M, El-Menyar A, Gehani A, et al. Acute coronary syndrome in pregnant women. *Expert Rev Cardiovasc Ther.* 2011;9:505–515.

[88] Burchill LJ, Lameijer H, Roos-Hesselink JW, et al. Pregnancy risks in women with pre-existing coronary artery disease, or following acute coronary syndrome. *Heart.* 2015;101:525–529.

[89] Pacheco LD, Saade GR, Hankins GD. Acute myocardial infarction during pregnancy. *Clin Obstet Gynecol.* 2014; 57:835–843.

[90] Gowda RM, Khan IA, Mehta NJ, et al. Cardiac arrhythmias in pregnancy: clinical and therapeutic considerations. *Int J Cardiol.* 2003;88:129–133.

[91] Vanden Hoek TL, Morrison LJ, Shuster M, et al. Part 12: cardiac arrest in special situations: 2010 American Heart Association Guidelines for Cardiopulmonary Resuscitation and Emergency Cardiovascular Care. *Circulation.* 2010;122:S829–S861.

[92] Neal JM, Mulroy MF, Weinberg GL; for the American Society of Regional Anesthesia and Pain Medicine. American Society of Regional Anesthesia and Pain Medicine checklist for managing local anesthetic systemic toxicity: 2012 version. *Reg Anesth Pain Med.* 2012;37: 16–18.

[93] Thorne S, MacGregor A, Nelson-Piercy C. Risks of contraception and pregnancy in heart disease. *Heart.* 2006;92:1520–1525.

第26章 神经和神经肌肉疾病
Neurologic and Neuromuscular Disease

Tammy Y. Euliano，Mary A. Herman 著

林 云 宋丽敏 译

姚尚龙 校

要点 Keypoint

- 患有神经系统疾病的患者，麻醉前需进行彻底的神经系统检查，并记录已存在的功能缺陷。
- 颅内压升高的患者，必须谨慎考虑椎管内操作。尽管硬脑膜穿刺可能引起脑干疝，硬膜外输注液体也可引起颅内压迅速增高。
- 虽然目前尚无证据表明椎管内镇痛 / 麻醉可改变任何神经系统疾病的进程（包括慢性背痛），但是，麻醉前评估时仍应讨论患者的自然病史。

一、解剖性疾病

1. **脊柱侧弯** 麻醉医师很少遇到严重脊柱侧弯的产妇，主要是因为早期筛查和干预。常遇到病史不明、伴有轻度脊柱侧弯的硬膜外穿刺者。另外，患者可能已接受过脊柱侧弯器械矫形手术，这种情况更加复杂，但是并非椎管内镇痛 / 麻醉禁忌证（详见后文"脊柱手术部分"）。

(1) 临床问题

① 脊柱侧弯包括脊柱侧偏和椎体的轴向旋转（图 26-1）。

a. Cobb 角：用来评估脊柱侧弯程度（图 26-2）。接近 2% 的美国青少年存在轻度脊柱侧弯（Cobb 角 10°～ 20°），此种属于良性的，不需要治疗。Cobb 角＜ 40° 的脊柱侧弯极少需要行融合术治疗；然而，Cobb 角＞ 65° 的胸部侧弯需行融合术，否则会导致呼吸受限，通气储备功能下降[1]。

b. 非结构性脊柱侧弯：常由于长短腿或姿势不正确所致，脊柱活动不受影响，一般不会进行性加重。结构性脊柱侧弯通常为原发性或者由于一系列特定原因所致（表 26-1）。

② 手术矫正涉及椎体植骨融合和器械固定。融合固定手术时，将椎旁肌从椎体推开，显露棘突后，切开棘间韧带并向两侧剥离，以"矫直"侧弯，随后进行椎骨皮质剥除和融合。

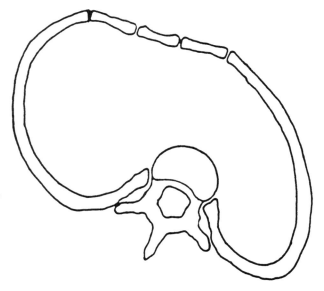

▶ **图 26-1　肋骨隆起示意**

脊柱侧弯包括脊柱侧偏和椎体的轴向旋转；凸侧的肋骨被旋转的椎体拉向后方，产生肋骨隆起（经许可转载，引自 Crosby ET. Disorders of the vertebral column. In: Gambling DR, Douglas MJ, McKay RSF, eds. *Obstetric Anesthesia and Uncommon Disorders*. 2nd ed. Cambridge, United Kingdom: Cambridge University Press; 2008:129–144.）

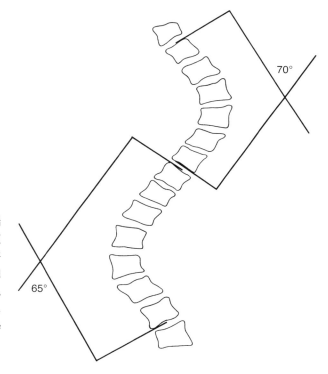

▶ **图 26-2　Cobb 角示意**

脊柱侧弯的严重程度是由 Cobb 角评估的；自近端椎骨的上皮质板画一条平行线，再画出一条垂直线来与这些线相交，相交角即为 Cobb 角（经许可转载，引自 Crosby ET. Disorders of the vertebral column. In: Gambling DR, Douglas MJ, McKay RSF, eds. *Obstetric Anesthesia and Uncommon Disorders*. 2nd ed. Cambridge, United Kingdom: Cambridge University Press; 2008:129–144.）

(2) 产科管理

① 妊娠对轻度脊柱侧弯无影响。已行矫正或轻度脊柱侧弯的孕产妇可完全耐受妊娠与分娩，不需要过多考虑。在妊娠期机械负荷和激素的影响下，Cobb 角＞ 25° 且未行处理的脊柱侧弯患者可能会出现病情恶化（表 26-2）。

② 这些情况都可引起严重脊柱侧弯患者心肺功能的恶化。另外，侧弯严重或已存在心肺功能不全的患者可能不能耐受早产。

表 26-1　结构性脊柱侧弯的原因

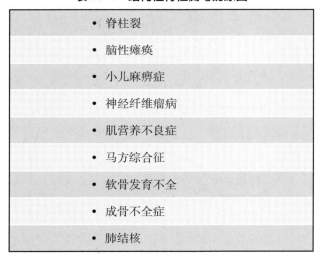

- 脊柱裂
- 脑性瘫痪
- 小儿麻痹症
- 神经纤维瘤病
- 肌营养不良症
- 马方综合征
- 软骨发育不全
- 成骨不全症
- 肺结核

表 26-2　妊娠期引起 Cobb 角 > 25° 且未行处理的脊柱侧弯患者病情恶化的原因

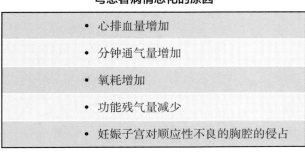

- 心排血量增加
- 分钟通气量增加
- 氧耗增加
- 功能残气量减少
- 妊娠子宫对顺应性不良的胸腔的侵占

③ 腰椎后侧弯的患者可能并存漏斗骨盆，可导致胎儿异常。剖宫产指征如下[2]。

a. 产妇代偿功能失调。

b. 骨盆异常。

c. 胎位不正。

d. 产力不足。

(3) 麻醉注意事项

① 产前处理

a. 病理生理学：需对接受过矫正手术或 Cobb 角 > 30° 的脊柱侧弯患者进行麻醉前评估，麻醉医师应确定患者是否存在其他相关疾病（如脊柱裂、马方综合征等），并确定心肺疾病的严重程度。脊柱侧弯可影响肺部的形成、生长和发育，对于 8 岁之前的患儿影响更甚，可导致肺泡数量减少。肺部脉管系统与肺泡同步发育，如果肺泡形成受阻，增加的肺血管阻力可引起肺动脉高压和右侧心力衰竭。

b. 呼吸功能：椎体和肋骨异常可影响肺功能。最常见的肺功能异常是限制性通气模式，常发生于脊柱侧弯 > 65° 的患者。这些患者常伴随功能残气量（FRC）减少，导致正常呼吸运动时气道闭合。血气分析结果常提示 PaO_2 降低、$PaCO_2$ 正常、肺泡 - 动脉氧分压差增大，这是由于肺内分流和区域灌注水平改变所致。对于存在症状的患者，肺功能检查和血气分析有助于评估其能否耐受分娩过程。

c. 其他神经肌肉疾病和脊柱侧弯：由神经肌肉疾病引起脊柱侧弯的患者除存在骨骼畸形外，还存在呼吸中枢和呼吸肌神经支配异常所致的呼吸功能不全。这些患者气道保护性反射受损，发生吸入性肺炎风险较高。

d. 麻醉前会诊：麻醉医师可借此机会查看患者孕前 X 线片和手术记录。缺少孕前 X 线片的患者，最好拍摄即时 X 线片以确定脊柱侧弯程度和矫正器置入位置。麻醉前会诊应在患者镇痛之前进行，需讨论施行椎管内麻醉的利弊。脊柱侧弯的自然病史特点是逐渐加重的背部疼痛，虽然目前尚无证据表明椎管内麻醉会加重患者背痛症状，但是这仍旧是麻醉前讨论的重要方面。对于已行器械矫正的患者，明确矫正器尾端位置是十分需要的，约 20% 的患者矫正器置入达 L_{4-5} 节段。并存心肺疾病的患者需请专科会诊处理，联合制订分娩方案。

② 分娩期管理：脊柱侧弯患者，尤其是器械矫正后的，硬膜外置管困难和发生并发症风险增加（表 26-3）[3]。

a. 阻滞不全：器械矫正后的脊柱侧弯患者，发生阻滞不全或效果不满意的比例预计达 50%，然而，最近研发的新型矫正器可能减少阻滞效果不佳的发生。

b. 解剖学注意事项：有些人认为脊柱侧弯矫正术后是椎管内麻醉的相对禁忌证。然而，对于许多患者，可将硬膜外导管置入患者矫正器放置平面以下，最好是脊柱受影响最小的节段。超声影像检查有助于确定矫正器尾端所达平面[4]。Cobb 角＞ 40° 的脊柱侧弯患者可存在椎骨畸形，椎体短、椎弓根椎板薄，导致凹侧椎管狭窄。

表 26-3　脊柱侧弯矫正术后患者硬膜外导管置入相关并发症

• 阻滞困难（如多次尝试、假的阻力消失感）
• 阻滞无效
• 镇痛不全
• 意外刺穿硬脊膜
• 导管置入硬脊膜下

c. 麻醉技术注意事项：脊柱侧弯的旋转部分常需要侧向进针（如从棘突到侧弯的椎体凸面）（图 26-3）[5]。实际进针角度由脊柱侧弯的角度决定，最好根据针头前方触到韧带的情况来调整方向。同样地，侧向进针的位置也由侧弯程度决定。需要注意的是，硬膜外穿刺针的斜角要与背部长轴保持平行（如与硬膜外神经纤维保持平行），以减少硬膜外穿刺后头痛的发生[6]。实际上，由于"斑点"阻滞或"片状"阻滞发生率高，可考虑行连续硬膜外麻醉，尤其是需行剖宫产的患者[7,8]。其他可用的镇痛方式包括：i．椎管内给予阿片类；ii．骶管内镇痛；iii．静脉镇痛；iv．患者自控镇痛（patient-controlled analgesia，PCA）。如果穿透硬脊膜，患者出现硬膜穿破后头痛（postdural puncture headache，PDPH），Gerancher 等[9]报道在植入哈灵顿支架的脊柱侧弯患者骶管内置入血补丁，成功治愈。然而，大部分产科麻醉医师不太熟悉骶管内麻醉，考虑到这种情况，应该加强训练。

> **临床要点**　脊柱侧弯的旋转部分常常需要硬膜外穿刺针偏离中线刺入，针尖朝向侧弯椎体凸面。

d. 剖宫产麻醉：剖宫产首选椎管内麻醉，然而，有些患者可能存在定位困难、无法穿刺或穿刺失败。另外，有些脊柱侧弯严重的患者无法耐受仰卧位，这种情况下，需要选用全身麻醉以保证气道通畅和足够的通气。脊柱侧弯患者很少采取有创监测，但是对于严重呼吸功能不全和呼吸衰竭的患者，有创动脉压监测有助于评估术中和术后通气管理。

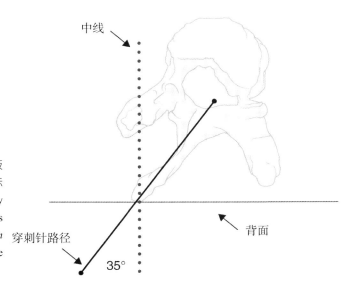

▶ **图 26-3　脊柱侧弯时麻醉技术的注意事项**
脊柱侧弯的旋转部分常需要将穿刺针朝向脊柱凸侧以达到椎板间隙，可根据是否触及棘间韧带判断进针角度是否正确，实际进针角度由脊柱侧弯的角度决定（经许可转载，引自 Crosby ET. Disorders of the vertebral column. In: Gambling DR, Douglas MJ, McKay RSF, eds. *Obstetric Anesthesia and Uncommon Disorders.* 2nd ed. Cambridge, United Kingdom: Cambridge University Press; 2008:129-144.）

2. 脊柱外科手术

(1) 临床问题：脊柱侧弯矫正术，包括矫正器置入术，是孕产妇最常接受的脊柱外科手术。由于早期诊断和干预，与过去几十年相比，未行脊柱侧弯矫正术的患者已明显减少，使得存在心肺并发症的患者明显减少。少数患者存在脊柱持久创伤或椎间盘突出症椎板切除等术后。

(2) 产科管理：脊柱外科手术对产科管理影响不大，少数患者可出现持续性背痛，需长期阿片类治疗。要注意这些患者可能发生戒断综合征，围生期尽早进行麻醉咨询，协助调整阿片类剂量，加用阿片受体激动药 – 拮抗药，对患者有益。

(3) 麻醉管理：一些已发表的研究和病例报告表明脊柱内固定术后女性患者分娩时可采取硬膜外或连续性蛛网膜下隙镇痛 / 麻醉，这些患者无椎管内穿刺禁忌证和长期后遗症。椎管内阻滞风险见表 26-3，仅行椎间盘切除术或单纯融合术的患者发生率很低[10]。椎管内穿刺部位应该避开手术部位，局麻药应使用保守剂量，要注意较小的硬膜外腔可能需要较少的局麻药。置入连续腰麻导管可能提高阻滞成功率[8]，但是目前在美国，该方法引起 PDPH 概率高。

> **临床要点**　必须考虑患者椎管内阻滞的风险和获益，特别是可能不受椎管内麻醉改变的慢性背痛的自然进展。

3. 脊髓损伤　在美国，脊髓损伤（spinal cord injury，SCI）年发生率为 4.5/10 万[11]，超过半数损伤发生在颈椎[12]。紧急治疗和康复训练使更多 SCI 女性可受孕。损伤发生的平面和持续时间影响这些患者的处理。

(1) 临床问题

① 损伤分期

a. 急性期：在最初的脊髓休克阶段，患者出现损伤以下平面的迟缓性运动麻痹、腱反射消失及交感神经兴奋性丧失。这些改变引起损伤平面血管扩张，影响体温调节和血流动力学稳定性。如果损伤发生在 T_1 平面以上，患者可能出现副交感神经失控所致的相对性心动过缓。较低的全身血管阻力可引起静脉淤滞、回流减少和低血压。实际上，任何引起迷走神经兴奋的因素（如 Valsalva 动作、气管内吸痰）都可导致严重心动过缓，可能需要外部起搏或使用直接作用的儿茶酚胺激动药起搏。在脊髓损伤急性期，由于肋间肌麻痹、咳嗽反射减弱和呼吸储备下降，呼吸系统并发症十分常见。由于妊娠子宫使膈肌上抬和胸式呼吸的影响，妊娠期间这些并发症会进一步加重。

b. 慢性期：数周之后，患者进入慢性瘫痪状态，发生损伤以下平面肌肉阵挛和失用性萎缩。另外，心血管反射逐渐代偿交感神经功能，在此期间常发生体位性低血压。同时，一些病理性反射恢复。当刺激引起少量肌纤维收缩，产生广泛的肌阵挛时，可引发粗大运动反射。这些患者体温调节功能也受到损害。其他相关并发症包括贫血、慢性尿路感染及褥疮。

② 损伤平面

a. 女性 S_2 以下平面脊髓损伤影响膀胱、肠道和性功能。

b. T_{10} 以上平面脊髓损伤时，患者不会出现阵痛。她们没有早产的特殊风险，直到分娩时才有痛感。

c. T$_6$ 以上平面脊髓损伤时，患者有发生自主反射亢进和呼吸功能不全的风险（详见后文）。由于膨胀的子宫、膀胱和直肠的刺激，估计有超过 2/3 T$_6$ 以上平面损伤的产妇出现自主反射亢进。

d. 损伤发生在 T$_1$ 平面以上时，患者失去交感神经对心脏的支配作用，低血压时不能发生发射性心脏兴奋。

③ 其他并发症：其他的并发症包括 T$_5$ 以上平面损伤引起 FRC 下降所致的呼吸功能下降，合并妊娠的患者出现呼吸衰竭的可能性增大。血管扩张、排汗障碍、自主反射亢进都可能影响体温调节功能。尿路感染发生率也较高。

④ 自主反射亢进：损伤平面以下脊髓内交感神经元缺乏中枢抑制，可引起这种危及生命的并发症。损伤平面以下的内脏或皮肤疼痛性刺激（如子宫收缩或膀胱膨胀）刺激交感链中交感神经传入纤维。正常机体内抑制性神经元限制了交感冲动的传播速度，但是 SCI 患者脊髓内冲动沿着交感神经链上下传播，引起广泛的交感刺激和血管收缩。T$_6$ 以下平面损伤时，心血管系统充分的代偿性血管扩张可防止严重高血压。如果损伤发生 T$_6$ 以上平面，神经支配的血管不足以充分代偿，可引起严重高血压。

> **临床要点** 发生在 T$_6$ 平面以上的 SCI 患者应行椎管内麻醉，以防止自主反射亢进，需密切监测血流动力学。

a. 自主反射亢进的症状和体征（表 26-4）

b. 预防 / 治疗

i. 预防至关重要。早期给予局麻药和阿片类腰硬联合（CSE）或硬膜外镇痛可预防宫缩引起的自主反射亢进。椎管内镇痛可防止来自内脏的有害感觉传入冲动引起的反射。可插入导尿管防止膀胱膨胀。

ii. 高血压急症的治疗包括尽可能去除刺激因素（如考虑膀胱导尿），静脉给予硝普钠、舌下含服硝酸甘油及酚妥拉明。

(2) 产科管理 [13, 14]

① 妊娠期发生创伤性 SCI 可能引起自发性流产或早产。损伤后前几个月，患者发生深静脉血栓形成（DVT）和肺栓塞风险高，相应的治疗可能会影响椎管内麻醉实施。使用抗凝血药的患者椎管内麻醉指南见 http://www.asra.com。

② 损伤平面在 T$_{10}$ 以上的 SCI 患者可能出现无痛分娩，早产风险较高。需要在产程开始之前密切监测，防止出现院外分娩。由于第二产程产力不足，可能需要助产。

③ 推荐前往高危产科麻醉门诊进行产前咨询，并在有麻醉条件的三级护理中心进行分娩。

④ 对于发生自主反射亢进风险高的患者，应

表 26-4 自主反射亢进的症状和体征

• 伴有颅内出血风险的高血压
• 心律失常（如窦性心动过缓）
• 出汗
• 竖毛（如"鸡皮疙瘩"）和皮肤潮红
• 恶心
• 头痛
• 焦虑
• 视物模糊
• 瞳孔扩大
• 子宫胎盘血管收缩导致胎儿心动过缓

在床边给予降压药物，并提前给予分娩镇痛。自主反射亢进也可干扰先兆子痫的诊断。

⑤ 应该规律监测体温，因为体温调节功能改变可导致高热（没有合并感染的情况下）。

⑥ 定期调整患者体位，防止褥疮形成。

⑦ 美国妇产科医师学会（ACOG）总结 2002 年委员会意见：脊髓损伤患者产科管理时，产科医师应当意识到与 SCI 相关的特殊问题。自主反射异常是女性 SCI 患者最重要的并发症，应避免导致这种可能致命的综合征的刺激。女性 SCI 患者可经阴道分娩，但是一旦有剖宫产指征，则需要适当的麻醉（尽可能腰麻或硬膜外麻醉）[15]。

(3) 麻醉管理

① 椎管内麻醉是防治自主反射亢进最常用的方式。CSE 或硬膜外麻醉都可以选择，但是最好选用起效快的 CSE。此类患者分娩镇痛与一般产妇不同：i.镇痛需自分娩早期开始；ii.常规的试验剂量不能确定导管是否误入蛛网膜下隙；iii.镇痛平面不好估计。如果椎管内阻滞操作不成功，需在床边备好其他治疗自主反射亢进的药物（如硝酸甘油、硝普钠）。

② 只有阻滞平面高于脊髓损伤平面，才可以准确地评估阻滞后感觉消失情况。但是，通过按压脐部上下，可大致判断阻滞的平面。如果按压时腹部肌肉收缩，说明感觉阻滞平面低于脐部，因为感觉丧失时腹部反射也会丧失。

③ 有些患者基础血压低，血流动力学不稳定，此类患者需动脉置管监测直接动脉压，还应注意脉搏氧饱和度。

④ 与硬膜外麻醉相比，腰麻更能预防自主反射亢进，是剖宫产患者首选[13]。如果椎管内麻醉操作难以实施，或脊髓损伤平面高，仰卧时出现呼吸窘迫，需选择全身麻醉。在 SCI 后失神经支配阶段（损伤后 24h 至 1 年），不应使用琥珀胆碱，因其可引起突触后和接头外受体释放大量钾离子，出现高钾性心搏骤停。有人认为 SCI 患者应该禁用琥珀胆碱，而选择非去极化肌松药用于喉镜暴露和插管[16]。

4. 脊柱裂　脊柱裂是由于椎骨与神经管内容物未完全融合导致的，主要分为两类。

(1) 隐性脊柱裂是指椎板融合不全，而脑膜或脊髓无膨出。单个节段（常见于 L_5 或 S_1）融合不全较多见，可发生于 1/3 人口[17]。隐性脊柱裂表现多样，包括仅有影像学检查结果支持而无症状的、慢性背痛伴椎间盘后膨出和轻微的神经功能损害。有表面紫斑（如小撮毛发或脂肪瘤）的患者，存在潜在隐性脊柱裂（如脊髓异常）的可能性大，此类患者大部分无症状，但是出现椎间盘膨出的风险较高。

① 隐性脊柱裂患者产科管理并不复杂。

② 麻醉管理

a. 大部分隐性脊柱裂患者症状不明显，麻醉前评估应包括背部检查，明确详尽的神经功能状况[18]。应告知患者其硬膜外腔可能不连续，分娩时可出现镇痛不全。由于患者椎板和黄韧带形成异常，穿透硬脊膜风险增加，尤其是当穿刺部位位于损伤处时，在远离病变的部位穿刺可减少该风险。脊柱病变多位于穿刺针刺入以下节段（如 L_5-S_1），一般椎管内麻醉并不复杂。另外，大部分患者为椎板中线缺陷，极少干扰椎管内穿刺操作。

b. 麻醉医师应当注意存在神经功能缺损或皮肤症状的患者，尤其是注意他们发生脊髓拴系的风险[19]。脊髓下端被束缚于腰椎可引起脊髓拴系。研究报道认为隐性脊柱裂患者发生脊髓拴系风险低，几乎所有囊肿性脊柱裂和脊髓脊膜膨出患者都发生脊髓拴系。如果患者存在神经功能缺损或皮肤症状，应查看其X线照片，最好是新照的。

c. 拒绝行椎管内镇痛的脊髓拴系患者，静脉用芬太尼 PCA 并辅助输注右美托咪定（α_2 受体激动药，极少胎盘转移）可提供满意的镇痛，几乎无呼吸抑制[20]。

(2) 囊肿性（或显性）脊柱裂包括脊膜膨出（如椎弓与膨出的脊膜未融合）和脊髓脊膜膨出（如脊膜和神经组织均通过椎体缺损膨出）。此类畸形很罕见（每 1000 出生人口中有 5 个），产前补充叶酸可将发生率再降低 50%[21]。由于外科手术和医疗护理的进步，这类女性患者可妊娠分娩。他们可能并存诸多异常，包括 Chiari II 畸形（如延髓、第四脑室、小脑下降至颈部椎管内）、脊髓内积水分流术后和脊髓拴系。这些患者中有许多发展成进展性脊柱畸形，如脊柱后凸畸形。

① 产科管理：最常见的并发症是复发性尿路感染，可引起早产。严重脊柱后凸畸形的患者由于膨胀的子宫压迫可能存在呼吸功能不全。是否行剖宫产取决于产科指征（如骨盆偏小）。

② 麻醉管理

a. 麻醉前咨询：麻醉前咨询有助于明确麻醉方式的选择。麻醉医师应当评估损伤的脊髓平面及患者是否残留有神经功能。大部分患者已行影像学检查明确脊柱畸形情况，便于进行麻醉评估。

b. 麻醉操作问题：T_{10} 以上平面损伤的产妇一般不出现分娩痛，但是损伤平面更高的患者发生自主反射亢进风险高（见"脊髓损伤"）。椎管内麻醉不是此类患者的禁忌证[17]，因此可采取椎管内麻醉预防自主反射亢进，并避免全身麻醉的风险。但是，由于患者黄韧带形成不完整，确定穿刺针是否进入硬膜外腔时可刺穿硬脊膜。如果硬膜外穿刺成功，麻醉医师必须考虑到此类患者硬膜外腔不连续，硬膜外麻醉可能效果不佳。损伤平面以下神经功能尚佳的患者，不需要过多担心脊髓损伤，可考虑行连续腰麻。

c. 其他注意事项：如果患者已行脑室分流，需评估其功能。分流障碍或感染的症状包括头痛、发热、嗜睡和抽搐。脊柱后凸畸形严重的患者可能还需检测肺功能。丧失膀胱控制能力的脊柱裂患者常自我导尿，发生乳胶敏感风险增加（接近 25%）[22]。

> **临床要点**　脊柱裂患者发生乳胶敏感风险增加。

5. **颅内肿瘤**　妊娠患者脑内肿瘤发生率和分布特征与年龄匹配的未妊娠人群无差别，常见种类包括：①胶质瘤，38%；②脑膜瘤，28%；③听神经瘤，14%；④ 垂体腺瘤，7%。这些肿瘤可能没有临床症状，直到妊娠相关激素和生理变化（如血浆容量增加）通过瘤周水肿形成加重其症状[23]。另外，一些脑膜瘤存在孕激素受体，妊娠期可生长加速。

来自乳腺、肺部和皮肤的中枢神经系统（CNS）转移性肿瘤是颅内肿瘤的另一重要来源。肿瘤的血行性播散导致脑实质形成肉眼可见的肿瘤，伴有脑水肿和血脑屏障破坏。此类患者的预后取决于其肿瘤来源。

(1) 临床问题：颅内肿瘤的症状和体征（表 26-5）。

① 头痛是最常见的症状。妊娠患者常出现头痛，通过增加颅内压（ICP）是否加剧头痛可鉴别肿瘤来源是否为良性。

表 26-5 颅内肿瘤的症状和体征

- 头痛
- 恶心呕吐
- 新发的癫痫活动
- 局灶性神经功能缺损

② 恶心呕吐可能是由于孕吐引起，但是如果妊娠中后期，需进一步查明原因。

③ 妊娠晚期新发的癫痫活动很可能是由子痫引起，但是癫痫发作可能是 20% 肿瘤患者的初始征兆。

④ 局灶性神经功能缺失发生于肿瘤侵袭或良性肿瘤的占位效应。

⑤ 整个妊娠期均可安全地行神经影像学检查，以实现最小化风险[2]。MRI 检查辐射暴露少于 CT，MRI 造影剂钆比 CT 造影剂更加安全，更适用于孕妇。

⑥ 任何颅内肿瘤患者都必须评估脑疝形成的风险。

(2) 产科管理决定因素：包括肿瘤的位置、肿瘤的大小（如占位效应）、恶性肿瘤的可能性。

① 每个病例必须单独评估并制订诊疗计划。对于侵袭性肿瘤、难治性癫痫发作或严重视力障碍的患者，需要在妊娠期予以神经外科手术。良性肿瘤（如脑膜瘤）患者可暂不手术。ICP 升高的患者，在术前应采取措施降低 ICP。

② 第二产程时用力分娩可使 ICP 升高到基础水平以上 $70cmH_2O$[25]，因此，颅内顺应性降低的患者脑疝形成风险增加。第一产程时，产妇因阵痛而"用力下压"会增加 ICP。根据患者情况，行剖宫产或阴道助产以避免胎儿挤压都是可以的。

(3) 麻醉管理

① 椎管内麻醉注意事项

a. 高 ICP 产妇选择分娩镇痛技术时要考虑到分娩期间 ICP 的变化。静脉镇痛发生呼吸抑制、高碳酸血症、ICP 增加风险高，而硬膜外镇痛的支持者认为它可以减轻宫缩痛引起的 ICP 增加，在行阴道助产的第二产程充分镇痛并避免挤压胎儿。

临床要点 向硬膜外腔注入液体可使颅内压增高持续 5min[26]。

---

b. 意外刺穿硬脊膜是硬膜外麻醉的常见风险，可导致小脑幕切迹压力梯度的潜在灾难性变化和致死性脑疝形成[27]。由于这些原因，ICP 增高的患者禁忌行任何类型的硬脊膜穿刺操作（如鞘内注射或 CSE 分娩镇痛）。

② 剖宫产的麻醉选择：全身麻醉、硬膜外麻醉、腰麻都已成功用于颅内肿瘤患者。许多麻醉医师支持全身麻醉，因其 i . 可控制血压，ii . 过度通气降低 ICP，iii . 诱导药物（如硫喷妥钠、丙泊酚）可降低 ICP。然而，重度过度通气可引起子宫胎盘血管收缩，损伤胎儿。

③ 全身麻醉的实施：必须考虑到喉镜暴露和插管时 ICP 的增加，以及反流误吸的风险。静脉注射利多卡因和（或）芬太尼可减轻插管时的交感反射。许多麻醉医师认为不应使用琥珀胆碱，因其可增加 ICP，倾向于使用非去极化肌松药。麻醉维持可采用低剂量（1MAC）吸入麻醉药和芬太尼。在碳酸水平低时，大剂量七氟烷可能降低惊厥发作阈值。高 ICP 的剖宫产患者麻醉管理均需个体化。

6. 特发性颅内高压（假性脑瘤）　特发性颅内高压（IIH）以前叫作良性颅内高压，是一种慢性、潜在恶化性疾病，在无明显病因（如肿块、脑脊液流出障碍、感染）的情况下，ICP 持续增高。多发生于 20—30 岁的肥胖女性。诊断标准尚在修订，目前采用修订后的 Dandy 标准[28]。

- ICP 增高的症状和体征（如头痛、视力改变、视盘水肿）。
- 除第 VI 对脑神经麻痹外，无局灶性神经系统体征。
- 脑脊液开放压力增加，但是成分正常。
- 无脑积水、肿块形成、结构或血管损伤的神经影像学证据。
- 没有其他引起 ICP 增加的原因。

(1) 临床问题

① 妊娠期特发性颅内高压的发病率不增加，但它多见于育龄期肥胖女性，这表明激素水平可能与特发性颅内高压的病理生理学改变有关。接近半数患者妊娠期间症状（如头痛、恶心呕吐、视力障碍）加重，分娩后减轻。特发性颅内高压不影响产妇和围产儿结局。

② 治疗主要是保护患者视力和缓解症状，包括反复腰穿和脑脊液引流。对于难治性病例，可采用类固醇、乙酰唑胺（碳酸酐酶抑制药，可减少脑脊液产生）和腰大池 – 腹腔（LP）分流术。

(2) 产科管理：分娩时 ICP 会增加，但是整个 CNS 的压力均等化限制了脑疝形成的风险。对于症状严重的患者，分流术可改善症状和围生儿结局。经阴道分娩不是禁忌证，但辅助阴道分娩可将伴随挤压而来的 ICP 剧增最小化。对于大部分病例，只有存在产科指征时才选择剖宫产。

(3) 麻醉管理

① 首选硬膜外分娩镇痛，因为其可避免与静脉使用阿片类相关的高碳酸血症和呼吸抑制。然而，对于未经处理的特发性颅内高压患者，大剂量的硬膜外麻醉会加重高 ICP 引起的症状。无 ICP 梯度或局灶性神经功能缺损的患者，腰穿（如治疗性穿破硬脊膜）是安全的，因为 ICP 均等化增高。一篇病例报道使用腰穿置管进行分娩镇痛和临时控制 ICP[29]。硬膜外麻醉和腰穿都已成功用于特发性颅内高压女性患者，然而，对于 LP 分流术后患者，要注意避免刺穿分流导管置入形成的瘢痕部位。不需要担心麻醉药进入腹腔。妊娠期拍摄放射性影像图片可能影响母体和胎儿，但是在分娩时椎管内镇痛 / 麻醉前需行影像学检查以明确分流情况。

> **临床要点**　大剂量硬膜外麻醉可能会加重特发性颅内高压患者神经系统症状；腰椎穿刺是安全的。

② 全身麻醉可能是次优选择，原因在于：a. 气道操作可引起 ICP 升高；b. 肥胖可使气道管理复杂化；c. 琥珀胆碱可增加 ICP，但是妊娠期肌束颤动受限，ICP 增加可能性不大；d. 平均动脉压下降可减少脑灌注，而且全麻时无法评估患者精神状态。

③ 牢记这些注意事项，腰麻、硬膜外麻醉、全身麻醉均可用于特发性颅内高压患者剖宫产手术[30]。

7. 母体中枢神经系统分流术　治疗脑积水常需将脑脊液分流出大脑，这些患者皮下分流导管延伸入心脏或腹腔。患者存在分流的原因包括特发性颅内高压、脑出血、中脑导水管狭窄、Arnold–Chiari 畸形、Dandy–Walker 综合征；脑室腹腔或脑室心房分流术是这些疾病的治疗方式。新生儿医学和神经外科学的进步使更多此类患者存活到育龄期。

(1) 产科管理：功能良好的分流不影响产科管理，但是也取决于是否存在其他相关病情。许多患者会出现神经系统并发症（如头痛、分流功能障碍、ICP 增加）。如果患者出现 ICP 增高的表现，需神经外科评估分流术情况。对于大部分患者，只有存在产科指征才需行剖宫产；但是症状和神经功能缺损严重的患者也需行剖宫产。常预防性使用抗生素防止分流感染，但是目前尚无明确证据支持。

(2) 麻醉管理：无 ICP 升高症状的患者，麻醉管理无特殊，但可考虑预防性使用抗生素。如果分流自腰椎开始，应考虑分流损伤和（或）鞘内注射的药物进入腹腔或心房（导致麻醉不充分）的风险。在分流术瘢痕以上或以下一个平面进行椎管内阻滞即可。

二、血管性疾病

1. 颅内出血 妊娠期脑出血（ICH）多发生在分娩前和产后。引起 ICH 最常见的原因是高血压病[31]，这就强调了及时积极地控制高血压的重要性[32]。本部分重点关注动脉瘤和动静脉畸形（AVM），其他少见的引起 ICH 的原因包括：①烟雾病；②可逆性脑后部综合征；③凝血障碍；④真菌性动脉瘤破裂；⑤产后脑血栓形成。无论何种病因，ICH 是一种严重的并发症，动脉瘤破裂患者死亡率高达 35%，AVM 破裂患者高达 30%。

> **临床要点** 严重高血压产妇需积极、及时治疗，以预防 ICH。

(1) 临床问题
① 可遮挡腹部进行脑血管造影术。
② 妊娠期血容量增加，但是发生动脉瘤出血的风险是否增加尚不清楚。然而，一旦发生出血，尽快手术干预可改善产妇和胎儿预后[33]。此外，还有病例报道可行妊娠期血管内栓塞，此种方式使一些患者避免了开颅手术。
③ 同样，对已经出血的 AVM 患者进行干预可降低发生严重出血的风险[34]。

(2) 产科管理：手术矫正的病变没有特殊产科注意事项。然而，未经治疗的动脉瘤或 AVM 患者由于存在再出血的风险，需小心控制血压。存在产科指征时才选择剖宫产，应注意避免高血压和第二产程用力时引起的 ICP 增加。此类患者可椎管内给予充分的分娩镇痛及经阴道助产[35]。剖宫产与阴道分娩相比，没有明显优势。

(3) 麻醉管理：已行脑动脉瘤或 AVM 外科修复的患者，麻醉管理与其他产科患者相同。但是，如果患者有未矫正的动脉瘤或 AVM，并欲经阴道分娩，硬膜外镇痛可预防疼痛性高血压，促进经阴道助产。动脉置管测压有助于实时监测血压。剖宫产时可选择腰麻或硬膜外麻醉。ICP 升高的患者必须考虑刺穿硬脊膜和脑干疝形成的风险（见前文）。如果需要实施全身麻醉，麻醉注意事项与非妊娠的颅内手术患者一致。孕有活胎的女性患者可能需要联合行神经血管手术和剖宫产。麻醉管理应遵循孕妇非产科手术的推荐意见。

2. 皮质静脉血栓形成

(1) 皮质静脉血栓形成（CVT）较为罕见，在妊娠期发病率增加，产褥期发病率更高，其与海绵窦、矢状窦、皮质或横窦的血流障碍有关。目前 CVT 病因尚不清楚，发生风险增加是由于脑内血流瘀滞，第二产程毛细血管内皮损伤，脱水，血液高凝状态。大部分病例在产褥期第二周或第三周急性发作。

(2) 临床问题

① 危险因素包括先天性血管形成倾向、系统性疾病（如红斑狼疮）、肿瘤、感染，特别是局部感染（如中耳炎），妊娠前服用口服避孕药。刺穿硬脊膜和颅内低压也容易引起 CVT。

② 头痛是 CVT 的主要症状，常伴有恶心呕吐。头痛常为持续性、体位性，与 PDPH 难以区分。CVT 更特征的表现是头痛随着时间的推移发生变化。患者行硬膜外血液补丁（EPA）前应进行简单的神经系统检查，CVT 患者 EPA 后头痛症状可稍有改善。这种情况下需要行影像学检查[37]。

> **临床要点**　CVT 导致的头痛可为位置性，与 PDPH 表现相似，时常随着时间推移而产生变化。

③ 严重的症状包括局灶性癫痫发作、神经功能缺损、嗜睡、意识不清。常出现视盘水肿。

④ 首选 MRI 辅助诊断，磁共振静脉成像有助于发现堵塞的血管内不能显影的节段。血管造影不是必需的[36]。

⑤ 治疗包括抗惊厥药，无出血证据的患者可用抗凝血药。如果神经系统对足量低分子肝素或维生素 K 拮抗药不敏感，可在静脉窦置入微导管行溶栓治疗[36]。

⑥ 预后不良的因素包括意识状态改变和出现脑出血。近期的一项研究中，19 名患者接受适当的抗凝血治疗，没有出现死亡病例[36]。

三、免疫性疾病

1. 多发性硬化症　多发性硬化症（MS）是致残的主要原因，在美国和加拿大它的患病率为 3‰～ 8‰，女性患病率是男性的 2 倍。育龄期是 MS 发病的高峰年龄，需要产科麻醉医师参与 MS 产妇的管理[11]。

(1) 临床问题

① 症状和诊断：MS 的病因尚不清楚，其病理生理学涉及整个 CNS 白质的免疫介导的炎症性脱髓鞘改变。症状包括共济失调、强直、复视、感觉迟钝、括约肌功能障碍。目前已提出多种诊断标准，但是没有一项实验室检查具有确诊意义。MRI 影像显示白质斑块形成，脑脊液实验室检查发现免疫球蛋白（Ig）和淋巴细胞增多。MS 主要包括两种类型，即加重缓解型和慢性进展型。加重缓解型的患者表现为突然发病，数月后逐渐缓解。

② 复发：复发期症状包括以前的损伤加重，以及小脑、脑干和（或）锥体外系症状。病情加重常与应激、感染和（或）机体核心温度升高有关。MS 在妊娠期复发率下降，但是在产后期复发率增加，产后第一年高达 42%[38]，产前免疫抑制作用与激素水平的下降可能与此有关。随着时间的推移，神经功能缺损常进行性恶化，但是妊娠不改变 MS 的终身进程。

③ 治疗：非妊娠患者的治疗包括免疫调节药（如干扰素、静脉注射免疫球蛋白）、格拉默（合成的髓鞘碱性蛋白）、米托蒽醌（具有累积性心脏毒性，最大剂量为 $100mg/m^2$）、硫唑嘌呤和甲氨蝶呤。新型免疫抑制药包括富马酸二甲酯、芬戈莫德和特立氟胺。单克隆抗体是复发型 MS 的二线用药 [39]。妊娠和哺乳期间，只有糖皮质激素、格拉默 [39] 和静脉注射免疫球蛋白是安全可用的 [40]。

(2) 产科管理

① MS 不影响生育或受孕能力，不会改变妊娠和分娩结局。

② 体温升高与 MS 复发相关，因此，建议产房设定较低温度。应激也会增加复发风险。

临床要点 建议为 MS 分娩患者保持凉爽的环境温度。

---

③ 产后前 3 个月，MS 复发率为 30%；前 6 个月，复发率为 50%[41]。

(3) 麻醉管理

① 术前评估：术前麻醉评估应包括详细的神经系统检查，明确神经功能缺损的程度和其他生理损伤。应特别关注呼吸系统，包括咳嗽的能力。

② 椎管内麻醉：长期以来存在争议，但是分娩期椎管内操作不增加 CNS 损伤风险。局麻药对神经轴脱髓鞘阻滞没有潜在的影响。但是仍推荐使用局麻药和阿片类药物最低有效浓度 [35]。

③ MS 复发的风险：应提醒患者，无论采取何种麻醉方法，产后 MS 复发都是常见的。腰麻和其他引起 MS 加重的因素（如应激、高热）与复发之间的关系目前尚不确定。

④ 全身麻醉与 MS：全麻不会加重 MS。麻醉诱导药物和吸入气体对神经传导没有明显影响，不会引起 MS 加重。理论上来说，琥珀胆碱对所有 MS 患者存在风险；但是对于神经功能缺损严重的患者，运动终板乙酰胆碱受体表达上调可导致去极化性高钾血症反应，这类患者应避免使用琥珀胆碱。

2. 重症肌无力 重症肌无力（MG）较为罕见，发病率为 $1:10\ 000$，多发生于 20 多岁和 30 多岁，主要的育龄期。这种自身免疫性疾病通过免疫球蛋白 G（IgG）靶向攻击 N 型乙酰胆碱受体，导致疲劳和进行性肌无力。短期内反复收缩后肌肉收缩力耗尽，但是休息后可以恢复。MG 的分类依据包括是否存在乙酰胆碱受体（AChR）抗体、疾病严重程度和病因。大约 85% 的患者血清乙酰胆碱受体抗体阳性，10%～20% 的获得性 MG 患者体内无乙酰胆碱受体抗体。最先受累及的是眼肌，其次是延髓、近端肢体和呼吸肌，平滑肌和心肌不受影响。

(1) 临床问题：根据严重程度分类如下。

• Ⅰ型：眼肌型重症肌无力。

• ⅡA 型：轻度全身性肌无力，进展缓慢，无肌无力危象，对药物敏感。

• ⅡB 型：重度全身性肌无力，伴有严重骨骼肌和延髓受累，无肌无力危象，药物治疗反应不佳。

• Ⅲ型：急性、迅速进展性肌无力，发生呼吸困难，药物反应差，死亡率增加。

• Ⅳ型：晚期严重肌无力，Ⅰ型或Ⅱ型进展 2 年以上。

MG 诱发因素包括生理或情绪应激、全身性疾病、感染、甲状腺功能减退、甲状腺功能亢进和妊娠。治疗包括免疫抑制药、新斯的明（胆碱酯酶抑制药）、血浆置换、静脉注射免疫球蛋白和胸腺切除术。

(2) 产科管理[42]

① 约 1/3 的 MG 患者在妊娠期出现病情恶化，通常发生在妊娠早期。妊娠后期由于免疫抑制和甲胎蛋白对自身抗体的抑制作用，症状有所缓解，但是分娩时和产后会再次出现病情恶化。肌无力危象的表现包括：i. 乙酰胆碱酯酶抑制药需要量增加；ii. 药物抵抗；iii. 过度用药导致的胆碱能危象。

② 妊娠结局：大多数 MG 患者妊娠结局良好，但是部分患者会妊娠期出现流产、早产及母体发病和死亡等复杂情况。

③ 治疗：胆碱酯酶抑制药是季铵化合物，不能透过胎盘，因此妊娠期使用溴吡斯的明是安全的，但它静脉注射时具有催产作用，可导致早产。妊娠期间患者血容量增加，应调整胆碱酯酶抑制药的剂量。使用糖皮质激素也是安全的。妊娠期肌无力危象（如严重肌无力和呼吸衰竭）可用血浆置换和（或）静脉注射免疫球蛋白治疗。

④ 硫酸镁的使用：MG 女性患者应慎用硫酸镁，因为它影响神经肌肉接头兴奋传递，可加重肌无力和呼吸衰竭。

⑤ 产程：MG 不影响子宫平滑肌的收缩力，因此第一产程不受影响。但是，第二产程胎儿娩出时需横纹肌收缩，对于有些病例，产妇疲劳时需要器械助产。

⑥ 麻醉选择：整个分娩阶段都应监测呼吸状态，静脉镇痛可增加呼吸衰竭的风险，经阴道分娩患者最好采用椎管内麻醉。

⑦ 分娩方式：只有存在产科指征时才应行剖宫产，它可能引起 MG 恶化。没有严重的呼吸困难或延髓受累时，首选椎管内麻醉。

⑧ 药物选择：目前已知可加重肌无力症状的药物列于表 26-6。

⑨ 新生儿重症肌无力：约 20% MG 母亲娩出的新生儿在出生后前几天发生新生儿一过性重症肌无力（TNMG）。母体的 IgG 容易透过胎盘，引起部分婴儿全身无力、肌张力低下、哭声弱和呼吸窘迫，需要使用胆碱酯酶抑制药和辅助通气治疗。出人意料的是，TNMG 的发生与母体病情严重程度无关。症状缓解常在几周内开始，但可持续数个月。

⑩ 先天性多发性关节挛缩症：MG 患者娩出的新生儿可出现这一罕见并发症，症状包括先天性多发性关节挛缩、肺发育不良和羊水过多。多数患儿不能存活，必须告知患者母亲，后续妊娠再发率很高。

(3) 麻醉管理[35]

① 麻醉前评估：患者应接受早期麻醉咨询。询问病史时需特别注意咀嚼和吞咽困难。吞咽困难提示存在延髓受累，表明病情重。体格检查应包括寻找上睑下垂的证据，这是疾病活动期的指征，即使患者正在接受胆碱酯酶抑制药治疗仍应注意。喉肌无力引起发音障碍。肋间肌和膈肌无力导致平卧位或休息时呼吸困难，反常呼吸是神经肌肉性呼吸衰竭的重要体征。建议对呼吸困难和（或）延髓受累的患者行肺功能检查。深层肌

表 26-6　可加重肌无力症状的药物

• 非去极化肌松药
• 氨基糖苷类抗生素
• 宫缩药（如特布他林、利托君）
• 锂
• 奎尼丁
• 普萘洛尔
• 硫酸镁
• 苯妥英

腱反射（DTR）和感觉系统检查大多正常。高达 13% 的患者存在甲状腺异常，包括甲状腺功能亢进、甲状腺功能减退和无功能性甲状腺肿大。其他与 MG 相关的自身免疫性疾病包括系统性红斑狼疮（SLE）、结节病、多发性肌炎和溃疡性结肠炎。

② 顺产麻醉：患者分娩时，使用合理剂量的阿片类可避免呼吸抑制。症状严重的患者，也可谨慎地鞘内注射阿片类。

③ 剖宫产麻醉：如果患者能耐受麻醉平面较高所致的肋间肌无力，顺产或剖宫产均应采取椎管内麻醉。伴有严重延髓症状或呼吸衰竭的患者，剖宫产时建议采取全身麻醉。

④ 肌松药：非去极化肌松药对 MG 患者可能存在长期影响，应避免使用或小剂量使用（如使用常规剂量的 1/2）。患者可能存在琥珀胆碱抵抗，但是推荐使用常规剂量[43]。挥发性麻醉药的肌松作用已经足够，插管后不需要追加肌松药。

临床要点 重症肌无力患者不建议使用非去极化肌松药。

---

⑤ 术后监护：患者术后需密切监测，以防病情突然加重。下列风险因素与术后机械通气有关。

a. MG 病史 6 年以上。

b. 有慢性呼吸系统疾病史。

c. 每日溴吡斯的明剂量＞ 750mg。

d. 肺活量＜ 2.9L。

3. Landry-Guillain-Barré 综合征　Landry-Guillain-Barré 征（LGB）是一种急性炎症性脱髓鞘多发性神经炎，引起周围神经和神经根炎症反应。据报道，每年有 1/100 000 人发病，常继发于细菌或病毒感染。LGB 发生风险在妊娠期降低，分娩后增加[44]。患者表现为进行性、上升性、对称性感觉和反射活动消失。自主神经功能障碍可导致血压不稳定，部分患者出现明显的肌肉疼痛。病情严重的患者累及辅助呼吸肌、肋间肌和膈肌，出现呼吸功能不全和（或）衰竭，大部分 LGB 相关的死亡由呼吸衰竭引起。

(1) 临床问题[16]

① 诊断：LGB 的诊断为排他性。神经传导检查可辅助诊断，表现为传导速度减慢和末梢潜伏期延长。

② 预后：病程为自限性，神经功能缺损最严重状态 30d。大部分患者可完全康复，10% 患者遗留严重的残疾。

③ 治疗：主要为支持治疗，如果早期诊断，可行血浆置换降低疾病严重程度和患病时间。静脉注射免疫球蛋白可用于治疗 LGB，但是一些女性患者需要使用两个疗程。类固醇治疗无效。可用非甾体抗炎药（NSAIDs）缓解疼痛，需注意预防血栓形成、物理治疗和营养支持。

④ 监测病情进展：采取用力肺活量（FVC）和用力呼气量检查评估呼吸功能，在判断呼吸功能不全时，这些检查比动脉血气（ABG）分析更敏感，因为只有发生严重的呼吸无力时，动脉血气才出现异常。呼吸衰竭（可能时间很长）时需要行机械通气。

(2) 产科管理[45]

① 妊娠女性 LGB 发病率低于非妊娠女性。如果病程不复杂，不影响妊娠。终止妊娠不会加速康复或改善预后。LGB 不影响子宫收缩力，只有存在产科指征时才需行剖宫产。

② 胎儿 / 新生儿不受影响。

(3) 麻醉管理

① 已有临床实践在 LGB 患者分娩时采取椎管内镇痛，但是其意义尚不确定。近期一项病例报道显示，硬膜外分娩镇痛可导致病情进展[46]。建议进行早期产科麻醉咨询，与患者交流了解病情。大多数患者分娩镇痛的益处大于风险[45]。

② 潜在的自主神经功能障碍需要足够的液体负荷及麻醉药和升血压药的小心滴注。

③ 如果剖宫产需要全身麻醉，乙酰胆碱受体表达上调时忌用琥珀胆碱，以防发生高钾血症。也有报道表明 LGB 患者存在非去极化肌松药抵抗。

四、癫痫

癫痫是妊娠期最容易发生的神经系统疾病，每 200 名产妇中就有 1 人发生癫痫。近几年已更新了癫痫的分类（表 26-7）。癫痫发作与代谢紊乱和急性脑病理改变无关。

1. 产科管理[47, 48]

(1) 预后：癫痫本身不会增加先天性畸形的风险，但这些患者早产（尤其是吸烟者）、妊娠期高血压（但不是先兆子痫）和剖宫产的风险增加。约 1/3 的患者出现了癫痫发作增加，而且妊娠期癫痫发作的女性更易娩出足月小样儿。围生期睡眠剥夺和激素水平波动可增加癫痫发作风险，但是分娩期总体发病率低于 5%。

(2) 全面强直阵挛性癫痫发作可导致母体缺氧和酸中毒，极有可能对胎儿产生不良影响，包括死亡：分娩过程中癫痫发病率为 1% ~ 2%，常导致胎心率减慢和急产。母体缺氧引起胎儿心动过缓、短暂的晚期减速、心搏变异性降低和代偿性心动过速。癫痫发作终止后 10min 内，这些胎儿血流动力学变化即可缓解[49]。癫痫发作也可能对胎儿或胎膜造成创伤。

(3) 癫痫持续状态：癫痫持续状态是产科急症，需要立即开放静脉通路、吸氧、通气、预防误吸

表 26-7　癫痫的分类

◆ 全面性发作
• 强直 - 阵挛
• 失神
- 典型失神
- 不典型失神
- 伴特殊形式的失神
* 肌阵挛失神
* 眼睑肌阵挛
• 肌阵挛
- 肌阵挛
- 肌阵挛失张力
- 肌阵挛强直
• 阵挛
• 强直
• 失张力
◆ 局灶性发作
◆ 不确定的发作
• 癫痫性痉挛

和子宫移位。治疗包括抗惊厥药（如苯二氮䓬类、丙泊酚、硫喷妥钠）。

（4）治疗：妊娠期发生生理改变（血容量和药物清除率增加），抗癫痫药具有致畸风险，因此需要注意癫痫的药物治疗。多种药物治疗确实增加致畸风险。丙戊酸、苯巴比妥、卡马西平和托吡酯导致畸胎风险高。妊娠期最好选用较新的二线抗癫痫药（如拉莫三嗪、左乙拉西坦）。母体妊娠期间使用抗癫痫药，尤其是复合用药的，娩出的婴儿在 6 个月时出现精细运动能力受损风险高。

（5）母乳喂养。抗癫痫药在乳汁中排泄少，推荐母乳喂养。

2. 麻醉管理[35]

（1）麻醉选择应根据目前产妇及胎儿情况、分娩的紧迫性、患者的偏好及麻醉医师的技术。顺产或剖宫产不是椎管内麻醉 / 镇痛的禁忌证。

（2）小剂量丙泊酚或苯二氮䓬类通常会"中断"癫痫发作，但是如果胎儿发生持续性心动过缓则需要行气道保护和紧急分娩。

（3）如果需要行全身麻醉，丙泊酚优于其他诱导药。尽管文献资料观点不同，但是丙泊酚具有抗惊厥作用，而氯胺酮、依托咪酯可以致癫痫。丙泊酚和琥珀胆碱诱导麻醉后，可使用芬太尼及 O_2、N_2O 和异氟烷混合气体维持麻醉。低碳酸血症或七氟烷浓度高时，七氟烷可致癫痫。如果需要使用非去极化肌松药，应密切监测肌松程度。抗惊厥药可增加肝酶的活性，从而加速代谢。哌替啶和氯胺酮等药物不是癫痫患者的理想用药，因为它们或其代谢产物可以降低癫痫发作阈值。气管插管的患者，过度通气导致的低碳酸血症可以降低癫痫发作阈值。脑电图有助于判断一个反应迟钝的患者在癫痫发作后是否仍处于癫痫持续状态。

五、总结

妊娠期神经肌肉疾病较少出现，但是是产科医师和麻醉医师共同的挑战。必须早期咨询和沟通并制订诊疗方案以确保良好的孕产妇和新生儿结局。

参 考 文 献

[1] Asher MA, Burton DC. Adolescent idiopathic scoliosis: natural history and long term treatment effects. *Scoliosis*. 2006;1:2.

[2] Crosby ET. Disorders of the vertebral column. In: Gambling DR, Douglas MJ, McKay RSF, eds. *Obstetric Anesthesia and Uncommon Disorders*. 2nd ed. Cambridge, United Kingdom: Cambridge University Press; 2008: 129–144.

[3] Kuczkowski KM. Labor analgesia for the parturient with prior spinal surgery: what does an obstetrician need to know? *Arch Gynecol Obstet*. 2006;274:373–375.

[4] Yeo ST, French R. Combined spinal-epidural in the obstetric patient with Harrington rods assisted by ultrasonography. *Br J Anaesth*. 1999;83:670–672.

[5] Ko JY, Leffert LR. Clinical implications of neuraxial anesthesia in the parturient with scoliosis. *Anesth Analg*. 2009;109:1930–1934.

[6] Norris MC, Leighton BL, DeSimone CA. Needle bevel direction and headache after inadvertent dural puncture. *Anesthesiology*. 1989;70:729–731.

[7] Okutomi T, Saito M, Koura M, et al. Spinal anesthesia using a continuous spinal catheter for cesarean section in

a parturient with prior surgical correction of scoliosis. *J Anesth*. 2006;20:223–226.

[8] Smith PS, Wilson RC, Robinson AP, et al. Regional blockade for delivery in women with scoliosis or previous spinal surgery. *Int J Obstet Anesth*. 2003;12:17–22.

[9] Gerancher JC, D'Angelo R, Carpenter R. Caudal epidural blood patch for the treatment of postdural puncture headache. *Anesth Analg*. 1998;87:394–395.

[10] Russell R, Comara S. Regional blocks for delivery in women with scoliosis or previous spinal surgery. *Int J Obstet Anesth*. 2003;12:308–310.

[11] Hirtz D, Thurman DJ, Gwinn-Hardy K, et al. How common are the "common" neurologic disorders? *Neurology*. 2007;68: 326–337.

[12] Sekhon LH, Fehlings MG. Epidemiology, demographics, and pathophysiology of acute spinal cord injury. *Spine*. 2001;26:S2–S12.

[13] Pereira L. Obstetric management of the patient with spinal cord injury. *Obstet Gynecol Surv*. 2003;58:678–687.

[14] Kuczkowski KM. Labor analgesia for the parturient with spinal cord injury: what does an obstetrician need to know? *Arch Gynecol Obstet*. 2006;274:108–112.

[15] American College of Obstetricians and Gynecologists. ACOG Committee Opinion No. 275: obstetric management of patients with spinal cord injuries. *Obstet Gynecol*. 2002; 100:625–627.

[16] Briggs ED, Kirsch JR. Anesthetic implications of neuromuscular disease. *J Anesth*. 2003;17:177–185.

[17] Avrahami E, Frishman E, Fridman Z, et al. Spina bifida occulta of S1 is not an innocent finding. *Spine*. 1994;19: 12–15.

[18] Tidmarsh MD, May AE. Epidural anaesthesia and neural tube defects. *Int J Obstet Anesth*. 1998;7:111–114.

[19] Ali L, Stocks GM. Spina bifida, tethered cord and regional anaesthesia. *Anaesthesia*. 2005;60:1149–1150.

[20] Palanisamy A, Klickovich RJ, Ramsay M, et al. Intravenous dexmedetomidine as an adjunct for labor analgesia and cesarean delivery anesthesia in a parturient with a tethered spinal cord. *Int J Obstet Anesth*. 2009;18:258–261.

[21] Pitkin RM. Folate and neural tube defects. *Am J Clin Nutr*. 2007;85:285S–288S.

[22] Bernardini R, Novembre E, Lombardi E, et al. Risk factors for latex allergy in patients with spina bifida and latex sensitization. *Clin Exp Allergy*. 1999;29:681–686.

[23] Stevenson CB, Th ompson RC. The clinical management of intracranial neoplasms in pregnancy. *Clin Obstet Gynecol*. 2005;48:24–37.

[24] Alvis JS, Hicks RJ. Pregnancy-induced acute neurologic emergencies and neurologic conditions encountered in pregnancy. *Semin Ultrasound CT MR*. 2012;33:46–54.

[25] Marx GF, Zemaitis MT, Orkin LR. Cerebrospinal fluid pressures during labor and obstetrical anesthesia. *Anesthesiology*. 1961;22:348–354.

[26] Hilt H, Gramm HJ, Link J. Changes in intracranial pressure associated with extradural anaesthesia. *Br J Anaesth*. 1986;58:676–680.

[27] Su TM, Lan CM, Yang LC, et al. Brain tumor presenting with fatal herniation following delivery under epidural anesthesia. *Anesthesiology*. 2002;96:508–509.

[28] Th urtell MJ, Wall M. Idiopathic intracranial hypertension (pseudotumor cerebri): recognition, treatment, and ongoing management. *Curr Treat Options Neurol*. 2013; 15:1–12.

[29] Aly EE, Lawther BK. Anaesthetic management of uncontrolled idiopathic intracranial hypertension during labour and delivery using an intrathecal catheter. *Anaesthesia*. 2007;62:178–181.

[30] Karmaniolou I, Petropoulos G, Theodoraki K. Management of idiopathic intracranial hypertension in parturients: anesthetic considerations. *Can J Anaesth*. 2011;58:650–657.

[31] Bateman BT, Olbrecht VA, Berman MF, et al. Peripartum subarachnoid hemorrhage nationwide data and institutional experience. *Anesthesiology*. 2012;116:324–333.

[32] Clark SL, Christmas JT, Frye DR, et al. Maternal mortality in the United States: predictability and the impact of protocols on fatal postcesarean pulmonary embolism and hypertension-related intracranial hemorrhage. *Am J Obstet Gynecol*. 2014;211:32.e1–32.e9.

[33] Dias MS, Sekhar LN. Intracranial hemorrhage from aneurysms and arteriovenous malformations during pregnancy and the puerperium. *Neurosurgery*. 1990;27: 855–865.

[34] Magann EF, Doherty DA, Chauhan SP, et al. Pregnancy, obesity, gestational weight gain, and parity as predictors of peripartum complications. *Arch Gynecol Obstet*. 2011;284:827–836.

[35] Kuczkowski KM. Labor analgesia for the parturient with neurological disease: what does an obstetrician need to know? *Arch Gynecol Obstet*. 2006;274:41–46.

[36] Demir CF, Inci MF, Özkan F, et al. Clinical and radiological management and outcome of pregnancies complicated by cerebral venous thrombosis: a review of 19 cases. *J Stroke Cerebrovasc*. 2013;22:1252–1257.

[37] Lockhart EM, Baysinger CL. Intracranial venous thrombosis in the parturient. *Anesthesiology*. 2007;107: 652–658.

[38] Portaccio E, Ghezzi A, Hakiki B, et al; for the MS Study Group of the Italian Neurological Society. Postpartum relapses increase the risk of disability progression in multiple sclerosis: the role of disease modifying drugs. *J*

Neurol Neurosurg Psychiatry. 2014;85:845–850.

[39] Carrithers MD. Update on disease-modifying treatments for multiple sclerosis. *Clin Ther.* 2014;36:1938–1945.

[40] Stangel M, Gold R, Gass A, et al. Current issues in immunomodulatory treatment of multiple sclerosis—a practical approach. *J Neurol.* 2006;253(suppl 1):I32–I36.

[41] Confavreux C, Hutchinson M, Hours MM, et al; for the Pregnancy Multiple Sclerosis Group. Rate of pregnancy-related relapse in multiple sclerosis. *N Eng J Med.* 1998; 339:285–291.

[42] Ciafaloni E, Massey JM. The management of myasthenia gravis in pregnancy. *Semin Neurol.* 2004;24:95–100.

[43] Levitan R. Safety of succinylcholine in myasthenia gravis. *Ann Emerg Med.* 2005;45:225–226.

[44] Jiang GX, de Pedro-Cuesta J, Strigård K, et al. Pregnancy and Guillain-Barré syndrome: a nationwide register cohort study. *Neuroepidemiology.* 1996;15:192–200.

[45] Chan LY, Tsui MH, Leung TN. Guillain-Barré syndrome in pregnancy. *Acta Obstet Gynecol Scand.* 2004;83:319–325.

[46] Wiertlewski S, Magot A, Drapier S, et al. Worsening of neurologic symptoms after epidural anesthesia for labor in a Guillain-Barré patient. *Anesth Analg.* 2004; 98: 825–827.

[47] Pennell PB. Pregnancy in women who have epilepsy. *Neurol Clin.* 2004;22:799–820.

[48] Shehata HA, Okosun H. Neurological disorders in pregnancy. *Curr Opin Obstet Gynecol.* 2004;16:117–122.

[49] Harden CL. Pregnancy and epilepsy. *Continuum.* 2014;20: 60–79.

第27章　妊娠期肝肾疾病

Renal and Hepatic Disease in the Pregnant Patient

Quisqueya T. Palacios，M. Susan Mandell　著

纪宇东　陈　林　译

姚尚龙　校

要点 Keypoint

- 妊娠期肾病的发病率为 0.1%。
- 妊娠期肾病可能继发于妊娠期的急性肾损伤或者妊娠前已患有慢性肾病。
- 妊娠期激素变化引起的肾脏解剖和生理改变直接或是间接影响了肾功能。
- 产妇和胎儿的预后取决于肾损伤的程度及高血压和蛋白尿的严重程度。及时的诊断和对于合并有慢性肾病的孕妇的管理是决定预后的关键。
- 慢性肾病的病因包括糖尿病、高血压和系统性红斑狼疮（SLE）。
- 早期管理和治疗先兆子痫、高血压和大出血与好的预后具有相关性。
- 合理使用椎管内麻醉、了解慢性肾病的全身性影响、安全使用麻醉药对合并肾病的孕产妇是必不可少的。
- 急性肾损伤的病因包括妊娠剧吐、重度子痫前期和急性脂肪肝。
- 肝病可能是偶然发现的，也可能是妊娠引起的。
- 妊娠所处时期对肝病的诊断具有指导意义。比如：妊娠剧吐主要发生在孕早期，而肝内胆汁淤积主要发生在孕晚期。
- 大约有 3% 的孕产妇患有肝病。
- 一般来说，轻度的肝病对药物的作用和代谢影响不大，而晚期肝功能不良对药物代谢影响比较复杂。
- 许多肝病患者肾功能也受影响，这个以肾脏滤过功能下降为标志，这也加重了对药物代谢的影响。
- 椎管内麻醉和全麻及腹部手术可使肝脏血流量降低 20%～30%，进一步延长药物作用。
- 脑水肿是暴发性肝衰竭引起患者死亡的首要原因。
- 急性病毒性肝炎是妊娠期黄疸的最常见原因。

一、概述

非产科疾病（如心脏病、高血压、肺部疾病和肝肾疾病）会增加产妇的死亡率及孕产妇和胎儿围生期重症监护病房的转入率和死亡率。早期诊断相关的内科疾病，优化已有疾病的管理，及时终止妊娠，

都可以改善预后。

尽管美国的孕产妇死亡率很低，在过去 30 年中，其他发达国家的孕产妇死亡率持续降低。然而，与其他发达国家相比，美国的孕产妇死亡率有所增加。而其中许多是可以预防的 [1]。在 1991—1997 年，据估计孕产妇死亡率为每出生 100 000 个婴儿有 11.5 个产妇死亡 [2]。在 2008 年，为每出生 10 000 个婴儿有 17 个产妇死亡。此外，肥胖、高血压、糖尿病、肾病和剖宫产（CD）的增加使得产妇死亡率增加 [3]。

> **临床要点** 早期诊断非产科疾病，优化基础疾病管理，及时终止分娩可改善预后。

1. 孕产妇的肝肾疾病 妊娠期生理变化可使一些常见病的预期症状和体征发生变化。在美国，大约有 7 400 000 人患有肾病，至少有 400 000 人患有慢性肝病。这些疾病许多都发生在育龄期妇女。因此，肝肾疾病在孕产妇并不少见。本章将讲述孕产期常见的肝肾疾病并讨论可能影响麻醉管理的治疗注意事项。

(1) 妊娠期肾病的发病率为 0.1% [4]。妊娠期肾病可继发于妊娠期急性肾损伤或先前存在的慢性肾病。并发症，如肥胖、高血压和糖尿病是导致慢性肾病的危险因素。此外，发生于妊娠前的慢性肾病可能是由原发性肾病发展而来，如肾小球肾炎。然而，以往存在的糖尿病和高血压肾病，以及与外源性疾病相关的肾病，如系统性红斑狼疮（SLE），都会导致妊娠期的慢性肾脏疾病。妊娠期慢性肾病的发病率为 0.03% ～ 0.12%。与正常妊娠相比，患有慢性肾病（包括妊娠高血压、子痫前期、子痫惊厥）产妇的发病率及死亡率要高出 5 倍。患有慢性肾病孕产妇的围生期不良结局是正常妊娠 2 倍 [5]。然而，妊娠期间的急性肾脏疾病与尿路感染、肾盂肾炎、子痫前期相关的产科并发症，妊娠相关的急性脂肪肝有关的风险增加，但通常还是由于急性失血和创伤有关。妊娠期急性肾衰竭总发病率为 1/（15 000 ～ 20 000）。

(2) 正常妊娠肝功能障碍引起黄疸的发生率为 1/（1500 ～ 5000）。病毒性肝炎占总数的 50%。

(3) 尽管孕产妇重症监护病房的入住率很低，但是肾衰竭和肝衰竭分别是孕产妇需要重症监护治疗原因的第 4 位和第 5 位。

(4) 在美国，肾和（或）肝疾病在孕产妇死亡中占很大比例，死亡率从小于 10% 到接近 80% 不等。在发展中国家，肾脏和肝脏疾病对孕产妇和婴儿死亡率的影响更大 [6]。

2. 多学科综合小组 大多数患有肝脏或肾脏疾病的患者将受益于由多学科小组提供的治疗。这些团队成员通常包括一名母胎医学专家、肾病学家或肝病专家、重症监护专家、一位产科麻醉医师和新生儿专家。完整的产前和围生期产科麻醉护理，系统地评估围生期麻醉风险，以及新生儿重症监护病房的结合，将为产妇和新生儿提供综合全面的护理，以减少产妇和新生儿的住院率和死亡率。

> **临床要点** 肥胖、高血压、糖尿病等并存病是导致慢性肾病的危险因素。在美国，肝肾功能不良是孕产妇死亡的重要原因。

> **临床要点** 大多数患有肝肾疾病的孕产妇都可以从多学科小组受益。

二、妊娠期肾病

1. **肾解剖**　由于胎儿代谢的影响，妊娠期间肾脏的解剖和生理都发生了变化。这些改变直接或间接地影响了肾功能。一些重要的生理变化在第 1 章中都有讲述。

2. **肾生理**

(1) 激素（如孕激素、前列腺素 E_1），以及骨盆边缘输尿管受压，导致肾脏扩张。这些生理上的变化可以导致肾积水和膀胱输尿管反流发生率增加，同时也增加了无症状性菌尿的发生。无症状性菌尿如果处理不好，可以导致妊娠期肾盂肾炎和尿路感染的发生。这种生理改变可以持续到产后 4 个月。

(2) 平均动脉压在 80 ～ 180mmHg。非妊娠情况下平均动脉压变动时肾血流量可以自身调节，基本保持不变，这种自身调节主要是在神经和激素的控制下完成，包括肌源性学说、管 - 球反馈、交感神经张力、肾素 - 血管紧张素 - 醛固酮轴和前列腺素 E。肾小球滤过肾脏血浆流量（RPF）的 20%，肾小球滤过率（GFR）为 180L/24h 或 120ml/min。滤液是由胶体渗透压和晶体渗透压决定的，蛋白质不能滤过。妊娠期间肾血浆流量的增加使得肾小球滤过率由正常时的 100 ～ 150ml/min，增加 40% ～ 50%。在妊娠中期，血清尿素、肌酐和尿酸的含量下降 40% ～ 50%。因此，正常妊娠期间，血液尿素氮（BUN）和血清肌酐水平的上限分别降低为 6 ～ 9mg/dl 和 0.4 ～ 0.6mg/dl。在妊娠后期，GFR 和 RBF 恢复到非妊娠水平。

(3) 即使在血压正常的情况下，产妇在仰卧位的情况下 GFR 也会下降。GFR 的减少与阻塞性疾病（如输尿管和肾结石）使得肾小囊内静水压力增加、血浆蛋白增加使得胶体渗透压增加和低血压使得肾小球静水压力降低有关。此外，血管紧张素 Ⅱ（ANG Ⅱ）下降，使得交感神经张力增加和血管收缩。糖尿病和高血压可以使得超滤系数降低。GFR 的下降是由于妊娠子宫压迫肾动脉和静脉，使得肾血浆流量减少。

> **临床要点**　平均动脉压在 80 ～ 180mmHg 时，肾血流量经自身调节保持相对稳定。尽管血压正常，产妇在仰卧位的情况下 GFR 会即刻降低。

(4) 妊娠早期，血容量增加和肾溶质清除率变化导致血浆渗透浓度降低。妊娠期血浆渗透浓度为 270mOsm/kg。血浆钠、钾浓度从妊娠第 10 周开始下降到第 28 周，之后保持稳定。血清钠和钾浓度分别为 135mEq/L 和 3.8mEq/L。口渴和分泌抗利尿激素的阈值同时降低。口渴阈值降低导致摄入更多的水和溶质稀释。但精氨酸加压素的释放不受抑制，使得水得以保留 [7]。在这些变化下，妊娠期间尿量并无显著改变。

(5) 妊娠期尿溶质发生了改变：每天 300mg 蛋白尿，每天 1 ～ 10g 葡萄糖尿被认为在正常范围内，不一定与病理有关。有 95% 以上的孕妇每天的蛋白尿＞ 300mg，这曾被认为是诊断轻度子痫前期的单一标准 [8]。然而，2013 年美国妇产科协会在妊娠期高血压问题中指出，除非出现其他重度子痫前期症状，否则蛋白尿不再作为诊断子痫前期的标准 [9]。蛋白尿大于每天 3g 是全身性和肾脏疾病的症状。

肾小球滤过率的增加减少了葡萄糖的吸收，出现了糖尿。妊娠期间，胎儿血清酸含量增加，这部分源于胎儿的代谢产物。妊娠期间尿酸的含量为 2 ～ 3mg/dl。这种酸血症会导致分钟通气量增加，以使 pH 正常化。为了中和 pH，肾脏排出碳酸氢盐。妊娠期间血清碳酸氢钠水平为 18 ～ 20mEq/L，表 27-1 回顾了与妊娠有关的肾脏变化。

表 27-1 妊娠期肾脏的变化

功 能	改 变	表 现
酸碱平衡	碳酸氢盐分泌增加	血清碳酸氢盐降低到 20 ~ 24mEq/L
水代谢	血浆渗透压降低	比妊娠前降低 5 ~ 10mOsmol/kg
容量调节	细胞外液增多	总水量增加 6 ~ 8L，血浆容量增加 50%
钠代谢	钠潴留，血清钠浓度降低	体重增加，正常血钠浓度为 135mmol/L
肾小管转运	蛋白尿和糖尿	正常蛋白尿为 300mg/d，尿糖阳性

改编自 Chinnappa V, Ankichetty S, Angle P, et al. Chronic kidney disease in pregnancy. *Int J Obstet Anesth*.2013;22:223–230.

3. 妊娠期肾功能评估

(1) 肾功能通常通过两种技术来评估：第一种是测定血清肌酐和尿素氮水平。然而，血清肌酐值直到肾脏 60% 的功能丧失才会发生变化。第二种方法是测量尿液中溶质的流失情况。用溶质浓度计算 GFR（尿溶质浓度 × 尿量 / 血浆溶质浓度）。GFR 是评估肾功能的敏感指标。正常情况下，在非妊娠人群正常的 GFR 和血肌酐对于妊娠患者来说可能是正常值的 40% ~ 50%。

(2) 许多研究中使用血清肌酐来计算 GFR 和肾功能，使用一个包括年龄和体重的计算公式。然而，肌酐清除率并不总是与 GFR 相关，这种技术需要定时收集尿液。

(3) 在研究中使用的血清标志物（如半胱氨酸蛋白酶抑制药 C）需要在孕妇中进一步测试，然后才能用于常规的肾功能测量。胎盘中产生的半胱氨酸蛋白酶抑制药 C，可以选择性降低肾小球滤过的半胱氨酸蛋白酶抑制药 C，影响妊娠期该指标的准确性。因此，24h 尿清除肌酐是计算妊娠期 GFR 最好的方法[10]。

(4) 预测公式：妊娠期肾病（MDRD）患者的饮食改变使妊娠期 GFR 的准确性低于肌酐清除率，不建议将其作为妊娠期肾脏疾病的筛查试验[11]。

> **临床要点** 直到肾功能丧失接近 60% 血清肌酐才会有变化。

4. 肾功能不全的种类及其对妊娠的影响

(1) 肾病的严重程度是依据肾小球滤过率来分类的[12]。GFR 的单位是 ml/（min·1.73m²）。表 27-2 显示了肾病的五个阶段。肾病学家推荐：ⅰ. GFR < 30ml/min；ⅱ. 尿素肌酐比 > 60mg/mmol；ⅲ. 蛋白尿 > 1g/d[13]。

> **临床要点** 肾病的严重程度是依据 GFR 分类的。

① 肾功能正常，无高血压。GFR > 90ml/（min·1.73m²）（近似血清肌酐 < 125μmol/L 或 < 1.4mg/dl）。妊娠对肾功能的影响很小，与产后肾功能恶化或终末期肾病（ESRD）的发展无关。

② 轻度肾损害，GFR 为 60 ~ 89ml/（min·1.73m²）（近似血清肌酐为 125 ~ 170μmol/L 或 > 1.4mg/dl），与妊娠期间和产后的轻微肾损害有关[14]。

表 27-2　妊娠期肾脏的变化

分　级	GFR[ml/（min·1.73m²）]	血肌酐（μmol/L：mg/dl）	描　述
1	＞90	＞90：1.02	功能正常
2	60～89	106～124：1.2～1.4	肾功能轻度下降
3	30～59	124～220：1.4～2.5	肾功能中度下降
4	15～29	＞220：2.5	肾功能严重下降
5	＜15		终末期或慢性肾衰竭，透析

改编自 National Kidney Foundation. K/DOQI clinical practice guidelines for chronic kidney disease: evaluation, classification, and stratification. *Am J Kidney Dis*. 2002;39:S1–S266.

③ 中度肾损害，GFR 为 30～59ml/（min·1.73m²）（近似血清肌酐为 170～220μmol/L 或＞2.4mg/dl）通常与高血压有关。中度肾衰竭伴蛋白尿＞1g/d 时，产后肾功能下降加快[15]。

④ 严重的肾损害，GFR 为 15～29ml/（min·1.73m²）（近似血清肌酐＞265μmol/L 或＞3mg/dl）。妊娠期高血压疾病患者有肾功能丧失的危险。在一项研究中，妊娠期间患有高血压疾病的女性患 ESRD 的风险是无高血压的女性的 11 倍。合并子痫前期女性患 ESRD 的风险高于合并慢性高血压的女性。妊娠期高血压女性患 ESRD 的风险也高于妊娠中无高血压的女性。胎儿死亡率，低出生体重儿风险也增加[16]。

⑤ 终末期肾衰竭患者常伴有闭经和不孕。已确诊肾衰竭的女性只有 1%～7% 的妊娠，不到一半的女性足月妊娠，其中大多数以流产告终。因为血容量和电解质的变化，透析参数在妊娠期间可能需要调整。治疗贫血所使用的促红细胞生成素的剂量也需要增加。表 27-2 回顾了"肾脏疾病结局质量倡议"对肾脏疾病的分类。

临床要点　在确诊的肾衰竭的女性中，只有 1%～7% 妊娠，不到一半的人可以足月妊娠，其中大部分以流产告终。

(2) ESRD 患者的血压不稳定。在透析过程中，高血压和血管内体积和电解质的快速变化是很常见的。产妇低血压是血液透析常见的并发症。它能引起脐动脉搏动指数的改变，导致胎儿心律失常和紧急乳糜泻。

(3) 妊娠结局和终末期肾病。由 ESRD 引起的生理变化导致了胎儿发病率和死亡率的增加。电解质的快速变化、酸碱异常、血管内体积、慢性疾病贫血，以及抗凝血的需要，都与产妇死亡率和胎儿损失的风险增加有关。妊娠期慢性肾脏疾病（CRD）的其他并发症包括宫内生长受限（IUGR）、早产、低出生体重和死胎。

5. 肾脏疾病的全身影响及预后　妊娠期慢性肾功能不全并不常见，产妇的发生率为 0.03%～0.12%。

(1) 高血压倾向于恶化，这些妇女 10% 的发展为子痫前期。

(2) 尿毒症有许多负面的全身性影响（表 27-3）。

> **临床要点**　高血压可使流产，产后出血和贫血风险增加。

（3）影响预后的两个最重要的因素是肾功能不全的程度和是否存在高血压。如果 GFR > 40ml/（min·1.73m^2），蛋白尿 < 1g/d，以及患者高血压或其他导致肾衰竭的风险控制良好[17]，妊娠不会加速肾功能丧失或影响胎儿预后。妊娠期间应监测肾功能和血压（表 27-4）。

> **临床要点**　ESRD 患者的血压不稳定。在透析过程中，高血压、血容量和电解质的快速变化是很常见的。产妇低血压是血液透析常见的并发症。

表 27-3　尿毒症的全身影响

- 高钾血症和心律失常
- 慢性贫血
- 心输出量代偿性增加
- 难治性高血压
- 血小板功能异常
- 周围神经病变
- 意识改变
- 营养不良风险增加
- 易感染
- 心肌功能障碍
- 心包积液
- 容量负荷增加

表 27-4　妊娠期肾病检测

参　数	评　估
尿液	排除感染、蛋白尿、血尿
血压	确认目标血压，收缩压 120 ～ 140mmHg，舒张压 70 ～ 90mmHg，在必要时启动治疗
肾功能	确认血清尿素和肌酐在 3 ～ 5 级和晚期妊娠；确认蛋白质、肌酐比值在 WNL（> 30mg/μmol）
全血细胞计数	检查血红蛋白是否在 10 ～ 11mg/L，以及铁和促红细胞生成素
肾素	在妊娠 12 周时进行超声检查，必要时排除梗阻和肾结石

WNL. 在正常范围

改编自 Paech M. Renal and hepatic disorders in pregnancy. In: Suresh MD, Segal BS, Preston R, et al., eds. *Shnider and Levinson's Anesthesia for Obstetrics*. 5th ed. Philadelphia, PA: Lippincott Williams & Wilkins; 2013:608.

6. 肾病病因

（1）原发性肾病：肾小球和肾小管间质疾病是两种常见的肾功能障碍。同时患有这两种疾病的患者经常表现出蛋白尿和显微血尿。尽管这两种疾病可以多年没有症状，但却是导致大多数慢性肾衰竭的原因。

①肾小球疾病的病理变化非常复杂：通常情况下，肾皮质超滤血液的微血管网被药物、毒素或抗原抗体复合物的沉积所破坏。例如，系统性红斑狼疮等自身免疫性疾病是肾小球疾病的常见病因。它可以引起肾炎导致肾小球炎症或坏死性病变。肾病综合征的特点是在显微镜下可观察到尿沉淀物中有红细胞、白细胞和皮质细胞碎片。淀粉样变或糖尿病等疾病的肾小球内的蛋白质积累可能导致肾病综合征。虽然主要的异常是通过肾小球血管使得蛋白而不是细胞碎片的损失增加，但肾病和肾病综合征之间仍有相当

多相同的变化。

②肾小管间质疾病：肾小球超滤血液，而肾小管通过吸收和分泌不同的分子，来改变液体成分。这些特异性的活动决定了尿液的最终成分。肾小管会受到不同疾病的选择性影响。一般来说，尿的浓度和成分在肾小管疾病中是不正常的，但在该病的发病过程中，GFR 直到晚期才发生变化。这些疾病通常以电解质失衡为特征。

临床要点 肾小球和肾间质疾病患者常表现出蛋白尿和显微血尿。

---

(2) 妊娠期糖尿病和高血压可导致肾功能不良：在美国，糖尿病是终末期肾病最常见的原因。在患有糖尿病 15 年以上的患者中，有 25% ~ 30% 的 2 型糖尿病女性患者出现肾衰竭。非裔美国人、西班牙裔美国人和患有糖尿病的美国原住民患肾衰竭的风险最大。妊娠期糖尿病的发生率随着产妇年龄、既往有无高血压、尿路感染和多胎妊娠的增加而增加。此外，妊娠期糖尿病和既往糖尿病的产妇，先兆子痫、尿路感染、早产、肝病和慢性肾脏疾病的风险更大。原有糖尿病和妊娠期糖尿病与妊娠相关并发症、住院天数和医疗费用的增加有关。原有糖尿病的孕妇静脉血栓栓塞、肛周出血、肩难产和胎盘异常的风险更大，但在妊娠期糖尿病患者中却没有[18]。如果 GFR > 40ml/（min·1.73m²），妊娠不影响糖尿病肾病的进展。然而，感染和先兆子痫的风险增加[19]。

临床要点 高血压和糖尿病是两种可以引起肾功能障碍的系统性疾病。

---

(3) 胶原血管疾病（如系统性红斑狼疮、风湿性关节炎和硬皮病）与妊娠相关的肾脏疾病有关。系统性红斑狼疮是妊娠期最常见的胶原血管疾病，发病率为 1/1660。一般来说，妊娠不会使系统性红斑狼疮或其他胶原血管疾病加重，尽管在妊娠的第一个月这些疾病的发病可能会增加。Koh[20] 等指出，妊娠前患有狼疮肾炎的孕妇发生不良产科事件和并发症的风险更高。先前患有狼疮肾炎的孕妇 50% 在妊娠期间肾脏都会发出信号如：血肌酐和尿素氮升高。其中 90% 为复发性红斑狼疮。妊娠前活动性的狼疮肾炎，和 eGFR < 90ml/（min·1.73m²）的患者妊娠期间的血肌酐和尿素氮升高。33.3% 的狼疮肾炎持续到产后 1 年。20% 孕妇的慢性肾病存在血肌酐和尿素氮的变化。患有系统性红斑狼疮的女性没有避免妊娠的理由，除非她们有终末期的器官损伤。预后良好的关键是仔细的监测[20]。

临床要点 肾移植患者应从计划怀孕开始做准备，讨论具体的步骤，以提高成功怀孕的可能性。

---

(4) 肾移植患者应从计划妊娠开始就思考具体的步骤以提高成功妊娠的可能性。ESRD 导致月经不规律，停止排卵和不孕。肾移植可以提高慢性肾病患者的生育能力。然而，对于持续性的黄体功能不全和卵巢早衰的患者可能需要使用辅助生殖技术[21]。全国肾脏基金会建议患者在肾移植一年以后再妊娠[22]。妊娠对移植肾的功能无不良影响。妊娠期间急性肾排斥的发生率为 3% ~ 14%。然而，只要患者坚持服用抗排斥药，妊娠不会增加肾移植排斥的风险。虽然大多数抗排斥药物似乎对胎儿没有负面影响，但在妊

娠前至少 6 个月,应停止使用霉酚酸吗啉乙酯和西罗莫司。妊娠期和产后期间的血容量和代谢的变化可能会影响抗排斥药的血药浓度,增加急性排斥反应的风险。这可能需要调整药物剂量或免疫抑制药的类型。肾脏骨盆移植的定位并不排除阴道分娩的可能性。但早产和畸形(如兔唇 / 唇腭裂、心脏异常、先天性肾积水和未下降睾丸)的发生率增加,围生期死亡率为 2% ~ 5%。

7. 综合管理策略

(1) 麻醉学家的首要目标是"无害",这意味着"无伤害",也适用于治疗边缘性肾功能或肾功能障碍的产妇。患有肾功能不良的产科患者在很多种情况下都可以发生急性肾损伤。对这些可能导致肾损伤的状况应该迅速做出反应且积极地对待,以确保更好的预后。治疗可能引起肾损害的并发症(如低血压、出血、低血容量、脓毒症等)是非常必要的。及时恢复肾脏灌注和肾功能将有助于限制损伤的程度,防止不可逆的肾衰竭。表 27-5 列举了急性肾功能失代偿的体征和症状。

表 27-5   急性肾功能失代偿的体征和症状

体液潴留	高血压,肺水肿,周围组织水肿
电解质紊乱	高钾血症,低钠血症、低钙血症
酸碱失衡	阴离子间隙增加,高氯血症,低血浆二氧化碳,过度通气
脑病	癫痫发作,昏迷,降低气道反射,迟钝
全身灌注不足	充血性心力衰竭,心脏压塞
出血倾向	血小板减少,凝血时间延长

(2) 襻利尿药可以将少尿的急性肾损伤转变为非少尿的急性肾损伤,应用于循环超负荷的患者,但并不能降低母亲的死亡率。患者通常可以很好地耐受贫血,因为氧合血红蛋白分解曲线的变化有利于氧的传递。然而,贫血、高钾血症和代谢性酸中毒应该及时治疗,特别是当患者出现尿毒症的临床症状,如肺水肿、心包炎、神经症状和尿毒症等。肾功能最好的维持方法是维持正常的血液循环,正常的血压和避免肾脏毒素[23]。在肾衰竭的患者使用渗透性利尿药可以通过增加近端肾小管水的再吸收和减少尿排泄而降低 GFR,增加尿量,渗透性利尿药的潜在毒性作用包括增加血容量、超敏反应、高血糖和糖尿。妊娠期间,除为降低脑脊液容量,眼内压外,其他情况都应避免渗透利尿药的使用。其他的不良反应包括头痛、恶心和呕吐。

> **临床要点**   襻利尿药可以将少尿的急性肾损伤转变为非少尿的急性肾损伤,应用于循环超负荷的患者,但并不能降低母亲的死亡率。

8. 肾病对麻醉的影响

(1) 对药物代谢的影响:慢性肾功能不全的患者对药物的反应改变。

① 在透析过程中,当血容量发生变化时,水溶性药物的分布会发生变化。血清蛋白浓度的下降可使蛋白结合药物的活性增加,脂溶性药物的分布量往往更少。此外,中枢神经系统受体和药物代谢的变化

会使患者对镇静、催眠和镇痛药的反应更加敏感。药物分布和活性的改变可能导致患者呼吸抑制。所有肾衰竭患者均有胃轻瘫和误吸的风险。

② 经肾脏代谢的药物如硫酸镁，应密切监测血清浓度且减少用量。经肾脏清除的药物作用时间可能延长，因为它们的清除由于全身性酸中毒和容积分布的改变而减少。许多药物的负荷剂量没有改变，但维持剂量减少了。这就解释了为什么依托咪酯和异丙酚的初始剂量在肾衰竭时不会发生改变。然而，苯二氮䓬类是高蛋白结合药物，当血清蛋白减少时，其作用可能会增强。这种药物的初始剂量应该降低。此外，在中度至重度肾衰竭患者中，活性代谢物可以迅速累积。

③ 使用不需要肾消除的作用时间较短的阿片类（如芬太尼、瑞芬太尼）可以避免长时间的呼吸抑制。

④ 阿片类、巴比妥类、异丙酚和苯二氮䓬类与 GFR 的轻度降低有关。移植患者有高血压、糖尿病、乳糜泻、早产和贫血的危险。尽管如此，最近的一项观察研究指出，没有发生全麻或是椎管内麻醉相关并发症。

⑤ 在使用椎管内麻醉时，应保持无菌技术，并使用血管加压素治疗低血压，以维持肾灌注[24]。

> **临床要点**　中枢神经系统受体和药物代谢的变化会使患者对镇静、催眠和镇痛药的反应更加敏感。药物分布和活性的改变可能导致患者呼吸抑制。

(2) 潜在的肾毒素

① 有潜在肾毒性的药物，对于肾功能不全的患者应慎用，如非甾体抗炎药、氨基糖苷类、抗胆碱能药、放射造影剂等）。尤其是非甾体抗炎药，可以降低肾血流量，在肾功能不全的患者中应慎用。

② 一些吸入麻醉药（如七氟烷）增加无机氟含量。虽然七氟醚代谢为肾毒性化合物 A，但这尚未被发现具有临床意义。

(3) 术前准备和实验室检查

① 对于患有肾病的孕产妇的术前评估应包括系统的病史和体格检查，特别注意与肾病相关的并发症和透析引起的一些症状和体征，如尿毒症和液体潴留。表 27-6 回顾了慢性肾病对器官系统的影响。

表 27-6　慢性肾脏疾病的全身影响

病 理 变 化	
心血管	高血压，左心室肥厚，加速性动脉粥样硬化，尿毒症性心包炎，心肌病，体液潴留，肺水肿
神经系统	自主神经病变，精神状态变化，周围神经病变，癫痫发作
肺脏	困难气道风险增加，反复的肺部感染
胃肠道	胃排空延迟，胃酸增多，营养不良
血液系统	贫血，血小板减少，血小板功能障碍，凝血因子减少
代谢	高钾血症，代谢性酸中毒，低钙血症，高镁血症，减少蛋白质结合

② 实验室检查应集中于对贫血、凝血异常、电解质异常及泌尿系感染的检测。因此，需要测定全血细胞计数、凝血功能和电解质。肾病患者血清镁水平可能较高。肾病患者需要常规测定血清镁的水平。常规尿液检查可检测蛋白尿，蛋白尿可能与子痫前期、肾脏疾病进展、先前未发现的慢性肾病、血尿和尿路感染等有关。

③ 术前准备应包括建立充分的静脉通道和谨慎的补液。误吸预防应遵从美国麻醉医师协会（ASA）[25]产科麻醉实践指南。除了常规监测外，还应监测胎儿心音。对于严重肾病、肾功能恶化和高血压的病例，应保留使用有创监测。四肢血液透析应小心谨慎固定，以预防血栓形成。不应将血压袖带放置在这些肢体上。

> **临床要点**　实验室检查应集中于对贫血、凝血异常、电解质及尿路感染的检测。

(4) 麻醉管理：麻醉管理的目的是在分娩前后优化患者的医疗状况。包括平衡血管内容积和避免低血压，肾脏毒性药物和麻醉并发症。椎管内麻醉的优点已在前面讨论过（见第 12 章）。尽管椎管内麻醉在镇痛和分娩方面有很多优势，但一种麻醉技术的应用应基于相对的风险和益处。椎管内麻醉已成功应用于合并慢性肾病但凝血功能正常的产妇中，以正常的凝血法治疗[26]。椎管内麻醉的相对禁忌证可能包括因透析导致的血液浓缩、低血压和凝血异常。在对肾衰竭患者进行全身麻醉诱导前，应测定血清钾。琥珀酰胆碱类可使血清钾水平增加 0.7mEq/L，如果患者已经有高钾血症，钾的进一步升高可能导致室性心律失常。

> **临床要点**　椎管内麻醉的相对禁忌证可能包括因透析导致的血液浓缩、低血压和凝血异常。

9. 妊娠相关的肾衰竭

(1) 患有慢性肾病的女性可能无法适应血容量的增加及母亲和胎儿排出废物需求的增加。这些改变可能会超过母体肾脏保持体内平衡的能力，从而导致肾功能恶化或促使急性肾衰竭。直到妊娠的需求超过肾脏的代偿能力，肾功能不良都可能是隐蔽的。

(2) 妊娠期急性肾损伤

① AKI 时肾功能的急剧下降，是通过尿量和(或)GFR 的减少来测量的[27]。AKI 在妊娠期间罕见发生，发生率为 1/10 000，但死亡率很高[28]。急性肾衰竭这个名词已不再被使用，因为它不能囊括与轻微的肌酐增加或 GFR 下降相关的高死亡率。在此基础上，有了肾损伤的概念，以便内科医师可以在早期干预治疗肾损伤[29]。因为早期干预可以改善预后，因此找出诊断急性肾损伤敏感和多方面的指标非常重要。目的是，除了那些已经肾衰竭的患者之外，鉴别出有肾损伤风险的患者。带着这个目的，ADQI 发布了 AKI 的 RIFLE 分类（肾脏风险、损伤、肾功能丧失和终末期肾衰竭）。这种分类方法，依据诊断对 AKI 进行分级，可以治愈（肾脏风险），肾损伤的分级（损伤），已经确立的肾衰竭（肾功能丧失和衰竭）。RIFLE评分已经在广泛的患者群体中进行了临床测试，并且已经被证明可以预测肾脏的预后。

> **临床要点** 肾损伤的风险由以下标准来决定：①血清肌酐增加 50%，②GFR 下降，相对于基线，> 25%；③尿量为 0.5ml/（kg·h），持续> 6h。

② 肾衰竭风险增加的可被定义为 i.血清肌酐增加 50% 和 ii.GFR 下降，相对于基线的 25% 或 iii.每公斤体重每小时尿量< 0.5ml 达 6h。结果研究表明，这些简单的标准可以区分那些有暂时性肾灌注不足的患者和那些早期肾损伤的患者。肾损伤被定义为血清肌酐翻倍或尿量< 0.5ml/（kg·h）至少 12h。达到这些标准的患者中超过 50% 患者的进一步发展为肾衰竭。[30]

(3) 以往，肾损伤被分为肾前性、肾性和肾后性三类[28]。新的 RIFLE 分类方法并不区分肾前、肾性和肾后性。尽管这种分类方法不再使用，但它仍然有助于解释导致 AKI 的常见类型。表 27-7 根据老的分类方法，对 AKI 的病因学和实验室检查进行了综述。这三种类型中没有一种是排他性的，一种病理常与其他的病理改变相重叠。

表 27-7 急性肾损伤的病因和实验室发现

	肾 前	肾 性	肾 后
蛋白尿	无	轻到中度	无
血尿	−	+ / −	+ / −
白细胞尿	−	+ / −	+ / −
沉积物	少量透明管型	管型、白细胞、红细胞	无管型、白细胞、红细胞
尿钠（mEq/L）	< 20	> 40	
钠排泄分数（%）	< 1	< 2	
尿渗透压（mOsm/kg）	> 500	< 300	
尿 / 血清血浆尿素	> 8	< 3	< 3

① 最常见的急性肾损伤是肾前性的。引起急性肾损伤的肾前性原因通常是由于肾血流量不足造成。常见的原因有低血容量，严重的失血，或心力衰竭。如果肾血流量在 48h 内未纠正，肾前性的急性肾损伤可能会导致肾脏本身的损伤。

② 肾脏固有疾病

a. 尿浓缩能力的丧失是肾脏本身疾病的早期征兆，最可能是肾小管中电解质交换需要的能量衰竭。肾脏本身的损伤与高发病率和死亡率有关。

b. 肾脏固有损伤的原因很复杂，可能与药物（非甾体抗炎药）或毒素（如放射性物质）或特殊的共存疾病（如系统性红斑狼疮）相关。此外，肾前或是肾后功能的改变可能导致或造成严重的肾损伤。

③ 肾后性的功能衰竭与肾积水和不同程度的尿道梗阻有关，尿道如果完全阻塞可能导致肾衰竭。肾后性的阻塞可以应用超声、CT 扫描或逆行肾盂造影术确诊。然而，肾功能的恢复取决于梗阻的持续时间。

(4) 导致妊娠期肾脏本身功能障碍的疾病有几种。一些是罕见的；然而，这些疾病具有重要的临床意义，将在后续的章节中讨论[31]。表27-8综述了妊娠期急性肾损伤的原因。

表 27-8　妊娠急性肾损伤的原因

阶　　段	原　　因
肾　前	妊娠剧吐
	出血
	早孕：流产，异位妊娠，或生殖道异常病理（息肉，炎症/感染，滋养层疾病）
	晚期妊娠：前置胎盘，胎盘早剥，子宫破裂
肾　性	急性管状坏死（药物、败血症或急性皮质坏死）
	血栓性血小板减少性紫癜/溶血性尿毒症综合征
	子痫前期/溶血，肝酶升高，血小板减少
	妊娠期急性脂肪肝
	急性肾小球肾炎
肾　后	肾积石
	双侧输尿管梗阻（妊娠子宫、羊水过多、子宫肌瘤）

改编自 Gyamlani G, Geraci SA. Kidney disease in pregnancy (Women's Health Series). *South Med J.* 2013;106:520.

① 子痫前期

a. 先兆子痫是美国乃至全世界孕产妇死亡的主要原因。此外，在过去20年中，美国的子痫前期发病率增加了25%，并导致早产、严重高血压、出血性休克和癫痫发病率增加。

b. 在2013年之前，子痫前期的诊断标准是在妊娠20周以后临床上出现高血压和蛋白尿（24h尿量中蛋白质大于300mg），伴有或是不伴有妊娠期水肿。为了快速诊断和治疗先兆子痫，2013年美国妇产科医师协会（ACOG）妊娠高血压专题组建议不再需要蛋白尿来诊断先兆子痫。该课题组还发布了管理和治疗先兆子痫、慢性高血压和并发先兆子痫的建议和指南。在2015年2月，ACOG[32]根据证据相关的降低临床风险的标准化指南，发布了在妊娠期间和产后对严重高血压紧急治疗的建议，以改善产妇的预后。

c. 妊娠期高血压的发病率接近5%～8%，是孕产妇和胎儿发病率的主要原因，尤其当高血压是由先兆子痫或合并慢性高血压引起时[33]。先兆子痫更容易发生在（见第22章）患有慢性高血压、肥胖、糖尿病、肾病和自身免疫性疾病患者中。肾病患者子痫前期的发生率增加。发病率与肾脏疾病的严重程度有关。例如，发生先兆子痫的孕产妇50%血清肌酐高于2mg/dl。接受透析的患者患子痫前期的风险为40%～80%。然而，接受肾移植的患者患子痫前期的风险降低（20%～30%）。

临床要点　在过去的20年里，美国的子痫前期发病率增加了25%，并导致了早产、严重高血压、出血性休克和癫痫等疾病的发病率增加。

d. 先兆子痫引起肾病的病理生理学：子痫前期是由于血管收缩药释放到血液循环中，导致了高血压和重要脏器如肾脏的血供减少而引起的。强烈的血管收缩会导致肾脏血管的缺血性损伤。

e. 子痫前期中高血压和肾功能的管理：控制高血压（见第 22 章）和及时终止妊娠是子痫前期的主要治疗方法。患有先兆子痫的患者患 AKI 的风险增加。2003—2010 年，加拿大产科 ARF 的发病率增长了 61%（每 10 000 次分娩中 AKI 的发生率从 1.66 增长到了 2.68）[34]。在这个回顾性队列研究中，观察到的产科 ARF 的增加在患有高血压病的妇女中很普遍，在子痫前期的妇女中最为明显。在挪威进行的一项大型研究中，先兆子痫是 ESRD 风险增加的临床指标。如果先兆子痫导致早产或低出生体重儿，或者子痫前期发生不止一次，那么风险更大[35]。先兆子痫患者需要血压控制，并密切监测尿蛋白。若患者有急性肾损伤的症状，患者可能需要入住 ICU 观察。在法国的一项多中心的回顾性研究中，在接受 ICU 治疗的产后患者中，37% 的患者发生了急性肾损伤，其中 29% 需要透析治疗。12% 的人因皮质坏死而患上慢性肾病。在产科，产妇 AKI 的死亡率在 12.5% ～ 24%，主要与产前保健和多胎妊娠有关。与产后出血相关的溶血、肝酶升高、低血小板综合征可使 AKI 风险增加[36]。胎盘早剥和相关的严重贫血是引起急性肾损伤最常见的原因。血液成分输血、早期透析和避免肾毒性药物的使用可改善预后[37]。

② 肾盂肾炎：在产妇中，妊娠期间的反流性肾积水发生率为 0.5%。此外，黄体酮水平升高可导致输尿管括约肌张力降低，致使革兰阴性菌定植在肾脏而导致肾盂肾炎的发生。大多数有症状的患者在妊娠 3 个月后被确诊，高达 20% 的患者保守治疗失败，这可能导致 AKI 的发生。肾盂肾炎是一种严重的妊娠并发症，可导致全身败血症。大约 2% 的产前患有肾盂肾炎的妇女出现肺水肿，需要机械通气治疗[38]。因此，妊娠会使妇女患肾盂肾炎和脓毒症的风险增加，从而导致妊娠期间需要重症监护治疗[39]。

③ 肾绞痛：在一项研究中，产妇在妊娠期间因背部疼痛而住院的情况下，96% 经超声诊断为肾绞痛[40]。只有 4% 的病例需要使用 MRI 或低放射量的 CT 来诊断肾绞痛。大多数肾绞痛患者都有肾扩张。然而，28% 的肾绞痛患者有尿路感染。对症治疗和管理包括使用止痛药和抗生素。在抗生素治疗失败及进展为脓毒症的病例中，可能需要双 J 引流。妊娠期输尿管镜检查可以成功清除肾结石[40]。

④ 溶血性尿毒症（HUS）是一种罕见的（1/25 000），发生在妊娠晚期和产后，可以导致肾衰竭的重要病因。HUS 的特点是溶血性贫血，血小板减少和肾衰竭。大多数病例是散发性的，是由于对细菌感染不正常的免疫反应而引起的。动脉微血管中血小板凝集导致血小板减少、血管内溶血和肾病综合征。HUS 经常与另一种罕见的称作血栓性血小板减少性紫癜（TTP）的疾病相混淆。这两种疾病都可伴有血小板减少、少尿和高血压。然而，TTP 常常引起脑缺血，神经功能障碍，而 HUS 则不会。早期诊断和在 48h 内立即使用血浆置换，使 TTP 和 HUS 的死亡率从 90% 降低到 10% ～ 20%。在需要透析超过 28d 的患者中，肾功能恢复很少发生。多系统器官衰竭和左心室衰竭导致产妇死亡率增加。围生期死亡率高为 30% ～ 80%。及时终止妊娠并不能改善[41]。

⑤ 妊娠期急性脂肪肝（AFLP）是一种罕见的，发生于妊娠晚期，潜在的致命的并发症，发生率为 0.1%。AFLP 与肝细胞的微血管脂肪栓塞有关，无炎症或坏死，可导致肝衰竭、低血糖和肾衰竭。虽然 AFLP 主要与肝衰竭有关，但在 80% 的病例中也可引起急性肾衰竭，其中 10% 的病例可能导致孕产妇死亡。此外，新生儿的早产率高达 50%，新生儿死亡率高达 85%。及时的围术期管理，快速分娩和强化支持护理是改善预后的关键。在伴有凝血障碍的病例中，快速诱导的全身麻醉是一种可选择的技术。然而，

在没有凝血障碍的情况下，可以使用椎管内麻醉[42]。

> **临床要点** 妊娠期肾功能不良的鉴别诊断是广泛的[43]。虽然 AFLP 主要与肝衰竭有关，但 ARF 使 80% 的病例复杂化，其中 10% 可能导致孕产妇死亡。

⑥ 系统性红斑狼疮是一种严重的自身免疫性疾病，主要影响育龄妇女。至少 50% 的系统性红斑狼疮患者有肾损伤的表现。

⑦ 妊娠剧吐：在罕见的情况下，由于妊娠引起的恶心和呕吐可以导致脱水并产生电解质异常。如果不加以纠正，这会增加急性肾损伤的风险。

10. 肾病、透析和妊娠结局

(1) 孕妇和胎儿在患有肾病的女性中的结局取决于受孕时肾功能不良的程度、肾功能不良的潜在原因、蛋白尿量和高血压。在妊娠前没有肾脏问题的妇女妊娠期间也可能出现肾功能障碍，尤其是在子痫前期。患有慢性肾功能不全 [GFR < 40ml/（min·1.73m²）] 的女性有明显增加的与妊娠相关的肾功能丧失（43%）和胎儿预后不良的风险。

(2) 虽然妊娠期间透析的指标与一般人群相似，但阈值相对较低，以免胎儿暴露于尿毒症。且建议每日进行透析治疗，限制致畸药，并建议治疗贫血和高血压，以改善预后。虽然预后有明显改善，但透析患者先兆子痫、子痫、早产、宫内生长受限和死胎的风险更高。透析患者早熟的发生率是 85%，而在一般人是 10%。如果在妊娠 24 周之前就需要进行肾脏替代治疗，那么胎儿的存活率会很低。围生期死亡率为 18%。妊娠期血液透析的耐受性较好，尤其在血流动力学稳定的患者中。在接受慢性血液透析的妇女中可能妊娠，但在透析期间妊娠是罕见的（约 1.5%）。降低血容量和修改交换规程使得妊娠期间可以进行腹膜透析[44]。妊娠不良结局的风险不受超滤的影响[45]。

> **临床要点** 孕妇和胎儿在肾脏疾病中的结果取决于受孕时肾功能障碍的程度、肾功能障碍的潜在原因、蛋白尿的量及高血压的严重程度。

三、妊娠期肝病

1. 妊娠期肝病特点 肝病对孕产妇和胎儿预后均有显著影响。肝病可能是偶然发现的，也可能是由妊娠引起的[46]。

对肝脏疾病的鉴别诊断、管理、治疗和严重程度的评估，都是在了解疾病类型与妊娠期孕龄之间的相互关系的指导下进行的。表 27-9 回顾了妊娠期肝病的特点。

> **临床要点** 对肝脏疾病的鉴别诊断、管理、治疗和严重程度的评估，都是在了解疾病类型与妊娠期孕龄之间的相互关系的指导下进行的。

表 27-9　妊娠期肝病的分类

疾病	所处妊娠期	实验室检查	并发症
妊娠剧吐	孕早期	胆红素 < 4mg/dl，ALT < 200μg/L	低出生体重儿
妊娠期肝内胆汁淤积症	孕中期或孕晚期	胆红素 < 6mg/dl，ALT < 300μg/L，胆汁酸增加	早产、死产
妊娠期急性脂肪肝	孕晚期或产后	ALT < 500μg/L，DIC，低血小板	孕产妇和胎儿死亡率增加
先兆子痫，子痫	孕晚期	ALT < 500μg/L，± DIC，蛋白尿	孕产妇和胎儿死亡率增加
HELLP	孕晚期和产后	ALT < 500μg/L，血小板 < 100×10^9/L，增加 LFTs	孕产妇和胎儿死亡率增加
病毒性肝炎	整个妊娠期	ALT < 500μg/L，胆红素增加	孕产妇和胎儿死亡率增加

ALT. 丙氨酸转氨酶；DIC. 弥散性血管内凝血；HELLP. 溶血、肝酶升高、低血小板

2. 妊娠期肝脏的解剖和生理学变化　在正常妊娠期间，肝脏的大小通常不会增加且很少可触及。肝血流量占心输出量比例从大约 35% 下降到 28%，虽然妊娠期间肝血流量相对减少，但在妊娠后三个月，门静脉和食管静脉压力均增加。这是由妊娠子宫压迫腹腔静脉系统造成的。尽管这些患者没有肝功能障碍的证据，但毛细血管扩张症和手掌红斑是肝脏疾病的征兆，可出现在正常妊娠的比例高达 60%（见第 1 章）。

3. 妊娠期肝功能评估　在正常妊娠期间，血清转氨酶可以轻微增加（见第 1 章）。除了碱性磷酸酶外，肝功能检查通常不受妊娠的影响。胎儿和胎盘可产生碱性磷酸酶增加了母体血清水平，并且使得对这些实验室结果的判读变得困难。

4. 妊娠期肝脏疾病的诊断

(1) 所有妊娠中约有 3% 存在肝脏疾病。轻度子痫前期产妇中有 24% 发生转氨酶升高，严重先兆子痫和 HELLP 综合征患者中有 50% 发生转氨酶升高，子痫患者中有 84% 发生转氨酶升高。这些疾病很少发展为急性肝衰竭。然而，妊娠期急性脂肪肝和急性感染病毒性肝炎（甲型肝炎、乙型肝炎和戊型肝炎）可导致暴发性肝衰竭引起死亡[47]。早期诊断是妊娠期间成功治疗肝衰竭的第一步。

(2) 有两项建议对肝脏疾病的及时鉴别诊断至关重要。

① 应该将与肝胆疾病有关的体征和症状与正常妊娠期间发生的体征和症状进行比较。

② 一般来说，特定疾病在某些孕期可能发生。因此，妊娠孕龄的使用可更好地指导肝病的鉴别诊断。例如，妊娠剧吐主要发生在妊娠的头三个月，而肝内胆汁淤积发生在妊娠末三个月。

> **临床要点**　轻度子痫前期产妇中有 24% 发生转氨酶升高，严重先兆子痫和 HELLP 综合征患者中有 50% 发生转氨酶升高，子痫患者中有 84% 发生转氨酶升高。

5. 肝脏疾病与麻醉　静脉麻醉药的作用受肝脏疾病严重程度的影响。

(1) 一般来说，轻度肝脏疾病对药物作用和代谢影响不大，而晚期肝功能障碍对药物有复杂的影响。随着肝病的发展，肾脏会增加钠和水分吸收。这扩大了血管内容量，从而增加了分配容积。因此，

患有肝病的患者通常需要用于诱导麻醉的相对正常剂量的药物，特别是那些水溶性的药物，如神经肌肉阻滞药。

(2) 晚期肝病患者的神经功能可能发生变化，需要减少镇静催眠药的剂量。此外，由于血清总蛋白降低，晚期肝病时药物活性有所增强。这将增加与受体相互作用的非结合药物的总量。主要由肝脏代谢的药物通常在更晚期的肝脏疾病中作用时程延长。

(3) 许多肝病患者在肾功能方面也存在缺陷，其特征是肾小球滤过率降低，经肾排泄的药物排除减慢；因此，通过霍夫曼消除或其他基于血浆酶代谢的药物具有最具预测性的活性过程。

(4) 椎管内和全身麻醉及腹腔内手术，可使肝血流量减少20%～30%，这可进一步延长药物活性。对于全身麻醉，用异氟醚和异氟烷维持肝血流量相对较好。这两种挥发性麻醉药发生药物诱导肝炎的发生率也最低。

> **临床要点** 晚期肝病患者的神经功能可能发生变化，需要减少镇静催眠药的剂量。

6. 妊娠期特有的肝脏疾病 表27-10回顾了产科患者肝功能不全的原因。

表 27-10 产科患者急性肝衰竭的原因

肝功能异常严重程度	疾 病
轻至中度	妊娠剧吐
	妊娠期肝内胆汁淤积
重 度	败血症与多器官系统衰竭先兆子痫
	妊娠急性脂肪肝
	HELLP 综合征
	病毒性肝炎
	对乙酰氨基酚过量

HELLP. 溶血、肝酶升高、低血小板

(1) 妊娠剧吐：大多数孕妇在妊娠早期经历恶心和呕吐，通常在妊娠12～16周后消退。在极少数情况下，孕妇会出现持续且严重的恶心和呕吐，称为妊娠剧吐。妊娠剧吐的发生率为（0.5～10）/1000，是妊娠早期唯一发生的妊娠所引起的肝病。鉴别诊断包括胆管结石、胆囊炎和病毒性肝炎。

① 实验室检查：25%～67%的病例血清转氨酶轻度升高。在极少数情况下，严重脱水伴血清转氨酶升高300%，表明缺血性肝细胞损伤。血清未结合胆红素和碱性磷酸酶略有升高，而血清白蛋白和国际标准化比值（INR）保持正常。这些生化异常通常在治疗后恢复正常。

② 管理与麻醉影响：可能需要住院治疗，包括静脉补液、止吐药物和监测治疗。24～48h开始静脉治疗以纠正脱水，电解质和任何酸碱失衡。当妊娠剧吐严重且与肝功能异常相关时，或在持续超过3周的情况下，应在葡萄糖的溶液中加入硫胺素。

③ 预后：如果症状得到充分治疗预后通常较好，不会对母体和胎儿产生不良影响（如早产、出生缺

陷）。血清转氨酶在适当的支持治疗下恢复正常，并且很少有任何永久性肝损伤。无论如何治疗，大多数病例在妊娠 20 周后即可解决。

> **临床要点** 妊娠剧吐现象发生率为 0.5 ～ 10/1000，是妊娠早期唯一发生的妊娠引起的肝病。

(2) 妊娠胆汁淤积

① 妊娠期肝内胆汁淤积症是一种罕见且严重的妊娠并发症。如果不治疗，胎儿死亡率会达到 11% ～ 20%。发病原因尚不清楚，但学者认为妊娠期间雌激素水平的增加在遗传易感患者中起一定作用。雌激素影响胆管运输。患者通常在妊娠后三个月出现中度至重度瘙痒。大约 80% 患者仅有瘙痒症，而 20% 除瘙痒外还会出现黄疸。北美妊娠期肝内胆汁淤积的发病率为每 1000 位孕妇 1 ～ 2 例。风险因素包括年龄较大的多胎妊娠妇女，妊娠胆汁淤积阳性家族史和口服避孕药期间的胆汁淤积。必须将妊娠期肝内胆汁淤积与胆汁淤积的其他常见原因区分开来。医学专家的仔细评估有助于排除胆汁淤积的传染性和自身免疫性原因，这在育龄妇女中很常见 [48]。

② 实验室检查：具有诊断意义的实验室结果是血清胆汁酸从正常值的 10 倍增加到 100 倍。胆红素水平很少超过 6mg/dl。妊娠期肝内胆汁淤积患者转氨酶可以有所升高。

③ 管理和麻醉影响：妊娠期肝内胆汁淤积患者可能有严重的表皮脱落。这可能会导致感染，并可能使静脉通路和椎管置入困难。治疗旨在缓解瘙痒症状。轻度瘙痒症可能会对润肤剂、局部止痒剂和抗组胺药产生反应。熊去氧胆酸是一种有效的治疗方法，可缓解中度或严重瘙痒症患者 [49]。一般在分娩后快速消退。

④ 预后：妊娠期肝内胆汁淤积与早产增加，围生期死亡率和胎粪染色相关。因此，产科管理涉及密切的胎儿监视 [49]。分娩后所有症状迅速消退。妊娠胆汁淤积的女性在随后的妊娠中复发率为 60%[50]。

> **临床要点** 妊娠期肝内胆汁淤积症应与其他胆汁淤积的常见原因区分开来。医学专家的仔细评估有助于排除胆汁淤积的感染和自身免疫性原因，这在育龄妇女中很常见。

(3) 妊娠期急性脂肪肝（AFLP）：AFLP 是妊娠晚期或产后立即出现的罕见且可能致命的并发症。AFLP 的发生率为 1：（7000 ～ 15 000）例妊娠 [51]。患者的危险因素包括多胎妊娠（10% ～ 15%）的初产妇（50%）和男性胎儿。AFLP 似乎与所有种族、民族和年龄段的女性有关系。严重先兆子痫似乎会增加 AFLP 的风险。非甾体抗炎药的使用也与发生 AFLP 的风险增加有关。

> **临床要点** AFLP 是妊娠晚期或产后立即出现的罕见且可能致命的并发症。它与孕产妇和围生期死亡率显著相关。

① 诊断：诊断可使用改良 Swansea 标准。肝活检研究表明，该标准具有 100% 的敏感性，特异性为 57%。正面和负面预测值分别为 85% 和 100%。标准见表 27-11。

表 27-11　诊断妊娠期急性脂肪肝的改良 Swansea 标准

腹　痛	超声波检查腹水或明亮的肝脏
多尿或多饮	脑病
高胆红素	AST/ALT 升高（＞42U/L）
低血糖	高氨
尿酸＞340μmol/L	肾损害
白细胞增多＞11×10^6/L	高凝（PT＞14s）
	抗凝血酶活性 <65%

AST. 天冬氨酸转氨酶；ALT. 丙氨酸转氨酶；PT. 凝血酶原时间

　　a. 起初，患者诉腹痛，不适，疲劳，厌食，恶心和呕吐，以及发热。随着肝脏渐进性脂肪浸润导致暴发性肝衰竭可能出现快速临床恶化。肝性脑病是一种晚期症状，并伴有不良后果。

　　b. 凝血功能的改变与弥散性血管内凝血一致。多达 50% 的患者也会有迹象表明子痫前期和 HELLP。虽然通过肝活检确定诊断，但通常没有必要，因为急性脂肪肝的特征是血清胆红素显著增加。

　　② 妊娠期管理

　　a. 及时分娩是治疗 AFLP 的首选项。应根据孕产妇疾病的严重程度和胎儿成熟度决定是否行剖宫产术。AFLP 是一种产科紧急情况，需要立即治疗肝衰竭，并及时分娩，以防止胎儿宫内死亡和产妇病情进一步恶化。为肝病并发症提供对症治疗，包括酸中毒、低血糖和肾衰竭[52]。与出血有关的凝血异常需要及时纠正。

　　b. 脑水肿是任何原因引发暴发性肝衰竭患者的主要死因。治疗与颅内压增高的其他原因相同，包括过度通气，脱水药和镇静药。

　　临床要点　妊娠期急性脂肪肝的治疗措施就是及时分娩。

---

　　③ 麻醉影响

　　a. 由于凝血异常，针对分娩的麻醉选择往往受到限制。在轻度稳定的 AFLP 病例中，如果凝血功能正常或已经得到纠正，则可考虑使用椎管内麻醉[53]。美国第二次区域麻醉共识会议关于椎管内麻醉和抗凝血的意见是，INR＜1.5 的情况下可以使用椎管内麻醉[54]。然而，由于硬膜外血肿和脓肿的风险增加，椎管内麻醉在凝血功能障碍和败血症病例中禁用。

　　b. 对于严重 AFLP 并伴有急性肝衰竭的患者通常需要行全身麻醉，因为患者凝血功能明显缺陷而且意识水平可能有所改变。所有患者在全身麻醉诱导前都需要进行预给氧，并应进行快速诱导。麻醉药应根据其维持血流动力学稳定性的能力并能够迅速从循环中清除来确定。常常使用丙泊酚和依托咪酯进行诱导，因为它们代谢迅速。在病情严重的患者中，由于血浆胆碱酯酶缺乏症，琥珀胆碱的作用时间可能会延长。通过血浆酶降解的药物，如阿曲库铵和瑞芬太尼具有可预测的作用持续时间。尽管瑞芬太尼能穿过胎盘，但似乎很快被代谢并在母亲和胎儿中重新分布。尽管其他阿片类（例如芬太尼或阿芬太尼）可能与长期呼吸抑制有关，但用瑞芬太尼新生儿肌肉僵硬和呼吸抑制的风险少见。包括神经肌肉阻滞药在内的其他药物的作用可通过减少肝代谢或尿清除而延长。

> **临床要点** 包括神经肌肉阻滞药在内的其他药物的作用可以通过减少肝代谢或尿清除而延长。

④ 预后

a. 在没有暴发性肝衰竭的情况下，肝功能在分娩后迅速改善。自 20 世纪 80 年代以来，随着早期诊断、治疗和快速分娩的开展，孕产妇死亡率已降至 10%～20%。但是，胎儿死亡率仍然高达 23%。一项研究报道称通过积极的治疗，两家美国医院过去 15 年内胎儿生存率达到 100%[55]。

b. 不能迅速从全身麻醉中苏醒的患者应仔细评估进行性脑病或颅内压增高。这两种情况都与产妇的不良后果有关[51]。

(4) 溶血、肝酶升高、低血小板综合征（HELLP）：以前认为 HELLP 综合征是先兆子痫的严重形式。尽管许多人认为 HELLP 是单独一种疾病，但其表现与先兆子痫非常相似；存在广泛的血管收缩和凝血级联的激活，导致血小板减少症。这会导致微血管病性溶血性贫血和肝坏死。HELLP 的发病率大约为 1∶1000 个产妇。

> **临床要点** 许多人认为 HELLP 是单的一种疾病，但其呈现与先兆子痫非常相似；存在广泛的血管收缩和凝血级联的激活，导致血小板减少症。

① 诊断：女性患者常诉右上腹部疼痛，恶心和呕吐，以及体重增加。有些患者也可能出现先兆子痫症状（血压升高和蛋白尿）。实验室检查显示：ⅰ. 溶血；ⅱ. 总胆红素和乳酸脱氢酶（LDH）增加；ⅲ. 转氨酶中度升高；ⅳ. 血小板减少症。由于凝血级联反应的激活，患者可以发生微血管溶血性贫血。这会导致弥散性血管内凝血、出血和血栓并发症的风险增加。这些发现有助于将 HELLP 与其他严重疾病区分开来，例如 AFLP 和系统性红斑狼疮。表 27-12 回顾了 HELLP 的症状和体征。

表 27-12　HELLP 患者的症状和体征

症 状	体 征
头痛	动脉血压升高
出血	弥散性血管内凝血
水肿	急性肾衰竭
胃痛	肺水肿
呕吐	肺栓塞

② HELLP 管理：HELLP 综合征最有效的治疗方法是及时分娩。分娩前医师应确保胎肺发育成熟；然而，难治性产妇高血压，凝血功能障碍恶化，肝功能迅速恶化或胎儿状态不确定是紧急分娩的指征。在

妊娠 32 周之前通常使用皮质类固醇以促进胎儿肺成熟。即使患有稳定 HELLP 综合征的患者，症状也会迅速发展，导致母体和胎儿出现并发症。治疗旨在控制 90% 的伴有 HELLP 综合征的高血压患者的血压。监测用于诊断和追踪 HELLP 综合征的进展。在这些情况下，应常规监测肝功能以及完成血小板计数。

③ 预后：产后 6d HELLP 综合征患者大多恢复正常。但是，HELLP 很少会导致暴发性肝衰竭和肝移植。肝梗死、血肿和破裂也是 HELLP 综合征的罕见和可能致命的并发症。肝破裂的发生率为 1∶45 000 ～ 1∶225 000（0.002% ～ 0.0004%）和 2% 的 HELLP 患者。孕产妇死亡率为 18% ～ 35%。

7. 妊娠期加重的肝脏疾病

(1) 病毒性肝炎：急性病毒性肝炎是妊娠期间黄疸最常见的原因。风险因素包括静脉使用毒品，性活动，与感染者的接触，以及在肝炎流行国家旅行。尽管急性病毒性肝炎对母亲和胎儿都有潜在的高风险，但甲、乙、丙、丁型肝炎病程通常不受妊娠影响 [56-58]。戊型肝炎发生率为普通人群的 4% ～ 29%。以前在第三世界国家比较常见，但现在全世界的患病率都一样。通常情况下病变较轻，但可能会在妊娠时危及生命。此外，妊娠晚期可能发生胎盘传播，导致胎儿死亡。

(2) 自身免疫性肝病：自身免疫性肝病很少见，仅占人口的 0.1%。然而，女性患者多见，妊娠可能会导致以前无症状的患者发病。这种表现可能是暴发性的，并且需要与急性肝衰竭进行鉴别诊断。由于自身抗体（抗核抗体和平滑肌抗体）在诊断中仅具有中等特异性，但敏感性高，因此可以做排他诊断。有报道显示胎儿死亡率高；然而，加强医学管理可显著改善母婴预后。

(3) 妊娠患者器官移植后预后

① 流行病学：国家移植妊娠登记处（NTPR）成立于 1991 年，主要报告美国女性妊娠预后和男性接受移植的预后 [60]。接受肾移植的女性患者是 NTPR 中最大的队列。

② 产科并发症：与肝移植相比，肾脏移植会造成更多的产妇并发症 [61]。胎盘动脉显示干扰胎盘血液交换的动脉粥样硬化病变加重。档案表明高达 50% 的肾移植受者有先前存在的高血压，并且糖尿病的发病率增加。在肾移植受者出现先兆子痫、胎儿窘迫、HELLP 综合征和胎盘缺陷时常行剖宫产。

③ 胎儿预后：在 NTPR 肾移植受者妊娠的人群中，活产率为 76%。相比之下，肝移植受者中活产率要高得多。除了接受霉酚酸吗啉乙酯治疗的患者中出生缺陷率增加 23% 外，肝脏和肾脏移植受者后代出现出生缺陷概率与正常人相似。在移植后接受霉酚酸吗啉乙酯的父亲对妊娠结局影响不大。

超过 1/3 的婴儿在妊娠 38 周前出生。与肾移植受者相比，肝移植术后孕龄和胎儿出生体重大。

参 考 文 献

[1] Lang CT, King JC. Maternal mortality in the United States. *Best Pract Res Clin Obstet Gynaecol.* 2008;22: 517–531.

[2] Centers for Disease Control and Prevention. Maternal mortality—United States, 1982-1996. *MMWR Morb Mortal Wkly Rep.* 1998;47:705–707.

[3] Hankins GD, Clark SL, Pacheco LD, et al. Maternal mortality, near misses, and severe morbidity: lowering rates through designated levels of maternity care. *Obstet Gynecol.* 2012;120:929–934.

[4] Chinnappa V, Ankichetty S, Angle P, et al. Chronic kidney disease in pregnancy. *Int J Obstet Anesth.* 2013;22: 223–230.

[5] Nevis IF, Reitsma A, Dominic A, et al. Pregnancy

outcomes in women with chronic kidney disease: a systematic review. *Clin J Am Soc Nephrol.* 2011;6: 2587– 2598.

[6] Dhir S, Fuller J. Case report: pregnancy in hemodialysis-dependent end-stage renal disease: anesthetic considerations. *Can J Anaesth.* 2007;54:556–560.

[7] Lindheimer MD, Davison JM. Osmoregulation, the secretion of arginine vasopressin and its metabolism during pregnancy. *Eur J Endocrinol.* 1995;132:133–143.

[8] Higby K, Suiter CR, Phelps JY, et al. Normal values of urinary albumin and total protein excretion during pregnancy. *Am J Obstet Gynecol.* 1994;171:984–989.

[9] American College of Obstetricians and Gynecologists. Ob-Gyns Issue Task Force Report on Hypertension in Pregnancy: preeclampsia diagnosis no longer requires presence of proteinuria. http://www.acog.org/About-ACOG/News-Room/News-Releases/2013/Ob-Gyns-Issue-Task-Force-Report-on-Hypertension-in-Pregnancy. Accessed June 19, 2015.

[10] Cheung AN, Luk SC. The importance of extensive sampling and examination of cervix in suspected cases of amniotic fluid embolism. *Arch Gynecol Obstet.* 1994;255: 101–105.

[11] Smith MC, Moran P, Ward MK, et al. Assessment of glomerular filtration rate during pregnancy using the MDRD formula. *BJOG.* 2008;115:109–112.

[12] National Kidney Foundation. K/DOQI clinical practice guidelines for chronic kidney disease: evaluation, classification, and stratification. *Am J Kidney Dis.* 2002;39:S1–S266.

[13] Podymow T, August P, Akbari A. Management of renal disease in pregnancy. *Obstet Gynecol Clin North Am.* 2010;37:195–210.

[14] Jones DC, Hayslett JP. Outcome of pregnancy in women with moderate or severe renal insufficiency. *N Engl J Med.* 1996;335:226–232.

[15] Imbasciati E, Gregorini G, Cabiddu G, et al. Pregnancy in CKD stages 3 to 5: fetal and maternal outcomes. *Am J Kidney Dis.* 2007;49:753–762.

[16] Wu CC, Chen SH, Ho CH, et al. End-stage renal disease after hypertensive disorders in pregnancy. *Am J Obstet Gynecol.* 2014;210:147.e1–147.e8.

[17] Fischer MJ. Chronic kidney disease and pregnancy: maternal and fetal outcomes. *Adv Chronic Kidney Dis.* 2007;14:132–145.

[18] Son KH, Lim NK, Lee JW, et al. Comparison of maternal morbidity and medical costs during pregnancy and delivery between patients with gestational diabetes and patients with pre-existing diabetes. *Diabet Med.* 2015;32: 477–486.

[19] Landon MB. Diabetic nephropathy and pregnancy. *Clin Obstet Gynecol.* 2007;50:998–1006.

[20] Koh JH, Ko HS, Lee J, et al. Pregnancy and patients with preexisting lupus nephritis: 15 years of experience at a single center in Korea. *Lupus.* 2015;24:764–772.

[21] Delesalle AS, Robin G, Provôt F, et al. Impact of end-stage renal disease and kidney transplantation on the reproductive system. *Gynecol Obstet Fertil.* 2015;43: 33–40.

[22] López LF, Martínez CJ, Castañeda DA, et al. Pregnancy and kidney transplantation, triple hazard? Current concepts and algorithm for approach of preconception and perinatal care of the patient with kidney transplantation. *Transplant Proc.* 2014;46:3027–3031.

[23] Friedrich AD. The controversy of "renal-dose dopamine." *Int Anesthesiol Clin.* 2001;39:127–139.

[24] Ioscovich A, Orbach-Zinger S, Zemzov D, et al. Peripartum anesthetic management of renal transplant patients—a multicenter cohort study. *J Matern Fetal Neonatal Med.* 2014;27:484–487.

[25] American Society of Anesthesiologists Task Force on Obstetric Anesthesia. Practice guidelines for obstetric anesthesia: an updated report by the American Society of Anesthesiologists Task Force on Obstetric Anesthesia. *Anesthesiology.* 2007;106:843–863.

[26] Modi M, Vora K, Parikh G, et al. Anesthetic management in parturients with chronic kidney disease undergoing elective caesarean delivery: our experience of nine cases. *Indian J Nephrol.* 2014;24:20–23.

[27] Bagshaw SM, Bellomo R. Early diagnosis of acute kidney injury. *Curr Opin Crit Care.* 2007;13:638–644.

[28] Gammill HS, Jeyabalan A. Acute renal failure in pregnancy. *Crit Care Med.* 2005;33:S372–S384.

[29] Lameire N, Van Biesen W, Vanholder R. Acute renal failure. *Lancet.* 2005;365:417–430.

[30] Hoste EA, Kellum JA. Acute kidney injury: epidemiology and diagnostic criteria. *Curr Opin Crit Care.* 2006;12: 531–537.

[31] Nwoko R, Plecas D, Garovic VD. Acute kidney injury in the pregnant patient. *Clin Nephrol.* 2012;78:478–486.

[32] American College of Obstetricians and Gynecologists Committee on Obstetric Practice. Committee Opinion No. 623: emergent therapy for acute-onset, severe hypertension during pregnancy and the postpartum period. *Obstet Gynecol.* 2015;125:521–525.

[33] Lindheimer MD, Taler SJ, Cunningham FG; for the American Society of Hypertension. ASH position paper: hypertension in pregnancy. *J Clin Hypertens.* 2009;11: 214–225.

[34] Mehrabadi A, Liu S, Bartholomew S, et al. Hypertensive disorders of pregnancy and the recent increase in obstetric

acute renal failure in Canada: population based retrospective cohort study. *BMJ.* 2014;349:g4731.

[35] Vikse BE, Irgens LM, Leivestad T, et al. Preeclampsia and the risk of end-stage renal disease. *N Engl J Med.* 2008; 359:800–809.

[36] Jonard M, Ducloy-Bouthors AS, Boyle E, et al. Postpartum acute renal failure: a multicenter study of risk factors in patients admitted to ICU. *Ann Intensive Care.* 2014;4:36.

[37] Dambal A, Lakshmi KS, Gorikhan G, et al. Obstetric acute kidney injury; a three year experience at a medical college hospital in North Karnataka, India. *J Clin Diagn Res.* 2015;9:OC01–OC04.

[38] Zeeman GG. Obstetric critical care: a blueprint for improved outcomes. *Crit Care Med.* 2006;34:S208–S214.

[39] Neligan PJ, Laffey JG. Clinical review: special populations—critical illness and pregnancy. *Crit Care.* 2011;15:227.

[40] Fontaine-Poitrineau C, Brachereau J, Rigaud J, et al. Renal colic in pregnant women: study of a series of one hundred and three cases [in French]. *Prog Urol.* 2014;5: 294–300.

[41] Elliott MA, Nichols WL. Thrombotic thrombocytopenic purpura and hemolytic uremic syndrome. *Mayo Clin Proc.* 2001;76:1154–1162.

[42] McDonald SD, Malinowski A, Zhou Q, et al. Cardiovascular sequelae of preeclampsia/eclampsia: a systematic review and meta-analyses. *Am Heart J.* 2008;156:918–930.

[43] Hussein W, Lafayette RA. Renal function in normal and disordered pregnancy. *Curr Opin Nephrol Hypertens.* 2014;23:46–53.

[44] Panaye M, Jolivot A, Lemoine S, et al. Pregnancies in hemodialysis and in patients with end-stage chronic kidney disease: epidemiology, management and prognosis. *Nephrol Ther.* 2014;10:485–491.

[45] Piccoli GB, Attini R, Vigotti FN, et al. Is renal hyperfiltration protective in chronic kidney disease-stage 1 pregnancies? A step forward unravelling the mystery of the effect of stage 1 chronic kidney disease on pregnancy outcomes. *Nephrology.* 2015;20:201–208.

[46] Almashhrawi AA, Ahmed KT, Rahman RN, et al. Liver diseases in pregnancy: diseases not unique to pregnancy. *World J Gastroenterol.* 2013;19:7630–7638.

[47] Bose PD, Das BC, Hazam RK, et al. Evidence of extrahepatic replication of hepatitis E virus in human placenta. *J Gen Virol.* 2014;95:1266–1271.

[48] Arrese M. Cholestasis during pregnancy: rare hepatic diseases unmasked by pregnancy. *Ann Hepatol.* 2006;5: 216–218.

[49] Caughey AB. Cholestasis of pregnancy: in need of a more rapid diagnosis. *J Perinatol.* 2006;26:525–526.

[50] Schutt VA, Minuk GY. Liver diseases unique to pregnancy. *Best Pract Res Clin Gastroenterol.* 2007;21:771–792.

[51] Holzman RS, Riley LE, Aron E, et al. Perioperative care of a patient with acute fatty liver of pregnancy. *Anesth Analg.* 2001;92:1268–1270.

[52] Sibai BM. Imitators of severe preeclampsia. *Obstet Gynecol.* 2007;109:956–966.

[53] Gregory TL, Hughes S, Coleman MA, et al. Acute fatty liver of pregnancy; three cases and discussion of analgesia and anaesthesia. *Int J Obstet Anesth.* 2007;16:175–179.

[54] Horlocker TT, Wedel DJ, Benzon H, et al. Regional anesthesia in the anticoagulated patient: defining the risks (the second ASRA Consensus Conference on Neuraxial Anesthesia and Anticoagulation). *Reg Anesth Pain Med.* 2003;28:172–197.

[55] Castro MA, Goodwin TM, Shaw KJ, et al. Disseminated intravascular coagulation and antithrombin III depression in acute fatty liver of pregnancy. *Am J Obstet Gynecol.* 1996;174:211–216.

[56] Riley C. Liver disease in the pregnant patient. *Am J Gastroenterol.* 1999;94:1728–1732.

[57] Guntupalli SR, Steingrub J. Hepatic disease and pregnancy: an overview of diagnosis and management. *Crit Care Med.* 2005;33:S332–S339.

[58] Soubra SH, Guntupalli KK. Critical illness in pregnancy: an overview. *Crit Care Med.* 2005;33:S248–S255.

[59] Czaja AJ. Review article: the management of autoimmune hepatitis beyond consensus guidelines. *Aliment Pharmacol Ther.* 2013;38:343–364.

[60] Coscia LA, Constantinescu S, Moritz MJ, et al. Report from the National Transplantation Pregnancy Registry (NTPR): outcomes of pregnancy after transplantation. *Clin Transpl.* 2010:65–85.

[61] Blume C, Sensoy A, Gross MM, et al. A comparison of the outcome of pregnancies after liver and kidney transplantation. *Transplantation.* 2013;95:222–227.

第28章 呼吸系统疾病产妇的产科麻醉

Obstetric Anesthesia for Parturients with Respiratory Diseases

Suzanne K.W. Mankowitz, Stephanie R. Goodman 著

汤莹莹 译

陈新忠 校

要点 Keypoint

- **诊断与表现** 妊娠期许多呼吸系统疾病难以诊断，原因是妊娠期正常生理变化与某些呼吸系统疾病的临床表现相似。例如肺栓塞表现为呼吸困难及心动过速，呼吸系统疾病临床表现出类似的症状可能使诊断变得复杂。静脉血栓栓塞、羊水栓塞、空气栓塞、阻塞性睡眠呼吸暂停、误吸、严重限制性肺疾病、囊性纤维化病，以及肺结节病具有相似的体征与症状。

- **妊娠生理变化与疾病进展** 妊娠期生理改变可能使孕妇容易发生呼吸系统疾病或加重已有的呼吸系统疾病。例如，妊娠期血液生理变化增加静脉血栓栓塞的风险。胃肠道与气道变化增加误吸的风险。阻塞性睡眠呼吸暂停综合征通常在妊娠期加重。妊娠期功能残气量的降低，潮气量、呼吸频率及血流量的增加可以导致限制性肺疾病、囊性纤维化病和肺结节病患者病情恶化。

- **妊娠对疾病的影响** 妊娠或许对某些呼吸系统疾病有改善作用，尤其是合并结节病和哮喘的孕妇。其他产妇，如既往接受肺移植术后的产妇，在妊娠期发生并发症的可能性增加。妊娠前已患有严重呼吸系统疾病的妇女通常会在妊娠后恶化，尤其是患有重度哮喘、晚期结节病、囊性纤维化病及肺结节病。肺栓塞、羊水栓塞、静脉血栓栓塞和急性呼吸窘迫综合征可以引起孕妇严重心肺功能不全。该类孕妇可能需要在重症监护病房接受治疗甚至有可能在妊娠期死亡。

- **围生期并发症与药物** 妊娠期很多呼吸系统疾病可引起围生期并发症。母体围生期并发症多发于合并哮喘、吸烟及阻塞性睡眠呼吸暂停的产妇。新生儿并发症也可发生于合并哮喘、吸烟、接受肺移植女性和囊性纤维化病/梗阻性睡眠呼吸暂停的产妇。另外，治疗呼吸系统疾病的药物对胎儿可能也有损害。但总体而言，在严重哮喘、接受肺移植女性、血栓不良事件史及急性呼吸窘迫综合征危重孕妇中使用药物治疗利大于弊。有时使用药物治疗也会使区域麻醉管理变得更为复杂。

- **麻醉管理** 呼吸系统疾病的产妇最好避免气管插管全身麻醉。产程中推荐使用椎管内镇痛，绝大多数产科手术推荐使用椎管内麻醉。

一、概述

妊娠合并呼吸系统疾病给麻醉医师带来很多挑战。妊娠对呼吸系统疾病影响有好有坏。疾病本身可能对母体及胎儿健康产生不利影响。某些特定肺部疾病只发生于妊娠期间，例如羊水栓塞（AFE）。本章节主要讨论一系列呼吸系统疾病及其对妊娠和分娩的影响。妊娠期生理变化对呼吸系统的影响见表28-1和图28-1。

表28-1 妊娠期呼吸功能变化

潮气量增加（30%～50%）	氧分压增加
分钟通气量增加（30%～50%）	二氧化碳分压下降（28～31mmHg）
功能残气量下降	碳酸氢根下降至18～21mEq/L
氧耗增加	pH轻度增加
纵隔位移可导致基底肺不张、肺泡萎陷、功能残气量下降	口咽水肿和血管增多，可导致出血

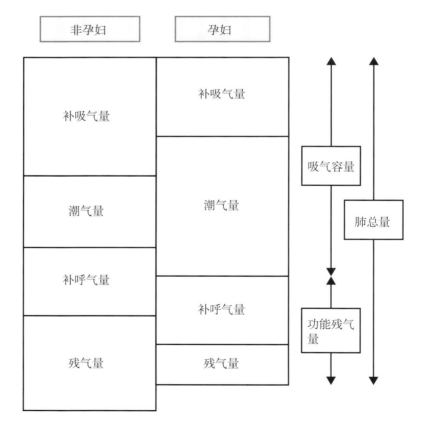

▲ 图28-1 妊娠期肺功能测试

二、哮喘

1. 概述

(1) 哮喘的临床表现及症状：哮喘可通过支气管收缩、炎症、高反应性及黏液栓子引起可逆性气道梗阻。症状表现为气喘、胸闷、呼吸困难及咳嗽。运动、病毒感染、天气、疼痛、应激及暴露于多种变应原可加重症状。

(2) 流行病学：全球妊娠女性中患有哮喘的比例已达 12%，且发病率还在增加。哮喘是妊娠期最常见的内科疾病，也是妊娠合并呼吸系统疾病中最常见的呼吸疾病类型[1]。

2. 妊娠对哮喘的影响

妊娠期生理变化包括功能残气量（FRC）降低、分钟通气量、氧耗量增加，以及增大的子宫使膈肌抬高。这些生理变化会对哮喘患者产生不利影响。

(1) 病情恶化：20% ～ 40% 妊娠合并哮喘的孕妇其哮喘症状加重，需干预措施治疗[1, 2]。重型哮喘孕妇症状恶化的概率更高[3]。

① 恶化时机。恶化通常发生于妊娠中晚期[1]。

② 危险因素。危险因素通常包括病毒感染及未遵行医嘱按时服药[1, 4, 5]。

(2) 改善或无变化的症状：23% ～ 30% 的孕妇其哮喘严重程度有所改善。Maselli 等[2] 报道 30% 的孕妇其症状无任何变化。

(3) 分娩期间的症状：分娩期间哮喘急性发作并不常见。如果发生，其症状也往往较轻。在分娩期间，合并重型哮喘的产妇其哮喘急性发作的概率比合并轻型哮喘的产妇要高。

3. 哮喘对妊娠的影响

(1) 哮喘与妊娠期母体并发症：哮喘与一系列妊娠期并发症有关。

① 近期一项大型综述及 Meta 分析研究表明，哮喘使剖宫产和妊娠糖尿病风险分别增加 31% 和 40%[6]。另一研究表明，合并哮喘的孕妇中发生先兆子痫的风险增加了 50%[7]。哮喘可能会导致哪些母体并发症，目前尚无定论，但最常见的并发症包括先兆子痫、妊娠期糖尿病、出血、胎盘早剥、胎膜早破、剖宫产率增加、前置胎盘和早产等[3, 4, 6, 7]。

② 母体并发症与哮喘严重程度：一些母体及胎盘并发症归因于哮喘严重程度[6-8]。一项大型综述与 Meta 分析发现中重型哮喘增加妊娠期风险，积极有效控制哮喘可降低风险[4, 6]。

(2) 胎儿及新生儿并发症：哮喘引起的新生儿并发症有围生期发病率和死亡率增加、早产、低体重、发育小于胎龄，以及潜在先天畸形[4, 7]。

① 先天畸形：目前已有一些研究发现哮喘产妇的新生儿可能会发生循环、呼吸、神经、消化及皮肤系统的先天畸形[9]。Murphy 等[5] 在一项大型综述与 Meta 分析中指出哮喘产妇胎儿先天畸形发生率为 11%。哮喘恶化或使用吸入支气管扩张药并不会引起畸形。以上结果及畸形发生的具体机制还需进一步研究。

② 新生儿并发症与哮喘严重程度：一些新生儿并发症与哮喘严重度和哮喘加重有关[1, 4, 7, 8, 10]。例如，一项大型综述与 Meta 分析指出，与轻型哮喘产妇相比，中重型哮喘产妇的婴儿发生低体重和发育小于胎

龄的风险更高。哮喘急性加重产妇的婴儿发生早产和低体重风险更高。积极治疗哮喘可将新生儿并发症的发生风险降低至较低水平[7]。

4. 哮喘分级与控制

(1) 肺功能测试：评估哮喘孕妇呼吸功能的有效指标包括第 1 秒用力呼气量（FEV_1）、用力肺活量（FVC）、FEV_1/FVC、呼气流速峰值（PFFR），以及在 25% ～ 75% FVC 水平（$FEF_{25～75}$）的平均用力呼气流量（FEF）。其中 FEV_1 与 PFFR 是评估哮喘控制的常用指标。最近，呼出氧化亚氮分数已成功应用于哮喘管理治疗[2]。

(2) 哮喘严重度分级：国家哮喘教育和预防计划（NAEPP）定义了哮喘严重度及控制，归纳如下（表28-2）。哮喘严重度分级主要依据症状发作频次和用药 / 未用药患者 FEV_1 与 PEFR 测定值[11]。

表 28-2　哮喘严重度分级

哮喘分级	症状频次	夜间频率	FEV_1/ 峰值流量（最佳预测百分比）
轻微、间断性（控制较好）	每周 2 次或更少	每月 2 次或更少	> 80%
轻微、持续性（控制一般）	>每周 2 次，非每日	>每月 2 次	> 80%
中度、持续性（控制较差）	每日	> 1 次 / 周	60% ～ 80%
严重、持续性（控制极差）	全天	> 4 次 / 周	< 60%

FEV_1.1s 用力呼气容积（ 引自 National Asthma Education and Prevention Program. *Working Group Report on Managing Asthma during Pregnancy: Recommendations for Pharmacologic Treatment—Update* 2004. Bethesda，MD: U.S. Department of Health and Human Services，National Institutes of Health; 2005. NIH publication 05-5236.）

(3) 去除激发因素：如前所述，哮喘恶化易发生于停药后或严重哮喘患者[3, 8]。去除环境激发因素、抗感染、治疗过敏性鼻炎与胃食管反流（GERD）及药物治疗十分重要[1]。

(4) 产科检查：除了药物治疗，产科处理可能需要超声检查及其他产前检查。定期进行肺功能测试与呼气流速峰值检测也很重要。

5. 药物治疗　控制哮喘对改善产妇和新生儿预后很有必要[2-4]。

(1) 妊娠期药物治疗：必要时对哮喘孕妇进行药物治疗，通常是安全的[2, 3, 10]。孕早期使用口服皮质激素仍存在争论，可能会导致新生儿发生低体重、唇裂、伴有或不伴有腭裂的概率增加[3]。必要时给予皮质激素类能挽救重型哮喘患者的生命。

> **临床要点**　总的来说，妊娠期使用哮喘药物的好处大于哮喘或使用哮喘药物本身导致的恶化和其他并发症的风险。

(2) 阶梯治疗：国家哮喘教育和预防计划（NAEPP）建议根据哮喘严重程度采取药物阶梯治疗。最常用的处方药物包括吸入性皮质类固醇和 β_2 受体激动药（图 28-2）。

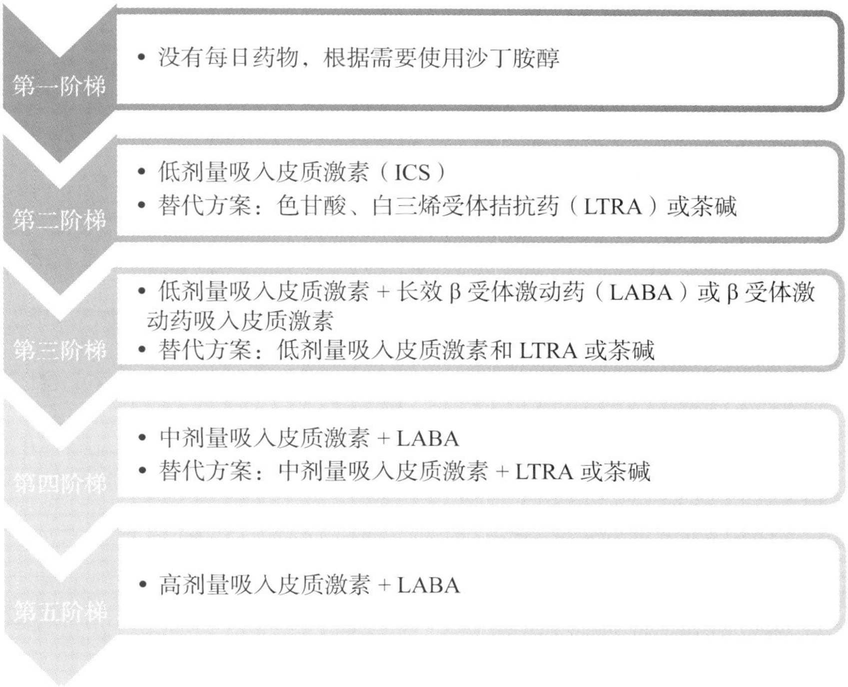

第一阶梯
- 没有每日药物，根据需要使用沙丁胺醇

第二阶梯
- 低剂量吸入皮质激素（ICS）
- 替代方案：色甘酸、白三烯受体拮抗药（LTRA）或茶碱

第三阶梯
- 低剂量吸入皮质激素 + 长效 β 受体激动药（LABA）或 β 受体激动药吸入皮质激素
- 替代方案：低剂量吸入皮质激素和 LTRA 或茶碱

第四阶梯
- 中剂量吸入皮质激素 + LABA
- 替代方案：中剂量吸入皮质激素 + LTRA 或茶碱

第五阶梯
- 高剂量吸入皮质激素 + LABA

▲ **图 28-2　妊娠期间哮喘的阶梯治疗**

引自 National Heart，Lung，and Blood Institute; National Asthma Education and Prevention Program Asthma and Pregnancy Working Group. NAEPP expert panel report. Managing asthma during pregnancy: recommendations for pharmacologic treatment-2004 update. *J Allergy Clin Immunol*. 2005; 115:34-46.

6. 产程处理　产程与分娩期急性哮喘加重的处理（图 28-3）[2]。

(1) 引产：前列腺素制剂促使宫颈成熟，引产时需谨慎使用。前列腺素 $F_{2\alpha}$ 为支气管收缩药，产程中使用会引起支气管痉挛。前列腺素 E_2 可以引起支气管扩张或支气管收缩[12]。β 受体拮抗药可引起支气管痉挛，需谨慎使用。

(2) 麻醉目标：麻醉目标包括充分镇痛、预防应激、增加分钟通气量及避免感觉或运动神经阻滞平面过高等。感觉或运动神经阻滞平面过高可能会影响呼吸肌的功能并可能引起严重的副交感神经介导的支气管收缩。

(3) 分娩镇痛

① 阿片类：为了避免发生呼吸抑制和支气管收缩，急性哮喘产妇需谨慎使用阿片类。需谨慎使用具有组胺释放作用的阿片类，如吗啡和哌替啶。芬太尼或瑞芬太尼或许是较好的选择[13]。

② 硬膜外镇痛：阴部神经阻滞和宫颈旁神经阻滞可提供一定的镇痛作用，但硬膜外镇痛具有更多优势。产程中过度通气、疼痛和应激可加重哮喘。

a. 硬膜外镇痛的益处：硬膜外镇痛可降低产程中的氧消耗、呼吸肌做功、应激反应和分钟通气量。另外，急诊剖宫产时经硬膜外导管给药可满足手术镇痛需求，避免了气道操作引起的支气管痉挛[13, 14]。

b. 对肺的益处：产程中，硬膜外注入低浓度局麻药和阿片类使感觉阻滞达到 T_{10} 可以为产妇分娩提供完善的镇痛，同时对运动阻滞和呼吸功能影响小。腰段硬膜外镇痛一般不会对呼吸产生不利影响。已有报道表明即使运动阻滞达 T_8，超出分娩镇痛所需的平面，患者肺活量只下降 3%[14]。

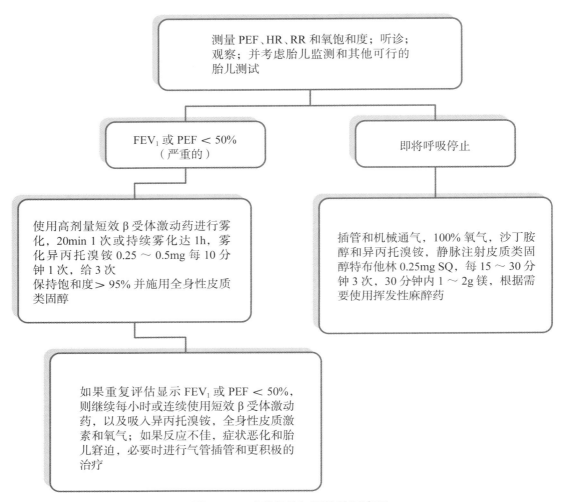

测量 PEF、HR、RR 和氧饱和度；听诊；观察；并考虑胎儿监测和其他可行的胎儿测试

FEV₁ 或 PEF < 50%
（严重的）

即将呼吸停止

使用高剂量短效 β 受体激动药进行雾化，20min 1 次或持续雾化达 1h，雾化异丙托溴铵 0.25 ～ 0.5mg 每 10 分钟 1 次，给 3 次
保持饱和度 > 95% 并施用全身性皮质类固醇

插管和机械通气，100% 氧气，沙丁胺醇和异丙托溴铵，静脉注射皮质类固醇特布他林 0.25mg SQ，每 15 ～ 30 分钟 3 次，30 分钟内 1 ～ 2g 镁，根据需要使用挥发性麻醉药

如果重复评估显示 FEV₁ 或 PEF < 50%，则继续每小时或连续使用短效 β 受体激动药，以及吸入异丙托溴铵，全身性皮质激素和氧气；如果反应不佳，症状恶化和胎儿窘迫，必要时进行气管插管和更积极的治疗

▲ 图 28-3　哮喘急性加重的处理流程

FEV₁.1s 用力呼气容积；HR. 心率；PEF. 呼气峰值流速；RR. 呼吸频率；SQ. 皮下注射（引自 Maselli DJ，Adam SG，Peter JI, et al. Management of asthma during pregnancy. *Ther Adv Respir Dis*. 2013;7:87-100.）

7. 剖宫产麻醉

(1) 椎管内麻醉：椎管内麻醉比全身麻醉更适用于剖宫产术。全身麻醉气道操作可能会引起刺激性支气管痉挛。剖宫产时快速序贯全身麻醉诱导如何避免发生刺激性支气管痉挛十分重要。另外，胎儿娩出后为了避免抑制子宫收缩通常降低吸入麻醉药的浓度，这可能会导致麻醉变浅从而引起支气管痉挛。

① 麻醉平面与哮喘恶化：有人担心麻醉阻滞平面过高可能会损害重度哮喘患者呼吸肌的功能。另外，交感神经阻断后可导致副交感张力过高与支气管痉挛[14, 15]。对这类患者，严格调控硬膜外阻滞平面或者采用小剂量腰硬联合阻滞比单纯腰麻更适用。尽管仍有高胸段阻滞对患者肺功能不利影响的顾虑，但高胸段阻滞对慢性阻塞性肺疾病（COPD）患者肺功能影响很小。

② 胸段硬膜外麻醉的影响：高位胸段硬膜外麻醉可使健康产妇肺活量、肺总量和 FEV₁ 分别降低 6%、3.5% 和 5%。FEV₁/FVC、潮气量、气体交换、动脉血气、低氧血症、高碳酸血症或支气管张力变化的通气反应在胸段硬膜外麻醉后没有发生明显变化。产妇腰麻后呼气流速峰值（PEFR）及硬膜外麻醉后呼吸压力峰值（PEP）可能会发生下降，这取决于胸段运动神经阻滞程度。腰麻或硬膜外麻醉似乎并不影

响 COPD 患者的呼吸功能[16]。高位胸段硬膜外阻滞似乎对 COPD 患者呼吸功能的影响也很小[14, 16]（图 28-4）。

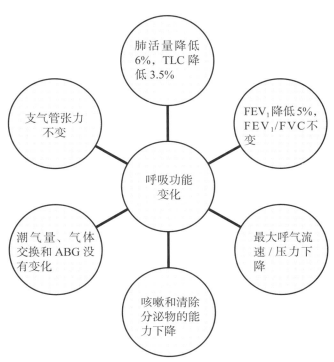

▲ 图 28-4　高位胸段麻醉呼吸功能的改变

ABG. 动脉血气；FEV[1].1s 用力呼气容积；FVC. 用气肺活量；TLC. 总肺活量（引自 Scavone BM，Ratliff J，Wong CA. Physiologic effects of neuraxial anesthesia. In: Wong C，ed. *Spinal and Epidural Anesthesia*. NY:McGraw-Hill; 2007:117.）

③ 术后管理：椎管内麻醉行剖宫产术后，经硬膜外导管注入局部麻醉药或长时效阿片类如不含防腐剂的吗啡，明显改善患者术后镇痛。与气管插管全身麻醉相比，硬膜外镇痛对肺功能不全影响较小[13, 14]。

(2) 气管插管全身麻醉：需要慎重考虑选择全身麻醉行剖宫产术。虽然吸入 β₂ 受体激动药和静脉注射（Ⅳ）利多卡因可能会降低气道高反应性，但是前者会降低子宫张力。

① 诱导药：氯氨酮具有支气管扩张作用，因此是适宜的诱导药物。然而，氯胺酮也会增加气道分泌物。丙泊酚能够降低气道操作时气道反应并具有直接松弛平滑肌的作用，因此也是很好的选择。

② 肌松药：不应使用有组胺释放作用的肌松药如箭毒和阿曲库铵。虽然目前使用的绝大多数肌松药不会引起支气管痉挛，但肌松药仍然是手术室常见的导致变态反应的药物。

③ 拮抗药：肌松药拮抗药如新斯的明可能会引起支气管痉挛和气道分泌物增加。因此，哮喘产妇应小心使用新斯的明或在给予抗胆碱能药后再使用。

④ 误吸风险：对严重哮喘产妇，即使采用面罩给氧吸入麻醉诱导及深麻醉下拔管，误吸风险仍然是增加的。因此，哮喘产妇应在清醒时拔管。必须权衡发生支气管痉挛与误吸的风险。

(3) 产后出血：催产素是治疗产后出血的最适合的药物。麦角生物碱类可能引起支气管痉挛。前列腺素 F₂α 可促发支气管痉挛，因此是相对禁用的。前列腺素 E₂ 气溶胶也可能会引起支气管痉挛。前列腺素 E₁ 相对更安全。也可考虑使用其他控制出血的办法如栓塞和动脉结扎等[10, 15]。

> **临床要点**　可诱发支气管痉挛的药物包括阿片类药物、β 受体阻滞药、释放组胺的神经肌肉阻滞药、逆转药、麦角生物碱和前列腺素 $F_{2\alpha}$。

三、妊娠期肺栓塞

1. 概述　妊娠期栓塞性疾病包括肺栓塞（PE）、羊水栓塞（AFE）和静脉气体栓塞（VAE）。美国约 1/5 的产妇死亡原因为栓塞性疾病及产科急症。目前肺栓塞是全世界产妇死亡最常见病因之一[17]。静脉血栓栓塞包括深静脉血栓和肺栓塞。深静脉血栓（占静脉栓塞的 75%～80%）较肺栓塞（占静脉栓塞 20%～25%）更为常见。

(1) 静脉血栓栓塞发病率与死亡率：孕妇静脉血栓栓塞发病率为 0.6%～0.8%，死亡率为 0.11%～0.16%[20, 21]。最近研究报道美国静脉血栓栓塞占妊娠相关性死亡比例为 10.2%；然而，某些报道美国静脉血栓栓塞占妊娠相关性死亡比例高达 20%～25%[22]。单纯肺栓塞发病率为 0.04%～0.05%[23]，80% 肺栓塞孕妇合并有深静脉血栓。肺栓塞症状发生 1h 内致死率高达 65%，因此早期怀疑或诊断肺栓塞十分关键[24]。

(2) 静脉血栓栓塞并发症：静脉血栓栓塞严重并发症有肺动脉高压、静脉缺损及血栓后综合征[19]。

2. 妊娠对静脉血栓栓塞的影响

(1) 静脉血栓栓塞风险：与非妊娠期相比，妊娠期发生静脉血栓栓塞风险增加 5～10 倍[21, 25, 26]。

(2) 静脉血栓栓塞发生时间：静脉血栓栓塞可发生在妊娠期任何时间，孕晚期栓塞发生率增加，分娩后达高峰，随后 12 周内恢复孕前水平。产后头 1 周风险最高[18]。产后头 6 周总风险较未孕时至少增加 20 倍[18, 19, 25]。

(3) 静脉血栓栓塞与妊娠期血液学变化：妊娠期肺栓塞风险增加归因于一系列因素，包括：血液高凝状态、血流动力学变化和血管内皮损伤。妊娠期血液变化包括：静脉血液淤滞程度增加、凝血物质如纤维蛋白原及血管性血友病因子增加、抗凝血物质的减少及机体处于抑制纤溶状态[27]。

> **临床要点**　妊娠期血液学变化可促使 VTE 的发生。这些变化包括高水平的纤维蛋白原、vWF 和凝血因子 V、Ⅶ、Ⅷ、Ⅸ、Ⅹ和Ⅻ。此外，蛋白 S 的抗凝血活性降低，活性蛋白 C 的抗性增加。由于 1 型和 2 型纤溶酶原激活抑制物活性增加及组织纤溶酶原激活物活性降低，溶栓作用减弱。及早发现 VTE 至关重要，因为多达 65% 的死亡发生在 PE 症状出现后 1h 内。

3. 静脉血栓栓塞及肺栓塞症状

(1) 妊娠与肺栓塞症状相似之处：由于肺栓塞的症状与妊娠期正常生理变化相似，如呼吸短促、劳力性呼吸困难及心律轻微增快。因此，应谨慎诊断肺栓塞。临床上经常漏诊已发生的肺栓塞。一旦高度怀疑肺栓塞，快速评估与及时治疗十分关键[20]。

（2）静脉血栓栓塞症状：深静脉血栓可表现为腿痛和皮肤发红。妊娠期间，血栓好发于左腿近端深静脉（髂静脉或股静脉）[26]。肺栓塞症状包括呼吸困难、心悸、焦虑、咳嗽和胸痛。大面积急性肺栓塞可引起肺动脉压增高，导致右心衰竭、心排血量减少、通气 / 血流失调增加及动脉血低氧血症。可进一步导致循环及呼吸功能衰竭、晕厥、低血压、无脉电活动，甚至死亡[26]。

4. 发生静脉血栓栓塞的危险因素　除了妊娠本身，还有许多危险因素增加了肺栓塞的发生率。对肺栓塞发生风险增加的产妇，预防性治疗静脉血栓十分重要。静脉血栓形成的危险因素包括：既往深静脉血栓史、血栓形成倾向（凝血酶、S 蛋白、C 蛋白和凝血因子 V 缺乏，凝血酶原基因突变）、狼疮抗凝血抗体和抗心磷脂抗体 /β_2 糖蛋白抗体、肥胖、剖宫产术和妊娠期其他手术病史及高龄[20, 26]。

5. 影像学检查　下肢多普勒超声、胸部 X 线扫描、核素通气 / 灌注扫描和断层肺动脉 CT 血管造影（CTPA）的联合使用可以诊断肺栓塞。不同医师使用上述影像学检查确诊肺栓塞的顺序不同。若临床上高度怀疑肺栓塞，可实施单项或多项检查包括：确切的下肢多普勒超声、高概率的核素通气 / 灌注扫描、肺动脉 CT 血管造影，一旦确诊应即刻处理并持续治疗。

（1）超声检查：超声避免射线照射，能够用于深静脉血栓诊断。一旦结果提示阳性，应尽快治疗。超声诊断下肢深静脉血栓的敏感性为 97%，特异性为 94%，然而超声诊断骨盆深静脉血栓可靠性较差[26]。超声仅在 23% ～ 52% 确诊为肺栓塞的孕妇中发现近端血栓[26]。

（2）胸部 X 线扫描：若下肢多普勒超声提示阴性，胸部 X 线扫描（X 射线辐射对胎儿的影响很小）或许可以帮助找到其他呼吸困难的病因或者可能发现肺水肿、渗出、局部阴影与肺不张[19, 28]。通常胸部 X 线扫描提示正常的概率为 50%，故还需进一步的检查。若胸部 X 线扫描提示异常，需进一步使用 CTPA 检查。若胸部 X 线扫描提示正常，可以使用 CTPA 或通气 / 灌注扫描检查。

（3）通气 / 灌注扫描与肺动脉 CT 血管造影对比：接下来使用通气 / 灌注扫描检查还是肺动脉 CT 血管造影来确诊肺栓塞仍存在争论[28]。

① 通气 / 灌注扫描：一些临床医师更倾向通气 / 灌注扫描检查，尤其胸部 X 线扫描提示无异常，因为通气 / 灌注扫描对罕见肺部疾病的阴性预测值高并且其对孕妇辐射更低[19]。然而，妊娠期 25% 的孕妇通气 / 灌注扫描检查得不到确切结果，必要时可能需要进一步放射学检查[29]。

② 肺动脉 CT 血管造影：与通气 / 灌注扫描相比，肺动脉 CT 血管造影对胎儿辐射量更少，以及母体致癌风险下降（分别为＜ 1∶1 000 000 和 1∶280 000）。然而，肺动脉 CT 血管造影对母体乳腺组织辐射量较高，使母体罹患乳腺癌的风险增加了 14%[19-21, 26]。尽管如此，肺动脉 CT 血管造影能够观察到肺、纵隔和胸壁组织，能够较好地用于排除其他致病因素。对不稳定患者，肺动脉 CT 血管造影是较好的选择，其敏感性和特异性比通气 / 灌注扫描更高，减少了后续的扫描检查。若核素通气 / 灌注扫描检查提示阳性，应继续治疗。非诊断性核素成像需结合肺血管造影 / 多普勒超声及磁共振成像（MRI）检查[20]。肺动脉 CT 血管造影显示肺栓塞（图 28-5）。

（4）通气 / 灌注单次发射计算机断层成像：通气 / 灌注单次发射计算机断层成像是一项新的受欢迎的三维显像模式技术，与二维通气 / 灌注扫描相比其敏感性和特异性更高（分别为 97% 和 91%；76% 和 85%）。另外，该成像检查比肺动脉 CT 血管造影放射剂量减少 35% ～ 40%，对产妇乳腺组织辐射量更少[21]。

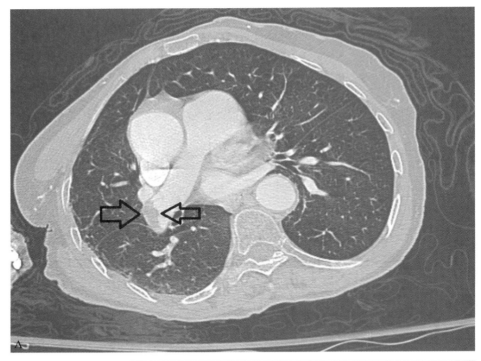

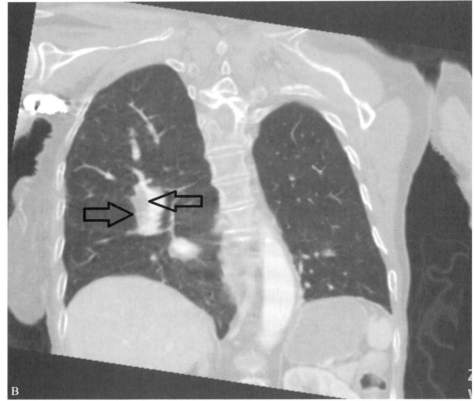

▲ 图 28-5 计算机断层扫描血管造影（CTA）

显示在近右肺动脉（箭）的大的充盈缺损，与肺栓塞一致

(5) 超声心动图：超声心动图可以发现大面积中央型肺栓塞，尤其在血流动力学不稳定的患者。另外，超声心动图可以观察到右心室压力负荷过多的体征，如右心室扩张和运动功能减退、三尖瓣反流、肺动

脉高压肺扁平化、反常性纵隔摆动及下腔静脉吸气性塌陷缺失[26, 28]。

（6）D- 二聚体：D- 二聚体提示近期血栓的形成，是交联型纤维蛋白的降解产物。妊娠期 D- 二聚体通常升高，孕晚期极少数产妇 D- 二聚体检测结果呈阴性。然而，低水平的 D- 二聚体提示发生肺栓塞的可能性极小（阴性预测值较好）[20]。

> **临床要点**　低分子肝素不会透过胎盘。妊娠期禁忌使用华法林。妊娠早期，使用华法林会导致胚胎病。妊娠晚期，华法林增加了胎儿颅内出血、死产、室间隔缺损（VSD）和生长迟缓的风险。

6. 治疗　通常非妊娠患者肺栓塞的治疗包括急性期低分子肝素（LMWH）治疗和华法林长期治疗。因华法林可通过胎盘屏障，导致孕早期胚胎病变及孕晚期脑室内出血和脑裂畸形[21]，因此妊娠期禁用华法林。低分子肝素与未分离的普通肝素（UFH）不通过胎盘屏障，更多的治疗优势包括可基于体重给予剂量及不必监测血液指标，且低分子肝素比肝素较少引起血小板减少症和骨质疏松性骨折。普通肝素曾是急性栓塞的标准治疗药物，现如今低分子肝素已成为治疗深静脉血栓和肺栓塞的标准药物[20, 25]。

（1）最佳剂量：妊娠期生理变化如肾清除率与血浆容量的增加导致低分子肝素半衰期缩短。妊娠期深静脉血栓与肺栓塞的最佳治疗剂量还需进一步研究[21]。

（2）肝素：肝素用于危及生命的肺栓塞治疗。

（3）溶栓治疗：对血流动力学不稳定的患者，溶栓或许是有益的。溶栓治疗可以减少血凝块并且改善血流动力学，但增加了母体出血及胎儿失血的风险。某些溶纤维蛋白药物如链激酶不通过胎盘屏障。

（4）取栓术：若药物治疗后患者仍血流动力学不稳定，紧急胸廓切开术及取栓可挽救患者生命[22]。

（5）体外循环膜人工氧合：大面积肺栓塞患者可发生右侧心力衰竭、低氧血症。体外膜氧合已用作取栓术的良好过渡方式，可以暂且稳定患者，使患者受益于抗凝血治疗。

（6）静脉血栓滤器：妊娠期不推荐使用静脉血栓滤器，但顺利分娩后或许能有帮助[20]。

7. 静脉血栓栓塞治疗麻醉并发症　通常接近分娩期，为了避免实施硬膜外镇痛及硬膜外麻醉引起硬膜外腔出血，在孕 36 周时，绝大多数产科医师会将低分子肝素改为皮下注射。

（1）治疗性低分子肝素与硬膜外镇痛：已使用低分子肝素并处于产程中的产妇，不应再给予低分子肝素。通常，使用治疗剂量低分子肝素 24h 后可进行椎管内镇痛与麻醉。硬膜外导管拔除后至少 2h 以上才能重新使用低分子肝素。但如果患者进行了手术，那么无论采用了何种麻醉方式，24h 内禁用治疗剂量的低分子肝素。若硬膜外置管过程中发生了出血，则术后治疗剂量的低分子肝素使用时机应需再延迟 24h[30]。

（2）预防性低分子肝素与硬膜外镇痛：每日单次使用低分子预防剂量肝素 12h 后可进行椎管内镇痛与麻醉。硬膜外导管拔除后至少 2h 以上才能重新使用低分子肝素。然而，如果在硬膜外导管拔除前需要预防性使用低分子肝素，则需要在使用 12h 后才能拔除硬膜外导管。若术后患者行预防性抗凝治疗，低分子肝素应 6 ～ 8h 后使用。

（3）肝素：目前对静脉使用肝素的研究仍然缺乏。通常先停用肝素，完善实验室检查确定凝血检查是否正常。皮下注射预防剂量肝素不是实施椎管内镇痛和麻醉的禁忌证。停用大剂量的肝素前立刻完善实验室检查。

(4) 神经病学检查：即使遵循建议指南，术后也应密切观察患者有无硬膜外血肿的症状。

> **临床要点** 使用治疗剂量 [1.5mg/（kg·d）或 1mg/（kg·d）] 低分子肝素 24h 后才能进行椎管内镇痛与麻醉。皮下注射治疗剂量（40mg/d）低分子肝素 12h 后可进行椎管内镇痛与麻醉。若硬膜外导管拔除前 12h 或 24h 分别使用过预防剂量和治疗剂量的低分子肝素，则导管拔除后 2h 之内不应再使用肝素。

四、羊水栓塞

1. 背景 羊水栓塞是一种罕见的、产科特有的疾病。可突发心肺功能不全，死亡率较高。迄今为止，其发病机制尚不清楚。由于羊水栓塞临床症状不一定直接由羊水或栓塞事件引起，故"羊水栓塞"这一名称或许不够恰当[31]。由于研究方法的不同，不同国家的羊水栓塞发病率和死亡率存在较大差异。美国每 10 万名产妇约有 7.7 名在围生期发生羊水栓塞[32]。一些研究报道，发达国家羊水栓塞致死率为 13.5% ～ 44%，而其他研究指出死亡率可以高达 60%[31]。在美国，羊水栓塞占产妇死亡的 7.5% ～ 14%[24, 32]。产妇羊水栓塞后围生期死亡率为 7% ～ 38%。幸存产妇常有严重并发症，如永久性神经后遗症，其幸存的新生儿中有 34% ～ 50% 合并缺陷。

2. 发生时机 羊水栓塞可发生于妊娠期任何时间或产后即刻，但据报道通常发生于围生期。一项研究表明产妇羊水栓塞通常发生于分娩前 2h 到分娩后 4h 之内，56% 的羊水栓塞好发于分娩前或分娩中，其中行剖宫产术分娩产妇占 73%。

3. 症状与体征 羊水栓塞产妇可突发急性呼吸困难，进一步迅速发展为心脏和呼吸的骤停[31-33]。30% 的羊水栓塞产妇在临床症状出现前先表现出一些非特异性先兆症状，如躁动、不良预感、轻微头痛和寒战[35]。分娩过程中或分娩后羊水栓塞经典三联征包括：突发性低氧、低血压和凝血障碍[31]（表 28-3）。

> **临床要点** 分娩过程中或分娩后羊水栓塞经典三联征包括：突发性低氧、低血压及凝血障碍。

表 28-3 常见羊水栓塞症状

急性低血压	发绀
胎儿窘迫	凝血障碍
肺水肿或急性呼吸窘迫综合征（ARDS）	呼吸困难
心搏骤停	癫痫发作和精神状态改变

(1) 临床表现分期

① 早期：早期发生于栓塞开始后的 30 ～ 60min 内，表现为强烈肺血管收缩、肺动脉高压、急性右心室衰竭、严重三尖瓣反流、低氧血症和呼吸衰竭 [33-35]。

② 中晚期：很多产妇在羊水栓塞早期即发生死亡 [33]，其中幸存的产妇晚期表现为右心室衰竭及肺水肿（51% ～ 100%）。

(2) 弥散性血管内凝血（DIC）：凝血障碍特征性症状通常见于 80% 以上的病例 [35]，在临床症状出现后 10 ～ 30min 即可能发生凝血障碍，在 50% 的病例可持续 4h，有的甚至持续 9h。DIC 的发生机制尚不十分明确，可能的机制为纤溶亢进，以及羊水中促凝血物质引发了细胞因子与补体系统激活 [33,35]。

(3) 死亡：早期存活产妇在晚期发生死亡的原因包括：突发性心搏骤停、弥散性血管内凝血所致的严重出血、急性呼吸窘迫综合征和多器官功能衰竭。

4. 危险因素　妊娠期羊水栓塞危险因素包括：产妇高龄、种族、羊膜腔灌注、引产、剖宫产（经典术式风险大于低位横切）、产后出血、流产、前置胎盘、绒毛膜羊膜炎、多胎妊娠、死胎及先兆子痫（子痫风险大于轻度子痫前期）。易导致羊水栓塞的疾病包括：心肌病、脑血管事件、肾脏疾病、尿路感染和高血压。其中某些疾病使羊水栓塞的发生风险性增加，如患有心脏疾病的产妇发生羊水栓塞的风险比为 70 [32-34]。

5. 病理生理学　羊水栓塞发生的病理生理学机制尚不完全清楚。

(1) 屏障破坏：母体与胎儿屏障破坏，羊水可通过宫颈内静脉、子宫创面或胎盘附着部位进入母体循环。

(2) 心跳呼吸骤停原因：早期研究发现羊水物质进入母体循环导致肺血管机械性梗阻，微栓子所致肺泡肺毛细血管渗漏引起类似急性呼吸窘迫综合征症状，胎儿抗原进入母体循环引起母体炎症反应。

(3) 体液免疫病因学：最近越来越多的理论重点关注于羊水中促炎介质（细胞因子、缓激肽、血栓素、白三烯和花生四烯酸）引起的体液免疫因子的表达。羊水中补体激活或促凝物质（如血小板激活因子、组织因子和组织因子通路抑制药）进一步导致弥散性血管内凝血的发生。因此，胎儿抗原通过以上途径直接激活促炎介质与凝血途径。

6. 诊断　目前主要通过临床表现诊断羊水栓塞。诊断依据主要是一系列临床表现，而不是单纯的实验室检查。羊水栓塞的诊断是一种排除性诊断，需排除其他疾病 [31,34]。

(1) 胎儿的鳞状细胞：母体循环存在胎儿的鳞状细胞已不再是肺栓塞的特异性诊断指标。胎儿细胞也常见于很多非羊水栓塞产妇的循环中。胎儿的鳞状细胞检测尚不能用于明确诊断羊水栓塞。

(2) 组织学证据：羊水栓塞产妇尸检中可以找到一些组织学的证据。母体肺循环中可以找到有形物质（如层状上皮细胞、胎粪组分、黏蛋白和胎毛）。肺动脉及毛细血管通常可以发现纤维蛋白血栓。

> **临床要点**　羊水栓塞的诊断是一种排除性诊断。必须考虑其他常见的引起心脏呼吸骤停和弥散性血管内凝血的原因，包括全脊麻、局麻药中毒、脓毒症、变态反应、静脉血栓栓塞、空气静脉栓塞、心肌缺血 / 梗死、误吸、胎盘早剥、溶血、肝酶升高、低血小板综合征及子宫破裂。

7. 治疗　羊水栓塞的治疗为支持性治疗。需要迅速复苏，包括建立气道和循环支持。具体措施有气管插管、机械通气改善氧合，输注晶体液容量复苏，以及早期血管活性药物治疗。经食管超声心动图（TEE）有助于指导强心药与血管升压药的使用。必要时行高级生命支持治疗和有创血流动力学监测。

(1) 血制品：在输血制品前需完善凝血检查、交叉配血和动脉血气分析。一旦发生弥散性血管内凝血及出血，血制品（红细胞、新鲜冰冻血浆、血小板及冷沉淀）是必需的。氨甲环酸、抑酞酶、纤维蛋白原有助于弥散性血管内凝血的治疗。曾有人用凝血因子Ⅶa，但可能会引起血栓的形成及更差的预后。血栓弹力图有助于指导治疗弥散性血管内凝血。

(2) 紧急剖宫产：在产妇发生心搏骤停或危及生命的心律失常的 4 ~ 5min 内，应行紧急剖宫产术。或许能改善母体及胎儿结局。然而，发生心搏骤停的产妇恢复预后较差。

(3) 子宫切除与其他处理措施：当出现子宫收缩乏力或大出血时，建议行子宫切除术。其他可行的处理包括髂动脉栓塞、心肺转流术、肺动脉取栓术、溶栓、ECMO、主动脉气囊反搏、交换输血及血滤。

五、静脉空气栓塞

1. 概述 产科中静脉空气栓塞（VAE）主要指肺循环中的空气栓塞，通常发生于剖宫产术中。空气从开放的静脉进入血液循环，在右心或肺静脉形成栓塞。手术部位血管破损处和右心之间压力梯度大于 $5cmH_2O$ 时可造成大量空气进入循环。静脉空气栓塞占产妇死亡的 1%[36]。多普勒监测提示静脉气栓发生率差异较大，在 10% ~ 60%。

2. 发生时机 静脉空气栓塞通常发生在剖宫产术中。但是，也有报道空气栓塞发生在产程和分娩过程中（阴道分娩和剖宫产）、阴道检查、性行为，以及其他手术过程中[23]。空气栓塞的临床表现和预后取决于空气进入的容量和速度。

3. 临床症状 临床症状很大程度上取决于气栓的大小。通常情况下，静脉注射 3ml/kg 以上的空气可能对人体造成致命伤害。临床上少量静脉空气栓塞较为常见，而大面积气体栓塞则较少见。具有临床意义的静脉空气栓塞可能引起胸痛、呼吸困难、呼吸急促、心律失常及脱水。大面积静脉空气栓塞阻塞肺血管时，会导致突发性低血压、呼吸和循环虚脱。进一步导致急性右心室衰竭，随后心排血量减少，甚至心搏骤停[37]。若存在心内分流，脑部可能会受累。全身麻醉的患者症状可能表现为呼气末二氧化碳降低，低血压和低氧血症。空气栓塞相关症状见图 28-6。

4. 危险因素 静脉空气栓塞的危险因素包括前置胎盘、胎盘早剥、徒手剥离胎盘、子宫外置、出血及术中用 15° 倾斜体位。

5. 监测

(1) 经食管超声心动图（TEE）：TEE 是最灵敏的检查手段，可以检测到 0.02ml/kg 的空气。TEE 有助于检测病情严重程度、监测心功能和引起反常栓塞的心内缺陷。

(2) 多普勒超声：心前区多普勒超声可以检测出 0.05ml/kg 的空气，具有高灵敏度[38]。

(3) 肺动脉导管、呼气末氮气和呼气末二氧化碳：其他可行的监测手段包括肺动脉导管（PAC）、呼气末氮气（ET_{N_2}）和呼气末二氧化碳（ET_{CO_2}）监测。但以上检测通常不用于椎管内麻醉患者。PAC 具有很高的灵敏度，可以检测到 0.25ml/kg 的空气。ET_{N_2} 和 ET_{CO_2} 监测可以检测到 0.5ml/kg 的空气[38]。食管听诊"磨轮杂音"、血氧饱和度和心电图（ECG）变化敏感性均较低，并且在发生空气栓塞晚期时才出现变化[38]。

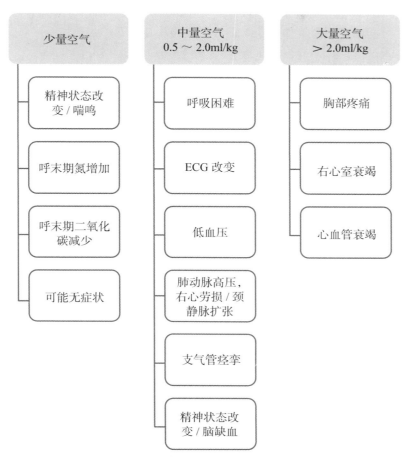

▲ 图 28-6　进入循环空气量与相关症状

ECG. 心电图（引自 Mirski MA，Lele AV，Fitzsimmons L et al. Diagnosis and treatment of vascular air embolism. *Anesthesiology*. 2007; 106:164-177.）

> **临床要点**　TEE 是最灵敏的检测静脉空气栓塞的手段，可以检测到 0.02ml/kg 的空气。心前区多普勒超声和 PAC 分别可以检测到 0.05ml/kg 和 0.25ml/kg 的空气。

　　(4) 胸部 X 线片与动脉血气：胸部 X 线片可以显示肺血管内的气 – 液平面，动脉血气分析可检测出低氧血症和高碳酸血症[36]。

　　6. 治疗[36, 39]

　　(1) 逆转压力梯度：治疗包括增加右心房压力逆转右心房和子宫之间压力梯度。为了将空气排出右心房，建议将患者置于左倾斜 5°头低位[36, 37]。但该体位在动物模型中并不起作用，可能对人体同样无效。

　　(2) 浸泡手术野：用生理盐水等液体浸泡手术野也很重要，尽可能填堵手术部位的血管破损处（空气进入部位）。

(3) 停用氧化亚氮：不应使用氧化亚氮（笑气），给予 100% 纯氧。

(4) 中心静脉导管：中心静脉导管或 PAC 可用于抽吸心脏内的空气。置于右心房的多孔导管可抽吸 50% 的空气。

(5) 呼气末正压：使用呼气末正压（PEEP）和 Valsalva 动作可能导致反常栓塞。

(6) 支持性治疗：可能需使用血管加压药、正性肌力药和肺血管扩张药。

(7) 高压氧治疗：高压氧治疗尤其适用于反常空气栓塞与脑血管空气栓塞。

六、吸烟

美国妊娠女性吸烟比例大约为 14%。吸烟可引起围生期和妊娠期并发症。

1. 对妊娠的影响 吸烟可以导致妊娠很多的并发症[40]，包括不孕症、宫外孕、自然流产（吸烟女性高达 20% ～ 80%）、胎盘早剥、前置胎盘、胎儿生长受限和早产（PTD）。

2. 对新生儿的影响 目前已经报道了几种胎儿畸形。一项大型 Meta 分析报道了新生儿肢体、心脏和肌肉骨骼缺陷发病率有所增加。更大的影响包括口面裂畸形、马蹄内翻足、肢体、眼睛和胃肠道缺陷[41]。这些结果还需要进一步研究证实。

3. 对后代的长远影响 新生儿出生后期的长远影响包括婴儿猝死综合征的发病率增加、儿童期呼吸系统疾病如哮喘发病率，以及行为学方面问题如注意力缺陷障碍等增加。

4. 肺部并发症 吸烟可导致严重的肺部疾病，应在妊娠前停止吸烟。围术期肺部并发症包括喉痉挛、支气管痉挛、误吸、低氧血症、通气不足、再插管，以及需要术后住院治疗[42]。吸烟的一些不良反应见表 28-4。鉴于吸烟患者肺部并发症的风险，推荐使用椎管内镇痛和麻醉，该麻醉方式可将气道疾病发病率降至最低。

临床要点 戒烟 12 ～ 24h 一氧化碳和尼古丁水平降低，1 ～ 2 周痰液减少，且 8 ～ 12 周术后发病率和死亡率减少。

表 28-4 吸烟的影响

呼 吸	心血管	其 他
• 纤毛活性的降低 • 黏液分泌增加 • 小气道功能障碍增加导致闭合容积增加 • 肺顺应性降低 • 气道反应性增加 • 气体交换受损 • 氧解离曲线左移，导致组织缺氧	• 肺血管阻力增加 • 心率增加 • 增加收缩性 • 负性肌力	• 肝酶的激活可以增加阿片类的需求，降低氨基类固醇肌肉松弛药的效力，改变其他麻醉药的代谢 • 伤口愈合不良

七、阻塞性睡眠呼吸暂停

1. 背景　阻塞性睡眠呼吸暂停（OSA）以睡眠中周期性上呼吸道阻塞为特征，可引起低氧血症、高碳酸血症和睡眠紊乱。OSA 经常引起高血压、心脏病和代谢综合征。

(1) 发病率：因缺乏数据，妊娠期间 OSA 的发病率未知。OSA 在肥胖产妇中发病率可高达 15.4%[43]。妊娠期生理变化和肥胖可能会导致 OSA 的症状加重[44]。

(2) 病理生理学：OSA 引起交感神经系统激活，增加氧化应激和炎症反应，导致血管内皮细胞功能障碍[45, 46]。

2. 对妊娠的影响　越来越多的证据表明 OSA 可能与产妇和胎儿不良结局有关。

(1) 母体并发症：OSA 与妊娠高血压、先兆子痫和糖尿病的发生有关[44, 45]。

(2) 对胎儿的影响：OSA 容易导致胎儿生长发育受限（发育小于胎龄和低体重儿）、新生儿 Apgar 评分低及早产。

(3) 数据：大多数研究不能很好地调整混杂变量或者缺乏足够的检验效能，因此，OSA 对产妇和胎儿的可能影响还需进一步研究。

3. 诊断　诊断主要是通过体积描记法。凡是有打鼾、白天嗜睡、睡眠紊乱和烦躁表现，尤其是肥胖女性，应该需要进行相应的检查。一些问卷调查，如柏林、Epworth 嗜睡量表和 STOPBang 评分系统已被用于协助诊断 OSA。但这些量表对产妇敏感性或特异性低[44]。

4. 治疗　OSA 的治疗主要是经鼻持续气道正压通气（CPAP）。妊娠前使用 CPAP 的女性妊娠期间应继续治疗。

(1) 妊娠期持续气道正压。妊娠期使用 CPAP 似乎是安全和有效的。有证据表明 CPAP 可以降低产妇收缩压和舒张压[44, 46]。

(2) 持续气道正压通气依从性。随胎龄的增加，可能需要适当调整 CPAP。鼻塞和不适的倾向可能会影响 CPAP 的依从性。

5. 麻醉与镇痛

(1) 硬膜外镇痛：建议产程期早期应用硬膜外镇痛。OSA 产妇通常比较肥胖，分娩和剖宫产可能会经历更强烈的痛苦[44]。肥胖也给硬膜外镇痛带来了技术上的挑战；但与其他镇痛方式相比，硬膜外镇痛可减少阿片类剂量、减少镇静药的使用和呼吸抑制。另外，必要时经硬膜外导管给药可用于剖宫产术麻醉。

(2) 椎管内麻醉：麻醉前应加强气道评估，肥胖产妇的插管失败率是正常体重指数产妇的 8 倍[44]。这类产妇在通气和插管方面都面临挑战。困难气道相关的气道设备应准备充分并且随时可用。椎管内麻醉避免了可能的气道不良事件、呼吸暂停、误吸、减少了镇静药，以及术后患者自控镇痛（PCA）阿片类（可导致呼吸抑制）的需求。为了避免发生呼吸抑制，可使用硬膜外镇痛进行术后疼痛管理。术后需要加强各项生命体征的监测。需要注意的是，还应监测静脉血栓栓塞和伤口感染的发生情况[44]。

(3) 气管插管全身麻醉：若必须行气管插管全身麻醉，诱导前使用 CPAP 预充氧十分重要。应做好预防误吸的措施。准备好困难气道推车，垫高枕头可能有助于气管插管。可在头高位或坐位完成诱导，平卧位行气管插管。应使用短效麻醉药和可溶性较小的吸入麻醉药，谨慎滴注阿片类和其他镇静药。应在充分拮抗神经肌肉阻滞后，在清醒状态下拔出气管导管。有些患者气管拔管后需要 CPAP。可以的话，考虑术后鞘内注射阿片类或硬膜外镇痛。如果使用 PCA，不建议使用连续背景剂量。术后必须加强各项生命体征的监测。该类产妇术后应采取坐位休息，且长时间行连续心肺功能监护。可以使用 CPAP 或 PAP 监测。CPAP 可能会减少气道阻塞、术后并发症和住院时间。

八、结节病

1. 概述　结节病是一种多系统肉芽肿疾病，可导致组织损伤和肉芽肿形成。超过 90% 病例的患者肺会受到影响[47]。其他常见受累器官有皮肤、淋巴结、眼和肝；另外，少见的受累器官有神经、内分泌、喉、肾和肌肉[47-49]。结节病的病因尚不清楚。最近一项流行学报道指出每 10 万例新生儿中有 9.6 例患有肺结节病[39]。

2. 肺结节病　可能的肺部并发症包括限制性肺部疾病（RLD）、结缔组织病、支气管扩张症、肺气肿、霉菌性空洞性肺部疾病和肺动脉高压[47]。

3. 结节病对妊娠的影响　尽管绝大多数学者发现结节病产妇未有不良妊娠结局[48]，但也有学者发现结节病产妇发生先兆子痫、肺栓塞和 PTD 等并发症风险增加。

4. 妊娠对结节病的影响

(1) 良性过程。妊娠通常不会影响稳定或非活动性结节病。妊娠前存在活动性结节病的病情可能会好转，可能由血液中皮质醇激素水平升高所致[50]。

(2) 疾病进展。产妇处于强化射线照射阶段、肺实质炎症渗出、肺外疾病和（或）服用二线药物等可能会加重妊娠期结节病[48, 49]。

(3) 产后复发或 3 ～ 6 个月内出现新的症状较常见[49, 50]。

5. 诊断和治疗

(1) 诊断：在排除其他疾病后，诊断包括临床表现、放射学和组织学结果发现非单个脏器非多发性肉芽肿。

(2) 药物治疗：皮质类固醇激素可用于治疗结节病。治疗结节病的二线药物包括硫唑嘌呤、氯喹和羟氯喹。许多细胞毒性药物，如甲氨蝶呤和环磷酰胺在妊娠期禁用[48, 50]。

(3) 妊娠期良性病程：由于妊娠期结节病通常是良性的，麻醉管理包括充分镇痛，减少氧耗。但合并肺外疾病或严重限制性肺病和其他肺部疾病的患者需要进行个体化麻醉管理策略。

九、吸入性肺炎

1. 定义　吸入性肺炎是指将口咽或胃内容物吸入喉和（或）下呼吸道。吸入性肺炎是吸入反流胃内容物后发生的急性肺损伤。在过去几十年中，随着椎管内麻醉应用于剖宫产手术的日益普及，误吸造成的产妇死亡率也随之降低。但由于其较高的发病率与死亡率，误吸仍然是麻醉的严重并发症之一[51]。

2. 产妇误吸　长期以来，妊娠期女性被认为是发生误吸的高危人群。吸入的胃液 pH < 2.5 及胃液容量 > 25ml 被认为是引起肺损伤的高危因素[52]。误吸的高危因素包括急诊手术、肥胖、胃食管反流性疾病和全麻过程中的困难气道等，而这些危险因素常见于妊娠女性[53]。妊娠期间胃排空不会减弱，直到产程开始。尚未证实非分娩期的肥胖产妇胃排空延迟[54]。疼痛与阿片类也可能导致产妇胃排空延迟。

> **临床要点**　未进入产程的孕妇与非妊娠妇女的胃排空能力是相似的。美国麻醉医师协会产科麻醉临床指南允许择期行剖宫产术健康产妇在麻醉诱导前 2h 饮用清水。建议禁食固体食物的时间为 6 ～ 8h。

3. 病理生理学　吸入酸性胃液造成肺泡上皮的损伤，从而引起肺顺应性下降、肺水肿和肺内分流。肺水肿和肺内分流导致低氧血症和支气管痉挛。细胞碎屑和吸入的固体大颗粒可以引起支气管阻塞。早期胸部 X 线片检查可能无异常，大多数患者误吸 12 ～ 24h 可能发生右肺下叶渗出[55]。

4. 治疗　为了治疗低氧血症，保留自主呼吸的患者应使用持续正压通气（CPAP），机械通气患者应使用呼气末正压通气（PEEP）。不需要预防性使用抗菌药。

5. 预防　很多药物治疗可以降低胃内容物反流和误吸的发生。非微粒抗酸药（如枸橼酸钠）可以提高胃 pH，可以常规应用于剖宫产产妇。枸橼酸钠的作用时间仅能维持大约 30min，并可能会增加恶心的发生率[56]。H_2 受体拮抗药能减少胃酸产生和胃容量，静脉给药后 30min 内起效，但 60 ～ 90min 仍不能达到最大效应。西咪替丁和雷尼替丁的药效能维持 4 ～ 8h。质子泵抑制药如奥美拉唑抑制胃酸的产生，不良反应较少，用于降低胃液酸度。研究证实此类药物在术前晚上和手术当天清晨两次给药能达最大作用。因此只适用于择期剖宫产手术[52]。甲氧氯普胺增强食管下段平滑肌张力和胃蠕动。静脉注射 10mg 可在 15min 内降低胃容量。甲氧氯普胺有可能引发锥体外系不良反应，因此必须缓慢注射。

> **临床要点**　在直接喉镜下行气管插管全麻前，联合应用抗酸药和 H_2 受体拮抗药比不使用任何术前用药或单独使用抗酸药更能有效提高胃酸的 pH。

6. 麻醉管理　尽可能使用椎管内麻醉，可以降低误吸的发生率。应用全身麻醉时，全面评估气道十分重要。对于困难气道产妇应采用清醒下纤支镜插管。如果不存在困难气道，建议使用快速序贯全身麻醉诱导，同时压迫环状软骨（Sellick 手法）直到插管成功。避免面罩通气可减少胃胀气，压迫环状软骨减少胃内容物反流进入气道。是否应该压迫环状软骨尚有争议，该手法经常被错误使用，且压迫力度不准确。另外，环状软骨被压迫会导致喉镜暴露困难[57]。机械通气期间使用带有套囊的气管导管仍是保护气道的标准做法。其他气道设备如喉罩（LMA）可用于紧急状况，但难以避免误吸的发生[52]。目前，越来越多的文献报道择期剖宫产术中应用喉罩。一项纳入 1067 例体重指数正常且禁食的产妇的研究表明，全麻使用喉罩未发生一例误吸[58]。

十、囊性纤维化病

1. 背景 囊性纤维化病是一种常染色体隐性遗传病。上皮细胞的氯离子通道突变引起肺、胰腺和汗腺黏液过度分泌，进一步导致了呼吸系统、消化系统和生殖系统功能不全[59]。不断恶化的慢性呼吸系统疾病是绝大多数囊性纤维化病患者发病和死亡的主要原因。囊性纤维化病患者可能发生的病变有慢性感染、炎症、痰栓和梗阻性肺疾病、支气管炎、咯血、纤维化和限制性肺疾病、远端气道肺气肿和气胸。这些病变引起通气／灌注比失调和慢性缺氧，并最终导致肺动脉高压和肺源性心脏病进展性呼吸衰竭。胰腺功能不全引起吸收功能障碍及消化功能损害。很多患者发展为糖尿病和以胆汁性肝硬化和门脉高压为标志的终末期病变。

2. 妊娠对囊性纤维化病的影响 严重囊性纤维化病患者不能耐受妊娠相关的生理变化包括残气量降低、补呼气量和功能残气量的下降、呼吸功和循环血容量增加。妊娠期间病情的恶化常与妊娠前囊性纤维化病的严重程度相关[60]。与其他患者相比，囊性纤维化病妊娠患者需要更多的治疗及密切的监测[59]。药物治疗的改善及囊性纤维化病患者生存率的提高意味着更多的囊性纤维化患者可以妊娠。

3. 囊性纤维化病对妊娠的影响 严重呼吸功能不全的产妇发生围生期并发症和早产的概率较高。这可能与低氧血症和较差的营养状态有关。除了呼吸功能不全外，其他因素如糖尿病、伯克霍尔德菌感染和频繁感染加重均会导致母体预后不良[62]。近期的研究表明多数产妇结局良好，尤其是囊性纤维化程度较轻、营养状态好和肺功能损害轻的产妇。FEV_1 下降的程度与妊娠不良结局有关[59]。

4. 药物治疗 有严重囊性纤维化的患者，应告知妊娠可能对母体和胎儿产生的不利影响。对患有严重肺疾病合并肺动脉高压和肺源性心脏病的患者而言，妊娠是尤其危险的。该类产妇的治疗需要一个团队协同合作包括呼吸科医师、母婴药剂师、麻醉医师、新生儿医师、理疗医师及营养师参与[59, 61]。向患者提供遗传和营养方面的咨询，补充所需的酶和热量。使用支气管扩张药、化痰药、皮质激素、抗生素，以及持续氧疗。雾化吸入脱氧核糖核酸酶Ⅰ可以降低呼吸道分泌物的黏性。建议定期行超声检查和产前检查以确保胎儿的正常生长发育。可以尝试新型的治疗办法，如肺移植和基因治疗。其他可行的治疗办法包括使用作用于不同氯离子通道的药物如调节囊性纤维化病跨膜调节蛋白（CFTR）的药物，最终改善氯离子通道的传导性。

5. 麻醉管理 [15, 61, 64]

(1) 麻醉前评估：包括肺功能检查、心功能评估和动脉血气分析。呼吸系统受累的程度是麻醉医师需要关注的首要问题。持续脉搏氧饱和度监测有利于指导氧疗。由于肠外阿片类镇痛药可以引起呼吸抑制，应避免使用。

(2) 由于产程中机体对通气量需求增加，早期使用椎管内麻醉进行分娩镇痛是有利的。椎管内麻醉可以为分娩提供充分镇痛，减轻产程中的过度通气、呼吸做功与氧需求量，有助于预防呼吸失代偿的发生。为了避免呼吸抑制，因避免高位运动神经阻滞和胸段感觉神经阻滞。推荐使用稀释的局部麻醉药达到 T_{10} 水平的感觉神经阻滞。

(3) 剖宫产首选硬膜外麻醉而非腰麻：硬膜外麻醉可以缓慢调节麻醉平面，避免损害通气功能、咳嗽和清除分泌物的能力。建议将感觉平面阻滞控制在 T_6 水平。也有一些使用低剂量腰麻复合适量硬膜外麻醉成功用于囊性纤维化产妇剖宫产术的报道[61, 63]。腰 – 硬联合麻醉优势包括腰麻可以提供确切的麻醉阻滞平面，以及可根据需要通过硬膜外导管调整阻滞平面。全身麻醉面临的问题包括支气管痉挛、气胸、分泌物阻塞气管导管，以及通气 / 血流失调等。为了避免肺大疱破裂引起气胸，禁用氧化亚氮。吸入气体需要湿化并经常吸除气道分泌物。正压通气时需要设定较长的呼气时间以防止肺泡发生塌陷。抗乙酰胆碱药物可使气道干燥和分泌物黏稠，应避免使用[59]。产后应提供胸部物理治疗并通过硬膜外或者肠外途径进行充分的镇痛。

十一、肺移植

1. 移植与妊娠　与肾脏、肝脏和心脏等实质器官移植患者相比，肺移植术后患者很少能够妊娠。患者经常会咨询免疫抑制（保障移植肺存活需要）是否对胎儿造成不利影响。通常建议患者在肺移植术后至少 1 ～ 2 年内不要妊娠，尽可能减少对移植肺功能和胎儿健康的影响[65]。肺移植术后妊娠的患者，经常因为感染或者排异而导致肺功能下降。很多肺移植产妇的全身状况差于其他实质器官移植产妇。美国国家移植妊娠登记处（NTPR）调查报告表明，48% 的肺移植患者在产后 2 年内发生移植器官功能丧失。这与其他实质器官移植者相比，发生排异的危险性增加了 36%[60]。一项研究发现因囊性纤维化行肺移植术的产妇在产后几乎都发生了肺功能进行性恶化，并于 38 个月内死于慢性排异反应[66]。最近一项纳入 16 例肺移植孕妇的研究发现，在 19 次妊娠中只有 8 次成功分娩。这些患者中有 6 例在妊娠后死亡，其中 1 例发生了快速进行性闭塞性细支气管炎[67]。肺移植术后产妇的其他并发症包括妊娠高血压、子痫前期、贫血和妊娠糖尿病[65]。近期的研究没有发现肺移植孕妇的肺功能发生明显变化。肺功能下降可能是病理性的，应考虑感染和排斥反应[67]。

2. 药物　母亲需被告知药物对胎儿的潜在毒性和感染的风险。弓形体病、其他感染（如先天性梅毒）、风疹、巨细胞病毒和单纯疱疹病毒（TORCH）均可对胎儿产生显著影响[68]。移植术后 1 ～ 2 年后再妊娠可避免术后即刻暴露于高强度的免疫抑制治疗[67]。美国食品药监局（FDA）将常用的免疫抑制药物分为 C 类（不能排除胎儿风险）或 D 类（存在胎儿风险的证据）。建议妊娠期应继续维持免疫抑制药治疗，但可能需要进行相应的调整。妊娠期，通常会继续使用钙调素抑制药（CNI）、泼尼松和硫唑嘌呤。通常停用霉酚酸酯和西罗莫司靶蛋白抑制药（mTORi）[65]。必须定期监测免疫抑制情况并调整相应剂量，以避免发生移植排斥反应。

3. 早产　在接受肺移植的产妇中，早产（< 37 周）和低体重儿的发生率明显增加。NTPR 报告称超过 70% 的新生儿出现并发症，但多数能够好转，无死亡病例[60]。

4. 监护　监护母体是否存在排异反应、先兆子痫、高血压、肾功能不全和病毒血症，尤其是巨细胞病毒和单纯疱疹病毒感染。通过肺功能试验监测移植肺的肺功能，必要时行支气管镜检也是很重要的。妊娠 32 周前应每 4 周，妊娠 32 ～ 36 周前每 2 周，以及 36 周以后每 1 周检查一次肺功能。最好在专门的多学科移植中心进行检查[65]。

5. 麻醉处理[69]　必须严格遵守无菌操作，并调整类固醇的剂量和预防性使用抗菌药。建议使用椎管内分娩镇痛。对于剖宫产产妇而言，硬膜外麻醉和腰硬联合麻醉均可选择。如果产妇存在呼吸功能不全，应缓慢建立麻醉平面。淋巴回流障碍可引起肺水肿，因此需要谨慎补液。使用全身麻醉时，双侧肺移植患者的隆突处于去神经化状态，发生误吸的风险增高。这些患者的咳嗽反射可能很差甚至消失[65]。全身麻醉插管过程中避免造成气管缝合处损伤。

十二、限制性肺疾病

限制性肺疾病患者的功能残气量（FRC）、肺总量（TLC）和肺活量（VC）下降，同时 FVC、FEV_1 和深吸气量（IC）也发生下降。患者还有可能发生微小肺不张，以及胸廓和肺顺应性下降[70]。为了维持通气量，需要较高的跨肺压。肺复张所需做功增加，但绝大多数患者可以通过低容量和快速呼吸进行代偿，但这样会增加无效腔通气量。呼吸做功增加也提高了发生呼吸衰竭的风险。有时难以鉴别是妊娠引起的生理性呼吸困难还是由限制性肺疾病引起的病理性呼吸困难。病理性呼吸困难通常是进展性的、严重的并使日常活动受限[71]。

> **临床要点** 妊娠期孕激素通常会增加分钟通气量。限制性肺疾病可能会限制分钟通气量，引起高碳酸血症性呼吸衰竭。虽然呼吸性碱中毒确实会引起子宫血管收缩，从而可能影响胎儿氧供，但目前尚不清楚轻中度高碳酸血症对妊娠的影响。

1. **妊娠** 限制性肺疾病在妊娠中并不常见。通常如果产前肺容量超过肺功能测验的预计值的 50%，孕妇可以耐受妊娠。在对 FVC < 70% 的产妇进行的一项小型研究显示，所有产妇均存活，但其中一些产妇需要氧气或辅助通气治疗[72]。

2. **脊髓损伤和脊柱侧弯** 脊髓损伤和脊柱侧弯是妊娠妇女发生限制性肺疾病的常见原因。

(1) 脊髓损伤：脊髓损伤（尤其是 T_{10} 以上脊髓损伤）患者的呼吸肌功能减弱，从而导致肺容量和气流流速减低。C_{2-4} 急性损伤的患者通常需要长期呼吸机维持呼吸。低位颈段脊髓损伤会导致肋间肌和腹肌麻痹，但膈肌功能通常是正常的。高位胸段脊髓损伤会导致咳嗽反射减弱，因此发生感染的可能性增加[73]。增大的子宫使膈肌运动功能减弱。对于完全依赖膈肌运动来维持呼吸功能的脊髓损伤患者，这一影响尤其突出。有些妊娠晚期的患者甚至需要呼吸机支持[70]。

(2) 脊柱侧弯：脊柱侧弯和胸段弯曲超过 65° 的患者，其椎体和胸廓畸形导致限制性肺疾病的呼吸功能异常。妊娠合并脊柱侧弯可以使 FVC 极度降低，同时还伴有通气 / 血流失衡和低氧血症。呼吸困难在侧弯弯度 < 70° 时较少见，但在弯度 > 100° 时则很常见[70]。

3. **评估** 限制性肺疾病患者应在妊娠前进行肺功能评估，以判断其是否能够耐受妊娠。需要进行肺功能测试和动脉血气分析。肺功能异常应请呼吸专科专家会诊。超声心动图有助于评估肺动脉高压[72]。定期评估肺功能以确保孕妇能够耐受妊娠期生理性分钟通气量和氧耗量的增加。产前麻醉专科会诊对产妇也是有益处的[73]。

4. **处理** 产程和分娩会导致通气量增加，容易引起膈肌疲劳。如果产妇在产程中经历严重疼痛，可能无法提供足够的分钟通气量，最终可能导致呼吸衰竭。某些脊髓损伤的产妇在分娩过程中可能无法体验到疼痛[73]。只有具有产科指征才能进行剖宫产手术。进行硬膜外麻醉和分娩镇痛时，需要仔细调整麻醉平面，以避免局部麻醉药引起辅助呼吸肌功能麻痹，从而导致呼吸功能进一步恶化[70]。

十三、急性呼吸窘迫综合征与呼吸衰竭

1. **诊断标准**　急性呼吸窘迫综合征是导致呼吸衰竭的疾病之一，以急性低氧血症和肺泡毛细血管渗透性增加为特征。诊断标准包括：急性起病，$PaO_2/FiO_2 \leqslant 200$（不考虑 PEEP 水平），胸部 X 线片提示双侧肺浸润，肺动脉楔压 $\leqslant 18mmHg$，胸部 X 线片提示双侧和缺乏左心房高压的临床表现[74]。产科相关性急性呼吸窘迫综合征有诸多不同定义，但妊娠期发生的急性呼吸窘迫综合征通常由产科因素引起或可以受产科相关因素所调节。

2. **临床表现**　患者通常发生急性低氧性呼吸衰竭，表现为呼吸困难、呼吸频率增快和心动过速。胸部听诊可闻及弥漫性湿啰音和哮鸣音。病情可进一步发展为肺动脉高压和多器官功能衰竭综合征（MODS）[75]。

3. **妊娠合并急性呼吸窘迫综合征病因**　妊娠期急性呼吸窘迫综合征有很多原因（表 28-5）。包括肺的直接损伤和全身炎症反应等。其中某些病因不受妊娠影响，某些病因因妊娠而发生变化，也有些病因是妊娠期特有的[75]。

表 28-5　妊娠期急性呼吸窘迫综合征病因

宫缩抑制药诱发的肺水肿	子痫
吸入性肺炎	绒毛膜羊膜炎
羊水栓塞	滋养细胞栓塞
胎盘早剥	产科出血
子宫内膜炎	滞留胎盘
化脓性流产	感染——病毒、细菌、真菌、原虫
脓血症	肺炎
严重创伤和肺挫伤	多次输血
急性胰腺炎	吸入性损伤
脂肪栓塞	药物过量
溺水	

4. **治疗**　维持子宫内环境稳定和母体呼吸功能的支持治疗对胎儿极为重要。

(1) 为保证胎儿的氧供，需维持母体 $PaO_2 \geqslant 70mmHg$，胎儿 $PaCO_2 < 45mmHg$。治疗原则与非妊娠急性呼吸窘迫综合征女性治疗原则一致，即在改善血气指标的同时避免通气相关性肺损伤。气管内插管的指征包括呼吸功增加，精神状态变差，血流动力学不稳定和气道保护性反射或排出分泌物能力丧失。

(2) 为避免机械通气相关性肺损伤，推荐使用低潮气量（6ml/kg）和低气道压（< 30cmH_2O）。已有研究表明在非妊娠患者中，使用低潮气量比使用大潮气量（12ml/kg）的患者存活率高[74]。产妇往往难以耐受允许性高碳酸血症。另有研究表明，维持产妇 $PaCO_2 < 50mmHg$ 对胎儿无不良影响[76]。为避免氧中毒，

吸入氧浓度 FiO$_2$ 应低于 60%。已有研究表明在非妊娠患者中使用 PEEP 可以改善氧合，但尚缺乏在妊娠急性呼吸窘迫综合征患者中使用 PEEP 的研究。对轻型急性呼吸窘迫综合征且血流动力学稳定的患者，无创通气模式是较好的治疗手段[74]。妊娠期血容量增加，PEEP 对心排血量的影响使容量管理变得困难，置入肺动脉导管可能对指导输液有利[77]。

> **临床要点** 妊娠期间产妇 PaCO$_2$ 通常下降至 32mmHg。对产妇而言，PaCO$_2$ 值上升至非妊娠患者的正常水平可能预示即将发生呼吸窘迫。

5. 可替代性治疗 严重呼吸窘迫综合征患者的治疗还包括以下几种措施。

(1) 有助于改善氧合的不同通气模式包括气道压力释放通气和高频振荡通气。以相对高的压力（40～50cmH$_2$O）维持 30～60s 的肺复张治疗或许对患者是有利的。将患者置于仰卧位有助于改善氧合，但该体位不易操作，有一系列实际操作困难[78]。

(2) 吸入氧化亚氮、前列环素和表面活性剂等方法也曾用于改善氧合，但效果有限。这些治疗措施尚未被证明可降低急性呼吸窘迫综合征的死亡率和并发症发生率[77]。糖皮质激素的使用目前仍存在争论，尤其是使用剂量与时机。某些研究证明了使用糖皮质激素可以改善患者氧合和预后，但不能改善流感 H1N1 型肺炎导致的急性呼吸窘迫综合征[74]。

(3) 近年来不断得到改进的体外膜肺氧合（ECMO）可以用于治疗急性呼吸窘迫综合征。在 2009 年，A 型流感 H1N1 型流行增加了急性呼吸窘迫综合征产妇的发病数。已有一些使用 ECMO 治疗严重急性呼吸窘迫综合征的报道。使用 ECMO 最主要的并发症为严重出血和凝血功能障碍。

6. 急性呼吸窘迫综合征对妊娠的影响 母体氧合功能障碍可引起胎儿宫内窘迫。缺氧还可导致子宫应激收缩增强和早产。硫酸镁和 β 体受体激动药可引起肺毛细血管渗透性增高，应谨慎使用。非甾体抗炎药可以用于治疗早产[77]。气管插管和机械通气期间，为了让产妇舒适而使用的镇静药可能使胎儿的活动降低[76]。

7. 产科处理 胎龄、胎儿状态和母体状态都可以影响分娩的决定。总体上，未成熟的胎儿应使用宫内支持治疗直至孕 32～34 周。但如果母体情况不稳定或急性呼吸窘迫综合征诱发因素与妊娠有关，应立即终止妊娠。若已提示胎儿无存活可能，可终止妊娠。分娩能够轻度改善呼吸机支持的急性呼吸窘迫综合征产妇的肺通气功能。但决定分娩不能仅仅是为了改善产妇肺通气功能，必须要有分娩指征。对急性呼吸窘迫综合征患者，自然分娩和剖宫产都具有风险，因此分娩指征与一般健康产妇相同。

十四、总结

妊娠期许多正常生理变化可能会加重呼吸系统疾病。另外，也给呼吸系统疾病的诊断带来了挑战。妊娠期许多肺部疾病对母体和胎儿结局有不良影响，同时妊娠对某些肺部疾病的进展也有一定的影响。用于治疗产妇肺部疾病的药物的相关不良反应尚未完全阐明。对大多数合并呼吸系统疾病的产妇而言，建议早期对其实施椎管内分娩镇痛。还需更多的研究证实本章节所涉及的疾病的病理生理与预后。

参 考 文 献

[1] Murphy VE, Clifton VL, Gibson PG. Asthma exacerbations during pregnancy: incidence and association with adverse pregnancy outcomes. *Thorax.* 2006;61:169–176.

[2] Maselli DJ, Adams SG, Peters JI, et al. Management of asthma during pregnancy. *Ther Adv Respir Dis.* 2013;7: 87–100.

[3] Rocklin RE. Asthma, asthma medications and their effects on maternal/fetal outcomes during pregnancy. *Reprod Toxicol.* 2011;32:189–197.

[4] Murphy VE, Schatz M. Asthma in pregnancy: a hit for two. *Eur Respir Rev.* 2014;23:64–68.

[5] Murphy VE, Powell H, Wark PA, et al. A prospective study of respiratory viral infection in pregnant women with and without asthma. *Chest.* 2013;144:420–427.

[6] Wang G, Murphy VE, Namazy J, et al. The risk of maternal and placental complications in pregnant women with asthma: a systematic review and meta-analysis. *J Matern Fetal Neonatal Med.* 2014;27:934–942.

[7] Murphy VE, Namazy JA, Powell H, et al. A meta-analysis of adverse perinatal outcomes in women with asthma. *BJOG.* 2011;118:1314–1323.

[8] Enriquez R, Griffin MR, Carroll KN, et al. Effect of maternal asthma and asthma control on pregnancy and perinatal outcomes. *J Allergy Clin Immunol.* 2007;120: 625–630.

[9] Tegethoff M, Olsen J, Schaffner E, et al. Asthma during pregnancy and clinical outcomes in off spring: a national cohort study. *Pediatrics.* 2013;132:483–491.

[10] Schatz M, Dombrowski MP. Clinical practice. Asthma in pregnancy. *N Engl J Med.* 2009;360:1862–1869.

[11] National Asthma Education and Prevention Program. Expert Panel Report 3 (EPR-3): Guidelines for the Diagnosis and Management of Asthma-Summary Report 2007. *J Allergy Clin Immunol.* 2007;120(suppl 5):S94–S138.

[12] Tilley SL, Hartney JM, Erikson CJ, et al. Receptors and pathways mediating the effects of prostaglandin E2 on airway tone. *Am J Physiol Lung Cell Mol Physiol.* 2003;284:L599–L606.

[13] Woods BD, Sladen RN. Perioperative considerations for the patient with asthma and bronchospasm. *Br J Anaesth.* 2009;103(suppl 1):i57–i65.

[14] Groeben H. Epidural anesthesia and pulmonary function. *J Anesth.* 2006;20:290–299.

[15] Kuczkowski KM. Labor analgesia for the parturient with respiratory disease: what does an obstetrician need to know? *Arch Gynecol Obstet.* 2005;272:160–166.

[16] Scavone BM, Ratliff J, Wong CA. Physiologic effects of neuraxial anesthesia. In: Wong C, ed. *Spinal and Epidural Anesthesia.* New York, NY: McGraw-Hill; 2007:111–126.

[17] Berg CJ, Callaghan WM, Syverson C, et al. Pregnancy-related mortality in the United States, 1998 to 2005. *Obstet Gynecol.* 2010;116:1302–1309.

[18] Heit JA, Kobbervig CE, James AH, et al. Trends in the incidence of venous thromboembolism during pregnancy or postpartum: a 30-year population-based study. *Ann Intern Med.* 2005;143:697–706.

[19] Greer IA. Th rombosis in pregnancy: updates in diagnosis and management. *Hematology Am Soc Hematol Educ Program.* 2012:203–207.

[20] Donnelly JC, D'Alton ME. Pulmonary embolus in pregnancy. *Semin Perinatol.* 2013;37:225–233.

[21] Cutts BA, Dasgupta D, Hunt BJ. New directions in the diagnosis and treatment of pulmonary embolism in pregnancy. *Am J Obstet Gynecol.* 2013;208:102–108.

[22] Saeed G, Möller M, Neuzner J, et al. Emergent surgical pulmonary embolectomy in a pregnant woman: case report and literature review. *Tex Heart Inst J.* 2014; 41:188–194.

[23] Chau DF, Fragneto RY. Maternal embolism. *Int Anesthesiol Clin.* 2014;52:61–84.

[24] Brennan MC, Moore LE. Pulmonary embolism and amniotic fluid embolism in pregnancy. *Obstet Gynecol Clin North Am.* 2013;40:27–35.

[25] Bourjeily G, Paidas M, Khalil H, et al. Pulmonary embolism in pregnancy. *Lancet.* 2010;375:500–512.

[26] Gray G, Nelson-Piercy C. Th romboembolic disorders in obstetrics. *Best Pract Res Clin Obstet Gynaecol.* 2012;26: 53–64.

[27] Costantine MM. Physiologic and pharmacokinetic changes in pregnancy. *Front Pharmacol.* 2014;5:65.

[28] Tawfik MM, Taman ME, Motawea AA, et al. Thrombolysis for the management of massive pulmonary embolism in pregnancy. *Int J Obstet Anesth.* 2013;22:149–152.

[29] Mos IC, Klok FA, Kroft LJ, et al. Imaging tests in the diagnosis of pulmonary embolism. *Semin Respir Crit Care Med.* 2012;33:138–143.

[30] Horlocker TT, Wedel DJ, Rowlingson JC, et al. Regional anesthesia in the patient receiving antithrombotic or thrombolytic therapy: American Society of Regional Anesthesia and Pain Medicine Evidence-Based Guidelines (Th ird Edition). *Reg Anesth Pain Med.* 2010;35:64–101.

[31] Clark SL. Amniotic fluid embolism. *Obstet Gynecol.* 2014;123(2 pt 1):337–348.

[32] Fong A, Chau CT, Pan D, et al. Amniotic fluid embolism: antepartum, intrapartum and demographic factors. *J Matern Fetal Neonatal Med.* 2015;28:793–798.

[33] Rath WH, Hoferr S, Sinicina I. Amniotic fluid embolism: an interdisciplinary challenge: epidemiology, diagnosis and treatment. *Dtsch Arztebl Int.* 2014;111:126–132.

[34] Kissko JM III, Gaiser R. Amniotic fluid embolism. *Anesthesiology Clin.* 2013;31:609–621.

[35] McDonnell NJ, Percival V, Paech MJ. Amniotic fluid embolism: a leading cause of maternal death yet still a medical conundrum. *Int J Obstet Anesth.* 2013;22:329–336.

[36] Kim CS, Liu J, Kwon JY, et al. Venous air embolism during surgery, especially cesarean delivery. *J Korean Med Sci.* 2008;23:753–761.

[37] Philip J, Sharma SK. Respiratory disorders in pregnancy. In: Gambling D, Douglas MJ, McKay RS, eds. *Obstetric Anesthesia and Uncommon Disorders.* 2nd ed. Philadelphia, PA: W.B. Saunders; 2008.

[38] Mirski MA, Lele AV, Fitzsimmons L, et al. Diagnosis and treatment of vascular air embolism. *Anesthesiology.* 2007; 106: 164–177.

[39] Hadid V, Patenaude V, Oddy L, et al. Sarcoidosis and pregnancy: obstetric and neonatal outcomes in a population-based cohort of 7 million births. *J Perinat Med.* 2015; 43:201–207.

[40] Einarson A, Riordan S. Smoking in pregnancy and lactation: a review of risks and cessation strategies. *Eur J Clin Pharmacol.* 2009;65:325–330.

[41] Hackshaw A, Rodeck C, Boniface S. Maternal smoking in pregnancy and birth defects: a systematic review based on 173 687 malformed cases and 11.7 million controls. *Hum Reprod Update.* 2011;17:589–604.

[42] Talbot L, Palmer J. Effects of smoking on health and anesthesia. *Anaesth Intensive Care Med.* 2013;14:107–109.

[43] Morong S, Hermsen B, de Vries N. Sleep-disordered breathing in pregnancy: a review of the physiology and potential role for positional therapy. *Sleep Breath.* 2014;18: 31–37.

[44] Ankichetty SP, Angle P, Joselyn AS, et al. Anesthetic considerations of parturients with obesity and obstructive sleep apnea. *J Anaesthesiol Clin Pharmacol.* 2012;28: 436–443.

[45] Pamidi S, Pinto LM, Marc I, et al. Maternal sleep-disordered breathing and adverse pregnancy outcomes: a systematic review and metaanalysis. *Am J Obstet Gynecol.* 2014;210:52.e1–52.e14.

[46] Fung AM, Wilson DL, Barnes M, et al. Obstructive sleep apnea and pregnancy: the effect on perinatal outcomes. *J Perinatol.* 2012;32:399–406.

[47] Gerke AK. Morbidity and mortality in sarcoidosis. *Curr Opin Pulm Med.* 2014;20:472–478.

[48] Stone S, Nelson-Piercy C. Respiratory disease in pregnancy. *Obstet Gynaecol Reprod Med.* 2010;20:14–21.

[49] Freymond N, Cottin V, Cordier JF. Infiltrative lung diseases in pregnancy. *Clin Chest Med.* 2011;32:133–146.

[50] Vahid B, Mushlin N, Weibel S. Sarcoidosis in pregnancy and postpartum period. *Curr Resp Med Rev.* 2007;3:79–83.

[51] Paranjothy S, Griffiths JD, Broughton HK, et al. Interventions at caesarean section for reducing the risk of aspiration pneumonitis. *Cochrane Database Syst Rev.* 2014;(2):CD004943.

[52] Ng A, Smith G. Gastroesophageal reflux and aspiration of gastric contents in anesthetic practice. *Anesth Analg.* 2001;93:494–513.

[53] Kluger MT, Short TG. Aspiration during anaesthesia: a review of 133 cases from the Australian Anaesthetic Incident Monitoring Study (AIMS). *Anaesthesia.* 1999;54: 19–26.

[54] Wong CA, McCarthy RJ, Fitzgerald PC, et al. Gastric emptying of water in obese pregnant women at term. *Anesth Analg.* 2007;105:751–755.

[55] Landay MJ, Christensen EE, Bynum LJ. Pulmonary manifestations of acute aspiration of gastric contents. *AJR Am J Roentgenol.* 1978;131:587–592.

[56] Kjaer K, Comerford M, Kondilis L, et al. Oral sodium citrate increases nausea amongst elective cesarean delivery patients. *Can J Anaesth.* 2006;53:776–780.

[57] de Souza DG, Doar LH, Mehta SH, et al. Aspiration prophylaxis and rapid sequence induction for elective cesarean delivery: time to reassess old dogma? *Anesth Analg.* 2010;110:1503–1505.

[58] Han TH, Brimacombe J, Lee EJ. The laryngeal mask airway is effective (and probably safe) in selected healthy parturients for elective cesarean section: a prospective study of 1067 cases. *Can J Anaesth.* 2001;48:1117–1121.

[59] Whitty JE. Cystic fibrosis in pregnancy. *Clin Obstet Gynecol.* 2010;53:369–376.

[60] Budev MM, Arroliga AC, Emery S. Exacerbation of underlying pulmonary disease in pregnancy. *Crit Care Med.* 2005;33(suppl 10):S313–S318.

[61] Deighan M, Ash S, McMorrow R. Anaesthesia for parturients with severe cystic fibrosis: a case series. *Int J Obstet Anesth.* 2014;23:75–79.

[62] Cohen R, Talwar A, Efferen LS. Exacerbation of underlying pulmonary disease in pregnancy. *Crit Care Clin.* 2004;20: 713–730.

[63] Muammar M, Marshall P, Wyatt H, et al. Caesarean

section in a patient with cystic fibrosis. *Int J Obstet Anesth.* 2005;14:70–73.

[64] Huffmyer JL, Littlewood KE, Nemergut EC. Perioperative management of the adult with cystic fibrosis. *Anesth Analg.* 2009;109:1949–1961.

[65] Vos R, Ruttens D, Verleden SE, et al. Pregnancy after heart and lung transplantation. *Best Pract Res Clin Obstet Gynaecol.* 2014;28:1146–1162.

[66] Gyi KM, Hodson ME, Yacoub MY. Pregnancy in cystic fibrosis lung transplant recipients: case series and review. *J Cyst Fibros.* 2006;5:171–175.

[67] Th akrar MV, Morley K, Lordan JL, et al. Pregnancy after lung and heart-lung transplantation. *J Heart Lung Transplant.* 2014;33:593–598.

[68] Cardonick E, Moritz M, Armenti V. Pregnancy in patients with organ transplantation: a review. *Obstet Gynecol Surv.* 2004;59:214–222.

[69] Halpern SH, Srebrnjak M. Anesthesia for the pregnant patient with immunologic disorders. In: Suresh M, Roanne L, Preston MD, et al, eds. *Shnider and Levinson's Anesthesia for Obstetrics.* 5th ed. Philadelphia, PA: Lippincott Williams & Wilkins; 2013:626–646.

[70] Baker ER, Cardenas DD. Pregnancy in spinal cord injured women. *Arch Phys Med Rehabil.* 1996;77:501–507.

[71] Gupta S, Singariya G. Kyphoscoliosis and pregnancy—a case report. *Indian J Anaesth.* 2004;48:215–220.

[72] Lapinsky SE, Tram C, Mehta S, et al. Restrictive lung disease in pregnancy. *Chest.* 2014;145:394–398.

[73] Baydur A, Adkins RH, Milic-Emili J. Lung mechanics in individuals with spinal cord injury: effects of injury level and posture. *J Appl Physiol.* 2001;90:405–411.

[74] Duarte AG. ARDS in pregnancy. *Clin Obstet Gynecol.* 2014;57:862–870.

[75] Cole DE, Taylor TL, McCullough DM, et al. Acute respiratory distress syndrome in pregnancy. *Crit Care Med.* 2005;33(suppl 10):S269–S278.

[76] Bandi VD, Munnur U, Matthay MA. Acute lung injury and acute respiratory distress syndrome in pregnancy. *Crit Care Clin.* 2004;20:577–607.

[77] Graves CR. Acute pulmonary complications during pregnancy. *Clin Obstet Gynecol.* 2002;45:369–376.

[78] Kenn S, Weber-Carstens S, Weizsaecker K, et al. Prone position for ARDS following blunt chest trauma in late pregnancy. *Int J Obstet Anesth.* 2009;18:268–271.

[79] Nair P, Davies AR, Beca J, et al. Extracorporeal membrane oxygenation for severe ARDS in pregnant and postpartum women during the 2009 H1N1 pandemic. *Intensive Care Med.* 2011;37:648–654.

第29章　肥胖与妊娠

Obesity and Pregnancy

Brenda A. Bucklin，David R. Gambling　著

白云波　译

徐铭军　校

要点 Keypoint

- 肥胖会增加不良后果的风险，包括发病率和死亡率。
- 建议肥胖产妇在分娩前或"产程早期"进行麻醉咨询，以留出足够的时间制订麻醉计划。
- 椎管内麻醉应该在一进入产程或产妇要求分娩镇痛时开始实施。
- 准备工作包括常规监测血压，在产程早期有足够的静脉通路可供使用。
- 血液制品应该准备充足。
- 肥胖产妇有剖宫产的风险，尤其是紧急剖宫产。
- 肥胖产妇剖宫产连续硬膜外麻醉较单次腰麻为更好的选择。
- 肥胖产妇麻醉护理中的关键时期为：气管插管、苏醒、拔管和术后恢复。
- 肥胖产妇应该给予多模式镇痛（如给予非甾体抗炎药）以减少对阿片类的需求。
- 与产科团队的交流对于良好康复是至关重要的。

一、高危产妇

肥胖产妇是高危产妇，与非肥胖产妇相比肥胖产妇发病率和致死率明显增加。

1. 麻醉挑战　由于产妇体型较大，加上妊娠导致的生理变化，以及伴随的有限的医疗条件导致了一些技术问题，使得对肥胖产妇的治疗和护理给医护团队造成了巨大的挑战（图 29-1）。

2. 母体并发症　肥胖可直接引发多器官及系统功能疾病（表 29-1）。随着产妇体重指数的增加，产妇并发症发生率也增加[1]。除了慢性高血压和 2 型糖尿病以外，肥胖产妇更容易合并子痫前期、巨大儿，且剖宫产率也增加 2 倍[2-5]。对"近（near-miss）发病率和死亡率"与产妇并发症关系的研究越来越多。尽管肥胖不是"近发病率和死亡率"的独立危险因素，但一项对 2003—2006 年全国范围内的住院病例研究发现妊娠期高血压病、剖宫产术史、糖尿病、慢性高血压及多胎妊娠是与"近发病率和死亡率"相关联的最常见的并发症[6]。

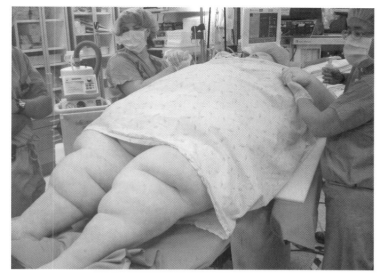

◀ 图 29-1 肥胖产妇的麻醉挑战

肥胖产妇在分娩室和手术室出现的频率越来越高，她们给麻醉医师和其他工作人员带来许多挑战性的问题；简单的问题，比如将产妇放在手术床上及为其手术定位成为一大挑战；为实现最佳的术前准备，必须具备专门的设备和足够的手术室工作人员（引自 Robert D'Angelo, MD, Wake Forest University Baptist Medical Center, Winston-Salem, North Carolina. ）

3. **产科风险与结局** 与肥胖相关的各种产科并发症发生率逐渐增加，已列在表 29-2。除了剖宫产率增加[7, 8]，过期妊娠常常需要人工引产，而肥胖产妇引产失败率也增加[8]。第一、第二产程延长，缩宫素用量的增加也更常见。过多的脂肪组织使得胎心与子宫收缩监测困难，所以胎儿头皮电极和内部压力监测器在产程中常常是必不可少的。产程进展中缩宫素的使用与体重指数的增加呈正相关[3, 9]。肥胖产妇较非肥胖产妇在产程中疼痛并没有增加[10]，但功能障碍性分娩较非肥胖产妇更常见[4]。随着体重指数的增加，产妇第二产程延长的发生率增加。剖宫产术后再次妊娠的产妇经阴道分娩成功并不常见[11]。肥胖产妇合并巨大儿剖宫产率明显增加。产程中由于羊水胎粪污染或胎心异常而行剖宫产的发生率在增加[8]，需要器械助产及三度或四度会阴裂伤的发生率也明显增加[8]。一些研究发现肥胖产妇产后出血的风险增加[4, 12]。Sebire 等[4]也发现产后出血与体重指数之间呈线性关系。切记产后出血仍然是产妇死亡的主要原因[13]。

表 29-1 产妇并发症

- 心血管疾病
- 高血压（如子痫前期、慢性高血压、妊娠期高血压）
- 冠心病
- 充血性心力衰竭
- 哮喘
- 限制性肺疾病
- 阻塞性睡眠呼吸暂停
- 肺栓塞
- 肺动脉高压
- 肺泡低通气综合征
- 糖尿病
- 胆结石
- 脂肪肝
- 退行性关节病
- 抑郁症

表 29-2 与非肥胖产妇相比，肥胖产妇的产科不良风险及结局明显增加

- 不容乐观的胎儿状态
- 产程异常
- 胎先露异常
- 巨大儿
- 与手术相关的阴道分娩
- 剖宫产手术时间延长（无论急诊还是择期）
- 早产
- 过期妊娠
- 产后出血
- 深静脉血栓形成
- 围生期发病率和死亡率

> **临床要点** 随着产妇体重指数的增加，产妇并发症发生率也增加。妊娠期高血压疾病、剖宫产术史、糖尿病、慢性高血压及多胎妊娠是与"近发病率和死亡率"相关联的常见的并发症。

二、肥胖：定义和统计学资料

1. 关于肥胖定义的共识 在过去，没有对肥胖或病态肥胖的定义有一个共识。有些使用绝对重量（例如，100kg 及以上），而其他人使用的百分比超过理想体重或用卡尺测量皮肤脂肪厚度来定义肥胖。保险公司，尤其是大都会人寿保险公司根据精算数据制定了他们自己的身高 / 体重表。由于这些不一致，很难用以往的研究与现在使用的体重指数的研究相比较。

2. 体重指数 体重指数是以千克为单位的体重除以用米为单位的身高的平方（kg/m^2）。世界卫生组织和国家国立卫生研究院均采用体重指数来对肥胖进行分级。尽管体重指数可能会将总体中很小的一部分分类错误，但将体重从体重不足到病态肥胖的分类标准化了（表 29–3）。医学研究所[14] 发表了一个产妇在妊娠期间的体重增加范围，当产妇体重指数 > $30kg/m^2$ 时，体重增加 11 ～ 25 磅，当产妇体重指数在 25 ～ $29.9kg/m^2$ 时，体重增加 15 ～ 25 磅。美国妇产科医师协会建议在第一次产检时应记录孕妇的身高和体重，且应定期监测体重增加[5]。

表 29–3 使用体重指数对肥胖进行分级

正常体重	BMI（kg/m^2）
体重不足	< 18.5
正常体重	18.5 ～ 24.9
超重	25 ～ 29.9
肥胖	30+
Ⅰ级	30 ～ 34.9
Ⅱ级	35 ～ 39.9
Ⅲ级	40+

病理性肥胖（根据情况）定义为 BMI > 35 kg/m^2 或 BMI > 40 kg/m^2（引自 World Health Organization. *Obesity: Preventing and Managing the Global Epidemic. Report of a WHO Consultation*，*WHO Technical Report Series 894*.Geneva，Switzerland: World Health Organization; 2000.）

3. 肥胖发病率的增加 肥胖的发病率与社会经济状态有关。在发达国家，肥胖与贫穷相关；在发展中国家，肥胖与富裕相关[1]。根据世界卫生组织的标准，美国妇女肥胖的发生率已经达到了流行病学的比例，1994—2004 年 10 年间翻了一倍多。最新的评估发现，美国超过 1/3 的女性是肥胖的，超过 50% 的孕妇超重或肥胖，近 10% 的育龄妇女极度肥胖[15]。在英国和其他国家有着相似的增长速度。

临床要点　最新的评估发现，美国超过 1/3 的女性是肥胖的，超过 50% 的孕妇超重或肥胖，近 10% 的育龄妇女极度肥胖。

三、肥胖及妊娠时的生理学改变

1. 呼吸系统改变

（1）产妇呼吸系统的改变主要是为了适应妊娠以后对氧气和通气量增加的需求。一般来说，分钟通气量在妊娠末期增加大约 50%，$PaCO_2$ 大约下降到 34mmHg。尽管妊娠以后子宫增大膈肌抬高，会使功能残气量、呼气储备量和残气量减少，但由于胸围增加致肺总量并没有明显改变。妊娠以后由于孕酮的作用会使平滑肌松弛，从而减少气道阻力改善呼吸系统功能[16]。在肥胖产妇中，氧耗量增加与多余的脂肪组织成正比例。生理需要量的增加与过多的脂肪组织引起的体重增加经常导致呼吸功能受损。肥胖产妇体型的改变主要包括胸腰段过度前凸（后凸）及胸椎曲线的改变。由于肋骨和胸骨作用力减弱导致呼吸机做功增加及呼吸功能参数恶化。静息状态下呼吸时膈肌起主要作用，用力呼吸时主要依靠腹肌和肋间肌。

（2）肥胖产妇胸壁脂肪组织对胸部产生压力，腹腔内脂肪组织挤压膈肌抬高，从而导致功能残气量进一步降低，更容易造成肺不张，闭合容积增加经常超过功能残气量。仰卧位、截石位及头高足低位进一步加剧了呼吸功能受损。当闭合容积进一步增加（在呼气气道开始关闭时）会引起通气分布异常，反过来会导致通气血流比例失调（肺内分流），以及影响动脉血氧合。为了说明气道关闭的效应，需评估产妇在未吸氧坐位或仰卧位时的血氧饱和度，从而判断其在分娩或剖宫产时是否需要辅助呼吸（如吸氧、胸部理疗）。

临床要点　如果一个产妇气道关闭影响动脉血氧合，需评估产妇在未吸氧坐位或仰卧位时的血氧饱和度，从而判断其在分娩或剖宫产时是否需要辅助呼吸（如吸氧、胸部理疗）。

（3）产妇行腰麻时会引起依赖于体重指数的肺功能的下降。肥胖产妇和非肥胖产妇在妊娠末期肺功能的基本测定方法是一致的。腰麻会使正常体重或非肥胖产妇的肺活量发生轻微改变。但在产妇妊娠末期，腰麻平面达到 T_5 水平时，会导致肺活量、用力肺活量、1s 用力呼气容积、呼气峰流速及呼气中期流速显著降低。肥胖产妇体重指数显著增加与正常体重指数的产妇相比，其接受腰麻时肺活量下降更加明显。这种效应在剖宫产手术麻醉开始后 3h 仍然存在[17]。

（4）阻塞性睡眠呼吸暂停（OSA）以间歇性咽梗阻为特征，从而导致睡眠时间段发生呼吸暂停。其诊断主要使用 STOP-BANG 问卷[18]，由于诊断试验是在睡眠研究中进行，故存在一定风险。由于大多数产妇在妊娠期间并没有被诊断阻塞性睡眠呼吸暂停，对麻醉医师形成很大的挑战[19]。有风险的产妇应该进行筛查一旦确诊应该积极治疗。产妇睡眠性呼吸暂停的症状和体征已列在表 29-4。

引起呼吸道阻塞的主要原因是口咽部软组织增加（脂肪增加造成的），以及妊娠导致的相关改变。在妊娠早期由于激素导致的呼吸中枢敏感性增加会减轻阻塞性睡眠呼吸暂停的症状[9, 16]。在妊娠晚期，产妇睡眠时倾向于左侧卧位也会减少呼吸道梗阻的发生。最近来自全国住院患者样本的数据表明阻塞性睡眠呼吸暂停的发病率已从 1998 年的 0.3/10 000 增加到 2009 年的 7.3/10 000[20]。在这些产妇中，睡眠呼吸暂停增加了以下疾病发生的可能性：① 心肌病（OR 9.0；95%CI 7.5 ~ 10.9）；② 子痫（OR 5.4；95%CI 3.3 ~ 8.9）；③ 肺栓塞（OR 4.5；95%CI 2.3 ~ 8.9）；④ 子痫前期（OR 2.5；95%CI 2.2 ~ 2.9）。另外住院死亡率也增加了 5 倍。这些产妇在医院内分娩后需监测呼吸功能，尤其是接受了阿片类镇痛药的产妇。她们睡眠时应该保持头高位 45° ~ 60°，另外有可能需要吸氧治疗。推荐咨询呼吸科建议以便进行持续气道正压通气治疗，进一步观察她们在整个住院期间的疗效过程。

表 29-4　睡眠性呼吸暂停的症状和体征

- BMI $\geqslant$ 35kg/m^2
- 频繁的大声打鼾
- 睡眠时发生呼吸暂停
- 颈围超过 40.64cm（16 英寸）
- 睡眠中频繁觉醒
- 白天容易嗜睡
- 高血压

> **临床要点**　患有阻塞性睡眠呼吸暂停的产妇在医院内分娩后需监测呼吸功能，尤其是接受了阿片类镇痛药的产妇。建议使用持续气道正压通气治疗以减少气道塌陷和术后低氧饱和度的可能性。

（5）肥胖低通气综合征也称为 Pickwickian 综合征，主要是结合了过度肥胖和阻塞性睡眠呼吸暂停的症状。常见的症状有打鼾、间断呼吸暂停、睡眠时无规则的呼吸模式、睡眠不安和白天疲倦等。与 OSA 产妇相区别的是，OHS 产妇很少出现于非产妇人群中，但是妊娠导致的生理改变也会引起低血氧饱和度和高碳酸血症（呼吸空气时），血清碳酸氢盐升高可以作为鉴别诊断指标[21]。长期的低氧血症和高碳酸血症会引起红细胞增多症、肺动脉高压以及右心室扩张甚至右侧心力衰竭（肺源性心脏病）[22]。妊娠期间由于孕酮水平的增加可以缓解 Pickwickian 综合征的症状[16]。

（6）肥胖人群中哮喘发病率增加。体重减轻可能会缓解和消除哮喘症状，因为女性体重指数和胃食管反流病之间有着明显联系[23]，一些学者推测肥胖女性胃酸反流可能是哮喘发作的原因所在。

（7）肥胖和妊娠都会使胸壁顺应性降低从而引起限制性肺疾病。限制性肺疾病产妇的肺功能显示低氧血症、补呼气量减少、最大通气量减少和功能残气量降低[9]。为了增加呼吸效率，肥胖产妇必须改变呼吸模式如降低潮气量、增加呼吸频率。孕激素有可能会缓解限制性肺疾病的症状[16]，不幸的是，外科手术必须仰卧位时会加重其症状。由于产妇行剖宫产手术时通常是清醒的，她会设法将自己调整到倾斜位从而保证不影响其呼吸功能，吸氧通常是必需的。如果产妇接受全身麻醉，肥胖产妇需要正压通气增大潮气量以弥补功能残气量的减少，功能残气量常低于闭合气量。但是呼吸参数的设置必须合适既要保证足够的通气又要防止气压伤。

2. 心血管系统改变

(1) 高血压在肥胖人群中常见于体重指数呈正相关 [22]。即使将患有慢性高血压的产妇除外，高血压仍然在肥胖产妇中很常见 [11]。一项 1995—2008 年超过 5600 万产妇的研究中心发现，原发性或继发性高血压的患病率从 1995—1996 年的 0.9% 增加到 2007—2008 年的 1.52%[24]。731 694 位患有慢性高血压的产妇发生了以下母体不良结局：① 急性肾衰竭（21%）；② 肺水肿（14%）；③ 子痫前期（11%）；④ 院内死亡（10%）。肥胖是导致子痫前期发生的独立危险因素 [3, 4, 25]，体重指数较妊娠前每增加 5 ～ 7kg/m^2 子痫前期发生率增加一倍 [25]。高血压和子痫前期均会增加肥胖产妇的剖宫产率，高血压疾病仍然是导致母体死亡率的主要原因 [13]。

(2) 肥胖产妇监测血压通常有一定的困难，血压袖带必须大小合适才能准确测量血压。如果袖带太小血压测量值可能会偏高，如果产妇上臂太粗或袖带绑上后呈非圆柱状则可以考虑测量前臂血压。肱动脉走行对于准确测量血压是非常重要的。如果怀疑产妇呼吸功能受损可以行动脉血气分析。

(3) 没有患高血压疾病的肥胖产妇妊娠末期左心室室壁厚度明显比正常体重指数产妇的厚，但是左心室大小和功能是正常的。左心室结构发生改变，心排血量增加但是左心室半径与室壁厚度的比值减小，可能是为了适应心脏保持其正常收缩功能。

必须通过增加心率以提高心排血量，因此心脏舒张与心肌灌注时间缩短，心肌舒张功能受损。舒张功能受损结合心率增加可能导致肺水肿。

(4) 病态肥胖与妊娠期间心脏功能较差相关 [9, 22]。肥胖是心力衰竭发生的独立危险因素，随着体重指数增加风险也增加 [26]。肥胖可能引发高血压、冠心病、左心室肥大和糖尿病的发生，所有这些都是造成心力衰竭的重要原因。多因素分析得出的结论是 BMI 是预测心力衰竭的一个重要的独立因素。至于是肥胖本身还是和其相关的一些中介机制（例如，心肌或传导通路中的脂肪沉积）导致的心力衰竭还不是很清楚。

(5) 肥胖型心肌病是一种临床综合征，一般在 BMI ≥ 40kg/m^2 且持续时间在 10 年或者更长时间的产妇中发现 [27]。在正常体重的产妇中，由于血浆容量和红细胞数量的增加导致循环血量增加，高出孕前水平约 45%。为了满足肥胖产妇增加的组织代谢需求（每 100g 脂肪使心排血量每分钟增加 30 ～ 50ml），肥胖产妇的血容量、每搏量和心排血量均大于 BMI 正常的产妇。有趣的是，肥胖产妇血容量的增加比根据他们体重预测的要少。但是血容量增加可能导致左心室扩张，左心室壁压力增加，代偿性左心室肥厚和舒张功能障碍。随着时间的推移，心脏可能会扩张和衰竭 [9]。超声心动图是检测这些产妇心功能的有用方法。

(6) 一种称为代谢综合征的疾病是造成心血管疾病的一种主要危险因素。其特征在于胰岛素抵抗，血脂异常，C 反应蛋白升高，血栓形成倾向增加，以及交感神经系统激活。代谢综合征结合高血压可能会导致肥胖产妇发生冠心病的风险增加。常规心电图检测是明智的，并且应该高度怀疑缺血性心脏病的发生。

(7) 仰卧位低血压综合征（SHS）是怀孕中后期的一种常见现象。肥胖产妇的腹壁进一步增加了子宫对腹部血管的压迫。有报道肥胖产妇仰卧位时发生血管塌陷和产妇死亡的病例 [28]。子宫左侧移位可以有效预防仰卧位低血压综合征。

临床要点 心血管疾病与病态肥胖产妇的不良后果相关，包括急性肾衰竭，肺水肿，先兆子痫和院内死亡率。

3. 内分泌系统改变

(1) 2 型糖尿病是肥胖相关疾病的范例，它通常是由肥胖造成的，经常以减肥来解决。护士队列研究发现，使用 BMI 为 21kg/m² 作为基线，BMI 为 25kg/m² 的产妇发生 2 型糖尿病的风险增加了 4 倍，BMI 为 30kg/m² 的产妇风险增加了 35 倍，BMI > 35kg/m² 的产妇风险增加了 93 倍[2]。其他组的研究发病率也有类似的增长趋势，体重指数的增加可能需要使用胰岛素[3]。

(2) 妊娠期间胎盘会分泌抗胰岛素分泌激素（如人胎盘泌乳素、人慢性促性腺激素、类固醇），随着孕期进展胰岛素抵抗成为一种逐渐增加的问题。妊娠期糖尿病（GDM）发生的可能性与怀孕前 BMI 有很好的相关性。Weiss 等[7]发现 2.3% 的正常体重产妇发生 GDM，而 6.3% 的肥胖产妇和 9.5% 的病态肥胖产妇发展成为 GDM。先前存在的肥胖胰岛素抵抗的结合妊娠的胰岛素抵抗可能导致需要大量的胰岛素控制血糖。反过来，大量的胰岛素需求可能导致过度的妊娠期体重增加。因此胰岛素和体重增加的恶性循环随之而来。

(3) 糖尿病对胎儿有显著的不良影响（见第 23 章）。1 型或 2 型糖尿病产妇胎儿围生期死亡率都增加了 4 倍。糖尿病产妇胎儿先天性异常的发生率是非糖尿病孕妇的 2 倍。神经管畸形增加 4 倍，先天性心脏病增加 3 倍。众所周知母体肥胖是导致巨大儿的危险因素，但原因尚不清楚。有人认为母体的糖尿病和高胰岛素血症导致胎儿巨大，而其他人则发现没有糖尿病的孕妇肥胖也可能导致胎儿巨大[29]。良好的血糖控制可降低围生期不良结局的风险。HbA1c 水平应该 < 7%。

4. 血液高凝

(1) 静脉血栓栓塞症（VTE）是引起产妇死亡的一个主要原因，相似年龄怀孕的女性 VTE 的风险高出非怀孕女性 5 倍多[30]。肥胖产妇 VTE 的发生率是非肥胖产妇的 2 倍以上。肥胖是深静脉血栓形成（DVT）的独立危险因素[9]。超过 40 岁的肥胖女性与非肥胖女性相比，DVT 的相对风险增加了 6 倍多。静脉血栓发生率增加的原因有以下几个方面：① 制动；② 下肢静脉血液淤滞增加——继发于腹内压增加导致的下腔静脉受压；③ 阴道分娩和剖宫产手术发生的血管损伤；④ 妊娠引起的血液高凝状态——纤维蛋白和凝血因子 Ⅱ、Ⅶ 和 Ⅹ 的增加、蛋白质 S 减少和纤溶系统活性降低；⑤ 纤溶系统活性降低（在高脂血症和胰岛素抵抗产妇中降低）和肥胖产妇纤维蛋白原水平升高也促进血液高凝，纤维蛋白原水平与 BMI 成比例增加；⑥ 继发于高脂血症的血栓素生成增加；⑦ 红细胞增多症导致血液黏稠度增加。

(2) 血栓识别和筛选工具（即多普勒超声）的增加，以及血栓预防措施的实施，均降低了下肢静脉血栓的发生率。肝素和低分子量肝素（LMWH）的使用是血栓预防的主要方法。抗凝血产妇给麻醉医师造成了挑战，主要担心的是椎管内神经阻滞后硬膜外血肿的风险增加。抗凝血药的种类和给药方案的类型有所不同导致安全进行椎管内阻滞时机的建议也各不相同[31]。

临床要点 静脉血栓栓塞症（VTE）是引起产妇死亡的主要原因，肥胖是深静脉血栓形成（DVT）的独立危险因素。

5. 胃肠道改变

(1) 肥胖和妊娠相结合大大增加了胃内容物反流及肺误吸的风险。女性 GERD 的高发生频率与体重指数增加呈正相关性[23]。正常妊娠的生理变化包括食管下括约肌张力降低，在女性分娩时胃蠕动减慢，排空可能完全停止。静脉和椎管内给予阿片类也会减少胃动力。肥胖产妇胃容积可能更大，胃酸 pH 也可能更低[32]。肥胖产妇活动减少也增加了反流误吸的风险。由于肺误吸风险增加，在麻醉诱导前必须严格进行口头医嘱，及时给予非颗粒物抗酸药、H_2 受体拮抗药和（或）甲氧氯普胺[33]。因为肥胖产妇胃食管连接处张力降低、困难气道风险增加，所以发生反流误吸的风险也增加。

(2) 肥胖产妇常常合并脂肪肝，在病态肥胖产妇中脂肪肝的发生率为 60% ～ 90%[34]。在美国脂肪肝是引起转氨酶升高最常见的原因。合并 2 型糖尿病、高脂血症和高血压的产妇患脂肪肝的风险增加。不同于临床上妊娠以后的显著的小疱型脂肪肝，肥胖产妇大疱型脂肪肝通常是一个良性的过程。在极少数情况下，与肥胖相关的脂肪肝可能发展为肝纤维化、肝硬化甚至肝衰竭。如果肝功能受损，评估病情时必须考虑凝血功能障碍的可能性。肝功能下降也会影响药物的代谢和清除。

四、肥胖产妇的麻醉

1. 肥胖产妇的死亡率　2006—2008 年的英国母婴死亡和儿童健康问题调查发现，由于直接原因（如血栓栓塞性疾病、先兆子痫、出血）或间接原因（如心脏病疾病）导致产妇死亡的女性中，BMI 属于超重或肥胖范畴的产妇占 49%（$n=227$）[13]。

2. 产妇评估　医师和肥胖的产妇都可以从产前麻醉评估中受益。美国妇产科医师协会（ACOG）建议对肥胖女性产前或"分娩早期"进行麻醉咨询，以留出足够的时间来制订麻醉计划[5]。不幸的是，产前麻醉门诊的开展很少，在英国的一项调查中其仅占 30%[35]。人力和经济方面是限制产前门诊开展的因素。然而，即使没有进行产前咨询，当产妇到达产房后，也应该尽快与产妇及其家人针对实施分娩镇痛潜在的困难和存在失败的风险以及保障产妇安全方面进行必要的告知讨论。调查显示由于担心冒犯产妇这样的讨论很少[36, 37]，未能解决这些问题可能导致产妇不切实际的期望或不完全的知情同意。肥胖是一种社会性问题，因此医疗人员在与肥胖产妇的沟通交流中需谨慎对待。

3. 整体考虑　除了气道管理和神经阻滞部位的技术挑战之外，还有相关的医疗问题和技术考虑。肥胖女性妊娠早期应该进行葡萄糖耐量试验，测量血压时采用大小合适的袖带，无法进行袖带测量时，可以考虑放置动脉导管。通过连续超声检查来准确评估胎龄。产妇应该被告知实施镇痛和麻醉的难度增加，鼓励早期进行椎管内阻滞镇痛。静脉通路建立可能比较困难，静脉输液外渗容易被忽略，必要时可以在超声引导下建立静脉通路。肥胖产妇在剖宫产术和产后出血的可能性更大，因此，功能完好、大口径的静脉通路是必不可少的。需要告知产妇分娩过程中有可能需要建立中心静脉通路，以便进行血流动力学监测和建立可靠的静脉通路。由于子宫收缩乏力和产后出血的风险增加，血液制品也需要随时可用。

临床要点　准备工作应包括血压监测和分娩早期建立足够的静脉通路，血液制品也需要随时可用。

五、对产妇行阴道分娩的影响

1. 分娩镇痛　椎管内阻滞分娩镇痛效果最佳[10]。与吸入和静脉麻醉镇痛相比，除了提供更好的镇痛效果之外，如果有需要，硬膜外导管还可以为手术麻醉提供安全有效的桥梁。此外椎管内镇痛可改善呼吸功能[17]，并降低全身儿茶酚胺水平。然而，在病态肥胖女性中放置硬膜外导管是一项技术上的挑战（图 29-2）。肥胖产妇应处于半坐位，这样可以使由于仰卧位所致的 FRC 的减少和闭合容积的增加达到最小化。

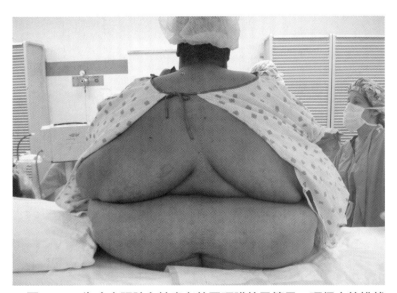

▲ **图 29-2**　为病态肥胖女性患者放置硬膜外导管是一项很大的挑战

2. 肥胖产妇的硬膜外镇痛 / 麻醉　在肥胖产妇中，成功实施椎管内麻醉在技术上更具挑战性。多项研究表明，在肥胖产妇中，硬膜外镇痛失败、重复置入硬膜外导管以及意外硬脊膜穿破的风险更高[10, 38, 39]。此外，这些女性在硬膜外分娩镇痛期间经历更多的低血压和延长的 FHR 减速[40]。对 37 000 名接受剖宫产的女性进行系统回顾，发现以下椎管内麻醉失败的危险因素：① 母体体重增加；② 急诊手术；③ 分娩晚期操作[41]。最近，美国注册处收集了 5 年内 257 000 多例产科麻醉，共有 157 例严重并发症报告。最常见的并发症是神经阻滞平面过高，分娩时的呼吸抑制，以及未被识别的导管进入蛛网膜下隙。在阻滞平面过高的产妇中，超过 30% 的产妇属于肥胖[42]。对硬膜外镇痛的质量和有效性进行严格评估对于确保硬膜外导管可以紧急用于剖宫产手术至关重要。一项综述和 Meta 分析发现分娩镇痛期间镇痛药量的增加，紧急的剖宫产及非产科麻醉医师被认为是由硬膜外镇痛转为剖宫产麻醉失败的危险因素[43]。任何怀疑阻滞效果不好的硬膜外导管应立即更换。

> **临床要点**　应该在产妇一进入产程或产妇有镇痛需求时进行椎管内镇痛，以减少氧耗和减弱心输出量的增加。任何怀疑阻滞效果不好的硬膜外导管应立即更换。

3. 椎管内阻滞的实施　椎管内神经阻滞可能具有挑战性，实施时产妇最好处于坐位。解剖学标志棘突和髂嵴可用于引导椎管内神经阻滞操作，然而这些标志在肥胖产妇中常常变得模糊不清。如果用于定义中线的椎骨棘突难以触诊，则可以从颈椎棘突到臀沟最上方划出一条线，这条线可表示产妇的脊柱中线。如果用于指示第 4 腰椎水平的髂嵴很难触诊，可以使用 FHR 监护带上的皮肤压痕作为指导。该监护带通常位于两侧髂嵴的 Tuffier 线上，通过颈椎棘突到该线绘制垂直线，交点可作为 L_4 处指导硬膜外针或腰麻针穿刺。预测硬膜外腔的深度也很困难，随着 BMI 的增加，皮肤到硬膜外腔的距离也随之更大[44]。在区分针头是处于中线还是外侧时，产妇通常可以提供有用信息[45]。超声成像可确定中线、椎间隙，以及皮肤到硬膜外腔的距离，从而准确确定硬膜外针或腰麻针穿刺点和皮肤到硬膜外腔的距离[46]。然而，使用超声来识别硬膜外腔时，需要较长的学习周期。在肥胖产妇中，由于压迫皮下组织可能需要补偿较差的能见度，所以皮肤到硬膜外腔的距离常常被低估。标准的穿刺针（9 ～ 10cm）通常具有足够的长度以达到硬膜外腔或蛛网膜下隙。极度肥胖的产妇偶尔需要更长的硬膜外针（16cm）或腰麻针[9]。一项研究表明，肥胖产妇在坐位穿刺时硬膜外导管更容易置入血管，而不是头低侧卧位时穿刺[47]。在肥胖产妇实施腰麻时，通常使用较硬的硬膜外针为纤细柔软的腰麻针做引导。

4. 硬膜外导管的固定　硬膜外导管易于在肥胖的产妇中脱落。在将导管固定到皮肤之前，指导产妇采取假设直立时的坐姿，然后让产妇取平卧位[48]。由于黄韧带对硬膜外导管有轻微的夹持作用，因此直立坐姿可使硬膜外导管被拉入到皮下脂肪，有时可达几厘米。当产妇处于侧卧位时，用胶带固定硬膜外导管。另外，当肥胖的产妇在床上移动时，皮下背部脂肪的横向移动可能将导管拉出硬膜外腔。应将硬膜外导管插入硬膜外腔至少 5cm 以应对这种潜在的运动。但应谨记硬膜外导管置入越深，导管误入静脉和单侧阻滞的可能性越大。

> **临床要点**　在将导管固定到皮肤之前，指导产妇采取假设直立时的坐姿，然后让产妇取平卧位。

5. 椎管内阻滞向头端扩散　尽管存在争议，但麻醉和镇痛的头部扩散与 BMI 有关[49, 50]。已有许多理论来解释这种现象，认为腹部压力增加是导致肥胖产妇脑脊液（CSF）容积减少的机制。脑脊液容积减少可能导致腰麻或硬膜外麻醉时更广泛的扩散，硬膜外压力增加也被证明会导致更加广泛的硬膜外阻滞。由于难以确认解剖标识，一些人认为在肥胖产妇中会无意的导致穿刺点偏高可能会解释平面向头端广泛扩散。肥胖产妇的臀部在仰卧位时也可以抬高低位脊椎，而这一过程本身可能导致麻醉平面向头部扩散。无论病因如何，在肥胖产妇给予硬膜外麻醉或腰麻时应小心。建议增加硬膜外给药，分娩时无论实施腰 - 硬联合麻醉还是硬膜外麻醉建议谨慎使用小剂量局麻药，推荐通过硬膜外追加药物。正常剂量的 80% 是可取的，腰 - 硬联合麻醉时可以给予更小的初始腰麻剂量，必要时通过硬膜外导管追加药物。

六、对产妇行剖宫产术的影响

1. 整体考虑　一项对 16 000 多名产妇进行的前瞻性多中心研究表明，当 BMI ≤ 29.9kg/m² 时剖宫产率为 20.7%，当 BMI 为 30 ～ 34.9kg/m² 时剖宫产率为 33.8%，而当 BMI 为 35 ～ 39.9kg/m² 时剖宫产率为

47.7%[7]。虽然剖宫产最常见的指征是产程进展不顺利[9]，但研究表明，在这类人群中 50% 的剖宫产手术属于急诊[38]。择期剖宫产手术一般为预估巨大儿、产妇或产科医师要求。与肥胖相关的并发症例如高血压、子痫前期和糖尿病是剖宫产的适应证。剖宫产的其他适应证包括巨大儿[8]、宫缩欠佳[4]和（或）骨盆软组织脂肪增加[51]，另一种可能是难以准确持续地监测 FHR[52]。

> **临床要点** 病态肥胖产妇剖宫产风险增加，高达 50% 的剖宫产手术为急诊手术。

2. 剖宫产术的母体发病率和死亡率 肥胖会增加 3 个或 3 个以上与剖宫产相关的不良后果的风险，包括产妇死亡[53]。在过去的 20 年中，全身麻醉的使用减少，麻醉导致的死亡也相应减少[54]。然而，肥胖和剖宫产仍然是产妇发病率和死亡率的独立危险因素[7]。

> **临床要点** 肥胖会增加 3 个或 3 个以上与剖宫产相关的不良后果的风险，包括产妇死亡。

3. 麻醉计划 在肥胖产妇剖宫产术麻醉中，可以应用腰麻（单次或连续）、硬膜外麻醉、腰 – 硬联合麻醉和全身麻醉。麻醉药的选择取决于临床情况。重度哮喘或心肌病的产妇可能无法耐受椎管内麻醉或者长时间手术。在紧急情况下，需要一个包含所有可用信息的准确麻醉计划来指导麻醉医师实施麻醉。胎儿状况虽然很重要，但次于产妇安全排在第二位。母亲的危急状况可能导致胎儿死亡。如前所述，对手术团队的技术水平和时间要求的了解至关重要。诚实评估自己的技术水平是最重要的。与外科医师沟通确定是否有任何异常情况使手术更加困难很重要。

4. 椎管内麻醉 只要手术在有限时间内，腰麻单次注射重比重局麻药加阿片类麻醉效果良好。由于目标是避免全身麻醉（见后续文本），如果手术医师预计手术时间长，单次腰麻有限的持续时间可能并不适用。虽然有人担心肥胖产妇脑脊液容积减少可能导致腰麻平面升高，但对于肥胖和正常体重的产妇，剖宫产手术鞘内应用丁哌卡因的剂量是相似的[55]。在腰麻时丁哌卡因与芬太尼和吗啡的随机剂量反应中，接受剖宫产术的病态肥胖产妇成功麻醉的中位剂量为 9.8mg[56]。硬膜外麻醉或连续腰麻具有椎管内麻醉的优点，可以延长麻醉的持续时间。与正常体重产妇相比，肥胖人群中硬脊膜穿破后头痛的发生率较低（见第 19 章）。在手术持续时间不确定的情况下，腰 – 硬联合麻醉方法具有相当大的优势。其麻醉起效迅速，硬脊膜穿破后头痛风险低，并且可以延长麻醉持续时间。腰 – 硬联合麻醉穿刺置管的失败率与常规硬膜外置管相似[57, 58]，对所谓的"未测试"导管的担忧是没有根据的。总体而言，与低体重产妇相比，肥胖产妇接受择期剖宫产手术时麻醉并发症更多，椎管内麻醉更加复杂，更有可能实施全身麻醉[59]。

> **临床要点** 在手术持续时间不确定的情况下，腰 – 硬联合麻醉方法具有相当大的优势。腰 – 硬联合麻醉穿刺置管的失败率与常规硬膜外置管相似。

5. 全身麻醉 除非必须需要，否则应该尽量避免在剖宫产术中使用全身麻醉[13, 54]。避免全身麻醉时，与麻醉相关的产妇死亡率也下降。最常见的产妇死亡原因是无法为产妇进行肺部通气、提供氧气。造成气道结构可视化困难的相关因素有很多，包括口咽部脂肪沉积，妊娠期软组织改变，以及与先兆子痫和分娩相关的黏膜充血。由于已知这些解剖变化使插管困难，所以之前成功插管的病史不能保证此次插管顺利。此外，Mallampati 分级在妊娠的第一个和第三个月，以及分娩过程中恶化[60]。成功完成气管插管的关键是适当的产妇体位。一项调查 60 例病态肥胖非妊娠产妇喉镜检查位置效应的研究表明，与标准"嗅"位置相比，"倾斜"位置或头抬高喉镜检查位置（HELP）明显改善了喉部视野（图 29-3）[61]。无论是使用椎管内麻醉还是全身麻醉，在手术切口之前，产妇的合适的体位是非常重要的。

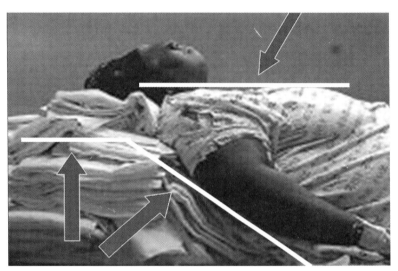

▲ 图 29-3　肥胖产妇气管插管的合适体位

(1) 困难气道和插管失败：最近对英国 2008—2010 年的产科病房进行的一项研究发现，插管失败率为 1∶224，BMI 每增加 $1kg/m^2$，插管失败风险增加 7%[62]。有人建议，所有病态肥胖的产妇都应该被认为有气道问题。如果时间允许，在口咽充分局部麻醉后，清醒状态下喉镜插管或纤支镜插管是明智的。产妇妊娠末期由于黏膜充血和出血风险增加，术中产妇应避免经鼻插管。紧急气道技能的演练对于椎管内麻醉失败后的处理至关重要。喉罩（LMA）和包括 Airtraq 和 GlideScope 在内的新插管设备被证明是产妇合并困难气道的救生工具[63]，在禁食没有误吸风险的健康产妇行择期剖宫产手术时可以使用喉罩进行气道管理[64]。如果插管失败，应该要求手术医师避免施加腹压（使用产钳或真空负压吸引），使胃内容物反流误吸的风险降到最低。另外，如果可能的话，子宫应避免被搬到腹壁外进行缝合。ASA 处理困难气道的方法可以作为困难气管插管的指南[65]。英国最近发表的一篇文章解决了困难气道和产科气管插管失败的问题，这是一份非常有用的资源[66]。气管插管除了观察和识别气道结构困难之外，由于过厚的脂肪组织，通过听诊呼吸音来确定气管内导管位置可能不可靠，只有通过呼气末二氧化碳图像才能判断气管插管成功。

> **临床要点**　随着体重指数的增加，气管插管失败的风险也相应增加。所有病态肥胖的产妇都应该被认为有气道问题。

(2) 为何应避免全麻：避免全麻的原因如下。肥胖产妇更有可能患有胃食管反流病，胃容量更大，并且胃酸 pH 较低，使其肺误吸和 Mendelson 综合征的风险增高。喉镜下行气管插管会导致严重的高血压，尤其是先兆子痫产妇。高血压仍然是产妇发病率和死亡率的主要原因[13]。在肥胖产妇由于麻醉诱导后到胎儿娩出需要更多的时间，胎儿暴露于全麻药的时间更长。与在椎管内麻醉下分娩的新生儿相比，在全麻下分娩的新生儿更容易出现呼吸抑制和肌张力差，需要进行积极复苏。

(3) 快速序贯诱导插管：应采用快速诱导麻醉来尽量减少误吸风险。充分的给氧去氮对于防止肥胖产妇氧饱和度下降非常重要。环状软骨施压（Sellick 手法）可减少胃内容物的被动反流。然而，最近环状软骨施压受到了质疑，它被证实降低了食管下括约肌张力并可能使插管更困难。在肥胖产妇中诱导药物的理想剂量尚未得到很好的研究。如前所述，血容量与体重指数呈正相关；因此，逻辑理论上剂量应大于由理想体重确定的剂量。琥珀胆碱可以提供最快速的插管条件，如果琥珀胆碱使用有禁忌，可以考虑使用较大剂量的罗库溴铵。异氟烷、地氟烷及七氟烷在肥胖的产妇中使用是安全的。后两种药物具有产妇恢复更快，运动恢复更早，以及减少术后氧饱和度降低的优点。

(4) 拔管：之前提到产妇在麻醉诱导给予麻醉药时非常关键，但最近的报道表明，拔管和术后康复是肥胖产妇全麻后最关键的时期[67]。病态肥胖的产妇只有在清醒且肌松完全恢复时才能拔管，采取头高位代替仰卧位。总之，拔管时误吸、呼吸困难的风险和插管时相似。

> **临床要点** 除了插管，拔管和术后康复也是肥胖产妇行全麻的关键时期。

6. 手术室内注意事项 标准手术床的重量限制为 130～160kg，新型的手术床可以支撑 554kg（STERIS5085 综合手术床，STERISCorp，Mentor，OH）。侧面延伸也可用于支持宽度较大的患者（图 29-4）。如果侧面延伸不可用，可以用沿着手术床放置臂板补充。如果产妇体重超过手术床的限量，可以考虑在医院病床上进行手术。同样，运输床也必须具有适合产妇的宽度和承重能力。手术室工作人员必须使用足够的填充物和采用合适的体位，以防止肥胖产妇在手术床或运输途中受伤。产妇需要妥善固定，以便可以安全地完成子宫左侧倾斜移位。需要多人来防止移动过程中产生的意外伤害。麻醉医师协调参与移动患者的团队至关重要。使用带有气垫或其他移动设备的产妇移动辅助装置有助于防止手术室工作人员受伤。

7. 外科手术注意事项

(1) 大网膜：病态肥胖产妇的大网膜可能重达 70kg 或以上，会带来独特的问题。需要缩回大网膜才能暴露手术区域。可以通过头侧或尾侧竖切口，或实施横切口。许多技术（例如保留缝线或巾钳附着于静脉输液架，将大网膜固定在麻醉屏障上，在整个手术过程中帮助回缩大网膜，使用大型 op-site 塑料敷料及吊带型肩带）可用于头侧回缩以达到耻骨联合紧接上方的区域的显露，但最终结果可能不太理想。施加在上腹部和胸部上的力可能导致下腔静脉受压以及呼吸顺应性降低。下腔静脉压力增加会减少静脉回流，导致心排血量和动脉血压的急剧下降。胸腔压力增加可能加剧已经受损的通气状态（进一步减少 FRC 和增加 CC），表现为低氧血症，高碳酸血症和（或）呼吸困难。言语安慰和吸氧是必要的，但可能不足以在长时间手术过程中充分解决这些问题。气管内插管可能是必要的，并且失去气道保护的风险是可能的。垂直回缩大网膜可避免循环和呼吸问题。不幸的是，大网膜的垂直回缩可能难以实现。必须使用额外的手术辅助或临时性垂直回缩装置。手术回缩也可能在不降低母体动脉压的情况下导致子宫血流减少。如果手术开始到胎儿娩出时间较长，在手术过程中监测 FHR 可能更为谨慎。胎儿窒息可能是一个问题，如果没有检测到子宫动脉血流阻塞。可以采用间歇性回缩来改善子宫动脉血流量。

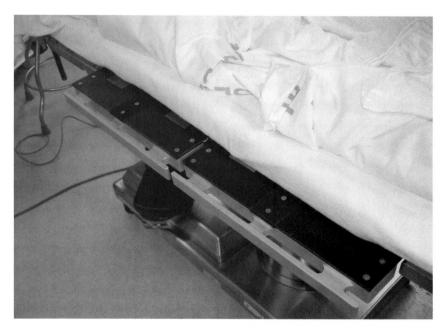

▲ 图 29-4　对于病态肥胖产妇，建议使用加宽的手术床或侧面延伸

> **临床要点**　无论手术方式如何，必须充分显露子宫，但应谨慎操作，以避免大动脉腔受压。

(2) 手术时间更长，失血更多：关于肥胖产妇剖宫产手术时是否需要更长的手术时间和失血增加的研究存在争议[68]。在一项研究中，肥胖产妇剖宫产手术时，超过一半的手术医师手术时间超过 2h，失血量超过 1L[3]。Pathi 等[12] 发现与非肥胖的产妇相比，肥胖产妇剖宫产手术输血量增加。其他研究发现在手术时间和失血量方面没有统计学差异。了解外科手术团队的手术技巧将决定麻醉方案的制订。麻醉医师需要做好准备，并为更长的手术时间和更多的失血做好准备（例如，大口径的静脉通路，可用的交叉配血红细胞，液体加温仪和快速输液器）。外科医师、麻醉医师和血库工作人员之间的沟通对于快速应对大量出血非常重要。

(3) 术后伤口感染：由于术后伤口感染是肥胖产妇的主要并发症（一项研究增加了 7 倍）[3]，伤口无菌是非常重要的[3, 69]。有人建议在术前 30 ~ 40min 用聚维酮碘溶液消毒皮肤，在椎管内麻醉完成后再次消毒，使用氯己定 / 乙醇溶液提供及时的残留杀菌活性。对于所有接受剖宫产手术的产妇，除非产妇已经接受了适当的抗生素（例如用于绒毛膜羊膜炎），否则推荐对所有接受剖宫产产妇进行抗菌预防，但在肥胖妇女中应考虑使用较高剂量的术前抗生素进行预防[5(P2)]。所有体重超过 120kg 的产妇应在皮肤切开前静脉给予 3g 头孢唑啉（而不是 2g），除非她们对头孢类抗生素过敏。

七、产后护理

1. 概述 病态肥胖增加术后并发症的风险，包括低氧血症、肺不张、深静脉血栓形成、肺栓塞、肺炎、肺水肿、术后子宫内膜炎、伤口感染和裂开。

2. 肺部

(1) 通过预防肺不张，避免低氧血症。产后的子宫对肺功能会有所改善。在术后初期，产妇的上半身应该被抬高到几乎坐姿，这个位置会改善呼吸力学并且减少膈肌向头端的压力。为了减少肺不张，应鼓励产妇深呼吸和咳嗽、使用肺活量计、吸氧通常是必需的。

(2) 腰麻后感觉阻滞平面与剖宫产术后呼吸功能不全无相关性。在一份报告中，腰麻后即刻测量的肺功能与剖宫产术后 2h 测量的肺功能没有差异。尽管在此期间感觉阻滞平面从 T_4 降到 T_{12}[17]。

(3) 在腰麻剖宫产术后行走可改善肥胖和正常体重产妇的呼吸功能。之前提到的研究表明，正常体重产妇通过行走肺功能水平接近之前的基线水平。尽管肥胖产妇在行走后肺功能大大改善，但是与非肥胖产妇或她们麻醉前的水平相比，肺功能水平仍然很差[17]。

(4) 腹部肌肉对于产生良好的咳嗽至关重要。咳嗽是否有效通过测量 PEFR（呼气中期流速）判断，有效的咳嗽对于减少肺不张以及防止误吸是至关重要的。剖宫产术后 3h，肥胖产妇的 PEFR 与正常体重的产妇相比显著受损[17]。

(5) 充分的疼痛控制对于良好的呼吸功能锻炼和走动至关重要。与标准的横切口不同，中线竖切口可能会增加手术不适和术后疼痛。术后疼痛增加可影响呼吸功能锻炼和步行减少，反过来会增加术后并发症（例如 DVT 形成）。竖切口会增加疝形成和伤口裂开的发生率[68]。应该运用多模式镇痛技术（如非甾体抗炎药）以减少产妇对阿片类药物的需求[70]。

3. 术后监护 椎管内应用吗啡与静脉注射等剂量的吗啡对低氧的通气抑制作用相似，但持续时间更长。肥胖产妇可能对阿片类和镇静催眠药的呼吸抑制作用更敏感。ASA[71] 已经发表了关于产妇术后睡眠呼吸暂停的护理建议，虽然不特指剖宫产术后。椎管内麻醉，频繁呼吸频率测量，脉搏氧饱和度测定，镇静评分和（或）呼吸暂停监测对于肥胖产妇的术后评估都很重要。此外，应考虑在重症监护病房或二级病房进一步监护[72]。

> **临床要点** 对于合并 OSA 的产妇应该考虑椎管内麻醉技术，以减少和消除产妇对全身阿片类的需求。应该运用多模式镇痛技术（如非甾体抗炎药）以减少产妇对阿片类的需求。

4. 血栓预防 预防静脉血栓形成和肺栓塞是预防血栓形成的关键[69]。肥胖产妇围术期血栓事件风险特别高[3, 52]。产妇由于肥胖和手术活动量少，个别产妇由于高脂血症和胰岛素抵抗，纤溶系统活性显著降低。高脂血症可能导致血栓素生成增加，使血液处于更加高凝状态。防血栓弹力袜（TEDS）、低分子肝素、充足的水合作用、早期下床活动和物理治疗，都可以降低血栓栓塞事件的发病率。关于低分子肝素的使用，有必要与外科医师沟通以防医源性事故发生。根据第三次关于抗凝血与椎管内麻醉的专家共识会议[31]，使用低分子肝素进行血栓预防的产妇可以安全地进行单次腰麻和连续硬膜外麻醉。低分子肝素的安全使用是基于其每日总剂量，术后第一次使用的时间以及剂量时间表。

(1) 每日 2 次给药：该剂量方案可能与脊髓血肿的风险增加相关。第一次低分子肝素应该在术后至少 24h 以后给予，无论术中采用何种麻醉技术，并且应在足够（手术）止血的情况下进行。留置的导管在开始低分子肝素血栓预防之前应该被移除。如果选择连续硬膜外技术，可将硬膜外导管留置过夜第二天取出，第一次低分子肝素至少在导管拔除后 2h 注射。

(2) 每日 1 次给药：该给药方案与欧洲指南相似。术后第一次低分子肝素剂量应在手术后 6～8h 进行，术后第二次剂量与第一次给药时间至少间隔 24h。硬膜外导管静置时可能是安全的，然而导管拔出时与低分子肝素最后一次给药时间至少间隔 10～12h。随后的低分子肝素给药时间至少应在导管拔出 2h 后进行。

八、新生儿

1. 早产　一些研究表明，肥胖产妇发生早产（＜ 38 周）的可能性较小[4, 12]。然而，以人口为基础的大型队列研究发现早产，特别是极早产的风险在超重和肥胖产妇中明显增加[73]。

2. 胎儿异常　母亲肥胖增加了胎儿发生巨大儿和围生期其他问题的风险[1, 51]，巨大儿导致产伤风险增加。大多数研究也表明肥胖产妇胎儿先天性畸形的发病率增加，包括脐膨出、心脏畸形、脊柱裂或其他神经管缺陷（与母亲年龄、教育程度、吸烟状况、酒精使用，以及其他引起神经管缺陷的危险因素无关）。因为胎儿超声图像在肥胖的产妇中往往不是最理想的，故无法诊断胎儿异常的风险更高[13]。

3. 巨大儿　巨大儿的定义为足月儿体重＞ 4000g。与非肥胖产妇相比，肥胖产妇新生儿体重＞ 90% 的比率增加了 2 倍[3, 4]。Pedersen 假说，产妇高血糖症会导致胎儿高胰岛素血症，从而引起胎儿生长迅速，此假说被引用为巨大儿的原因。然而，研究发现没有糖尿病的肥胖母亲与非肥胖的糖尿病母亲相比，更有可能分娩巨大儿[29]。因此，肥胖母亲的孩子发展成巨大儿的机制并不太清楚。巨大儿出生创伤的风险增加（例如，肩难产和 Erb 麻痹），窒息，胎粪吸入，产前死胎，低血糖症，低钙血症和红细胞增多症。体重＞ 4500g 的足月儿较平均体重胎儿死亡率增加了 3 倍以上。

4. 死产或新生儿死亡　死产被定义为妊娠满 28 周及以上的胎儿在分娩过程中死亡。新生儿死亡被定义为新生儿在分娩后的第 1～28 天死亡[74]。最近的一项 Meta 分析和系统评价评估了孕妇 BMI 和围生儿死亡率风险的关系，发现母亲体重指数"适度"增加，胎儿死亡、死胎、新生儿、围生期和婴儿死亡的风险也增加了[75]。孕妇妊娠前肥胖使死产和新生儿死亡的风险增加了 1 倍多[8, 12, 25, 51]。一项将初产妇与经产妇分开的研究发现，在肥胖的经产妇中，早期新生儿死亡率并没有增加[25]。Cnattingius 等[25] 报道肥胖产妇胎儿晚期死亡的风险增加与妊娠前 BMI 相关，与是否存在高血压疾病和糖尿病无关。这个结果与一些研究者发现相反，他们发现没有并发症的肥胖产妇其胎儿不良结局的风险没有增加[12]。然而患有先兆子痫、糖尿病、高血压或高龄的肥胖产妇围生期死亡发生率较高[76]。

5. 新生儿护理　最近一项队列研究发现 BMI ＞ 40kg/m² 的妇女新生儿周围神经系统和骨骼损伤的风险增加，新生儿患呼吸窘迫综合征，细菌性败血症，惊厥和低血糖的风险也明显增加。肥胖产妇的新生儿进入重症监护病房的概率是正常体重产妇新生儿的 4～10 倍[51]。大部分新生儿进入重症监护病房是为了调控温度，监测血糖及协助喂养。其他人发现肥胖且患糖尿病的产妇新生儿发生不良后果的风险最大[77]。在分娩过程中 FHR 的监测困难也可能会导致对不容乐观的胎心监护造成诊断延迟。此外，肥胖母亲所生的婴儿在医院接受母乳喂养的可能性更小，这可能与催乳素对哺乳的反应减少有关，从而导致乳汁生成不足、影响开始母乳喂养的时间，以及其他一些社会问题[4]。

九、减肥手术后的妊娠

一项关于育龄妇女减肥手术的系统回顾发现，减肥手术后的产妇与肥胖孕妇相比，产妇和新生儿不良结局的发生率可能会降低，但仍需更多的数据支持[78]。一般而言，减肥手术史与围生期不良结局无关，但是应评估这些产妇以排除心肌病和睡眠呼吸暂停。产妇贫血可能是胃旁路手术后营养缺乏的结果。缺铁性贫血（小细胞性贫血）可能由铁吸收不足引起。叶酸和维生素 B_{12} 吸收不足可能导致大细胞性贫血。母体营养缺乏会导致胎儿宫内生长受限[12]和神经管缺陷。有报道发现产妇在行胃垂直间隔捆扎术后发生胃肠道出血[67]。

十、费用

肥胖产妇的治疗费用显著高于正常体重产妇[69, 79]，并与 BMI 成正比增加[1, 12]。肥胖产妇倾向于合并高血压、先兆子痫、糖尿病、胰岛素使用、产后并发症及住院治疗率增加。在 BMI ≥ 35kg/m^2 的产妇中，门诊就诊率增加 26 倍，住院率增加 2 ～ 4 倍[1]。其他研究发现产前咨询和住院治疗费用增加。Pathi 等[12]发现胎儿监测、超声检查、糖尿病和高血压的医疗管理都在肥胖人群中增加。分娩过程中并发症的风险较高，包括剖宫产率增加。病态肥胖的产妇术后并发症和产前并发症的发生率增加，而这些因素延长了住院时间[12]。在一项研究中，对病态肥胖产妇的医疗护理费用估计是正常体重产妇的 3 倍，另外一些人预估根据产妇肥胖程度的不同，花费会增加 5 ～ 10 倍[1]。虽然没有研究评估新生儿的费用，但是肥胖人群早产儿的减少可能会抵消一部分产妇的医疗费用；但是，大部分由于产妇糖尿病导致早产发病率增加，从而增加医疗费用[12]。

十一、总结

在对病态肥胖产妇的医护过程中，麻醉医师面临着重大挑战。肥胖是母体和围生儿发病率、死亡率的显著危险因素。总体而言，文献表明肥胖产妇合并先兆子痫的发生率为 14% ～ 25%，合并 GDM 发病率为 6% ～ 14%，需要剖宫产的概率为 30% ～ 47%[7, 9]。这些数字只是一些估计值，许多相关研究发现并发症随着母亲体重指数的增加而增加。肥胖产妇可能合并多种疾病需要被解决，麻醉医师需要预估分娩和手术中可能出现的各种问题从而制订相应的计划。与产科团队的沟通对于提高治疗质量至关重要。每一项努力都应该为肥胖的产妇和她的胎儿提供最好的结果，但决不能为了拯救一个结局未知的胎儿而威胁母亲的生命。

[1] Galtier-Dereure F, Montpeyroux F, Boulot P, et al. Weight excess before pregnancy: complications and cost. *Int J Obes Relat Metab Disord.* 1995;19:443–448.

[2] Aubert B, Boutigny D, De Bonis I, et al. Measurement of CP-violating asymmetries in B0 decays to CP eigenstates. *Phys Rev Lett.* 2001;86:2515–2522.

[3] Johnson SR, Kolberg BH, Varner MW, et al. Maternal obesity and pregnancy. *Surg Gynecol Obstet.* 1987;164: 431–437.

[4] Sebire NJ, Jolly M, Harris JP, et al. Maternal obesity and pregnancy outcome: a study of 287,213 pregnancies in London. *Int J Obes Relat Metab Disord.* 2001;25: 1175–1182.

[5] American College of Obstetricians and Gynecologists. ACOG Committee Opinion No. 549: obesity in pregnancy. *Obstet Gynecol.* 2013;121:213–217.

[6] Mhyre JM, Bateman BT, Leffert LR. Influence of patient comorbidities on the risk of near-miss maternal morbidity or mortality. *Anesthesiology.* 2011;115:963–972.

[7] Weiss JL, Malone FD, Emig D, et al. Obesity, obstetric complications and cesarean delivery rate—a population-based screening study. *Am J Obstet Gynecol.* 2004;190: 1091–1097.

[8] Cedergren MI. Maternal morbid obesity and the risk of adverse pregnancy outcome. *Obstet Gynecol.* 2004;103: 219–224.

[9] Saravanakumar K, Rao SG, Cooper GM. Obesity and obstetric anaesthesia. *Anaesthesia.* 2006;61:36–48.

[10] Ranta P, Jouppila P, Spalding M, et al. The effect of maternal obesity on labour and labour pain. *Anaesthesia.* 1995;50:322–326.

[11] Durnwald CP, Ehrenberg HM, Mercer BM. The impact of maternal obesity and weight gain on vaginal birth after cesarean section success. *Am J Obstet Gynecol.* 2004;191: 954–957.

[12] Pathi A, Esen U, Hildreth A. A comparison of complications of pregnancy and delivery in morbidly obese and non-obese women. *J Obstet Gynaecol.* 2006;26:527–530.

[13] Cantwell R, Clutton-Brock T, Cooper G, et al. Saving mothers' lives: reviewing maternal deaths to make motherhood safer: 2006–2008. The Eighth Report of the Confidential Enquiries into Maternal Deaths in the United Kingdom. *BJOG.* 2011;118(suppl 1):1–203.

[14] Rassmusen KM, Yaktine AL, eds; for the Institute of Medicine. *Weight Gain During Pregnancy: Reexamining the Guidelines.* Washington, DC: National Academies Press; 2009.

[15] Flegal KM, Carroll MD, Kit BK, et al. Prevalence of obesity and trends in the distribution of body mass index among US adults, 1999–2010. *JAMA.* 2012;307:491–497.

[16] Unterborn J. Pulmonary function testing in obesity, pregnancy, and extremes of body habitus. *Clin Chest Med.* 2001;22:759–767.

[17] von Ungern-Sternberg BS, Regli A, Bucher E, et al. Impact of spinal anaesthesia and obesity on maternal respiratory function during elective caesarean section. *Anaesthesia.* 2004;59:743–749.

[18] Pataka A, Daskalopoulou E, Kalamaras G, et al. Evaluation of five different questionnaires for assessing sleep apnea syndrome in a sleep clinic. *Sleep Med.* 2014;15:776–781.

[19] Ankichetty SP, Angle P, Joselyn AS, et al. Anesthetic considerations of parturients with obesity and obstructive sleep apnea. *J Anaesthesiol Clin Pharmacol.* 2012;28: 436–443.

[20] Louis JM, Mogos MF, Salemi JL, et al. Obstructive sleep apnea and severe maternal-infant morbidity/mortality in the United States, 1998–2009. *Sleep.* 2014;37:843–849.

[21] Macavei VM, Spurling KJ, Loft J, et al. Diagnostic predictors of obesity-hypoventilation syndrome in patients suspected of having sleep disordered breathing. *J Clin Sleep Med.* 2013;9:879–884.

[22] Tomoda S, Tamura T, Sudo Y, et al. Effects of obesity on pregnant women: maternal hemodynamic change. *Am J Perinatol.* 1996;13:73–78.

[23] Jacobson BC, Somers SC, Fuchs CS, et al. Body-mass index and symptoms of gastroesophageal reflux in women. *N Engl J Med.* 2006;354:2340–2348.

[24] Bateman BT, Bansil P, Hernandez-Diaz S, et al. Prevalence, trends, and outcomes of chronic hypertension: a nationwide sample of delivery admissions. *Am J Obstet Gynecol.* 2012;206:134.e1–134.e8.

[25] Cnattingius S, Bergström R, Lipworth L, et al. Prepregnancy weight and the risk of adverse pregnancy outcomes. *N Engl J Med.* 1998;338:147–152.

[26] Kenchaiah S, Evans JC, Levy D, et al. Obesity and the risk of heart failure. *N Engl J Med.* 2002;347:305–313.

[27] Alpert MA. Obesity cardiomyopathy: pathophysiology and evolution of the clinical syndrome. *Amer J Med Sci.* 2001;321:225–236.

[28] Tsueda K, Debrand M, Zeok SS, et al. Obesity supine death syndrome: reports of two morbidly obese patients. *Anesth Analg.* 1979;58:345–347.

[29] Green JR, Schumacher LB, Pawson IG, et al. Influence of maternal body habitus and glucose tolerance on birth weight. *Obstet Gynecol*. 1991;78:235–240.

[30] Toglia MR, Weg JG. Venous thromboembolism during pregnancy. *N Engl J Med*. 1996;335:108–114.

[31] Horlocker TT, Wedel DJ, Rowlingson JC, et al. Executive summary: regional anesthesia in the patient receiving antithrombotic or thrombolytic therapy: American Society of Regional Anesthesia and Pain Medicine Evidence-Based Guidelines (Third Edition). *Reg Anesth Pain Med*. 2010;35:102–105.

[32] Wong CA, McCarthy RJ, Fitzgerald PC, et al. Gastric emptying of water in obese pregnant women at term. *Anesth Analg*. 2007;105:751–755.

[33] American Society of Anesthesiologists Task Force on Obstetric Anesthesia. Practice guidelines for obstetric anesthesia: an updated report by the American Society of Anesthesiologists Task Force on Obstetric Anesthesia. *Anesthesiology*. 2007;106:843–863.

[34] Fong DG, Nehra V, Lindor KD, et al. Metabolic and nutritional considerations in nonalcoholic fatty liver. *Hepatology*. 2000;32:3–10.

[35] Rai MR, Lua SH, Popat M, et al. Antenatal anaesthetic assessment of high-risk pregnancy: a survey of UK practice. *Int J Obstet Anesth*. 2005;14:219–222.

[36] Mhyre JM, Greenfield ML, Polley LS. Survey of obstetric providers' views on the anesthetic risks of maternal obesity. *Int J Obstet Anesth*. 2007;16:316–322.

[37] Wen LM, Baur LA, Simpson JM, et al. Mothers' awareness of their weight status and concern about their children being overweight: findings from first-time mothers in south-west Sydney. *Aust N Z J Public Health*. 2010;34: 293–297.

[38] Tonidandel A, Booth J, D'Angelo R, et al. Anesthetic and obstetric outcomes in morbidly obese parturients: a 20-year followup retrospective cohort study. *Int J Obstet Anesth*. 2014;23:357–364.

[39] Dresner M, Brocklesby J, Bamber J. Audit of the influence of body mass index on the performance of epidural analgesia in labour and the subsequent mode of delivery. *BJOG*. 2006;113:1178–1181.

[40] Vricella LK, Louis JM, Mercer BM, et al. Impact of morbid obesity on epidural anesthesia complications in labor. *Am J Obstet Gynecol*. 2011;205:370.e1–370.e6.

[41] Bloom SL, Spong CY, Weiner SJ, et al. Complications of anesthesia for cesarean delivery. *Obstet Gynecol*. 2005; 106:281–287.

[42] D'Angelo R, Smiley RM, Riley ET, et al. Serious complications related to obstetric anesthesia: the serious complication repository project of the Society for Obstetric Anesthesia and Perinatology. *Anesthesiology*. 2014;120: 1505–1512

[43] Bauer ME, Kountanis JA, Tsen LC, et al. Risk factors for failed conversion of labor epidural analgesia to cesarean delivery anesthesia: a systematic review and meta-analysis of observational trials. *Int J Obstet Anesth*. 2012;21: 294–309.

[44] Clinkscales CP, Greenfield ML, Vanarase M, et al. An observational study of the relationship between lumbar epidural space depth and body mass index in Michigan parturients. *Int J Obstet Anesth*. 2007;16:323–327.

[45] Marroquin BM, Fecho K, Salo-Coombs V, et al. Can parturients identify the midline during neuraxial block placement? *J Clin Anesth*. 2011;23:3–6.

[46] Arzola C, Davies S, Rofaeel A, et al. Ultrasound using the transverse approach to the lumbar spine provides reliable landmarks for labor epidurals. *Anesth Analg*. 2007;104: 1188–1192.

[47] Bahar M, Chanimov M, Cohen ML, et al. The lateral recumbent head-down position decreases the incidence of epidural venous puncture during catheter insertion in obese parturients. *Can J Anaesth*. 2004;51:577–580.

[48] Hamilton CL, Riley ET, Cohen SE. Changes in the position of epidural catheters associated with patient movement. *Anesthesiology*. 1997;86:778–784.

[49] Hodgkinson R, Husain FJ. Obesity and the cephalad spread of analgesia following epidural administration of bupivacaine for cesarean section. *Anesth Analg*. 1980; 59:89–92.

[50] Taivainen T, Tuominen M, Rosenberg PH. Influence of obesity on the spread of spinal analgesia after injection of plain 0.5% bupivacaine at the L3-4 or L4-5 interspace. *Br J Anaesth*. 1990;64:542–546.

[51] Barau G, Robillard PY, Hulsey TC, et al. Linear association between maternal pre-pregnancy body mass index and risk of caesarean section in term deliveries. *BJOG*. 2006;113:1173–1177.

[52] Yu CK, Teoh TG, Robinson S. Obesity in pregnancy. *BJOG*. 2006;113:1117–1125.

[53] Mourad M, Silverstein M, Bender S, et al. The effect of maternal obesity on outcomes in patients undergoing tertiary or higher cesarean delivery. *J Matern Fetal Neonatal Med*. 2015;28:989–993.

[54] Hawkins JL, Chang J, Palmer SK, et al. Anesthesia-related maternal mortality in the United States: 1979–2002. *Obstet Gynecol*. 2011;117:69–74.

[55] Lee Y, Balki M, Parkes R, et al. Dose requirement of intrathecal bupivacaine for cesarean delivery is similar in obese and normal weight women. *Rev Bras Anestesiol*. 2009;59:674–683.

[56] Carvalho B, Collins J, Drover DR, et al. ED(50) and ED(95) of intrathecal bupivacaine in morbidly obese patients undergoing cesarean delivery. *Anesthesiology.* 2011;114:529–535.

[57] Pan PH, Bogard TD, Owen MD. Incidence and characteristics of failures in obstetric neuraxial analgesia and anesthesia: a retrospective analysis of 19,259 deliveries. *Int J Obstet Anesth.* 2004;13:227–233.

[58] Gambling D, Berkowitz J, Farrell TR, et al. A randomized controlled comparison of epidural analgesia and combined spinalepidural analgesia in a private practice setting: pain scores during first and second stages of labor and at delivery. *Anesth Analg.* 2013;116:636–643.

[59] Vricella LK, Louis JM, Mercer BM, et al. Anesthesia complications during scheduled cesarean delivery for morbidly obese women. *Am J Obstet Gynecol.* 2010;203:276.e1–e5.

[60] Kodali BS, Chandrasekhar S, Bulich LN, et al. Airway changes during labor and delivery. *Anesthesiology.* 2008;108:357–362.

[61] Collins JS, Lemmens HJ, Brodsky JB, et al. Laryngoscopy and morbid obesity: a comparison of the "sniff" and "ramped" positions. *Obes Surg.* 2004;14:1171–1175.

[62] Quinn AC, Milne D, Columb M, et al. Failed tracheal intubation in obstetric anaesthesia: 2 yr national case-control study in the UK. *Br J Anaesth.* 2013;110:74–80.

[63] Dhonneur G, Ndoko S, Amathieu R, et al. Tracheal intubation using the Airtraq in morbid obese patients undergoing emergency cesarean delivery. *Anesthesiology.* 2007;106:629–630.

[64] Han TH, Brimacombe J, Lee EJ, et al. The laryngeal mask airway is effective (and probably safe) in selected healthy parturients for elective cesarean section: a prospective study of 1067 cases. *Can J Anaesth.* 2001;48:1117–1121.

[65] Apfelbaum JL, Hagberg CA, Caplan RA, et al. Practice guidelines for management of the difficult airway: an updated report by the American Society of Anesthesiologists Task Force on Management of the Difficult Airway. *Anesthesiology.* 2013;118:251–270.

[66] Mushambi MC, Kinsella SM, Popat M, et al. Obstetric Anaesthetists' Association and Difficult Airway Society guidelines for the management of difficult and failed tracheal intubation in obstetrics. *Anaesthesia.* 2015;70:1286–1306.

[67] Mhyre JM, Riesner MN, Polley LS, et al. A series of anesthesia-related maternal deaths in Michigan, 1985–2003. *Anesthesiology.* 2007;106:1096–1104.

[68] Thornton YS. Caesarean delivery and celiotomy using panniculus retraction in the morbidly obese patient. *J Am Coll Surg.* 2001;193:458–461.

[69] Alexander CI, Liston WA. Operating on the obese woman—a review. *BJOG.* 2006;113:1167–1172.

[70] American Society of Anesthesiologists Task Force on Neuraxial Opioids, Horlocker TT, Burton AW, et al. Practice guidelines for the prevention, detection, and management of respiratory depression associated with neuraxial opioid administration. *Anesthesiology.* 2009;110:218–230.

[71] American Society of Anesthesiologists Task Force on Perioperative Management of Patients with Obstructive Sleep Apnea. Practice guidelines for the perioperative management of patients with obstructive sleep apnea: an updated report by the American Society of Anesthesiologists Task Force on Perioperative Management of Patients with Obstructive Sleep Apnea. *Anesthesiology.* 2014;120:268–286.

[72] Loubert C, Fernando R. Cesarean delivery in the obese parturient: anesthetic considerations. *Women's Health.* 2011;7:163–179.

[73] Cnattingius S, Villamor E, Johansson S, et al. Maternal obesity and risk of preterm delivery. *JAMA.* 2013;309:2362–2370.

[74] Kristensen J, Vestergaard M, Wisborg K, et al. Pre-pregnancy weight and the risk of stillbirth and neonatal death. *BJOG.* 2005;112:403–408.

[75] Aune D, Saugstad OD, Henriksen T, et al. Maternal body mass index and the risk of fetal death, stillbirth, and infant death: a systematic review and meta-analysis. *JAMA.* 2014;311:1536–1546.

[76] Rahaman J, Narayansingh GV, Roopnarinesingh S. Fetal outcome among obese parturients. *Int J Gynaecol Obstet.* 1990;31:227–230.

[77] Baron CM, Girling LG, Mathieson AL, et al. Obstetrical and neonatal outcomes in obese parturients. *J Matern Fetal Neonatal Med.* 2010;23:906–913.

[78] Maggard MA, Yermilov I, Li Z, et al. Pregnancy and fertility following bariatric surgery: a systematic review. *JAMA.* 2008;300:2286–2296.

[79] Chu SY, Bachman DJ, Callaghan WM, et al. Association between obesity during pregnancy and increased use of health care. *N Engl J Med.* 2008;358:1444–1453.

第30章　孕妇创伤

Trauma in the Obstetric Patient

Hen Y. Sela，Lior Drukker，Sharon Einav　著

李尚坤　译

闵　苏　黄绍强　校

要点 Keypoint

- 产前产妇创伤与不良妊娠结局风险增加有关。在机动车事故中，产妇安全带缺乏一直被认为是造成不良妊娠结局的风险因素之一。
- 由于孕期特定创伤处理的资料有限，麻醉医师必须从其他临床情况（例如围生期出血）进行推断，并且不能忽略，生理不稳定可能不仅仅是由于忽视和（或）未治疗的损伤，也可能来自于妊娠导致的生理基础差异，或者产科并发症。
- 孕妇的创伤处理取决于母体状况。
- 胎心监护可能提供母体窘迫的早期指征，因此应尽可能在术前和术后进行胎心监护。建议在孕妇入院期间也进行常规监护（若条件允许，每天 2 次）。
- 孕妇创伤护理的指导原则与无创伤产妇的护理原则相同：尊重父母的意见（他们的意见可能与医务人员的大相径庭）；孕龄＞ 24 周后对胎儿 / 新生儿状况的重视程度高于孕周。
- 当妊娠并发症（例如胎盘早剥引起出血）导致母体不稳定时，才应考虑分娩。
- 高级创伤生命支持（ATLS）的常见休克类型可能不足以对妊娠患者的出血程度进行分类。
- 超声是适合所有孕妇的成像模式。
- 胎儿辐射暴露的致畸风险在妊娠早期是最大的。
- 创伤孕妇的麻醉处理以优化母体的氧合和灌注为目标。
- 孕妇的氧储备有限，因此气管插管的时机十分重要。正确的插管时机可以减少气道管理的并发症和降低母胎风险。
- 无论创伤孕妇位于何处，医务人员都必须配备分娩盒和保温箱。
- 若继发于妊娠子宫的主动脉腔静脉压迫是孕妇心血管功能衰竭的主要原因，则可实施围死亡期剖宫产（PMCD）以抢救孕妇。
- 美国心脏协会建议在母体非创伤性复苏后 4min 内仍未恢复自主循环时启动 PMCD。

一、概述

大约有 1/15 的孕妇会出现各类创伤，最常见的是机动车事故或高处坠落。当评估到孕妇和胎儿存在危及生命的产科并发症时，医务工作者需要开展完整全面的创伤急救工作。鉴于孕妇和非孕期妇女的生理改变，医务工作者需要鉴别正常和不正常临床表现及实验室检查结果。需要重点关注，当两个生命处于危险时，怎样进行平衡的管理。对于孕妇，需要将重点由孕期管理转移到创伤的救治之上。而当胎儿评估可以存活时，如何进行治疗和保存胎儿又带来了新的挑战。

创伤孕妇的救治需要多个学科的参与，包括急诊医学、创伤医学、母胎医学、和（或）产科学、麻醉学及重症医学。医务工作者需要按照创伤救治的指南开展工作，保证孕妇的气道、呼吸及循环稳定。同时，还需要遵循评估和管理创伤孕妇的标准流程。

本章节总结了孕妇创伤的流行病学、这种临床情况下创伤检查和治疗过程中面临的独特挑战和伦理问题。同时还探讨了孕期特殊创伤的机制及其带来的损害。

二、创伤流行病学

孕妇创伤的发生率为 3%～12%[1, 2]，是造成母体[2, 3]和胎儿[4-6]死亡的主要原因。据估计，目前孕妇创伤死亡率为 1.4∶100 000[4]，胎儿死亡率为 3.7∶100 000[4, 5]。由于创伤程度更为严重，早孕少女（15—19 岁）的胎儿死亡率则更高（9.3∶100 000）[7]。孕妇死亡、胎盘早剥、母体休克和子宫破裂是胎儿死亡最常见的危险因素[5]。

孕妇比一般创伤患者更有可能寻求创伤治疗[8]，孕龄超过 20 周是将孕妇送往创伤中心就医的一大指征[9]。然而，目前仍不清楚创伤相关的确切发病率和死亡率，主要因为大多数都是回顾性的数据，且使用的编码系统不同，创伤登记的内容缺少产科信息，某些类型的创伤报告很少[2, 5, 10]。

轻微创伤通常比严重创伤更为常见，孕妇的创伤也不例外。只有 6% 的创伤孕妇入院治疗，这表明大多数孕妇的创伤程度不严重[6]。在住院的创伤孕妇中，3/4（77.9%）的孕妇住院时间不超过 1d。孕妇严重创伤的发生率为 23∶100 000。创伤中心的报告显示，12.5%～19% 的入院创伤孕妇的创伤程度严重[11-13]，孕妇死亡率接近 5.6%[4]。机动车事故、家庭暴力和殴打是孕妇出现严重创伤的主要原因，其他一些原因包括高处坠落、烧伤、他杀、自杀、烫伤、中毒和溺水[7]。因此，意外伤害是孕妇出现创伤或严重创伤的最主要原因。近期的一项系统性回顾计算出了活产孕妇的大致创伤率。除家庭暴力（8307∶100 000）外，大多数类型的创伤似乎在孕妇中的发生率低于非妊娠妇女。据估计，孕妇的机动车事故率为 207∶100 000，高处坠落率为 49∶100 000，中毒率为 25.8∶100 000，凶杀率为 2.9∶100 000 以及自杀率为 2∶100 000[2]。

> **临床要点**　机动车事故、家庭暴力和殴打是孕妇出现严重创伤的主要原因，其他一些原因包括高处坠落、烧伤、他杀、自杀、烫伤、中毒和溺水。

　　创伤期产科并发症的流行病学　孕妇创伤会增加出现产科并发症的风险。创伤孕妇的胎盘早剥率比正常孕妇高 56%[14]。虽然轻微钝性创伤的孕妇胎盘早剥率可低至 1%～3%，但一般的无损伤 [损伤严重度评分（ISS）=0][13-15] 的孕妇人群中 5%～8.5% 可能发生胎盘早剥，尤其是轻微的腹部损伤与较高的胎盘早剥率有关 [7, 16, 17]。

　　创伤孕妇的胎膜早破率为 0.7%～2.4%[7, 14]，子宫破裂率低于 1%[4]。这对母亲（死亡率为 10%）和胎儿（死亡率约为 100%）来说都是一大威胁 [14]。病例报告中主要记录了胎儿直接损伤。在美国，大约 0.4% 的入院分娩是与创伤相关的，1/3 的创伤孕妇在住院期间完成分娩 [18]。7% 的创伤孕妇会出现早产，即使初次入院未分娩，这些孕妇早产的风险仍然很高 [5]。

> **临床要点**　创伤孕妇的胎盘早剥率比正常孕妇高 56%。

三、一般治疗指南

　　目前对孕妇创伤的治疗是困惑的，主要原因如下：教育和培训的不足、治疗的优先选择（即对母亲的优先治疗）不明、关于新生儿生存能力的公认限度和创伤后相关性的问题，以及公认的生理标准偏差（阻碍了对临床恶化信号的识别）。

　　1. 坚持母体优先原则　尽管担忧普遍存在，但孕妇的创伤急救很少面临伦理问题。当母体遭受严重损伤时，普遍认为医务人员应以稳定孕妇病情为重。稳定的宫内环境对胎儿的生长发育至关重要。因此，母体和胎儿的利益通常是一致的。

　　不过，脑死亡的孕妇为胎儿供应营养的情况是一个例外。医学专家会议和公共讨论之后认为，这种情况下可以不考虑母亲的最佳利益和优先次序，应该优先选择治疗胎儿 [19-22]。在这种罕见的极端情况下，必须立足于个体，遵从当地的文化、道德标准和社会规范，从而做出最恰当的决定。

　　更为常见的是，当母亲在法律上具备行为能力时（即具有认知能力），母体和胎儿之间可能会发生利益冲突。尤其是出现以下这两种情况：母亲为了胎儿拒绝接受治疗；母亲不愿意为了胎儿接受治疗，这于母亲有益，但可能会给胎儿带来意想不到的伤害 [23]。举一个例子，稳定的创伤孕妇唯恐胎儿发生畸形而拒绝接受计算机断层扫描（CT）。第二种情况，事实上是每位家庭医师都可能会面临的难题，一个孕妇拒绝改变对胎儿有潜在损害的不良习惯（如吸烟和饮酒）。无论孕龄几周，医师都将胎儿视为一个独立的医疗对象。然而，在大多数国家，这一观点依然普遍得不到法律的支持。这些国家坚持认为孕妇有权自主管理自己的身体并决定自己的医疗 [24-26]。

> **临床要点**　当母体遭受严重损伤时，普遍认为医务人员应以稳定孕妇病情为重。稳定的宫内环境对胎儿的生长发育至关重要。因此，母体和胎儿的利益通常是一致的。

　　2. 遵守护理标准措施　临床试验长期系统性地将孕妇排除研究，因此一直无法确定孕妇失血程度和潜在心血管功能衰竭的具体生理指标。适用于一般人群的休克分类是否也适用于孕妇，目前尚未有研究进行验证。关于孕妇创伤的治疗方案和医疗程序的风险与益处方面的科学数据非常缺乏。1990 年，将孕妇排除出临床试验的规定被取消[27, 28]，但该领域的主要知识空白却依然存在。由于目前缺乏数据，建议遵守护理标准措施对孕妇进行创伤治疗，这些措施被证实确实可以挽救一般患者生命。同时必须意识到这些护理措施在产科患者这一特殊群体来说还存在局限性。

3. 创伤调查、妊娠检查和胎儿活力评估（图 30-1）　孕妇的创伤治疗主要取决于母体的状况。不稳定的重伤孕妇与普通患者接受同样的创伤治疗。孕妇的创伤治疗需要由多学科协作的创伤小组进行[29, 30]。因此，在开始妊娠检查和胎儿活力评估之前，应先对创伤孕妇进行初次评估（30 ～ 60s 气道检查、呼吸、血液循环、神经功能评分和格拉斯哥昏迷评分）和进一步评估（全身检查、触诊和听诊）。所有创伤孕妇都要求进行产科会诊和胎儿心电监护。胎儿监护的理想时间尚未确定，但 4h 内若未发现母体和胎儿出现异常情况，则可以停止胎心监护[11]。对于高发病率的创伤患者，建议监测 24h 或更长时间[11]（见"麻醉的相关问题"）。

临床要点　不稳定的妊娠重伤患者与普通患者应接受同样的创伤治疗。

---

(1) 妊娠检查：孕妇盆腔检查包括子宫腹部触诊和无菌窥器检查，前者以评估子宫张力、宫底高度和胎位，后者以确定是否有出血或羊水渗漏。高级创伤生命支持（ATLS）指南建议进行常规阴道检查。由于诱发出血的风险增加，在阴道检查之前应先进行超声排查前置胎盘。在母体轻度创伤的情况下，临床诊断可以确定是否需要进行阴道检查。只有在孕龄超过胎儿活力极限时，才应开始进行胎儿监护。孕龄可从医疗档案中或体检采集。妊娠中期以后，子宫底可于耻骨嵴上触及。反复宫缩伴宫颈变化提示早产，而宫颈无变化的子宫过度收缩（＞ 4 次 / 小时）提示胎盘早剥或早产。胎心异常提示临床医师可能存在未诊断出的孕妇创伤；母体低血压造成子宫和胎儿灌注不足，最终导致胎心率异常。

(2) 胎儿活力的评估和影响：以下情况都应考虑孕龄和胎儿的状况，准备胎儿电子监护；类固醇给药（促进胎儿肺成熟）；孕妇初步稳定后考虑分娩。比起在创伤中心，在产房更常讨论新生儿活力的临界值。胎儿护理的原则与孕妇护理原则相同：尊重父母的意见（他们的意见可能与医务人员的大相径庭）；孕龄＞ 24 周后对胎儿 / 新生儿状况的重视程度高于孕周；损伤未必代表生活质量不佳[31]。孕龄＜ 22 周的早产可能导致胎儿死亡。如果此时进行分娩，医务人员应优先进行新生儿的舒适护理。当孕龄超过 24 周的孕妇受到创伤时，医务人员会最大限度抢救新生儿，并进行新生儿复苏[32]。

临床要点　无论孕龄是几周，孕妇的创伤治疗都取决于母体的状况而不是取决于胎儿的状况。改善母体身体状况也会增加患者将来继续妊娠的可能性。

当妊娠并发症（例如胎盘早剥导致出血）导致母体不稳定时，才应考虑分娩。或者，无论孕妇病情稳定与否，有潜在活力的胎儿（即孕龄＞ 24 周）若表现出无法缓解的或间歇性窘迫迹象，则可考虑分娩，但前提是分娩不会危及母亲。除以上特殊情况之外，宫内环境对于胎儿都是最理想的。孕妇早产时可以

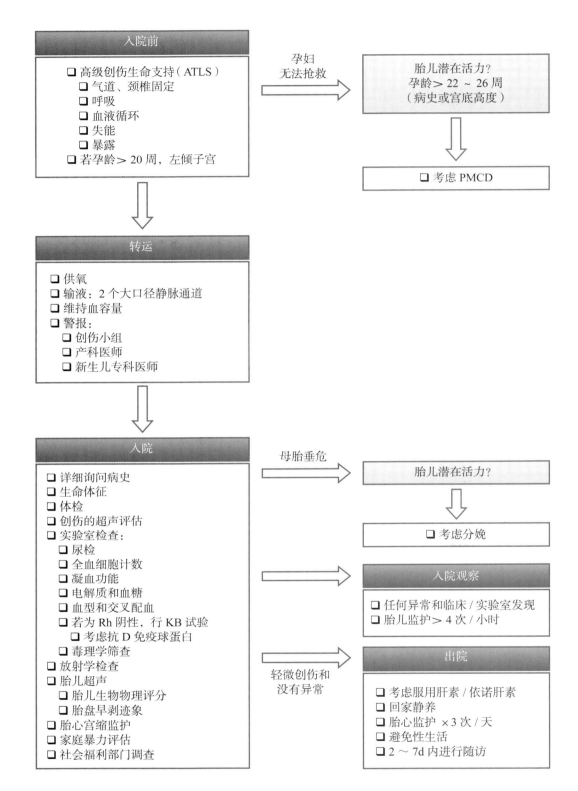

▲ 图 30-1　创伤孕妇的救治流程

选择使用产前类固醇。Cochrane 数据库最近的一项回顾认为："目前尚不清楚是否一种皮质类固醇（或一种特定的治疗方案）就比另一种更有效果。与倍他米松相比，地塞米松益处较多，例如更少的脑室内出血……[33]"实验证据证明维生素 D 对孕妇有益[34]，目前没有足够证据支持孕妇服用氨溴索[35]。

四、孕妇损伤程度评估的局限性

1. 损伤严重程度　通常，使用创伤评分对一般创伤患者的损伤严重程度进行分级。损伤严重度评分[36]、新损伤严重度评分（NISS）[37] 及创伤和损伤严重度评分（TRISS）[38] 是最常用的 3 种评分方法[39]。虽然创伤孕妇发生子宫破裂的情况很少见，但严重的孕妇损伤会导致胎盘早剥的风险明显增加。子宫破裂和胎盘早剥都可能危及孕妇生命。胎盘早剥与超过 50% 的孕产妇死亡有关[40]。然而，目前所有创伤评分都没有涉及产科损伤。

2. 高级创伤生命支持培训（ATLS）和生命体征的利用　ATLS 建议利用生命体征（血压、心率和呼吸频率）来对休克严重程度进行临床分级。对于此分级方法的合理性，在正常成人人群中应用已被质疑[41, 42]，在孕妇患者中使用这种分级方法更应慎之又慎。

3. 孕妇生理改变的影响　孕妇心肺的生理功能在整个妊娠期间发生了显著变化；母体外周血管阻力降低导致妊娠早期开始上臂收缩压下降 5 ~ 10mmHg，妊娠晚期心率增加 5 ~ 25/min[43]。妊娠能诱发化学感受性呼吸反射，提高孕妇的呼吸频率，从而导致孕妇患者出现低碳酸血症的生理状态[44]。孕妇总血容量总体上增加了 40%，但在妊娠中期心排血量每分钟增加 0.5 ~ 1.5L，导致孕妇出血的耐受性不可预测。

妊娠妇女红细胞数目没有随着血容量的增加而增加，导致血细胞比容下降[45]。此外，贫血是全球范围内常见的孕期营养障碍疾病[46, 47]。因此，一些研究发现，高达 50% 的孕妇患者的基线血红蛋白水平低于 11.0mg/dl[48]。相反，在急性出血时，妊娠伴有的高凝状态[49] 和血浆纤维蛋白原浓度升高[50] 能起到保护作用。

> **临床要点**　在急性出血时，妊娠伴有的高凝状态和血浆纤维蛋白原浓度升高能起到保护作用。

4. 患者损伤程度的临床评估　第一个指出孕妇损伤程度临床评估方法缺乏的是英国母婴健康秘密调查机构（CEMACH）[51, 52]。2007 年，Swanton 等[53] 调查了 71% 的英国产科麻醉医师（222 人），其中的 158 人代表医院产科接受了调查。当时几乎所有接受调查的医院（96%）都在使用早期预警评分，但其中只有不到 1/4 的医院（23%）认为非产科因素得分与产科生理学相关。此外，只有 19% 的医院使用产科预警评分[53]。2013 年，Carle 等[5] 发表了一篇具有里程碑意义的论文。在重症产科入院后的 24h 内，Carle 等采集了患者的生理学变量，计算出了加权的产科早期预警评分，然后对涉及通气和意识的复杂数据进行简化，以适应对孕妇临床监护能力下降的评分。该研究纳入了一个模型开发队列（2240 人）和一个验证队列（2200 人）。统计评分的受试者工作曲线（ROC）下面积为 0.995（95%CI，0.992 ~ 0.998），临床评分的 ROC 下面积为 0.957（95% 可信区间，0.923 ~ 0.991），这表明临床评分能够区分幸存孕妇和死亡产妇[54]。英国的一项长达 7 年的重复调查显示，产科早期预警评分的有效率为 63%（130/205），所有妇产医院都应采用这种评分[55]。虽然相当多的数据表明，标准休克分类（这种情况下即 ATLS）可能不足以用来对孕妇出血的严重程度进行分级，但目前还没有针对创伤孕妇的类似分级方法。

> **临床要点** ATLS 建议使用生命体征（血压、心率和呼吸频率）来对休克严重程度进行临床分级。对于这种分级在正常成年人群的有效性也存在一些质疑，在孕妇患者中这种分级方法应该慎用。

五、影像学检查的原则

影像学检查一直是创伤护理的主要方法。由于担心检查影响胎儿的生长发育，以及不确定妊娠对检查敏感性是否有影响，临床医师经常不愿为孕妇患者进行影像学检查。孕妇比一般成人更容易遭受严重腹部损伤[56]，这一事实给医务人员带来了巨大的挑战。对创伤孕妇进行影像学检查时，必须考虑母体受益是否高于胎儿潜在风险。但是，当临床有指征时，患者没有理由不接受进一步的影像学检查。

1. **超声检查** 超声检查没有电离辐射并且不使用造影剂，因此，超声成为孕妇成像检查的首选。尽管实验研究提示诊断性的超声可能影响人体组织[57, 58]，但目前未发现使用超声诊断技术会对胎儿造成不良影响。B 模式、M 模式和三维超声成像模式都不会给胎儿造成有害的生物学效应。相反，多普勒成像需要高能量水平，并且超声波束长时间聚焦于特定位置，因此不适用于孕妇。国际妇产科超声学会建议，尽可能避免在妊娠早期进行超声脉冲多普勒成像，同时也给出了孕妇暴露于热指数不高于 1.0 的仪器的最小次数[59]。

(1) 创伤重点超声评估法（FAST）：可诊断出创伤孕妇的非妊娠相关的损伤[60]。但是到目前为止，关于这一方面的研究很少。通常认为，创伤孕妇（尤其是重伤患者）[61]对于 FAST 具有与非妊娠创伤患者相似的敏感性和特异性[62]。但是几乎没有临床医师在孕妇患者体内检测到低于 400ml 的腹腔游离液体，通常可检测到的平均量＞ 600ml[63]。孕妇患者的腹内液量超过成人总血容量的 1/10，而超声结果却呈假阴性。这种情况的出现提示我们，初次检查为阴性并不能排除腹部损伤的可能[61]。即使在孕妇腹腔中检测到了游离液体，但这些腹腔游离液体是否具有临床意义有待进一步研究。先前研究指出，如果育龄的女性患者遭受了创伤，其腹腔内游离液体一旦过量积聚，就可能导致孕妇出现生理改变[64]。最近的一项研究却对这一观点进行了反驳，该研究显示，＜ 10% 的无创伤孕妇盆腔内有游离液体[65]。尽管如此，许多研究者都建议将 FAST 超声检查作为孕妇钝伤患者的一线诊断方法，从而对腹腔游离液体进行评估[2, 4, 13, 30, 56, 60]。无论如何，创伤孕妇的超声成像不能代替 CT 检查。在损伤检查方面，超声是一种明显较差的成像模式选择[66, 67]。

(2) 胎儿超声可以诊断出主要的胎儿损伤，例如脑损伤和断头[68, 69]。无论损伤发生的时间如何，当胎儿电子监护发现胎儿状况不佳时，胎儿超声可作为辅助诊断手段。

> **临床要点** 尽管超声的灵敏度有限，因其良好的安全性和检查速度，超声成为孕妇成像检查的首选。

（3）胎盘早剥和子宫破裂是孕妇最担心的两个与妊娠相关的损伤，而超声检查不容易诊断出来。即使在正常孕妇中，胎盘早剥漏诊的可能性也非常高（高达 80%）[70, 71]。目前还没有系统地研究超声诊断特定损伤的准确度。当检查结果异常时，如子宫周围出现回声性腹腔液体（与腹腔积血相容），则可诊断为子宫破裂[72]。

2. 标准放射性检查和计算机断层扫描　与 CT 相比，标准放射性检查所提供的信息要少得多。因此，CT 成为临床确诊和优化的成像选择[73]。

（1）胎儿风险

① 根据胎儿的暴露程度，辐射成像检查可分为低、中、高三组。辐射剂量很少超过 0.001mGy，因此颈椎和四肢的 X 线检查属于低暴露组。胸部 X 线片的辐射剂量为 0.01mGy，因此也属于低暴露组。胸部 CT 的辐射剂量为 0.66mGy，属于中暴露组。相比之下，腰椎成像和头颈部 CT 的分组就有较大争议性，因为它们的辐射剂量可能高达 10mGy，超过了建议的非危及生命的剂量标准。腹部和盆腔 CT 属于高暴露组——两者的辐射剂量分别高达 35mGy 和 50mGy[73]。

② 辐射暴露后胎儿畸形的风险在妊娠早期最大[74]。宫内暴露于辐射也可能导致儿童期癌症风险增加，但目前仍不清楚低剂量辐射暴露的确切风险[75]。常规放射学检查的辐射剂量 < 50mGy。虽然这一剂量可能导致儿童期癌症风险增加，但从绝对值来看，总体风险还是较低（1∶250）[73]。过去，人们也一直担心，宫内暴露于碘造影剂可能导致胎儿甲状腺功能减退症的风险增加。然而，近期的研究并未得出确切证据[76-79]。

（2）CT：CT 仍然是诊断创伤孕妇损伤的首选方式。

① 妊娠不影响头部、脊柱和胸部损伤的诊断。孕妇也能接受腹部和盆腔检查，但放射科医师必须知道孕妇的生理改变通常发生在妊娠中期以后。可能的生理改变包括：骶髂关节和耻骨联合间隙增宽、肾盂积水、卵巢静脉扩张和下腔静脉压迫[80]。

② CT 也是诊断胎盘早剥、先兆性流产和子宫破裂的极佳手段。CT 的准确性可高达 96%，灵敏度为 86% ～ 100%，特异性为 80% ～ 98%。虽然 CT 常规上并不用于这些适应证的诊断，但若是因为母体其他原因而实施检查，则评估也应包括胎盘早剥和子宫破裂[81, 82]，这两种损伤很容易被忽视[82]。CT 成像上出现胎盘增强减弱，这是胎盘早剥的一个有力指标[83, 84]。先兆性流产的 CT 指标包括低位妊娠、宫颈受孕、宫颈或阴道出血[85]。子宫破裂的指标包括宫壁彻底缺损、宫外胎位及腹腔积血[85-87]。

临床要点　放射科医师必须知道孕妇的生理改变通常发生在妊娠中期以后，可能的生理改变包括：① 骶髂关节和耻骨联合间隙增宽；② 肾盂积水；③ 卵巢静脉扩张；④ 下腔静脉压迫。

---

3. 磁共振　一般建议避免在妊娠早期进行磁共振成像（MRI），除非检查结果对孕妇的创伤治疗起决定性的作用。尽管妊娠早期暴露与胎儿后遗症无关，但这可能是因为数据量不够。在妊娠中晚期，如果辐射剂量维持 < 3.0T，MRI 就不会增加胎儿后遗症的风险。实验研究表明钆造影剂确实会穿透胎盘屏障，但这并不是钆造影剂应用的禁忌证[88]。MRI 在创伤治疗方面仍未得到充分利用，主要有以下 3 个原因：① 检查费用高；② 检查时间长；③ 对特定监测技术和设备要求高[89]。MRI 非常适用于胎盘损伤的检测，

因为 MRI 能够通过调整脉冲序列和参数来改善组织对比度，并且可以提供多个并行的成像平面[90]。观察者间一致性良好表明 MRI 可以诊断胎盘早剥[91]。MRI 也可以诊断出胎儿脑损伤以及损伤程度[92]。

> **临床要点** 一般建议避免在妊娠早期进行 MRI，除非检查结果对孕妇的创伤治疗起决定性的作用。

六、临床和检查结果与妊娠结局

1. 产前孕妇创伤 产前孕妇创伤导致不良妊娠结局的风险增加[14, 15]。在目前研究的不良妊娠结局相关的临床预测因素中，机动车缺乏孕妇安全带一直遭人诟病[93, 94]。一项研究发现，未系安全带的孕妇出现胎儿死亡的可能性几乎是系安全带的孕妇的 3 倍[1]。尤其发生在妊娠晚期的孕妇严重损伤可导致胎盘早剥、子宫破裂和早产的风险显著增加[7]。孕妇损伤严重度评分 > 25 与 50% 的胎儿死亡风险有关[40]，母体休克也是胎儿死亡的一个重要预测因素[40, 95, 96]。孕妇骨盆骨折和意识丧失已被证实是不良妊娠结局的独立危险因素，两者都可使损伤严重度评分过高[12, 96]。

2. 轻微损伤 对于一般人群来说是较轻微的损伤，但是对于孕妇来说可能并不轻微。骨折、脱臼、扭伤和拉伤都是妊娠期间最常见的几种损伤[14]。然而，轻微损伤和非躯干的损伤也可能导致不良妊娠结局[7]。尽管随着损伤严重度评分增加，妊娠结局会恶化，但损伤严重度评分还是无法用来预测妊娠结局，因为评分低时也可能发生不良结局[14]。事实上，即使评分低至零时，胎儿也可能出现死亡[97]。一些研究已经以轻微创伤孕妇为研究对象，旨在确定入院时的风险因素（产妇产科变量、主诉、临床发现、实验室检查结果、胎儿心率监测或子宫分娩力计检查结果），这些风险因素可以用来预测不良妊娠结局（如胎盘早剥、早产和新生儿低出生体重）。但这些研究一直没有取得任何实质性的进展[15, 98, 99]。即使在轻度至中度钝性创伤的孕妇患者中，研究人员也未发现潜在预测因素与不良妊娠结局之间的关系[100]。

> **临床要点** 孕妇骨盆骨折和意识丧失已被证实是不良妊娠结局的独立危险因素，两者都可导致高的损伤严重度评分。

3. Kleihauer–Betke 试验 胎儿血红细胞外周涂片检测（KB）是对母体全身循环中胎儿血红蛋白量的定性检查。从母体血液样本中制备一个血涂片，将其暴露于酸中，后者可以去除成人血红蛋白。对涂片进行血红蛋白染色，含有胎儿血红蛋白的红细胞呈粉红色，而不含有成人血红蛋白的红细胞会出现"阴影"。在显微镜下进行染色细胞计数，最后计算出胎儿与母体的细胞比例。KB 试验通常用于 Rh 阴性的孕妇，以确定是否需要进行免疫预防，抑制母体生成 Rh 抗体。该试验证实了经胎盘胎儿与母体间的输血，因此认为试验结果可反映胎儿出血的情况并能预测创伤孕妇的不良妊娠结局。一些研究表明，KB 检测确实可以预测孕妇创伤后的早产风险[99]。虽然母体血清甲胎蛋白含量升高（每毫升超过 1000ng）与机动车事故后的不良妊娠结局有关[101]，其他一些研究同样发现创伤孕妇的 KB 检查结果呈阳性与不良妊娠结局之间有关。然而，另外一些研究发现，低风险创伤孕妇的 KB 检查结果与胎盘早剥、胎儿窘迫[102]和胎儿或母亲发病率之间没有任何关联[100]。KB 检查结果可能不准确，部分原因可能是实验室方法的细微变异（例如，枸橼酸 – 磷酸钠缓冲液的 pH 或培养时间）。因此，仅 KB 检查结果呈阳性并不一定表明创伤孕妇出现了病理性胎儿至母体的出血[102]，但这提示应进行进一步评估和检查。

> **临床要点** 仅 KB 结果呈阳性并不一定表明创伤孕妇出现了病理性胎儿至母体的出血，但这提示应进行进一步评估和检查。

4. 流式细胞术 流式细胞术是一种可替代的诊断方法，可以规避 KB 筛查的某些缺点[103]。使用该方法对红细胞进行通透性处理，使特定抗体成功进入细胞。使用单克隆抗血红蛋白 F 抗体检测胎儿血红蛋白，该方法很好地区别开了胎儿红细胞和成人红细胞。流式细胞术可计数 50 000 个细胞，而 KB 试验只能计数 2000 个细胞，因此流式细胞术对低至 0.02% 的血红蛋白 F 细胞敏感。然而，对于创伤孕妇而言，流式细胞术的检查结果需要进行进一步的验证。

七、麻醉的相关问题

创伤孕妇的麻醉处理主要是维持母体正常氧合和血流灌注。

1. 气道管理 孕妇麻醉插管困难 / 失败的发生率是非妊娠患者的 4 倍[104]。5% 的孕妇气管插管困难[105, 106]。如果插管失败，麻醉医师应考虑采用备选方案进行气道管理。若情况允许，在麻醉诱导前使用非颗粒抗酸药中和酸性胃液，以及增加食管下括约肌张力的药物，从而减少孕妇误吸导致的肺损伤[107]。尽管大多数创伤患者都被视为饱胃，应接受快速顺序诱导，但在患者配合且没有手术禁忌证（例如严重创伤性脑损伤导致的昏迷、上消化道穿孔）的情况下，麻醉医师应为其开口服抗酸药。气管插管建议使用内径比非妊娠妇女常规的插管内径（6.5 ～ 7.0mm）小 0.5 ～ 1mm 的导管。

> **临床要点** 尽管大多数创伤患者都被视为饱胃，应接受快速顺序诱导，但在患者配合且没有手术禁忌证（例如严重创伤性脑损伤导致的昏迷、上消化道穿孔）的情况下，麻醉医师应为其开口服抗酸药。

必须注意，母体麻醉诱导、插管、拔管和苏醒的过程中都可能出现通气不足和（或）气道阻塞[108]。因此，孕妇的气道管理最好由经验丰富的麻醉医师进行。与一般患者相比，妊娠患者的通气量每分钟至少增加 1/3，而功能残气量和呼气储备量每分钟减少约 1/3[109]。无论是否遭受创伤，孕妇的氧储备都很有限。因此，气管插管的时机十分重要。正确的插管时机可以减少气道管理的并发症和降低母胎危急风险。无论母体的血流动力学状态如何，麻醉诱导应尽量避免血管舒张和低血压。

2. 麻醉诱导与维持 应采用快速连续诱导来尽量减少孕妇患者误吸的风险并优化气道可视化。建议使用丙泊酚和（或）氯胺酮进行平衡麻醉。琥珀酰胆碱的肌松效果最好。若琥珀酰胆碱存在禁忌（如，烧伤患者），则可以使用罗库溴铵。但是，临床医师必须知道此药在孕妇中的药效更为持久[110, 111]。若插管失败，可用环糊精逆转罗库溴铵，但目前没有关于孕妇患者应用环糊精效果的数据。无论使用了任何可通过胎盘的药物（如，丙泊酚、氯胺酮、以及阿片类）都应告知儿科医师，因为这些药物可能会导致新生儿出现暂时性呼吸抑制和肌肉松弛。

临床要点 无论母体的血流动力学状态如何，麻醉诱导应尽量避免血管舒张和低血压。

八、创伤的具体机制

麻醉医师应该知道创伤的机制及其风险。尽管外科医师经常负责创伤的初次评估，但一旦确定需要进行手术（或不需要手术），外科的注意力就集中在妊娠患者的损伤部位，而不是孕妇这个整体。麻醉医师应该对患者整体的生理状况有一定的了解。由于这一领域的数据资料有限，麻醉医师必须要从妊娠患者的其他临床表现（例如围生期出血）进行推断，并且不能忽略，生理不稳定可能不仅仅是由于忽视和（或）未治疗的损伤，也可能来自于妊娠导致的生理基础差异，或者产科并发症。

临床要点 尽管外科医师经常负责创伤的初次评估，但一旦确定需要进行手术（或无须手术），外科的注意力就集中在妊娠患者的损伤部位，而不是孕妇这个整体。

1. 机动车事故 约 1/4 的创伤是由机动车事故导致的[18]。大多数的孕妇创伤（88.6%）都是由车辆乘用者引起的[7]。机动车事故是将近 1/3 的妊娠相关的孕妇死亡[4]及几乎一半的妊娠期孕妇严重损伤的主要原因[7]。鉴于机动车事故已经成为孕妇损伤的最常见原因，对这个特定人群中产科并发症发生率的研究相对比较充分。胎盘早剥、早产和子宫破裂是潜在的产科并发症。

(1) 胎盘早剥的典型表现为有疼痛症状的阴道流血。

① 创伤患者若未出现神经功能障碍，则可能出现的常见症状包括腹痛、与宫颈扩张程度不成比例的严重宫缩和（或）阴道出血。这些症状加上子宫触痛且僵直，提示胎盘早剥。然而，没有出现典型症状和体征并不一定就可以排除这种并发症，尤其在昏迷患者。尽管出血的临床意义重大，但主要担心患者可能出现隐匿出血的情况。在极端的情况下，胎儿心率异常可能是孕妇垂危的一大指标。胎心电子监护可能显示胎儿心动过缓、胎心率延长减速和重复晚期减速[112]。胎心率监护可能提供母体窘迫的早期指征，因此在术前和术后都应进行胎心监护，并尽可能在住院期间每日常规监护 2 次。

临床要点 在极端的情况下，胎儿心率异常可能是孕妇垂危的一大指标。

② 如前所述，超声和 KB 试验的价值有限。因此，胎盘早剥要依靠临床检查确诊。妊娠期间遭遇机动车事故且在初次住院期间完成分娩的孕妇，其胎盘早剥的风险可能高达 25%。与普通人群相比，仅轻度损伤和出院后再分娩的孕妇患者其胎盘早剥的风险也会显著增加[8, 13, 113]。根据医院规定，创伤孕妇可

由几个科室中的某一科室收治入院。术前评估和术后的随访都必须要检查孕妇当前的血细胞比容及其变化趋势。

> **临床要点**　术前评估和术后的随访都必须要检查孕妇当前的血细胞比容及其变化趋势。

③ 胎盘早剥的治疗取决于母胎的状况。

严重胎盘早剥可能会导致孕妇血流动力学不稳定，从而危及母体和胎儿。在这种情况下，孕妇需要立即进行分娩。如果对母体的血流动力学状况和胎儿健康已经进行密切监护，则可以按程序对孕妇进行创伤治疗[114, 115]。机动车事故导致了高达 40% 的胎盘早剥与胎儿死亡率[8]。

> **临床要点**　严重胎盘早剥可能会导致孕妇血流动力学不稳定，从而危及母体和胎儿。机动车事故导致了高达 40% 的胎盘早剥与胎儿死亡率。

(2) 早产（PTD）：定义为孕龄不满 37 周的分娩。妊娠期间遭遇机动车事故的孕妇，其早产的可能性略高（调整后的相对危险 1.23；95% CI 1.19 ~ 1.28）[114]。3.5% 的孕龄超过 20 周的孕妇遭受创伤时很快发生分娩[8]。创伤孕妇的早产通常由胎盘早剥引起。因此，不建议在这种情况下阻止分娩。临床医师应该清楚，据世界卫生组织报道，早产的并发症是 5 岁以下儿童死亡的主要原因[116]。这样的分娩应该由经验丰富的新生儿重症监护人员进行处理。无论创伤孕妇位于何处，医务人员都必须配备分娩盒和保温箱。相关科室应该在第一时间收到创伤孕妇入院通知，并提前获得其位置，以免发生早产。

(3) 子宫破裂：子宫破裂通常发生在车辆快速减速或直接压迫性损伤时。子宫对妊娠的适应性变化包括子宫血流显著增加。心排血量分布到子宫血管的比例在妊娠早期为 3.5%，近足月时为 12%[117]。子宫破裂导致的大出血 [体表和（或）体内出血] 可能会引起严重的母体血流动力学损害。当然，后者发生时也需考虑混合出血 / 羊水栓塞的可能性。母体休克引起的子宫胎盘血流减少可能间接导致胎儿出现严重损伤，而胎盘全面剥离和子宫的保护作用丧失会直接导致胎儿严重损伤。幸运的是，子宫破裂比较罕见，在遭遇机动车事故的孕妇中发生率约 0.3%[4]，主要见于一些病例报告[86, 118, 119]。然而，这种少见的并发症涉及 17.5% 的由机动车事故造成的胎儿和新生儿死亡，大多数与致命性孕妇创伤有关。

> **临床要点**　子宫破裂通常发生在车辆快速减速或直接压迫性损伤时，涉及 17.5% 的由机动车事故造成的胎儿和新生儿死亡，大多数与致命性孕妇创伤有关。

2. 跌倒　跌倒是孕妇创伤住院的第二大原因[18]，1/5 的创伤孕妇因跌倒受伤住院[6, 18, 120]，27% 的孕妇都至少发生过一次跌倒[120]。妊娠期间的高跌倒率主要归因于妊娠发育导致孕妇的姿势稳定性发生变化[121, 122]，包括踝关节僵硬[123] 和交叉韧带松弛度增加[124]。因此，麻醉医师在职业生涯中很有可能遇到跌倒的妊娠患者。

(1) 跌倒很少导致严重的母体损伤或死亡[14, 125]，但却是孕妇轻微损伤的最常见原因[6]。跌倒导致的损伤主要有骨折（47.4%）尤其是下肢骨折、挫伤（18.0%）和扭伤（17.3%）[126]。相反，跌倒与妊娠结局显著恶化有关。在因跌倒而入院的创伤孕妇中，将近 1/3 的患者可能在同期进行分娩，且跌倒孕妇剖宫产的比例（25%）略高于无跌倒孕妇（20%）[126]。与正常孕妇相比，跌倒入院的孕妇早产的风险增加了 4.4倍，胎盘早剥的风险增加了 8 倍，胎儿窘迫的风险增加了 2.1 倍。孕妇跌倒与胎儿死亡之间的关系备受争议。一些研究显示，孕妇跌倒后胎儿死亡风险增加[14]；而另一些研究发现两者之间并无统计学差异[126]。

> **临床要点** 跌倒很少导致严重的母体损伤或死亡，但却是孕妇轻微损伤的最常见原因。

(2) 轻微创伤孕妇的手术麻醉应该与正常孕妇相似。手术紧急程度取决于母体损伤程度和母体的状况，而妊娠并不会影响轻微损伤的程度。如果孕妇情况稳定，可以做好准备后再进行手术，但术前要不断进行胎儿监护。尽管术前要求患者禁食，但保持母体水合对预防早期宫缩来说至关重要。

3. 家庭暴力 妊娠期间遭受家庭暴力的孕妇比例在 1% ～ 20%[127-130]。

(1) 母亲结局：孕妇自杀率为 2 ：100 000，凶杀率为 2.9：100 000，其中大约一半是由于家庭暴力[131]。更重要的是，他杀是导致创伤相关孕妇死亡的第二大原因，占比达到 31%。与之相比，机动车事故导致孕妇死亡的比例为 44%[132]。为了避免这种结局，医务人员必须对可能的故意伤害保持警觉，并了解可能的风险因素，如少数民族身份和少女早孕[132, 133]。孕妇妊娠期间反复受伤也应提出疑问。疑似家暴病例应由社会福利部门进行调查。

(2) 妊娠期间遭受家暴的孕妇其胎儿 / 新生儿的结局也是不容忽视的。家暴造成的母亲损伤导致新生儿低出生体重（LBW）的风险增加 2.9 ～ 5.3 倍[134, 135]。与未遭受家暴的孕妇相比，遭受家暴的孕妇患者早产的风险增加了 2.7 倍，未足月胎膜早破的风险增加了 1.9 倍。她们的孩子也更有可能被送入新生儿重症监护室（14.2% 相对 3.6%）[136]。当母亲情况稳定而新生儿情况危急时，必须要使用必要的新生儿医疗设备，同时也必须要有经验丰富的新生儿医务人员来进行急救治疗。如果收治孕妇的创伤中心不具备新生儿救治能力时就应该优先安排孕妇（分娩后）或新生儿转院治疗。

> **临床要点** 家暴造成的母体损伤导致 LBW 的风险增加 2.9 ～ 5.3 倍。与未遭受家暴的孕妇相比，遭受家暴的孕妇患者早产的风险增加了 2.7 倍，未足月胎膜早破的风险增加了 1.9 倍。

4. 烧伤 所有接受烧伤治疗的育龄妇女都应接受妊娠检查。病例系列报告显示，这些女性的妊娠检测结果为阳性的比例约为 10%[137]。烧伤常能反映出公共卫生和社会 / 文化问题。因此，大多数关于孕妇严重烧伤的文献都来自于发展中国家。在治疗孕妇患者时，临床医师必须要考虑暴力伤害和自残的可能[138-142]。

(1) 目前还尚未有孕妇烧伤治疗指南。然而，考虑到孕妇妊娠期间血容量增大，适当增加输液量是十分合理的。胎心率异常可能表明孕妇血液含氧量不足。在孕妇吸入性损伤的情况下，继发于妊娠晚期激素水平变化的气道水肿很有可能会阻塞气道，所以强烈建议对孕妇患者进行早期插管[143]。

> **临床要点**　所有接受烧伤治疗的育龄妇女都应接受妊娠检测。病例系列报告显示，这些女性的妊娠检测结果为阳性的比例约为 10%。

(2) 随着吸入性损伤的出现和烧伤体表面积（TBSA）的增大[114-146]，孕妇烧伤的死亡率也会上升[146]。有人认为妊娠是孕妇死亡的危险因素[137]，但这仍有很大争议[147, 148]。尽管妊娠的存在，当 TBSA < 30% 时，孕妇死亡率也可以低至零[146]。

(3) 胎儿死亡率也随着体表面积的增大而上升；当母体 TBSA 超过 40% ～ 50% 时，胎儿死亡率将接近 100%[137, 146]。当 TBSA > 50% 时，几乎可以肯定胎儿会出现不良结局。因此，一些研究者提出，如果孕龄 > 24 周并且胎儿存活时，应考虑立即分娩[143, 146]。胎儿死亡更常见于损伤后的头几天。最能反映容量变化的子宫血流量减少导致胎儿早期死亡（即伤后的几天内）[137]。然而，在初次入院后出院的孕妇患者中，高达 20% 的孕妇也会出现胎儿死亡，不过这种情况通常发生在妊娠晚期[137]。

> **临床要点**　最能反映容量变化的子宫血流量减少导致胎儿早期死亡（即伤后的几天内）。

5. **穿透伤**　约 10% 的创伤孕妇在妊娠期间遭受穿透伤，而其中的大多数都是由枪支造成的[17]。妊娠早期的穿透伤通常不会累及胎儿。孕龄约 12 周时，子宫会上升到骨盆上方，此时胎儿容易受到直接损伤。母体穿透损伤引起胎儿损伤，这样的病例报告很多。枪支和刀具都可能导致妊娠早期和晚期的胎儿发病和死亡[149-155]。在妊娠中晚期，母体穿透损伤对胎儿造成直接严重损害的风险要高于对母体的损伤[17]。尤其是下腹部穿透伤，比起造成母体内脏损伤，更可能导致胎儿损伤。这种差异的存在主要是因为子宫扩张对孕妇腹腔脏器有保护作用[156]。据报道，母体腹部穿透性损伤的胎儿死亡率高达 73%[17]。但是在很大程度上，孕妇死亡率还尚不清楚。

> **临床要点**　相较于母体，在妊娠中期和晚期，母体受到穿透性损伤对胎儿造成直接严重伤害的风险更高。

九、抢救治疗

孕妇在创伤的情况下可能会发生循环衰竭。此时，医务人员可以实施体外膜肺氧合（ECMO）或者围死亡期剖宫产（PMCD）。经验丰富的创伤中心可考虑 ECMO。理论上，ECMO 可以挽救母亲和胎儿。如果继发于妊娠子宫的主动脉 – 腔静脉压迫是孕妇垂危的主要原因，则可对孕妇患者实施 PMCD 以挽救母体。或者，如果母亲未能复苏，则可以实施 PMCD 以挽救胎儿。

1. **体外膜肺氧合**　根据国际体外生命支持组织针对成人呼吸衰竭、成人心力衰竭和成人复苏的急救指南，妊娠不是 ECMO 的禁忌证[157-159]。已经发表的对孕妇实施 ECMO 的病例包括治疗 H1N1 相关性肺炎的呼吸衰竭[162]、围生期心肌病及血栓栓塞的治疗[160, 161, 163-165]。由于高流量技术和肝素涂层管道的使用增加，ECMO 越来越广泛地运用于创伤治疗。ECMO 避免了肝素化的需要，并且理论上降低了孕妇患者的出血风险[166-169]。目前为止，仅有 1 例病例报道了创伤孕妇的 ECMO[170]。因此，ECMO 是一种仅适用于抢救难治性低氧血症或垂危的创伤孕妇的技术。

> **临床要点**　根据国际体外生命支持组织针对成人呼吸衰竭、成人心力衰竭和成人复苏的急救指南，妊娠不是体外膜肺氧合的禁忌证。

2. 围死亡期剖宫产　美国心脏协会建议在母体非创伤性复苏后 4min 内，对仍未恢复自主循环的孕妇实施 PMCD[171]。一项对 2010 年以前发表的所有 PMCD 病例的回顾发现，只有 20% 的 PMCD 是在孕妇创伤后实施的[172]。后来的一系列病例报道了 91 例创伤后实施 PMCD 的病例。这些孕妇的孕龄都超过了 30 周。1/3（34%）的创伤孕妇存活至出院，81% 的 PMCD 的胎儿都是活产儿[173]。

十、总结

1/15 的孕妇可能出现创伤，但目前这方面的资料却很缺乏。孕妇损伤通常是无意造成的（如机动车事故或跌倒），但医务人员也必须对可能的故意伤害（家庭暴力）保持警觉。创伤孕妇的护理需要在公认的创伤指南的指导下多学科协作完成。孕妇护理应优先于胎儿治疗。稳定的宫内环境对胎儿的生长发育至关重要。因此，母体和胎儿的利益通常是一致的。

目前，创伤孕妇的治疗大体上都是按照标准创伤指南进行的。妊娠的存在需要由多学科协作的创伤小组。在开始妊娠检查和胎儿活力评估之前，应先完成对孕妇的初级和次级评估。标准 ATLS 的休克类型可能不足以对妊娠人群的出血程度进行分类。尽管存在胎儿畸形的风险，但影像学检查应遵循母体适应证。

妊娠检查包括孕妇盆腔检查、超声检查和阴道检查（轻度创伤或胎盘前置的孕妇除外）。胎盘早剥是最常见的产科并发症。妊娠患者未出现典型症状和体征并不一定就能排除胎盘早剥的可能。CT 和磁共振可以帮助诊断胎盘早剥。胎膜早破、子宫破裂和早产也是可能的并发症。因此，无论孕妇身处何处，都要随时准备好分娩用具，并告知患者的位置。

当胎龄已超过胎儿生存能力限制时，在母体检查和情况稳定之后应进行胎儿监护。胎心监护结果异常提示母体不稳定或胎儿窘迫。流式细胞术可用于检查经胎盘的胎儿母体输血。

当妊娠并发症导致母体不稳定（如胎盘早剥导致出血）或尽管孕妇情况稳定但胎儿宫内窘迫时，应考虑分娩。提早分娩可以使用产前类固醇。所有妊娠患者的麻醉指南都相似，维持母体的氧合和血流灌注仍然是麻醉的首要目标。气道管理应由经验丰富的医务人员进行。孕妇麻醉诱导、插管、拔管和苏醒的过程中都可能会出现通气不足和（或）气道阻塞的情况。外科的注意力可能集中于特定损伤的处理上，因此，麻醉医师必须要考虑患者的整体生理功能。在母体垂危的情况下，使用肝素涂层管道和高流量技术的 ECMO 是一种可行的急救方案。如果继发于妊娠子宫的主动脉 – 腔静脉压迫是孕妇垂危的主要原因，则可对孕妇实施 PMCD。在母亲未能复苏的情况下，也可实施 PMCD 以挽救胎儿。无论指征是什么，理想情况下 PMCD 应该在心搏骤停的 4min 内启动。

参 考 文 献

[1] Hyde LK, Cook LJ, Olson LM, et al. Effect of motor vehicle crashes on adverse fetal outcomes. *Obstet Gynecol.* 2003;102:279–286.

[2] Mendez-Figueroa H, Dahlke JD, Vrees RA, et al. Trauma in pregnancy: an updated systematic review. *Am J Obstet Gynecol.* 2013;209:1–10.

[3] Fildes J, Reed L, Jones N, et al. Trauma: the leading cause of maternal death. *J Trauma.* 1992;32:643–645.

[4] Kvarnstrand L, Milsom I, Lekander T, et al. Maternal fatalities, fetal and neonatal deaths related to motor vehicle crashes during pregnancy: a national population-based study. *Acta Obstet Gynecol Scand.* 2008;87:946–952.

[5] Weiss HB, Songer TJ, Fabio A. Fetal deaths related to maternal injury. *JAMA.* 2001;286:1863–1868.

[6] Fischer PE, Zarzaur BL, Fabian TC, et al. Minor trauma is an unrecognized contributor to poor fetal outcomes: a populationbased study of 78,552 pregnancies. *J Trauma.* 2011;71:90–93.

[7] Cheng HT, Wang YC, Lo HC, et al. Trauma during pregnancy: a population-based analysis of maternal outcome. *World J Surg.* 2012;36:2767–2775.

[8] Vivian-Taylor J, Roberts CL, Chen JS, et al. Motor vehicle accidents during pregnancy: a population-based study. *BJOG.* 2012;119:499–503.

[9] National Center for Injury Prevention and Control. 2011 guidelines for field triage of injured patients. http://www.cdc.gov/fieldtriage/pdf/decisionscheme_poster_a.pdf. Accessed March 24, 2015.

[10] Shah PS, Shah J. Maternal exposure to domestic violence and pregnancy and birth outcomes: a systematic review and metaanalyses. *J Womens Health (Larchmt).* 2010;19:2017–2031.

[11] Curet MJ, Schermer CR, Demarest GB, et al. Predictors of outcome in trauma during pregnancy: identification of patients who can be monitored for less than 6 hours. *J Trauma.* 2000;49:18–24.

[12] Aboutanos MB, Aboutanos SZ, Dompkowski D, et al. Significance of motor vehicle crashes and pelvic injury on fetal mortality: a five-year institutional review. *J Trauma.* 2008;65:616–620.

[13] Schiff MA, Holt VL. Pregnancy outcomes following hospitalization for motor vehicle crashes in Washington State from 1989 to 2001. *Am J Epidemiol.* 2005;161:503–510.

[14] El-Kady D, Gilbert WM, Anderson J, et al. Trauma during pregnancy: an analysis of maternal and fetal outcomes in a large population. *Am J Obstet Gynecol.* 2004;190:1661–1668.

[15] Weiss HB, Sauber-Schatz EK, Cook LJ. The epidemiology of pregnancy-associated emergency department injury visits and their impact on birth outcomes. *Accid Anal Prev.* 2008;40:1088–1095.

[16] Williams JK, McClain L, Rosemurgy AS, et al. Evaluation of blunt abdominal trauma in the third trimester of pregnancy: maternal and fetal considerations. *Obstet Gynecol.* 1990;75:33–37.

[17] Petrone P, Talving P, Browder T, et al. Abdominal injuries in pregnancy: a 155-month study at two level 1 trauma centers. *Injury.* 2011;42:47–49.

[18] Kuo C, Jamieson DJ, McPheeters ML, et al. Injury hospitalizations of pregnant women in the United States, 2002. *Am J Obstet Gynecol.* 2007;196:161.e1–161.e6.

[19] Farragher RA, Laffey JG. Maternal brain death and somatic support. *Neurocrit Care.* 2005;3:99–106.

[20] Mallampalli A, Guy E. Cardiac arrest in pregnancy and somatic support after brain death. *Crit Care Med.* 2005; 33:S325–S331.

[21] Esmaeilzadeh M, Dictus C, Kayvanpour E, et al. One life ends, another begins: management of a brain-dead pregnant mother—a systematic review. *BMC Med.* 2010;8:74.

[22] Mayo TW. Brain-dead and pregnant in Texas. *Am J Bioeth.* 2014;14:15–18.

[23] Nelson LJ, Milliken N. Compelled medical treatment of pregnant women. Life, liberty, and law in conflict. *JAMA.* 1988;259:1060–1066.

[24] Uppal T, Pickering A, Erasmus K, et al. The legal status of the fetus in New South Wales. *J Law Med.* 2012;20:178–183.

[25] Pinkerton JV, Finnerty JJ. Resolving the clinical and ethical dilemma involved in fetal-maternal conflicts. *Am J*

Obstet Gynecol. 1996;175:289–295.

[26] Thampapillai D. Court-ordered obstetrical intervention and the rights of a pregnant woman. *J Law Med.* 2005;12:455–461.

[27] National Institutes of Health. NIH policy and guidelines on the inclusion of women and minorities as subjects in clinical research—amended, October, 2001. http://grants. nih.gov/grants/funding/women_min/guidelines_ amended_10_2001 .htm. Accessed February 23, 2015.

[28] U.S. Food and Drug Administration. Women in clinical trials. http://www.fda.gov/ScienceResearch/SpecialTopics/ Womens HealthResearch/ucm131731.htm. *Accessed February* 23, 2015.

[29] Bowman M, Giles W, Deane S. Trauma during pregnancy— a review of management. *Aust N Z J Obstet Gynaecol.* 1989; 29:389–393.

[30] Sela HY, Weiniger CF, Hersch M, et al. The pregnant motor vehicle accident casualty: adherence to basic workup and admission guidelines. *Ann Surg.* 2011;254: 346–352.

[31] Brunkhorst J, Weiner J, Lantos J. Infants of borderline viability: the ethics of delivery room care. *Semin Fetal Neonatal Med.* 2014;19:290–295.

[32] Fanaroff JM, Hascoët JM, Hansen TW, et al. The ethics and practice of neonatal resuscitation at the limits of viability: an international perspective. *Acta Paediatr.* 2014;103:701–708.

[33] Brownfoot FC, Gagliardi DI, Bain E, et al. Different corticosteroids and regimens for accelerating fetallung maturation for women at risk of preterm birth. *Cochrane Database Syst Rev.* 2013;(8):CD006764.

[34] Lykkedegn S, Sorensen GL, Beck-Nielsen SS, et al. The impact of vitamin D on fetal and neonatal lung maturation. A systematic review. *Am J Physiol Lung Cell Mol Physiol.* 2015;308:L587–L602.

[35] Gonzalez Garay AG, Reveiz L, Velasco Hidalgo L, et al. Ambroxol for women at risk of preterm birth for preventing neonatal respiratory distress syndrome. *Cochrane Database Syst Rev.* 2014;(10):CD009708.

[36] Baker SP, O'Neill B, Haddon W Jr, et al. The injury severity score: a method for describing patients with multiple injuries and evaluating emergency care. *J Trauma.* 1974;14:187–196.

[37] Osler T, Baker SP, Long W. A modification of the injury severity score that both improves accuracy and simplifies scoring. *J Trauma.* 1997;43:922–925.

[38] Champion HR, Sacco WJ, Hunt TK. Trauma severity scoring to predict mortality. *World J Surg.* 1983;7:4–11.

[39] Tohira H, Jacobs I, Mountain D, et al. Systematic review of predictive performance of injury severity scoring tools.

Scand J Trauma Resusc Emerg Med. 2012;20:63.

[40] Rogers FB, Rozycki GS, Osler TM, et al. A multi-institutional study of factors associated with fetal death in injured pregnant patients. *Arch Surg.* 1999;134:1274–1277.

[41] Guly HR, Bouamra O, Little R, et al. Testing the validity of the ATLS classification of hypovolaemic shock. *Resuscitation.* 2010;81:1142–1147.

[42] Mutschler M, Nienaber U, Brockamp T, et al. A critical reappraisal of the ATLS classification of hypovolaemic shock: does it really reflect clinical reality? *Resuscitation.* 2013;84:309–313.

[43] Mahendru AA, Everett TR, Wilkinson IB, et al. A longitudinal study of maternal cardiovascular function from preconception to the postpartum period. *J Hypertens.* 2014;32:849–856.

[44] Jensen D, Duffin J, Lam YM, et al. Physiological mechanisms of hyperventilation during human pregnancy. *Respir Physiol Neurobiol.* 2008;161:76–86.

[45] Schoorl M, Schoorl M, van der Gaag D, et al. Effects of iron supplementation on red blood cell hemoglobin content in pregnancy. *Hematol Rep.* 2012;4:e24.

[46] DeMaeyer E, Adiels-Tegman M. The prevalence of anaemia in the world. *World Health Stat Q.* 1985;38: 302–316.

[47] McLean E, Cogswell M, Egli I, et al. Worldwide prevalence of anaemia, WHO vitamin and mineral nutrition information system, 1993-2005. *Public Health Nutr.* 2009;12:444–454.

[48] Peña-Rosas JP, De-Regil LM, Dowswell T, et al. Daily oral iron supplementation during pregnancy. *Cochrane Database Syst Rev.* 2012;(12):CD004736.

[49] Sharma SK, Philip J, Wiley J. Th romboelastographic changes in healthy parturients and postpartum women. *Anesth Analg.* 1997;85:94–98.

[50] Erez O, Novack L, Beer-Weisel R, et al. DIC score in pregnant women—a population based modification of the International Society on Thrombosis and Hemostasis score. *PLoS One.* 2014;9:e93240.

[51] Confidential Enquiry into Maternal and Child Health. *Why Mothers Die 2000–2002. The Sixth Report of the Confidential Enquiries into Maternal Deaths in the United Kingdom.* London, United Kingdom: RCOG Press; 2004.

[52] Confidential Enquiry into Maternal and Child Health. *Saving Mothers' Lives: Reviewing Maternal Deaths to Make Motherhood Safer 2003–2005. The Seventh Confidential Enquiry into Maternal Deaths in the United Kingdom.* London, United Kingdom: RCOG Press; 2007.

[53] Swanton RD, Al-Rawi S, Wee MY. A national survey of obstetric early warning systems in the United Kingdom. *Int J Obstet Anesth.* 2009;18:253–257.

[54] Carle C, Alexander P, Columb M, et al. Design and internal

validation of an obstetric early warning score: secondary analysis of the Intensive Care National Audit and Research Centre Case Mix Programme database. *Anaesthesia*. 2013; 68:354–367.

[55] Isaacs RA, Wee MY, Bick DE, et al. A national survey of obstetric early warning systems in the United Kingdom: five years on. *Anaesthesia*. 2014;69:687–692.

[56] Shah KH, Simons RK, Holbrook T, et al. Trauma in pregnancy: maternal and fetal outcomes. *J Trauma*. 1998; 45:83–86.

[57] Abramowicz JS, Kossoff G, Maršál K, et al. Safety statement, 2000 (reconfirmed 2003): International Society of Ultrasound in Obstetrics and Gynecology (ISUOG). *Ultrasound Obstet Gynecol*. 2003;21:100.

[58] U.S. Food and Drug Administration. Ultrasound imaging: benefits/risks. http://www.fda.gov/radiation-emittingproducts/ radiationemittingproductsandprocedures/medicalimaging/ ucm115357#benefitsrisks. *Accessed March 6, 2015*.

[59] Salvesen K, Lees C, Abramowicz J, et al. ISUOG statement on the safe use of Doppler in the 11 to 13 6-week fetal ultrasound examination. *Ultrasound Obstet Gynecol*. 2011;37:628.

[60] Svinos H. Best BETs from the Manchester Royal Infirmary. BET 1 using ultrasound to detect peritoneal fluid in a pregnant patient with abdominal trauma. *Emerg Med J*. 2009;26:201–202.

[61] Goodwin H, Holmes JF, Wisner DH. Abdominal ultrasound examination in pregnant blunt trauma patients. *J Trauma*. 2001;50:689–693.

[62] Brown MA, Sirlin CB, Farahmand N, et al. Screening sonography in pregnant patients with blunt abdominal trauma. *J Ultrasound Med*. 2005;24:175–181.

[63] Branney SW, Wolfe RE, Moore EE, et al. Quantitative sensitivity of ultrasound in detecting free intraperitoneal fluid. *J Trauma*. 1995;39:375–380.

[64] Sirlin CB, Casola G, Brown MA, et al. Use of blunt abdominal trauma: importance of free pelvic fluid in women of reproductive age. *Radiology*. 2001;219: 229–235.

[65] Hussain ZJ, Figueroa R, Budorick NE. How much free fluid can a pregnant patient have? Assessment of pelvic free fluid in pregnant patients without antecedent trauma. *J Trauma*. 2011;70:1420–1423.

[66] Fleming S, Bird R, Ratnasingham K, et al. Accuracy of FAST scan in blunt abdominal trauma in a major London trauma centre. *Int J Surg*. 2012;10:470–474.

[67] Miller MT, Pasquale MD, Bromberg WJ, et al. Not so FAST. *J Trauma*. 2003;54:52–60.

[68] Matsushita H, Harada A, Sato T, et al. Fetal intracranial injuries following motor vehicle accidents with airbag deployment. *J Obstet Gynaecol Res*. 2014;40:599–602.

[69] Aromatario M, Bottoni E, Cappelletti S, et al. Intrauterine fetal decapitation after a high-speed car crash. *Am J Forensic Med Pathol*. 2015;36:6–9.

[70] Glantz C, Purnell L. Clinical utility of sonography in the diagnosis and treatment of placental abruption. *J Ultrasound Med*. 2002;21:837–840.

[71] Elsasser DA, Ananth CV, Prasad V, et al. Diagnosis of placental abruption: relationship between clinical and histopathological findings. *Eur J Obstet Gynecol Reprod Biol*. 2010;148:125–130.

[72] Harrison SD, Nghiem HV, Shy K. Uterine rupture with fetal death following blunt trauma. *AJR Am J Roentgenol*. 1995;165:1452.

[73] Tremblay E, Thérasse E, Thomassin-Naggara I, et al. Quality initiatives: guidelines for use of medical imaging during pregnancy and lactation. *Radiographics*. 2012; 32:897–911.

[74] Brent RL. What are the reproductive and developmental risks of ionizing radiation? In: Hales B, Scialli A, Tassinari M, eds. *Teratology Primer*. 2nd ed. Philadelphia, PA: Th omas Jefferson University; 2010:56–58.

[75] Wakeford R, Little MP. Risk coefficients for childhood cancer after intrauterine irradiation: a review. *Int J Radiat Biol*. 2003;79:293–309.

[76] Atwell TD, Lteif AN, Brown DL, et al. Neonatal thyroid function after administration of IV iodinated contrast agent to 21 pregnant patients. *AJR Am J Roentgenol*. 2008;191:268–271.

[77] Kochi MH, Kaloudis EV, Ahmed W, et al. Effect of in utero exposure of iodinated intravenous contrast on neonatal thyroid function. *J Comput Assist Tomogr*. 2012;36:165–169.

[78] Bourjeily G, Chalhoub M, Phornphutkul C, et al. Neonatal thyroid function: effect of a single exposure to iodinated contrast medium in utero. *Radiology*. 2010;256:744–750.

[79] Rajaram S, Exley CE, Fairlie F, et al. Effect of antenatal iodinated contrast agent on neonatal thyroid function. *Br J Radiol*. 2012;85:e238–e242.

[80] Lowdermilk C, Gavant ML, Qaisi W, et al. Screening helical CT for evaluation of blunt traumatic injury in the pregnant patient. *Radiographics*. 1999;19:S243–S255.

[81] Manriquez M, Srinivas G, Bollepalli S, et al. Is computed tomography a reliable diagnostic modality in detecting placental injuries in the setting of acute trauma? *Am J Obstet Gynecol*. 2010;202:611.e1–611.e5.

[82] Wei SH, Helmy M, Cohen AJ. CT evaluation of placental abruption in pregnant trauma patients. *Emerg Radiol*. 2009;16:365–373.

[83] Kopelman TR, Berardoni NE, Manriquez M, et al. The

ability of computed tomography to diagnose placental abruption in the trauma patient. *J Trauma Acute Care Surg.* 2013;74:236–241.

[84] Saphier NB, Kopelman TR. Traumatic Abruptio Placenta Scale (TAPS): a proposed grading system of computed tomography evaluation of placental abruption in the trauma patient. *Emerg Radiol.* 2014;21:17–22.

[85] Raptis CA, Mellnick VM, Raptis DA, et al. Imaging of trauma in the pregnant patient. *Radiographics.* 2014;34:748–763.

[86] Fusco A, Kelly K, Winslow J. Uterine rupture in a motor vehicle crash with airbag deployment. *J Trauma.* 2001;51:1192–1194.

[87] Dash N, Lupetin AR. Uterine rupture secondary to trauma: CT findings. *J Comput Assist Tomogr.* 1991;15:329–331.

[88] Patenaude Y, Pugash D, Lim K, et al. The use of magnetic resonance imaging in the obstetric patient. *J Obstet Gynaecol Can.* 2014;36:349–363.

[89] Bergese SD, Puente EG. Anesthesia in the intraoperative MRI environment. *Neurosurg Clin N Am.* 2009;20:155–162.

[90] Masselli G, Gualdi G. MR imaging of the placenta: what a radiologist should know. *Abdom Imaging.* 2013;38:573–587.

[91] Masselli G, Brunelli R, Di Tola M, et al. MR imaging in the evaluation of placental abruption: correlation with sonographic findings. *Radiology.* 2011;259:222–230.

[92] Banović V, Škrablin S, Banović M, et al. Fetal brain magnetic resonance imaging and long-term neurodevelopmental impairment. *Int J Gynaecol Obstet.* 2014;125:237–240.

[93] Luley T, Fitzpatrick CB, Grotegut CA, et al. Perinatal implications of motor vehicle accident trauma during pregnancy: identifying populations at risk. *Am J Obstet Gynecol.* 2013;208:466.e1–466.e5.

[94] Klinich KD, Flannagan CA, Rupp JD, et al. Fetal outcome in motor-vehicle crashes: effects of crash characteristics and maternal restraint. *Am J Obstet Gynecol.* 2008;198:450.e1–450.e9.

[95] Baerga-Varela Y, Zietlow SP, Bannon MP, et al. Trauma in pregnancy. *Mayo Clin Proc.* 2000;75:1243–1248.

[96] Kissinger DP, Rozycki GS, Morris JA Jr, et al. Trauma in pregnancy. Predicting pregnancy outcome. *Arch Surg.* 1991;126:1079–1086.

[97] Poole GV, Martin JN Jr, Perry KG Jr, et al. Trauma in pregnancy: the role of interpersonal violence. *Am J Obstet Gynecol.* 1996;174:1873–1877.

[98] Garmi G, Marjieh M, Salim R. Does minor trauma in pregnancy affect perinatal outcome? *Arch Gynecol Obstet.* 2014;290:635–641.

[99] Muench MV, Baschat AA, Reddy UM, et al. Kleihauer-betke testing is important in all cases of maternal trauma. *J Trauma.* 2004;57:1094–1098.

[100] Dahmus MA, Sibai BM. Blunt abdominal trauma: are there any predictive factors for abruptio placentae or maternal-fetal distress? *Am J Obstet Gynecol.* 1993;169:1054–1059.

[101] Tanizaki S, Maeda S, Matano H, et al. Elevated maternal serum-fetoprotein after minor trauma during pregnancy may predict adverse fetal outcomes. *J Trauma Acute Care Surg.* 2014;77:510–513.

[102] Dhanraj D, Lambers D. The incidences of positive Kleihauer-Betke test in low-risk pregnancies and maternal trauma patients. *Am J Obstet Gynecol.* 2004;190:1461–1463.

[103] Wylie BJ, D'Alton ME. Fetomaternal hemorrhage. *Obstet Gynecol.* 2010;115:1039–1051.

[104] Suresh M, Wali A. Failed intubation in obstetrics—airway management strategies. *Anesthesiol Clin North Am.* 1998;16:477–498.

[105] McKeen DM, George RB, O'Connell CM, et al. Difficult and failed intubation: incident rates and maternal, obstetrical, and anesthetic predictors. *Can J Anaesth.* 2011;58:514–524.

[106] McDonnell NJ, Paech MJ, Clavisi OM, et al. Difficult and failed intubation in obstetric anaesthesia: an observational study of airway management and complications associated with general anaesthesia for caesarean section. *Int J Obstet Anesth.* 2008;17:292–297.

[107] Paranjothy S, Griffiths JD, Broughton HK, et al. Interventions at caesarean section for reducing the risk of aspiration pneumonitis. *Cochrane Database Syst Rev.* 2014;(2):CD004943.

[108] Peterson GN, Domino KB, Caplan RA, et al. Management of the difficult airway: a closed claims analysis. *Anesthesiology.* 2005;103:33–39.

[109] McAuliffe F, Kametas N, Costello J, et al. Respiratory function in singleton and twin pregnancy. *BJOG.* 2002;109:765–769.

[110] Pühringer FK, Sparr HJ, Mitterschiff thaler G, et al. Extended duration of action of rocuronium in postpartum patients. *Anesth Analg.* 1997;84:352–354.

[111] Gin T, Chan MT, Chan KL, et al. Prolonged neuromuscular block after rocuronium in postpartum patients. *Anesth Analg.* 2002;94:686–689.

[112] Usui R, Matsubara S, Ohkuchi A, et al. Fetal heart rate pattern reflecting the severity of placental abruption. *Arch Gynecol Obstet.* 2008;277:249–253.

[113] Vladutiu CJ, Marshall SW, Poole C, et al. Adverse pregnancy outcomes following motor vehicle crashes. *Am J Prev Med.* 2013;45:629–636.

[114] Bond AL, Edersheim TG, Curry L, et al. Expectant management of abruptio placentae before 35 weeks gestation. *Am J Perinatol.* 1989;6:121–123.

[115] Combs CA, Nyberg DA, Mack LA, et al. Expectant

management after sonographic diagnosis of placental abruption. *Am J Perinatol.* 1992;9:170–174.

[116] World Health Organization. Preterm birth. http://www.who.int/mediacentre/factsheets/fs363/en/. *Accessed March 10, 2015.*

[117] Th aler I, Manor D, Itskovitz J, et al. Changes in uterine blood flow during human pregnancy. *Am J Obstet Gynecol.* 1990;162:121–125.

[118] Enakpene CA, Ayinde OA, Omigbodun AO. Incomplete uterine rupture, following blunt trauma to the abdomen: a case report. *Niger J Clin Pract.* 2005;8:60–62.

[119] van Enk A, van Zwam W. Uterine rupture. A seat belt hazard. *Acta Obstet Gynecol Scand.* 1994;73:432–433.

[120] Dunning K, Lemasters G, Bhattacharya A. A major public health issue: the high incidence of falls during pregnancy. *Matern Child Health J.* 2010;14:720–725.

[121] McCrory JL, Chambers AJ, Daftary A, et al. Dynamic postural stability in pregnant fallers and non-fallers. *BJOG.* 2010;117:954–962.

[122] Inanir A, Cakmak B, Hisim Y, et al. Evaluation of postural equilibrium and fall risk during pregnancy. *Gait Posture.* 2014;39:1122–1125.

[123] Ersal T, McCrory JL, Sienko KH. Theoretical and experimental indicators of falls during pregnancy as assessed by postural perturbations. *Gait Posture.* 2014;39:218–223.

[124] Charlton WP, Coslett-Charlton LM, Ciccotti MG. Correlation of estradiol in pregnancy and anterior cruciate ligament laxity. *Clin Orthop Relat Res.* 2001;387:165–170.

[125] Schiff MA, Holt VL, Daling JR. Maternal and infant outcomes after injury during pregnancy in Washington State from 1989 to 1997. *J Trauma.* 2002;53:939–945.

[126] Schiff M. Pregnancy outcomes following hospitalization for a fall in Washington State from 1987 to 2004. *BJOG.* 2008;115:1648–1654.

[127] Bowen E, Heron J, Waylen A, et al. Domestic violence risk during and after pregnancy: findings from a British longitudinal study. *BJOG.* 2005;112:1083–1089.

[128] Stewart DE, Cecutti A. Physical abuse in pregnancy. *CMAJ.* 1993;149:1257–1263.

[129] Devries KM, Kishor S, Johnson H, et al. Intimate partner violence during pregnancy: analysis of prevalence data from 19 countries. *Reprod Health Matters.* 2010;18:158–170.

[130] Johnson JK, Haider F, Ellis K, et al. The prevalence of domestic violence in pregnant women. *BJOG.* 2003;110:272–275.

[131] Palladino CL, Singh V, Campbell J, et al. Homicide and suicide during the perinatal period: findings from the National Violent Death Reporting System. *Obstet Gynecol.* 2011;118:1056–1063.

[132] Chang J, Berg CJ, Saltzman LE, et al. Homicide: a leading cause of injury deaths among pregnant and postpartum women in the United States, 1991–1999. *Am J Public Health.* 2005;95:471–477.

[133] Krulewitch CJ, Pierre-Louis ML, de Leon-Gomez R, et al. Hidden from view: violent deaths among pregnant women in the District of Columbia, 1988–1996. *J Midwifery Womens Health.* 2001;46:4–10.

[134] Abdollahi F, Abhari FR, Delavar MA, et al. Physical violence against pregnant women by an intimate partner, and adverse pregnancy outcomes in Mazandaran Province, Iran. *J Family Community Med.* 2015;22:13–18.

[135] Wiencrot A, Nannini A, Manning SE, et al. Neonatal outcomes and mental illness, substance abuse, and intentional injury during pregnancy. *Matern Child Health J.* 2012;16:979–988.

[136] Jagoe J, Magann EF, Chauhan SP, et al. The effects of physical abuse on pregnancy outcomes in a low-risk obstetric population. *Am J Obstet Gynecol.* 2000;182:1067–1069.

[137] Masoodi Z, Ahmad I, Khurram F, et al. Pregnancy in burns: maternal and fetal outcome. *Indian J Burns.* 2012;20:36–41.

[138] Schubert W, Ahrenholz DH, Solem LD. Burns from hot oil and grease: a public health hazard. *J Burn Care Rehabil.* 1990;11:558–562.

[139] Lama BB, Duke JM, Sharma NP, et al. Intentional burns in Nepal: a comparative study. *Burns.* 2015;41:1306–1314. doi: 10.1016/j.burns.2015.01.006.

[140] Peck MD. Epidemiology of burns throughout the World. Part II: intentional burns in adults. *Burns.* 2012;38:630–637.

[141] Masoodi Z, Ahmad I, Yousuf S. Routine use of urinary hCG test in adult burn females to detect "hidden" pregnancies: a review. *Burns.* 2013;39:803–807.

[142] Maghsoudi H, Pourzand A, Azarmir G. Etiology and outcome of burns in Tabriz, Iran. An analysis of 2963 cases. *Scand J Surg.* 2005;94:77–81.

[143] Pacheco LD, Gei AF, VanHook JW, et al. Burns in pregnancy. *Obstet Gynecol.* 2005;106:1210–1212.

[144] Karimi H, Momeni M, Rahbar, H. Burn injuries during pregnancy in Iran. *Int J Gynaecol Obstet.* 2009;104:132–134.

[145] Rezavand N, Seyedzadeh A, Soleymani A. Evaluation of maternal and foetal outcomes in pregnant women hospitalized in Kermanshah Hospitals, Iran, owing to burn injury, 2003-2008. *Ann Burns Fire Disasters.* 2012;25:196–199.

[146] Maghsoudi H, Samnia R, Garadaghi A, et al. Burns in pregnancy. *Burns.* 2006;32:246–250.

[147] Akhtar MA, Mulawkar PM, Kulkarni HR. Burns in pregnancy: effect on maternal and fetal outcomes. *Burns.*

1994;20:351–355.

[148] Jain ML, Garg AK. Burns with pregnancy—a review of 25 cases. *Burns*. 1993;19:166–167.

[149] Gun F, Erginel B, Günendi T, et al. Gunshot wound of the fetus. *Pediatr Surg Int*. 2011;27:1367–1369.

[150] Pasley JD, Demetriades D. Penetrating fetal trauma with late complications: a case report. *J Pediatr Surg*. 2012; 47:E9–E11.

[151] Carugno JA, Rodriguez A, Brito J, et al. Gunshot wound to the gravid uterus with non-lethal fetal injury. *J Emerg Med*. 2008;35:43–45.

[152] Sakala EP, Kort DD. Management of stab wounds to the pregnant uterus: a case report and a review of the literature. *Obstet Gynecol Surv*. 1988;43:319–324.

[153] Shehu BB, Ismail NJ, Hassan I, et al. Fetal head injury from intentional penetrating abdominal trauma in pregnancy. *Ann Trop Paediatr*. 2010;30:69–72.

[154] Gallo P, Mazza C, Sala F. Intrauterine head stab wound injury resulting in a growing skull fracture: a case report and literature review. *Childs Nerv Syst*. 2010;26:377–384.

[155] Muzumdar D, Higgins MJ, Ventureyra EC. Intrauterine penetrating direct fetal head trauma following gunshot injury: a case report and review of the literature. *Childs Nerv Syst*. 2006;22:398–402.

[156] Awwad JT, Azar GB, Seoud MA, et al. High-velocity penetrating wounds of the gravid uterus: review of 16 years of civil war. *Obstet Gynecol*. 1994;83:259–264.

[157] Extracorporeal Life Support Organization. Guidelines for adult respiratory failure. https://www.elso.org/Portals/0/IGD/Archive/FileManager/989d4d4d14cusersshyerdocumentselsoguidelinesforadultrespiratoryfailure1.3.pdf. Accessed March 15, 2015.

[158] Extracorporeal Life Support Organization. Guidelines for adult cardiac failure. https://www.elso.org/Portals/0/IGD/Archive/FileManager/e76ef78eabcusersshyerdocumentselsoguidelinesforadultcardiacfailure1.3.pdf. Accessed March 15, 2015.

[159] Extracorporeal Life Support Organization. Guidelines for ECPR cases. https://www.elso.org/Portals/0/IGD/Archive/FileManager/6713186745cusersshyerdocumentselsoguidelinesforecprcases1.3.pdf. Accessed March 15, 2015.

[160] Nair P, Davies AR, Beca J, et al. Extracorporeal membrane oxygenation for severe ARDS in pregnant and postpartum women during the 2009 H1N1 pandemic. *Intensive Care Med*. 2011;37:648–654.

[161] Robertson LC, Allen SH, Konamme SP, et al. The successful use of extra-corporeal membrane oxygenation in the management of a pregnant woman with severe H1N1 2009 influenza complicated by pneumonitis and adult respiratory distress syndrome. *Int J Obstet Anesth*.

2010;19:443–447.

[162] Smith IJ, Gillham MJ. Fulminant peripartum cardiomyopathy rescue with extracorporeal membranous oxygenation. *Int J Obstet Anesth*. 2009;18:186–188.

[163] Weinberg L, Kay C, Liskaser F, et al. Successful treatment of peripartum massive pulmonary embolism with extracorporeal membrane oxygenation and catheter-directed pulmonary thrombolytic therapy. *Anaesth Intensive Care*. 2011;39:486–491.

[164] Leeper WR, Valdis M, Arntfield R, et al. Extracorporeal membrane oxygenation in the acute treatment of cardiovascular collapse immediately post-partum. *Interact Cardiovasc Thorac Surg*. 2013;17:898–899.

[165] Arlt M, Philipp A, Iesalnieks I, et al. Successful use of a new hand-held ECMO system in cardiopulmonary failure and bleeding shock after thrombolysis in massive post-partal pulmonary embolism. *Perfusion*. 2009;24:49–50.

[166] Biderman P, Einav S, Fainblut M, et al. Extracorporeal life support in patients with multiple injuries and severe respiratory failure: a single-center experience? *J Trauma Acute Care Surg*. 2013;75:907–912.

[167] Wen PH, Chan WH, Chen YC, et al. Non-heparinized ECMO serves a rescue method in a multitrauma patient combining pulmonary contusion and nonoperative internal bleeding: a case report and literature review. *World J Emerg Surg*. 2015;10:15.

[168] Zhou R, Liu B, Lin K, et al. ECMO support for right main bronchial disruption in multiple trauma patient with brain injury—a case report and literature review. *Perfusion*. 2015;30:403–406.

[169] Muellenbach RM, Redel A, Küstermann J, et al. Extracorporeal membrane oxygenation and severe traumatic brain injury. Is the ECMO-therapy in traumatic lung failure and severe traumatic brain injury really contraindicated? *Anaesthesist*. 2011;60:647–652.

[170] Plotkin JS, Shah JB, Lofl and GK, et al. Extracorporeal membrane oxygenation in the successful treatment of traumatic adult respiratory distress syndrome: case report and review. *J Trauma*. 1994;37:127–130.

[171] Vanden Hoek TL, Morrison LJ, Shuster M, et al. Part 12: cardiac arrest in special situations: 2010 American Heart Association Guidelines for Cardiopulmonary Resuscitation and Emergency Cardiovascular Care. *Circulation*. 2010;122:S829–S861.

[172] Einav S, Kaufman N, Sela HY. Maternal cardiac arrest and perimortem caesarean delivery: evidence or expert-based? *Resuscitation*. 2012;83:1191–1200.

[173] Chibber R, Al-Harmi J, Fouda M, et al. Motor-vehicle injury in pregnancy and subsequent feto-maternal outcomes: of grave concern. *J Matern Fetal Neonatal Med*. 2015;28:399–402.

第31章 产科阿片类成瘾患者的管理
Management of the Opioid Dependent Parturient

Jessica L. Young，Ellen M. Lockhart，Curtis L. Baysinger 著

杨美娟 译

陈新忠 校

要点 Keypoint

- 阿片类成瘾（OD）产妇在产前应进行长效阿片类治疗，因为它可以提高产科安全。不推荐紧急戒毒治疗。
- 产后母乳喂养是安全的，应该鼓励母乳喂养。
- 阿片类耐受性、痛觉过敏、社会心理问题，以及其他违禁药物的应用，使疼痛管理复杂化。
- 椎管内镇痛阴道分娩是安全有效的，且局麻药使用剂量与普通产妇无异。
- 在阿片类成瘾产妇中，阿片类剂量在镇痛和呼吸抑制之间的治疗窗口可能缩小。呼吸抑制的风险没有降低。
- 剖宫产术后疼痛的治疗应采用多模式镇痛，包括阿片类和非阿片类镇痛药。

一、概述

在过去的 15 年内，育龄妇女使用阿片类的人数急剧增加，阿片类成瘾产妇分娩率随之上升。1999—2010 年，非医疗用途的处方阿片类和阿片类导致死亡的人数增加了两倍（图 31-1）。最近报道发现，在 2011 年，超过 12% 的有商业保险的产妇在妊娠期间使用阿片类（图 31-2），人数较 2000—2007 年增加了 5%；阿片类成瘾产妇则增加了近 20%。新生儿戒断综合征（NAS）也相应增加。这种现状对产科、产科护理服务和社会提出挑战。

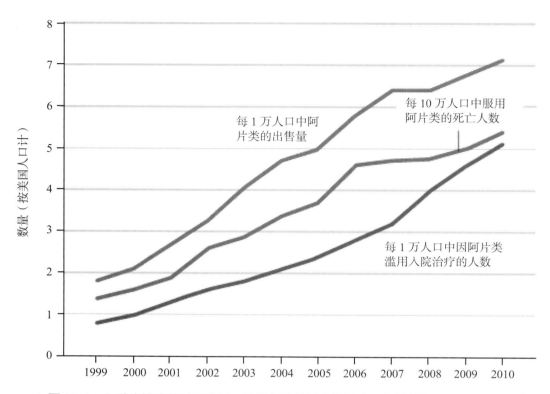

▲ 图 31-1 阿片类镇痛药过量致死、治疗入院及其出售量（kg）（美国，1999—2010 年）

按时间顺序，每 10 万人口中阿片类镇痛药的死亡人数，每 1 万人口中阿片类镇痛药治疗入院数，以及每 1 万人口的阿片类镇痛药出售量（引自 Centers for Disease Control and Prevention. Vital signs: overdoses of prescription opioid pain relievers and other drugs among women—United States，1999–2010. *MMWR Morb Mortal Wkly Rep.* 2013;62:537-542.）

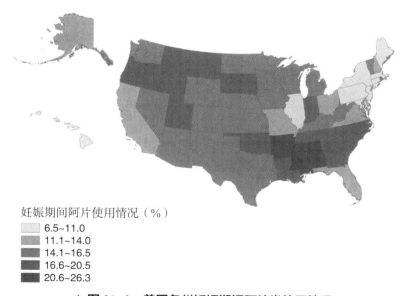

▲ 图 31-2 美国各州妊娠期间阿片类使用情况

引自 Bateman BT，Hernandez-Diaz S，Rathmell JP，et al. Patterns of opioid utilization in pregnancy in a large cohort of commercial insurance beneficiaries in the United States. *Anesthesiol.* 2014;120:1216-1224.

二、产科处理

见图 31-3。

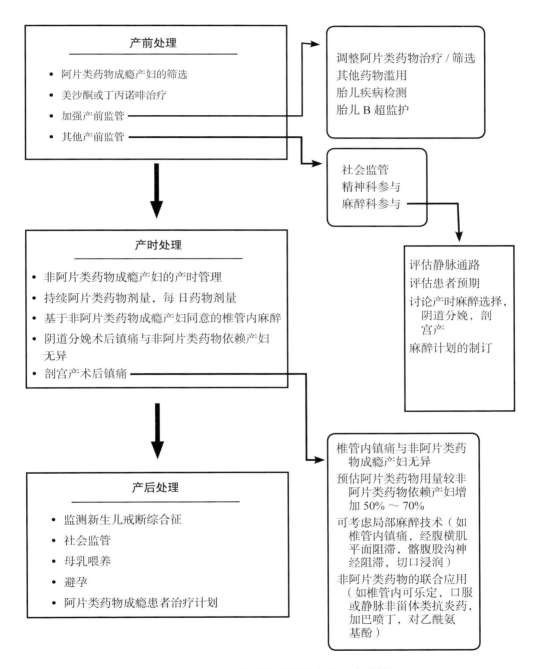

▲ 图 31-3 阿片类成瘾产妇的产科及麻醉管理

引自 Young JL，Lockhart EM，Baysinger CL.，et al. Anesthetic and obstetric management of the opioid-dependent parturient. *Int Anesthesiol Clin.* 2014;52:67-85.

1. 妊娠期阿片类成瘾的危险因素

(1) 妊娠期阿片类成瘾会导致不良的孕产结局，包括：流产、早产、胎膜早破、宫内生长受限和新生儿戒断综合征。

(2) 妊娠期戒断药物可引起产妇发生心动过速、高血压、胎盘灌注减少、子宫收缩等，从而危及胎儿[1]。

(3) 阿片类成瘾和戒断期的孕妇更容易发生胎儿宫内生长受限，营养不足等疾病。

(4) 在这一人群中，丙型肝炎等传染病的发病率较高[2, 3]。

(5) 由于各种社会心理风险因素，这一人群的产前得不到及时或良好的护理。

(6) 不良胎儿结局和新生儿戒断综合征的增加可归因于同时使用其他物质，包括烟草、酒精、苯二氮䓬类和其他违禁药物[4-6]。

(7) 并发精神疾病在这一人群中也很常见，其中 2010 年的一项研究报道其中 65% 的患者有精神疾病症状[7]。

(8) 阿片类一般情况下不会导致胎儿畸形，特别是短期使用。

① 大多数大型回顾性研究显示阿片类滥用与先天性异常无关联[8]；然而，一项回顾性研究表明，在孕早期可待因滥用与和腭裂、心脏缺陷和幽门狭窄相关[9]。

② 最近，2011 年的全国出生缺陷预防研究显示，孕早期阿片类滥用与心脏、脊柱和腹壁缺损相关，但这些结果还没有被进一步证实[10]。

> **临床要点**　阿片类成瘾产妇通常会伴有病毒和非病毒性传染病，阿片类戒断症状和缺乏良好产前护理，从而使产妇和新生儿结局更差。阿片类成瘾加重通常会导致孕妇发生严重的精神症状。

2. 鉴别诊断和定义　尽早鉴别阿片类成瘾对孕早期的治疗、宣教和干预十分重要。

(1) 美国妇产科学院（ACOG）建议对所有的孕妇进行筛查，可采用问卷形式如 4P's Plus 问卷或 CRAFFT 问卷进行筛查[11-14]。

(2) 由于知情同意和检测的限制，妊娠期间不推荐使用尿液药物检测。

(3) 获得知情同意后，尿液药物检测应作为指导治疗计划的有效工具。

(4) 在进行毒理学筛选之前，检查者应该熟悉检测方法的有效范围和局限性，包括常见滥用药物的代谢物和导致假阳性结果的药物。

(5) 一旦确定存在阿片类成瘾，应对孕妇进行孕期阿片类成瘾风险的宣教，并告之脱瘾治疗计划。

> **临床要点**　采用阿片类成瘾有效筛查工具对所有孕妇应进行阿片类成瘾筛查；不推荐使用尿液药物检测。

3. 治疗　美沙酮或丁丙诺啡维持治疗是治疗妊娠期阿片类成瘾的标准。

(1) 美沙酮维持疗法近年来是妊娠期阿片类成瘾治疗的标准。

① 美沙酮维持治疗的孕妇更需要参加产前检查，美沙酮维持治疗明显改善了产妇和新生儿结局[15]。

② 有证据表明美沙酮维持治疗使新生儿戒断综合征的发生风险降低了 50% ～ 75%[16]。

③ 美沙酮维持治疗的缺点包括费用较高、每日需要到专业机构进行相应治疗和社会认同感低。

(2) 丁丙诺啡是 μ 阿片受体激动药，在妊娠期间也被用来治疗阿片类成瘾。

① 在母体的阿片类治疗研究：人体实验研究（母体）试验发现，丁丙诺啡治疗与美沙酮治疗阿片类成瘾具有相似的治疗效果[17]。

② 丁丙诺啡维持治疗优势在于丁丙诺啡可以使用商业保险支付。

③ 丁丙诺啡维持治疗后，新生儿发生戒断综合征的风险可能降低。

④ 因为丁丙诺啡是强 μ 阿片受体激动药，丁丙诺啡不能给近期使用过其他类型阿片类的患者服用，因为它可能会导致戒断症状。

(3) 在妊娠期间，一般不推荐进行戒毒治疗[18]。

① 在妊娠期间戒毒后复发的风险很高。一项回顾性研究表明，在 95 位成瘾女性中，有 53 位患者最初成功戒毒，但有 45% 的女性复发[15]。

② 治疗需谨慎进行，容易引发脱瘾症状，导致早产[18, 19]。

③ 成功戒毒的孕妇的平均住院时间为 25d[20]。

> **临床要点**　阿片类成瘾孕妇应接受长效阿片类维持治疗，因为可提高产科和新生儿结局；妊娠期间不推荐进行戒毒治疗。

4. 妊娠期慢性疼痛　只要没有滥用或上瘾的迹象，可以使用目前正在使用的阿片类治疗妊娠期慢性疼痛。

(1) 有少数研究表明，新生儿戒断综合征并不常见，发病率为 11% ～ 38%[17, 21]。

(2) 治疗方案必须个性化，考虑孕妇的生活质量、胎儿风险和期望目标。

(3) 在这种情况下，不应突然停止阿片类治疗，如果戒毒治疗效果满意，应逐渐减少阿片类的治疗剂量。

5. 围生期产科管理　阿片类成瘾孕妇与普通孕妇的围生期产科管理没有明显差异。

(1) 建议孕 24 周后行 B 超检查检测胎儿生长情况[22]。

(2) 在没有其他危险因素条件下，没有证据支持额外的产前检测。

(3) 为了监测成瘾治疗的依从性，可以增加常规检查的次数。

(4) 如果患者在治疗中情况稳定，不需要改变分娩计划。

> **临床要点**　阿片类成瘾孕妇的围生期产科管理与非成瘾孕妇相似。

三、新生儿戒断综合征

1. 定义及发病率

(1) 新生儿戒断综合征发生在新生儿出生时胎盘阿片类突然阻断后，表现为新生儿药物依赖。

(2) 50% ～ 80% 的阿片类暴露的新生儿在出生后出现症状[23-25]。

(3) 如果不及时治疗，它可以导致癫痫发作和死亡[25, 26]。

2. 症状

(1) 症状反映了中枢神经系统、胃肠道和自主神经系统功能障碍，从中可以看出药物戒断的严重程度，以及是否需要进行相应治疗。

(2) 症状包括高亢的哭、喂养困难、震颤、肌张力增高、出汗、发热和呼吸急促。

3. 诊断

(1) 美国儿科学会（AAP）建议使用评估工具如芬尼根新生儿戒断评分（FNAST）[27]。

(2) 产妇阿片类成瘾史和药物测试，以及胎儿尿和胎粪检测，也很有必要。

(3) 相关治疗是基于评分结果制定的[27]。如连续两个或两个以上 FNAST 评分达到 8 或 9 是需要进行治疗的常用指标[28]。

(4) 母乳喂养降低新生儿戒断综合征的发病率，并缩短新生儿戒断综合征治疗的时间[29]。

临床要点　鼓励阿片类成瘾的妇女母乳喂养，因为它减少了新生儿戒断综合征的发病率。

---

4. 风险因素

(1) 美沙酮的治疗剂量不影响新生儿戒断综合征的诊断率，但影响其严重程度和治疗的需要[30-32]。

(2) 早产不影响婴儿接受治疗的可能性。

(3) 分娩时机、分娩方式，以及产妇最近一次使用美沙酮的时间，是发生需要治疗的新生儿戒断综合征的显著危险因素。

(4) 药物治疗受遗传、其他药物应用、妊娠年龄、母乳喂养、母婴同室的影响[28]。

(5) 与其他阿片类相比，产妇使用丁丙诺啡治疗可以显著降低新生儿戒断综合征发生率和严重程度[17]。

5. 治疗

(1) 50% ～ 70% 戒断综合征症状加重的新生儿需要药物治疗。

(2) 一旦症状消退，治疗可以在几天到几周内结束[33]。

(3) 美沙酮和吗啡通常用于治疗新生儿戒断综合征。

(4) 可乐定的治疗效果尚未被证实，但可以作为其他疗法的辅助药物[27]。

(5) 巴比妥酸盐和苯二氮䓬类已被使用，但目前不推荐作为一线药物使用[27]。

(6) 禁忌使用纳洛酮，因为它可能诱发新生儿癫痫[27]。

临床要点　几乎所有阿片类成瘾的产妇分娩出的新生儿均有可能会发生新生儿戒断综合征。如果重复评估测试（如 FNAST）的结果表明症状加重，则需要使用长效阿片类进行治疗。

四、围生期疼痛管理

见图 31-3。

1. 阿片类耐受　阿片类耐受性、阿片类痛觉过敏、戒断后躯体依赖，以及同时服用其他违禁药物，这些因素均对疼痛治疗带来挑战。

(1) 阿片类成瘾的妇女对疼痛刺激（如冷加压试验和电刺激）表现出高度敏感性[34]。

(2) 阿片类耐受性被认为是由于阿片类受体的下调和谷氨酸受体活性降低引起的（如降低抗伤害感受器）。阿片类引起的超敏反应是由于 N- 甲基 -D- 天冬氨酸受体（NMDA 受体）活性增加所致。此外，脊髓强啡肽浓度也发生增加（增加了早期痛觉）。这两种机制都会导致镇痛所需的阿片类的剂量增加[34]。

(3) 围生期疼痛治疗的研究比较少。因此，阿片类成瘾的孕产妇的疼痛治疗方案建议参考阿片类成瘾的非孕产期妇女麻醉与手术的相应方案。虽然这些研究能够显示某些阿片类使用量的差异，但其结果可能不适用于阿片类成瘾的孕产妇患者（表 31-1）。

> **临床要点**　没有临床研究可以指导阿片类成瘾产妇围生期疼痛控制。但是围生期疼痛管理可以参考非妊娠手术患者和非阿片类成瘾产妇的相应治疗方案。

2. 长效阿片类维持治疗　需要持续监测阿片类成瘾的孕产妇在围生期的阿片类使用剂量。使用混合的激动药 / 拮抗药阿片类可能会导致戒断反应，应避免发生此反应[35]。

(1) 每天服用长效阿片类可以预防戒断症状。每间隔 6～8 小时给予美沙酮和丁丙诺啡治疗可以提高镇痛效率[36]。

(2) 小剂量美沙酮和丁丙诺啡足以为非阿片类成瘾患者手术提供有效镇痛，但对阿片类成瘾产妇而言，即使使用大剂量美沙酮和丁丙诺啡也很难为剖宫产术后提供满意的镇痛。

3. 分娩疼痛管理[37, 38]。

(1) 目前缺乏阿片类成瘾产妇的疼痛管理和硬膜外镇痛研究。

(2) 因为局麻药的麻醉效果没有受到影响，椎管内麻醉技术在阿片类成瘾与非成瘾产妇具有相似镇痛效果。

(3) 经阴道分娩镇痛的阿片类使用量在阿片类成瘾产妇中没有明显增加。

(4) 阿片类成瘾产妇阴道分娩后的非阿片类镇痛药的使用情况类似于非成瘾产妇。

> **临床要点**　应在分娩和分娩期间继续使用长效阿片类维持治疗。阿片类成瘾产妇阴道分娩后的阿片类镇痛药或非阿片类镇痛药的使用情况类似于非成瘾产妇。

4. 剖宫产的麻醉管理

(1) 尚没有阿片类成瘾产妇剖宫产全麻与椎管内麻醉比较的报道。

表 31-1　阿片类依赖产妇的围生期疼痛或麻醉管理的研究总结

研究作者及文献类型	ODP 数	长效阿片类	VD 后镇痛药物使用超过 24h 的 ODP 与对照组比较	CD 后镇痛药物使用超过 24h 的 ODP 与对照组比较	其他
Meyer 等[a] 的回顾性队列研究	68	美沙酮	ODP 组: 12.7mg 羟考酮 对照组: 6.8mg 羟考酮 (P>0.5)	ODP 组: 91.6mg 羟考酮 对照组: 54.0mg 羟考酮 (P=0.01)	3 例 ODP 患者剖宫产术后要求硬膜外镇痛
Meyer 等[b] 的回顾性队列研究	63	丁丙诺啡	ODP 组: 11.8mg 羟考酮 对照组: 5.4mg 羟考酮 (P=0.1)	ODP 组: 89.3mg 羟考酮 对照组: 60.9mg 羟考酮 (P=0.04)	2 例 ODP 患者剖宫产术后要求硬膜外镇痛
Holfisch 等[c] 的回顾性队列研究	40 (VD+CD)	丁丙诺啡+美沙酮	两组镇痛药物不一致	ODP 组曲马多使用率高于对照组	经阴道分娩患者要求硬膜外镇痛率与吸烟率无差异
Cassidy 等[d] 的回顾性观察研究	85 (VD+CD)	67 例美沙酮 26 例海洛因+美沙酮	NR	74% 妇女要求非计划内的疼痛控制	其中有 9 例患者告知产时硬膜外镇痛不足
Boyle[e] 的病例报道	1 (CD)	美沙酮	NA	术后 20h 内使用静脉吗啡 238mg	术后 36h 才开始美沙酮治疗
Jones[f] 的病例报道	2 (CD)	1 例丁丙诺啡 1 例美沙酮	NA	2 例患者术后 24h 内使用静脉吗啡 180mg	产后立即开始维持阿片类药物浓度

ODP. 阿片类成瘾产妇；VD. 经阴道分娩；CD. 剖宫产；NR. 没有报道；NA. 不适用；a. 引自 Meyer M，Wagner K，Benvenuto A，et al. Intrapartum and postpartum analgesia for women maintained on methadone during pregnancy. *Obstet Gynecol.* 2007;110 (2 pt 1) :261-266. b. 引自 Meyer M，Paranya G，Keefer Norris A，et al. Intrapartum and postpartum analgesia for women maintained on buprenorphine during pregnancy. *Eur J Pain.* 2010;14:939-943. c. 引自 Höfl ich AS，Langer M，Jagsch R，et al. Peripartum pain management in opioid dependent women. *Eur J Pain.* 2012;16:574-584. d. 引自 Cassidy B，Cyna AM. Challenges that opioid-dependent women present to the obstetric anaesthetist. *Anaesth Intensive Care.* 2004;32:494-501. e. 引自 Boyle RK. Intra- and postoperative anaesthetic management of an opioid addict undergoing caesarean section. *Anaesth Intensive Care.* 1991;19:276-279. f. 引自 Jones HE，O' Grady K，Dahne J，et al. Management of acute postpartum pain in patients maintained on methadone or buprenorphine during pregnancy. *Am J Drug Alcohol Abuse.* 2009;35:151-156.

改编自 Young JL，Lockhart EM，Baysinger C. Anesthetic and obstetric management of the opioid-dependent parturient. *Int Anesthesiol Clin.* 2014;52:67-85.

(2) 椎管内麻醉是阿片类成瘾产妇剖宫产首选的麻醉方式。

(3) 腰硬联合麻醉和单纯硬膜外留置导管均可为产妇提供满意的麻醉与镇痛。如果其他镇痛方法无效，这两种麻醉方式中的任何一种均可能为产妇提供满意的镇痛。

5. 产后镇痛

(1) 阿片类的应用

① Meyer 等 [37, 38] 的研究表明，相比正常产妇，长期服用美沙酮和丁丙诺啡的阿片类成瘾产妇的羟考酮的需要量分别增加了 70% 和 50%。这与阿片类成瘾的非妊娠患者术后镇痛相似 [39]。

② 阿片类成瘾的非妊娠妇女发生呼吸抑制的风险增加。阿片类成瘾的非妊娠妇女发生阿片类的其他不良反应（如瘙痒、恶心和呕吐）的概率减少，但是并不意味着其发生呼吸抑制的风险降低。达到满意镇痛所需的阿片类剂量可能会导致呼吸暂停。即使在镇痛不充分的情况下，阿片类成瘾患者与非阿片类成瘾患者术后发生中到重度镇静的发生率分别为 50% 和 19%[39]。

③ 在剖宫产后，完全根据疼痛评分来使用阿片类镇痛是不完全可靠的，因为与妊娠相关的呼吸运动的增加不能防止呼吸抑制的发生 [40]。

> **临床要点**　在剖宫产术后使用多模式镇痛下，阿片类成瘾的产妇与非阿片类成瘾的产妇相比，阿片类的需要量增加 50% ～ 70%。完全根据疼痛评分来确定阿片类的使用，可能导致阿片类成瘾的产妇发生呼吸抑制的风险增加。

(2) 在阿片成瘾的妇女中，尚没有经腹横肌平面阻滞（TAP）和其他外周神经阻滞用于剖宫产术后镇痛的相关研究。

① 在非阿片类成瘾患者中，超声引导下 TAP 与其他非阿片类镇痛药联合使用可减少阿片类的需要量并增强镇痛效果。但是，当椎管内已经使用吗啡进行镇痛时，TAP 并不能显著改善镇痛效果。在阿片类成瘾患者中，TAP 的镇痛效果尚不确定，但有报道称，TAP 的并发症少并且在其他镇痛方式失败后能提供有效的镇痛 [41]。

② 在非阿片类成瘾患者剖宫产中，不管椎管内是否已经使用吗啡，髂腹下和髂腹股沟神经阻滞均能降低患者疼痛评分 [42]。局麻药注射部位的不同可能是导致各种类型神经阻滞镇痛效果差异的原因，目前研究表明，腹横筋膜下注射局麻药的镇痛效果更佳。

(3) 患者自控硬膜外镇痛

① 患者自控硬膜外镇痛明显减少了阿片类成瘾产妇剖宫产术后阿片类的使用量。有文献报道称，在使用其他镇痛方法无效的情况下，自控硬膜外镇痛对该类顽固性疼痛的镇痛效果理想 [37, 38]。

② 与切口局部浸润镇痛相比，患者自控硬膜外镇痛并没有优势 [42]。

③ 运动阻滞限制了患者自控硬膜外镇痛在非阿片类成瘾患者中的使用。只有在分娩后仍保留硬膜外导管时才使用患者自控硬膜外镇痛 [43]。

(4) 椎管内阿片类和其他药物的联合使用

① 椎管内使用阿片类不能防止发生阿片类戒断反应。由于阿片类受体数量的下调，很难准确评估出

椎管内阿片类的有效镇痛剂量。阿片类成瘾的非妊娠患者术后镇痛研究表明，阿片类成瘾患者术后阿片类的使用剂量是非成瘾患者的 2 ～ 3 倍 [44]。

② 对阿片类成瘾的产妇来说，椎管内使用阿片类可能对术后疼痛缓解没有任何好处。研究发现，不管椎管内是否使用了阿片类，阿片类成瘾产妇与非成瘾产妇剖宫产术后阿片类使用量均无明显差异 [38]。

③ 鞘内注射可乐定 30 ～ 50μg 或硬膜外注射可乐定 75 ～ 150μg 均能提供 4h 的术后镇痛，但是可能导致产妇发生明显的镇静作用。美国食品药品管理局警告不推荐孕产妇椎管内使用可乐定 [45]。然而，阿片类成瘾患者椎管内阿片类使用的最佳剂量尚不清楚。

(5) 多模式镇痛

① 大多数研究推荐阿片类成瘾非妊娠患者使用阿片类与非阿片类镇痛药联合镇痛。但是迄今为止，仍然缺乏阿片类成瘾产妇剖宫产术后使用阿片类与非阿片类镇痛药联合镇痛的研究 [46]。

② 非甾体抗炎药可安全用于哺乳期妇女，但可能出现出血、子宫癌和胃肠道不良反应等并发症 [47]。

③ 尽管对乙酰氨基酚与非甾体抗炎药合用的镇痛效果仍然存在争议，但是口服对乙酰氨基酚具有良好的安全性。最近的研究表明静脉注射对乙酰氨基酚可以为分娩产妇提供有效的镇痛 [48]。

④ 口服加巴喷丁 300 ～ 1200mg 可使非阿片类成瘾产妇产生镇静，但它可显著减轻患者活动性疼痛。口服加巴喷丁 300 ～ 1200mg 可能为需要镇静的阿片类成瘾产妇提供有效的镇痛 [49]。

⑤ 非阿片类成瘾产妇剖宫产术后口服可乐定 0.4μg/kg 可减少吗啡的使用，但尚不清楚口服可乐定对新生儿是否是安全的 [50]。

⑥ 静脉注射氯胺酮 [单次剂量 0.25 ～ 0.5mg/kg 或持续输注 1 ～ 2μmg/（kg·min）] 可减少阿片类成瘾患者术后阿片类的使用。氯胺酮在产科的使用具有良好的安全性，然而，有研究发现腰麻剖宫产术后使用 10mg 氯胺酮镇痛并不能显著减少阿片类的使用 [51]。

> **临床要点**　外周神经阻滞可能对阿片类成瘾产妇剖宫产术后镇痛是有益的。复合使用非阿片类如非甾体抗炎药、加巴喷丁、对乙酰氨基酚和可乐定用于产后镇痛是安全的并值得临床推荐使用。

五、总结

阿片类成瘾产妇需要多模式镇痛。妊娠早期应进行阿片类成瘾的筛查，一旦确认为阿片类成瘾，应进行适当的长期治疗。需要对阿片类戒断和疼痛产生恐惧的产妇进行适当的安慰和咨询。与非成瘾产妇相比，阿片类成瘾产妇的椎管内分娩镇痛技术和药物使用没有明显差异。剖宫产术后应采用多模式镇痛，包括椎管内镇痛，阿片类和非阿片类镇痛。阿片类成瘾产妇的最佳镇痛方式的前瞻性研究尚未见报道。目前所有阿片类成瘾产妇的镇痛治疗方案都是参考一些小样本回顾性研究和非妊娠患者术后镇痛的研究结果。

参 考 文 献

[1] Bolnick JM, Rayburn WF. Substance use disorders in women: special considerations during pregnancy. *Obstet Gynecol Clin North Am.* 2003;30:545–558, vii.

[2] Wu L-T, Ling W, Burchett B, et al. Gender and racial/ethnic differences in addiction severity, HIV risk, and quality of life among adults in opioid detoxification: results from the National Drug Abuse Treatment Clinical Trials Network. *Subst Abuse Rehabil.* 2010;2010:13–22.

[3] Rondinelli AJ, Ouellet LJ, Strathdee SA, et al. Young adult injection drug users in the United States continue to practice HIV risk behaviors. *Drug Alcohol Depend.* 2009;104:167–174.

[4] Jones HE, Heil SH, O'Grady KE, et al. Smoking in pregnant women screened for an opioid agonist medication study compared to related pregnant and non-pregnant patient samples. *Am J Drug Alcohol Abuse.* 2009;35:375–380.

[5] Green TC, Grimes Serrano JM, Licari A, et al. Women who abuse prescription opioids: findings from the Addiction Severity Index-Multimedia Version Connect prescription opioid database. *Drug Alcohol Depend.* 2009;103:65–73.

[6] Stine SM, Heil SH, Kaltenbach K, et al. Characteristics of opioid-using pregnant women who accept or refuse participation in a clinical trial: screening results from the MOTHER study. *Am J Drug Alcohol Abuse.* 2009;35:429–433.

[7] Benningfield MM, Arria AM, Kaltenbach K, et al. Co-occurring psychiatric symptoms are associated with increased psychological, social, and medical impairment in opioid dependent pregnant women. *Am J Addict.* 2010;19:416–421.

[8] Chen CH, Lin HC. Prenatal care and adverse pregnancy outcomes among women with depression: a nationwide populationbased study. *Can J Psychiatry.* 2011;56:273–280.

[9] Brennan MC, Rayburn WF. Counseling about risks of congenital anomalies from prescription opioids. *Birth Defects Res A Clin Mol Teratol.* 2012;94:620–625.

[10] Broussard CS, Rasmussen SA, Reefhuis J, et al. Maternal treatment with opioid analgesics and risk for birth defects. *Am J Obstet Gynecol.* 2011;204:314.e1–314.e11.

[11] American College of Obstetricians and Gynecologists. ACOG Committee Opinion No. 524: opioid abuse, dependence, and addiction in pregnancy. *Obstet Gynecol.* 2012;119:1070–1076.

[12] Chang G, Orav EJ, Jones JA, et al. Self-reported alcohol and drug use in pregnant young women: a pilot study of associated factors and identification. *J Addict Med.* 2011;5:221–226.

[13] Sarkar M, Burnett M, Carrière S, et al. Screening and recording of alcohol use among women of child-bearing age and pregnant women. *Can J Clin Pharmacol.* 2009;16:e242–e263.

[14] Roberts SC, Nuru-Jeter A. Women's perspectives on screening for alcohol and drug use in prenatal care. *Women's Health Issues.* 2010;20:193–200.

[15] Kaltenbach K, Berghella V, Finnegan L. Opioid dependence during pregnancy: effects and management. *Obset Gynecol Clin North Am.* 1998;25:139–151.

[16] Winklbaur B, Kopf N, Ebner N, et al. Treating pregnant women dependent on opioids is not the same as treating pregnancy and opioid dependence: a knowledge synthesis for better treatment for women and neonates. *Addiction.* 2008; 103:1429–1440.

[17] Jones HE, Kaltenbach K, Heil SH, et al. Neonatal abstinence syndrome after methadone or buprenorphine exposure. *N Engl J Med.* 2010;363:2320–2331.

[18] McNicholas L. *Clinical Guidelines for the Use of Buprenorphine in the Treatment of Opioid Addiction.* Rockville, MD: U.S. Department of Health and Human Services; 2004.

[19] Cleary BJ, Donnelly JM, Strawbridge JD, et al. Methadone and perinatal outcomes: a retrospective cohort study. *Am J Obstet Gynecol.* 2011;204:139.e1–139.e9.

[20] Stewart RD, Nelson DB, Adhikari EH, et al. The obstetrical and neonatal impact of maternal opioid detoxification in pregnancy. *Am J Obstet Gynecol.* 2013;209:267.e1–267.e5.

[21] Sharpe C, Kuschel C. Outcomes of infants born to mothers receiving methadone for pain management in pregnancy. *Arch Dis Child Fetal Neonatal Ed.* 2004;89:F33–F36.

[22] Young JL, Martin PR. Treatment of opioid dependence in the setting of pregnancy. *Psychiatr Clin North Am.* 2012; 34:441–460.

[23] Raith W, Kutschera J, Müller W, et al. Active ear acupuncture points in neonates with neonatal abstinence syndrome (NAS). *Am J Chin Med.* 2011;39:29–37.

[24] Liu AJ, Jones MP, Murray H, et al. Perinatal risk factors for the neonatal abstinence syndrome in infants born to women on methadone maintenance therapy. *Aust N Z J Obstet Gynaecol.* 2010;50:253–258.

[25] Jansson LM, Velez M. Neonatal abstinence syndrome.

Curr Opin Pediatr. 2012;24:252–258.

[26] Patrick SW, Schumacher RE, Benneyworth BD, et al. Neonatal abstinence syndrome and associated health care expenditures: United States, 2000-2009. *JAMA.* 2012;307: 1934–1940.

[27] Hudak ML, Tan RC; and the Committee on Drugs; Committee on Fetus and Newborn. Neonatal drug withdrawal. *Pediatrics.* 2012;129:e540–e560.

[28] Logan BA, Brown MS, Hayes MJ. Neonatal abstinence syndrome: treatment and pediatric outcomes. *Clin Obstet Gynecol.* 2013;56:186–192.

[29] Welle-Strand GK, Skurtveit S, Jansson LM, et al. Breastfeeding reduces the need for withdrawal treatment in opioid-exposed infants. *Acta Paediatr.* 2013;102:1060–1066.

[30] Cleary BJ, Donnelly J, Strawbridge J, et al. Methadone dose and neonatal abstinence syndrome-systematic review and metaanalysis. *Addiction.* 2008;105:2071–2084.

[31] Seligman NS, Almario CV, Hayes EJ, et al. Relationship between maternal methadone dose at delivery and neonatal abstinence syndrome. *J Pediatr.* 2010;157:428–433.

[32] Dryden C, Young D, Hepburn M, et al. Maternal methadone use in pregnancy: factors associated with the development of neonatal abstinence syndrome and implications for healthcare resources. *BJOG.* 2009;116:665–671.

[33] McCarthy JJ. Intrauterine abstinence syndrome (IAS) during buprenorphine inductions and methadone tapers: can we assure the safety of the fetus? *J Matern Fetal Neonatal Med.* 2012;25:109–112.

[34] Mitra S, Sinatra RS. Perioperative management of acute pain in the opioid-dependent patient. *Anesthesiology.* 2004;101:212–227.

[35] Stromer W, Michaeli K, Sandner-Kiesling A. Perioperative pain therapy in opioid abuse. *Eur J Anaesthesiol.* 2013; 30:55–64.

[36] Alford DP, Compton P, Samet JH. Acute pain management for patients receiving maintenance methadone or buprenorphine therapy. *Ann Intern Med.* 2006;144: 127–134.

[37] Meyer M, Paranya G, Keefer Norris A, et al. Intrapartum and postpartum analgesia for women maintained on buprenorphine during pregnancy. *Eur J Pain.* 2010;14: 939–943.

[38] Meyer M, Wagner K, Benvenuto A, et al. Intrapartum and postpartum analgesia for women maintained on methadone during pregnancy. *Obstet Gynecol.* 2007;110(suppl 1):261–266.

[39] Rapp SE, Ready LB, Nessly ML. Acute pain management in patients with prior opioid consumption: a case-controlled retrospective review. *Pain.* 1995;61:195–201.

[40] Walker JM, Farney RJ, Rhondeau SM, et al. Chronic opioid use is a risk factor for the development of central sleep apnea and ataxic breathing. *J Clin Sleep Med.* 2007;3:455–461.

[41] Mishriky BM, George RB, Habib AS. Transversus abdominis plane block for analgesia after cesarean delivery: a systematic review and meta-analysis. *Can J Anaesth.* 2012;59:766–778.

[42] Rackelboom T, Le Strat S, Silvera S, et al. Improving continuous wound infusion effectiveness for postoperative analgesia after cesarean delivery: a randomized controlled trial. *Obstet Gynecol.* 2010;116:893–900.

[43] Vercauteren M, Vereecken K, La Malfa M, et al. Cost-effectiveness of analgesia after caesarean section: a comparison of intrathecal morphine and epidural PCA. *Acta Anaesthesiol Scand.* 2002;46:85–89.

[44] de Leon-Casasola OA, Myers DP, Donaparthi S, et al. A comparison of postoperative epidural analgesia between patients with chronic cancer taking high doses of oral opioids versus opioid-naive patients. *Anesth Analg.* 1993; 76:302–307.

[45] Pan PH. Post cesarean delivery pain management: multimodal approach. *Int J Obstet Anesth.* 2006;15:185–188.

[46] Young JL, Lockhart EM, Baysinger, CL. Anesthetic and obstetric management of the opioid-dependent parturient. *Int Anesthesiol Clin.* 2014;52:67–85.

[47] American Academy of Pediatrics Committee on Drugs. Neonatal drug withdrawal. *Pediatrics.* 1998;101: 1079–1088.

[48] Jahr JS, Lee VK. Intravenous acetaminophen. *Anesthesiol Clin.* 2010;28:619–645.

[49] Moore A, Costello J, Wieczorek P, et al. Gabapentin improves postcesarean delivery pain management: a randomized, placebo-controlled trial. *Anesth Analg.* 2011; 112:167–173.

[50] Yanagidate F, Hamaya Y, Dohi S. Clonidine premedication reduces maternal requirement for intravenous morphine after cesarean delivery without affecting newborn's outcome. *Reg Anesth Pain Med.* 2001;26:461–467.

[51] Bauchat JR, Higgins N, Wojciechowski KG, et al. Low-dose ketamine with multimodal postcesarean delivery analgesia: a randomized controlled trial. *Int J Obstet Anesth.* 2011;20:3–9.

第32章 产妇重症发病率与死亡率

Maternal Morbidity and Mortality

Jill M. Mhyre　著

郭飞鹤　译

陈新忠　校

要点 | Keypoint

- 产妇死亡案例极少数是因为麻醉直接所导致，麻醉医师可以发起多学科协作为孕产妇提供高质量的围生期保健服务以提高围生期安全。
- 心血管疾病是导致产妇死亡最常见原因，而产科出血、妊娠期高血压、静脉血栓栓塞及脓毒血症也是最容易得到有效预防。
- 过去医疗条件有限，产妇面临巨大风险，然而死亡事件往往发生在一些健康的产妇身上。
- 全身麻醉下气道问题是导致产妇死亡最常见原因。气道管理技能训练有助于麻醉医生时刻保持最佳技能状态、设备状态，以及提高对紧急气道事件的应急处置能力。
- 椎管内麻醉阻滞平面过高是导致产妇死亡的主要原因，鉴于此，每行一例椎管内麻醉前都应准备好气道急救与复苏设备。

过去 50 年，麻醉安全性已得到明显提高，但妊娠持续状态却带来不可接受的产妇伤害率。通过分析产妇死亡和发病的主要原因，来明确将来提高产妇安全性方面一些可能因素。优先改进目前临床个体护理与医疗体系的一些诊疗措施，以降低产妇重症发病率和死亡率。具备生理学、心肺复苏、重症监护及较强专业知识的麻醉医师能够更好地组织多学科小组以确保产妇及围生期患者的安全。

一、产妇死亡率

1. 定义

(1) 产妇死亡：世界卫生组织（WHO）定义为一个妇女从妊娠到终止妊娠后 42d 期间内的死亡。不论妊娠时间长短、何种胎位、妊娠相关因素和妊娠加剧本身合并疾病等引起的死亡，遭遇意外或偶然事件致死的情况除外 [1]。

(2) 晚期产妇死亡：发生在终止妊娠 42d 以后至 1 年以内的死亡。为了方便各国家间数据分享和比较，官方产妇死亡率（MMR）统计数据不将晚期产妇死亡率纳入其中。

(3) 直接产妇死亡：由于妊娠期产科并发症或因干预、遗漏、误诊，以及上述任何一项原因引发的一连串事件，导致的产妇死亡。

(4) 间接产妇死亡：由于是先前机体已存在的疾病或疾病在妊娠期进展。这些疾病本身并不是由产科因素引起，但随着妊娠生理影响而恶化会导致产妇死亡。

(5) 妊娠相关性死亡：美国疾病控制和预防中心指出，由于妊娠相关因素、妊娠加剧本身合并疾病和诊疗措施导致的妊娠期间或终止妊娠 1 年以内的死亡称为妊娠相关性死亡，排除意外或偶然事件导致死亡情况。

2. 流行病学

(1) 世界卫生组织（WHO）以每 100 000 出生人口的间接或直接产妇死亡例数定义产妇死亡率（MMR）。1990—2013 年产妇死亡率从 380/100 000 降至 210/100 000[1]。

(2) 2013 年在全球内妊娠期或终止妊娠 42d 内共有 289 000 例产妇死亡[1]。全球产妇死亡主要发生在撒哈拉以南非洲地区（62%）及南亚（24%）的一些国家[1]。

(3) 2013 年发达国家的产妇死亡率为 16/100 000，而发展中国家为 230/100 000，两者相差 14 倍[1]。

(4) 2006—2010 年美国产妇死亡率为 13.8/100 000，而妊娠相关死亡率为 16/100 000[2]。

(5) 同期产妇死亡率在其他发达国家比例：英国 5.6/100 000（2009—2011）[3]，法国 10.3/100 000（2007—2009）[4]，澳大利亚 6.8/100 000（2006—2010），加拿大 6.1/100 000（2009—2011）。

3. 病因学 在发达国家，诸如产科出血、高血压病、感染是孕妇死亡的最主要原因，而心血管疾病及妊娠导致自身合并疾病恶化导致死亡比例也在增加，图 32-1 列举了美国在 1987—2010 年妊娠相关死亡原因及其比例。

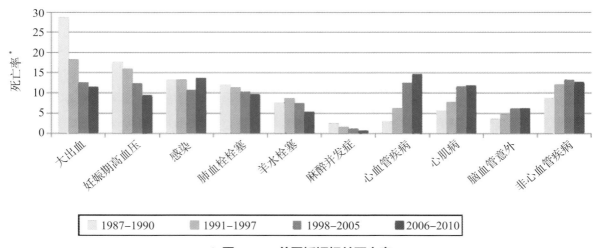

▲ 图 32-1 美国妊娠相关死亡率

* 每 10 万活产中与妊娠有关的死亡人数

引自 Creanga AA，Berg CJ，Syverson C，et al. Pregnancy-related mortality in the United States，2006-2010. *Obstet Gynecol.* 2015;125:5-12.

(1) 在美国和英国，心脏病是引起孕妇死亡的主要原因 [2, 5]。

① 2006—2010 年，因心血管疾病合并心肌病引起孕妇死亡人数占产妇死亡总数的 26%[2]。

② 大部分围生期心肌病死亡发生在终止妊娠 42d 后。

③ 慢性高血压是心肌病发病率增加的最重要因素 [6]。

(2) 2006—2010 年，在美国因感染引起孕妇死亡人数占产妇死亡总数的 13.6%[2]。

① 流感是孕妇死亡的主要因素 [3]。为了预防流感，其措施包括接种通用流感疫苗、快速检测，以及当出现了流感样症状给予抗病毒治疗。

② A 组链球菌引起的生殖道感染可在初次症状出现后 2h 内出现感染性休克表现 [3, 7]。

(3) 在美国，非心血管疾病引起孕妇死亡人数占产妇死亡总数的 12.8%。

① 总体来说，间接因素导致英国产妇死亡占总产妇死亡例数超过 50%[3]，而美国则将近 50%[2]。

② 先前并发症和精神状况控制不佳是产妇死亡的最重要风险因素 [8]。

(4) 在美国，1987—1990 年因产后出血导致孕妇死亡人数占总产妇死亡人数的 11.4%。其中产后出血依然是产妇死亡的常见因素 [9]。

① 从多个死亡病例调查和鉴定发现，大部分因产后出血死亡病例是可以事先采取相关措施进行防治 [3, 10]。

② 避免延误诊断治疗常被认为是预防产妇死亡最常见因素 [9, 11]。

(5) 妊娠高血压病（9.4%）可引起致命性颅内出血，其他一些罕见致死因素包括肺水肿和肝破裂。

① 一项大型调查发现，最常见防治产妇死亡措施包括：控制血压、早期诊断和治疗肺水肿 [9]。

② 制订快速降血压治疗方案将血压控制在理想阈值，以降低子痫前期产妇死亡率 [12]。

(6) 静脉血栓栓塞（9.3%）包括脑静脉血栓和肺栓塞。

① 剖宫产术中使用压迫装置和术后使用抗凝血药预防血栓栓塞是降低深静脉血栓引起产妇死亡最重要措施 [12]。

② 如果产后出现头痛应排外是否存在脑静脉血栓形成和其他严重颅内病变 [3]。

(7) 目前尚无有效办法预防羊水栓塞发生（5.3%），但积极的支持治疗有助于提高产妇存活率。

(8) 产妇外伤致死相对常见，但一般不纳入妊娠相关性死亡数据统计中。

临床要点　在发达国家，产妇死亡主要是一些间接因素所导致，其中在英美两国，心脏病导致产妇死亡依然占主导。

---

4. 风险因素　孕前妇女有明显的临床症状的合并疾病是影响产妇死亡率和重症发病率最重要因素 [3, 8, 13, 14]。

(1) 2009—2012 年英国死亡产妇案例中有 75% 的产妇孕前存在合并疾病 [3]。

(2) 孕前咨询、产前多学科病例讨论及产时监护能够改善孕前有合并严重疾病产妇预后（并发症会因妊娠持续进一步加重）[3, 15]。

(3) 产前保健不当可能会对导致合并疾病治疗效果不理想或延误妊娠并发症的诊断 [2, 8]。

(4) 年龄超过 34 岁的产妇，每增加 5 岁，产妇死亡风险明显呈线性上升趋势 [15, 16]。

(5) 特殊种族和少数族裔产妇面临更高的死亡风险[8, 15]。

① 在美国，与非西班牙裔白人产妇相比，非西班牙裔黑人产妇死亡风险增加了 3 倍[2, 17]。母亲年龄增加提高了产妇死亡风险，25 岁以上的非西班牙裔黑人妇女死亡风险增加了 4 倍（图 32-2）[2]。

② 移民和母语非英语人口的产妇死亡率和诊疗护理不足率较高[15, 18, 19]。

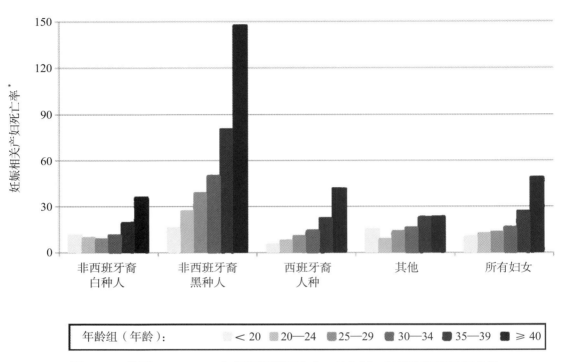

▲ 图 32-2　美国 2006—2010 年妊娠相关死亡率，按年龄、种族和族裔进行分类

* 每 10 万活产中与妊娠有关的死亡人数

引自 Creanga AA，Berg CJ，Syverson C，et al. Pregnancy-related mortality in the United States，2006-2010. *Obstet Gynecol*. 2015;125:5-12.

(6) 肥胖产妇（体重指数 BMI ≥ 30kg/m²）随着孕期严重并发症的进展，死亡风险增加[18]。而极低体重的产妇（< 60kg）由于循环血容量很少，出血相关性死亡风险也可能增加[3, 8]。

(7) 多胎妊娠产妇孕期严重并发症和死亡风险在增加[15, 20]。

(8) 剖宫产手术导致产妇死亡[21, 22]。

① 多数剖宫产术后产妇死亡是由于自身合并疾病或产科疾病所导致，剖宫产手术本身极少引起致命性的感染、出血和静脉血栓栓塞[9]。

② 剖宫产手术增加了二胎妊娠胎盘植入风险，从而产妇总体死亡风险在上升[23]。

二、产妇重症发病率

1. 定义

(1) 产妇重症发病是指在妊娠期有潜在性引起终末器官损伤或致产妇死亡的并发症。临床上界定标准包括入住 ICU、输注大于 4U 的红细胞或全血或红细胞加全血 [3]。

(2) 凶险发病包括导致严重终末器官功能障碍或衰竭的危及生命的并发症 [14, 24]。

2. 流行病学

(1) 美国产妇重症发病率有 1.6%，相当于每年有超过 60 000 例产妇患有重症疾病 [25]。

(2) 美国住院分娩产妇的凶险发病率 0.13% ～ 0.2% [14, 26]。

> **临床要点**　在产妇死亡案例中有 50% ～ 100% 的产妇生前罹患有重症疾病。

三、预防与经验教训

1. 为了提高临床诊疗与护理水平，对产妇死亡案例进行机密调查以吸取经验教训。

(1) 英国机密调查产妇死亡组织（英国 CEMD）从 1952 年在英国一直运行至今，是运行时间最长和最大的机密调查机构 [5, 15, 27]。

(2) 在美国，死亡认定是各州的法律责任，联邦政府调查产妇死亡这方面的权力有限。在大部分州（并非所有州），国家死亡认定书会有一栏目说明死亡时的妊娠状态 [28]。在美国妊娠死亡率监测系统（USPMSS）下，产妇死亡认定通过产科 ICD-10 编码，死亡认定书上妊娠询问，或以另一种方式（例如，匹配产妇死亡证书与新生儿出生证明或胎儿死亡记录），并将相应的死亡认定书递交给美国疾病预防和控制中心 [2]。

(3) 在美国，越来越多的州开始效仿英国模式，目前正在完善境内所有产妇死亡机密调查，并利用调查结果优化改进产科诊疗和护理水平 [29]。其中最引人注目的是加利福尼亚州（www.cmqcc.org）[11]。

2. 在目前的医疗体系和临床护理中，修正相应的诊疗措施或许在一定程度上能够避免产妇死亡。从产妇死亡率和凶险发病率调查中发现，疾病能否得到及时诊断成为主要关注焦点 [5, 30, 31]。

(1) 从死亡产妇案例中发现，有 20% ～ 40% 的案例是可以避免的 [32]。

(2) 其中有相当一部分因产后出血、妊娠期高血压病、静脉血栓栓塞和败血症造成的死亡是可以事先采取有效措施进行防治 [5, 11, 30]。

(3) 建立起区域化产妇保健体系以提高产妇保健和新生儿预后。区域化产妇保健体系可通过引导产妇到能够为其提供最合适服务的医疗机构就诊 [33, 34]。分娩中心和一级医疗机构针对低风险的产妇提供基本的医疗服务并践行"去医疗化"理念；二至四级医疗机构针对那些有复杂的并发症和产科疾症的产妇提供全方位的医疗保健服务。区域围产期医疗保健中心（四级）通过网络负责协调整个医疗保健服务，包括提供咨询（如远程医疗）、承担转院、优化政策，以及通过网络宣传指南，以促进体系内医疗质量评审和持续改进。

(4) 国家产妇安全组织（NPMS）是一个跨学科多方参与的组织，该组织为高危产妇提供及时和有效的预防和治疗，最大程度保证其安全。这些高危产妇通常死于一些可以预防并且能避免的因素，如产后出血、静脉血栓栓塞和妊娠期高血压病（www.safehealthcareforeverywoman.org）[35, 36]。

(5) 区域医疗妇产保健体系能够最大限度地确保有生命体征异常的产妇能得到及时有效的评估、诊断和治疗，以避免对产妇造成危害[37]。

3. 重症发病率监测体系

(1) 英国产科监测系统（UKOSS）收集了大量有关重症产妇发病率和死亡统计数据[5]。

(2) 通过分析产妇死亡率和发病率，同时提高定量分析的统计检验效能，以找出提高产妇生存率的关键因素[5,7]。

(3) 回顾重症产妇发病案例并从中找出一些可预防的因素和经验，或许在将来能够改善重症产妇预后[3,38]。

> **临床要点** 目前对产妇重症发病率与死亡率的最新研究主要集中在对医疗体系和临床护理的一些诊疗措施上，在一定程度上能够降低产妇的死亡率。

四、麻醉相关性产妇死亡

1. 定义

(1) 产妇由于麻醉并发症直接导致的产妇死亡称为麻醉相关性产妇死亡。

(2) 麻醉间接相关性产妇死亡是指由麻醉监护或护理过程出现失误导致产妇死亡，而麻醉本身并不是直接导致产妇死亡的主要原因。

① 涉及麻醉因素的死亡往往是复杂多因素[3]。

② 对于并发有危及生命疾病的产妇，最理想的麻醉监护往往也是最复杂的。因此回顾研究"非麻醉死亡"的案例可为麻醉管理提供宝贵经验。

③ 当产妇病情进展到危重阶段时，麻醉医师及早介入或许能够挽救产妇生命。

2. 流行病学

(1) 麻醉导致的产妇死亡人数约占总产妇死亡人数的1%[2,5]，死亡率为（1～3）/1 000 000例妊娠（表32-1）[3,39]。

(2) 大多数麻醉直接相关性死亡案例（> 80%）发生在剖宫产手术期间，因此产妇死亡风险主要集中在行剖宫产手术产妇上[39]。

① 在1990年之前，全身麻醉下行剖宫产手术风险较椎管内麻醉更大（表32-2）。到20世纪80年代中叶，麻醉医师开始意识到局麻药中毒对机体产生的毒性反应，为此在硬膜外麻醉安全性方面做了些改进（如常规硬膜外试验剂量，分次给药，以及取消0.75%丁哌卡因用于硬膜外麻醉等），大大提高了椎管内麻醉的安全性。

② 在1990年之后，全身麻醉下行剖宫产手术的安全性开始得到了有效提高（表32-2）。改进措施包括：提高对产妇困难插管风险的意识、快速去氮给氧、改进气道急救技术（如喉罩LMA、可视喉镜）、提高监测水平（如SPO_2、$PetCO_2$监测），以及建立困难气道管理处理流程和训练方案。

表 32-1　麻醉导致妊娠相关性死亡率（美国 1979—2002，英国 1979—2011）

每三年	美国 *	英国 †
1979—1981‡	4.3	8.7
1982—1984‡	3.3	7.2
1985—1987‡	2.3	1.9
1988—1990‡	1.7	1.7
1991—1993‡	1.4	3.5
1994—1996‡	1.1	0.5
1997—1999‡	1.2	1.4
2000—2002‡	1.0	3.0
2003—2005**	–	2.8
2006—2008**	–	3.1
2009—2011**	–	1.2

*. 每百万活产产妇死亡数；†. 每百万妊娠产妇死亡率（活产、死产、终止妊娠、异位妊娠和流产）；‡. 引自 Hawkins J，Chang J，Palmer SK，et al. Anesthesia-related maternal mortality in the United States: 1979-2002. *Obstet Gynecol*. 2011;117:69-74. **. 引自 Knight M，Kenyon S，Brocklehurst P，et al. *Saving Lives，Improving Mothers' Care: Lessons Learned to Inform Future Maternity Care from the UK and Ireland Confidential Enquiries into Maternal Deaths and Morbidity 2009-2012*. Oxford，United Kingdom: National Perinatal Epidemiology Unit，University of Oxford; 2014.

表 32-2　剖宫产不同麻醉方式的麻醉相关性死亡率和比率（美国，1979—2002）

死亡年份	死亡率*		比 率
	全身麻醉	椎管内麻醉	
1979—1984	20.0	8.6	2.3（95%CI 1.9 ~ 2.9）
1985—1990	32.3	1.9	16.7（95%CI 12.9 ~ 21.8）
1991—1996	16.8	2.5	6.7（95%CI 3.0 ~ 14.9）
1997—2002	6.5	3.8	1.7（95%CI 0.6 ~ 4.6）

CI. 可信区间；*. 每百万全身麻醉或椎管内麻醉死亡数（引自 Hawkins J，Chang J，Palmer SK，et al. Anesthesia-related maternal mortality in the United States: 1979-2002.*Obstet Gynecol*. 2011;117:69-74.）

③ 目前在临床上，全身麻醉和椎管内麻醉均可以安全地应用于剖宫产手术麻醉，但任何一种麻醉方式仍有可能导致产妇死亡。a. 在美国，1998—2002 年，全身麻醉剖宫产术产妇死亡概率为 6.5/100 万例麻醉（约 1：150 000）[39]；b. 椎管内麻醉剖宫产术产妇死亡概率为 3.8/100 万例麻醉（约 1：250 000）[39]；c. 这些麻醉事件发生极其少见，以至无法获取足够样本量去比较这两种麻醉方式导致产妇死亡率之间是否存在差别。

④ 目前观点普遍认为全身麻醉较椎管内麻醉风险更大，理由如下。

a. 全身麻醉需要保证气道安全，与非妊娠妇女相比，妊娠妇女的气道管理难度更大。

b. 全身麻醉通常应用于紧急剖宫产，而该类产妇往往存在术前准备和评估不足。

c. 全身麻醉也通常应用于有椎管内麻醉禁忌的高风险的产妇 [如：溶血、肝酶升高、低血小板（HELLP 综合征），心脏病和产科大出血等]。

d. 全身麻醉还应用于椎管内麻醉操作失败或阻滞平面较高已引起呼吸和氧合功能障碍的产妇。

> **临床要点** 近 10 年来，虽然剖宫产术采取全身麻醉方式的安全性较过去已有显著提升，但与全身麻醉相比椎管内麻醉的麻醉相关性死亡率和发病率风险仍然较低。

3. 病因学

(1) 表 32-3 列举了产妇麻醉相关性死亡的一些常见原因。

表 32-3 全身麻醉与椎管内麻醉并发症

◆ 全身麻醉并发症

- 气管插管失败或无法确定是否插入食管
- 反流误吸
- 恶性高热
- 神经肌肉阻滞的并发症（如氯琥珀胆碱引起高血钾，残余肌松作用）
- 高血压危象，困难气道（最常见）

◆ 椎管内麻醉并发症

- 高平面阻滞
- 感染（脑膜炎，硬膜外脓肿）
- 硬脑膜穿破后继发脑疝，硬膜下出血或脑静脉血栓形成

◆ 与两种麻醉方式共同并发症

- 麻醉期间或之后通气不足、气道梗阻
- 支气管痉挛
- 血流动力学不稳定，低血压（最常见于紧接着麻醉诱导后）
- 麻醉期间使用静脉药物引发高血压危象或心律失常
- 变态反应
- 局部麻醉全身毒性（LAST）
- 空气栓塞
- 用药错误
- 中心静脉通路并发症

(2) 气管插管失败是全身麻醉中最常见的致命性并发症[39-41]。

① 通常来说，极少产科手术需要采取全身麻醉方式，但是通过困难气道模拟演练方式来强化麻醉医师提高对围术期紧急气道事件的应急处置能力，此举对优化气道管理是非常重要的。

② 术后肺通气不足需要考虑到以下一些因素：全身麻醉、肥胖、睡眠呼吸暂停、哮喘发作、椎管内或静脉使用了阿片类或镇静药，以及术后呼吸监测不足[5, 15, 27, 42]。

(3) 术后肺通气不足也可能继发于椎管内镇痛。

① 术后吸氧会延误对通气不足的判断，特别是在仅仅采用脉搏血氧仪单一监测呼吸功能状态。

② 产科患者术后监护和病例文书撰写与非产科患者一样重要。

(4) 高平面阻滞是椎管内麻醉最常见的致命性并发症[39-41]，发生率约为 1/4300[41]。

① 高平面阻滞通常发生于硬膜外使用大容量局麻药（＞10ml）同时又进行蛛网膜下隙阻滞，特别容易发生在硬膜外麻醉分娩镇痛失败后需要转为剖宫产麻醉的情况下[41]。

② 高平面阻滞往往是致命的，特别是麻醉医师不在场或者当产妇出现了呼吸循环抑制时而又无法立即获得抢救药品和设备的情况发生（如正压通气设备、吸引器和血管活性药等）[43]。另

外没有及时发现硬膜外置管误入蛛网膜下隙，当给予初始负荷剂量后 30min 内将会产生典型的高平面阻滞 [40, 43, 44]。在硬膜外麻醉下行分娩镇痛，这种不良事件发生概率约为 1/12 300[41]。

临床要点　高平面阻滞是产科椎管内麻醉最致命的并发症。

参 考 文 献

[1] World Health Organization. *Trends in Maternal Mortality: 1990 to 2013: Estimates by WHO, UNICEF, UNFPA, The World Bank and the United Nations Population Division.* Geneva, Switzerland: Department of Reproductive Health and Research; 2014.

[2] Creanga AA, Berg CJ, Syverson C, et al. Pregnancy-related mortality in the United States, 2006–2010. *Obstet Gynecol.* 2015;125:5–12.

[3] Callaghan WM, Grobman WA, Kilpatrick SJ, et al. Facility-based identification of women with severe maternal morbidity: it is time to start. *Obstet Gynecol.* 2014;123:978–981.

[4] Saucedo M, Deneux-Tharaux C, Bouvier-Colle MH; for French National Experts Committee on Maternal Mortality. Ten years of confidential inquiries into maternal deaths in France, 1998-2007. *Obstet Gynecol.* 2013;122:752–760.

[5] Knight M, Kenyon S, Brocklehurst P, et al, eds. *Saving Lives, Improving Mothers' Care: Lessons Learned to Inform Future Maternity Care from the UK and Ireland Confidential Enquiries into Maternal Deaths and Morbidity 2009-2012.* Oxford, United Kingdom: National Perinatal Epidemiology Unit, University of Oxford; 2014.

[6] Grotegut CA, Kuklina EV, Anstrom KJ, et al. Factors associated with the change in prevalence of cardiomyopathy at delivery in the period 2000-2009: a population-based prevalence study. *BJOG.* 2014;121:1386–1394.

[7] Acosta CD, Kurinczuk JJ, Lucas DN, et al. Severe maternal sepsis in the UK, 2011–2012: a national case-control study. *PLoS Med.* 2014;11:e1001672.

[8] Nair M, Kurinczuk JJ, Brocklehurst P, et al. Factors associated with maternal death from direct pregnancy complications: a UK national case-control study. *BJOG.* 2015;122:653–662.

[9] Clark SL, Belfort MA, Dildy GA, et al. Maternal death in the 21st century: causes, prevention, and relationship to cesarean delivery. *Am J Obstet Gynecol.* 2008;199:36. e1–36.e5.

[10] Berg CJ, Harper MA, Atkinson SM, et al. Preventability of pregnancy-related deaths: results of a state-wide review. *Obstet Gynecol.* 2005;106:1228–1234.

[11] California Department of Public Health. *The California Pregnancy-Associated Mortality Review: report from 2002 and 2003 Maternal Death Reviews.* Stanford, CA: California Maternal Quality Care Collaborative; 2011.

[12] Clark SL, Christmas JT, Frye DR, et al. Maternal mortality in the United States: predictability and the impact of protocols on fatal postcesarean pulmonary embolism and hypertension-related intracranial hemorrhage. *Am J Obstet Gynecol.* 2014;211:32.e1–32.e9.

[13] Bateman BT, Mhyre JM, Hernandez-Diaz S, et al. Development of a comorbidity index for use in obstetric patients. *Obstet Gynecol.* 2013;122:957–965.

[14] Mhyre JM, Bateman BT, Leffert LR. Influence of patient comorbidities on the risk of near-miss maternal morbidity or mortality. *Anesthesiology.* 2011;115:963–972.

[15] Cantwell R, Clutton-Brock T, Cooper G, et al. Saving mothers' lives: reviewing maternal deaths to make motherhood safer: 2006-2008: The Eight Report of the Confidential Enquiries into Maternal Deaths in the United Kingdom. *BJOG.* 2011;118(suppl 1):1–203.

[16] Callaghan WM, Berg CJ. Pregnancy-related mortality among women aged 35 years and older, United States, 1991-1997. *Obstet Gynecol.* 2003;102:1015–1021.

[17] Creanga AA, Bateman BT, Kuklina EV, et al. Racial and ethnic disparities in severe maternal morbidity: a multistate analysis, 2008-2010. *Am J Obstet Gynecol.* 2014;210:435. e1–435.e8.

[18] Kayem G, Kurinczuk J, Lewis G, et al. Risk factors for progression from severe maternal morbidity to death: a national cohort study. *PLoS One.* 2011;6:e29077.

[19] Creanga AA, Berg CJ, Syverson C, et al. Race, ethnicity, and nativity differentials in pregnancy-related mortality in the United States: 1993-2006. *Obstet Gynecol.* 2012; 120:261–268.

[20] Walker MC, Murphy KE, Pan S, et al. Adverse maternal outcomes in multifetal pregnancies. *BJOG.* 2004;111: 1294–1296.

[21] Deneux-Tharaux C, Carmona E, Bouvier-Colle MH, et al. Postpartum maternal mortality and cesarean delivery. *Obstet Gynecol.* 2006;108:541–548.

[22] Liu S, Liston RM, Joseph KS, et al; for the Maternal Health Study Group of the Canadian Perinatal Surveillance System. Maternal mortality and severe morbidity associated with low-risk planned cesarean delivery versus planned vaginal delivery at term. *CMAJ.* 2007;176: 455–460.

[23] Solheim KN, Esakoff TF, Little SE, et al. The effect of cesarean delivery rates on the future incidence of placenta previa, placenta accreta, and maternal mortality. *J Matern Fetal Neonatal Med.* 2011;24:1341–1346.

[24] Say L, Pattinson RC, Gülmezoglu AM. WHO systematic review of maternal morbidity and mortality: the prevalence of severe acute maternal morbidity (near miss). *Reprod Health.* 2004;1:3.

[25] Callaghan WM, Creanga AA, Kuklina EV. Severe maternal morbidity among delivery and postpartum hospitalizations in the United States. *Obstet Gynecol.* 2012;120:1029–1036.

[26] Geller SE, Rosenberg D, Cox S, et al. A scoring system identified near-miss maternal morbidity during pregnancy. *J Clin Epidemiol.* 2004;57:716–720.

[27] Lewis G, ed. *Saving Mothers' Lives: Reviewing Maternal Deaths to Make Motherhood Safer — 2003-2005. The Seventh Report of the Confidential Enquiries into Maternal Deaths in the United Kingdom.* London, United Kingdom: Confidential Enquiry into Maternal and Child Health; 2007.

[28] MacKay AP, Berg CJ, Liu X, et al. Changes in pregnancy mortality ascertainment: United States, 1999-2005. *Obstet Gynecol.* 2011;118:104–110.

[29] Callaghan WM. State-based maternal death reviews: assessing opportunities to alter outcomes. *Am J Obstet Gynecol.* 2014;211:581–582.

[30] Geller SE, Koch AR, Martin NJ, et al. Assessing preventability of maternal mortality in Illinois: 2002-2012. *Am J Obstet Gynecol.* 2014;211:698.e1–698.e11.

[31] Farquhar C, Sadler L, Masson V, et al. Beyond the numbers: classifying contributory factors and potentially avoidable maternal deaths in New Zealand, 2006-2009. *Am J Obstet Gynecol.* 2011;205:331.e1–331.e8.

[32] Mhyre JM. Maternal mortality. *Curr Opin Anaesthesiol.* 2012;25:277–285.

[33] American College of Obstetricians and Gynecologists. Obstetric Care Consensus No. 2: levels of maternal care. *Obstet Gynecol.* 2015;125:502–515.

[34] Hankins GD, Clark SL, Pacheco LD, et al. Maternal mortality, near misses, and severe morbidity: lowering rates through designated levels of maternity care. *Obstet Gynecol.* 2012;120:929–934.

[35] D'Alton ME, Main EK, Menard MK, et al. The national partnership for maternal safety. *Obstet Gynecol.* 2014;123:973–977.

[36] Main EK, Menard MK. Maternal mortality: time for national action. *Obstet Gynecol.* 2013;122:735–736.

[37] Mhyre JM, D'Oria R, Hameed AB, et al. The maternal early warning criteria: a proposal from the national partnership for maternal safety. *Obstet Gynecol.* 2014; 124:782–786.

[38] Kilpatrick SJ, Berg C, Bernstein P, et al. Standardized severe maternal morbidity review: rationale and process. *J Obstet Gynecol Neonatal Nurs.* 2014;43:403–408.

[39] Hawkins JL, Chang J, Palmer SK, et al. Anesthesia-related maternal mortality in the United States: 1979-2002. *Obstet Gynecol.* 2011;117:69–74.

[40] Davies JM, Posner KL, Lee LA, et al. Liability associated with obstetric anesthesia: a closed claims analysis. *Anesthesiology.* 2009;110:131–139.

[41] D'Angelo R, Smiley RM, Riley ET, et al. Serious complications related to obstetric anesthesia: the serious complication repository project of the Society for Obstetric Anesthesia and Perinatology. *Anesthesiology.* 2014;120: 1505-1512.

[42] Mhyre JM, Riesner MN, Polley LS, et al. A series of anesthesia-related maternal deaths in Michigan, 1985-2003. *Anesthesiology.* 2007;106:1096–1104.

[43] Lofsky A. Doctors company reviews maternal arrest cases. *Anesth Patient Saf Found Newsl.* 2007;22:28–30.

[44] Mhyre JM. Why do pharmacologic test doses fail to identify the unintended intrathecal catheter in obstetrics? *Anesth Analg.* 2013;116:4–5.

第六篇
国家机构相关指南

VI. Guidelines from National Organizations

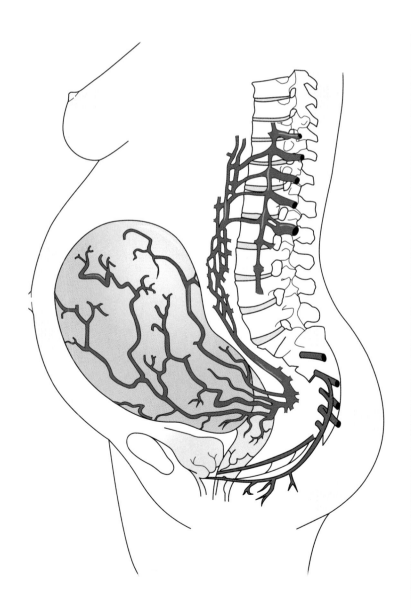

A Practical Approach to
Obstetric Anesthesia
2nd Edition

产科麻醉学
原书第 2 版

第 33 章　美国相关机构指南

第33章 美国相关机构指南
Guidelines from National Organizations

Kathryn J. Zuspan 著

贾璐文 译

徐铭军 校

要点 Keypoint

- 这些组织制定的指南能够提供有价值的信息，但是不能确保具体的结局。对指南的翻译和应用要根据当地的条件。当具体的情况为临床医师的治疗能够达到预期效果时，不完全按照指南推荐可能是更为合适的。
- 制定的指南不都是处于同一级别水平，可能是基于证据、共识、专家意见，或者任意结合。这些指南会提供最低要求，策略推荐，以及有助于决策的声明。
- 在循证文件中，会对每项研究内容的科学性进行评定，主要是指其临床干预与临床结局之间的相互关系。证据水平 1（支持）有足够的科学依据；证据水平 2（建议）有一些证据；证据水平 3（可能）有少量或不确定的证据；不确定的，不足够的，或没有分级的意味着其缺乏支持证据。
- 相关指南是医疗实践的重要内容。
- 不是所有的文件都完全一致。鼓励读者比较文件并发现其差别的原因；检查其接受，修正和引用日期；检查信息来源。

一、指导文件中的术语

在过去的 35 年里，国家医疗组织通过制定指南来帮助临床决策和保证患者安全。这些文件有多种术称，比如标准、指南、实践参数，同时也描述了其内容和功能。这些术语的含义对于理解每项文件的信息是至关重要的。ASA 文件将会用于阐述这些概念。每个组织的指导文件都拥有相似的，虽然不完全一样的术语。美国妇产科医师学会（ACOG）应用的术语将在稍后讨论。

二、美国麻醉医师协会是指导文件的制定方

ASA 是为护理人员发展并传播护理标准的首个专业医疗协会[1]。同时 ASA 也是为实践指南和报告建

立以证据、专家、共识为基础的模型的早期领导者。

三、"实践参数"是美国麻醉医师协会对指导文件的术称

"实践参数"用于描述绝大多数类型的 ASA 指导文件。这些指南提供了要求、建议或声明来提高麻醉实践，促进有利的结局，虽然不能完全保证[2]。

ASA 声明实践参数在适当的时候可以修正和更新。文件也说明了"有资历的"麻醉医师可以依据自己的临床判断并不完全按照具体的实践参数。

ASA 将其实践参数文件分为两个级别：循证和共识。

1. 循证实践参数 这些又划分为 ASA 标准、指南、和实践报告。

(1) 标准给出了几乎能被所有专家和调查的 ASA 成员所接受的规则和最低要求。这些文件是基于证据的并且只有在特殊情况下比如极端紧急时可以调整。例如，麻醉前护理的基本标准在 1987 年批准，在 2010 年重申。

(2) 实践指南为患者护理的基础管理策略及其范围提供建议。这些能被大多数的专家和调查的 ASA 成员所接受。也包括了不同的意见。ASA 建立的实践指南和报告的模型是以证据、专家、共识为基础的，包括五种来源的信息：对科学文献的循证搜索，来自任务组的专家意见，对 ASA 成员的调研，可行性数据，以及在公开论坛上收集到的 ASA 成员的讲座。

(3) ASA 代表大会由大概 300 位成员组成，包括来自每个州协会和七个附属专业协会的代表，还有 ASA 主席，过去的 ASA 理事长，相关部门的领导。这个组织选择实践参数的主题和更新时机。

(4) ASA 标准和实践参数委员会通过制定新的循证文件或修正已有版本实现其指导作用。

① 委员会选择的专家组成员具有代表性（学术性/私立性，大/小，城市/农村，国家的不同区域）。

② 任务组与 ASA 的两位方法学家一起探讨需要在参数中解决的问题。他们将这些问题定义为"临床干预"和"临床结局"之间的相互关系。

③ 方法学家对所有相关文献（随机临床试验或 Meta 分析）或支持或反对这些相互关系，进行广泛的文献检索。文献必须具有完善的科学和统计依据才能达到入选标准。

④ 证据接受科学评定，具体指特殊的临床干预和临床结局之间的关系。

a. 支持——A 类或水平 1。该级别意味着有足够数量的充分设计的研究，能通过 Meta 分析来确定临床干预与临床结局达统计学意义上的关系。

b. 建议——B 类或水平 2。该级别指有一些充分设计的研究但是不足够得出统计学意义。

c. 可疑的——C 类或水平 3。该级别指临床干预的相关研究不能为临床结局提供明确方向，或现有研究较少。

d. 不确定的，不足够的，或未知的——D 类。指缺乏科学依据。

⑤ 通过循证结果，任务组书写原始文件，连同相关调查递交给大部分 ASA 成员。

⑥ 任务组然后将调查结果，可行性数据，公开论坛上的评论等内容加入文件的最终版本中。

⑦ 这个版本将在 ASA 年会上递交给参议院以获得批准。如果其中的一小部分遭到拒绝，则整个文件

也会被拒掉。文件可以进行修正并在下一年再次递交。

⑧ 新的实践指南从最初制定到批准可能需要数年。旧版本实践指南的修正通常也需要几年。例如，产科麻醉实践指南在 1999 年批准，2006 年修正，并且也在不断改进中。

(5) 实践报告是循证声明，在患者护理领域由于缺乏足够的临床试验来进行 Meta 分析，所以它能帮助决策。这些报告提供了专家意见集，公开论坛报道，临床可行性数据，以及共识调查。并且大多数专家和 ASA 成员都赞同。例如，2006 年的术中知晓和脑功能监测实践报告。

2. 循证美国麻醉医师协会实践参数　不同于循证文件，这些提供了由 ASA 指定专家阐述的基于共识的意见，如果条件允许可以应用。基于共识的参数可以分为政策参数和临床实践参数。

(1) 政策参数基于共识、政策讨论和职业行为协议。主题包括道德实践，认证，临床特权，专家证人，以及继续医学教育。例如，实践参数的政策声明在 2007 年批准，2013 年修正。

(2) 临床实践参数讨论基于共识的临床管理、患者安全、患者护理的建议。例如，术后认知能力降低与临床相关吗，2010 年。

3. 其他——声明、阵营和草案　这些 ASA 文件并不等同于证据或共识模型：它们由 ASA 代表大会批准，代表了参议院在众多内容方面的意见。

(1) 这些文件不同于实践参数，可能没有经过科学审查。文件中存在的意见差别要依据责任麻醉医师判断。

(2) 阵营文件举例：麻醉护师和麻醉医师助理实践的推荐范围，2009 年。

(3) 草案举例：对于失血性休克时大量输血协议（MTP）——ASA 血液管理委员会，2011 年。

四、如何应用实践参数

ASA 制订实践参数来改善患者护理和安全。这些可以作为临床或培训工具来帮助决策和促进有利结局。了解相关指南是医疗实践的重要部分。

> **临床要点**　ASA 能够意识到麻醉实践和资源的多样性。ASA 没有将实践参数作为最合适的治疗，并注明在特殊环境和情况下，适当调整对于为患者提供最佳治疗来说可能是更为合适的。

五、指导文件的局限性

1. 语言不清晰　文件内容中若含有复杂或不清晰的辞藻将不能向读者准确传达其意义，限制了内容的有效性。

2. 轻微的偏差　最公正的执笔者的轻微偏差也可能会影响文件的整体方向。就像是文件没有依据证据创建或者由单个作者所写。在循证医学流行之前，大多数组织成立专家委员会就某一专题达成共识，并且查阅文献来佐证其观点。不同于循证医学的方式，议题的任何一方都不具有代表性。

3. 利益冲突 作者如果涉及利益冲突，将会限制文件内容的透明度和可信度。ASA 有一项利益冲突政策，目的是将涉及利益冲突的个人从 ASA 项目中排除[3]。实践参数、指南及报告的基金支持来源于 ASA，ASA 每年经费约 500 000 美元用于这项工作。不允许任何外来或商业报酬[4]。

4. 不现实的期望 文件内容如果太严苛或太困难则难以在实际情况（乡村或其他较小的实践）中应用，则限制了其价值。

5. 没有考虑支持证据的等级 在基于证据的文件中，不管干预与结局间的关系，科学支持或科学拒绝的依据有多少，所有联系均将呈现出来。这将误导读者以为每条描述背后的权重都相同（R. T. Connis，口头交流，2014 年 10 月）。

6. 不能提出正确的问题或研究有限 基于证据的文件是不完美的。它受限于干预－结局关系的提问。如果提出错误的问题或还未进行研究的问题时该如何？ 如果研究已经完成但是没有严格实施该如何？ 如果研究很好地完成但是结果矛盾或出现发表偏倚又该怎么办？ 尽管临床干预问题是非常贴切的，但这些内容将不被认可。如果结局几乎很少发生所以无法进行研究该如何？ 例如，脊髓血肿很少发生，所以几乎没有证据当然也不足以进行临床试验。循证医学既有优势也有局限性[5]。

7. 生产时间和成本 需要消耗数年，大量工作时间和成千上万的美元来开发基于证据的实践参数。通常情况下，每 5～10 年就需要一次修正。修正与最初文件的创建过程相似，但是完成需要的时间更短，消耗的成本也相似（R. T. Connis，口头交流，2014 年 10 月）。所以这些都限制了一个组织可能产生的文档和修正版的数量。

六、如何评判／比较文件内容

不要设想所有文件内容一致。

1. 查看文件被国家组织接受的日期。是近期的吗？ 自接受／修正日期以来，文献中有出现一些主要变化的内容吗？

2. 查看参考文献列表。这些文献是近期的或者来自声誉较高的资源（业内评价的期刊，Cochrane Review）吗？

3. 查看最后一次修正的日期。是真正的修正——有任何内容改变或者更新吗？ 是修正还是再次确认？ 参考文献列表有改变或更新吗？

4. 查看文件的性质（例如，基于证据／基于共识、标准／指南）。该基础性质适合所述主题吗？

5. 当存在矛盾的地方时，查看所引用的文献内容。文件所提示的结果与相关组织就该主题提出的相似文件是否一致？ 如果存在不同，确定文件之间矛盾的地方。检查参考文献列表确定信息来源。追踪到信息来源的原始文献中。检查该问题是印刷错误，对原始资料的误解，还是别的文献存在的误解被复制到该文献中来了。

(1) 例如：美国区域麻醉与疼痛医学学会（ASRA）的实践报告和指南被认为是区域麻醉领域的金标准。ASRA 针对接受抗栓和溶栓治疗的患者行区域麻醉的实践指南，ASRA 循证指南（第 3 版）[7] 被大多数国家组织应用或引用。ASRA 建议在较小剂量，每日 1 次预防剂量的低分子肝素（LMWH）给予后

10 ～ 12h 才可行硬膜外穿刺后置管，而较大剂量，通常每日 2 次治疗剂量的低分子肝素的情况下，则至少需 24h。

第七届美国胸科医师学会（ACCP）会议关于抗栓和溶栓治疗：循证指南，2004[8]，声称针对该问题遵循 ASRA 建议，但是其文件内容错误地写为，每日 2 次预防剂量的低分子肝素后至少 8 ～ 12h 才能行硬膜外穿刺，每日 1 次治疗剂量低分子肝素后至少需 18h。预防剂量不会每日给予 2 次的。难道是在讲每日 2 次治疗剂量？这是印刷错误吗？

(2) 在另一个例子中，ACOG[9] 关于预防深静脉血栓和肺栓塞的实践简报，No. 84，2007，2013 年再次确认，应用了胸科医师文件的错误信息，因此造成了错误的推荐。幸运的是，ACOG 有 3 份文件正确地与 ASRA 关于低分子肝素与硬膜外穿刺的延迟时间相一致。这些还包括产科麻醉实践简报，No. 36，2002，2014 年再次确认；妊娠期血栓栓塞实践简报，No. 123，2011，2014 年再次确认；妊娠期遗传性血栓形成倾向实践简报，No. 138，2013[9]。

6. 这些信息过时了吗？检查文件的接收日期，修正版的日期，以及参考文献的日期。不是所有的文献都需要快速修订；然而，当文献在实践中提出改变时，需要进行修正。

(1) 例如，ACOG 关于产科麻醉的实践简报，No. 36，2002 年接收，2013 年没有作任何改变再次确认，所有参考文献均早于 2003 年[9]。它指出硬膜外麻醉增加了剖宫产的风险，来源于一项 2000 年 ACOG 工作小组关于剖宫产率的内容，其参考文献都早于 2000 年[10]。因此，ACOG 关于产科麻醉的循证实践简报（2013 年再次确认）是 10 年前的参考文献，已经过时 13 年，对于这条推荐其参考水平为Ⅲ（在它们网站上已无法获得）。

(2) 因为 ACOG 2006 年关于麻醉和剖宫产的委员会意见，No. 339，2013 年再次确认，其参考文献更新至 2005 年，并且所列文献并不赞同以前的结果，这令作者感到惊奇。它表明，早期的硬膜外麻醉应用不会增加剖宫产的风险。

7. 在阅读时会受专业所限吗？有时，专业间的需求是不同的。ACOG[9] 关于妊娠期遗传性血栓形成倾向的实践简报，No. 138，2013 年，称"接受肝素或低分子肝素治疗的患者在分娩需要逆转抗凝血效应时，可以应用鱼精蛋白"。鱼精蛋白可以逆转低分子肝素的某些抗凝血效应。在紧急剖宫产时可能会充分降低外科出血。因为它能够满足外科需求，所以产科医师可能会赞同运用鱼精蛋白来拮抗低分子肝素的抗凝血效应。然而，鱼精蛋白不能完全逆转低分子肝素的抗凝血效应，所以不能完全确保硬膜外操作的安全性（C. Lockwood，MD，口头交流，2012 年 9 月）。许多麻醉医师可能不赞同 ACOG 的声明，而是提倡 ASRA 的实践报告（前文提及），称鱼精蛋白不能逆转低分子肝素的抗凝血效应。

8. 文件中的矛盾之处是由于国际临床实践的差异造成的吗？例如，在欧洲，应用低分子肝素后实施局部麻醉的推荐延迟时间要短于美国。是由于欧洲典型的预防性低分子肝素的剂量要小于美国的应用情况。因此，欧洲较短的间隔时间就美国的情况来说是不合适的。

临床要点　即使是同一国家机构出版的指导文件，内容也可能存在矛盾的地方。作者和专家存在的偏差，部分作者不能充分考虑所有的信息，以及过时的建议也可能限制指导文件的有效意义。

七、国家组织产科麻醉相关指南

1. 具体文件呈现如下。

(1) 美国麻醉医师协会（ASA）。

(2) 美国妇产科医师学会（ACOG）。

(3) 美国儿科医师学会（AAP）。

(4) 美国区域麻醉与疼痛医学学会（ASRA）。

(5) 产科麻醉和围术学会（SOAP）。

(6) 美国心脏协会（AHA）。

2. 获取国家组织新版文件的最好途径。文件内容经常更新，使得硬拷贝的内容常常过时。文件内容的最好来源是其组织的官方网站。一些组织要求访问时需要会员身份，一些将文件以附件的形式提供，而一些则给出了文件实时更新及其最新版本的网址。这导致具体文件的网址不断变化很难获取。因此，将会给出一些方向关于最信赖网站的来源，从而获取相关文件。

八、美国麻醉医师协会网站访问及相关文件

ASA 官网（www.ASAhq.org）允许免费在线访问。在 ASA 主页顶端可以看到标题"卫生专业人员"，点击查看下拉列表，选择"标准、指南和声明"[11] 或者"基于证据的实践参数"来访问所需要的文件。前面的部分是最新的或者更新的文件内容，剩余的标准、指南、声明是按照字母顺序排列的。通过最新的日期或标题来寻找相应的文件。继续向下翻那页可以看到"其他文件"提供了来自 ASA 委员会的评论。ASA 产科麻醉委员会提交了两份文件：一份关于降低剖宫产率干预的有效性，另一份关于 NO 用于分娩镇痛。到达"实践参数"部分，文件没有按照明显的顺序并且是以"pdf"的格式提供。

> **临床要点** 获取最新文件通常通过组织的网站。对于某些文件的获取可能需要获得该组织的会员身份。

1. **美国麻醉医师协会就产科麻醉实践的文件** 提供了文件的名称、批准日期、最近的更新，以及还给出了简短的小结和罗列了与产科麻醉相关的问题（表 33–1）。

(1) 美国麻醉医师协会的相关标准

① 麻醉前护理的基本标准 ：1987 年批准，最新一次修正是 2010 年[11]。

总之，这些标准适用于所有接受麻醉护理的患者。这些标准要求如下：核对患者信息，与患者交流，注意术前检查，必要时进行咨询交流，查看手术同意书。在特殊情况下可以进行修改，并且要记录在表中。

② 基本麻醉监测的标准：1986 年批准，2011 年最新修正[11]。

总之，基本标准包括对氧饱和度、通气、循环、温度进行监测，并且需要由合格的麻醉专业人员完成。这些标准应用于所有麻醉护理，即使在紧急情况下，适当的生命救助措施应该首当其冲。这些标准虽不是为分娩室的产妇制定，但是确实在手术室和分娩室皆适用。

③ 麻醉后护理标准：2004 年批准，2009 年最新修正[11]。

总之，这些标准适用于所有地点的麻醉后护理。所有因手术而接受全身麻醉（GA）、局部麻醉或者麻醉护理监护的患者都应进行适当的麻醉后管理。此外，麻醉小组中的一员需要在转运患者回麻醉恢复室（PACU）期间对其进行监管，并且到达后要对患者重新评估，向 PACU 护士做口头交接。

(2) 美国麻醉医师协会相关实践指南

① 产科麻醉实践指南：1999 年批准，2006 年最后修正，修正进展，2014 年[12]。

系统地制定这些指南，用于指导执业医师和患者就麻醉护理做出决定。目的是提高产妇麻醉护理的质量和安全性，降低麻醉相关并发症，提高患者满意度。该指南专注于产妇在分娩期间、自然分娩、剖宫产，以及选择性术后镇痛（例如，椎管内麻醉剖宫产术后行椎管内阿片类镇痛）的麻醉管理。目标患者人群包括但是不限于，分娩期间和分娩后伴有不复杂或者常见的妊娠或产科问题的患者。该指南并不

表 33-1　美国麻醉医师协会关于产科麻醉实践及其最近更新（见标注）

标准
- 麻醉前护理的基本标准，2010 年
- 基本麻醉监测的标准，2011 年
- 麻醉后护理的标准，2009 年

实践指南
- 产科麻醉实践指南，2006 年
- 术前禁食实践指南，2012 年
- 麻醉后护理实践指南，2012 年
- 椎管内阿片类应用相关呼吸抑制的预防、监测、管理的实践指南，2008 年
- 困难气道管理的实践指南，2012 年

实践报告
- 麻醉前评估的实践报告，2010 年
- 术中意识和大脑功能监测的实践报告，2006 年
- 椎管内技术相关的感染并发症的预防、诊断、管理的时间报告，2009 年

声明、立场、方案
- 非手术室实施麻醉的位置的声明，2013 年
- 产科麻醉护理的理想目标，2010 年
- 分娩镇痛的声明，2010 年
- 产科椎管内麻醉的声明，2013 年
- 局部麻醉的声明，2012 年
- 当有医学指示时"立即可用"的定义，2012 年
- 妊娠期非产科手术的声明，2009 年
- 正式护士在连续局部麻醉管理中的作用的声明，2013 年

ASA 委员会意见——来自 ASA 产科麻醉委员会
- 减少剖宫产的措施的有效性比较
- NO 用于分娩镇痛

ASA. 美国麻醉医师协会

适用于妊娠期行手术操作的患者、妇科患者或患有慢性疾病的产妇（例如严重心脏、肾脏疾病，或神经系统疾病）。这些指南不针对经阴道分娩产妇的产后镇痛，输卵管结扎的麻醉，全麻剖宫产后的术后镇痛。

目前建议如下。

a. 麻醉期间的评估

ⅰ."对气道、心脏、肺脏进行检查，与 ASA 麻醉前评估的实践报告一致。"

ⅱ."遇到严重的麻醉或产科危险因素应该向产科医师和麻醉医师寻求咨询。交流系统对于在产科医师、麻醉医师，以及多学科小组的其他成员，建立早期的、持续的联系是非常合适的。"

ⅲ."在椎管内分娩镇痛前后需要由专业人员监测胎儿心率（FHR）。胎心率的连续电子记录可能不是在任何临床情境中都非常必要，例如在椎管内镇痛实施期间可能无法监测。"

ⅳ."健康产妇在实施椎管内镇痛前，行常规血小板计数检查不是很必要。"

ⅴ."血型确定、交叉配血需要提前做好准备，取决于危险因素和当地机构政策。"

b. 误吸预防

ⅰ."口服少量清亮液体对于无并发症的产妇来说是允许的。无并发症的产妇在实施麻醉 2h 前可以服用少量清亮液体。然而，对于具有误吸额外危险因素的患者（例如病态肥胖，糖尿病），或者具有较高剖宫产风险的产妇（例如胎心率情况不好）其口服摄取可能需要更严格的限制，是具体情况而定。"

ⅱ."产妇需要避免服用固体食物。"该建议与 ASA 关于术前禁食声明的实践指南相一致，"择期剖宫产的产妇应该禁服固体食物 6 ～ 8h，取决于食物的类型（比如，脂肪含量）。"[12]

ⅲ."手术前，医师应该考虑给予预防误吸的抗酸药、H$_2$ 受体拮抗药，或者甲氧氯普胺的时机。"

c. 经阴道分娩的麻醉护理

ⅰ."分娩早期（例如宫口扩张＜ 5 指）时如果条件允许，应该行椎管内分娩镇痛。不能因为宫口扩张顺利而拒绝该操作，应该以个体需求为基础提供。应该让患者放心椎管内分娩镇痛的实施不会增加剖宫产的风险。"

ⅱ."患者自控硬膜外镇痛（PCEA）可能为分娩镇痛的维持提供有效而又灵活的方式。"工作小组指出"PCEA 的应用与持续恒速输注技术相比，在提供更少的麻醉干预，降低局麻药的用量，运动阻滞发生率更低方面具有优势。PCEA 可以在伴或不伴背景输注的情况下应用。"

ⅲ."脊髓 - 硬膜外联合镇痛技术可以提供有效而又快速的镇痛。"

d. 剖宫产的麻醉选择

ⅰ."设备、器械、专业人员在分娩手术室的配置应该与中心手术室相一致。"

ⅱ."剖宫产时特殊麻醉方式的选择应该是个体化的，基于几种因素。包括麻醉、产科、胎儿方面的危险因素（例如择期或急诊），患者的意愿，以及麻醉医师的判断。"

ⅲ."对于大多数剖宫产来说，椎管内技术要优于全身麻醉，内置硬膜外导管可以与腰麻提供相似的麻醉效果。若选择了脊髓麻醉，笔尖头式的腰麻针要优于斜切面式的腰麻针。"

ⅳ."然而，在某些情况下（例如，胎心过缓、子宫破裂、严重出血、严重胎盘早剥）全身麻醉可能是最合适的选择。无论采用何种麻醉方式，应该维持子宫移位（通常是向左侧移位）直到分娩。"

ⅴ."应该预防性静脉输注液体以防止腰麻后母体低血压的发生。尽管预先补液能够减少低血压的发生，但是不能为了输注固定容量的液体而耽误脊髓麻醉的实施。"

ⅵ."在椎管内麻醉期间，麻黄碱和去氧肾上腺素皆可用于应对发生的低血压。在不存在母体心动过缓的情况下，去氧肾上腺素可能是更好的选择，因为在没有妊娠并发症时它能改善胎儿的酸碱状态。"

ⅶ."应该应用笔尖头式腰麻针而不是斜切面式腰麻针，来减少腰麻后头痛（PDPH）的风险。"

e. 产后输卵管结扎

ⅰ."对于产后输卵管结扎（PPTL）的患者，在术前 6 ～ 8h 不应该摄入固体食物，取决于所进食物的类型（例如脂肪含量）。应该考虑预防误吸的措施。"

ⅱ."手术时机，特殊麻醉方式的选择（例如椎管内或全身麻醉）应该个体化，基于麻醉危险因素，产科危险因素（例如失血量），患者意愿。然而，对于大多数 PPTL 来说，椎管内麻醉相较于全身麻醉来说是更好的选择。"

ⅲ."麻醉医师应该意识到，在分娩期间接受过阿片类的患者其胃排空将会延迟，并且硬膜外导管的留置很可能需要更长的产后间隔时间。"

ⅳ."如果 PPTL 是在患者离院之前实施，不能通过折损患者其他方面的护理来尝试该操作。"

f. 产科和麻醉急诊管理

ⅰ."提供产科护理的机构应该具备应对紧急出血的能力（表 33-2）。在紧急情况下，可以使用匹配血型或 O 型血。"

表 33-2　产科出血急症的建议

- 选用大口径的静脉输液导管
- 液体保温
- 血库资源的可用性
- 压缩空气保温毯
- 快速输注静脉液体和血制品的设备，包括但不限于手压式液体腔室、手动充气压力袋、自动输液装置

以上项目仅为建议，项目制订应尽量满足从业者和医疗机构的特定需求、偏好和技能（引自 American Society of Anesthesiologists. Practice guidelines for obstetric anesthesia—an updated report by the American Society of Anesthesiologists Task Force on Obstetric Anesthesia. *Anesthesiology*. 2007;106:843-863.）

ⅱ."在严重出血且库存血紧张或患者拒绝输库存血的情况下，条件允许时可以考虑术中血液回收。"

ⅲ."分娩室应该有管理气道紧急情况的专业人员、设备，包括脉冲血氧计和定性二氧化碳探测器，这与 ASA 关于困难气道管理的实践指南一致。在实施椎管内麻醉期间，基础气道管理设备应该立即可用（表 33-3）。此外，在分娩实施区域困难气道管理便携式设备应该是现成的（表 33-4）。麻醉医师应该对困难气道的气管插管制定一个预案。当气管插管失败，应该考虑面罩通气和环状软骨压迫或应用喉罩气道（LMA），或声门上气道装置（例如插管型喉罩）来维持气道和肺通气。如果不能实现通气或唤醒患者，需要手术建立一个气道。"

表 33-3　椎管内麻醉实施初始的气道管理资源建议

- 喉镜和各种镜片
- 气管内导管，带管芯
- 氧气源
- 带管路和吸引头的负压吸引装置
- 正压通气自充袋或面罩
- 维持血压的药物、肌松药、催眠药
- 定性 CO_2 探测器
- 脉搏血氧计

以上项目仅为建议，项目制订应尽量满足从业者和医疗机构的特定需求、偏好和技能（引自 American Society of Anesthesiologists. Practice guidelines for obstetric anesthesia—an updated report by the American Society of Anesthesiologists Task Force on Obstetric Anesthesia. *Anesthesiology*. 2007;106:843-863.）

表 33-4　剖宫产室困难气道便携式储存单元建议包含的物品

- 常用的各种型号的喉镜片
- 喉罩
- 各种型号的气管内导管
- 气管内导管的导引装置，例如包括但是不限于：伴或不伴中空喷射通气的半刚性探条，光棒，用于操纵气管内导管末梢的镊子
- 逆行插管设备
- 至少一种用于非外科气道通气的设备，例如包括但是不限于：一种中空的喷射通气装置，带有一种经管式喷气机和一种经管式气道装置（例如联合导管，插管型喉罩）
- 纤维光学插管设备
- 紧急外科气道建立所需的设备（例如环甲软骨切开术）
- 一个呼末 CO_2 探测器
- 局部麻醉药和血管收缩药

以上项目仅为建议，项目制订应尽量满足从业者和医疗机构的特定需求、偏好和技能（引自 American Society of Anesthesiologists practice guidelines for obstetric anesthesia—an updated report by the American Society of Anesthesiologists Task Force on Obstetric Anesthesia. *Anesthesiology*. 2007;106:843-863.）

ⅳ. "分娩室的基础和高级生命支持设备应该立即可用。如果分娩室发生心搏骤停，标准急救措施应该立即实施。此外，还应维持子宫移位（通常向左侧移位）。如果母体循环在 4min 内没有恢复，需要由产科团队进行剖宫产。"

② 术前禁食实践指南：1999 年批准，2010 年最后修正 [12]。

ASA 产科麻醉实践指南当谈到产妇禁食话题（见前文）时，引用的是旧版文件（1999 年）；然而，这些建议在原始版本与修正版本之间没有发生变化。

③ 麻醉后护理的实践指南：2001 年批准，2012 年最新修正 [12]。

a. 指南更新了参考文献，但是对所有接受麻醉的患者的护理，其建议与 2001 年相比没有改变。

b. 患者的评估和监测；恶心呕吐的预防和治疗；急症的治疗和恢复；镇静药、麻醉药、肌松药的拮抗；离院计划均被制订。

④ 关于椎管内应用阿片类相关的呼吸抑制的预防、监测、治疗的实践指南：2008 年批准 [12]。

椎管内应用阿片类相关的呼吸抑制是围术期发病、死亡的重要原因。这些指南应用于对经历分娩的患者的管理。这些指南包括（但是不限于）以下建议。

a. 预防

ⅰ. 麻醉医师 "在椎管内应用阿片类前应该询问病史，实施体格检查。" 应该特别关注 "睡眠呼吸暂停的迹象、症状或者病史，以及同时存在的疾病或状态（例如糖尿病、肥胖），目前用药状况（包括术前阿片类的使用情况），以及阿片类使用后的不良反应"。

ⅱ. "在椎管内应该应用阿片类的最低有效剂量来降低呼吸抑制的风险。"

ⅲ. "在应用椎管内阿片类的同时慎用胃肠外的阿片类或催眠药。"

ⅳ. "当椎管内阿片类与胃肠外阿片类、镇静药、催眠药或镁剂联用时，需要加强监护（例如强度、持续时间或额外的监测方式）。"

b. 监测

ⅰ."应对所有接受椎管内阿片类的患者的通气进行充分监测 [例如呼吸频率、呼吸深度（不要打断患者的睡眠）]、氧合情况（例如合适的时候运用脉搏血氧监测），以及意识深度。"

ⅱ."对于椎管内单次注射亲脂性阿片类的情况（例如芬太尼），应该用药后监测至少 2h。前 20min 应行连续监测（例如，频繁地规律地重复监测），之后每小时至少监测 1 次，直到超过 2h。2h 之后，监测频率应该由患者整体的临床条件和其他药物的使用情况共同决定。"

ⅲ."在椎管内亲脂性阿片类是以连续输注或 PCEA 的方式给予的情况下，需要在输注的整个期间内监测。前 20min 需要连续监测，之后每小时至少监测一次，直到超过 12h。12 ～ 14h，至少每 2 小时监测 1 次。24h 之后，至少每 4 小时监测 1 次。椎管内阿片类连续输注或 PCEA 给予结束后，监测频率应该由患者整体的临床条件和其他药物的使用情况共同决定。"

ⅳ."对于椎管内单次注射亲水性阿片类（例如吗啡，不包括硬膜外应用吗啡缓释片），需要在给药后监测至少 24h。前 12h 内至少每小时 1 次，接下来的 12h 至少每 2 小时 1 次（例如从 12 ～ 24h）。24h 之后，监测频率应该由患者整体的临床条件和其他药物的使用情况共同决定。"

ⅴ."在椎管内亲水性阿片类是以连续输注或 PCEA 的方式给予的情况下，需要在输注的整个期间内监测。前 12h 内至少每小时 1 次，接下来的 12h 至少每 2 小时 1 次。24h 后，至少每 4 小时监测 1 次。椎管内阿片类连续输注或 PCEA 给予结束后，监测频率应该由患者整体的临床条件和其他药物的使用情况共同决定。"

ⅵ."对于硬膜外应用吗啡缓释片，在前 12h 内，每小时至少监测 1 次，接下来的 12h 至少每 2 小时监测 1 次（例如，从 12 ～ 24h）。24h 之后，至少每 4 小时监测 1 次，直到超过 48h。"

ⅶ."对于有呼吸抑制的高风险患者（例如，身体状况不稳定、肥胖、睡眠呼吸暂停、通过其他方式应用阿片类镇痛药或催眠药、年龄特殊等），需要确保加强监测（例如，强度、持续时间、额外的监测方式）。"

c. 管理 / 治疗

ⅰ."对于椎管内接受阿片类的患者，应该保证氧气的吸入。"

ⅱ."应该保证存在意识水平不稳定，呼吸抑制，或氧血症的患者有充分的氧供，直到患者完全清醒，不存在呼吸抑制或低氧血症。"

ⅲ."常规氧气吸入可能会增加呼吸暂停持续的时间，可能会干扰对肺不张，短暂的呼吸暂停，以及肺换气不足的监测。"

ⅳ. 拮抗药应该备好。无创正压通气也可用来改善通气状态。

⑤ 困难气道管理的实践指南：2002 年批准，2012 年最新更新 [12]。

更新的文件提供了最新的证据和文献，但是其建议与 2002 版相比，仍保持不变。

a. 建议称："术前气道评估应包括既往史、体格检查、必要时行适当的其他检查。"

b."对可能发生的困难气道的基本准备包括，告知患者，有现成的便携式手推车，里面含有必要的设备，充足的救助人员在场。"

c."面罩给氧是非常必要的，并且优先于气道管理，在整个气管插管过程中需要保证氧气吸入。"

d. 给出了困难气道的气管插管和拔管的策略，还有随访建议。

(3) 美国麻醉医师协会的相关实践报告。

① 麻醉前评估的实践报告：2001 年批准，2010 年最新更新 [12]。

该报告为原始文件的更新版，提供了一些新的科学信息，但是建议方面没有改变。阐述了麻醉前评估的时机及包含的内容。即使常规术前检查是不必要的，选择性检查可能有助于对患者进行评估和管理。特殊的检查和时机应该是个体化的。

a. 关于麻醉前妊娠检查，报告中讲到"在孕早期未发现妊娠的患者可能会接受麻醉。"工作小组认为，就麻醉是否会对妊娠早期产生危害，并且用来指南患者和医师的文献很少。

b. "可能会向育龄期妇女，以及检查结果将会改变其治疗的患者，提供妊娠检查。"

② 对术中意识和大脑功能监测的实践报告：2016 年批准 [12]。

文件给出了意识、全身麻醉、麻醉或镇静深度、唤醒、记忆缺失和术中知晓的定义。

a. 文件称目的是确定与术中知晓相关的危险因素。这些危险因素与产科息息相关，包括剖宫产，紧急手术，在出现麻痹症状后减少麻醉药量，在全麻维持期间计划应用肌松药，全凭静脉麻醉，以及计划使用 NO– 阿片类麻醉。

b. 为减少术中知晓的发生，报告建议使用检查表来避免设备故障或误用。

c. 文件强调"为减少术中知晓的发生，麻醉深度的监测应该依赖于多种模式，包括临床手段（例如，随意运动或反射活动等临床信号的监测），以及传统的监测系统（例如，心电图、血压、心率、呼气末麻醉分析仪、二氧化碳波形图）。肌松药的使用可能会掩盖随意或反射活动，需要加强监测以确保麻醉充分。"

d. "工作小组达成共识，监测大脑功能的应用需要由具体医师根据患者的具体情况（例如光麻醉）而定。"

③ 椎管内技术相关感染并发症的预防、诊断和治疗的实践报告：2009 年批准 [12]。

该文件阐述了椎管内麻醉时有感染高危风险的患者，寻求降低其风险的方法，以及当出现感染并发症时如何处理。

a. 为降低椎管内技术的相关风险，对高危风险的患者考虑选择其他方式，对于已知或可疑菌血症的患者，操作前进行抗生素治疗，考虑改善患者的身体状态，避免对硬膜外脓肿的患者行腰椎穿刺。

b. 在准备器械（例如超声）和实施操作时需要符合无菌技术。无菌技术包括摘掉首饰（例如戒指、手表），洗手，戴无菌手套，戴手术帽，戴能遮住口鼻的口罩，以及考虑在不同情况下更改口罩。

c. 对于皮肤准备，使用单独包装的消毒液，应用氯己定（含酒精），在操作前让其充分晾干。在导管置入部位使用无菌洞巾、无菌敷料。连续硬膜外输注时考虑使用细菌过滤器，尽量减少椎管内输注系统断开和再接，考虑丢弃意外断开的导管。只要没有临床应用的必要，应该尽快取出导管。

d. ASA 报告中称，为诊断感染，"对有内置导管的患者，在其住院期间要每日进行检查，查看有无感染并发症的早期体征和症状（例如发热、腰痛、头痛、皮肤红斑、穿刺部位有无触痛）。为降低感染并发症的影响，需要及时注意这些体征和症状。"

e. 若可疑感染，则移除体内导管，并考虑对导管尖端行细菌培养；进行适当的血化验；获取合适的培养物；如果可疑有脓肿或出现神经功能障碍，应该进行研究讨论，并及时获取其他专业的咨询意见。

f. 治疗包括适当的抗生素治疗，合适的咨询，以及可能的话行椎板切除术。

(4) 美国麻醉医师协会的相关声明、立场、协议

① 非手术室麻醉地点的声明：1994 年批准，2013 年最新修正[11]。

更新的标题为声明（不是指南，因为它并不符合基于证据的文件的定义，所以声明可能更为合适）。

a. 总之，这些指南适用于所有涉及麻醉科人员在手术室外进行的麻醉护理工作，例如分娩室。

b. 这些是手术室外的设备和人员设置的最低指南，除非它们不适用于个别患者或护理设置。

② 产科麻醉护理的理想目标：2007 年批准，2010 年修正，2014 年 ASA/ACOG 审查[11]。

这是来自 ASA 和 ACOG 的联合声明，讨论了理想的目标是设备、合格的医师，以及其他工作人员（例如产科、麻醉科、新生儿科的急救人员），随时待命，来应对涉及全身麻醉和椎管内麻醉的择期和紧急产科事件及其处理的时机。该声明强调了其重要性，但是不局限于

a. "决定实施剖宫产手术的 30min 内，麻醉医师和外科医师要在场来准备进行手术。"

b. "由于剖宫产后阴道试产（TOLAC）的相关风险及子宫破裂是难以预估的，所以合适的设备、医疗人员（包括产科麻醉医师、护士、具备监测分娩和实施剖宫产的外科医师）最好都在现场。"当资源不具备时，应该通知患者潜在的风险和处理上的选择。"对医疗人员和设备要求的定义，取决于具体机构的资源条件和地理位置。"

c. "进行监测或管理产科麻醉的人员，应该具备处理这些不常见但是会危及生命的椎管内麻醉相关并发症的能力，例如呼吸系统和心血管系统衰竭，局麻药的毒性抽搐反应，或者呕吐和误吸。掌握和保留处理这些并发症的必要的能力和知识，需要充分练习和足够应用。"

d. "在麻醉管理期间，具备实施阴道手术和剖宫产能力的合格的医师应该是现成的。现成的定义需要由具体机构根据其资源条件和地理位置确定。"

e. "设备、设施，以及救助人员，需要与手术室配置一致。"

f. "除了外科团队外，其他人员需要立即到场来负责新生儿的救助。外科医师和麻醉医师负责母体的监护，即使局部麻醉作用良好，也不能转而去关注新生儿。"

g. "在大的妇产科医院和高危监护中心，麻醉科、产科、新生儿科专家都 24h 待命。"

③ 分娩期间缓解疼痛的声明：1999 年批准，2010 年最新修正，2014 年 ASA/ACOG 联合审查[11]。

a. ASA/ACOG 联合声明 "对于大多数女性来说分娩会导致严重疼痛。任何情况下都不能对患者经历的严重疼痛熟视无睹，有义务在医师的护理下行安全的干预。在没有医学禁忌证的情况下，母体对分娩镇痛的要求就是足够的医学指征"。

b. "只要存在医学指征，就应提供疼痛治疗。"不应由于 "没有充分的护理参与" 而拒绝向女性提供镇痛措施。

④ 产科椎管内麻醉指南（前文提及标题为：产科局部麻醉指南）：1988 年批准，2013 年最新修正[11]。

椎管内麻醉是局部麻醉的更新的术语，因此名称改变了。该文件（及其建议）称为 "产科椎管内麻醉指南"，但是等同于 ASA 声明。该文件也参考了四份 ASA 的其他文件：基础麻醉监测的标准，麻醉后护理的标准，围生期护理指南，以及一份 ASA 代表会议关于麻醉护理团队的意见。这些 "指南" 意义深远，因为其应用于经历分娩的产妇椎管内麻醉或镇痛的实施。

a. 总之，"这些文件旨在提高患者的护理质量，但是不能确保每位患者的具体结果。因为麻醉资源的可用性可能存在不同，成员需要为自己的机构和实践解释制定指南。"

b. 有 10 项"指南"审查了地点要求，医师特权，监测，静脉输注要求。同样地，拥有产科特权，并且具备实施紧急分娩手术能力的医师"应该随时待命"。其他急救人员及抢救设备也应该准备好。

c. 文件还称"除了麻醉医师监护母体安全外，需要有合格的医师来救助新生儿"。

⑤ 局部麻醉的声明：1983 年批准，2012 年最新修正 [11]。

这个文件的部分内容是"局部麻醉包含诊断评估，适应证和禁忌证的考虑，药物处方，以及应对并发症的正确措施和治疗"。实施局部麻醉时所涉及的医学和专业知识，是医学实践中的一部分内容，最好由有经验的麻醉医师来实施。

⑥ 医学指示下"立即可用"的定义：2012 年批准 [11]。

a. "在医学指示下，如果一个麻醉医师所离的距离允许其返回并与患者直接接触，来实现医学需求，解决任何临床相关的紧急问题，则他 / 她就是立即可用的。同一团队或部门内的麻醉医师间的合作也能履行这些责任。"

b. "计划和各种设备大小的不同，以及特殊的外科操作的需求不同，都不可能定义具体的时间和所离的距离。"

⑦ 妊娠期非产科手术的声明：2009 年 ASA 批准，2014 年 ASA/ACOG 审查 [11]。

这是一份 ASA/ACOG 的联合声明。

a. "由于在这个人群实施大规模的随机对照临床试验存在困难，所以没有详细数据来给出具体建议。"

b. 一般来讲，"目前使用的麻醉药，将标准浓度应用于任何年龄段时还未出现致畸作用。"

c. 胎儿心率的监测有助于对患者的体位和心肺系统进行管理，而且可能会影响胎儿分娩的决定。

d. 一致建议不管孕周大小，都不能拒绝对孕妇实施手术。将择期手术推迟到分娩以后，如果可以的话，将紧急情况推迟到孕中期。

e. 给出了关于能存活和不能存活的胎儿的胎心监护的一般准则，是否使用胎心监护应该因人而异。

⑧ 关于正式护士在连续局部麻醉管理中的作用的声明：2001 年批准，2013 年最新修正 [11]。

a. 该文件称，在医学监护下，有经验的正式的护士可以在任何环境中包括分娩室，参与导管技术下实现局部麻醉的患者的管理。

b. 这些包括导管输入的开始、调整、中断，管理医师设定的麻醉药物的剂量，运用无菌技术更换新充满的注射器和镇痛包，监测患者的镇痛效果、不良反应，以及治疗的相关作用，监测导管的置入部位，移除导管。

(5) 美国麻醉医师协会委员会的相关意见：卫生保健和研究机构（AHCQ）提出。

① 减少剖宫产措施的有效性比较 [11]

a. 代表大会要求 ASA 产科麻醉委员会探索降低剖宫产率的措施。

b. 椎管内麻醉不会增加剖宫产的风险。

c. 分娩功能障碍和巨大儿更容易称为剖宫产的危险因素。

d. 在 TOLAC 期间硬膜外麻醉不会掩盖子宫破裂的症状。通过硬膜外实现充分镇痛能够鼓励患者选择然后完成 TOLAC，因此有助于降低再次剖宫产的概率。

② NO 用于分娩镇痛 [11]

a. NO 用于分娩镇痛在其他国家非常普遍，但是美国却很少使用。

b. 需要更多地研究 NO 用于分娩镇痛的效果及其使患者满意的理由。疼痛评分的降低与全身用阿片类相似。

c. 不良反应包括母体轻度低血氧，母体困倦，可能的神经毒性反应，以及环境污染。

d. NO 对宫缩没有影响。

e. 如果计划应用 NO，需要确保患者同意以及适当的计划。

九、美国妇产科医师学会

1. 随着 ACOG 文件的修正和更新，其标识号及网址也发生改变。删除了一些文件，例如 No.49，2003 关于难产和分娩增加的实践简报，No.276，2002 委员会意见，"妊娠期应用依诺肝素的安全性"。找到更新的 ACOG 文件的最好途径是通过官网上的实践简报列表和委员会意见。这样同样能够获得该组织的最新文件。会员可以在 ACOG 官网（www.acog.org）上免费获取 ACOG 文件。文件分类列在"医师"标题下首页的左边。

2. 非会员在该页面下只能免费访问委员会意见和患者安全列表。

非会员通过 ACOG 书店（见 ACOG 首页左侧的商店网站）可以购买 ACOG 实践简报（标记为选择出版的纲要）的硬拷贝、CD 、ROM，围生期护理指南[13]的硬拷贝或电子书。特殊的 ACOG 文件按照批准年份或最新修正（不是再次确认）年份列出。

3. ACOG 产科实践委员会要对产科相关的 ACOG 委员会意见、实践简报、围生期指南负责。

(1) 该委员会由产科医师组成，并含一位产科麻醉医师，其职责是在影响产科麻醉的领域征求其意见。该麻醉医师由 ASA 任命，并担任 ASA 产科麻醉委员会主席。

(2) 相关的 ACOG 文件包括涉及产科麻醉实践简报，委员会意见，围生期护理指南的部分内容（表 33-5）。按照更新的内容修正文件。再次确认的文件内容不变。

4. ACOG 美国妇产科医师学会实践简报。ACOG 实践指南是基于证据的指南，总结了在某种情况下的诊断和管理的首选方法。该证据是分级的并且由同行评审研究制定的建议。分级证据的分类如下。

水平 A：好的，一致的科学证据。

水平 B：有限或不一致的证据。

水平 C：证据主要是共识和专家意见。

这些不是标准。实践中的变化应该基于患者

表 33-5　美国妇产科医师协会关于产科麻醉的相关文件

◆ **实践公报**
- 产科麻醉和镇痛，2002 年
- 剖宫产术后经阴道分娩，2010 年
- 妊娠期血小板减少症，1999 年
- 妊娠期血栓栓塞，2011 年
- 妊娠期遗传性血栓形成倾向，2013 年
- 深静脉血栓形成和肺栓塞的预防，2007 年

◆ **委员会意见**
- 产科麻醉护理的理想目标，2009 年
- 妊娠期非产科手术，2011 年
- 分娩期间疼痛缓解，2004 年
- 用于产时镇痛的盐酸纳布芬，2007 年
- 分娩期间的镇痛，2006 年

◆ **美国儿科医师学会和美国妇产科医师学会的合作**
- 围生期指南，2012 年

的个体需求，可用的资源，或实践类型的局限性。

(1) 产科麻醉和镇痛，No.36，2002 年 7 月，2013 年再次确认[9]。

这是关于麻醉学实践的主要 ACOG 文件。局部麻醉的管理建议包括，镇痛的可用性和选择性，血小板计数的需求，合适的血小板计数，以及关于子痫前期患者椎管内麻醉的建议。该文件也讨论了决定何时实施麻醉因素，包括考虑到了宫口扩张程度。其他建议包括了母体疼痛治疗的管理，麻醉对母乳喂养的影响，清亮液体的摄入，术前枸橼酸钠的管理，潜在麻醉危险因素的识别，麻醉咨询，以及监测以防呼吸抑制的发生。

尽管文件在 2013 年再次确认，正如在本章节前文提到的它还包含了一些过时的内容。

(2) 剖宫产后经阴道分娩，No.115，2010，2013 年再次确认[9]。

建议称这个文件主要基于共识和专家意见（水平 C），包括

① 证据支持硬膜外麻醉是 TOLAC 的一部分。

② "剖宫产后经阴道试产应该在有实施剖宫产的设备的情况下进行。由于 TOLAC 的相关风险，子宫破裂，以及其他并发症是不可预计的，学会建议 TOLAC 应该在有工作人员能迅速提供紧急治疗的设备的情况下实施。"

③ 当实现紧急剖宫产的资源不可用，学会建议医护人员和患者需要考虑 TOLAC，以及讨论医院的资源和产科、新生儿科、麻醉科和手术室人员的情况。

④ "对患者自主选择的尊重需要指出，患者应该接受增加的风险水平；然而，应该明确地告知患者潜在增加的风险和其他选择的治疗。"

(3) 妊娠期血小板较少症，No.6，1999 年 9 月，2014 年再次确认[9]。

这个文件讨论了伴有血小板减少症并且血小板计数在($50 \sim 100$)× 10^9/L 的患者能否接受椎管内麻醉。还讲到需要由产科医师、麻醉科医师和患者共同决定。该文件称 "血小板计数超过 100×10^9/L 的患者实施硬膜外麻醉是安全的"。

(4) 妊娠期血栓栓塞，No.123，2001 年，2014 年再次确认[9]。

该文件讨论了接受抗凝血治疗的产妇能够接受椎管内麻醉。这里有两种 C 水平的建议。

① "接受治疗剂量或预防剂量抗凝血的患者，需要在妊娠最后一个月，或者即将分娩的时候将低分子肝素换为短半衰期的肝素。"

② "建议在最后一次预防剂量低分子肝素给予后 $10 \sim 12$h，或治疗剂量低分子肝素给予后 24h，方可行椎管内阻滞。"

(5) 妊娠期遗传性血栓形成倾向，No.138，2013 年[9]。

① 文件称 "接受预防性抗凝血治疗的患者应该在分娩开始后停止用药。如果阴道分娩或剖宫产发生在停用预防剂量的肝素 4h 以上，患者将不会处于出血并发症的高风险中。预防剂量的低分子肝素给予超过 12h，或治疗剂量低分子肝素超过 24h，操作相关的出血风险已经很小，所以可以实施椎管内麻醉"。

② 文件同时还称 "接受肝素或低分子肝素的患者在分娩时，可以应用鱼精蛋白快速逆转其抗凝血效应"。需要指出的是：在个人交流中，该文件的 ACOG 专业顾问 Charles Lockwood 博士称，可达 80% 的逆转效应，对于实施急诊剖宫产是足够的，但是对于椎管内麻醉来说是不够的（C. Lockwood 博士，口头

交流，2012 年 9 月）。

(6) 深静脉血栓和肺栓塞的预防，No.84，2007 年，2013 年再次确认[9]。

麻醉相关问题涉及的以下内容，称为临床考虑和建议："对于每日 2 次低分子肝素的患者需要在最后一次给药 8 ～ 12h 后行局部麻醉，每日 1 次的话应在 18h 后。应该在腰麻或硬膜外导管拔出 2h 后再应用低分子肝素。"

① 这些间隔时间是不正确的，信息主要来源于美国胸科医师学会（ACCP）。ACCP 的建议是不清晰的，可能是由于印刷错误，并声称同意 ASRA 的建议。

② 正确的间隔时间为，预防剂量的低分子肝素需要延迟 10 ～ 12h，通常是每日 1 次。对于每日 2 次的频繁应用，建议间隔 24h。移除椎管内导管 4h 后方可给予低分子肝素的术后剂量。

③ ASRA 之前建议为延迟 2h，但是根据最近的 FDA 食品安全交流会（2013 年 11 月 6 日）建议再次给予低分子肝素前需延迟 4h，因此修正了时间。

5. 美国妇产科医师学会委员会相关意见。ACOG 委员会意见讨论了在妇产科实践中出现的问题，因此定期地进审查和更新。这些意见基于共识，同时也包括一些科学证据。他们不会规定特定的措施。可以通过 ACOG 网站（www.ACOG.org）免费获取委员会意见。

(1) 产科麻醉护理的理想目标，No.433，2009 年[9]。

这是 ASA/ACOG 联合声明中 ACOG 的版本，阐述了产妇麻醉护理的目标。它仿照了 ASA 声明中的建议并使用了同样的名称（前文已述）。

(2) 妊娠期非产科手术，No.474，2011 年，2013 年再次确认[9]。

虽然并没有在 ACOG 文件中声明，但这是 ASA/ACOG 的联合声明。它仿照了 ASA 声明中的建议并使用了同样的名称（前文已述）。

(3) 妊娠期疼痛缓解，No.295，2004 年，2008 年再次确认[9]。

这是一份 ASA 和 ACOG 的联合声明，它仿照了 ASA 声明中的建议并使用了同样的名称（前文已述）。

(4) 盐酸纳布啡用于分娩期镇痛，No.376，2007 年，2012 年再次确认[9]。

为回应胎儿安全问题，ACOG 称，"迄今为止没有足够的证据支持胎儿的安全问题，或者在盐酸纳布啡用于分娩镇痛的管理期间调整上的建议。"

(5) 镇痛和剖宫产率，No.339，2006 年 6 月，2013 年再次确认[9]。

该文件阐述了新的研究证明，在早期接受椎管内麻醉还是晚期接受椎管内麻醉或者静脉分娩镇痛，剖宫产的发生率没有区别。并且得出结论，目前的分娩镇痛技术似乎不会增加患者剖宫产的风险。

十、美国儿科医师学会和美国妇产科医师学会的合作：围生期护理指南

在该标题页内，声明称 2012 年的第 7 版围生期护理指南，"是通过美国儿科医师学会（AAP）胎儿和新生儿委员会与美国妇产科医师学会产科实践委员会的共同协作制定的"[13]。

1. 这些指南不能被认为是严格的规则。它们只是一般建议，应该调整适应于许多不同的情况中，需

要考虑具体的环境、机构，以及实践类型的需求和资源条件。应该鼓励能够提高患者护理质量的变化和革新，而不是限制。"如果这些指南能够为当地规范的建立提供坚实的基础，则其目标也实现了。"

2. 手册每 5 年更新 1 次。它包含了产妇和新生儿在住院治疗期间的管理指南。

下面是与产科麻醉相关的主题：麻醉科人员的可用性及资历，产妇胃吸引装置，分娩镇痛的选择，产妇尝试 VBAC 的相关工作人员的可用性，分娩期间择期或紧急手术的时机（包括剖宫产术和产后输卵管结扎术），分娩室的陪产人员，术后疼痛管理，新生儿复苏。

3. 有一部分专门强调了患者的安全性，建议采用一系列措施来营造安全文化，包括增强交流，制定安全计划，以及演习或模拟训练。

十一、美国区域麻醉和疼痛医学会的相关文件

ASRA 是备受关注和尊重的国家组织，正如其名称所示，涉及椎管内麻醉和疼痛管理的相关问题。它最新的重要指南和报告在 ASRA 的网站（官方网站：www.ASRA.com，表 33-6）上免费对外开放。进入首页（www.ASRA.com）然后点击顶端标为"报告和指南"的方框。包含了对接受抗栓或溶栓治疗的患者实施局部麻醉的指南，和对局部麻醉药物出现全身毒性反应（LAST）的紧急管理的列表。

表 33-6　其他相关组织的文件

◆ **美国区域麻醉学会（ASRA）**
 • 关于接受抗栓或溶栓治疗的患者实施局部麻醉：美国区域麻醉和疼痛医学会的循证指南（第 3 版），2010 年，第 4 版在制定中
 • ASRA 关于局部麻醉药物全身性毒性反应的实践报告，2010 年
 • ASRA 关于区域麻醉和疼痛治疗相关的神经并发症的时间报告，2008 年

◆ **美国心脏协会（AHA）**
 • 2010 年美国心脏协会关于心肺复苏和心血管急救指南第 12 部分：特殊情况下的心搏骤停，2010 年

◆ **产科麻醉和围术学会（SOAP）**
 • 产科麻醉和围术学会关于妊娠期心搏骤停管理的共同声明，2014 年

1. 关于接受抗栓或溶栓治疗的患者的局部麻醉：美国区域麻醉和疼痛医学的循证指南（第 3 版），2010 年第 4 版制定中 [7]。

ASRA 就该主题召开会议，讨论并收集来自多学科和国际专家的共同信息来制定实践指南。这些患者的不良结局，脊髓血肿是非常罕见的，因此没有可以参考的 Meta 分析或临床试验。

(1) 来自流行病学和观察性研究的证据、病例报告和专家意见。文件讨论了所有形式的抗栓和溶栓治疗。

(2) 针对低分子肝素的管理指南对于产科患者来说尤为有帮助。包括但不局限于

① 抗 – Xa 水平不是出血风险的预测因素，所以它的监测没有帮助。

② 抗血小板和口服抗凝血药不应该与低分子肝素同时使用，因为会增强其作用。

③ 血液通过椎管内针头回流并不是延迟手术的原因，但是低分子肝素治疗应该延迟到术后 12h。

④ 对于给予预防性抗栓剂量的患者来说，最后给予低分子肝素的时间要与椎管内穿刺的时间，间隔 10 ～ 12h。

⑤ 对于每日 1 次较大治疗剂量低分子肝素的患者来说，至少延迟 24h，预防剂量要在术后 8h 再开始给予。对于每日两次治疗剂量的患者来说，要延迟 24h。

2. 美国区域麻醉和疼痛医学会关于局部麻醉药全身性毒性反应的实践报告，2010 年[14]。

这个实践报告总结了关于 LAST 的预防、诊断、治疗的最新知识。结果总结到附录里，并设计成手术室的硬拷贝参考文献。

3. 美国区域麻醉和疼痛医学会关于神经并发症的实践报告，2008[15]。

由于椎管内麻醉相关的神经系统并发症非常稀少，因此美欧文献中没有基于证据的研究。这些实践报告源自专家小组意见和对仅有文献的研读。陪审员查看了病因学，不同的诊断，预防，治疗。感染和出血的相关并发症将在其他报告中讨论。

十二、美国心脏学会相关文件

2010 年美国心脏学会关于心肺复苏的指南和紧急心血管护理第 12 部分：特殊情况下的心搏骤停[16]。

AHA2010 版文件包含了一部分关于孕产妇心搏骤停的管理。并提供了一份经过更新和扩充的建议列表。

十三、产科麻醉和围生学会的相关文件

见表 33-6。

产科麻醉和围生学会（SOAP）是 ASA 关于产科麻醉的附属学会。

进入 SOAP 官方网站，www.SOAP.org，来阅读文件。

1. 产科麻醉和围生学会关于妊娠期心搏骤停的一致声明，2014 年 5 月[17]。

2014 版文件是基于指南、专家意见、文献回顾、模拟数据和病历报告的一致声明。该文件提供了更新的内容，指出了知识薄弱的地方，扩充了 2010 年 AHA 针对孕产妇心肺复苏的指南（前文已述）。

(1) 该文件讨论了高级心血管生命支持（ACLS）训练人员，会由于很少遇到而对孕产妇 CPR 的相关知识生疏。

(2) 文件提供了孕产妇 CPR 的列表来提高团队表现，尤其是对机构和地点 [急诊室（ER）、分娩室（L & D）、放射室、重症监护室（ICU）] 做出一些具体调整后。

(3) 文件建议在当地方案不断改进过程中要定期演习或模拟，能够提高交流、团队工作和领导力。

(4) 文件还指出了一些在孕产妇 CPR 实施中的不足之处。

① 例如，子宫左侧移位通常被忽略。与 AHA 不同，SOAP 建议在等待 CO_2 波形图的同时不能延误胸外按压或剖宫产。

② 这点不同于 AHA 建议的需要连续 CO_2 监测来证实气管内导管的位置和胸外按压的有效性。

③ SOAP 称胎心监护应该在 CPR 开始时撤去，因为它与母体管理无关。

(5) AHA 建议胎儿要在心搏骤停 5min 内娩出，但是很少能够实现。

(6) SOAP 建议一旦发生心搏骤停，应该呼唤外科设备，分娩准备，以及新生儿团队。最佳的切皮时间是第 4 分钟，胎儿娩出时间是第 5 分钟[6]，这样能够加快分娩过程。应该在心搏骤停发生的地方实施分娩，因为时间比分娩地点重要得多。

参 考 文 献

[1] Williams MS, Davies JM. Medicolegal issues in obstetric anesthesia. In: Chestnut DH, ed. *Chestnut's Obstetric Anesthesia: Principles and Practice*. 5th ed. Philadelphia, PA: Elsevier Saunders; 2014:780–781.

[2] American Society of Anesthesiologists. Standards, guidelines, and statements: policy statement on practice parameters. https://www.asahq.org/For-Members/Standards-Guidelines-and-Statements.aspx. Accessed November 13, 2014.

[3] American Society of Anesthesiologists. Potential conflict of interest policy. https://www.asahq.org/For-Members / Publications-and-Research/Newsletter-Articles/2010/ May2010/competing-allegiances-equals-a-conflict-of-interest .aspxm. Accessed November 18, 2014.

[4] Weiskopf RB. Conflicts of interest in expert-authored practice parameters, standards, guidelines, recommendations. *Anesthesiology*. 2010;113:751–752.

[5] Djulbegovic B, Guyatt GH. Evidence-based practice is not synonymous with delivery of uniform health care. *JAMA*. 2014;312:1293–1294.

[6] American Society of Regional Anesthesia and Pain Medicine. Advisories and guidelines. http://www.asra. com/advisory-guidelines. Accessed November 20, 2014.

[7] Horlocker TT, Wedel DJ, Rowlingson JC, et al. Regional anesthesia in the patient receiving anti-thrombotic or thrombolytic therapy: American Society of Regional Anesthesia and Pain Medicine Evidence-Based Guidelines (Th ird Edition). *Reg Anesth Pain Med*. 2010;35:64–101.

[8] Geerts WH, Berggvist D, Pineo GF, et al. Prevention of venous thromboembolism: American College of Chest Physicians Evidence-Based Clinical Practice Guidelines (8th Edition). *Chest*. 2008;133(suppl 6):381S–453S.

[9] American College of Obstetricians and Gynecologists. 2014 Compendium of selected publications. http://www. sales.acog.org/2014-compendium-of-selected-publications-cd-rom-P498.aspx. Accessed November 20, 2014.

[10] Freeman RK, Cohen AW, Depp R III, et al. American College of Obstetrics and Gynecology Task Force on Cesarean Delivery: evaluation of cesarean delivery. http://archive.poughkeepsiejournal.com/assets/pdf/BK15725757. PDF. Accessed November 23, 2014.

[11] American Society of Anesthesiologists. Standards, guidelines, and statements. Guidelines for Neuraxial Anesthesia in Obstetrics. www.asahq.org/quality-and-practice-management/standards-and-guidelines.aspx. Accessed November 9, 2015.

[12] American Society of Anesthesiologists. Practice parameters (practice guidelines). http://www.asahq.org/for-members /practice-management/practice-parameters.aspx. Accessed November 20, 2014.

[13] American Academy of Pediatrics, American College of Obstetricians and Gynecologists. *Guidelines for Perinatal Care*. 7th ed. Washington, DC: American Academy of Pediatrics;2012.http://shop.aap.org/Guidelines-for-Perinatal-Care-7th- Edition-eBook. Accessed October 30, 2015.

[14] Neal JM, Bernards CM, Butterworth JF IV, et al. ASRA practice advisory on local anesthetic systemic toxicity. *Reg Anesth Pain Med*. 2010;35:152–161.

[15] Neal JM, Bernards CM, Hadzic A, et al. ASRA practice advisory on neurologic complications in regional anesthesia and pain medicine. *Reg Anesth Pain Med*. 2008;33:404–415.

[16] Vanden Hoek TL, Morrison LJ, Shuster M, et al. Part 12: cardiac arrest in special situations: 2010 American Heart Association Guidelines for Cardiopulmonary Resuscitation and Emergency Cardiovascular Care. *Circulation*. 2010;122(18 suppl 3):S829–S861.

[17] Lipman S, Cohen S, Einav S, et al. The Society of Obstetric Anesthesia and Perinatology consensus statement on the management of cardiac arrest in pregnancy. *Anesth Analg*. 2014;118:1003–1016.